W0267939

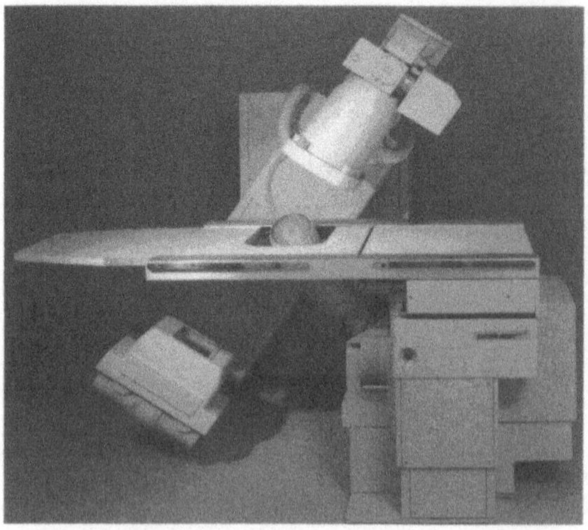

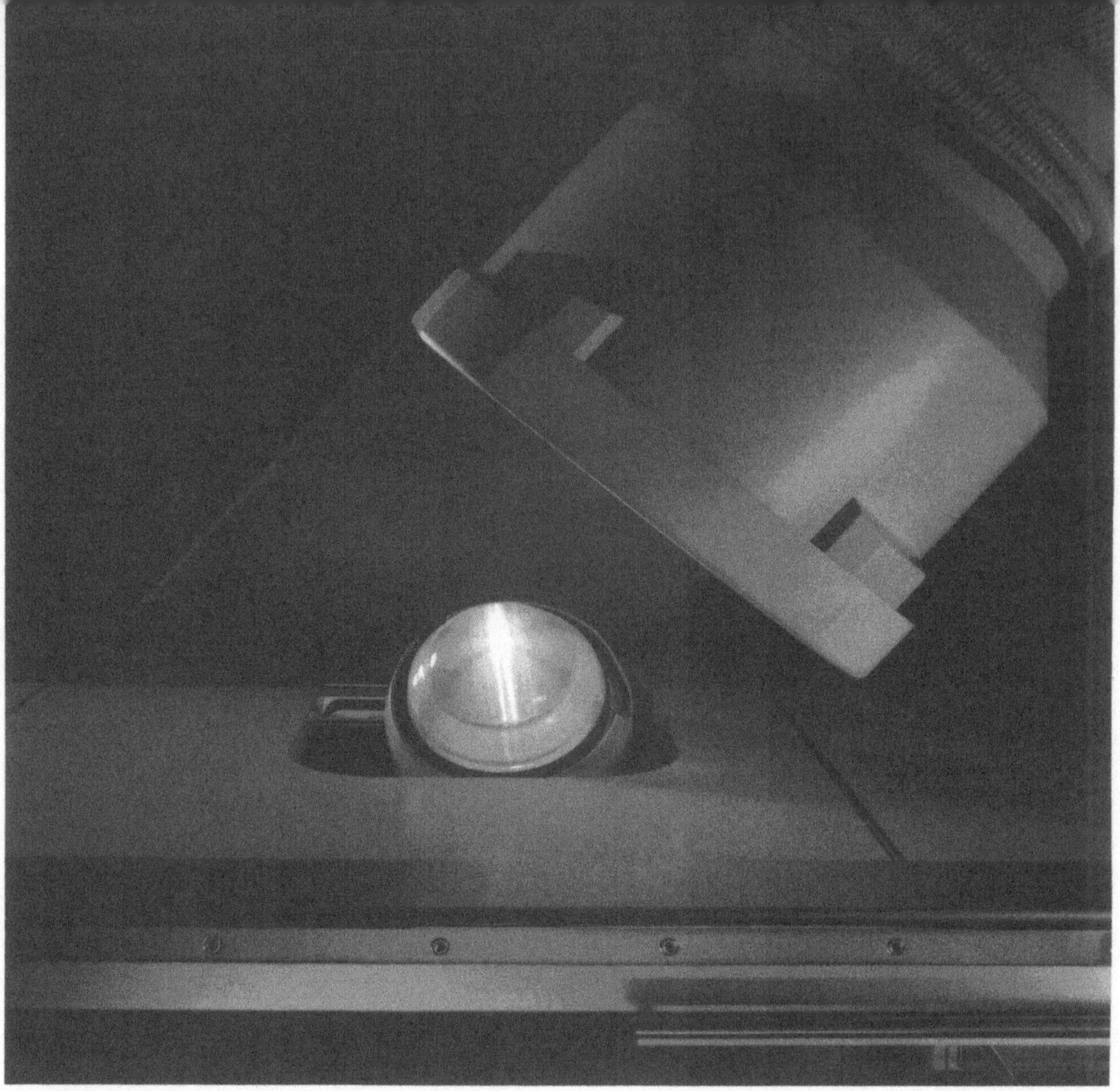

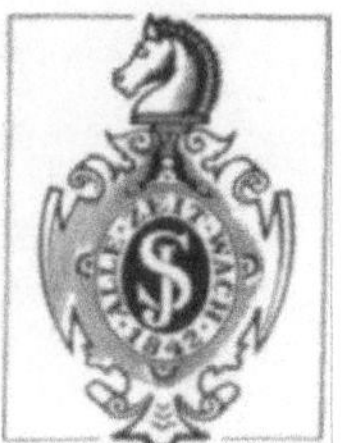

Verhandlungsbericht der Deutschen Gesellschaft für Urologie

40. Tagung

28. September–1. Oktober 1988, Saarbrücken

Tagungsleitung

M. Ziegler, Homburg/Saar

Redigiert durch den zweiten Schriftführer der Deutschen Gesellschaft für Urologie

G. Ludwig, Frankfurt

Mit 339 Abbildungen und 251 Tabellen

Springer-Verlag Berlin Heidelberg New York London Paris Tokyo Hong Kong

Professor Dr. med. MANFRED ZIEGLER
Direktor der Urologischen Klinik und Poliklinik der Universität
des Saarlandes, D-6650 Homburg/Saar

Professor Dr. med. GERD LUDWIG
Direktor der Urologischen Klinik am Klinikum der Stadt Frankfurt/Main
in Frankfurt-Höchst
Gotenstraße 6-8, D-6230 Frankfurt/Main 80

ISBN 978-3-540-51158-8 ISBN 978-3-642-83800-2 (eBook)
DOI 10.1007/978-3-642-83800-2

CIP-Titelaufnahme der Deutschen Bibliothek
Deutsche Gesellschaft für Urologie ⟨Deutschland, Bundesrepublik⟩:
Verhandlungsbericht der Deutschen Gesellschaft für Urologie : ... Tagung. - Berlin ; Heidelberg ; New York ; London ; Paris; Tokyo ; Hong Kong : Springer.
Teilw. mit d. Erscheinungsorten Berlin, Heidelberg, New York. -
Teilw. mit d. Erscheinungsorten Berlin, Heidelberg, New York, Tokyo. -
Teilw. mit d. Erscheinungsorten Berlin, Heidelberg, New York, London, Paris, Tokyo. -
37 (1986) im Verl. Thieme, Stuttgart, New York
ISSN 0070-413X
40. 28. September-1. Oktober 1988, Saarbrücken. - 1989

Gesamtherstellung: Appl, Wemding
Verantwortlich für den Anzeigenteil H. Hüttig, Kurfürstendamm 237, D-1000 Berlin 15
2122/3130-543210 - Gedruckt auf säurefreiem Papier

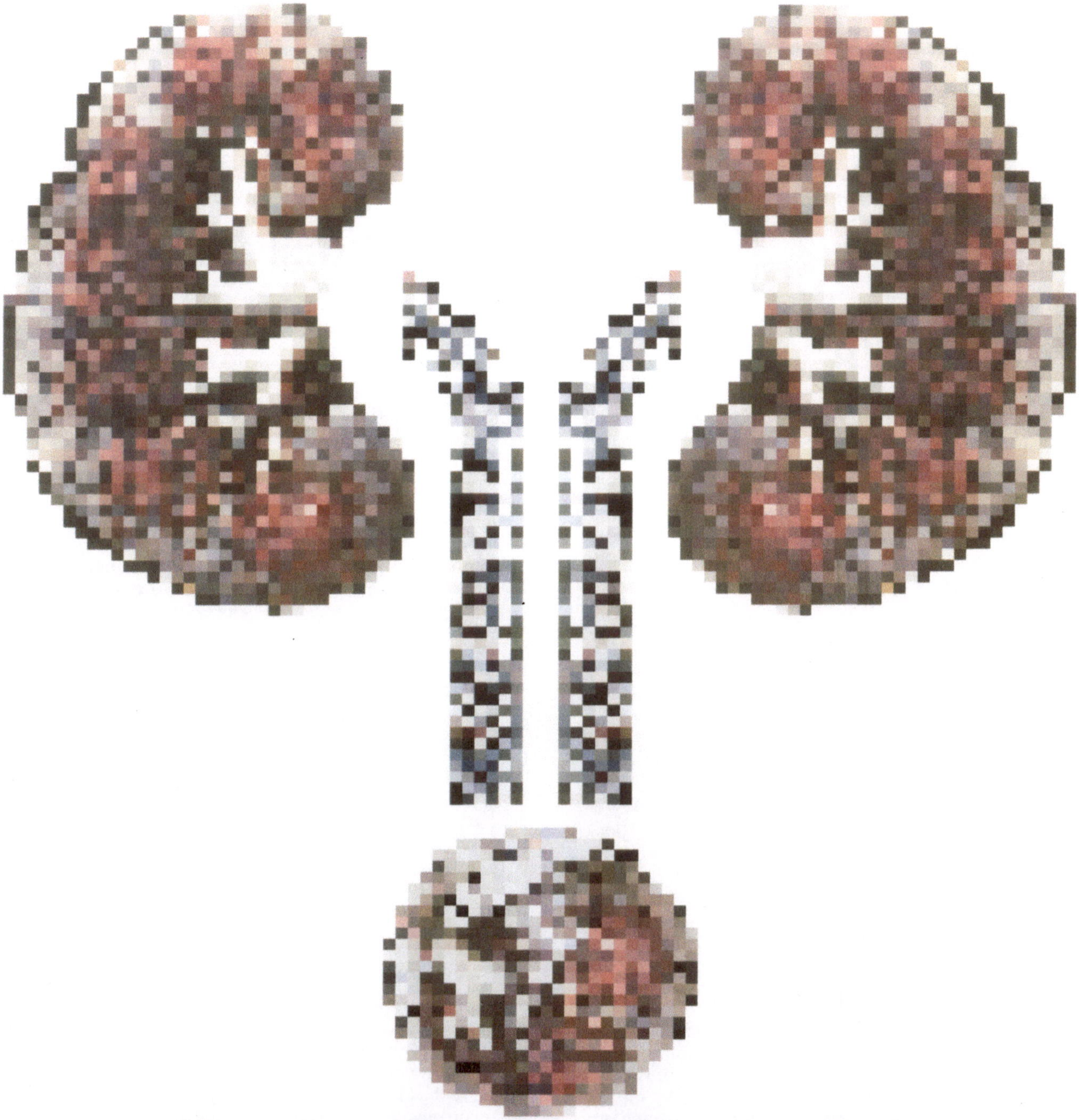

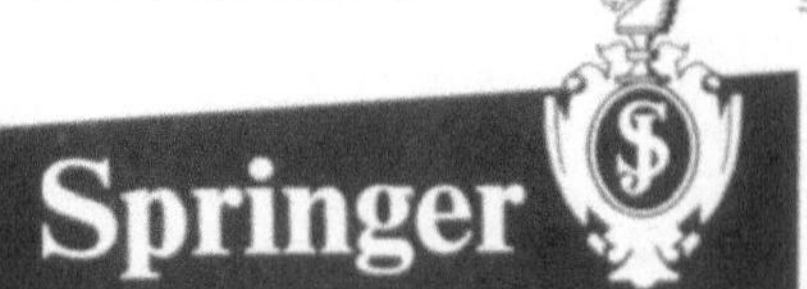
Springer

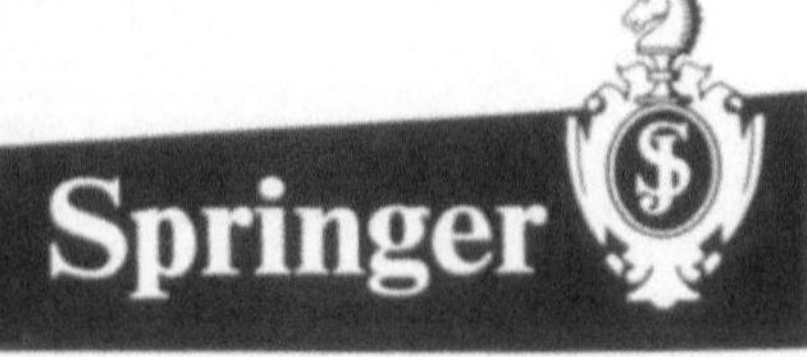
Springer

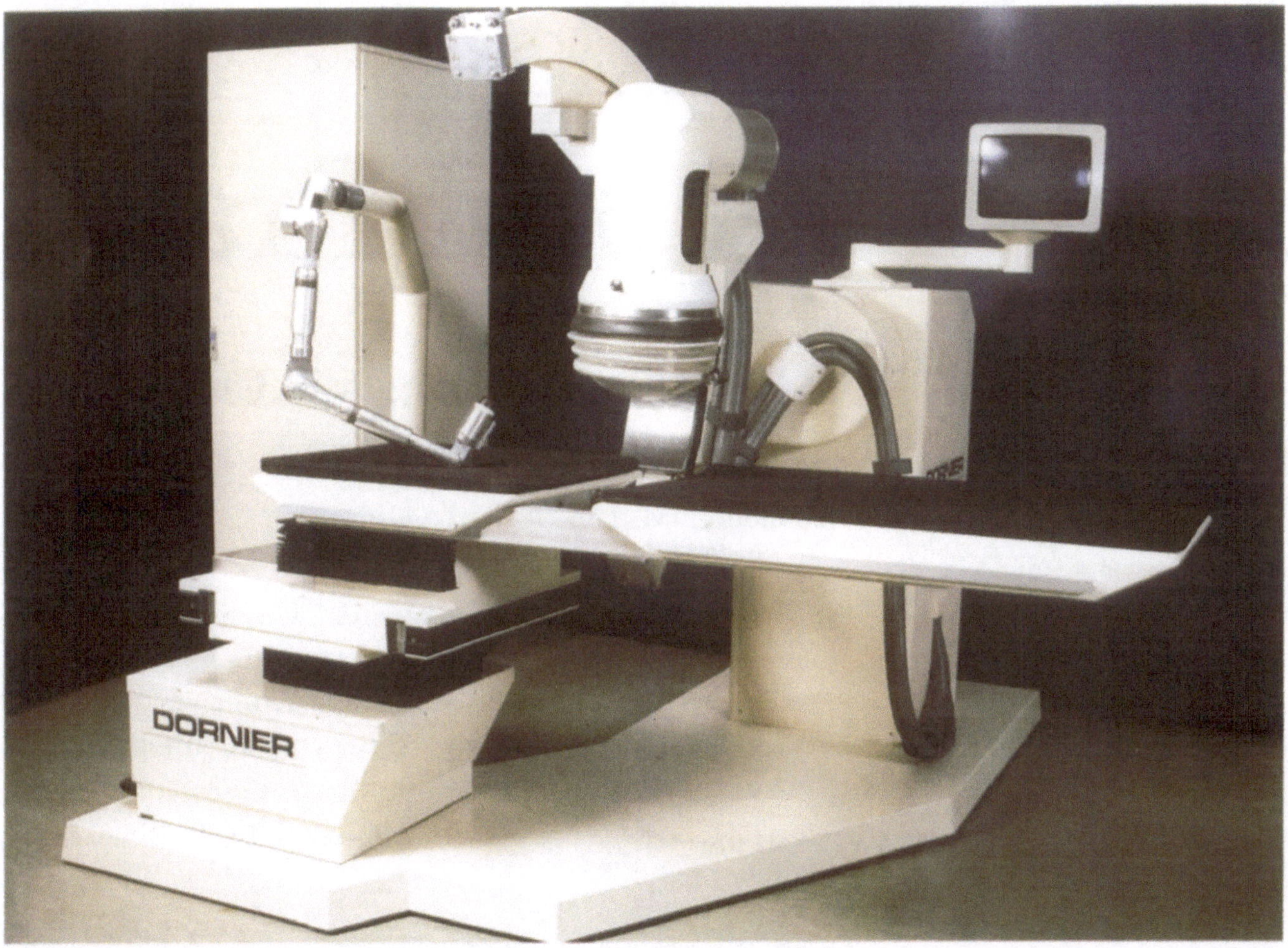

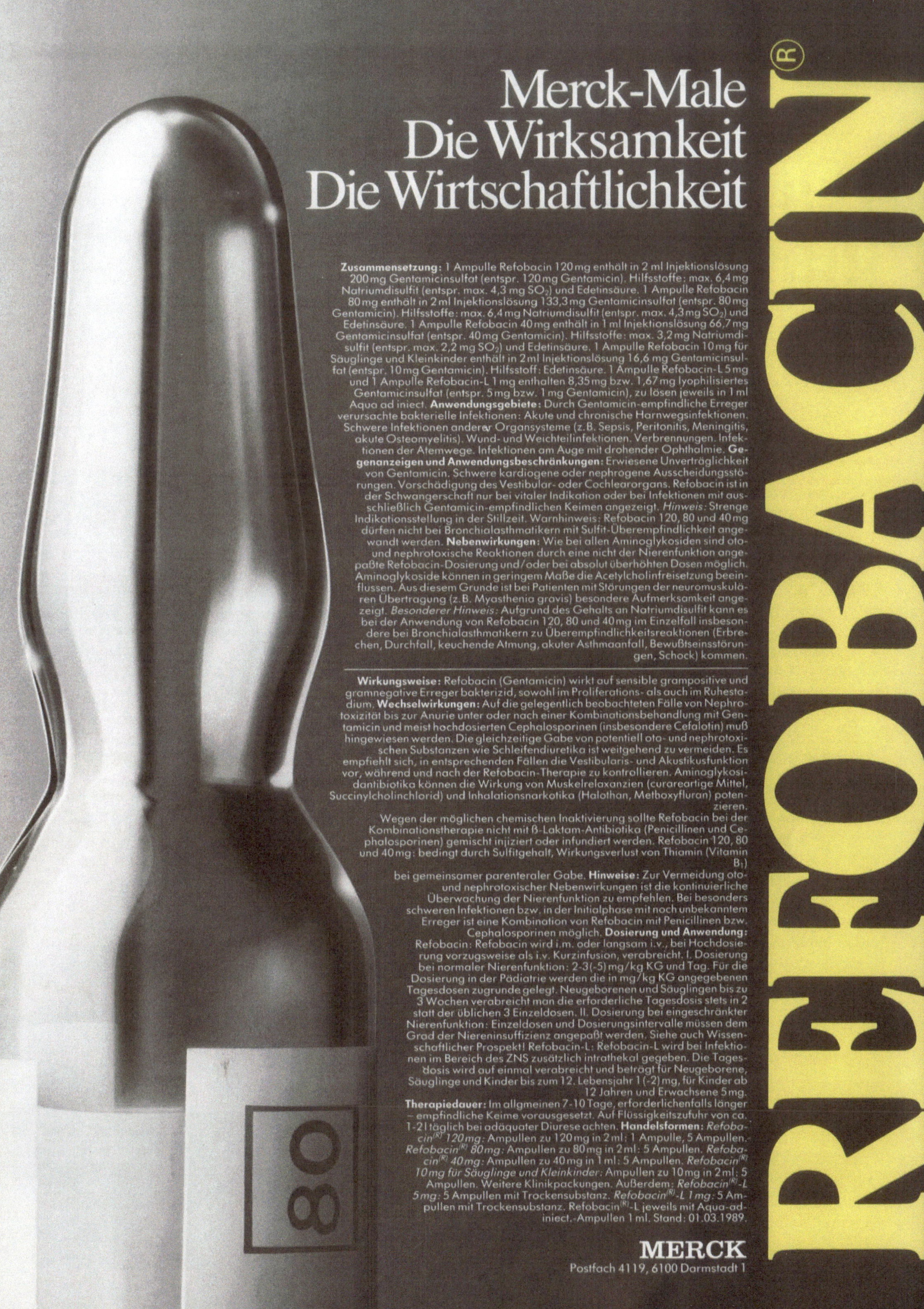
Merck-Male
Die Wirksamkeit
Die Wirtschaftlichkeit
REFOBACIN®
Zusammensetzung: 1 Ampulle Refobacin 120 mg enthält in 2 ml Injektionslösung 200 mg Gentamicinsulfat (entspr. 120 mg Gentamicin). Hilfsstoffe: max. 6,4 mg Natriumdisulfit (entspr. max. 4,3 mg SO_2) und Edetinsäure. 1 Ampulle Refobacin 80 mg enthält in 2 ml Injektionslösung 133,3 mg Gentamicinsulfat (entspr. 80 mg Gentamicin). Hilfsstoffe: max. 6,4 mg Natriumdisulfit (entspr. max. 4,3 mg SO_2) und Edetinsäure. 1 Ampulle Refobacin 40 mg enthält in 1 ml Injektionslösung 66,7 mg Gentamicinsulfat (entspr. 40 mg Gentamicin). Hilfsstoffe: max. 3,2 mg Natriumdisulfit (entspr. max. 2,2 mg SO_2) und Edetinsäure. 1 Ampulle Refobacin 10 mg für Säuglinge und Kleinkinder enthält in 2 ml Injektionslösung 16,6 mg Gentamicinsulfat (entspr. 10 mg Gentamicin). Hilfsstoff: Edetinsäure. 1 Ampulle Refobacin-L 5 mg und 1 Ampulle Refobacin-L 1 mg enthalten 8,35 mg bzw. 1,67 mg lyophilisiertes Gentamicinsulfat (entspr. 5 mg bzw. 1 mg Gentamicin), zu lösen jeweils in 1 ml Aqua ad iniect. Anwendungsgebiete: Durch Gentamicin-empfindliche Erreger verursachte bakterielle Infektionen: Akute und chronische Harnwegsinfektionen. Schwere Infektionen anderer Organsysteme (z.B. Sepsis, Peritonitis, Meningitis, akute Osteomyelitis). Wund- und Weichteilinfektionen. Verbrennungen. Infektionen der Atemwege. Infektionen am Auge mit drohender Ophthalmie. Gegenanzeigen und Anwendungsbeschränkungen: Erwiesene Unverträglichkeit von Gentamicin. Schwere kardiogene oder nephrogene Ausscheidungsstörungen. Vorschädigung des Vestibular- oder Cochlearorgans. Refobacin ist in der Schwangerschaft nur bei vitaler Indikation oder bei Infektionen mit ausschließlich Gentamicin-empfindlichen Keimen angezeigt. Hinweis: Strenge Indikationsstellung in der Stillzeit. Warnhinweis: Refobacin 120, 80 und 40 mg dürfen nicht bei Bronchialasthmatikern mit Sulfit-Überempfindlichkeit angewandt werden. Nebenwirkungen: Wie bei allen Aminoglykosiden sind oto- und nephrotoxische Reaktionen durch eine nicht der Nierenfunktion angepaßte Refobacin-Dosierung und/oder bei absolut überhöhten Dosen möglich. Aminoglykoside können in geringem Maße die Acetylcholinfreisetzung beeinflussen. Aus diesem Grunde ist bei Patienten mit Störungen der neuromuskulären Übertragung (z.B. Myasthenia gravis) besondere Aufmerksamkeit angezeigt. Besonderer Hinweis: Aufgrund des Gehalts an Natriumdisulfit kann es bei der Anwendung von Refobacin 120, 80 und 40 mg im Einzelfall insbesondere bei Bronchialasthmatikern zu Überempfindlichkeitsreaktionen (Erbrechen, Durchfall, keuchende Atmung, akuter Asthmaanfall, Bewußtseinsstörungen, Schock) kommen.
Wirkungsweise: Refobacin (Gentamicin) wirkt auf sensible grampositive und gramnegative Erreger bakterizid, sowohl im Proliferations- als auch im Ruhestadium. Wechselwirkungen: Auf die gelegentlich beobachteten Fälle von Nephrotoxizität bis zur Anurie unter oder nach einer Kombinationsbehandlung mit Gentamicin und meist hochdosierten Cephalosporinen (insbesondere Cefalotin) muß hingewiesen werden. Die gleichzeitige Gabe von potentiell oto- und nephrotoxischen Substanzen wie Schleifendiuretika ist weitgehend zu vermeiden. Es empfiehlt sich, in entsprechenden Fällen die Vestibularis- und Akustikusfunktion vor, während und nach der Refobacin-Therapie zu kontrollieren. Aminoglykosidantibiotika können die Wirkung von Muskelrelaxanzien (curareartige Mittel, Succinylcholinchlorid) und Inhalationsnarkotika (Halothan, Metboxyfluran) potenzieren.
Wegen der möglichen chemischen Inaktivierung sollte Refobacin bei der Kombinationstherapie nicht mit ß-Laktam-Antibiotika (Penicillinen und Cephalosporinen) gemischt injiziert oder infundiert werden. Refobacin 120, 80 und 40 mg: bedingt durch Sulfitgehalt, Wirkungsverlust von Thiamin (Vitamin B_1)
bei gemeinsamer parenteraler Gabe. Hinweise: Zur Vermeidung oto- und nephrotoxischer Nebenwirkungen ist die kontinuierliche Überwachung der Nierenfunktion zu empfehlen. Bei besonders schweren Infektionen bzw. in der Initialphase mit noch unbekanntem Erreger ist eine Kombination von Refobacin mit Penicillinen bzw. Cephalosporinen möglich. Dosierung und Anwendung: Refobacin: Refobacin wird i.m. oder langsam i.v., bei Hochdosierung vorzugsweise als i.v. Kurzinfusion, verabreicht. I. Dosierung bei normaler Nierenfunktion: 2-3(-5) mg/kg KG und Tag. Für die Dosierung in der Pädiatrie werden die in mg/kg KG angegebenen Tagesdosen zugrunde gelegt. Neugeborenen und Säuglingen bis zu 3 Wochen verabreicht man die erforderliche Tagesdosis stets in 2 statt der üblichen 3 Einzeldosen. II. Dosierung bei eingeschränkter Nierenfunktion: Einzeldosen und Dosierungsintervalle müssen dem Grad der Niereninsuffizienz angepaßt werden. Siehe auch Wissenschaftlicher Prospekt! Refobacin-L: Refobacin-L wird bei Infektionen im Bereich des ZNS zusätzlich intrathekal gegeben. Die Tagesdosis wird auf einmal verabreicht und beträgt für Neugeborene, Säuglinge und Kinder bis zum 12. Lebensjahr 1(-2) mg, für Kinder ab 12 Jahren und Erwachsene 5 mg.
Therapiedauer: Im allgmeinen 7-10 Tage, erforderlichenfalls länger – empfindliche Keime vorausgesetzt. Auf Flüssigkeitszufuhr von ca. 1-2 l täglich bei adäquater Diurese achten. Handelsformen: Refobacin® 120 mg: Ampullen zu 120 mg in 2 ml: 1 Ampulle, 5 Ampullen. Refobacin® 80 mg: Ampullen zu 80 mg in 2 ml: 5 Ampullen. Refobacin® 40 mg: Ampullen zu 40 mg in 1 ml: 5 Ampullen. Refobacin® 10 mg für Säuglinge und Kleinkinder: Ampullen zu 10 mg in 2 ml: 5 Ampullen. Weitere Klinikpackungen. Außerdem: Refobacin®-L 5 mg: 5 Ampullen mit Trockensubstanz. Refobacin®-L 1 mg: 5 Ampullen mit Trockensubstanz. Refobacin®-L jeweils mit Aqua-ad-iniect.-Ampullen 1 ml. Stand: 01.03.1989.
MERCK
Postfach 4119, 6100 Darmstadt 1
80

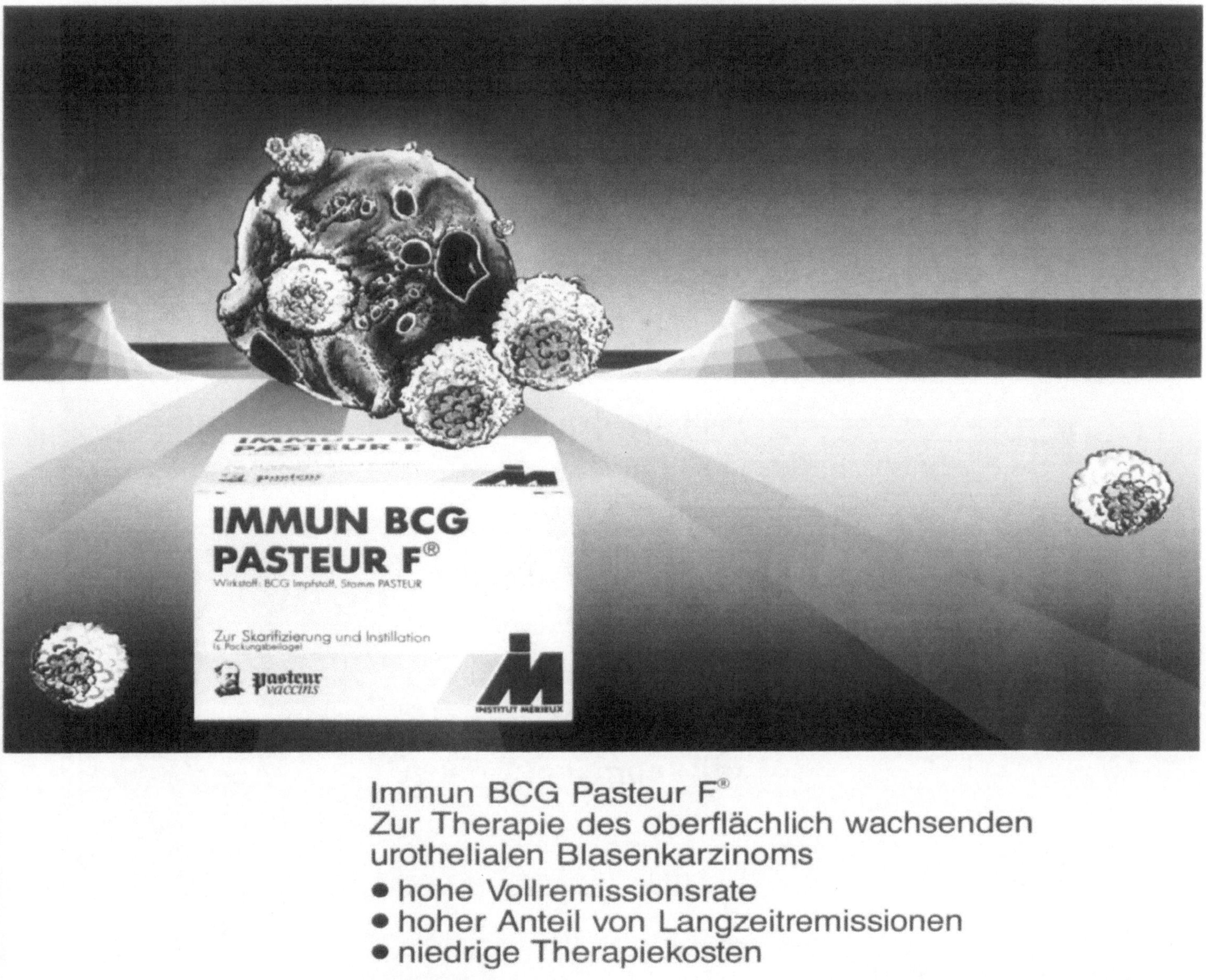

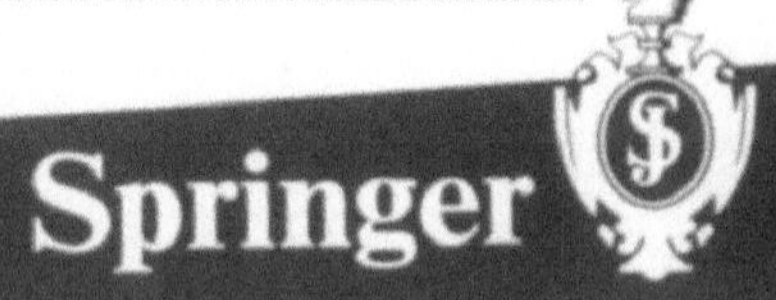
Springer

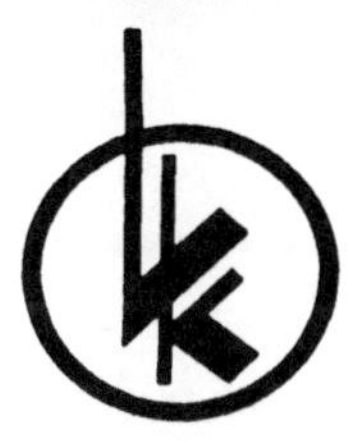

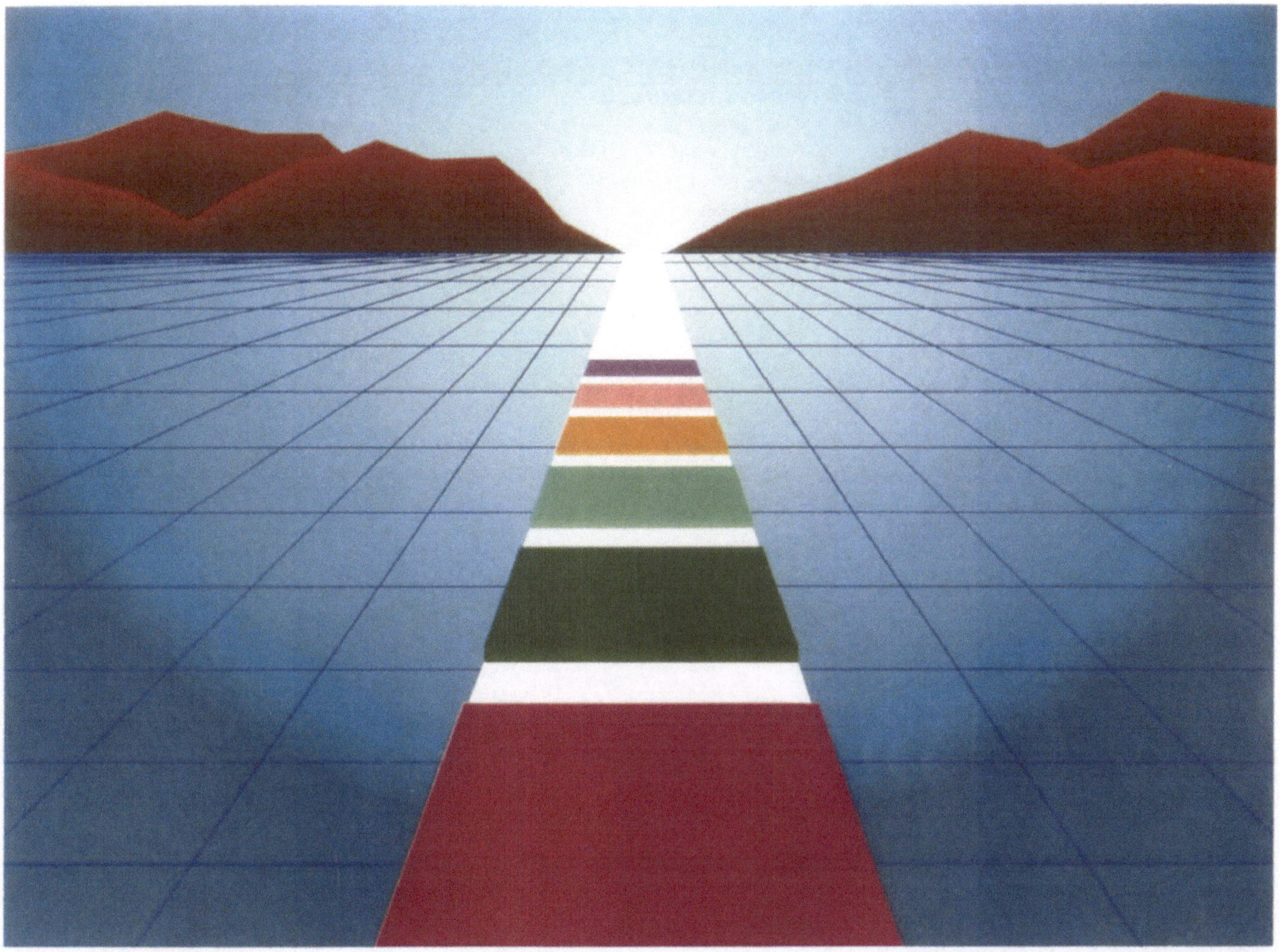

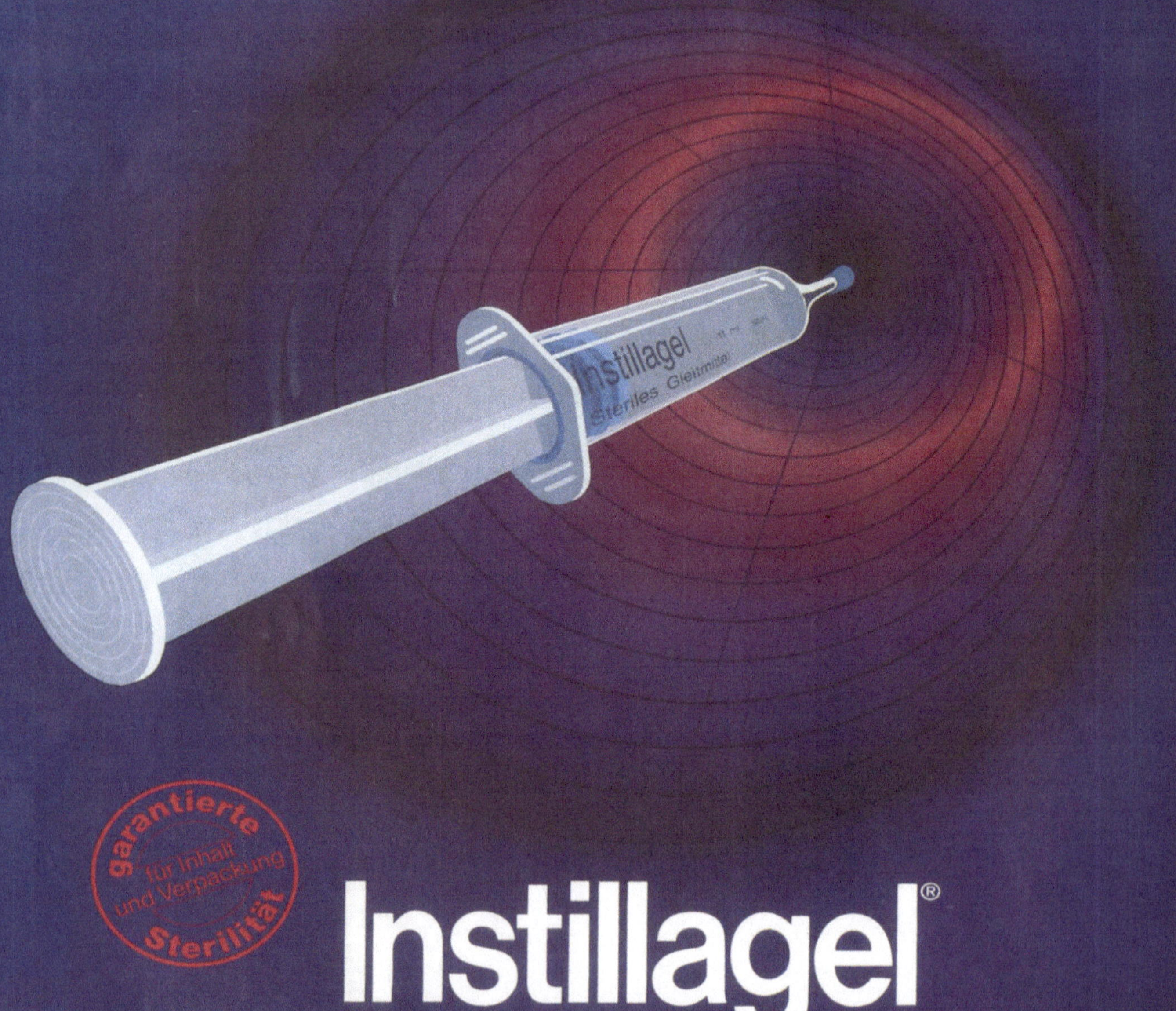

Inhaltsverzeichnis

Postersitzung 2: Nierenbecken und Harnleiter

Postersitzung 3: Harnleiter

Postersitzung 4: Harnleiter

II. Hauptthema: Plastische Chirurgie an Harnröhre und Penis

Grundsatzreferate

Postersitzung 1: Harnröhre

Postersitzung 2: Harnröhre

Postersitzung 3: Penis und Harnröhre

Postersitzung 4: Penis und Harnröhre

III. Hauptthema: Darmchirurgie in der Urologie

Grundsatzreferate

Postersitzung 1: Darmchirurgie

Postersitzung 2: Darmchirurgie

Postersitzung 3: Darmchirurgie

Postersitzung 4: Darmchirurgie

IV. Hauptthema: Gefäßchirurgie in der Urologie

Grundsatzreferate

Postersitzung 1: Gefäßchirurgie

Postersitzung 2: Gefäßchirurgie

Freie Themen

Stoßwellentherapie

Nierentransplantation

Kinderurologie

Andrologie

Varia

Onkologie 1

Onkologie 2

Onkologie 3

Onkologie 4

Was gibt's Neues in der Urologie?

Der urologische Genius: Irrungen und Wirrungen

Onkologie 4

Eröffnung des Kongresses und Begrüßung durch den Präsidenten, Herrn Professor Dr. M. Ziegler

Hochverehrte Gäste,
liebe Kolleginnen und Kollegen,
meine Damen und Herren!

Das Hallwachs-Brunner-Quartett hat mit dem 1. Satz (Allegro) aus dem Klavierquintett Es-Dur, KV 493 von W. A. Mozart unseren Kongreß musikalisch eingeleitet.

Dank Ihres Vertrauens habe ich die ehrenvolle Aufgabe, im 82. Jahre des Bestehens unserer Vereinigung den XL. Kongreß der Deutschen Gesellschaft für Urologie eröffnen zu dürfen.

Ich heiße alle Gäste sehr herzlich willkommen.

Es ist für mich eine Ehre und Freude zugleich, die früheren Präsidenten unserer Gesellschaft sowie unsere Ehrenmitglieder begrüßen zu dürfen. Ihre Namen sind untrennbar mit der Entwicklung unseres Faches verbunden.

Viele Ehrenmitglieder haben telefonisch bzw. schriftlich ihre Wünsche für einen guten Verlauf des Kongresses übermittelt, wofür ihnen herzlich gedankt sei.

Unsere Gesellschaft ist besonders erfreut über die Anwesenheit so zahlreicher korrespondierender Mitglieder. Ich begrüße sie in Ihrer aller Namen auf das herzlichste.

Ein Zeichen der Bedeutung, die unserem Fach beigemessen wird, ist die Anwesenheit hochgeschätzter Vertreter des öffentlichen Lebens, staatlicher, wissenschaftlicher und kultureller Institutionen. Es bedeutet für uns eine besondere Ehre, sie hier begrüßen zu dürfen.

Die Deutsche Gesellschaft für Urologie ist eine wissenschaftliche Gesellschaft; Ziel der Tagung ist die wissenschaftliche Diskussion.

Ich freue mich daher ganz besonders, den Minister für Kultus, Bildung und Wissenschaft des Saarlandes, Herrn Prof. Breitenbach, begrüßen zu dürfen, der auch die Landesregierung vertritt.

Ich freue mich, den Generalkonsul der Republik Frankreich, Herrn Copigneux, begrüßen zu dürfen.

Eine besondere Freude ist es mir, den Dekan der Medizinischen Fakultät, Herrn Prof. Fritsche, begrüßen zu dürfen, der auch den Präsidenten der Universität des Saarlandes vertritt.

Ich begrüße den Präsidenten der Ärztekammer des Saarlandes, Herrn Prof. Loch, der auch den Präsidenten der Bundesärztekammer vertritt.

Ich darf willkommen heißen den Ehrenpräsidenten unseres Berufsverbandes, Herrn Prof. Knipper, sowie den geschäftsführenden Präsidenten unseres Berufsverbandes, Herrn Dr. Schalkhäuser.

Ein herzlicher Willkommensgruß gilt unseren Kollegen vom Homburger Campus. Für ein ausgezeichnetes Arbeitsklima sorgt dort unsere Verwaltung, mit Herrn Direktor Schilling an der Spitze, den ich besonders herzlich willkommen heiße.

Für das gute Umweltklima und die Unterstützung unserer Tätigkeit ein besonderes Dankeschön dem Oberbürgermeister der Stadt Homburg, Herrn Ulmcke, den ich herzlich begrüße.

Ich begrüße die Vertreter der Bundeswehr sowie die Vertreter befreundeter Streitkräfte, darunter unsere Kollegen aus dem Army-Hospital in Landstuhl.

Ein besonderer Willkommensgruß gilt dem Direktor des Gesundheitswesens der französischen Armee, Herrn Professeur Fromantin.

Meine Damen und Herren, die Medizin stellt ein hervorragendes kulturverbindendes Element dar. Es ist mir daher eine besondere Genugtuung, zahlreiche Urologen aus dem Ausland willkommen heißen zu dürfen.

Wir freuen uns besonders über ihren Besuch, denn nichts wird die so dringend notwendige Gemeinschaft der Völker mehr fördern als der unbedingte und aufrichtige Wille, vorurteilsfrei sich gegenseitig kennen, verstehen und achten zu lernen - und dies über alle politisch gesetzten Grenzen hinweg.

Ich begrüße die Präsidenten befreundeter urologischer Gesellschaften:

aus der DDR, Herrn Prof. Dr. H. Battke,
aus Finnland, Herrn Prof. Dr. Jaakko Elo,
aus Österreich, Herrn Prof. Dr. M. Marberger jr.,
aus der UdSSR, Herrn Prof. Dr. N. A. Lopatkin, der auch Leiter der Delegation aus der UdSSR ist.

Darüber hinaus begrüße ich sehr herzlich die Kollegen aus den arabischen Ländern Ägypten, Syrien und den Vereinigten Emiraten sowie aus Belgien, Bulgarien, England, Frankreich, Italien, Japan, Jugoslawien, Niederlande, Polen, Rumänien, Schweden, der Schweiz, Tschechoslowakei, Ungarn und den USA.

Unserer Freude gebe ich Ausdruck, eine Delegation von Kollegen aus der DDR unter Leitung von Herrn Prof. Dr. M. Mebel begrüßen zu dürfen.

Wir freuen uns besonders darüber, daß sich die Kollegen aus der DDR aktiv an unserem wissenschaftlichen Programm beteiligen. Wir hoffen, daß die schon sehr guten Beziehungen weiter vertieft werden.

Ein recht freundliches Willkommen gilt unseren Partnern täglicher Arbeit, den Vertretern der medizinischen Assistenzberufe.

Besonders möchte ich willkommen heißen die Vertreter der Pharma-Industrie und der medizinisch-technischen Industrie, an ihrer Spitze für den Pharma-Verband Herrn Prof. Dr. Eckert, für den Verband Medizintechnik Herrn von Pohlen.

Unser Gruß gilt ferner den Vertretern von Presse, Rundfunk und Fernsehen, die dazu beitragen, die Bevölkerung sachgerecht über das Gesundheitswesen zu informieren und damit das Bild des Arztes in der Öffentlichkeit richtig darzustellen.

Besonders erfreut bin ich darüber, daß der Kongreß erstmals im Saarland stattfindet. Zwar steht die Wiege der saarländischen Urologie in Homburg; aus räumlichen Gründen muß der Kongreß jedoch in Saarbrücken stattfinden.

Für die von der Stadt Saarbrücken gewährte Gastfreundschaft sage ich allen Einwohnern dieser Stadt in Ihrer aller Namen herzlichen Dank.

Insbesondere Herrn Oberbürgermeister Koebnick, den ich die Freude und Ehre habe, hier begrüßen zu dürfen. Mit meinen Grüßen verbinde ich meinen Dank dafür, daß er mit Millionenaufwand für ein günstiges Kongreß-Umfeld gesorgt hat.

Homburg war nicht nur von Bedeutung für die Entwicklung der Urologie im Saarland, sondern auch für die Entwicklung der Urologie in der gesamten Bundesrepublik Deutschland.

Unter ungewöhnlichen und schwierigen Bedingungen wurde nach dem Krieg unter Mitwirkung von C. E. Alken die Universität des Saarlandes gegründet, wo er zunächst als Prof. agrégé und dann als 1. Lehrstuhlinhaber für Urologie wirkte.

Bereits früh haben Pioniere wie Gustav Simon, Fritz Völcker, Alexander von Lichtenberg und andere die Voraussetzungen zur Verselbständigung unseres Faches geschaffen. Trotzdem waren die Kinderjahre für die deutsche Urologie länger als für andere Kinder der Chirurgie.

Wenn wir heute die deutsche Urologie als lebendes dynamisches Gebilde betrachten dürfen, so danken wir dies unter anderem unserem verstorbenen Ehrenmitglied, C. E. Alken.

Ich freue mich besonders, unter unseren Ehrengästen heute Frau Alken begrüßen zu dürfen.

Die Anwesenheit so vieler Gäste ist Ehre und Verpflichtung zugleich. Für Ihr Kommen möchte ich Ihnen allen Dank sagen.

Es ist uns eine vornehme Pflicht, der Kollegen zu gedenken, die zu uns gehörten und die von uns gingen. Die Deutsche Gesellschaft für Urologie trauert um 8 Mitglieder, die seit unserem letzten Kongreß verstorben sind.

Wenn wir im Tod auch alle gleich sind, so sei es mir doch gestattet, an dieser Stelle unserem verstorbenen Mitglied, Sepp Rummelhardt, einige Worte des Gedenkens zu widmen. Prof. Dr. Sepp Rummelhardt ist am 7. 11. 1987 in Wien gestorben. Die deutschen Urologen sind tief betroffen über den Tod des Freundes und Kollegen, mit dem über Jahrzehnte eine innige Verbindung bestand. Bereits im Kriege und den Jahren danach hielt Prof. Rummelhardt die Kontakte aufrecht. Ihm ist es mit zu verdanken, daß die urologische Tradition aus alter Zeit zwischen den Ländern fortgesetzt und intensiviert wurde. Internationale Anerkennung wurde ihm zuteil. Er organisierte und leitete 1982 den Europäischen und 1985 den Internationalen Urologen-Kongreß in Wien. Die deutschen Urologen übermitteln den österreichischen Kollegen zum Tode ihres Seniors ihr aufrichtiges Beileid.

Es verstarben weiterhin:

Dr. Fritz Beckendorf, Einbeck,
Dr. Josef Cohausz, Münster,
Dr. Wilhelm Danger, Bielefeld,
Dr. Ernst Hoerr, Schwäbisch-Hall,
Dr. Hubert Michel, Darmstadt,
Dr. Heinz Nagel, Essen,
Dr. Johannes Simmet, Wallerfangen.

Den Verstorbenen schulden wir Dank für ihr Lebenswerk. Unsere Anteilnahme gilt den Angehörigen unserer verstorbenen Kollegen.

Einige Gäste werden nun Grußadressen an uns richten.

Begrüßungsansprachen:

1. Der Minister für Kultus, Bildung und Wissenschaft der Regierung des Saarlandes, Herr Prof. Dr. Breitenbach.
2. Der Dekan der Medizinischen Fakultät der Universität des Saarlandes, Herr Prof. Dr. P. Fritsche, auch in Vertretung des Präsidenten der Universität.
3. Der Präsident der Ärztekammer des Saarlandes, Herr Prof. Dr. Loch, auch in Vertretung des Präsidenten der Bundesärztekammer.
4. Der Oberbürgermeister der Stadt Saarbrücken, Herr Koebnick.
5. Der Oberbürgermeister der Stadt Homburg/Saar, Herr Ulmcke.
6. Saarbrücken, der Hauptstadt eines Bundeslandes im Zentrum von Europa, kommt eine besondere Bedeutung zu. Im Jahre des 25. Jubiläums des deutsch-französischen Freundschaftsvertrages darf darauf besonders hingewiesen werden. Ich freue mich, daß der Generalkonsul der Republik Frankreich, Monsieur Copigneaux, ein Grußwort an uns richtet.
7. Herr Prof. Dr. C. Bollack, Straßburg, richtete für die ausländischen Gäste eine Grußadresse an die deutschen Urologen.

Meine sehr verehrten Damen und Herren, wohl keine Amtshandlung bereitet dem Präsidenten unserer Gesellschaft mehr Freude, als hervorragende Urologen im Namen des Vorstandes unserer Gesellschaft auszuzeichnen.

Der Vorstand der Deutschen Gesellschaft für Urologie hat die Ehrenmitgliedschaft an vier Kollegen verliehen, die die urologische Wissenschaft in besonderer Weise gefördert haben. Es sind die Kollegen:

Herr Prof. Dr. C. Bollack aus Straßburg
Herr Prof. Dr. N. A. Lopatkin aus Moskau
Herr Prof. Dr. H. Marberger aus Innsbruck und
Herr Prof. Dr. L. Röhl aus Heidelberg.

Die Deutsche Gesellschaft für Urologie verleiht Herrn Prof. Dr. Claude Bollack die Ehrenmitgliedschaft in Würdigung seiner hervorragenden Verdienste um die Urologie und um die Förderung der freundschaftlichen und wissenschaftlichen Beziehungen zwischen französischen und deutschen Urologen. Her Prof. Bollack lebt in Straßburg; er spricht deutsch wie französisch. Er ist nicht nur ein alter Bekannter unserer Kongresse, sondern hat auch als Präsident der Südwestdeutschen Gesellschaft für Urologie bewiesen, daß die verschiedenen Sprachen keine Barriere bilden, um den wissenschaftlichen Erfahrungsaustausch zu pflegen. Auch für unseren jetzigen Kongreß hat er sich als Moderator für die Diskussion mit unseren französischen Kollegen zur Verfügung gestellt.

Herr Bollack, die deutschen Urologen danken Ihnen.

Wir freuen uns, Herrn Prof. Dr. N. A. Lopatkin als Ehrenmitglied in unsere Gesellschaft aufnehmen zu können.

Diese Aufnahme erfolgt in Anerkennung seiner hervorragenden Verdienste auf vielen Gebieten der Urologie und in Würdigung seiner Persönlichkeit sowie seiner großen Verdienste um die Förderung der Beziehungen zwischen den Urologen der UdSSR und der Bundesrepublik Deutschland.

Wissenschaft kennt keine Grenzen; das hat auch Herr Lopatkin bewiesen. Herr Lopatkin hat nach dem Krieg als Präsident der Gesellschaft für Urologie der UdSSR den Urologen der Bundesrepublik Deutschland die freundschaftliche Hand gereicht und die Basis für die gegenwärtige fruchtbare Zusammenarbeit geschaffen.

Lieber Nikolai, dank Deines steten persönlichen Einsatzes hat die wissenschaftliche Zusammenarbeit zwischen Urologen der UdSSR und der Bundesrepublik Deutschland einen hohen Stand erreicht, die freundschaftlichen Bande sind gefestigt. Dafür danken Dir die deutschen Urologen.

Die Deutsche Gesellschaft für Urologie hat Herrn Prof. Dr. H. Marberger die Ehrenmitgliedschaft verliehen. Dies erfolgt in Anerkennung seiner Verdienste als Arzt, Forscher und Lehrer sowie in Würdigung seiner Persönlichkeit. Sie dankt ihm mit dieser Ehrung für seine weltweit bekannten Leistungen auf allen Gebieten der Urologie und für seine verantwortungsbewußte Förderung des urologischen Nachwuchses. Sie dankt ihm insbesondere für die Förderung der Urologie in der Bundesrepublik Deutschland. Als Präsident unserer Gesellschaft hat uns Hans Marberger 1976 nach Innsbruck zu einem hervorragenden Kongreß eingeladen. Eines seiner Kongreßziele, „Freundschaft und gegenseitige Schätzung über die Grenzen zu tragen“, hat er in hohem Maße erreicht.

Lieber Hans, wir freuen uns, daß Du die Strapazen Deiner Operation so gut und rasch überstanden hast und wieder bei uns bist.

Meine Damen und Herren, Hans Marberger ist als Nestor der Urologie im deutschsprachigen Raum hoch geschätzt. Die verspätete Ehrung durch unsere Gesellschaft resultiert daraus, daß bisher jeder glaubte, diese sei längst erfolgt.

Lieber Hans, wir bitten Dich, die Verspätung unseres Dankes zu entschuldigen.

Meine Damen und Herren, die Deutsche Gesellschaft für Urologie hat Herrn Prof. Dr. Lars Röhl die Ehrenmitgliedschaft verliehen.

Lars Röhl gehört zu den Schweden, die - wie der von uns hoch verehrte Einar Ljungren - den deutschen Urologen nach dem Krieg wieder freundschaftlich die Hand gereicht haben. Er ging sogar noch weiter - er kam auf Dauer nach Heidelberg und stellte sich mit seinem Wissen zur Verfügung.

Nach Übernahme eines Lehrstuhls in der Bundesrepublik Deutschland war Lars Röhl maßgeblich daran beteiligt, die Urologie im akademischen Bereich zu etablieren. Er hat formend und gestaltend die Entwicklung der Urologie in der Bundesrepublik Deutschland in einer entscheidenden Epoche begleitet und mitgeprägt.

Die deutschen Urologen erfaßt ein Gefühl der Dankbarkeit.

Meine Damen und Herren, die Deutsche Gesellschaft für Urologie hat Herrn Prof. Dr. Claude Schulmann aus Brüssel zum korrespondierenden Mitglied ernannt. Die Ernennung erfolgt in Würdigung seiner Verdienste auf vielen Gebieten der Urologie sowie in Anerkennung seiner stets bezeugten freundschaftlichen Verbundenheit zu den Kollegen der Bundesrepublik Deutschland.

Lieber Herr Schulmann, wir freuen uns, daß Sie als Nachbar aus der engeren europäischen Urologenfamilie mit uns nun noch enger verbunden sind.

Meine Damen und Herren, eine der höchsten Auszeichnungen, die unsere Gesellschaft zu vergeben hat, ist die Verteilung der „Maximilian-Nitze“-Medaille in Gold. Sie wurde bisher nur einmal verliehen, nämlich an E. Schmiedt, München.

Der Vorstand unserer Gesellschaft hat einstimmig beschlossen, daß diese Medaille in diesem Jahr Herrn Prof. Dr. W. Lutzeyer verliehen wird.

Die Verleihung erfolgt in Anerkennung seiner außerordentlichen Verdienste um die deutsche Urologie sowie in Würdigung seiner bahnbrechenden Arbeiten auf vielen Gebieten der Urologie. In all den Jahren des Aus- und Aufbaues der Urologie in der Bundesrepublik Deutschland hat er sich zielstrebig für die Weiterentwicklung unseres Faches eingesetzt. Die Deutsche Gesellschaft für Urologie ehrt den unermüdlichen und engagierten Sachwalter der Gesellschaft als Generalsekretär.

Meine Damen und Herren, es war für mich eine der schönsten Aufgaben im Amt des Präsidenten, diese Ehrungen im Auftrag des Vorstandes unserer Gesellschaft vornehmen zu dürfen.

Im Mittelpunkt der nun folgenden Ehrung steht zwar wiederum ein Urologe. Die Ehrung wird aber der Dekan unserer Fakultät, Herr Prof. Fritsche, vornehmen.

Dekan Prof. Fritsche:
Verleihung der Würde eines Ehrendoktors an Prof. Ikoma, Nishinomija, Japan.

Meine Damen und Herren, ich bin mir der hohen Auszeichnung bewußt, die mir bei der Wahl zum Präsidenten unserer Gesellschaft zuteil wurde. Letztendlich verdanke ich es jedoch meinen Lehrern, daß ich heute hier vor ihnen stehen darf, ganz im Sinne des Dichterwortes: „Was man ist, das bleibt man anderen schuldig." Traditionsgemäß möchte ich Ihnen jetzt meine Lehrer vorstellen.

Meine ersten chirurgischen Wagnisse betreute Chefarzt Dr. J. Hilsmann. Er betrieb am St.-Vincentius-Krankenhaus in Speyer eine hervorragende Chirurgie. Er wird morgen bei bester Gesundheit in seiner Heimatstadt Neheim-Hüsten seinen 82. Geburtstag feiern, wozu ich ihm die besten Wünsche übermittle.

Die Entwicklung meiner akademischen Laufbahn bestimmte mein hochverehrter Lehrer, Prof. Fritz Linder, der heute leider nicht anwesend sein kann. Der Urologie wohlgesonnen und verbunden, hat er in Berlin und Heidelberg Lehrstühle für Urologie gegründet, wofür ihm die Ehrenmitgliedschaft unserer Gesellschaft verliehen wurde. Ihm verdanke ich Anregungen für viele wissenschaftliche Arbeiten.

Durch Vermittlung von F. Linder habe ich während $1\frac{1}{2}$ Jahren in den wissenschaftlichen Laboratorien der Ciba AG in Basel unter Leitung von Prof. Franz Gross gearbeitet.

Inhalt meiner Arbeiten bildeten Untersuchungen zur Genese der renovaskulären Hypertonie, ein Thema, mit dem sich auch F. Linder bereits in den dreißiger Jahren zusammen mit Hans Sarre bei Franz Volhardt beschäftigt hatte.

Franz Gross hat mit seinen Untersuchungen, an denen ich teilnehmen durfte, fundamentale Ergebnisse über die Bedeutung des Renin-Angiotensin-Aldosteron-Systems bei der Genese der renovaskulären Hypertonie geliefert.

Voraussetzung für wissenschaftliches Arbeiten war für Franz Gross ein exaktes Konzept, das korrekt und trotzdem zügig zu absolvieren war. Unter seiner Anleitung und Kritik erhielt ich eine solide Ausbildung, von der ich noch heute profitiere. Leider ist F. Gross zu früh verstorben; so bleibt mir nur noch, ihm von dieser Stelle aus meinen Dank nachzurufen.

Von Basel zurück in Heidelberg nahm ich – wiederum auf Vorschlag von F. Linder – meine ersten Kontakte zu Lars Röhl auf, der in Heidelberg gerade den Lehrstuhl für Urologie übernommen hatte. Indirekt hat somit F. Linder einen dritten urologischen Lehrstuhl durch mich besetzt. Ich bin ihm zu außerordentlichem Dank verpflichtet.

Bei Lars Röhl hatte neben der Fülle der Aufgaben in der Klinik die wissenschaftliche Arbeit einen hohen Stellenwert. Einen Schwerpunkt seiner klinisch-wissenschaftlichen Tätigkeit bildete die Nierenchirurgie, die er sowohl in situ als auch extrakorporal auf den höchsten Standard brachte.

In Anerkennung der großen Bedeutung der naturwissenschaftlichen Disziplinen für die urologische Grundlagenforschung förderte er entsprechende Forschungsmöglichkeiten, die er seinen Mitarbeitern überließ. Dabei waren die Forschungsschwerpunkte jedes einzelnen auf dessen Vorbildung abgestimmt.

Daneben hat L. Röhl stets auswärtige Studien und Forschungsaufenthalte gefördert. Ihm verdanke ich Aufenthalte in Lausanne, an mehreren urologischen Kliniken in den USA, Kanada und London.

Von Remarque stammen die Worte: „Den Charakter eines Menschen erkennt man erst dann, wenn er Vorgesetzter geworden ist." Die Mitarbeiter von Lars Röhl waren vom Glück begünstigt mit einem Chef, der ihnen mehr beibrachte als die Urologie. Lars Röhl ist Vorbild für seine Schüler, von denen heute viele sein Werk in leitender Position fortführen. Ihm, dem ich so vieles verdanke, bleibe ich stets in dankbarer Freundschaft verbunden.

An dieser Stelle möchte ich aber auch meine früheren Oberärzte, J. Potempa und K. Boll, dankbar erwähnen, die uns Jüngere im klinischen Alltag geführt und mit uns das Handwerkliche der endoskopischen und offenen Urologie eingeübt haben.

Meine Damen und Herren, der Kongreß der Deutschen Gesellschaft für Urologie verfolgt immer mehrere Ziele. Im Mittelpunkt des Kongresses steht selbstverständlich der durch die Satzung vorgegebene Auftrag – Förderung der Wissenschaft. Die Auswahl der Kongreßthemen orientiert sich an aktuellen Fragen unseres Faches. Während des Kongresses sollen die neuesten experimentellen und klinischen Ergebnisse vorgestellt und in kollegialen, aber auch kontroversen Gesprächen diskutiert werden.

Wohl zu keiner Zeit hat sich das therapeutische Repertoire der Urologie in so kurzer Zeit so rasant verändert wie in den letzten 8 Jahren. Besonders offensichtlich ist dies am Beispiel der Harnsteintherapie erkennbar, bis dahin ein Schwerpunkt der Urochirurgie. Unter Berücksichtigung von Architektur und Physiologie der Niere hatten die Verfahren zur operativen Behandlung komplizierter Nierensteine einen hohen Stand erreicht. Ohne Verlust an Nierenfunktion konnten komplizierte Nierenausgußsteine entfernt werden, erforderlichenfalls unter Einsatz protektiver Verfahren auch in Blutleere.

Als Urologen sind wir Spezialisten auf einem überschaubaren Sektor der Medizin. Nur in ständiger fachübergreifender Wechselbeziehung zu anderen Wissenschaften sind Fortschritte möglich. So wurden in enger Zusammenarbeit zwischen Urologen, Physikern und Ingenieuren Geräte entwickelt, die das Spektrum der operativen Harnsteintherapie vollständig verändert haben. Während dabei endourologische Verfahren und extrakorporale Lithotripsie zunächst noch konkurrierten, kommen perkutane und ureteroskopische Verfahren heute meist nur noch adjuvant zum Einsatz, d.h. die extrakorporale Lithotripsie hat in wenigen Jahren den Beweis für ihre Effektivität bei der Behandlung von Steinen im gesamten Harntrakt erbracht. Die offene Harnsteinoperation wird allerdings zur Rarität, ihre exakte Beherrschung kann nicht mehr in erforderlichem Umfang gelehrt und erlernt werden. Aus ähnlichen Gründen müssen wir die neuen Entwicklungen auf dem Sektor der plastischen Urochirurgie mit Aufmerksamkeit verfolgen.

So konnte man auf dem diesjährigen Internationalen Kongreß für Endourologie und extrakorporale Stoßwellenlithotripsie in Paris Anfang dieses Monats den m.E. falschen Eindruck gewinnen, daß alle obstruktiven Prozesse am oberen Harntrakt perkutan antegrad oder ureteroskopisch retrograd ebenso endourologisch saniert werden können, wie der vesicorenale Reflux durch endoskopische Silikonpolsterung des intramuralen Ureters. Aufgrund der bisherigen Ergebnisse ist dabei allerdings nicht mit einem ähnlichen Siegeszug der Endourologie zu rechnen, wie bei der Harnsteintherapie. Ganz im Gegenteil muß davon ausgegangen werden, daß die offenen Verfahren der plastischen Urochirurgie auch in Zukunft einen hohen Stellenwert in unserem therapeutischen Repertoire haben werden. Diese Aspekte waren für die Auswahl der Kongreßthemen mit entscheidend.

Nachdem bei unserem letzten Kongreß die Verfahren der Endourologie und extrakorporalen Lithotripsie im Mittelpunkt der Diskussion standen, sollen bei unserem diesjährigen Kongreß die Entwicklungen der offenen operativen Verfahren den Schwerpunkt der Präsentationen und Diskussionen bilden. Drei Hauptthemen werden in vier Sitzungen abgehandelt.

Die neuesten Entwicklungen und Ergebnisse der plastischen Urochirurgie am oberen und unteren Harntrakt bilden die Grundlage für die Diskussion in zwei Hauptsitzungen.

Die bekannten Verfahren zur Harnableitung und zum Blasenersatz mittels Darm wurden in den letzten Jahren durch viele Modifikationen ergänzt, so daß der Überblick verloren zu gehen droht. Eine Standortbestimmung ist dringend erforderlich.

Gefäßchirurgische Probleme in der Urologie sind mannigfaltig, waren jedoch bisher kein Thema bei einem unserer Kongresse. Die Kenntnis und Beherrschung der operativen Verfahren an kleinen und großen Gefäßen sollte ebenso zur Standardausbildung gehören, wie die Verfahren der plastischen Urochirurgie und die Beherrschung der Verfahren der Darmchirurgie.

Das bedeutet eine große Herausforderung an Qualität und Quantität der zukünftigen Ausbildung. Der in Weiterbildung befindliche Urologe muß alle Krankheitsbilder erkennen und behandeln lernen, um jederzeit tätig werden zu können. Voraussetzung dafür ist eine intensive Auseinandersetzung mit allen urologischen Problemen. Die von den Tarifpartnern gekürzten Arbeitszeiten reichen dazu bei weitem nicht aus.

Der Chirurg H.H. Streicher stellt dazu fest: „Die britische Weiterbildungszeit, die eine wöchentliche Arbeitszeit von 80 Stunden nennt, scheint ein gesunder Maßstab zu sein. Wer hierzu körperlich oder geistig nicht fähig ist oder nicht willens ist, sollte keine Weiterbildung in Chirurgie anstreben." Diese Feststellung der Chirurgen trifft m.E. auch für die Urologie zu.

Die britische Weiterbildungsordnung, an der sich auch andere europäische Länder orientieren, bildet einen der Schwerpunkte der derzeit laufenden Verhandlungen, in denen der Inhalt der Weiterbildung zum „europäischen Facharzt für Urologie" definiert wird. Es ist fraglich, ob die deutsche Urologie ihren derzeit unbestritten international hohen Stellenwert ohne Neuorientierung beibehalten kann.

Die Weiterbildung ist nicht nur durch Fehlentscheidungen der Tarifpartner, sondern auch zunehmend durch verwaltungstechnische Eingriffe bedroht. So hat die Weiterbildung zum Urologen in engem Kontakt zu den Nachbardisziplinen Allgemein-, Abdominal- und Gefäßchirurgie oder z.B. im Rahmen der Nierentransplantation mit der Nephrologie und Immunologie zu erfolgen. Dazu ist nicht nur ein intensiver Gedankenaustausch, sondern auch ein Austausch der Mitarbeiter zwischen den Kliniken wünschenswert. Dieser ist aus bürokratischen Gründen immer schwieriger zu praktizieren.

Der intensiven Weiterbildung hat die lebenslange Fortbildung zu folgen, die in diesem Kongreß weitgehend organisatorische Berücksichtigung fand. In Zusammenarbeit mit dem geschäftsführenden Präsidenten und dem Hauptausschuß des Berufsverbandes der Deutschen Urologen wurde ein Fortbildungsprogramm des Berufsverbandes der Deutschen Urologen derart integriert, daß dem interessierten Kollegen die Möglichkeit gegeben ist, sowohl Ergebnisse der wissenschaftlichen Sitzungen zu erfahren, als auch Fortbildungsseminare und die Industrieausstellung zu besuchen.

Wenn sich auch an dem wissenschaftlichen Kongreß unserer Gesellschaft nichts ändern darf, so schulden wir doch den Kollegen Dank, die unermüdlich die berufspolitischen Probleme bewältigen. Wir alle profitieren letztendlich von der Arbeit des Berufsverbandes. Ich möchte hier die zielbewußte und selbstlose Arbeit des geschäftsführenden Präsidenten, Herrn Dr. K. Schalkhäuser, hervorheben.

Herrn Schalkhäuser ist es zu verdanken, daß die berufspolitische Fehlentwicklung der letzten Jahre, welche der Einheit unseres Faches nicht förderlich war, korrigiert wurde. Gefordert ist der innere Frieden zur Bewältigung der Existenzfrage unseres Faches in der gegenwärtigen Arztsituation in der Bundesrepublik Deutschland. Diese Forderung zu erfüllen, war ein weiteres Ziel der Programmgestaltung.

Meine Damen und Herren, solange Medizin eine Wissenschaft ist und ihre praktische Anwendung auf wissenschaftlicher Basis erfolgt, wird die Art, wie diese Wissenschaft teils vorangetrieben, teils gelehrt wird, ein zentrales Problem sein.

Im Mittelpunkt unseres Kongresses stehen selbstverständlich die wissenschaftlichen Bemühungen um eine Standortbestimmung auf verschiedenen Gebieten unseres Faches. Die Flut der Vortragsanmeldungen überstieg jedoch alle Erwartungen. Wurden 1970 (W. Stähler) 133 Vorträge berücksichtigt, und 1981 (R. Nagel) über 220 Vortragsanmeldungen registriert, so lag die Zahl der angemeldeten Präsentationen in diesem Jahr ohne Video- und Filmbeiträge bei 600. Damit ist fast die „Überfülle der 732 Vortragsanmeldungen" (F. Stelzner) erreicht, die 1985 zum Chirurgenkongreß registriert wurden.

Diese Zahlen sprengen sowohl den räumlichen als auch den zeitlich vorgegebenen Rahmen für unseren Kongreß, d.h. in Zukunft müssen neue Wege beschritten werden, will man zu einem vernünftigen, noch überschaubaren Programm kommen.

Der Weg aus der räumlichen Enge ist bereits beschritten. Ab 1990 werden die Kongresse unserer Gesellschaft in ständiger Rotation nur noch in Hamburg, Berlin und München stattfinden, d.h. in Städten mit großen Kongreßzentren. Darüber hinaus soll künftig eine Programmkommission dem Präsidenten bei der Gestaltung des Programmvolumens zur Seite stehen.

Meine Damen und Herren, Ziel dieses Kongresses ist die wissenschaftliche Standortbestimmung zu aktuellen Fragen der operativen urologischen Therapie. Darüber hinaus mußte bei der Programmgestaltung die Weiter- und Fortbildung integriert werden. Wenn diese Ziele erreicht werden, dann nur dank der Unterstützung, die mir stets durch die Mitglieder des Vorstandes, insbesondere aber durch meine Mitarbeiter, zuteil wurde. Ihnen gilt mein besonderer Dank. Danken möchte ich aber auch allen Sitzungsleitern, Moderatoren, Referenten und Rundtischteilnehmern, durch die die Gestaltung dieses Kongresses entscheidend getragen wird.

Danken möchte ich auch den Ausstellern der Industrie, die uns über ihre neuesten pharmazeutischen und medizinisch-technischen Fabrikate informieren und ohne deren Beitrag der Kongreß nicht in dieser Form stattfinden könnte.

Neben Wissenschaft und Fortbildung wurde die Möglichkeit für freundschaftliche Gespräche nicht vergessen. Dazu steht ein Rahmenprogramm zur Verfügung mit der Möglichkeit, Saarbrücken mit seiner Umgebung – unter anderem auch die Universitätsstadt Homburg/Saar – kennenzulernen. Darüber hinaus bieten abendliche Veranstaltungen Gelegenheit zum persönlichen Kennenlernen und für Gespräche. Ich hoffe, daß Sie mit dem Eindruck nach Hause gehen werden, daß das Saarland mehr als eine Reise wert ist.

Ich bin sicher, daß sich trotz intensiver Organisation Fehler in den Programmablauf einschleichen werden, die ich Sie bereits jetzt zu entschuldigen bitte.

Das Hallwachs-Brunner-Quartett wird uns zum Abschluß mit dem 1. Satz (Allegro) aus dem Klavierquintett G-Moll, KV 478 von Wolfgang Amadeus Mozart erfreuen.

Hiermit erkäre ich den XL. Kongreß der Deutschen Gesellschaft für Urologie für eröffnet.

Prof. Dr. M. Ziegler
Urologische Klinik und Poliklinik
der Universität
D-6650 Homburg/Saar

I. Hauptthema: Plastische Chirurgie an Nierenbecken und Harnleiter

Grundsatzreferate

Pathophysiologie der Harnstauung

H. Sommerkamp

Einführung

Störungen des Harntransportes - unter dem Sammelbegriff „Obstruktive Uropathie" zusammengefaßt - sind in der Urologie ein überaus häufiges Erscheinungsbild. Wir rechnen bei rund einem Viertel aller Patienten in stationärer Behandlung damit, daß dies ein Teilaspekt oder das Hauptproblem aus therapeutischer, seltener diagnostischer Sicht ist. Die Auswirkungen einer Harnstauung auf die Niere und die sekundären Konsequenzen für dies Organsystem und den Wirtsorganismus sind mannigfaltig und berühren in hohem Maße nephrologische Gesichtspunkte. So sind *Dauer* und *Lokalisation* der Harnstauung Determinanten für die Folgen der Obstruktion, ebenso wie das *Ausmaß* und evtl. zusätzlichen Noxen, wie eine begleitende *Infektion*. Schon frühzeitig haben sich Kliniker und experimentelle Untersuchergruppen mit den globalen und partialen Obstruktionsfolgen an Niere und Organismus befaßt und eine Fülle von Daten zusammengetragen; erleichtert wurde dies durch die selten günstigen Voraussetzungen mit der eine uni- oder bilaterale, akute oder chronische Harnstauung im Tierexperiment induziert und auf ihre Auswirkungen untersucht werden kann.

In meinem Referat über die „Pathophysiologie der Harnstauung" will ich mich auf 3 Komplexe beschränken und versuchen, diese auf dem derzeitigem Wissensstand darzustellen:

1. die Auswirkungen einer Harnwegsobstruktion *auf die Nierenfunktion*
2. die Auswirkungen auf die *Homöostase des Wirtsorganismus* und
3. Hinweise zur *Restitution und prognostischen Einschätzung* bei obstruktiver Uropathie.

Nierenfunktion bei obstruktiver Nephropathie

Die Verlegung eines Harnleiters hat eine Reihe von Konsequenzen für die Niere, die sich auf deren Druck- und Zirkulationsverhältnisse, auf den Metabolismus und die globale Nierenleistung auswirken.

Primäres Phänomen einer Obstruktion der Harnwege ist der *Anstieg des Drucks* im Hohlsystem. Dieser beträgt unter physiologischen Bedingungen 6-12 mm Hg und wird auch bei gesteigerter Diurese durch Muskeltonus und Transportdynamik in engen Grenzen einreguliert. Ein akuter Verschluß des Harnleiters, wie etwa bei einer Steinkolik, führt innerhalb von Minuten zu einem Druckanstieg auf 40-70, bei forcierter Diurese sogar auf 100 mg Hg. Diese Drücke liegen somit wesentlich über dem Filtrationsdruck der Niere von 15-20 mmg Hg und lösen eine Reihe von funktionellen und anatomischen Folgen aus. Jedem von Ihnen ist das Phänomen der „Fornixruptur" bekannt, das zu eindrucksvollen Bildern führen kann, wenn eine Ausscheidungsurographie bei einer Steinkolik vorgenommen wird. Die Niere verschafft sich durch Austritt von Urin an bestimmten Prädilektionsorten eine Entlastung, die im Sinne eines Überdruckventils bei akuter Drucksteigerung wirksam wird. Diese sind nach den Untersuchungen von Olsson am häufigsten der Fornixbereich mit perirenaler Extravasation, danach der Übertritt in das Venen- oder Lymph-System.

Der renalen *Lymphzirkulation* kommt im Rahmen der Harnwegsobstruktion eine nicht unbedeutende Rolle zu: schon unter physiologischen Bedingungen beträgt das tägliche Lymphvolumen beider Nieren etwa 700 ml. Bei akuter Obstruktion des Nierenbekkens wird ein Teil des Harns auf dem hilären Lymphwege abtransportiert, wie Naber und Madsen in den 70er Jahren im Tierversuch zeigen konnten. Quantitativ steht ein Abstrom über das Venensystem, als pyelovenöser Reflux, allerdings im Vordergrund.

In der Initialphase der Obstruktion steigt die *Nierendurchblutung* durch Weitstellung des vas afferens um ca. 25% an; diese Vasodilatation, die den glomerulären Kapillardruck steigert und dem erhöhten intratubulären Druck entgegenwirken soll, ist im Experiment auf 1 bis 2 Stunden befristet. Sie sinkt dann allmählich ab und geht in eine Periode der Vasokonstriktion über.

Nach Ablauf der akuten Harnwegsverschlußphase tritt eine Minderung des intrapelvinen Drucks auf, dazu werden Folgen für die glomeruläre und tubuläre Funktion der Niere, sowie für die intrarenale Hämodynamik erkennbar. Im Tierexperiment konnte gemessen werden, daß parallel zum Abfall des Drucks im Hohlsystem die *Nierendurchblutung* innerhalb von 24 Stunden auf 50–70% zurückgeht, und nach 2 Wochen nur noch 20% des Ausgangswertes beträgt. Diese Vorgänge, die auf einen Thromboxan-A2-vermittelten Vasospasmus des vas afferens zurückgeführt werden, führen auch zur intrarenalen Umverteilung der Durchblutung. Huland hat die Verschiebung der Nierendurchblutung zugunsten zentraler Kortex- und Markbereiche und ihre Beziehung zu konsekutiven morphologischen Veränderungen im Tierversuch anschaulich demonstriert.

Die *glomeruläre Filtration* verringert sich in der Phase des Harnstaus um 50% innerhalb von 24 Stunden und sinkt im Tierversuch - bei unilateraler kompletter Obstruktion - auf knapp 10% des Ausgangswertes nach einer Okklusion von 4 Wochen.

Durchblutungsminderung und herabgesetzte Filtration finden ihr klinisches Korrelat in der bekannten Verzögerung der Kontrastmittelanreicherung bei der Urographie von Harnstauungsnieren.

Gekoppelt ist diese Reduktion von Perfusion und Filtration mit einer Verschiebung des *Energiestoffwechsels* der Niere: zahlreiche Untersuchergruppen konnten nachweisen, daß es bereits 4 Stunden nach akuter Harnwegsobstruktion zu einer Abnahme des O_2-Verbrauchs und einer Steigerung der anaeroben Glykolyse kommt, mit entsprechendem Anstieg des respiratorischen Quotienten.

Eine inkomplette oder *chronische* Harnwegsobstruktion führt im Laufe der Zeit zu glomerulären und tubulären Defekten, deren Ausmaß und Reversibilität eng mit der Dauer der Obstruktion korreliert sind. Klinische Beobachtungen an Patienten mit *chronischer* Harnstauungsniere haben neben dem Rückgang der Nierendurchblutung und der Minderung der GFR gezeigt, daß die tubulären Partialfunktionen bis auf das Harnverdünnungsvermögen durchweg beeinträchtigt sind: ein frühes, und nach Dekompression lang anhaltendes Schädigungszeichen der distalen Tubulusfunktion, ist das Unvermögen zur Harnkonzentration. Dies wird auf eine Verringerung des osmotischen Gradienten im Nierenmark zurückgeführt. Neuere Daten sprechen dafür, daß diese, um rund 25% geminderte Leistung zur Konzentration, durch eine langanhaltende Steigerung der Prostaglandin E2-Synthese hervorgerufen wird, die auch nach Beseitigung der Obstruktion anhält. Darüber hinaus sind Störungen der renalen Azidogenese und eine Herabsetzung der PAH-Clearance als Maß für die Beeinträchtigung der proximalen Tubulusfunktionen bekannt.

Die Auswirkungen einer Obstruktion auf den Harntransport und die Störung der *Urodynamik* möchte ich hier nur kurz streifen. Grundlegende Arbeiten zu diesem Thema wurden von der Aachener Arbeitsgruppe vorgelegt, geknüpft an die Namen Lutzeyer, Melchior, Hannappel u.a. Ihre Aufdekkung der Zusammenhänge zwischen der myogenen Erregungsüberleitung des Harntransports und seinen Störungen gehören zu den bedeutenden urodynamischen Erkenntnissen der letzten Jahre. Sie konnten nachweisen, daß die Harnleitermuskulatur auf eine Erhöhung des Basisdrucks mit einer gesteigerten Frequenz bei gleichbleibender Amplitude der peristaltischen Wellen antwortet; bei akuter Obstruktion werden Störungen im Erregungsablauf und der Verlust der Bolusformation beim Harntransport gesehen. Sie sehen dies an dieser tierexperimentellen Studie meines Mitarbeiters Dr. Eichhorn.

Sie zeigt - in der Sequenz von links oben nach rechts unten zu verfolgen - eine ungenügende Ureterlumenokklusion beim Harnstau, wie sie sich im digitalisierten Videobild darstellt.

Obstruktive Uropathie und Homöostase

Bei den bisherigen Betrachtungen standen die Folgen einer Harnstauung auf *die Niere* im Vordergrund; wir müssen jedoch zur Vervollständigung des pathophysiologischen Bildes die *Beziehung zum Gesamtorganismus* herstellen. Auch eine einseitige Nierenstauung hat systemische Effekte auf den Wirtsorganismus. So weiß man, daß bei 30% der Patienten mit akuter, einseitiger Harnstauungsniere ein *Hypertonus* beobachtet wird. Dies läßt sich im Tierexperiment nachvollziehen mit Nachweis erhöhter peripherer Reninaktivitäten. Bei bilateraler Harnstauung ist ein Hochdruck auf diesen Mechanismus nur selten zurückzuführen, hier ist die Natrium- und Wasserretention meist das pathophysiologische Prinzip.

Eine *Polyglobulie* ist eine eher seltene systemische Folge bei unilateraler Harnstauung; Fälle mit erhöhter Erythropoietinspiegeln sind jedoch bekannt.

Sind die systemischen Auswirkungen einer *einseitigen* Harnwegsobstruktion von Ausmaß und Inzidenz eher gering, so bedarf es keiner besonderen Betonung, daß im Rahmen der *bilateralen* obstruktiven Uropathie, oder Einnierigkeit, tiefergreifende Verschiebungen in der Homöostase des Wirtsorganismus erkennbar werden. Die Störungen diverser Partialfunktionen der Niere addieren sich bei der fehlenden Kompensationsmöglichkeit durch ein intaktes Zweitorgan zur Beeinträchtigung zahlreicher Regelkreise. Ich möchte im Rahmen dieses Vortrages die Aspekte der urämischen Nephropathie nicht zu sehr ausweiten, Ihnen jedoch ein Phänomen in Erinnerung bringen, das klassisch für diese Störung ist, die sog. *„Entlastungsdiurese"*. Ihnen allen ist die Polyurie bei Patienten geläufig, die nach Dekompression einer obstruktiven Uropathie regelmäßig, wenn auch in unterschiedlichem Ausmaß, auftritt. Sie wird nur sehr selten nach Entlastung einer unilateralen Harnstauung beobachtet. Die postobstruktive Diurese geht mit einer erhöhten Ausscheidung an Wasser und Natrium einher und bedarf im Regelfall keiner speziellen Substitution. In Einzelfällen - wie bei dieser Kasuistik eines Patienten mit Überlaufblase, die ich meinem Kollegen Prof. Schollmeyer aus der Freiburger Nephrologie verdanke - kann der Salzverlust und die Diurese jedoch Ausmaße annehmen, die ein therapeutisches Eingreifen erforderlich machen. Das Phänomen wurde lange Zeit allein auf eine überschießende Ausscheidung der in der Obstruktionsphase retinierten Wasser- und Natriummengen angesehen. Die derzeitige Auffassung stützt eine spezifisch nephrologische Ursache: sie führt die Entlastungspolyurie - als eine Form eines erworbenen Diabetes insipidus - auf eine ADH-refraktäre Störung der Natrium- und Wasserreabsorption zurück, bedingt durch einen prostaglandinvermittelten natriuretischen Faktor.

Bei der postobstruktiven Diurese, wie auch beim unterschiedlichen Verhalten der Niere, je nachdem ob ein Zweitorgan vorhanden ist oder nicht, spielt der Begriff der „renal counterbalance" von Hinmann eine entscheidende Rolle. Hinman beschrieb schon 1919 die wechselseitigen Beziehungen der Nieren in Bezug auf Adaptation und Kompensation. Wir wissen aus einer großen Zahl von Untersuchungen, daß eine Niere - nicht nur im Rahmen der Obstruktion - sehr verschieden reagiert, je nachdem, ob es sich um eine Einzelniere handelt, oder ob eine zweite Niere vorhanden ist.

Im Tierversuch ist die Funktion einer einseitig obstruierten Niere nach 4 Monaten partiell wiederhergestellt; wird das kontralaterale Organ innerhalb dieses Zeitraums entfernt, so verkürzt sich die Zeitspanne zur Restitution signifikant. Mikroperfusionsstudien belegen weiterhin ungünstigere Werte bezüglich Mikrozirkulation und tubulärer Funktionen an gestauten Nieren, wenn eine funktionstüchtige zweite Niere existent ist. Diese und eine Fülle von anderen Fakten belegen die engen Beziehungen der Nieren zueinander und zeigen, daß man bei der Einschätzung der Restitutionsfähigkeit einer Niere die Gesamtsituation in Rechnung stellen muß. Die pathophysiologische Interpretation der „renal counterbalance" ist schwierig und deutet auf ein humorales Prinzip, das die Gesamtmasse funktionsfähigen Nierengewebes steuert.

Restitution und Prognose

Die Literatur bietet eine Fülle von Untersuchungsergebnissen, die sich mit der Frage nach der Restitutionsfähigkeit der Nierenveränderungen nach Harnstauung befassen.

Erwartungsgemäß ist die *Zeitdauer* der Obstruktion für die Chancen einer vollständigen oder partiellen Restitution von eminenter Bedeutung. Eine komplette Obstruktion von einer Woche wird im Tierexperiment mit nur geringer Funktionseinbuße innerhalb von 2 Wochen kompensiert. Nach einem Verschluß von zwei Wochen erreicht die glomeruläre Filtration erst nach 20 Wochen maximal 50% des Ausgangswertes. Nach 4 Wochen oder länger dauernder Obstruktion sind schwere Einbußen in der Nierenfiltrationsleistung zu beobachten, die auch nach Wochen nicht zur vollen Restitution führen.

Klinische Fallbeobachtungen nach akzidenteller Ureterligatur sind insofern nur in Einzelfällen zum Vergleich heranzuziehen, da der Beweis der *kompletten* Obstruktion nur selten erbracht werden kann. Fallberichte beschreiben eine Wiederaufnahme der Nierenfunktion noch nach 60-70 Tagen, in Einzelfällen nach noch längeren Verschlußzeiten.

Praktisch stellt sich die *Frage nach der Erholungsfähigkeit* der Nierenfunktion am häufigsten vor operativen Eingriffen an chronischen unilateralen Harnstauungsnieren, und bei beidseitigem Harnstau, gewöhnlich im Rahmen einer infravesikalen Obstruktion. Bei der urämisch-obstruktiven Uropathie veranschlagt man etwa 3 Monate bis zur Beurteilung der maximalen Restitutionsfähigkeit der Nieren.

Bei einseitig chronischer Harnstauungsniere ist die Frage nach der Restitutionsfähigkeit - meist vor organerhaltenden plastischen Eingriffen - zu beantworten. Gillenwater hat in einer seitengetrennten Untersuchung an 20 Patienten nach Pyeloplastik feststellen können, daß es etwa einer Woche bedarf, bis sich die gestörten Teilfunktionen auf niedrigem Niveau einreguliert haben. Dabei sind alle Partialfunktionen bis auf das Vermögen zur Dilution betroffen.

Zur Ermittlung des Ist-Zustandes einer chronisch abflußgestörten Niere stehen uns zunächst nichtinvasive nuklearmedizinische Methoden zur Verfügung. Mit der 99mTc-DTPA bzw. DMSA Renographie, oder dem neuen Isotop MAG-3, lassen sich glomeruläre bzw. tubuläre Funktionen exakt und seitengetrennt messen; das Problem ist, daß der *aktuelle* Funktionszustand der Niere mit diesen Verfahren zwar exakt ermittelt werden kann, dies jedoch keine Aussage bezüglich der Funktionsreserven *nach* Dekompression erlaubt. Selbst ein völliges Fehlen der tubulären Isotopen-Aufnahme beweist nicht den Untergang jedweden Parenchyms, sondern möglicherweise nur das temporäre Aussetzen der Funktion.

Angesichts dieser prognostischen Schwierigkeiten verlassen sich erfahrene Kliniker oft lieber auf die direkte Prüfung der Nierenleistung am gefistelten Organ, bevor eine Entscheidung über Organerhalt oder -entfernung getroffen wird. Wieland und die Münchner Arbeitsgruppe haben 1985 im Tierversuch gezeigt, daß 10-28 Tage nach Dekompression eine Aussage zur Restitutionsfähigkeit der Niere sehr gut möglich ist. Liegen also Daten vor, die z. B. bei chronischer Harnstauungsniere grenzwertige ING-Befunde und einen dünnen Parenchymmantel im Ultraschall zeigen, so ist eine Bestandsaufnahme 2-3 Wochen nach Nephrostomie sicher ein gangbarer Weg.

Zusammenfassung

Drucksteigerungen im Hohlsystem der Niere werden von dieser durch Gegenregulationsmechanismen beantwortet, die eine Aufrechterhaltung der Funktion zum Ziel haben. Diese bestehen in der Harn-Extravasation an Prädilektionsorten bei akutem Druckanstieg, in muskulärer Anapssung und in einer kompensatorischen Vasodilatation. Diese Mechanismen vermögen nur über einen sehr kurzen Zeitraum funktionelle und anatomische Schäden zurückzudrängen: bei fortbestehender Obstruktion führt die Vasokonstriktion und eine intrarenale Ischämie zu Schäden, deren Art und Ausmaß von einer Reihe von Faktoren bestimmt wird. Diese bestimmen letztlich, ob die Folgen der Harnwegsobstruktion reversibel sind, oder zum Untergang des Organs führen. Für die Klinik ergeben sich aus dem Problemkreis der Harnstauung Konsequenzen, deren pathophysiologische Grundlagen ich Ihnen in meinem Referat versucht habe deutlich zu machen.

Prof. Dr. H. Sommerkamp
Abteilung Urologie der Universität
Hugstetter Str. 55
D-7800 Freiburg

Pathophysiologie der hydronephrotischen Atrophie

H. Huland

In den letzten 40 Jahren sind durch nierenphysiologische Untersuchungen eine Fülle von Daten vorgelegt worden, die nicht nur ein besseres Verständnis für die Pathophysiologie der hydronephrotischen Atrophie erbracht haben, sondern auch praktische Hinweise, die für die Klinik von hoher Relevanz sind. So wissen wir z. B. durch die Untersuchungen von D. Govan, daß die ersten reversiblen Schädigungen nach Harnstau innerhalb von 3–5 Stunden auftreten und zunächst die Konzentrierungsfähigkeit des Harns betreffen. Durch Untersuchungen von Kerr aus dem Jahre 1956 wissen wir, daß erste irreversible Schädigungen nach komplettem Harnstau beim Hund nach 4 Tagen zu erwarten sind und daß nach vierwöchigem Harnstau die Niere komplett zerstört ist. Die Einzelniere ist diesbezüglich weitaus resistenter. Auch die humane Niere erscheint etwas resistenter zu sein. Trotz dieser und vieler anderen Erkenntnisse der letzten Jahre bleiben wesentliche Fragen der Pathophysiologie der hydronephrotischen Atrophie unbeantwortet. Zwei davon möchte ich diskutieren.

1. Was ist das eigentliche Agens, das die genannten nierenphysiologischen Einschränkungen hervorruft? Ist es wirklich der erhöhte Nierenbeckendruck? Ist die hydronephrotische Atrophie der Prototyp der Druckatrophie?
2. Ist die operative Korrektur einer stabilen partiellen Ureterobstruktion in jedem Fall indiziert? Wenn ja, bei welchen partiellen Stauungsnieren und bei welchen nicht? Die letztere Frage hat weitaus höhere Relevanz für den Kliniker und soll deswegen zuerst abgehandelt werden.

Eine Ureterabgangsstenose muß operativ saniert werden, wenn der Patient entsprechende Symptome, wie Flankenschmerz, Fieber im Zusammenhang mit Harnwegsinfekten und eine Steindiathese hat. Mehr und mehr entdecken wir jedoch solche und ähnliche partiellen Ureterobstruktionen als Zufallsbefund bei der Durchuntersuchung unserer Patienten mit dem Ultraschallgerät. Die operative Korrektur einer asymptomatischen partiellen Ureterobstruktion ist m. E. aber nur indiziert, wenn die Nierenfunktion in einer oder anderen Form davon profitiert. Dieses ist aber keineswegs bislang erwiesen. Wir sind gewohnt, den operativen Erfolg nach Beseitigung einer partiellen Ureterobstruktion und im nachhinein auch die Rechtfertigung für diese Operation durch Folge-Urogramme zu erstellen, die einen glatten Abfluß und einen Rückgang der Kelch- und Nierenbeckendilatation zeigen. Ein Urogramm ist jedoch kein Nierenfunktionstest. Anders gesagt, durch ein noch so beeindruckendes Folge-Urogramm ist in keiner Weise erwiesen, daß die Nierenfunktion von der Deobstruktionsoperation profitiert hat. Steht nur die Nierenfunktion zur Debatte, d. h. handelt es sich um eine asymptomatische Hydronephrose, so ist die operative Korrektur nur aus zwei theoretischen Überlegungen sinnvoll:

1. Man nimmt an, daß die hydronephrotische Atrophie eine progrediente Erkrankung ist. Die operative Korrektur ist sinnvoll, um diesen Progreß der Atrophie aufzuhalten.
2. Man nimmt an, daß sich nach einer operativen Beseitigung einer stabilen Ureterobstruktion die Nierenfunktion verbessert. Literaturdaten widersprechen beiden Thesen. Zur ersten These, nämlich der Frage nach der progredienten Atrophie nach stabiler partieller Ureterobstruktion: Vertreter dieser Richtung gehen davon aus, daß der Nierenbeckendruck erhöht ist und Ursache der fortschreitenden

Nierenschädigung ist. Tierexperimentelle Untersuchungen im eigenen Labor, wie auch in vielen anderen Studien, haben gezeigt, daß nach kompletter Ureterligatur der zunächst erhöhte Nierenbeckendruck innerhalb von Tagen Normalwerte annimmt. Schweitzer hat an Hunden nach inkompletter Ureterobstruktion zeigen können, daß sich der zunächst erhöhte Nierenbeckendruck sowohl bei Diurese als auch bei Antidiurese normalisiert. Von Michaelson sind für beide Obstruktionstypen Druckmessungen beim Menschen vorgelegt worden, die den tierexperimentellen genau entsprechen. Die Frage, wieso bei erniedrigtem Nierenbeckendruck die bekannten Dilatationen im Rahmen einer Hydronephrose entstehen können, hat die Arbeitsgruppe um Gillenwater beantwortet. Verantwortlich hierfür ist die Wandspannung. Diese ist eine Funktion des Radius und des Druckes. Zu Beginn in der Phase des erhöhten Nierenbeckendruckes kommt es zu einer ersten Dilatation des Hohlsystems. Damit ist der Radius - wenn man die Niere als eine Kugel auffaßt - erhöht. Im weiteren Verlauf bleibt die Wandspannung wegen dieses erhöhten Radius ebenfalls erhöht, auch wenn sich der Druck im Nierenbecken wieder normalisiert.

Es gibt wenige klinische Studien, die Nierenfunktionsuntersuchungen vorgelegt haben und einen Progreß der Nierenfunktion dokumentiert haben. Bradt und Mitarbeiter haben 12 Patienten mit milder Ureterabgangsstenose nicht operiert und 3-5 Jahre danach mit Nierenfunktionsstudienverlauf beobachtet. Elf der 11 asymptomatischen hatten keine Funktionseinbußen. Wir sind deshalb tierexperimentell dieser Frage nachgegangen. Wir haben nach der von Ulm und Miller beschriebenen Methode eine einseitige partielle Ureterobstruktion an der Ratte angelegt. Durch ein Urogramm 7 Tage danach haben wir die so erhaltenen partiellen Ureterobstruktionen in milde Hydronephrose - 20 Minuten nach Applikation des Kontrastmittels war das gesamte dilatierte Hohlsystem dargestellt - und eine ausgeprägte Hydronephrose - 20 Minuten nach Applikation des Kontrastmittels war nur das Niertenparenchym angefärbt - eingeteilt. Zu verschiedenen Zeitpunkten danach wurden mit Hilfe von Isotopenuntersuchungen die Nierenfunktion bestimmt. Ferner wurde das Nierentrockengewicht in Relation zum Gesamtkörpergewicht bestimmt. In einer nicht-operierten Nullserie erwies sich das Nierentrockengewicht in Relation zum Gesamtkörpergewicht als sehr reproduzierbarer und sensibler Parameter, der auch in den unterschiedlichsten Altersgruppen gut übereinstimmte. Bei den Hydronephrosenieren gibt es eine gute Korrelation zwischen den Ergebnissen der Clearanceuntersuchungen und der Nierentrockengewichtsbestimmungen. Sowohl bei der milden als auch bei der ausgeprägten Hydronephrose konnten wir mit Hilfe dieser beiden Parameter zeigen, daß die hydronephrotische Atrophie nach partieller Ureterobstruktion biphasisch und nicht stetig progredient verläuft. In einer ersten kurzen Destruktionsphase wird ein geringfügiger Parenchymverlust und eine geringfügige Einschränkung der Clearance beobachtet. Danach tritt ein steady state ein mit keiner weiteren Funktionseinschränkung respektive keinem weiteren Parenchymverlust. In einer zweiten Versuchsserie beschäftigten wir uns mit der Frage, ob die hydronephrotische Atrophie reversibel ist. Hierbei haben wir uns nicht um die Reversibilität in der Destruktionsphase bemüht. Hier ist eine Deobstruktion insofern in jedem Fall sinnvoll, als eine weitere Destruktion verhindert wird. Die Frage war, ob in der steady state-Phase die hydronephrotische Atrophie reversibel ist. Hierzu haben wir nach achtwöchiger Obstruktion sowohl bei der Hydronephrose I als auch bei der Hydronephrose II die Obstruktion aufgehoben. Die erfolgreiche Deobstruktion wurde mit der sensibelsten uns zur Verfügung stehenden Technik, nämlich mit Renogrammen dokumentiert. Für die folgende Auswertung wurden nur solche Versuchstiere berücksichtigt, bei denen eine Deobstruktion nachgewiesen war. Die Ergebnisse zeigen, daß weder in der steady state-Phase bei Hydronephrose I (milde Hydronephrose) als auch in der steady state-Phase bei Hydronephrose II (ausgeprägte Hydronephrose) das Nierentrockengewicht 6 Wochen nach Entlastung einer achtwöchigen partiellen Ureterobstruktion zunahm. Auch die mit den Isotopenuntersuchungen erfaßten Clearancewerte erholten sich nicht. Überträgt man diese Befunde auf die Klinik, so wäre eine Operation einer partieller Ureterobstruktion in der Destruktionsphase, jedoch nicht in der steady state-Phase sinnvoll. Für die Klinik ergibt sich jedoch dann das Problem, wie erkenne ich diese beiden Phasen in einer Situation, bei der der Beginn einer partiellen Ureterobstruktion nicht bekannt ist? Hierzu haben wir einen Test entwickelt, der auf Untersuchungen basiert, die wir an der komplett gestauten Hundeniere im Hinblick mit dem Pathomechanismus der hydronephrotischen Atrophie erstellt haben. In diesen früheren Untersuchungen haben wir zeigen können, daß die hydronephrotische Atrophie in erster Linie eine ischämie Atrophie ist. Wir haben zeigen können, daß durch eine aktive präglomeruläre Vasokonstriktion große Areale der Nierenrinde bereits 24 Stunden nach kompletter Ureterligatur nicht mehr durchblutet sind. Dies entspricht Untersuchungen anderer Autoren. Wir haben ferner nachweisen können, daß diese aktive präglomeruläre Vasokonstriktion durch hochpotente Prostaglandine, nämlich durch das Thromboxan-A2 vermittelt wird. Wichtig für die jetzige Fragestellung war jedoch, daß diese Thromboxan-A vermittelte Vasokonstriktion nur in der Destruktionsphase nachzuweisen ist. Bei der partiell gestauten Niere haben wir deswegen nach Ischämiezeichen in der Destruktionsphase gesucht. Hierzu haben wir Urinenzyme zu verschiedenen Zeitpunkten nach Legen einer stabilen partiellen

Ureterobstruktion bei Hydronephrose I und II im Harn der gestauten und als Kontrolle im Harn der nicht gestauten kontralateralen Niere bestimmt. Zwei unterschiedliche Enzymtypen wurden untersucht, einmal lysosomale Zellenzyme des proximalen Tubulus - als Vertreter das NAG (N-Acetyl-Glucosaminidase) und als Vertreter der Bürstensaumenzyme das Gamma-GT. Unsere Untersuchungen zeigen das NAG in der Destruktionsphase deutlich gegenüber der kontralateralen Seite erhöht ist, nicht jedoch das Gamma-GT. Die Bürstensaumenzyme werden nicht nur als Funktion einer ischämischen Schädigung, sondern auch als Funktion des Primärharnflusses abgegeben. Der letztere ist jedoch bei partiellem Stau verlangsamt, so daß eine erhöhte ischämiebedingte Ausschüttung hierdurch verwischt wird. NAG jedoch scheint ein geeigneter Parameter zu sein, um festzulegen, ob sich eine gestaute Niere in der Destruktionsphase befindet. Würde man dieses Modell auf die humane Situation übertragen, so könnte man sich vorstellen, daß man auf der Basis des NAG-Nachweises die operative Indikation zur Entlastung einer partiellen stabilen Ureterobstruktion stellt. Klinische Studien sind nötig, um nachzuweisen, wieweit das hier vorgestellte Modell und wieweit der hier vorgestellte Test auf die klinische Situation übertragbar sind.

Prof. Dr. H. Huland
Universitätsklinikum Steglitz
Hindenburgdamm 30
D-1000 Berlin 45

Operationstechniken am Nierenbecken

F. Eisenberger

Die Vielfalt der chirurgisch-rekonstruktiven Eingriffe am Harntransportsystem gilt vor allem für den intrinsisch bzw. extrinsisch, kurz- oder langstreckig, angeboren oder erworben, verengten periureteralen Übergang.

Diese Vielfalt und das „Suchen nach einer Idealmethode zur Korrektur" resultiert aus der Variationsbreite der Pathologie des Nierenbeckenkelchsystems und der konsekutiv veränderten, im Urogramm als Momentaufnahme aufgezeichneten Urodynamik in diesem Bereich. Das Ziel jeder Intervention ist die Beseitigung der tatsächlichen Obstruktion, die Bildung eines Trichters zum optimalen Harnabfluß bei befriedigender Motilität der Ureterwand *ohne* reiner Kosmetik am Nierenbecken und somit der *Funktionserhalt* der Niere.

Die Kenntnis der Pathophysiologie der Harnstauung ist grundlegend für die Indikationsstellung zur „sogenannten Nierenbeckenplastik". An präoperativer Diagnostik sind Sonografie, Urogramm, retrogrades Pyelogramm und die nuklearmedizinische Funktionsdiagnostik unerläßlich. Die fehlende Problematik einer seit Beginn des Jahrhunderts in zahlreichen Modifikationen und an nahezu jeder urologischen Abteilung praktizierten Methode ist heute nur scheinbar. Neben der Erörterung nicht indizierter Eingriffe evtl. am funktionseingeschränkten bzw. funktionsuntüchtigem Organ, diskussionswürdigen Nahttechniken bzw. Nahtmaterialien, von Fragen der Art und Zeit der Schienung, Fragen der Notwendigkeit einer temporären Harnableitung und die Abhandlung der Methoden, gilt das Interesse folgenden Punkten:

1. Ist die Vielfalt der Operationsmodifikationen notwendig?
2. Sind bei der primären/angeborenen und bei der sekundären/erworbenen Obstruktion unterschiedliche Methoden anzuwenden?
3. Wie sieht es nach Mehrfacheingriffen am Ureterabgang aus?
4. Welchen Stellenwert hat die Endopyelotomie?
5. Ist die Endopyelotomie das Ende der offenen Nierenbeckenplastiken oder ist sie dieser zwingend vorgeschaltet?

Die historischen Bemühungen zum „Management" des Ureterabgangs gehen in das Jahr 1891 auf Küsters „End-zu-Seit-Anastomose" zurück. Fenger verwandte 1892 das Prinzip nach Heinike-Mikulicz und beseitigte die Stenose durch Längsincision und Quernaht ohne Kontinuitätsunterbrechung. Im gleichen Jahr folgte Finneys Pyeloplastik mit bogenförmiger Incision und Quernaht und 1923 ist Schwyzers lediglich anteriore YV-Plastik zu nennen, im Gegensatz zu Foleys anteriorer und posteriorer YV-Plastik im Jahre 1937, einer der lange angewandten Modifikationen.

Wie eingangs erwähnt führen die verschiedensten Faktoren am Ureterabgang zum gleichen von Murnaghan (1959) und Hanna (1978) licht- und elektronenmikroskopisch nachgewiesenen Ergebnissen:

Einer exzessiven Kollageneinlagerung zwischen den glatten Muskelbündeln auf Kosten dieser und somit wie es Sigel 1983 formulierte zu „Mängeln in der feingeweblichen Struktur mit dem Resultat eines aperistaltischen, in der Länge variierenden fibrotischen Segments" (s. Tabelle 1).

Tabelle 1. Ätiologie der Ureterabgangsstenose

Extrinsisch	*Intrinsisch*
Fibröse Bänder	Striktur
Kinking	Muskelreduktion
Hoher Ureterabgang	Malrotation
Polgefäße	Schleimhautfalten

Die Voraussetzung für ein gutes Operationsergebnis ist durch alle kontinuitätserhaltenden oder kontinuitätsunterbrechenden Methoden mehr oder weniger gegeben.

Die klassische YV-Operation, 1937 von Foley propagiert, ist indiziert bei hohem Ureterabgang, wobei die Stenosenlänge unter 1 cm betragen sollte. Mit dieser Methode ist eine Verkleinerung des Nierenbeckens nicht möglich, mit dem Vorteil einer geringen Incision am Pyelon bei zu beachtender Blutversorgung des gebildeten Lappens.

Die Spirallappenplastik nach Karcher-Patel, eine wegen der Schnittführung technisch anspruchsvollere Plastik, ist ungeeignet bei hohem Ureterabgang, hat allerdings den Vorteil des langen, breitbasigen, gut durchbluteten Lappens, der anatomiegerecht ohne Rotationsgefahr an den Harnleiter zu adaptieren ist.

Sowohl die vertikale Lappenplastik nach Scardino als auch die schräge Lappenplastik nach Culp/deWeerd (Abb. 1) erfordern keine Kontinuitätsunterbrechung, wobei jeweils eine gesunde Gewebsbrücke für die Peristaltik nach der Anastomosierung des Lappens mit dem Ureter erhalten bleibt. Bei der vertikalen Lappenplastik ist ein ausreichender Abstand des Ureterabgangs vom Hilus notwendig, wobei die Blutversorgung des Lappens wegen seiner hilusfernen Basis problematisch sein kann.

Die Nierenbeckenplastik nach Anderson-Hynes (Abb. 2) wird in den letzten Jahren fast ausschließlich angewandt. Das Abflußhindernis und Teile des ektatischen Nierenbeckens sind optimal zu resezieren und der stenotische Anteil wird vollständig entfernt. Diese Methode wird allen Situationen und anatomischen Varianten am Ureterabgang bei ausgezeichneten Operationsergebnissen von ca. 86% gerecht [1].

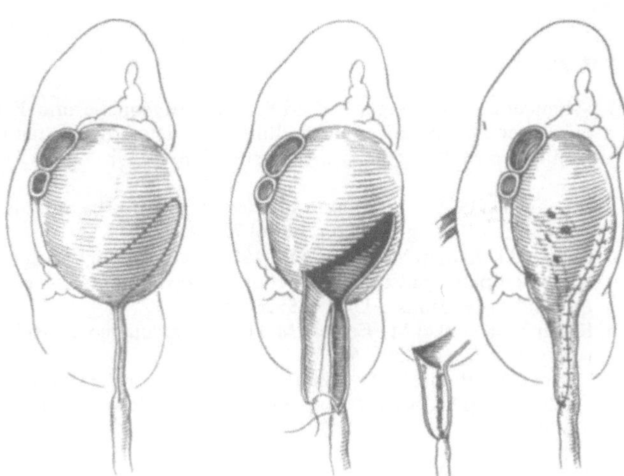

Abb. 1. Schräge Lappenplastik nach Culp/de Weerd

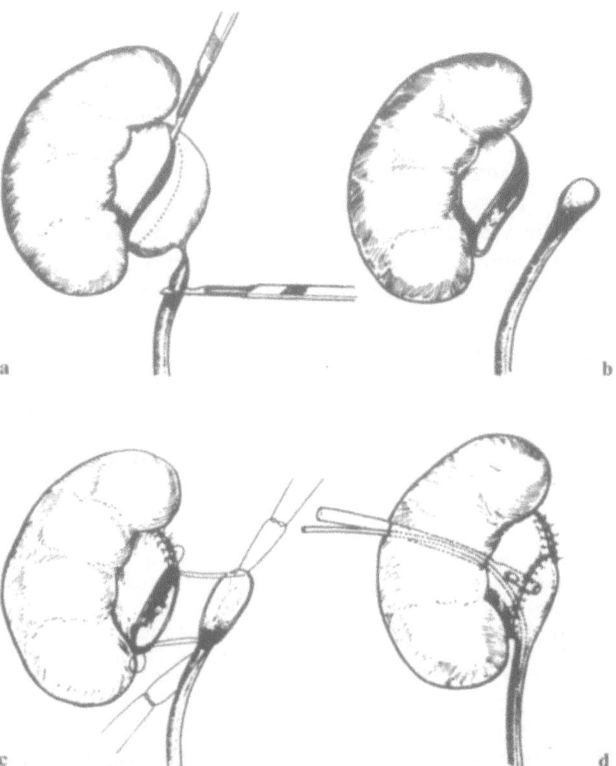

Abb. 2a–d. Anderson-Hynes-Plastik

Normvarianten, z. B. bei einem doppelt angelegten Nierenbecken mit nahezu obliteriertem Ureter des oberen Anteils des Hohlsystems können, der Situation angepaßte Operationsmethoden notwendig machen. Ebenso ist bei extrem narbigen Verwachsungen und Ummauerungen des Ureterabgangs nach Mehrfacheingriffen das von der Mainzer Klinik propagierte Peritoneallappentransplantat mit Deckung der möglichen Defekte in der Nierenbekkenvorderwand äußerst hilfreich. Die Serosaseite des Lappens hat lumenwärts zu liegen und durch die Ummantelung von Nierenbecken und Anastomosenbereich mit einem freien, am Psoas fixierten Peritoneallappen entsteht ein neues Serosabett für den Ureter, in dem peristaltische Bewegungen erhalten bleiben und vor allem eine narbige Dislokation zum unteren Nierenpol ausgeschlossen ist.

Die kongenitale Verschmelzung der unteren Nierenpole mit meist einseitiger sekundärer Hydronephrose bei der Hufeisenniere mit malrotiertem Nierenbecken und ventral den Isthmus kreuzenden Ureteren erfordert meist die Gefäßversorgung beachtende, der anatomischen Situation angepaßte Maßnahmen. Die oft propagierte Durchtrennung der Brücke mit Lateralpexie des unteren Nierenpols und konsekutiver Nierenbeckenplastik ist nicht immer in dieser Kombination notwendig. Gelegentlich genügt auch die operative plastische Erweiterung des Ureterabgangs.

Zusammenfassend sind mit der Nierenbeckenplastik nach Anderson-Hynes nahezu alle primären und mit der Ureterotomia intubata nach Davis die sekundäre Ureterabgangsstenose bei ausgezeichneten Operationsergebnissen um 86% zu behandeln. Dies gilt für verschiedene Autoren unter der Voraussetzung einer ausreichenden Nierenfunktion und mit dem Ziel des Funktionserhaltes bei nicht zu erwartender Rückbildung des ektatischen Nierenbeckenkelchsystems (s. Tabelle 2).

Tabelle 2. Voraussetzungen und Empfehlungen zur Durchführung der Nierenbeckenplastik

Ausreichende Nierenfunktion	25-30%
OP-Technik	PDS Einzel- und fortlaufende Naht möglich
Schienung	Obligat für 10-12 Tage
Nephrostomie	Ja
OP-Methode	Primär: Anderson-Hynes Sekundär: Davis

Kontinuitätserhaltende Eingriffe bzw. die Resektion der Stenose haben nahezu gleichwertige Operationsergebnisse. Sogenannte Ureterolysen mit Erhalt des adynamischen, intraoperativ oft weiten Uretersegments, sind ineffektiv. Polgefäße, große Nierenparenchymanteile versorgend, sind nach Möglichkeit unter Verlagerung zu erhalten.

Die im Gefolge der ESWL prosperierenden, sowohl operationstechnisch als auch instrumentell verfeinerten, perkutanen Operationsmethoden zur Lithotripsie, der Laser- bzw. Resektionsbehandlung von Nierenbeckentumoren, eröffnete logischerweise auch den antegraden Weg zum pelviureteralen Übergang. In Kenntnis der um 80% liegenden klinischen Erfolgsrate der Ureterotomia intubata nach Davis, vorzugsweise bei Sekundär- aber auch bei Mehrfacheingriffen, ergab sich der Schritt zur *Endopyelotomie* oder *perkutanen Pyeloplastik* zwangsweise und folgerichtig. Beide Methoden basieren auf den Grundlagenforschungen der 40er Jahre von Davis, der zeigen konnte, daß ein experimentell gesetzter Ureterwanddefekt von $^2/_3$ der Zirkumferenz auf 2 cm Länge in 6 Wochen zu 75% durch Einsprossen von Muskelzellen gedeckt wird, bei kompletter Peristaltik der regenerierten Ureterwand.

Erste, den offen chirurgischen Verfahren gleichwertige Ergebnisse der Endopyelotomie führen zunehmend zur Akzeptanz dieses einfachen Eingriffes mit geringer Morbidität. Zu beachten sind operationstechnische Einzelheiten, die Incision, die Schienung und die Harnableitung betreffend (s. Tabelle 3). Voraussetzung für ein an der gefäßabgewandten Seite gutes Ergebnis sind die kalte Incision der gesamten Ureterwand bis periureterales Fettgewebe sichtbar wird, die Schienung mit größtmöglichen aber die Durchblutung der Ureterwand nicht beeinträchtigenden Lumen von 8-12 Charr. unter Beachtung einer Regenerationszeit, je nach Autor, von 3 bzw. 6 Wochen.

Tabelle 3. Voraussetzungen - Endopyelotomie

Harnableitung:	Perkutane Nephrostomie
Inzisionstiefe:	Gesamte Ureterwand
Inzisionslänge:	Bis zur intakten Schleimhaut
Schienenlumen:	Größtmöglich (CH 8-12)
Schienungsdauer:	3-6 Wochen

Die klinischen Ergebnisse von Smith [3] und Korth [4] zeigen - abgesehen von der Bezeichnung der Operationsmethode - dem offenen Eingriff aequivalente Ergebnisse. Bei primärer Ureterabgangsstenose ließ sich von Smith in 86,6% der Fälle (n = 30), bei Korth in 83% (n = 53) ein gutes Operationsergebnis erreichen. Ähnlich sieht es für die sekundäre Ureterabgangsstenose aus. Mit der Endopyelotomie konnte von Smith in 87% (n = 62), von Korth in 69% (n = 63) ein gutes Operationsergebnis erzielt werden. Dies gilt auch für die primären Stenosen am pelviureteralen Übergang.

Eine, Endopyelotomie und Nierenbeckenplastik - 31 Patienten nach Anderson-Hynes und 1 Patient nach Davis - vergleichende, allerdings retrospektive Studie verschiedener Operateure, zeigt ähnliche Erfolgsraten, allerdings eklatante Vorteile der Endopyelotomie, die Operationszeit (89,4 vs. 166,4 Minuten), den Blutverlust (85 vs. 115 ccm), den stationären Aufenthalt (6,2 vs 10 Tage), die medikamentösen Einheiten (4,7 vs. 10,3) und die Rekonvaleszenzzeit (19,8 vs. 41,5 Tage) betreffend [5].

Zusammenfassend ist, vertrauend auf die vorliegende Literatur, die Endopyelotomie der Nierenbeckenplastik bei primären und sekundären Stenosierungen des pelviureteralen Übergangs *gleichzusetzen* oder bei vorsichtiger Betrachtung dieser *vorzuschalten*. Voraussetzung ist ein *erfahrener* perkutaner Operateur. Die Behandlung im Säuglings- bzw. Kleinkindesalter ist derzeit noch offen und bleibt zukünftig weiteren individuellen klinischen Erfahrungen überlassen.

Literatur

1. Schmiedt E, Eisenberger F, Carl P (1972) Ergebnisse und Erfahrungen der operativen Behandlung der Ureterabgangsstenose mit der Methode nach „Anderson-Hynes". Urologe A 11: 124-129
2. Davis DM (1958) The process of ureteral repair: a recapitulation of the splinting question. J Urol 79: 215-223
3. Badlani G, Eshghi M, Smith AD (1986) Percutaneous surgery for ureteropelvic junction obstruction (endopyelotomy): technique and early results. J Urol 135: 26-28
4. Korth K, Kuenkel M, Erschig M (1988) Percutaneous pyeloplasty. Urology 31: 503-509
5. Karlin GS, Badlani GH, Smith AD (1988) Endopyelotomy versus open pyeloplasty: comparison in 88 patients. J Urol 140: 476-478

Prof. Dr. F. Eisenberger
Direktor der Urologischen Klinik, Katharinenhospital Stuttgart
Kriegsbergstr. 60, D-7000 Stuttgart 1

Operationstechniken an Ureter und Blase

F. Schreiter

Die Chirurgie des Harnleiters ist besonders im mittleren und oberen Drittel kritisch. Die große Distanz von der Harnblase und die Besonderheiten der Blutversorgung machen den lumbalen Ureter vulnerabel für ischämische Schäden bei ausgedehnter Dissektion.

Die Gefäßversorgung ist variabel und keineswegs symmetrisch. Sie kommt im oberen und mittleren Drittel von der Arteria renalis, gelegentlich beim Mann auch von einem Ast der Arteria testicularis, kleineren Gefäßen, die dem Retroperitoneum entstammen oder direkt aus der Aorta kommen. Das untere Drittel wird aus Ästen der Arteria iliaca communis, der Arteria iliaca externa und interna sowie einem selten fehlendem Gefäß der Arteria vesicalis inferior.

Die Arterien bilden auf der Außenwand des Harnleiters longitudinale Anastomosennetze und sichern im allgemeinen einen funktionstüchtigen Kollateralkreislauf. Die Blutzufuhr des oberen Harnleiters kommt danach mehr von medial, die im unteren Drittel von lateral. Chronisch obstruierte und dilatierte wandverdickte Ureteren entwickeln ein stärker ausgeprägtes intermurales Gefäßwerk, so daß diese eher eine Präparation innerhalb der Adventitia vertragen als schmale, nicht obstruierte Harnleiter. Diese anatomischen Voraussetzungen müssen bei der Freilegung des Harnleiters und der Rekonstruktion von Harnleiterschäden beachtet werden.

Die Freilegung des Harnleiters erfolgt vorzugsweise über einen retroperitonealen Zugang (Abb. 1 a, b). Der transperitoneale Zugang über eine mediane Laparotomie ist immer indiziert bei retroperitonealer Fibrose oder bei traumatischer Verletzung des Harnleiters, wenn gleichzeitig Verdacht auf Verletzungen anderer innerer Organe bestehen. Des weiteren wenn Darm als Harnleiterersatz verwendet werden soll oder bei supravesikalen Harnableitungen.

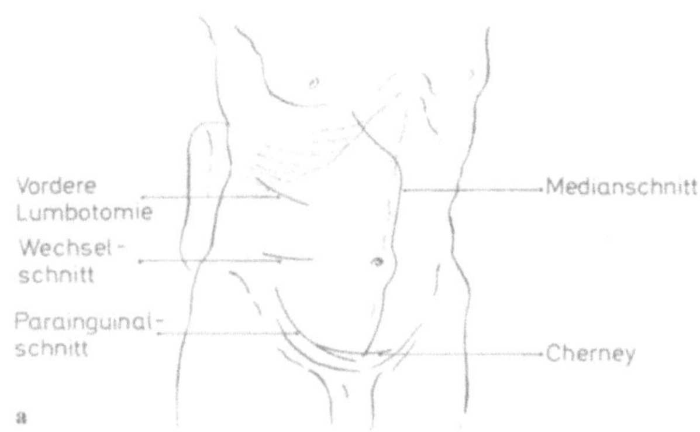

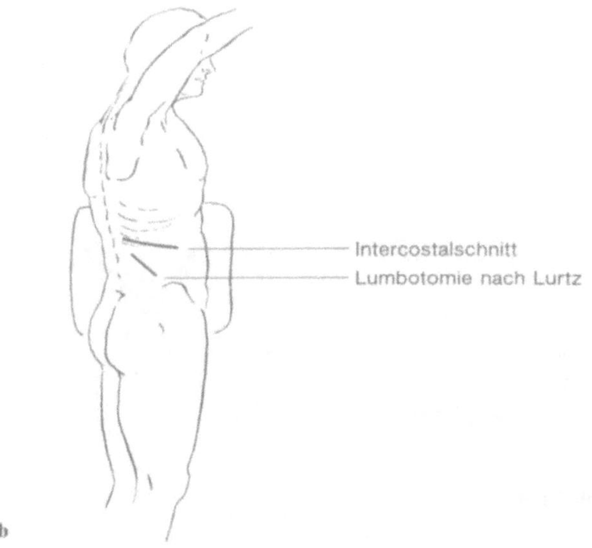

Abb. 1 a, b

Verwendung von Omentum majus und Peritoneallappen (Abb. 2)

Das Prinzip der gefäßschonenden Uretermobilisation außerhalb der Adventitia ist in schweren Fällen von retroperitonealer Fibrose bei postoperativer Fibrose infolge gynäkologischer oder chirurgischer Eingriffe im kleinen Becken, bei perianeurysmaler Fibrose eines Aortenaneurysmas und ähnlichem oft nicht möglich. Der fibrotische Prozeß kann die Ureterwand durchwachsen. In diesen Fällen ist die Gefahr einer postoperativen nutritiven Nekrose des Harnleiters vorhanden. In solchen Fällen empfiehlt sich die Mobilisation und Ummantelung des freiprä-

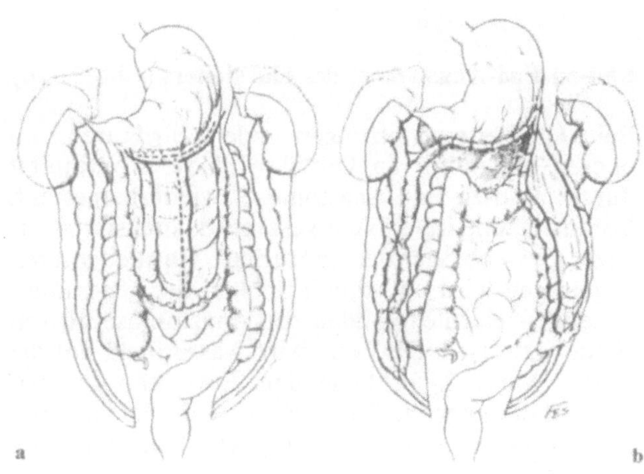

Abb. 2 a, b

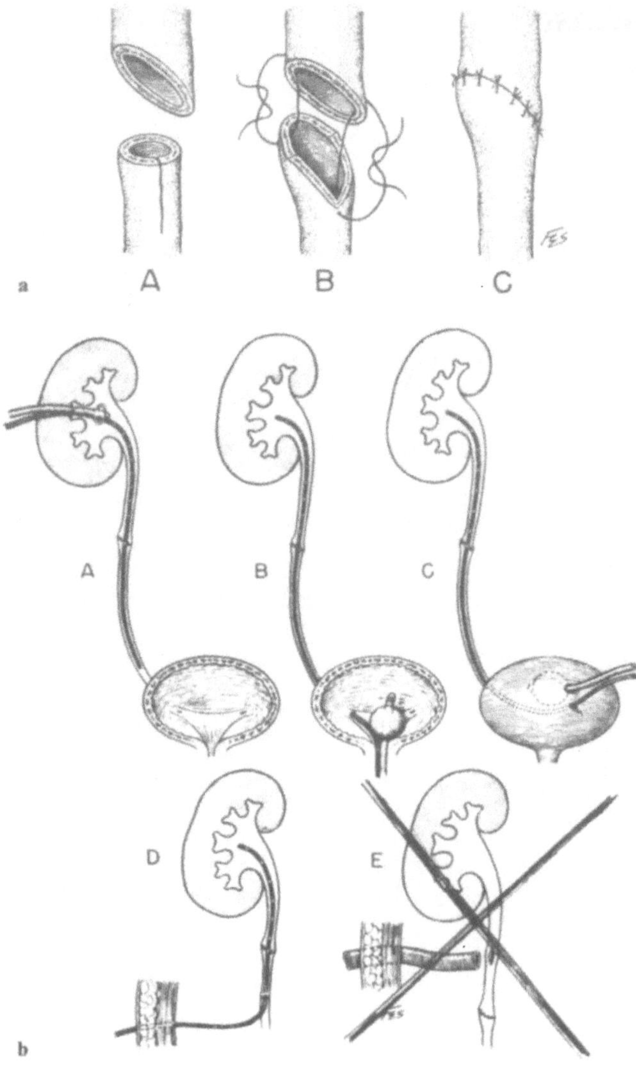

Abb. 3a, b

drittels werden vorzugsweise durch Blasenlappenplastik nach Boari oder in der Psoas-hitch-Technik behandelt. Bei tiefen Harnleiterverletzungen, wie sie bei gynäkologischen vaginalen Uterusexstirpationen gelegentlich vorkommen, können auch durch eine gewöhnliche Ureterocystoneostomie nach den bekannten Techniken von Politano-Leadbetter, Paquin, Cohen oder Glenn-Anderson behandelt werden. Prinzipiell sind alle Formen der anti-refluxiven UCN in ihrer Wirksamkeit gleich zu bewerten, auch hinsichtlich der funktionellen Ergebnisse. Um jedoch Abknickungen des Harnleiters bei Überdehnung der Blase zu vermeiden, die bei allen Formen der Ureterocystoneostomie vorkommen können, muß beachtet werden, daß die Implantation des Harnleiters tief im fixierten trigonumnahen Blasenteil erfolgt und die Plica umbilicalis lateralis durchtrennt wird, da der Harnleiter sonst beim Hochsteigen der gefüllten Blase unter der Plica abgedrückt wird. Die Wahl des Verfahrens der Ureterocystoneo-

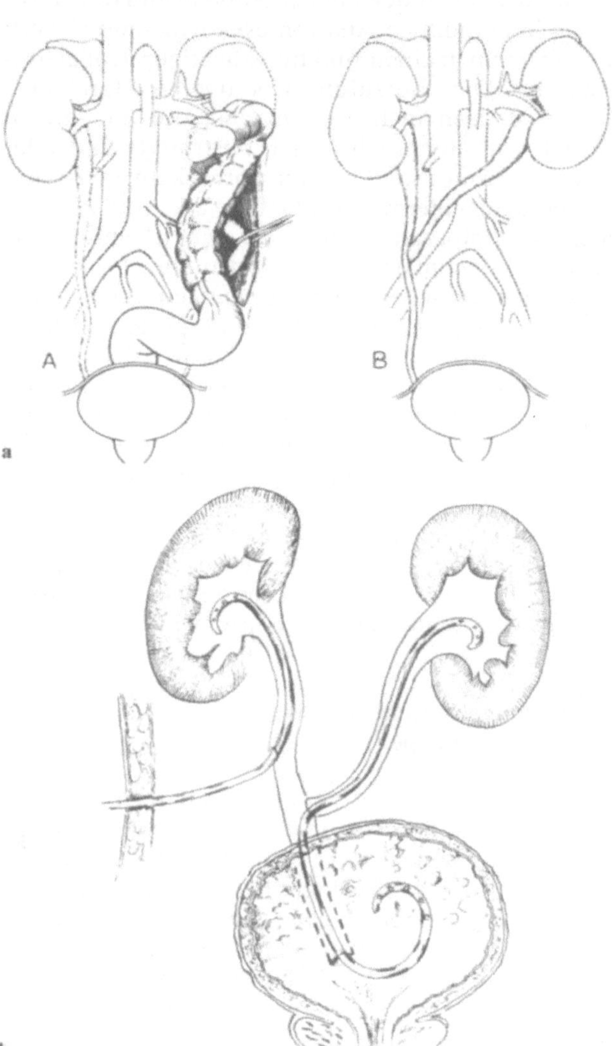

Abb. 4a, b

parierten Harnleiters mit Omentum majus oder die gestielte bzw. freie Deckung des gefährdeten Harnleiterabschnitts mit Peritoneallappen.

End-zu-End-Anastomose des Harnleiters (Abb. 3a, b)

Bei Harnleiterverletzungen oder Strikturen im oberen und mittleren Drittel wird die Kontinuität durch End-zu-End-Anastomose wiederhergestellt. Voraussetzung ist, daß das gesamte devitalisierte verletzte Gewebe oder der strikturierte Harnleiteranteil abgetragen wird und durch Spalten der gegenüberliegenden Harnleiterenden die Anastomose ausreichend weit wird. Die Naht wird wasserdicht mit die ganze Wandschicht fassenden Einzelknopfnähten 6 × o Maxon genäht. Die Schienung des so vereinigten Harnleiters mit einem Doppel-J-Katheter empfiehlt sich zur trockenen Ableitung bis zur Heilung. Verletzungen und Strikturen des unteren Harnleiter-

stomie machen wir in unserer Klinik von der jeweiligen individuellen Operationssituation abhängig.

Die *Transureteroureterostomie* (TUUS) hat ihre Indikation bei Verlust eines langen distalen Uretersegmentes und intaktem gegenüberliegendem Harnleiter (Abb. 4a, b). Der verkürzte Harnleiter wird retroperitoneal auf die Gegenseite geführt und dort breit mit wasserdichter Einzelknopfnaht 6 × o Maxon end-zu-seit anastomosiert. Obwohl in der Literatur über gute Langzeitergebnisse berichtet wird, besteht die Gefahr der postoperativen Stenose auch des gesunden Harnleiters, weshalb diese Methode keineswegs grundsätzlich akzeptiert wird. Die postoperative Drainage durch Harnleitersplint ist bei dieser Form der Operation von großer Wichtigkeit. Der Urin des normalen Harnleiters wird oberhalb der Anastomose durch Ureterostomie, der Urin des transponierten gegenseitigen Harnleiters wird über eine innere Doppel-J-Schiene abgeleitet.

Beim *retrocavalen Ureter* sind zwei prinzipielle Methoden der Korrektur möglich (Abb. 5a, b). Die von Goodwhin und anderen empfohlene Durchtrennung der Vena cava setzt voraus, daß der retrocavale Anteil des Ureters sicher frei von narbiger Einengung bzw. Striktur ist. Dies ist praeoperativ meist nicht eindeutig zu klären. Deshalb sollte die Durchtrennung und Lateralverlagerung des Harnleiters mit evtl. Strikturresektion und End-zu-End-Anastomose das empfohlene Verfahren sein.

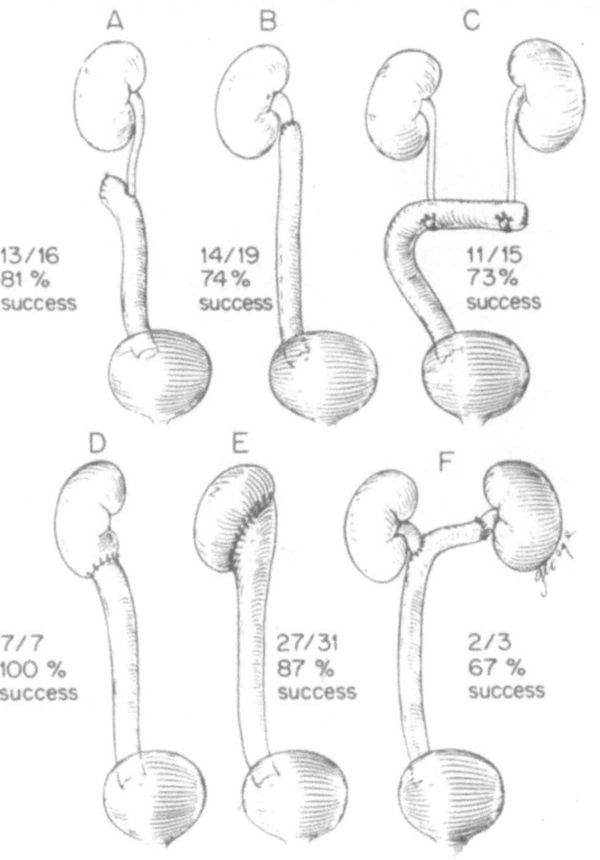

Abb. 6

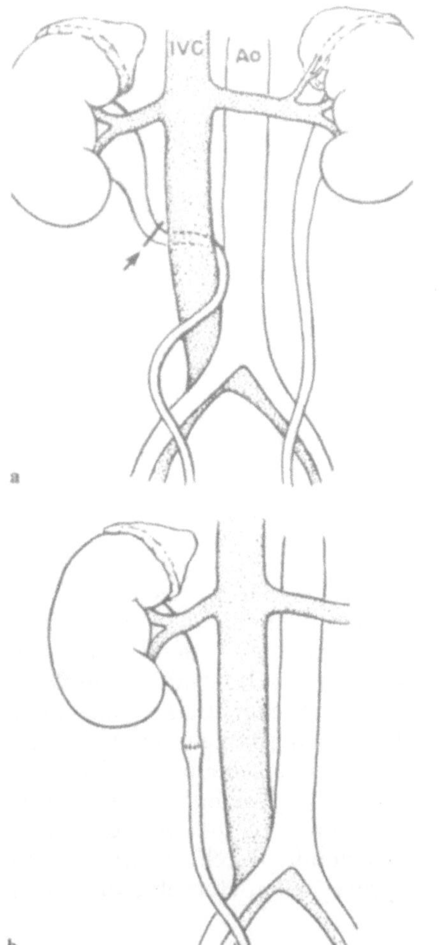

Abb. 5a, b

Langstreckiger Uretersatz durch Ileum (Abb. 6)

Uretersatz durch Ileum ist eine seltene Indikation, die Autotransplantation der Niere im kleinen Becken ist bei langstreckigem Harnleiterverlust eine Behandlungsalternative. Große Fallzahlen sind wenig publiziert. Von der Harward-Medical-School werden die Ergebnisse von 27 Patienten mitgeteilt, die über 1–27 Jahre beobachtet wurden, die Komplikationen sind auffallend gering.

Chirurgie des Megaureters

Der primäre Megaureter bedarf im allgemeinen keiner Therapie. Bei refluxiven oder obstruktiven primären Megaureteren ist die Dringlichkeit der Therapie abhängig vom klinischen Bild. Bei hochfieberhaften Infekten muß rasch die Druckentlastung der Niere erfolgen. Methode der Wahl ist heute die perkutane ultraschallgesteuerte Nephrostomie, die auch beidseits durchgeführt werden kann.

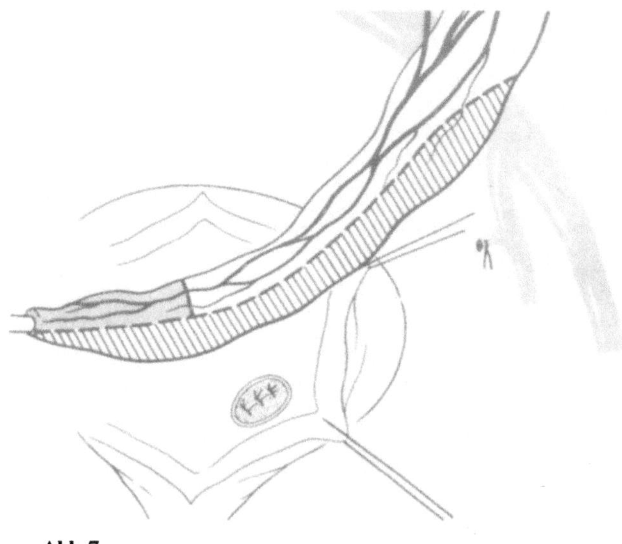

Abb. 7

Die weitere Therapie kann dann in Ruhe nach Entfieberung und Erholung des Patienten angegangen werden. Bei kleinen Kindern mit sekundärem Megaureter infolge neurogener Blase muß unter Umständen eine Langzeitharnableitung durch Cystostomiedrainage und bei persistierenden fieberhaften Infektionen die hohe Ableitung des Harnes Ureterokutaneoneostomie, z.B. in Form der Ring-Loop-Ureterokutaneostomie durchgeführt werden. Diese Form der supravesikalen Harnableitung beim Kind hat den Vorteil der einfachen und schnellen Operation, der drucklosen Urinableitung aus der Niere, wobei andererseits das natürliche Ostium nicht trockengelegt wird. Bei fehlenden Drucken in der Niere hat das Kind dann weiterhin spontane Miktionen und nutzt die Funktion der natürlichen Blasenfüllung und Entleerung. Die hohen Drucke der Blasenentleerung schädigen die Niere dann nicht. Die definitive Versorgung der Harnableitung kann dann in Ruhe abgewartet werden bis das Kind größer ist und die Blase ihre definitive Formfunktion entwickelt hat.

Die Modellage des Harnleiters ist kontraindiziert beim sekundären Megaureter, der infolge infravesikaler Obstruktion entsteht (Abb. 7). Hier muß zunächst die infravesikale Obstruktion beseitigt werden, wie beispielsweise Harnröhrenklappen oder Detrusor-Sphinkter-Dyssynergien bei neurogener Blasenstörung. Die Rückbildung des Megaureters kann dann abgewartet werden. Beim obstruktiven oder refluxiven primären Megaureter wird der Harnleiter auf einer Strecke von 5-6 cm verschmälert und in die Blase reimplantiert. Bei der Verschmälerung muß auf die laterale einstrahlende Gefäßversorgung geachtet werden, die Resektion des Harnleiters muß medial erfolgen. Die Verschmälerung kontraktionsloser schlaffer sackförmiger Megaureteren hat schlechte postoperative Resultate. Selten ist ein Debridgement der Schrägen des Megaureters und Modellage der ganzen Länge notwendig. Mit dem Längenwachstum des Kindes streckt sich meist auch der

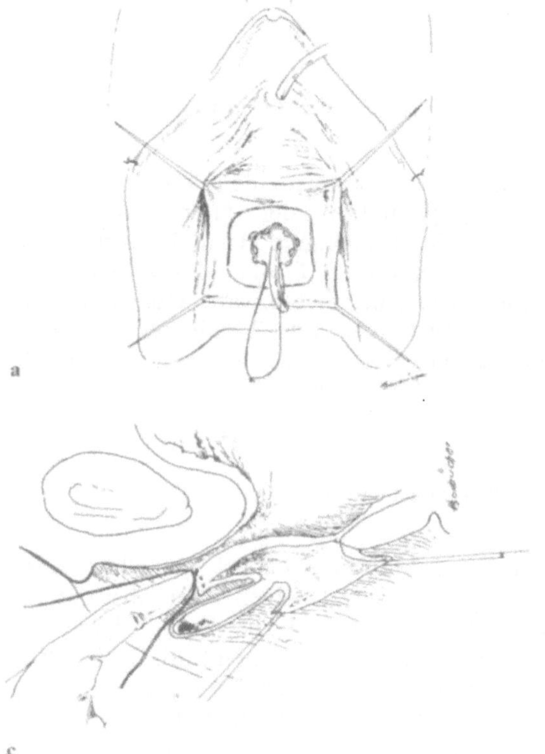

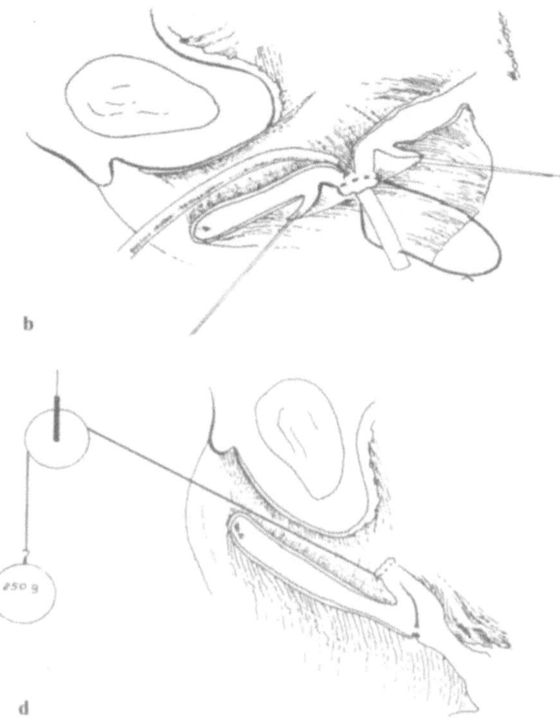

Abb. 8a-d

Harnleiter. Die Neuimplantation des verschmälerten Megaureters kann durch einfache UCN als auch durch Boari bzw. Psoas-hitch-Operation erfolgen. Bei der einfachen UCN müssen jedoch zur Vermeidung des Abknickens des Harnleiters bei überdehnter Blasenwand, die bei der UCN diskutierten Richtlinien beachtet werden. Bei sehr kurzen Harnleitern kann das Psoas-hitch-Verfahren auch mit einem Boarilappen kombiniert werden.

Chirurgie der Harnleiterscheidenfisteln, Blasenscheidenfisteln, Blasenurethrarektumfisteln

Während frische gynäkologische Harnleiterscheidenfisteln in hohem Prozentsatz spontan durch innere Schienung abheilen, bedürfen persistierende Harnleiterscheidenfisteln der operativen Korrektur (Abb. 8a-d). Auch hier ist das Psoas-hitch-Verfahren bzw. die Boariplastik die Methode der Wahl. Blasenscheidenfisteln nach Geburtstraumen oder gynäkologischen Operationen werden routinemäßig transvaginal verschlossen. Durch Anwendung des sogenannten Bressel-Tricks ließen sich die Indikationen auch auf große Fisteln, Cervixfisteln, Strahlenfisteln ausdehnen. Hierbei wird nach Excision der Fistel und Mobilisierung der Blasenvaginalwand mit einer Tabaksbeutelnaht die Blase verschlossen. Der Faden der Tabaksbeutelnaht wird durch die Harnröhre nach außen geführt und von außen geknotet. Nach Verschluß der Vaginalwand wird der Faden über die Extensionsrolle am Fußende des Bettes geführt und mit Gewichten beschwert. Dadurch wird die Fistel entlastet und kann breitflächig heilen. Nach 5-6 Tagen löst sich der Faden und reißt ab. Die Fistel bleibt verschlossen.

Der transabdominale Fistelverschluß hat seine Indikation deshalb nur noch bei komplizierten Rezidivfisteln oder sehr großen radiogenen Fisteln bzw. bei der radiogenen Kloakenbildung. Bei letzteren ist eine operative Behandlung nur durch Colpokleisis und vaginale Plompe des mobilisierten Omentum majus möglich.

Während sich Urethrarektumfisteln beim Mann oft mit dem Bressel-Trick von einem perinealen Zugang gut verschließen lassen, werden die prostato-rektalen schwierigen Fisteln des Mannes am besten über einen parasakralen transrektalen Zugang verschlossen.

Prof. Dr. F. Schreiter
Urologische Abteilung im
Verbandskrankenhaus Schwelm
Lehrstuhl für Urologie der
Universität Witten-Herdecke
Dr. Moeller-Str. 15
D-5830 Schwelm

Komplikationen und Spätfolgen

G. Rodeck

Beitrag nicht eingereicht

Postersitzung 1: Nierenbecken

304 Hydronephrosen: Indikation, Operationstechnik und Ergebnisse über einen Zeitraum von 24 Jahren

G. Hubmer, M. Rauchenwald, P. Vilits und G. Suppan

Von 1963 bis 1987 wurden 304 stationäre Patienten mit kongenitalen Harnstauungsnieren behandelt. Die in diesem Zeitraum erkennbaren Änderungen der Indikationsstellung, der Wahl des Operationsverfahrens sowie die Ergebnisse werden dargestellt.

Indikation zur primären Nephrektomie

Insgesamt wurden 22 von 250 Fällen (8,8%) primär nephrektomiert. Innerhalb der ersten 5 Jahre waren es 11 Fälle (18,9%), danach sank die Rate auf gleichbleibend 5% für den 5-Jahreszeitraum ab. Es bleibt abzuwarten, ob sich die Zahl der primären Nephrektomien, etwa durch die pränatale Erfassung von Hydronephrosen, in Zukunft senken läßt.

Ausschluß von einer Nierenbeckenplastik

Von 304 Patienten wurden 54 nicht operiert. Im ersten Dezenium waren es nur 5 von 63 Fällen (7,9%), bei denen eine Plastik nicht angezeigt erschien, im letzten 5-Jahreszeitraum bereits 25%. Dieser Trend ist einmal auf das bessere Verständnis der Pathophysiologie der Harnstauungsniere zurückzuführen, zum anderen auf die verbesserte Diagnostik: Diurese-ING (123/131-J-Hippuran), Diurese-Urogramm und Diurese-Sonogramm helfen zwischen obstruktionsbedingter Hydronephrose und harmloser Weitstellung des Nierenhohlraumes zu unterscheiden.

Wahl der Operationsmethode

Innerhalb der ersten 10 Jahre wurden insgesamt 7 verschiedene Techniken angewandt: Foley, Deutikke, Fenger, Culp-DeWeerd, Reposition kreuzender Gefäße, Ureterolyse mit Nephropexie und Anderson-Hynes. Ab dem 11. Jahr kam mit 3 Ausnahmen (Culp-De Weerd) nur mehr die Methode analog Anderson-Hynes zur Anwendung, aber nur vereinzelt ungeschient. Anfänglich wurden ein Nephrostomiekatheter und ein Splint getrennt verwendet, dann über etwa 10 Jahre nur ein im Bereich des Nierenbeckens gefensterter transrenaler Splint von 6 bis 8 Ch., in den letzten Jahren regelmäßig ein Nephrostomiekatheter mit Splintfortsatz. Die Technik nach Anderson-Hynes erwies sich als generell anwendbares Verfahren [1].

Organerhaltung bei hochgradigen Hydronephrosen

1969 wurde begonnen, auch hochgradige Hydronephrosen organerhaltend zu operieren [2]. Insgesamt 13 Patienten im Alter von 6 Monaten bis zu 39 Jahren wurden nach unserer damaligen Ansicht als „Erhaltungsversuch" operiert. Nach 6 bis 216 Monaten erfolgte neben der üblichen Nachuntersuchung mittels 131-J-Hippuran-Renographie die Funktionsanalyse der operierten Niere. Die seitengetrennte Clearance ergab mit maximal 47% und minimal 19% der Gesamtfunktion in Relation zum Ausgangsbefund sehr gute Ergebnisse. Bei 9 der 13 Fälle wurde 10–18 Jahre postoperativ durch ein Diurese-Urogramm die Drainagefunktion geprüft. Nur 2 von 9 Patienten zeigten eine mäßige Dilatation, die als Zeichen einer relativen, nicht korrekturbedürftigen Anastomosenobstruktion gewertet wurde.

Ergebnisse der Nierenbeckenplastik

Die oben dargestellten „Erhaltungsversuche" eingeschlossen, fand sich bei 218 auswertbaren Fällen bei 20 (9,1%) ein schlechtes Ergebnis. Führend als Ursache war 11mal eine Obstruktion der Anastomose, 5mal eine schwere Nachblutung (die ausschließlich bei der transrenalen Schienung mit dem dünnen Splint auftraten), 2mal eine chronisch-rezidivierende Pyelonephritis und 2mal eine persistierende Harnfistel. Durch insgesamt 14 Sekundäreingriffe und eine perkutane Ballondilatation mit anschließender dreimonatiger Splintung konnten 14 Fälle erfolgreich korrigiert werden. Nur einmal wurde eine Nephrektomie als Dritteingriff nötig. Eine Niere mußte wegen eines 4 Jahre später aufgetretenen Nierenkarzinoms entfernt werden. Die beiden Fälle mit chronischer Pyelonephritis konnten nicht saniert werden. Die Notwendigkeit zur Nephrektomie ergab sich aber bisher nicht.

Literatur

1. Anderson JC, Hynes W (1949) Retrocaval ureter. A case diagnosed pre-operatively and treated successfully by a plastic operation. Br J Urol 21: 209-214
2. Hubmer G, Fueger GF, Vilits P (1978) Organerhaltung oder Nephrektomie bei hochgradigen Harnstauungsnieren. Urologe B 18: 9-13
3. Hubmer G, Lipsky H (1973) Wandlungen in der operativen Behandlung der kongenitalen Harnstauungsniere. Wiener Klin Wochenschr 85: 669-673

Prof. Dr. G. Hubmer
Department für Urologie
Universitätsklinik für Chirurgie
A-8036 Graz

Langzeitergebnisse nach Nierenbeckenplastik

P. Fornara, M. Wiesel, R. Tauber, P. G. Fabricius und E. Moser

Zur Verifizierung der therapeutischen Effektivität der Nierenbeckenplastik nach Anderson und Hynes bei Ureterabgangsstenosen (n = 161) wurden retrospektiv 110 Patienten [Durchschnittsalter 32,8 Jahre (3-72)] mit Verläufen bis zu 10 Jahren untersucht und ausgewertet. Erfaßt wurden das morphologische Bild, die Nierenfunktion sowie die Häufigkeit und Intensität subjektiver und objektiver Symptome. Das morphologische Operationsergebnis wurde infusionsurographisch beurteilt, die seitengetrennte Partialfunktion mit Ausscheidungsphase mittels Jod-131-Hippuran-Clearance. In ca. $^1/_3$ der Fälle wurde die Partialfunktion mit einer MAG-3 Clearance quantifiziert. Der Korrelationsfaktor zwischen den beiden nuklearmedizinischen Methoden betrug 0,7. Es galt zu klären, ob im Verlauf eine eindeutige Korrelation zwischen morphologischen und funktionellen Kriterien bestand und ob eine altersabhängige Erholungsfähigkeit des Nierenparenchyms gegeben ist.

Die morphologischen Bewertungskriterien sind in Tabelle 1 aufgeführt.

Bei der retrospektiven Auswertung der Langzeitergebnisse nach Nierenbeckenplastik fand sich, daß die therapeutische Effektivität der Ureteropyeloplastiken sich umgekehrt proportional zum Alter der Patienten zu verhalten scheint, was wiederum auf eine Altersabhängigkeit des langfristigen Operationsergebnisses deutet. Ferner fand sich bei einer mittleren Beobachtungszeit von 4,6 ± 5,2 Jahren des Gesamtkollektives eine, wenn auch statistisch nicht signifikante, Diskrepanz zwischen den morphologischen und den funktionellen Ergebnissen. Es handelte sich im wesentlichen um eine Verschiebung zugunsten des funktionellen Operationsergebnisses, da bei 50% (10% des Gesamtkollektives) der morphologisch unbefriedigenden Fälle doch längerfristig eine deutliche Funktionsbesserung objektivierbar war (Tabellen 2, 3).

Bei gleicher Verteilung verschiedener Hydronephrosegrade erklären sich die besseren Ergebnisse bei jungen Patienten (< 30 Jahre) durch eine größere Erholungsfähigkeit des Nierenparenchyms. Bei

Tabelle 1. Morphologische und funktionelle Bewertungskriterien

Urographische Beurteilung der Morphologie des Nierenbeckenkelchsystems	
0) Normales Nierenbeckenkelchsystem	
1) Dilatiertes Nierenbecken, unauffällige Kelchgruppen	
2) Dilatiertes Nierenbecken, abgeflachte Kelchgruppen	
3) Dilatiertes Nierenbecken, verplumpte Kelchgruppen	
4) Dilatiertes Nierenbecken, verplumpte Kelchgruppen Reduzierter Parenchymsaum	
Bewertungskriterien des Operationsergebnisses	
Morphologisch	
Gut	Postoperativ Grad 0 oder I bei präoperativ Grad 2, 3 oder 4
Befriedigend	Postoperativ Grad 2 bei präoperativ Grad 3 oder 4
Unbefriedigend	Unverändert bzw. verschlechtert
Funktionell	
Gut	Deutliche Besserung der Nierenfunktion
Befriedigend	Geringe Besserung bzw. Status quo ante bei präoperativer gradueller Verschlechterung der Nierenfunktion
Unbefriedigend	Verschlechterung der Nierenfunktion

Tabelle 2. Ergebnisse nach Ureteropyeloplastik nach Anderson-Hynes, aufgeschlüsselt nach Altersgruppen (n = 110)

(Jahre)	Funktionell: Gut + Befriedigend (%)
< 20 (n = 21)	95,5
20-30 (n = 34)	98,5
30-40 (n = 22)	91,0
40-50 (n = 16)	85,0
50-60 (n = 13)	79,5
> 60 (n = 4)	75,5

Tabelle 3. Korrelation zwischen morphologischen und funktionellen Langzeitergebnissen nach Nierenbeckenplastik. Mittlere Beobachtungszeit: 4,6 ± 5,2 Jahre (n = 110)

	Morphologisch	Funktionell
Gut	76 (69,0%)	85 (77,2%)
Befriedigend	12 (10,9%)	12 (10,9%)
Unbefriedigend	22 (20,0%)	13 (11,9%)

älteren Patienten mit hochgradiger Hydronephrose (Jod-Hippuran-Clearance ≦ 10 ml/min) stellt die primäre Nephrektomie, unter Voraussetzung einer normalen kontralateralen Niere, die Therapie der Wahl dar, da mit einer eingeschränkten Erholungsfähigkeit des Parenchyms gerechnet werden muß. Eine Korrelation zwischen morphologischem (Nierenbeckenkosmetik) und funktionellem Ergebnis ließ sich nicht immer objektivieren, da in 10% der morphologisch fixierten Hydronephrosen eine funktionelle Besserung nachgewiesen wurde. Dies verdeutlicht die Tatsache, daß neben dem Infusionsurogramm und dem praxisnahen und patientenfreundlichen Lasixsonogramm der isotopischen Bestimmung der Nierenfunktion (Jod-131-Hippuran-Clearance, TC-99-DMSA, MAG-3 Clearance) im Screening und Verlauf die bedeutendste Rolle gebührt.

Literatur beim Verfasser

Dr. med. P. Fornara
Urologische Klinik und Poliklinik
der Ludwig-Maximilians-Universität München
Klinikum Großhadern
Marchioninistr. 15
D-8000 München 70

Unsere Erfahrungen mit Lappenplastiken im Nierenbecken (sec. Noszkay)

G. Szolnoki, J. Kovács und G. Wabrosch

Zusammenfassung

Im Laufe der vergangenen 35 Jahre haben wir in der Urologisch-Chirurgischen Abteilung des Hauptstädtischen János-Krankenhauses 230 Plastiken im Nierenbecken zwecks der Beseitigung des Miktionshindernisses und der Erhaltung der Nierenfunktion durchgeführt.

In unserer Praxis kommen die verschiedensten Nierenbecken-Plastiken vor, darunter ist aber die Lappenplastik (sec. Noszkay) am häufigsten, die die Kontinuität der pyeloureteralen Grenze nicht aufhebt und eine breite Mündung bildet. Wir stellen die operative Indikation sowie unsere Operationserfahrungen und Erfolge vor.

Problemstellung

Die Grundlage der Behandlung bei Nierenbeckenausweitungen bildet die pathophysiologische Auferkennung dessen, daß beim Zustandekommen von Hydronephrosen jeder Art das Hauptproblem die pathologische funktionelle Veränderung der pyeloureteralen Grenze bedeutet.

Grund der pathologischen Veränderung ist – im größten Teil der Fälle – kongenital.

Es ist histologisch nachgewiesen: die Funktionsstörung der pyeloureteralen Grenze wird primär durch die Hypoplasie, die Atrophie der *hier befindlichen Muskelfasern* verursacht. Dazu können sich sekundär die Unterbrechung, die Deformation, die Vernarbung, die – durch eine Ader hervorgerufene – abnorme Strangulierung der pyeloureteralen Grenze anschließen oder schließen sie sich an.

Die kausale Therapie muß in der Lösung der Funktionsstörung der pyeloureteralen Grenze gefunden werden, ergänzt, mit der Beseitigung der sekundären Erscheinungen zusammen.

Material und Methodik I

Die Plastik-Operationen als Lösung der Stenose in der pyeloureteralen Grenze können nach ihrem Grundtyp *in zwei große Gruppen eingeteilt werden:*

1. Die Kontinuität der pyeloureteralen Grenze behaltende, eine breitere Mündung bereitende Plastiken (Fenger, Allemann, Lichtenberg, Albaran, Foley, Culp-de Weerd usw.);
2. Nach der Resektion der pyeloureteralen Grenze durchgeführte Uretero-Pyelo-Neostomien (Anderson-Hynes).

Die der ersten Gruppe gehörende Lappenplastik (sec. Noszkay):

Die breite, mit Nierenbeckenlappen durchgeführte Ergänzung erweitert mithilfe der gut vaskularisierten breiten Nierenbeckenwand nicht nur trichterförmig den pyeloureteralen Übergang, sondern sie

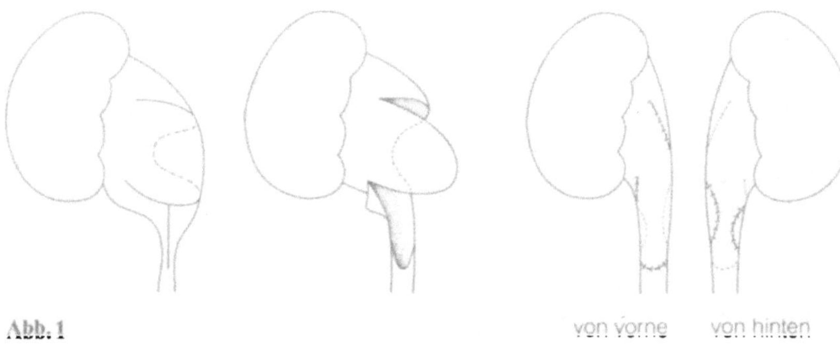

Abb. 1

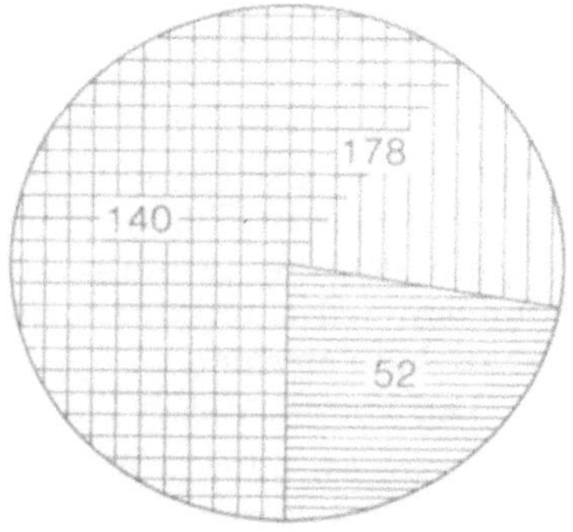

Abb. 2

begünstigt auch funktionell mit ihrer gut funktionierenden Muskulatur den Durchgang der Plastik.

Material und Methodik II

Wir gestalten die Lappenplastik (sec. Noszkay) folgenderweise aus (Abb. 1).

Ergebnisse I

Während der vergangenen 35 Jahre wurden in der Urologisch-Chirurgischen Abteilung des Hauptstädtischen János-Krankenhauses 230 Nierenbeckenplastiken durchgeführt.

Unsere Tabelle zeigt die Zahl der Fälle (verteilt in Fünfjahresperioden; Tabelle 1).

Ergebnisse II (Abb. 2)

Zahl der Kontinuität der pyeloureteralen Grenze erhaltenden Operationen: 178
davon Lappenplastik sec. Noszkay: 140
Zahl der Kontinuität der pyeloureteralen Grenze unterbrechenden Fälle: 52

Unsere Operationsergebnisse III (Tabelle 2)

In 45 Fällen (20%) haben wir auch Steine entfernt.a
In 12 Fällen (5%) hat bilaterale Operation stattgefunden.
In 7 Fällen (3%) waren wir später zu Nephrektomie gezwungen.

Diskussion

Bewertung der Operationsergebnisse. Die Kriterien der erfolgreichen Operation wurden in den folgenden bestimmt:

1. Lösung der stauungsfreien Urinabführung;
2. Rückbildung, Stagnation der Höhlensystem-Dilatationen;
3. Besserung der Nierenfunktion;
4. Aufhören der Pyurie, Beschränkung, Verminderung des Pyelonephritis-Prozesses;

„gut" = Realisierung aller vier Forderungen
„befriedigend" = Realisierung der drei ersten Forderungen, Fortbestand der Pyurie
„schlecht" = Fortbestand der Mictionsstörung und der Infektion.

Tabelle 1

Jahre	1953-57	1958-62	1963-67	1968-72	1973-77	1978-82	1983-87	zusamm.
Zahl der Fälle	12	14	36	45	40	40	23	230
Frauen	6	8	16	20	20	22	22	114
Männer	6	6	20	25	20	18	21	116

Tabelle 2

	Zusammen	Gut	Befriedigend	Schlecht
Lappenplastiken (sec. Noszkay)	140	104	28	8
Übrige pyeloureterale Grenze erhaltende Operationen	38	30	5	3
Pyeloureterale Grenze unterbrechende Operationen	52	37	10	5
	230	171	43	16

Schlußfolgerungen

Von den Plastik-Verfahren zur Lösung der Funktionsstörung der pyeloureteralen Grenze haben wir in den meisten Fällen (75%) die besten Resultate mit Hilfe der die pyeloureterale Grenze erhaltenden, breiten trichterbildenden Lappenplastik (sec. Noszkay) erreicht.

Die Vorteile dieser Plastik-Operation sind:

- breite Mündungs-Ausgestaltung an der pyeloureteralen Grenze
- aktive Muskelfunktion der Lappen, mit optimaler Blutversorgung
- Lösung der pyeloureteralen Stenose
- Sicherung des Harnlassens durch die pyeloureterale Grenze.

Dr. G. Szolnoki
Urologisch-Chirurgische Abteilung
Janos Krankenhaus
Budapest/Ungarn

Eine neue Spirallappenplastik nach Patel, kombiniert mit Kontinuitätsdurchtrennung

V.J. Patel

Die Resektion eines Harnleiterstückes ist oft unumgänglich, wenn bei Rezidiv-Nierenbeckenplastik der Harnleiter nicht nur strikturiert, sondern auch von starkem Narbengewebe ummauert ist. Die modifizierte Spirallappenplastik nach Patel ermöglicht auch größere Stückchen eines Harnleiterdefektes trotz Kontinuitätsdurchtrennung zu überbrücken.

Technik

Nach Resektion des Narbengewebes mitsamt des ummauerten Harnleiters wird ein Lappen aus dem Nierenbecken so geformt, daß dessen breite Basis dorsalseitig und parenchymwärts liegt (Abb. 1 a).

Der parenchymnahe Schnitt am Nierenbecken wird auf der ventralen Seite verlängert, bis er den parenchymentfernten Schnitt am oberen Kelchhals trifft. Der Lappen mitsamt reichlichem Nierenbekkenwandmaterial komm frei.

Der distale Harnleiter wird angeschrägt und je nach den Erfordernissen 3 bis 5 mm eingekerbt.

Das überschüssige Nierenbeckengewebe wird reseziert. Bei Bedarf kann durch spiralförmige Schnittführung ein längerer Lappen gewonnen werden (Abb. 1 b).

Der Lappen wird zu einem Rohr geformt und mit dem distalen Harnleiter anastomosiert. Nach Schieneneinlage erfolgt wasserdichter Verschluß des rest-

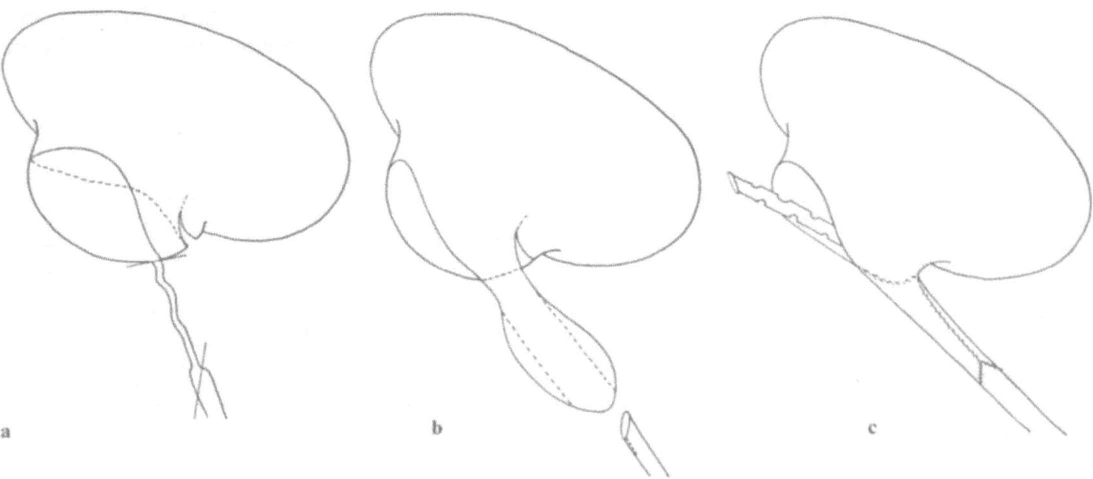

Abb. 1. a Nach Resektion des Narbengewebes mitsamt des ummauerten Harnleiters wird ein Lappen aus dem Nierenbecken so geformt, daß dessen breite Basis dorsalseitig und parenchymwärts liegt. **b** Das überschüssige Nierenbeckengewebe wird reseziert. **c** Der Lappen wird zu einem Rohr geformt und mit dem distalen Harnleiter anastomosiert. Nach Schieneneinlage erfolgt der Verschluß des restlichen Nierenbeckens

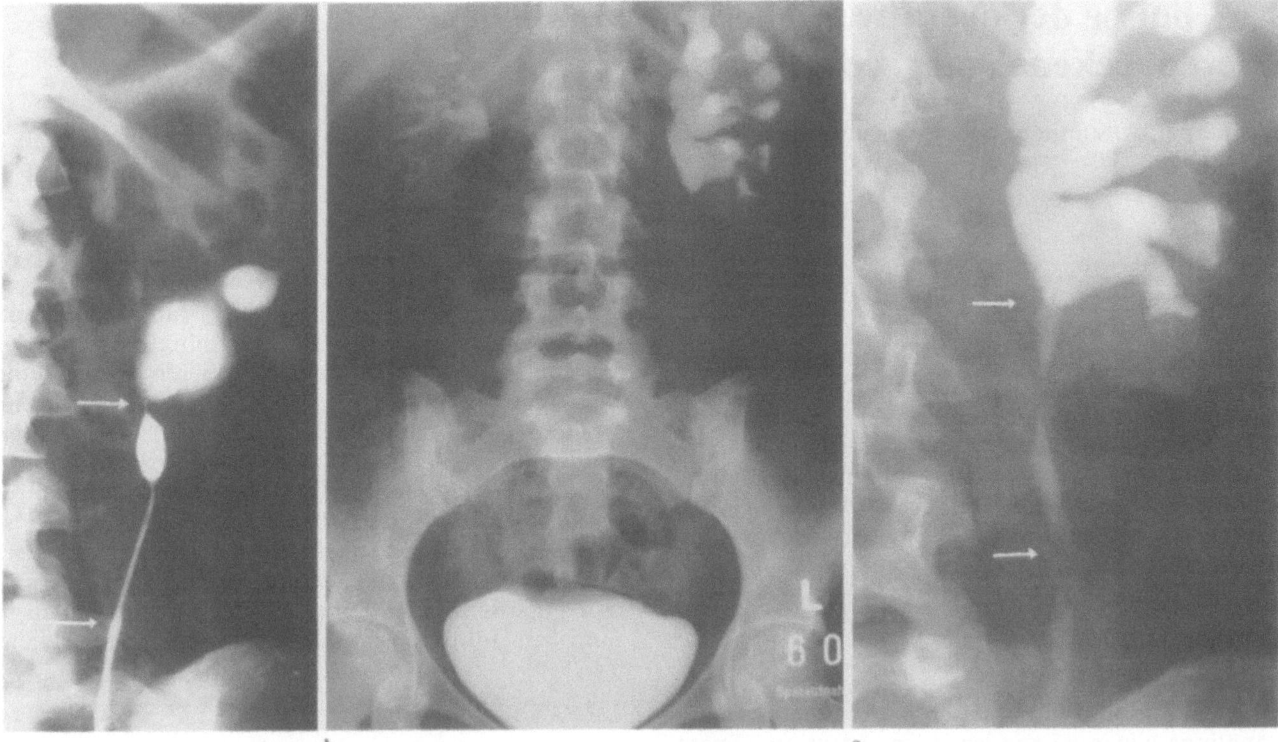

Abb. 2. a Präoperatives retrogrades Pyelogramm: Nierenbeckenabgangsenge sowie lange enge Strecke des oberen Harnleiters. **b** AUG nach einem Jahr: Zeitgerechte Kontrastmittelausscheidung, keine Stauung. **c** Kompressionsaufnahme: Sehr breiter Neo-Ureter

lichen Nierenbeckens mit fortlaufenden 6/0 Vicryl-Nähten. Keine Nephrostomie.

Die Harnleiterschiene wird am 10. postoperativen Tag entfernt.

Fallbericht

Es handelt sich um eine 27jährige Patientin, bei der nach einer Nierenbeckenplastik eine Restenosierung erfolgte. Im retrograden Pyelogramm stellte man eine Nierenbeckenabgangsenge sowie eine lange enge Strecke des Harnleiters fest (Abb. 2a).

Intraoperativ fand man, daß der obere Harnleiter in einer ausgedehnten narbigen Platte fest eingemauert war. Eine Ureterolyse war nicht möglich. Es wurde dann die oben erwähnte Nierenbeckenplastik durchgeführt. Der postoperative Verlauf war komplikationslos. Die Harnleiterschiene wurde am 10. postoperativen Tag entfernt. Eine Ausscheidungsurographie ergab keinen Anhalt für Extravasation.

Die Ausscheidungsurographie nach einem Jahr zeigte zeitgerechte gute Kontrastmittelausscheidung ohne Stauungszeichen (Abb. 2b). In der Kompressionsaufnahme war ein breiter Neo-Ureter zu erkennen (Abb. 2c).

Zusammenfassung

Die vorgestellte Spirallappen-Nierenbeckenplastik mit Resektion des stenosierten Harnleiters ist gegenüber der Nierenautotransplantation nach Gil-Vernet weniger traumatisierend und in der Durchführung einfacher. Gegenüber der Ureterotomia intubata nach Devis, die oft mit Komplikationen, wegen der längeren Verweildauer des Harnleitersplints, verbunden sind, kann am 10. Tag die Ureterschiene entfernt werden.

Literatur

1. Davis DM (1948) Intubated ureterotomy: experimental work and clinical results. J Urol 59: 851-862
2. Patel VJ (1982) Eine neue Spirallappenplastik für kurze, lange und sehr lange Nierenbeckenabgangsstenosen. Akt Urol 13: 11-15

Dr. V. J. Patel
Klinikum Ingolstadt
Urologische Klinik
Krumenauer Str. 25
D-8070 Ingolstadt

Ergebnisse der operativen Therapie kindlicher Nierenbeckenabgangsengen

M. Goepel, A. Stammel, S. Bergner und R.-H. Ringert

Einleitung

Der Einsatz des Ultraschalls bei der Diagnostik kindlicher abdomineller Beschwerden sowie im Rahmen der Vorsorge-Untersuchungen bei Schwangerer führt in zunehmendem Maße zum Nachweis einer Nierenhohlraumektasie. Die weitergehenden Untersuchungen müssen zu einer Differenzierung zwischen angeborener Nierenbekkenabgangsenge und refluxinduzierter Hydronephrose sowie multizystischer dysplastischer Niere führen [2].

Patienten und Methodik

Zwischen 1980 und 1987 wurden an der Urologischen Universitätsklinik Essen 48 Neugeborene und Säuglinge sowie 65 Kinder einer operativen Therapie wegen einer Nierenbeckenabgangsstenose zugeführt. Insgesamt wurden 119 renale Einheiten behandelt, es handelte sich um 107 einseitige und 6 doppelseitige Befunde.

Die präoperative Diagnostik umfaßte in jedem Fall ein Abdomen-Sonogramm, ein i.v.-Urogramm sowie ein Miktionszysturethrogramm. Bei nicht eindeutigen Befunden wurde bis 1986 eine Nierendruckfluß-Messung nach Whitaker durchgeführt. Seit 1986 wird vor einem möglichen Whitaker-Test die weniger invasive Diurese-Renographie mit Furosemid durchgeführt [8].

114 renalen Einheiten wurden nach der von Anderson und Hynes beschriebenen Methode operiert [1]. 5mal wurde das Vorgehen nach Culp und de Weerd gewählt [4]. In jedem Falle wurde eine transparenchymale Nierenbeckenfistel sowie eine Harnleiterschiene eingelegt und bis zum 10. postoperativen Tag belassen.

Die postoperativen Befund- und Verlaufskontrollen umfaßten neben der Sonographie eine Kontrastmittel-Füllung am 10. postoperativen Tag über die liegende Nierenbeckenfistel sowie ein i.v.-Urogramm nach 1-3 Monaten. Bei persistierenden Hohlraumektasien oder ungenügendem Kontrastmittelabfluß über den pyeloureteralen Übergang wurde frühestens 6 Wochen postoperativ wiederum eine Diurese-Renographie oder eine Nierendruckfluß-Messung angeschlossen.

Ergebnisse

Perioperative Komplikationen wurden nicht gesehen. Bei 12 Kindern traten postoperativ Pyelonephritiden auf, wobei es sich in 7 Fällen um bereits präoperativ perkutan gefistelte Nieren handelte.

Bei 81 renalen Einheiten (68%) fand sich direkt postoperativ eine gute Kontrastmittel-Passage des pyeloureteralen Übergangs. 38 Nieren wiesen eine Passageverzögerung auf, die sich in 28 Fällen ohne weitere Maßnahmen zurückbildete. 9 Patienten mußten wegen einer nachweisbaren Rezidiv-Stenose erneut operiert werden. Ein Kind wurde zweimal revidiert (Rezidiv-Rate 8,4%).

Bei 114 renalen Einheiten wurde ein gutes Endergebnis erreicht (95,7%), 5mal kam es postoperativ zur Persistenz oder Zunahme der Hohlraumektasie und zur Funktionsabnahme der operierten Niere (4,2%).

Diskussion

Retrospektiv erscheint das in unserem Patientengut regelmäßig durchgeführte präoperative i.v.-Urogramm - gerade in der Gruppe der Neugeborenen und Säuglinge - nicht mehr in jedem Falle indiziert zu sein [7]. Die Notwendigkeit einer operativen Korrektur der angeborenen Nierenbeckenabgangsenge in möglichst kurzem zeitlichen Abstand nach Diagnose-Sicherung, d.h. im Falle eines antenatalen sonographischen Ektasienachweises innerhalb der ersten Lebenswochen des Kindes [5], erscheint unstrittig [3, 6].

Die von uns in jedem Falle durchgeführte Sicherung der pyeloureteralen Anastomose durch transparenchymale Fistel und transanastomotische Harnleiterschiene wird in anderen Zentren nicht regelmäßig angewandt [3, 7]. Wir halten dieses Vorgehen derzeit jedoch weiterhin für gerechtfertigt.

Literatur

1. Anderson JC, Hynes W (1949) Retrocaval ureter. A case diagnosed pre-operatively and treated successfully by a plastic operation. Br J Urol 21: 209-214
2. Behrendt H, Ringert RH, Bachmann H, Hartung R (1985) Der dilatierte obere Harntrakt. Beurteilung der obstruktiven Relevanz des Ureterabganges durch intrapelvine Druck-Fluß-Messung (Whitaker-Test) bei 23 Kindern. Urologe A 24: 68-74
3. Bejjani B, Belman AB (1982) Ureteropelvic junction obstruction in newborns and infants. J Urol 128: 770-773
4. Culp OS, De Weerd JH (1954) A pelvic flap operation for certain types of ureteropelvic obstruction and observation after two years of experience. J Urol 71: 523-529
5. Flake AW, Harrison MR, Sauer L, Adzick NS, de Lorimier AA (1986) Ureteropelvic junction obstruction in the fetus. J Pediatr Surg 21 (12): 1058-1063

6. Kröpfl D, Bachmann H, Ringert RH, Hartung R (1986) Behandlung der Nierenbeckenabgangsstenose bei Neugeborenen und Säuglingen. Akt Urol 17: 215-219
7. Perelli S, Calisti A, Pintus C, Errico GD (1985) Management of pelvi-reteric junction obstruction in the first six months of life. Z Kinderchir 40: 158-162
8. Whitaker RH, Buxton-Thomas MS (1984) A comparison of pressure flow studies and renography in equivocal upper urinary tract obstruction. J Urol 131: 446-449

Dr. M. Goepel
Urologische Universitätsklinik
Hufelandstr. 55
D-4300 Essen 1

Ableitungsfreie Nierenbeckenplastik bei Kindern

G. Kunit und J. Frick

Einleitung

Bei der Korrektur der Harnleiterabgangsstenose bestehen schon seit Jahren Divergenzen hinsichtlich des Für und Wider einer postoperativen Harnableitung. Im Bewußtsein der Bedeutung der Korrekturmaßnahme für die Funktion der betroffenen Nieren bei den Kindern, haben wir auf eine Ableitung verzichtet, um den stationären Aufenthalt so kurz wie möglich zu halten. Subtile Operationstechnik, exaktes postoperatives Monitoring ermöglichen es, die perioperativen und postoperativen Komplikationen klein zu halten.

Material und Methode

Tabelle 1

Name	Durchgeführte Eingriffe	Aufenthalts-dauer	Komplikationen
A. M. xx	AH re	8 d	OB
A. E. xx	AH re	8 d	OB
E. S. xx	AH li	8 d	OB
E. G. xx	YV li	8 d	OB
E. F. xy	AH li	19 d	OB
F. R. xy	AH li	8 d	OB
G. H. xy	AH re	10 d	OB
G. M. xx	AH re	8 d	OB
G. R. xy	AH li	9 d	Fieber
H. I. xy	AH li und Nephrostoma	5 Mo	Multimorbiditätssyndrom perkutane Nephrostomie
H. S. xy	AH re	13 d	OB
L. G. xy	AH re	9 d	OB
L. S. xx	YV li	7 d	OB
L. W. xy	YV li	8 d	OB
M. W. xy	AH li	9 d	OB
P. M. xy	AH li	14 d	Fieber
S. S. xy	YV li	10 d	OB
S. S. xx	AH li	15 d	OB

xx, weiblich; *xy*, männlich; *AH*, Anderson Hynes; *YV*, Foley
n = 18 (xx = 7; xy = 11)
Stat. Aufenthaltsdauer = 10,06 ± 3,22 d SD.

Ergebnisse

Zwischen 1.1. 1983 und 31.12. 1987 wurden 18 Kinder wegen einer Ureterabgangsstenose korrigiert. 16 der kleinen Patienten konnten in der Folge nachkontrolliert werden. Untersucht wurde klinischer Status, Harnbefund, Sonographie, Lasix-ING, sowie fakultativ auch Ausscheidungsurographie. Alle operierten Kinder zeigten einen ausgezeichneten Allgemeinzustand mit normaler körperlicher und geistiger Entwicklung. Bei allen Kindern konnte ein normaler Harnbefund nachgewiesen werden. Die nuklearmedizinische Abklärung zeigte bei 16 Patienten normale postoperative Befunde, lediglich bei 2 Kindern fand sich nach wie vor eine typische Kletterkurve. Es konnte somit durch subtile Operationstechnik der postoperative Verlauf komplikationsarm gehalten werden und der durchschnittliche Aufenthalt auf 9 Tage gesenkt werden, wenn ein Kind mit Multimorbiditätssyndrom und 182 Tagen stationärer Therapie exkludiert wird. 16 (89%) der operierten Kinder zeigten bei der Nachkontrolle eine ausgezeichnete Nierenfunktion, lediglich 2 (11%) bedürfen in der weiteren Folge einer Korrektur.

Die guten Ergebnisse, die durchaus im Bereich der in der internationalen Literatur angegebenen Resultate liegen, rechtfertigen unsere Vorgangsweise. Harnleiterschienung sowie eine Nephrostomie verlängern die perioperative Morbidität sowie die stationäre Aufenthaltsdauer und erhöhen somit die Kosten. Postoperative Druckmessungen, Flowmessungen und andere radiologische Untersuchungen bei oder über die liegende Ableitung ergeben jeweils eine funktionelle Momentaufnahme, die unserer Meinung nach keineswegs als prognostischer Faktor für die Spätergebnisse herangezogen werden kann.

Literatur beim Verfasser

Doz. Dr. G. Kunit
Urologische Abteilung
Landeskrankenanstalten
A-5020 Salzburg

Perkutane Pyeloplastik-Ergebnisse nach 156 Operationen

K. Korth und M. Künkel

Problemstellung

Mit offen-chirurgischen Verfahren lassen sich bei angeborenen subpelvinen Stenosen gute und sehr gute Ergebnisse in über 75% der Fälle zuverlässig und reproduzierbar erzielen. Bei erworbenen Engen lassen sich diese Resultate jedoch nicht erreichen. Durch perkutane Techniken ist es möglich, die Nachteile offen-chirurgischer Verfahren bei voroperierten Harnleitern durch Spaltung der Engen von innen im Sinne einer intubierten Ureterotomie nach Davis zu umgehen. Die Technik wird auch bei angeborenen Engen mit Erfolg angewandt. Anhand einer nachuntersuchten Fallzahl von 122 Patienten kann die Methode der perkutanen Pyeloplastik jetzt bewertet werden.

Methodik

Die Patienten kamen zu 28% aus unserem eigenen Einzugsbereich, 72% wurden, vielfach als sog. Problemfälle, von außerhalb zugewiesen. Neben klinischen Parametern (Beschwerdebild, Nierenwerte, Urinstatus) wurde auf der Basis des Hydronephrosegrades (Einteilung nach Eisenberger) im Infusionsurogramm, des Ergebnisses der Isotopen-Clearance und des Whitaker-Tests die Indikation zur Vornahme einer perkutanen Pyeloplastik gestellt. Nach ultraschallgesteuerter Punktion der Niere und postero-lateraler Incision der Striktur wurde das Harnleitersegment drei Wochen im Sinne einer intubierten Ureterotomie nach Davis geschient.

Die Nachuntersuchungen erfolgten in der Regel nach sechs Monaten ($10 \pm 4{,}7$). In erster Linie wurden die urographischen Bilder zur Beurteilung des Operationserfolges unter Berücksichtigung der Klinik und der Isotopennephrographie ausgewertet. Dabei wurde ein Rückgang der Stauung um zwei bzw. drei Hydronephrosegrade als sehr gutes, ein Rückgang um einen Grad als gutes Ergebnis gewertet. Ein Stenosenrezidiv wurde bei unverändertem Pyelogramm und anhaltenen Beschwerden bzw. pathologischen klinischen Parametern angenommen.

Die statistischen Berechnungen erfolgten unter Erfassung des Gesamtkollektivs nach dem Wilcoxon-Test für unverbundene Stichproben. Alle dargelegten Ergebnisse sind mit $P \leq 0{,}1\%$ hochsignifikant.

Ergebnisse

Von 155 perkutanen Pyeloplastiken sind 122 Patienten nachuntersucht. Wir fanden 75% gute und sehr gute Ergebnisse, 20% der Patineten zeigten einen unveränderten Befund bei der Nachuntersuchung. 6 Patienten konnten nicht perkutan operiert werden, da sich der für den Eingriff als Leitschiene für die Schneideinstrumente dienende Führungsdraht nicht über das subpelvine Segment schieben ließ (Abb. 1). In Abhängigkeit vom präoperativen Grad der Hydronephrose zeigen zweitgradige Hydronephrosen bessere Resultate als erst- und drittgradige (Abb. 2).

Eine perkutane Pyeloplastik hatte bei Patienten über 30 mehr Erfolg als bei jüngeren (Abb. 3). Ohne Altersberücksichtigung zeigte das Kollektiv bei an-

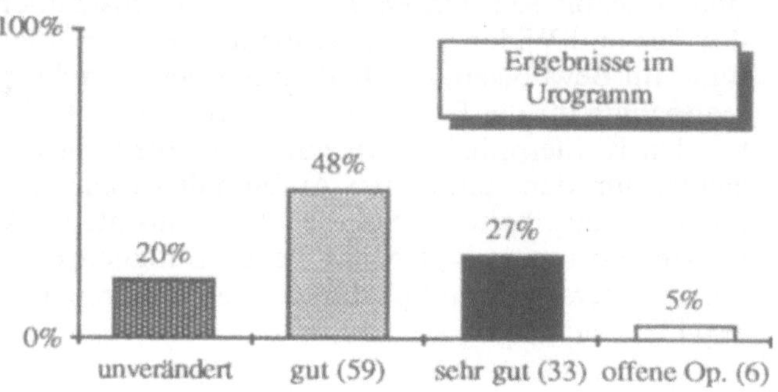

Abb. 1

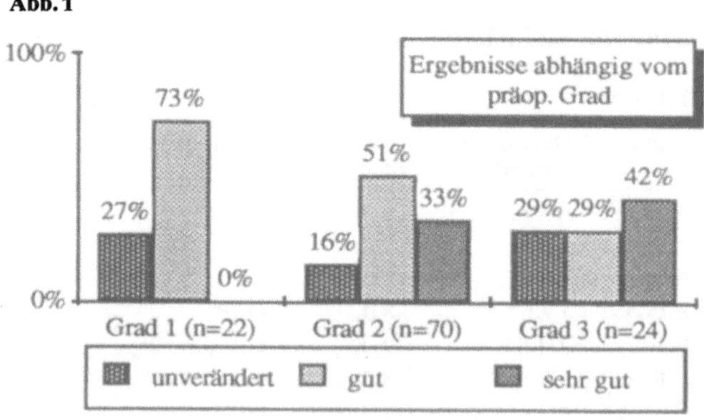

Abb. 2

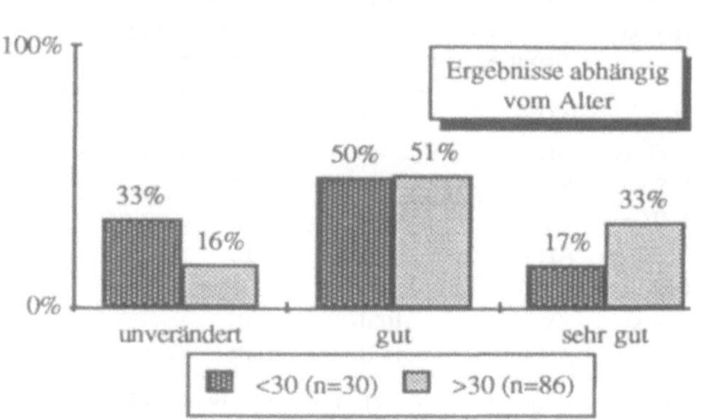

Abb. 3

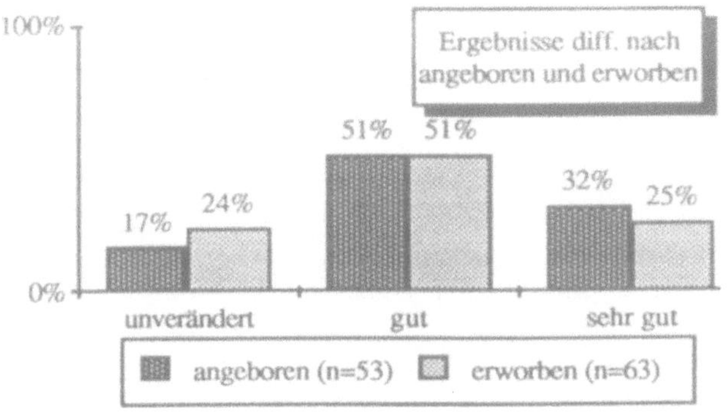

Abb. 4

geborenen Stenosen etwas bessere Langzeitergebnisse als bei erworbenen Engen (Abb. 4).

Die Resultate waren nach dreiwöchiger Schienungszeit besser als nach sechswöchiger. Bei gleichzeitigem Vorliegen von Steinen im Harnleiter oder Nierenbecken fanden wir nur 59% gute und sehr gute Ergebnisse. An Komplikationen beobachteten wir 6mal einen Pneumothorax, 8mal eine Blutung, die durch Abklemmen des Splints beherrscht wurde, 3mal andere Komplikationen. 41% aller Patienten zeigten unmittelbar post-operativ Fieber über 38° C, das antibiotisch und antiphlogistisch behandelt wurde.

Diskussion

Die perkutane Operation subpelviner Stenosen ist eine Bereicherung endourologischer Operationsverfahren. Die Resultate sind mit denen offen-chirurgischer Verfahren vergleichbar, bei sekundären Stenosen sogar besser. Problematisch sind jedoch die zur Verlaufsbeobachtung zur Verfügung stehenden Untersuchungsmethoden: Die intrarenale Druckmessung nach Whitaker ist invasiv und daher nur zur prä-operativen Diagnostik einer subpelvinen Obstruktion geeignet. Die Nierenfunktionsprüfung mit J-Hippuran bzw. MAG-3-Komplex ist jederzeit anwendbar. Jedoch ist ihre Beurteilung nicht standardisiert und gerade bei Vorliegen höhergradiger Hydronephrosen uneinheitlich. Das Infusionspyelogramm, das unseren Ergebnissen in erster Linie zugrundeliegt, erlaubt hingegen eine genaue Beurteilung des Hydronephrosegrades. Die Ergebnisse bei erst- und zweitgradigen Hydronephrosen sind überwiegend gut und sehr gut, da sich das Hohlsystem nach perkutaner Pyeloplastik tonisiert. Dies ist bei Hydronephrosen dritten Grades mit deutlicher Verschmälerung des Parenchyms nicht zu erwarten. Daß sich die Ergebnisse bei unseren Patienten zugunsten der angeborenen Engen am subpelvinen Segment verschoben haben, führen wir darauf zurück, daß viele von ihnen als sog. Problemfälle zugewiesen wurden. Diese haben erwartungsgemäß schlechtere Erfolgsaussichten als Patienten eines nicht-selektionierten Krankengutes.

Schlußfolgerung

Der Idealpatient für eine perkutane Pyeloplastik hat

- eine sekundäre subpelvine Stenose
- eine zweitgradige Hydronephrose
- Schienungszeit von drei Wochen
- keine Nephrolithiasis
- Alter > 30.

Dr. K. Korth
Urologische Abteilung Lorettokrankenhaus
Mercystr. 6-14
D-7800 Freiburg

Plastisch rekonstruktive Eingriffe am Harntrakt bei Urogenitaltuberkulose - Ein Erfahrungsbericht

U. Zwergel, Th. Zwergel, V. Moll und Th. Gebhardt

Die primäre Behandlung der Urogenitaltuberkulose (UGT) als organspezifische Manifestation der Allgemeinerkrankung muß in jedem Fall eine medikamentöse antituberkulotische Therapie sein. Sekundär im Verlauf dieser Chemotherapie sind immer wieder operative Maßnahmen notwendig. Neben der Organentfernung oder Eingriffen zur lokalen Sanierung der Tuberkulose wie Nierenteilresektion besteht der operative Eingriff häufig darin, die Harnabflußstörung zu therapieren. Dies kann durch eine supravesikale Harnableitung wie perkutane Nephrostomie oder Uretero- bzw. Transuretero-ureterocutaneostomie erfolgen. Andererseits kann sie in rekonstruktiven Maßnahmen zur Beseitigung der Abflußbehinderung bestehen.

Patienten und Methode

Von 1966 bis 1987 wurden an der Urologischen Universitätsklinik Homburg/Saar 769 Patienten mit

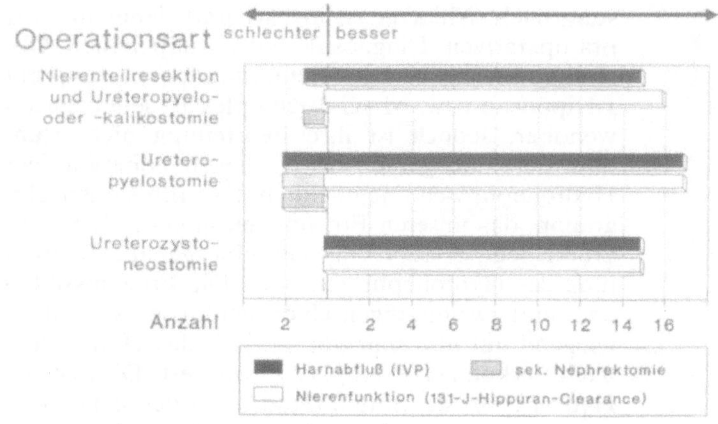

Abb. 1. Postoperativer Harnabfluß und Nierenfunktion

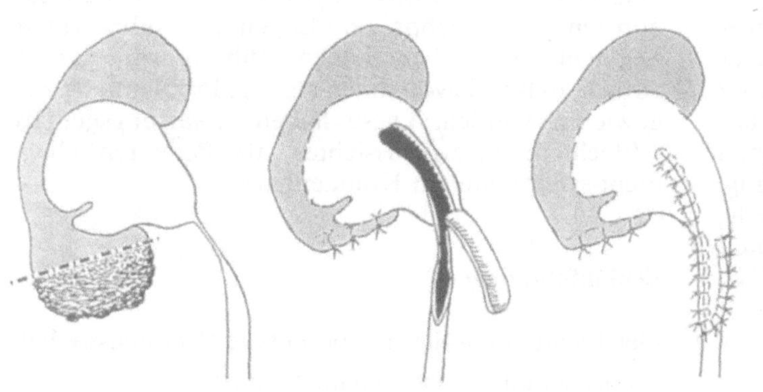

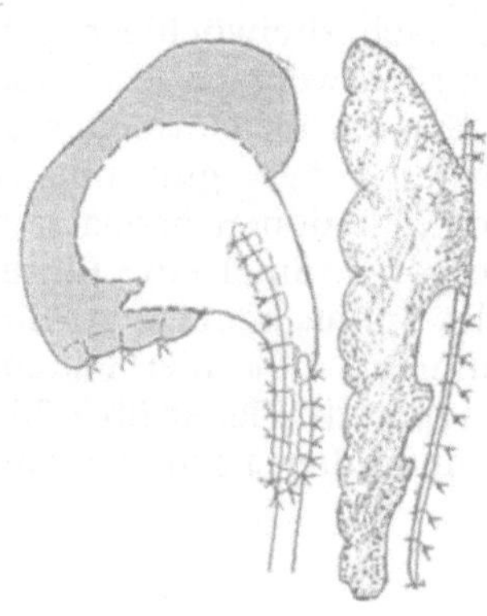

Abb. 2. Untere Nierenpolresektion, Nierenbeckenplastik und Decken der Anastomose mit Omentum majus

Urogenitaltuberkulose behandelt. Retrospektiv wurden die Operationsverfahren und insbesondere die Ergebnisse der rekonstruktiven Eingriffe am oberen Harntrakt bei 50 Patienten analysiert.

Ergebnisse

Mitentscheidend für die Häufigkeit eines operativen Eingriffes ist das jeweilige Stadium der UGT. Entsprechend der Klassifikation nach Elke wurden rekonstruktive Maßnahmen bei 31 Patienten mit einem Stadium II und bei 19 Patienten im Stadium III durchgeführt.

Als Parameter für den Erfolg der operativen Behandlung wurden das postoperative Urogramm und die Nierenfunktionswerte (seitengetrennte Jod-131-Hippuran-Clearance) herangezogen. Die Ergebnisse sind in Abhängigkeit vom operativen Eingriff in der Abb. 1 dargestellt.

Anhand eines Beispieles wird das operative Vorgehen erläutert (Abb. 2).

Diskussion

Unter dem Einfluß der modernen antituberkulotischen Therapie werden Operationen bei Urogenitaltuberkulose zu aseptischen Eingriffen. Die früher so gefürchteten Komplikationen wie Fistelbildungen und miliare Streuung sind deshalb extrem selten geworden.

Sofern eine Harnstauungsniere, insbesondere mit Beschwerden und eventuell mit Fieber vorliegt, wird bei nachgewiesener UGT außer einer passageren Entlastung zunächst eine antituberkulotische Behandlung evtl. mit weiteren Antibiotika erfolgen.

Nachdem die spezifische Chemotherapie mindestens 3 Monate durchgeführt wurde und im Kontrollurogramm sich die Harnabflußstörung nicht zurückgebildet, sondern sogar verstärkt oder gar erst entwickelt hat, ist abhängig von den jeweiligen Befunden zwischen Nephrektomie, innerer Harnleiterschienung evtl. mit Kortikoiden (und das nur unter strenger Überwachung bei gleichzeitiger antituberkulotischer Behandlung) und rekonstruktiven Maßnahmen zu entscheiden. Wie anhand des Beispieles und der eigenen Erfahrungen gezeigt werden konnte, waren dabei plastische Rekonstruktionen am oberen Harntrakt auch im Stadium III noch erfolgreich möglich. Zur Sicherung der Anastomosen haben sich gestielte Lappen aus Omentum majus, Nierenfettkapsel oder Peritoneum bewährt.

Schlußfolgerung

Gute postoperative Resultate nach Rekonstruktionen am oberen Harntrakt bei Urogenitaltuberkulose sind möglich,

- wenn vorher eine ausreichende antituberkulotische Therapie von wenigstens 3 Monaten erfolgte,
- wenn eine funktionsgerechte Rekonstruktion erfolgt,
- wenn die Anastomosen durch gestielte Lappen aus Omentum majus, Nierenfettkapsel oder Peritoneum gesichert werden.

Literatur beim Verfasser

Dr. Ulrike Zwergel
Urologische Klinik und Poliklinik der Universität des Saarlandes
D-6650 Homburg/Saar

Die Bestimmung der seitengetrennten Nierenfunktion - Ein Methodenvergleich

W. Kramer, R. P. Baum, W. Boeckmann, A. Daouk, G. Hör und D. Jonas

Problemstellung

Die genaue Kenntnis der Nierenfunktion ist ein wesentlicher Parameter zahlreicher Indikationsstellungen für organerhaltende Eingriffe an den Nieren. Die zur Verfügung stehenden Methoden szintigraphischer und klinischer Art bergen das Risiko der Fehleinschätzung der wirklichen Nierenleistung gerade bei gestörter Funktion. Daher lag es nahe, das neue Radiopharmazeutikum MAG_3 hinsichtlich seiner Anwendung zur Nierfenfunktionsprüfung vergleichend zu untersuchen.

Material und Methodik I

Endogene Kreatininclearance

Die endogene Kratininclearance wird seit 50 Jahren als Maß für die GFR benutzt [10]. Es ist jedoch bekannt, daß die Kreatininclearance die GFR um ein großes und variables Maß übertrifft [1, 5, 8, 9, 11, 12]; außerdem ist die Kreatininclearance abhängig vom Konsum tierischen Eiweißes [13, 15], der körperlichen Aktivität, der Menstruation und der Körpertemperatur [7]. Bei gestörter Nierenfunktion führt die Ab- oder Zunahme der tubulären Kreatininsekretion zu auch prognostisch wertlosen interindividuellen Variationen der Kreatininclearance. Bei gestörter Nierenfunktion gilt daher die nuklearmedizinische Bestimmung der GFR aufgrund größerer Genauigkeit als empfehlenswert [14].

^{131}-J-Hippursäure

Die Clearancebestimmung mit ^{131}-J-Hippursäure gilt als Standardverfahren für nuklearmedizinische Nierenfunktionsuntersuchungen. Die Markierung mit ^{131}Jod hat den Nachteil einer qualitativ schlechten szintigraphischen Darstellung aufgrund der hohen Energie (364 KeV) sowie einer unnötigen Strahlenexposition infolge einer langen physikalischen Halbwertszeit von 8 Tagen sowie der Betakomponente des radioaktiven Zerfalls, ein Umstand, der gerade niereninsuffiziente Patienten betrifft. ^{131}J-Hippursäure wird zu 7% glomerulär filtriert und zu 93% tubulär sezerniert [3]. Eine simultane Beurteilung der Nierenperfusion ist mit diesem Radiopharmazeutikum nicht möglich.

MAG_3

Seit 1985 steht mit dem ^{99m}Tc-markierten Mercaptoacetyltriglycin (MAG_3) ein Radiopharmazeutikum zur Verfügung, was sich kinetisch wie ^{131}J-Hippursäure verhält, praktisch komplett tubulär „extrahiert" wird [3] und neben einer ausgezeichneten Detailauflösung eine simultane Beurteilung der Nierenperfusion bei gegenüber ^{131}J-Hippuran um 30% reduzierter Strahlenexposition gestattet.

Material und Methodik II

Die untersuchten Patienten (6 Frauen, 5 Männer), waren durchschnittlich 61,5 Jahre alt (41-86 Jahre). Bei allen Patienten war eine Harnstauungsniere (uni- oder bilateral) infolge benigner (Stein, Steinstraße, Narbe, akzidentelle Ureterläsion) oder maligner Obstruktion perkutan entlastet und die Frist bis zum Rückgang auf konstante Plasmakreatininwerte abgewartet worden. Die komplette Obstruktion wurde jeweils mittels antegrader KM-Darstellung dokumentiert.

Bei 11 nephrostomierten Patienten haben wir zunächst eine seitengetrennte endogene Kreatininclearance sowie am folgenden Tag simultan die ^{131}J-Hippuranclearance (seitengetrennt) am 4-Kanal-Ganzkörpermeßplatz nach Oberhausen sowie die ^{99m}Tc-MAG_3 Sequenzszintigraphie an einer Gamma-Kamera (Searle-Siemens) mit online angeschlosse-

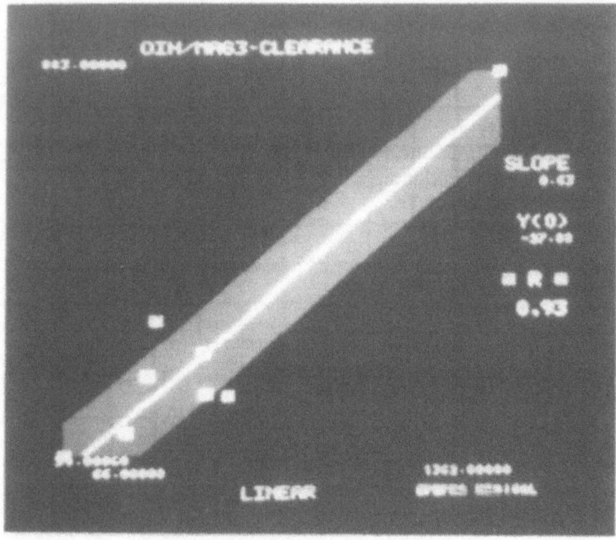

Abb. 1

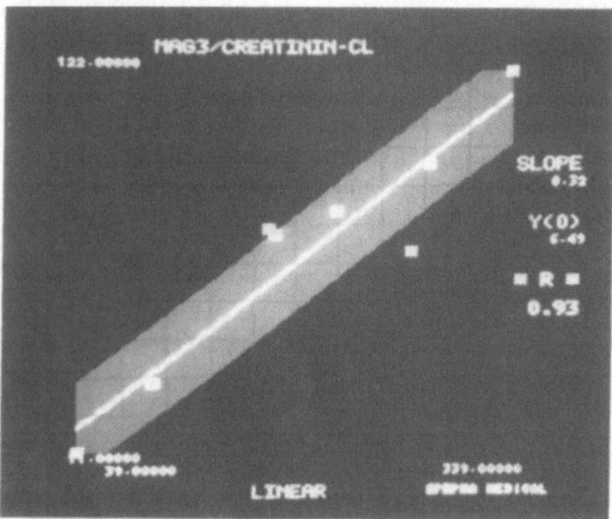

Abb. 2

nem Computersystem (Sopha S 2000) mittels eines selbstentwickelten Rechnerprogramms bestimmt.

Im Slope-Clearance-Verfahren wurde die MAG_3-Clearance mittels Blutentnahmen nach 3, 6, 9, 15, 20, 25, 30, 45, 60, 90, 120 und 180 Minuten gemessen.

Ergebnisse und Diskussion

Acht von elf Patienten waren auswertbar, da diese alle 3 Clearancemethoden erfahren hatten. Während die ^{131}J-Hippuranclearance am Ganzkörpermeßstand zwar eine seitengetrennte Bestimmung der tubulären Sekretion erlaubt, jedoch keine szintigraphische Darstellung der Nieren und ableitenden Harnwege gestattet, ist mit der MAG_3 Sequenzszintigraphie eine simultane Beurteilung der renalen Perfusion, der seitengetrennten tubulären Clearance sowie eine exzellente detailgetreue szintigraphische Darstellung der Nierenmorphologie sowie von Harnleitern und Blase möglich. Neben dem Vorteil der szintigraphischen Beurteilungsmöglichkeit ist die geringe Strahlenexposition sowie die einfache Methodik der Clearancebestimmung - eine einzige Blutentnahme nach 25 Minuten - bemerkenswert.

Die ^{99m}Tc-MAG_3-Clearance verhält sich analog der ^{131}J-Hippuranclearance. Auch bei eingeschränkter Nierenfunktion findet sich eine gute Korrelation beider nuklearmedizinischen Methoden. Die Werte für ^{99m}Tc-MAG_3 sind niedriger als jene für ^{131}J-Hippuran; die tubuläre Clearance von MAG_3 liegt um ca. 40% unter der von ^{131}J-Hippursäure, was jedoch teilweise durch das kleinere Verteilungsvolumen kompensiert wird (Abb. 1).

Trotz der erwähnten möglichen Faktoren, die die endogene Kreatininclearance bei gestörter Nierenfunktion beeinflussen, fand sich eine gute Übereinstimmung mit der MAG_3-Gesamtclearance (Abb. 2).

Diese und bestätigende Daten [2, 4, 6] haben uns bewogen, in der nuklearmedizinischen Nierendiagnostik ^{131}J-Hippursäure durch ^{99m}Tc-MAG_3 zu ersetzen.

Die vorliegende Arbeit enthält Teile der Dissertation von A. Daouk.

Literatur

1. Bauer JH, Brooks CS, Burch RN (1982) Am J Kidney Dis 3: 337-346
2. Brandau W, Bubeck B, Eisenhut M, Taylor DM (1988) In: Höfer R, Bergmann H (Hrsg) Radioaktive Isotope in Klinik und Forschung. Schattauer, Stuttgart New York, S 316-320
3. Bubeck B (1988) Synthese, Pharmakokinetik und klinische Prüfung tubulär sezernierter Technetiumkomplexe. Habilitationsschrift, Universität Heidelberg
4. Bubeck B, Brandau W, Riedasch G, Eisenhut M, Georgi P (1988) In: Höfer R, Bergmann H (Hrsg) Radioaktive Isotope in Klinik und Forschung. Schattauer, Stuttgart New York, S 311-315
5. Carrie BJ, Golbetz HV, Michaels AS, Myers BD (1980) Am J Med 69: 177-182
6. Claessens RAMJ, Corstens FHM (1988) In: Höfer R, Bergmann H (Hrsg) Radioaktive Isotope in Klinik und Forschung. Schattauer, Stuttgart New York, S 301-303
7. Heymsfield SB, Artega C, McMan SC, Smith J, Moffit S (1983) Am J Clin Nutr 37: 478-494
8. Kampmann JP, Hansen JM (1981) Br J Pharmacol 12: 7-14
9. LaFrance ND, Drew H, Walser M (1989) Radioisotopic measurement of glomerular filtration rate in severe chronic renal failure. J Nucl Med (in press)
10. Miller BF, Winkler AW (1938) J Clin Invest 17: 31-40
11. Parving HH, Smidt UM, Friisberg B, Bonnevie-Nielsen V, Andersen AR (1981) Diabetologia 20: 457-461
12. Shemesh O, Golbertz H, Kriss JP, Myers BD (1985) Kidney Int 28: 830-838
13. Walser M (1987) J Par Ent Nutr 11: 73S-78S
14. Walser M, Drew HH, LaFrance ND (1988) Kidney Int 34: 412-418
15. Wiseman MH, Hunt R, Goodwin A, Gross JL, Keen H, Viberti GC (1987) Nephron 46: 37-42

Dr. med. W. Kramer
Urologische Abteilung, ZChir
Klinikum der Johann Wolfgang Goethe-Universität
Theodor-Stern-Kai 7
D-6000 Frankfurt/Main 70

Erfahrungen mit der postoperativen transfistulären renalen Uroflowmetrie bei der Nierenbeckenplastik nach Anderson-Hynes

P. Winter, M. Hermanns und P. Brühl

Zusammenfassung

Bei der Durchführung einer Pyeloplastik ist nach Resektion des subpelvinen Segments die trichterförmige Rekonstruktion des Ureterabgangs für eine ausreichende Durchflußkapazität unter Diuresebedingungen von Bedeutung. Die transfistuläre, renale Uroflowmetrie (TRU) ermöglicht die frühe physiologische Beurteilung der Durchgängigkeit der Plastik [1].

Material

Im Zeitraum 1972-1987 wurden in der Urologischen Universitätsklinik Bonn 234 Nierenbeckenplastiken mit postoperativer Nephrostomiesicherung nach der Methode von Anderson-Hynes operiert. Nach der Überlaufprüfung (Abb. 1) am 11. postoperativen Tag erfolgte die Dokumentation der Durchgängigkeit der Plastik durch die transfistuläre renale Uroflowmetrie.

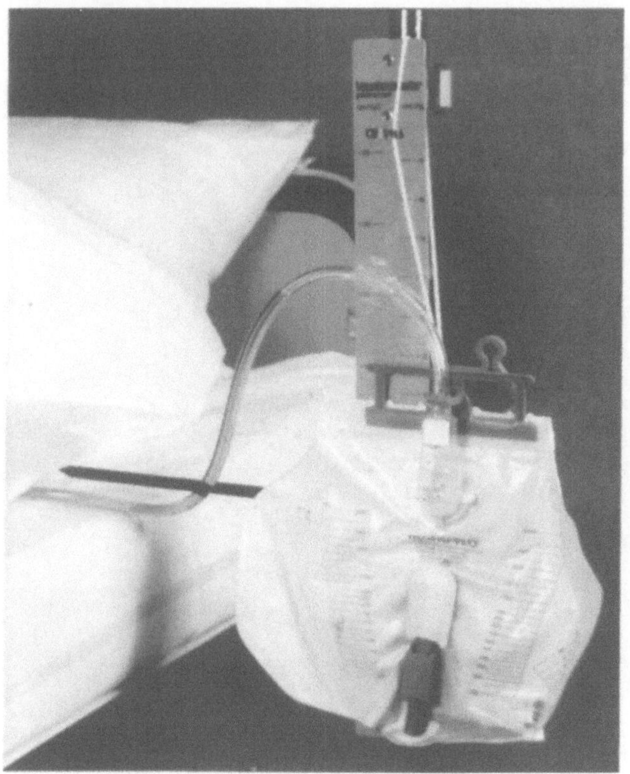

Abb. 1. Überlaufprüfung: Der Harndrainageschlauch wird 20 cm über Nierenniveau angehoben

Methode

An den liegenden Nierenfistelkatheter wird eine Kontrastmittellösung angeschlossen und der Spiegel der Tropfenkammer auf 15 cm über Nierenniveau eingestellt (Abb. 2). Bei leerer Harnblase wird, wenn sich nach einiger Zeit ein kontinuierlicher Tropfenrhythmus eingestellt hat, während einer Minute die Tropfenzahl bestimmt. Der gesunde Harnleiter hat unter physiologischen Druckbedingungen ein Harntransportmaximum (TPM) von 8 ml/min. Bei intakten Abflußbedingungen und entleerter Blase steigt sowohl unter normalen als auch unter starken Diuresebedingungen der intrapelvine Druck nie über 15 cm H_2O an.

Während der postoperativen Phase ist der Harntransport im Plastikbereich vermindert, der Druck im nicht entlasteten Nierenbecken erhöht. Innerhalb der nächsten 12-14 Tage wird die Durchgängigkeit der Plastik kontinuierlich besser, das Harntransportmaximum nimmt unter konstanten Druck von 15 cm H_2O ständig zu. Als unterer Grenzwert für eine ausreichende Durchgängigkeit der Nierenbeckenplastik gelten 4 ml/min (80 Tropfen/min). Wird dieser Wert erreicht, kann der Nierenfistelkatheter folgenlos entfernt werden.

Ergebnisse

Bei 234 Nierenbeckenplastiken wurde die TRU zwischen dem 12-21 postoperativen Tag vorgenommen. In 131 (56%) Fällen lag der Flow zwischen 4-6 ml/min (80-120 Tropfen/min), in 80 (34%) Fällen über 6 ml/min (>120 Tropfen/min). Bei 23 (9,8%) Patienten lag das Mindestdurchflußvolumen unter 4 ml/min (<80 Tropfen/min) bzw. es war keine Durchgängigkeit der Plastik feststellbar (Tabelle 1).

Bei 23 (9,8%) Nierenbeckenplastiken erforderte eine primär ungenügende Durchflußrate ein Belassen der Nephrostomie über 21 Tage hinaus. Die daraufhin ambulant nach 4 Wochen durchgeführten

Tabelle 1. Ergebnisse der transfistulären Uroflowmetrie nach Anderson-Hynes

TRU	<4 ml/min	4-6 ml/min	>6 ml/min
12 p.o. Tag	2	34	22
12-21 p.o. Tag	6	65	44
21 p.o. Tag	15	32	14
Gesamt	23 (9,8%)	131 (56%)	80 (34%)

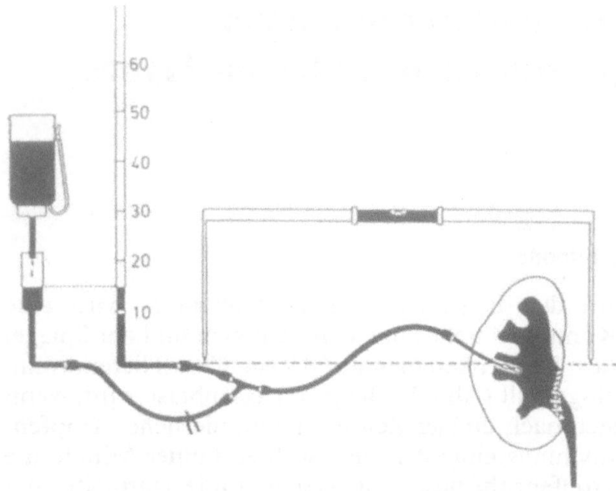

Abb. 2. Transfistuläre renale Uroflowmetrie: Verbindung des Nierenfistelkatheters mit einem Schlauchsystem, das an ein Kontrastmittelreservoir angeschlossen ist. Der Spiegel der Tropfenkammer befindet sich 15 cm über Nierenniveau

Ablaufprüfungen waren bei 18 Patienten zufriedenstellend, sodaß der Nephrostomiekatheter entfernt werden konnte. Bei 3 Patienten mußte wegen unzureichender Abflußverhältnisse eine sekundäre Nephrektomie durchgeführt werden. Bei 2 Patienten war eine Rezidivplastik erforderlich.

Diskussion

Das postoperative Frühresultat der dynamischen, transfistulären, renalen Uroflowmetrie ist für die frühe Abschätzung eines guten plastischen Spätergebnisses von großer Bedeutung. In 90% der Fälle zeigte sich in unserer Klinik ein gutes Frühresultat, d.h. in keinem der Fälle mußte der Nierenfistelkatheter über 3 Wochen positioniert bleiben. Die Spätergebnisse sind in den bildgebenden Verfahren analog. Ursachen für eine Störung der transfistulären renalen Uroflowmetrie sind eine nicht optimale Position des Nierenfistelkatheters, ein postoperatives Wundödem oder eine Verlegung des Abgangs durch Blutkoagel und eine noch bestehende Atonie des ektatischen Nierenbeckens mit konsekutiver Peristaltikstörung.

Literatur

1. Bressel M, Opelt B (1971) Die Uroflowmetrie der oberen Harnwege als neue Funktionsprobe vor und nach plastischen Operationen. Verhandlb Dtsch Ges Urol 23: 165-168

Dr. P. Winter
Urologische Universitätsklinik Bonn
Sigmund-Freud-Str. 25
D-5300 Bonn

Zusammenfassung der Postersitzung 1: Nierenbecken

U. Jonas

Beitrag nicht eingereicht

Postersitzung 2: Nierenbecken und Harnleiter

Klinik der Ureterabgangsstenose und des aberrierenden Gefäßes – Spätergebnisse und operative Behandlung

B. Ulshöfer und G. Rodeck

Beitrag nicht eingereicht

Perkutane versus offene Therapieverfahren bei der Harnleiterabgangsstenose

D. Weckermann und R. Harzmann

Als Therapie der Wahl bei *primärer* Harnleiterabgangsstenose gilt bisher die plastische Korrektur mit Kontinuitätsresektion; in mehr als 80% der Fälle kann hierdurch ein funktionell und kosmetisch gutes Resultat erzielt werden. Alternativ zur offenen Korrektur werden bei der primären Harnleiterabgangsstenose in neuerer Zeit endoskopische Verfahren angewandt; mit der antegraden bzw. retrograden Schlitzung des pyelo-ureteralen Übergangs werden – bei Verwendung geeigneter Instrumente und Materialien (Splintkaliber, Dauer der Harnleitersplintung) – in bis zu 90% gute Ergebnisse erzielt (1,3). Als Kontraindikationen für perkutane Verfahren werden langstreckige Stenosen, massive Kalikektasi-

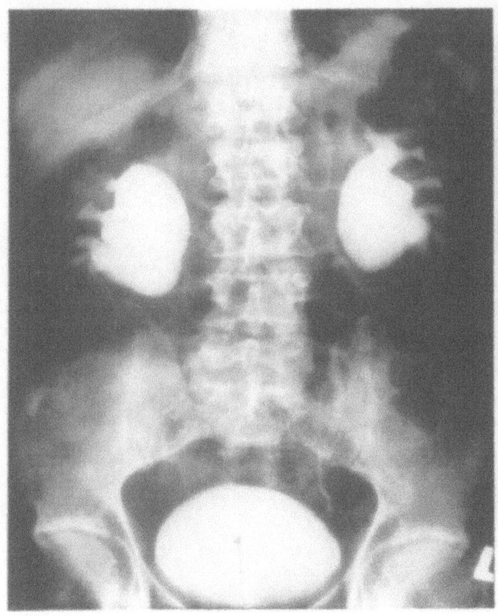

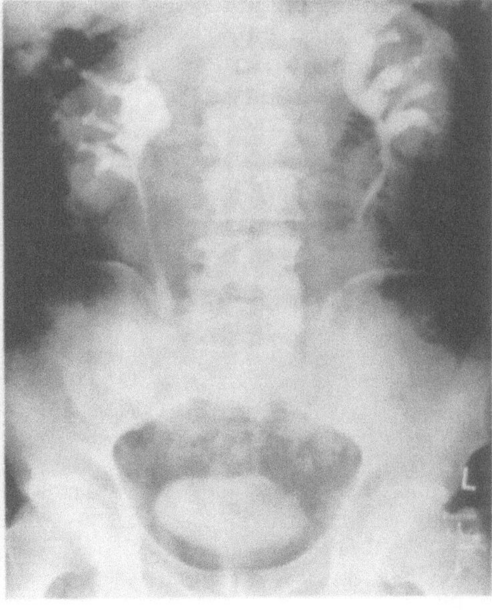

Abb. 1. Ausscheidungsurogramm vor (*links*) und nach antegrader Schlitzung des pyeloureteralen Übergangs bds. (*rechts*)

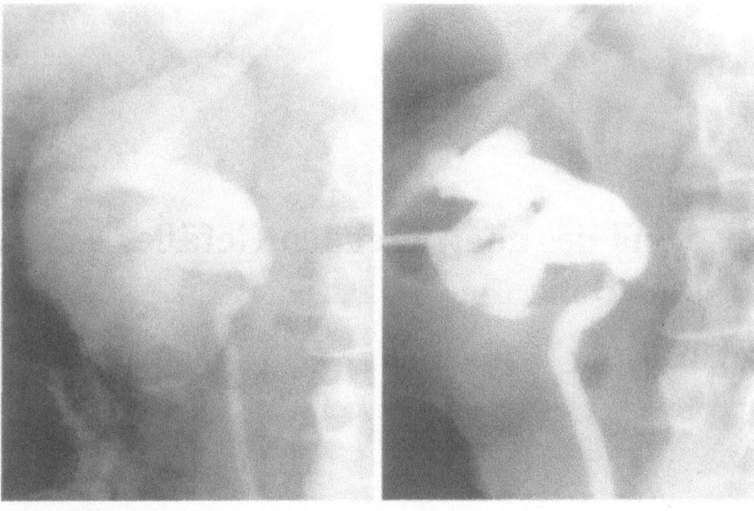

Abb. 2. Röntgenbild vor (*links*) und nach Ballondilatation des pyelo-ureteralen Übergangs (*rechts*)

en und ausgedehnte Fibrosen am pyeloureteralen Übergang genannt. Bei *sekundären* Stenosen des Harnleiterabgangs nach Trauma, Entzündung oder Voroperation werden allgemein perkutane Techniken bevorzugt. Die Erfolgsrate liegt bei 80% (1,2). Einzelne Publikationen empfehlen bei weniger ausgeprägten Engen die Ballondilatation (4-6). Die Langzeitresultate sind allerdings schlecht. Wir führen bei der primären Harnleiterabgangsstenose vorwiegend die Kontinuitätsresektion nach Anderson-Hynes durch. Der hohe Harnleiterabgang, langstreckige Stenosen und ausgedehnte Kalikektasien werden immer primär offen operiert. Bei narbigen, sekundären Harnleiterabgangsstrikturen wurde demgegenüber die antegrade Schlitzung des pyeloureteralen Übergangs mit nachfolgender sechswöchiger Splintung (PUSS Charr. 14[1]) vorgenommen (n = 10). Verglichen mit den Daten der Literatur sind unsere Ergebnisse der perkutanen Schlitzung und Langzeitsplintung schlechter (Erfolgsrate 60%) (Abb. 1a, b). Mit der Harnleiterdilatation (n = 10) wurden durchaus schlechtere Langzeitresultate erzielt: Fast ausnahmslos war nach 2 Jahren der Ausgangsbefund wiederhergestellt (Abb. 2).

[1] Angiomed, Karlsruhe.

Literatur

1. Badlani G, Eshghi M, Smith AD (1986) Percutaneous Surgery for ureteropelvic junction obstruction (endopyelotomy): technique and early results. J Urol 135: 26-28
2. Bagley DH, Huffman J, Lyon E, McNamara Th (1985) Endoscopic ureteropyelostomy: opening the obliterated ureteropelvic junction with nephroscopy and flexible ureteropyeloscopy. J Urol 133: 462-464
3. Brannen GE, Bush WH, Lewis GP (1988) Endopyelotomy for primary repair of ureteropelvic junction obstruction. J Urol 139: 29-32
4. Finnerty DP, Trulock TS, Berkman W, Walton KN (1984) Transluminal balloon dilation of ureteral strictures. J Urol 131: 1056-1060
5. Kadir S, White RI jr, Engel R (1982) Balloon dilatation of a ureteropelvic junction obstruction. Radiology 143: 263-267
6. Streem SB, Novick AC, Steinmuller DR, Zelch G, Risius B, Geisinger MA (1988) Long-term efficacy of ureteral dilation for transplant ureteral stenosis. J Urol 140: 32-35

Dr. Dorothea Weckermann
Urologische Klinik
Zentralklinikum Augsburg
Stenglinstraße
D-8900 Augsburg

Wert perkutaner und transurethro-ureteraler Harnleiterschlitzungen

A. Knipper, J. Schüller, N. Schmeller und J. Pensel

Seit Einführung endourologischer OP-Techniken können sekundäre Ureterstenosen auf perkutanem bzw. transurethro-ureteralem Weg geschlitzt werden. Damit ergibt sich nur noch in wenigen Fällen eine Indikation zur offen-operativen Korrektur sekundärer Ureterstenosen.

Material und Methode

In der Zeit vom 1.8. 85-30.4. 88 wurden 60 sekundäre Ureterstenosen endoskopisch geschlitzt (perkutan n = 20, transurethro-ureteral n = 40). 29 Stenosen waren im adrenalen Harnleiter, 5 im mittleren Harnleiter und 26 im distalen Harnleiter gelegen. Die Länge der Stenosen betrug zwischen 5 und 50 mm, die Dauer der Stenosen zwischen 4 Wochen und 5 Jahren. In 31 Fällen lagen ringförmige, in 29 Fällen filiforme Engen vor.

Ergebnisse

Bei einer Nachbeobachtungszeit von im Durchschnitt 18 Monaten (6-33 Monate) konnte bei 42 Patienten ein normalisiertes bzw. verbessertes Infu-

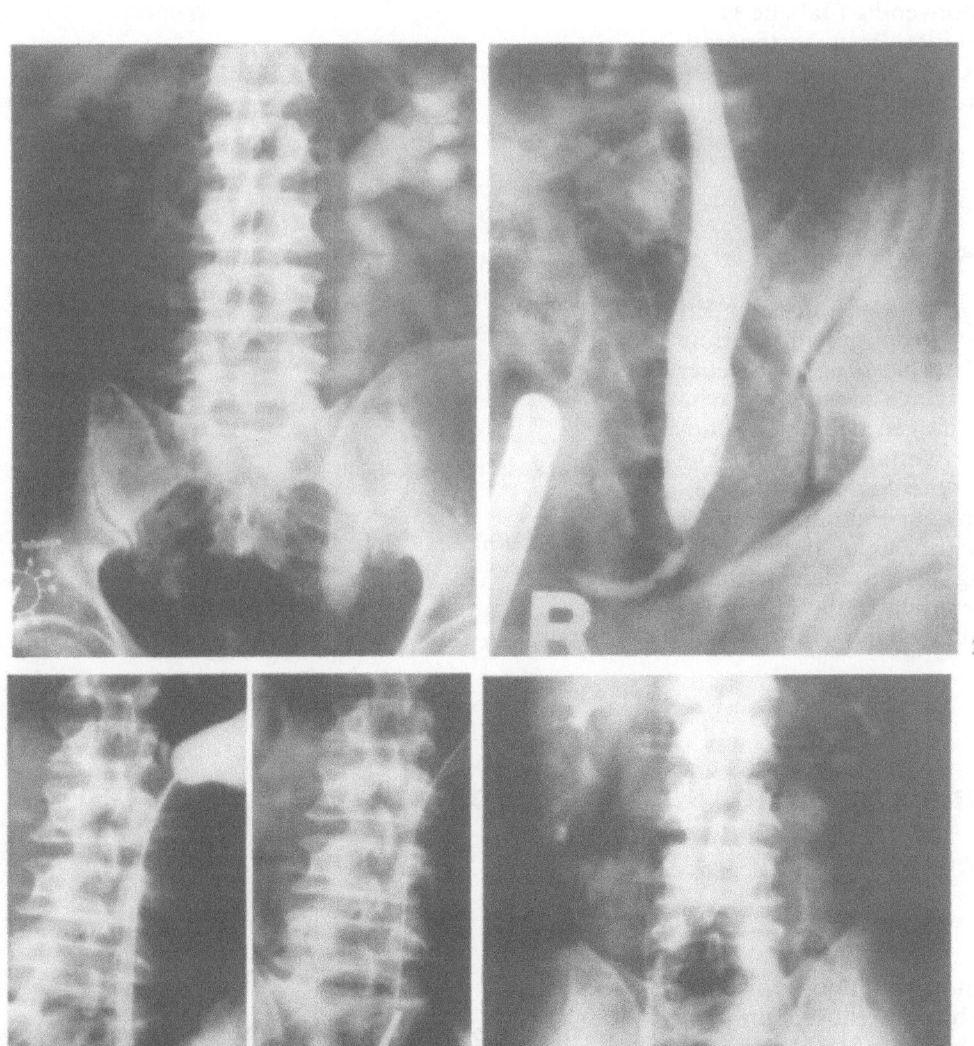

Abb. 1. IUG mit sekundärer prävesikaler Harnleiterstenose links nach transurethraler Resektion eines Blasentumors

Abb. 2. Retrogrades Uretero-pyelogramm links mit 30 mm langer prävesikaler Harnleiterstenose

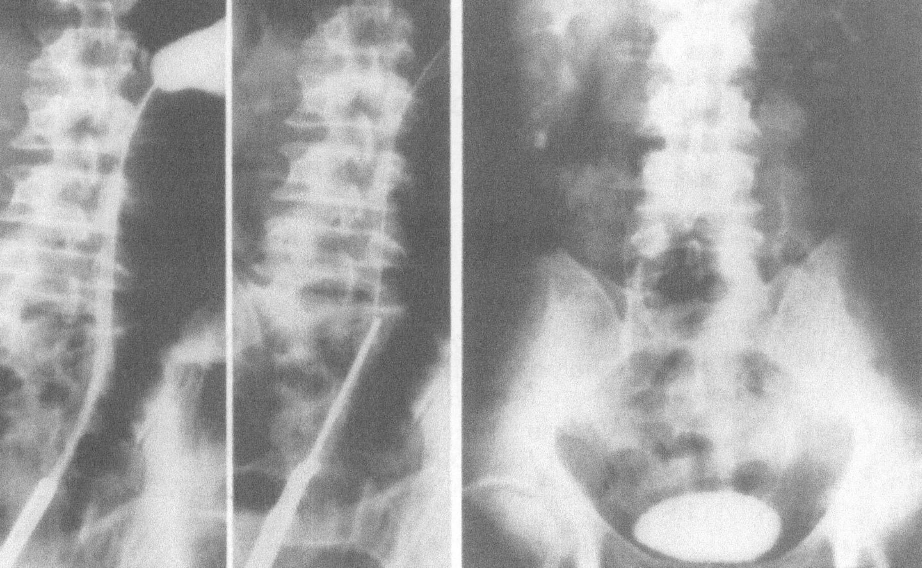

Abb. 3. **a** Einführen eines flexiblen Führungsdrahtes in das obere Hohlsystem links und retrograde Darstellung, **b** Drahtgeführte Ureterotomie mit einem 12 Charr. Ureteroskop unter Sicht durch ein Urethrozystoskop

Abb. 4. Kontrollinfusionsurogramm 18 Monate nach erfolgreicher transurethroureteraler Harnleiterschlitzung links

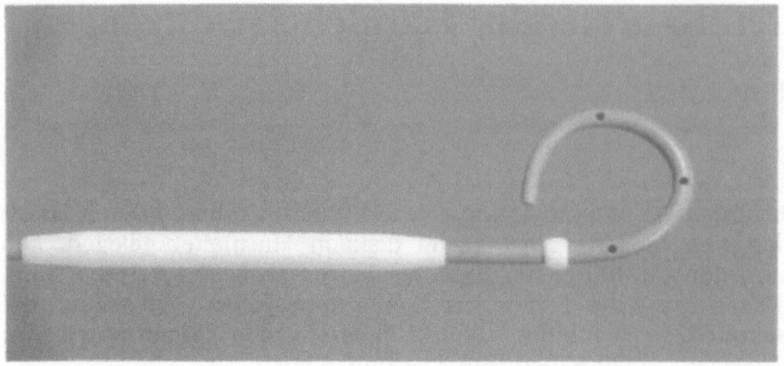

Abb. 5. Double-J-Katheter mit verschiebbarer Hülse Charr. 14

sionsurogramm beobachtet werden (Abb. 1-4). Bei 6 Patienten lag ein unverändertes Kontrollurogramm vor. 3 Patienten wurden permanent mit einer Double-J-Schiene versorgt, in 9 Fällen war eine offen-operative Korrektur notwendig (Tabelle 1).

Bei 13/60 Patienten traten intra- bzw. postoperative Komplikationen in Form von Blutungen, Lumenverschluß bzw. Pyelonephritis auf, die jedoch alle konservativ bzw. durch erneute Schlitzungen beherrscht werden konnten (Tabelle 1).

Tabelle 1. Sekundäre Harnleiterschlitzungen n = 60, Ergebnisse und Komplikationen

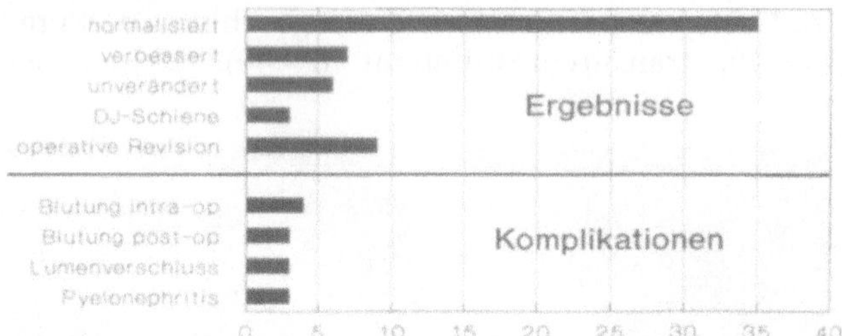

Diskussion und Zusammenfassung

60 sekundäre Ureterstenosen wurden mit einer Erfolgsrate von 70% endourologisch geschlitzt. Eine Vorhersage bezüglich des Therapieerfolges ist weder anhand der Dauer, noch der Länge oder der Ursache sicher möglich. Lediglich radiogen bedingte Stenosen eignen sich für dieses Verfahren nicht. Die Schlitzung sollte immer unter Sicht erfolgen. Subpelvine Stenosen werden bevorzugt perkutan, alle tiefer gelegenen Stenosen transurethro-ureteral geschlitzt. Das Problem der Schienung des geschlitzten Harnleiters kann durch eine innere Schienung mit einem Double-J-Katheter mit verschiebbarer Hülse (wahlweise 12-16 Charr.) gelöst werden (Abb. 5). Diese endourologischen Techniken erlauben es, sekundäre Ureterstenosen zunächst ohne offene Operation zu korrigieren, erst bei Mißlingen ist eine offene Operation notwendig.

Literatur beim Verfasser

Dr. med. A. Knipper
Klinik für Urologie
der Medizinischen Universität zu Lübeck
Ratzeburger Allee 160
D-2400 Lübeck

Eigenes Ureterotom-Modell für Endopyelotomie

D. Nicolescu, R. Boja und V. Osan

Die Endopyelotomie besteht in der endoskopischen Spaltung, vor allem der narbigen Stenosen, im pyeloureteralen Bereich oder des oberen Harnleiters.

Beschreibung des Ureterotoms (U. T.)

An der Olive des metallischen Ureteraldilatators 9 F. Typ Storz, wird ein Rundschnittmesser befestigt (Totalkaliber 12-14 F.)[1] (Abb. 1).

Technik

Nach einer perkutanen Nephrostomie, mit/oder Lithotomie, wird durch das Nephroskop ein Führungsdraht bis in die Harnblase eingeführt. U. T. wird am Führungsdraht eingelegt und dann unter endoskopischer Kontrolle aus dem Nierenbecken bis zur pyeloureteralen Grenze vorgeschoben (Abb. 2).

[1] Firma Storz.

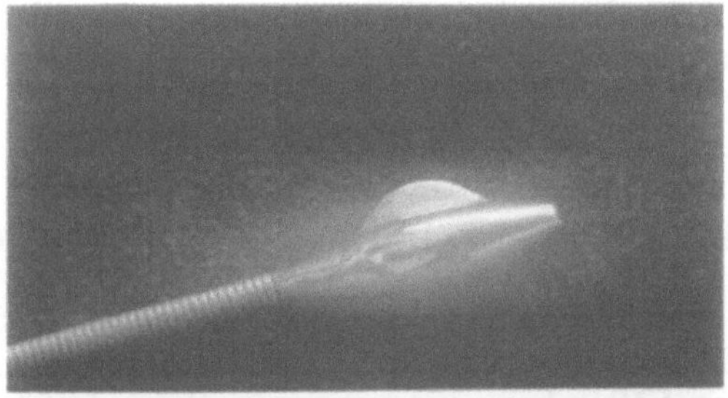
Abb. 1

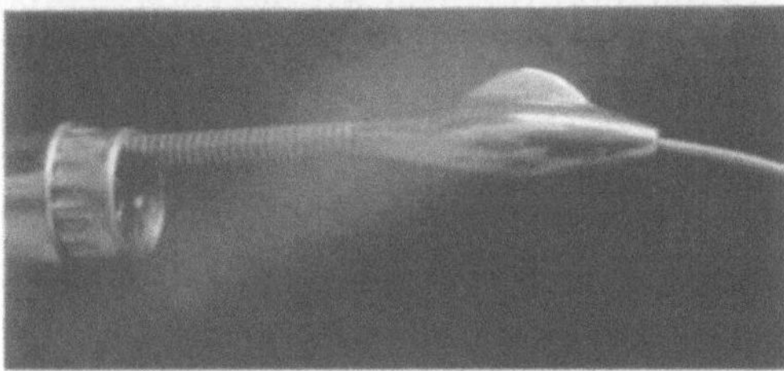
Abb. 2

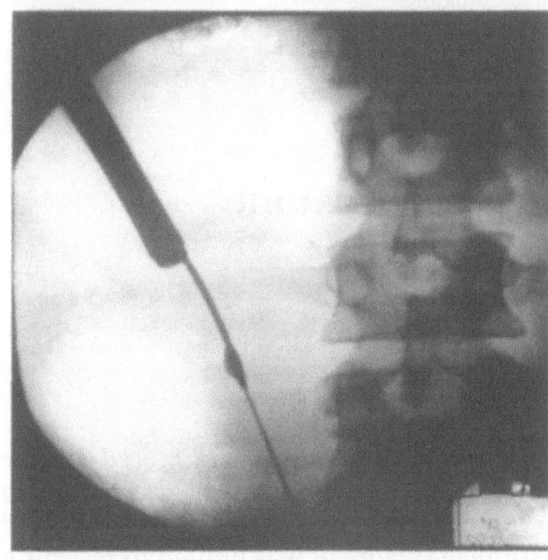
Abb. 3

Die Spaltung erfolgt durch das Weiterführen des U.T. bei radiologischer Kontrolle bis unter die Stenose und Rückziehen ins Nierenbecken (Abb. 3).

Die Stenose wird vollkommen in einer Ebene scharf durchtrennt. Die Entfernung des U.T. Am ortbleibenden Leitungsdraht wird ein Ureteralkatheter für innere Schienung auf eine Zeitspanne von 4 Wochen eingeführt. Entfernung des Leitungsdrahtes. Zeitliche Nephrostomie für 24-48 Stunden.

Kasuistik - Ergebnisse

28 erfolgreiche Fälle, ein Mißerfolg wegen einer ausgeprägten Harnleiterkrümmung, die den Vorschub des Leitungsdrahtes durch die Stenose unmöglich machte.

Vorteile

Effizienz, Sicherheit und Fazilität in der Stenose-Spaltung, wie auch im Einsatz des Ureteralkatheters für Schienung am Leitungsdraht. Geringe Kosten.

Prof. Dr. D. Nicolescu
Urologische Universitätsklinik
Dr. Marinescustr. 1
4300 Tîrgu-Mures
Rumänien

Ureterozystoneostomie nach Cohen: Stellenwert in unserer Klinik nach 120 Fällen

G. Betz, R. K. Rüdiger und K. Planz

Im Jahre 1975 beschrieb Cohen (Cohen SJ 1975) eine technisch einfache, komplikationsarme Methode der Ureterozystoneostomie (Tabelle 1, 2). In der Hand des Erfahrenen ist die Rate von persistierenden Refluxen gering, die Stenosegefahr niedrig. Bei 147 operierten ureterorenalen Einheiten in unserer Klinik halten unsere Ergebnisse einem Literaturvergleich stand (Riedmiller H et al. 1983; Thüroff JW et al. 1979; Albescu IV et al. 1983) Auffällig ist die mit 9,4% hohe postoperative Urolithiasisrate, die im Vergleich zu einer Rate von 4,08% bei der Gesamtbevölkerung (Hautmann R 1983; Ljunghall S et al. 1975) etwa doppelt so hoch liegt. Bekannt ist die im Zusammenhang mit ureterorenalem Reflux erhöhte Inzidenz für Urolithiasis, die Angaben liegen in der Literatur je nach Ausprägung und Dauer des Refluxes zwischen 7% und 20%

Tabelle 1. Ureterozystoneostomie nach Cohen (117 Patienten)

Urolithiasis nach UCN	N	%
Bisher unbehandelt	4	3,4
Urosepsis	1	0,8
Spontanabgang	2	1,6
Operation	4	3,4
ESWL-Versuch	2	1,6

Tabelle 2. Ureterozystoneostomie nach Cohen

Refluxfreiheit in Abhängigkeit vom Refluxgrad				
	Refluxgrad		Refluxfreiheit	
	%	N	%	N
I	4,8	7	100	7
II	23,8	35	97,1	34
III	48,3	71	97,1	69
IV	21,7	32	90,6	29
V	1,4	2	–[a]	–[a]
Refluxfreiheit gesamt			95,8%	

[a] Aufgrund renaler Komplikationen Nephrektomie

(Torres et al. 1983; Thüroff et al. 1979). Eine Therapie der Urolithiasis war bei unserem Patientengut aufgrund von symptomatischem Steinleiden bei 6 Patienten notwendig. In 2 Fällen gelang unter Spasmolyse der spontane Steinabgang, 4 Patienten wurden operiert. Die Behandlungsversuche mittels ESWL bei 2 Patienten mit Harnleitersteinen wurden wegen Unmöglichkeit der retrograden Sondierung des Harnleiters abgebrochen, beide Patienten wurden ureterolithotomiert.

Um Probleme bei der Anwendung retrograder auxiliärer Maßnahmen nach ESWL, sie sind in unserer Klinik in ca. 20% notwendig, zu vermeiden, führen wir heute die UCN nach Cohen nur bei Patienten in höherem Lebensalter ohne Steinanamnese durch. In den übrigen Fällen bevorzugen wir die Psoas-Hitch-Ureterozystoneostomie, bei der die Sondierung des Harnleiters in der Regel unproblematisch ist.

Literatur beim Verfasser

Dr. G. Betz
Urologische Klinik
des Städtischen Klinikums
D-6400 Fulda

The Long-Term Results of Bilateral Uretero-cystoneostomy in Children

M. D. Javad-Zade

We had studied the long-term results of the simultaneous ureterocystoneostomy in 103 children from 5 months to 14 years old with bilateral diseases within the period of 15 years. Out of 206 operations 68 had been performed for obstructive megaureter and 138–for vesico-ureteral reflux (VUR).

The least of the problems encountered in the surgery of ureteral obstructive diseases was related to the primary megaureter in 70.5% of complicated cases. The surgical treatment was limited to resection of the distal part of the ureter with its reimplantation into urinary bladder according to Paquin. In case of

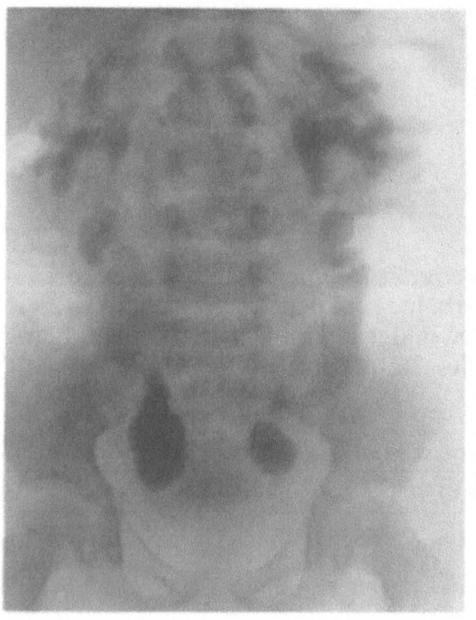

a

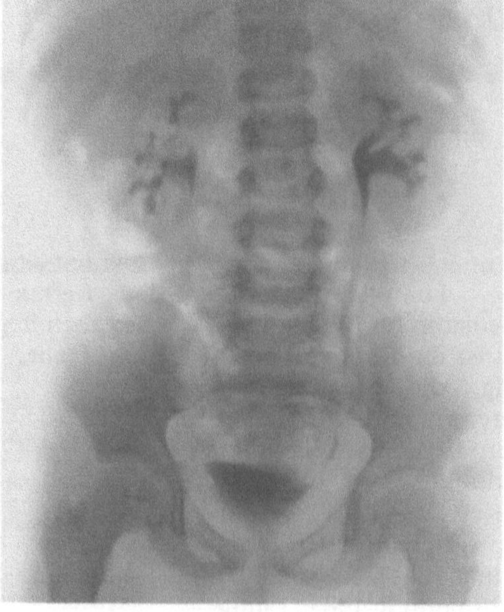

b

Fig. 1 a, b. IVP's of the patient H., 6 years old, with bilateral ureteric obstruction: **a** IVP; **b** IVP the year later after operation

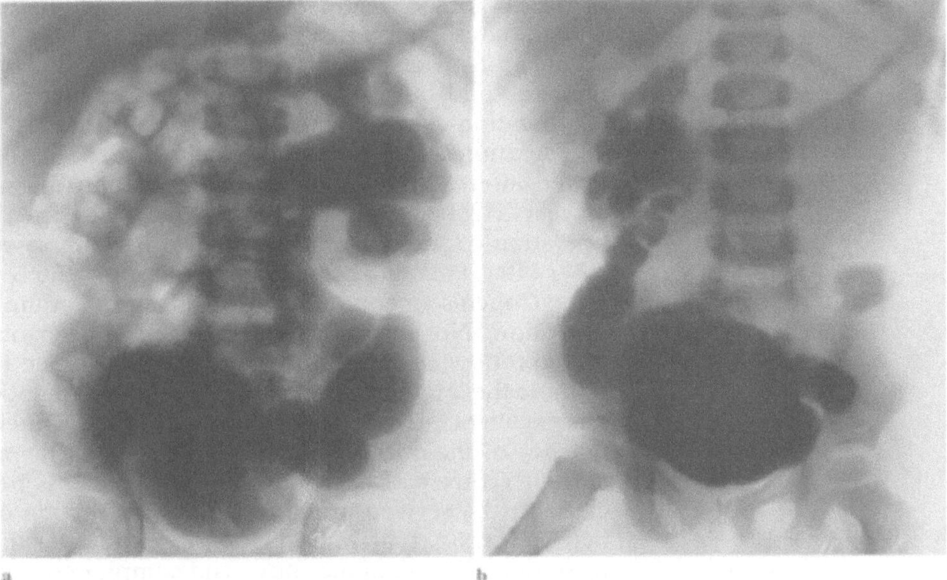

Fig. 2a, b. IVP's of the patient M., 5 years old, with congenital bilateral vesicoureteral reflux of V degree and chronic renal failure: **a** Infusion urogram; **b** Cystogram

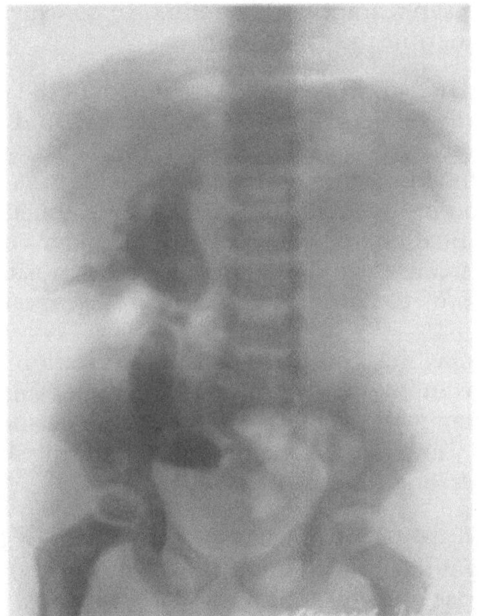

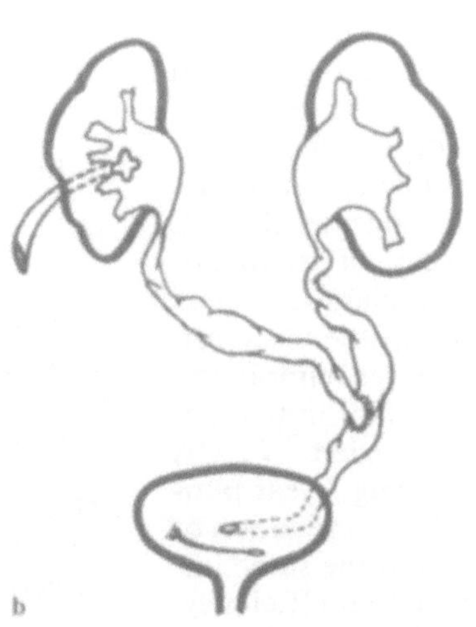

Fig. 3a, b. The same patient: **a** antegrade pyeloureterogramm: obliteration of terminal part of right ureter after reimplantation by Cohen; **b** diagram of transuretero-ureteroanastomosis

normal urodynamic condition of the lower urinary tract the results of the operations on the distal part of ureter were rather satisfactory (Fig. 1 a, b). In contrast to the above mentioned the greatest difficulties were always associated with secondary megaureter whose prognosis was, as rule, rather hard to predict. This is connected with the fact that secondary megaureter is caused by numerous etiologic factors among which the leading place takes detrusor-sphincter neurogenic dyssynergy (92.3%) of various degree of severity. Taking into account this main etiologic factor one understands that the primary task should be restoration of the lower urinary tract urodynamics. After preoperative preparation of the patients with detrusor-sphincter dyssynergy and megaureter the transurethral electroresection of external urethral sphincter had been performed. The urethral catheter had been withdrawn on the 7-8-th day after the operation. The intermittent catheterisation and pharmacological agents were used for subsequent restoration of the urinary bladder function. However, successive correction of the lower urinary tract urodynamics only in 9% of patients resulted in disappearance of megaureter, thus, permitting to refuse the operation on the ureter. The positive dynamics in relation to renal and ureteral function were observed in 60.3% of patients, and this allowed to perform reconstructive operations on vesico-ureteral junction. In the remained cases (30.7%) the secondary changes had been so severe that in spite of the restored lower urinary tract dyna-

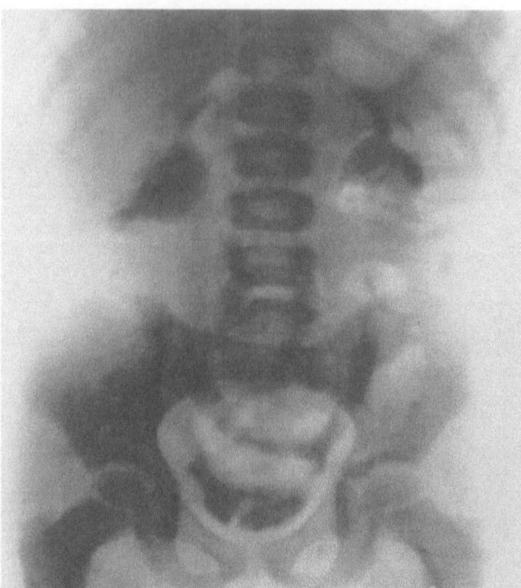

Fig. 4. The same patient: IVP 3 years later after transuretero-ureteroanastomosis

mics the renal and ureteral function remained without any evidence of dynamics. For these patients temporal urinary diversion by means of transcutaneous nephrostomy was used, and in case of positive results the ureteral reimplantation was performed subsequently. No one from the existing programs for the secondary megaureter treatment can take into account all the clinical presentations which the surgeon may come across. These programs are to be rather versatile and leave the possibility for taking nonstandard decisions. One of such decisions is transureteroureteroanastomosis (TUNA). We consider that it's indicated in repeated operations in case of stricture of the terminal part of one of the reimplanted ureters and in high risk of decompensation of the basic urinary bladder functions during the ureter reimplantation (Fig. 2a, b). This situation took place in two patients. Trokar nephrostomy preceeded TUUA (Fig. 3 a, b). The long-term results during 7 year period were evaluated as good (Fig. 4). The elimination of the urinary bladder disfunction played the same important role in rising the VUR treatment efficiency. These disfunctions were encountered in 80% of reflux patients, and rather definite causal-effective relationship had been observed there. We support the tactics of the combined treatment of the reflux. We began with the conservative treatment of the urinary bladder disfunctions. For patients with VUR the following methods had been used: by Politano-Leadbetter - 92 operations, by Cohen - 28, by Gil-Vernet - 18 operations. The long-term results had been followed after Politano-Leadbetter's operation during 15 years, Cohen's operation - 8, and Gil-Vernet's operation - 3 years. Unsatisfactory results comprised 3.2% after Politano-Leadbetter's operation, 3.6% - after Cohen's operation, and 3% - after Paquin's operation. No unsatisfactory results had been observed following antireflux surgery by Gil-Vernet. In a whole the long-term results were evaluated as good and excellent in 77.7%, satisfactory - in 19.4%. The efficiency of the operations was high enough. The recurrent reflux had been observed in 3 patients because of the revived urinary bladder disfunction of hyperreflectory type in a long-term period after the operation. The use of the above said complex conservative treatment allowed to eliminate the disturbances of the lower urianry tract dynamics and obtain persistent disappearance of the reflux. In conclusion we must underline the following:

- differentiated approach to the treatment of the patients with bilateral ureteral diseases should be conducted in consequence with the functional state of the lower urinary tract and the kidneys;
- realisation of the therapeutical measures aimed at the elimination of the urinary bladder disfunctions causes in the majority of cases positive dynamics of the process and helps to escape the surgery;
- TUUA may be considered as an operation of choice, as an alternative to ureterocystoneostomy in children with high risk of the basic urinary bladder function decompensation during repeated ureteral reimplantations.

Thus, pathogenetic approach to the treatment of bilateral megaureter in children, in a whole, conditioned the rise of its efficiency till 97.1% of cases.

Dr. M. D. Javad-Zade
Baku
UdSSR

Ergebnisse einer eigenen extravesikalen Ureterreimplantationstechnik bei unterschiedlichen Indikationen einschließlich Ureterresektion

B. Ulshöfer, L. Rohrmoser und G. Rodeck

Beitrag nicht eingereicht

Retroperitoneale Fibrose – Harnleiterlateralisation als Methode der Wahl

P. Jung, A. Reiniger, H. Derouet und E. Becht

Einführung

Die Retroperitoneale Fibrose (RPF) ist eine seltene Erkrankung mit vielfältigem Erscheinungsbild und oft ungünstiger Prognose. Es werden die verschiedenen Behandlungsmöglichkeiten dargestellt sowie das therapeutische Vorgehen bei dem eigenen Patientengut. Unter der RPF versteht man die Proliferation fibrotischen Gewebes im Retroperitonealraum, die zur Kompression retroperitonealer Organe und Strukturen führt.

Man unterscheidet die primäre Form (idiopathisch, M. Ormond) von der sekundären Form (medikamentös induziert, posttraumatisch, radiogen).

Therapeutisches Vorgehen

An erster Stelle der Therapie steht die Operation, als adjuvante Maßnahme können Corticosteroide gegeben werden.

Die Operation beginnt zunächst über einen pararectalen, extraperitonealen Zugang mit der Ureterolyse. Daran schließt sich die Ureterverlagerung an, von der einige Modifikationen beschrieben sind.

Bei der Ureterlateralisation wird der Ureter zur Seite gelagert und durch die Fixation des Peritoneums am M. psoas wird ein Zurückfallen verhindert (Abb. 1, 2) [1].

Bei der Ureterintraperitonealisierung wird der Harnleiter nach intraperitoneal verlagert mit der Gefahr der subpelvinen und prävesicalen Stenose [2].

Bei der Peritoneallappenplastik wird der Ureter durch Peritonealduplikatur oder -lappen umscheidet [3].

Bei der Fettlappenplastik wird der Ureter in Fettlappen aus der Nierenfettkapsel eingehüllt. Hier besteht die Nekrose- und Rezidivgefahr [4]. Als Zusatzmaßnahmen kommen zum Beispiel die Ureterocystoneostomie, die Boarilappenplastik, die Autotransplantation der Niere in die Fossa iliaca oder die supravesicale Harnableitung in Frage.

Patientengut und Ergebnisse

Von 1975 bis 1988 wurden an der Urologischen Universitätsklinik Homburg 17 Patienten mit RPF bei einem follow up von 4,1 Jahren (2–13 J.) behandelt.

13 Patienten hatten eine primäre RPF. Hier wurde bei 23 renalen Einheiten die Ureterlateralisation durchgeführt.

Bei 4 Patienten (8 renale Einheiten) mit sekundärer RPF wurde die Ureterintraperitonealisierung durchgeführt.

Bei 86,9% der renalen Einheiten ergab sich nach Ureterlateralisation ein unkomplizierter Verlauf. Bei einem Patienten wurde 8 Monate postoperativ eine Boarilappenplastik durchgeführt. Ein Patient ent-

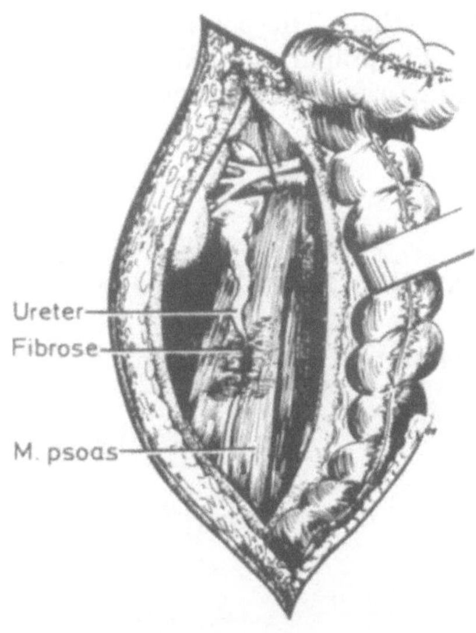

Abb. 1. Operationssitus der retroperitonealen Fibrose, zur Verdeutlichung bei geöffnetem Peritoneum

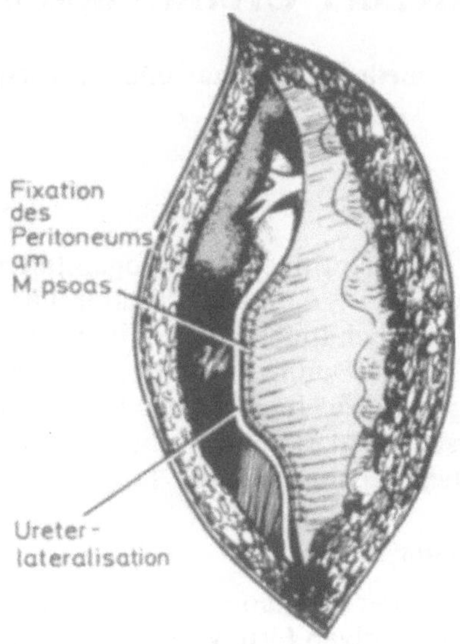

Abb. 2. Ureterlateralisation und Fixation des Peritoneums

wickelte einen Bauchdeckenabszeß. Bei einem dritten Patienten wurde später eine Ureterintraperitonealisierung durchgeführt.

Bei der Hälfte der Patienten mit sekundärer RPF war der weitere Verlauf unauffällig. Bei einem Patienten mußte später eine Nephrektomie durchgeführt werden, bei einem weiteren wurde eine Durchzugfistel angelegt. Bei 8 renalen Einheiten wurde nach Ureterlateralisation eine interne Splintung notwendig.

Diskussion

Die Ureterolyse und Ureterlateralisation ist die einfachste Therapie der primären RPF. Es genügt ein rein extraperitonealer Zugangsweg.

Dahingegen ist bei sekundärer RPF das Entzündungsgebiet oft größer und daher mit der Lateralisation nicht zu beherrschen. Hierbei empfiehlt sich eine weitgehende Freipräparation des gesamten Ureters und die intraperitoneale Verlagerung. Eventuell sind auch andere Maßnahmen zur Überbrükkung von Ureterdefekten notwendig.

Im allgemeinen bedarf es jedoch sicher einer individuell angepaßten Therapie.

Literatur

1. Kerr WS, Suby HI, Vickery A, Fraley E (1968) Idiopathic retroperitoneal fibrosis: Clinical experiences with 15 cases, 1956-1967. J Urol 99: 575
2. Wagenknecht LV (1971) Fibrose rétropéritonéale associée à un aneurysme aortique à propos de deux observations. J Urol Nephrol 77: 217
3. Klosterhalfen H (1967) Was ist über das Krankheitsbild der „retroperitonealen Fibrose“ bekannt? Dtsch Med Wochenschr 92: 2208
4. Wand H (1968) Ein Beitrag zur retroperitonealen Fibrose. Z Urol 3: 161

Dr. med. P. Jung
Urologische Universitätsklinik
D-6650 Homburg/Saar

Gefäßschonende Schichtmodellage des Megaureters

K. M. Schrott, G. Schott und W. Rösch

Beitrag nicht eingereicht

Plastisch rekonstruktive Versorgung von urogenitalen Fisteln der Harnblase, der Urethra und der Ureteren

M. Kriegmair, N. Schmeller, S. Thomas und A. Hofstetter

Einleitung

Seit 1984 wurden 18 Patientinnen mit urogenitalen Fisteln der unteren Harnwege und der distalen Ureteren an unserer Klinik behandelt. Die Patientinnen waren zwischen 27 und 68 Jahren alt. Das Durchschnittsalter betrug 50 Jahre. In 14 Fällen fand sich eine iatrogene Ursache, in 4 Fällen eine maligne Neoplasie des kleinen Beckens (Tabelle 1).

Material und Methodik

Da die Fisteln nicht selten spontan ausheilen, wurde die Indikation zum operativen Fistelverschluß frühestens nach 8-10 Wochen gestellt. Bei Vorliegen eines Strahlenschadens wurde mindestens 6-8 Monate zugewartet bis zum vollständigen Abschluß der radiogenen Gewebereaktion. Präoperativ wurde eine negative Urinkultur angestrebt. Patientinnen mit atrophischer Vaginalhaut erhielten 3 Wochen präoperativ Östrogene. In allen Fällen wurde eine präoperative Breitbandantibiose durchgeführt. Nach einem plastisch rekonstruktiven Fistelverschluß erhielten die Patientinnen für 8-10 Tage einen suprapubischen Katheter. Folgende Fistellokalisationen fanden sich:
vesikovaginal (n = 10); vesikourethrovaginal (n = 1); vesikovaginal und ureterovaginal (n = 1); urethrovaginal (n = 2); ureterovaginal (n = 4).

Tabelle 1. Ätiologie

n	*Neoplasie*
1	Rektumkarzinomrezidiv
2	Collumkarzinomrezidiv
1	Vaginalkarzinom
	Iatrogen
3	Radiatio
3	Vag. Hysterektomie
5	Abd. Hysterektomie
1	Nephroureterektomie
1	Falk-Pessar
1	Geburtshilfe

Tabelle 2. OP-Verfahren

n	*Vaginaler Zugang*
3	Füth-Mayo
1	Füth-Mayo + Pol. Lead.
1	Martius
1	Martius + Kolpokleisis
1	Kolpokleisis (Latzko)
	Suprapub. Zugang
1	Politano Leadbetter
1	Psoas Badder Hitch
2	Vesikale Verschiebe-lappenplastik + Netzinterponat
	Supravesikale Harnableitung
1	Ileum conduit
4	Ureteropyelotransversostomie
	Konservativ
2	Passag. Ureterschienung

Tabelle 2 zeigt die durchgeführten Operationsverfahren. Die Nachbeobachtungszeit liegt zwischen 2-43 Monaten.

Ergebnisse

Bei 11 Patientinnen konnte ein plastisch rekonstruktiver Fistelverschluß durchgeführt werden. Zwei kleinere Ureterenscheidenfisteln heilten unter passagerer Schienung des Ureters über 4-6 Wochen spontan ohne Strikturierung. In 5 Fällen konnte nur noch eine supravesikale Harnableitung durchgeführt werden. Die Mehrzahl der iatrogenen vesiko- und urethrovaginalen Fisteln (7 von 9 Patientinnen) wurde durch ein vaginaloperatives Verfahren verschlossen. In unserem Krankengut waren 4 Patientinnen mit einem vesikovaginalen Fistelrezidiv, wobei zwei auswärts in einer anderen Klinik voroperiert waren. Von diesen 4 vesikovaginalen Fisteln konnten 3 durch eine erneute vaginale Operation erfolgreich verschlossen werden. Die Erfolgsrate insgesamt beim Verschluß iatrogener urogenitaler Fisteln an unserer Klinik liegt bei 82% (n = 11). Nach einer vesikalen Verschiebelappenplastik bzw. nach einer Operation nach Füth-Mayo trat ein Fistelrezidiv auf. Beide Patientinnen konnten erfolgreich durch eine erneute vaginale Operation (Füth-Mayo bzw. Martius) operiert werden.

Diskussion

Die überwiegende Zahl der iatrogenen vesiko- und urethrovaginalen Fisteln kann erfolgreich verschlossen werden durch ein vaginal rekonstruktives Operationsverfahren. Bewährt hat sich dabei die vesikale Invertierung des Fistelkanals nach Füth-Mayo. Bei größeren und radiogen verursachten Fisteln sollte eine Unterpolsterung mit einem Bulbuscavernosusfettlappen nach Martius erfolgen. Dieser kann bei Beteiligung der Urethra zusätzlich kontinenzfördernd wirken durch Elevation des Blasenhalses. Nach einer Martiusplastik waren 2 Patientinnen mit urethrovaginalen Fisteln kontinent. Für die kleine hochsitzende Posthysterektomiefistel eignet sich die Kolpokleisis nach Latzko.

Ein erfolgreicher rekonstruktiver Fistelverschluß wird letztlich jedoch nicht durch starre Operationsschemen gewährleistet, sondern erfordert eine individuelle Anpassung an die anatomischen Verhältnisse.

Die Indikation zum suprapubischen Zugang sehen wir bei Beteiligung des Ureters, bei einem Fisteldurchmesser über 2 cm und bei ausgedehnten Strahlenschäden, bei welchen ein erfolgreicher Fistelverschluß nur durch ein Netzinterponat gewährleistet werden kann.

Eine supravesikale Harnableitung mußte fast ausschließlich nur bei Fisteln aufgrund maligner Neoplasien des kleinen Beckens durchgeführt werden. Eine Patientin mit einer ausgedehnten radiogenen vesikovaginalen Fistel konnte jedoch nur durch ein Ileum conduit versorgt werden, da bei der vorausgegangenen Operation nach Wertheim Meigs das Omentum majus entfernt worden war.

Dr. M. Kriegmair
Klinik für Urologie der Medizinischen Universität zu Lübeck
Ratzeburger Allee 160
D-2400 Lübeck 1

Zusammenfassung der Postersitzung 2: Nierenbecken und Harnleiter

Th. Senge

Beitrag nicht eingereicht

Postersitzung 3: Harnleiter

Die End-zu-End-Ureterostomie als Therapie der kurzstreckigen Harnleiterläsion

H. Knönagel und P. Jaeger

Die Ureterresektion und anschließende End-zu-End-Anastomose hat in der rekonstruktiven Harnleiterchirurgie nur einen begrenzten Stellenwert. Bei einer kurzstreckigen Läsion im mittleren oder proximalen Drittel liegt jedoch eine gute Indikation vor, und zufriedenstellende Spätresultate sind möglich. Wir haben von 1986 bis 1988 vier Patienten auf diese Weise operiert (Tabelle 1). Es handelte sich einmal um einen semimalignen Desmoidtumor bei einem 37jährigen Mann, der den Ureter von außen infiltriert hat. Bei einem 73jährigen Mann ist nach perkutaner Lithotripsie und Stoßwellen-Behandlung eines Ausgußsteines eine proximale Harnleiterstenose aufgetreten, die auch nach ureteroskopischer Bou-

Tabelle 1. Patienten, Methode und Resultate

Patient	Alter (Jahre)	Läsion durch:	Lokalisation	Op-Datum	Verlauf	follow-up
W. R., m	37	Desmoidtumor	Mittlerer Harnleiter	10/86	Problemlos	22 Monate
K. H., m	73	Ureterstein?, ESWL?, anterograde URS?	Proximaler Harnleiter	2/88	Problemlos	6 Monate
B. M., m	51	Iatrogen, bei Pyelolithotomie	Proximaler Harnleiter	1/86	Stenosierung nach 2 Monaten, Bougierung, 3 Monate JJ-Stent, anschließend o. B.	2 Jahre
V. A., m (s. Abb. 1)	42	Iatrogen, bei Laminektomie	Mittlerer Harnleiter	12/85	Problemlos	2 Jahre

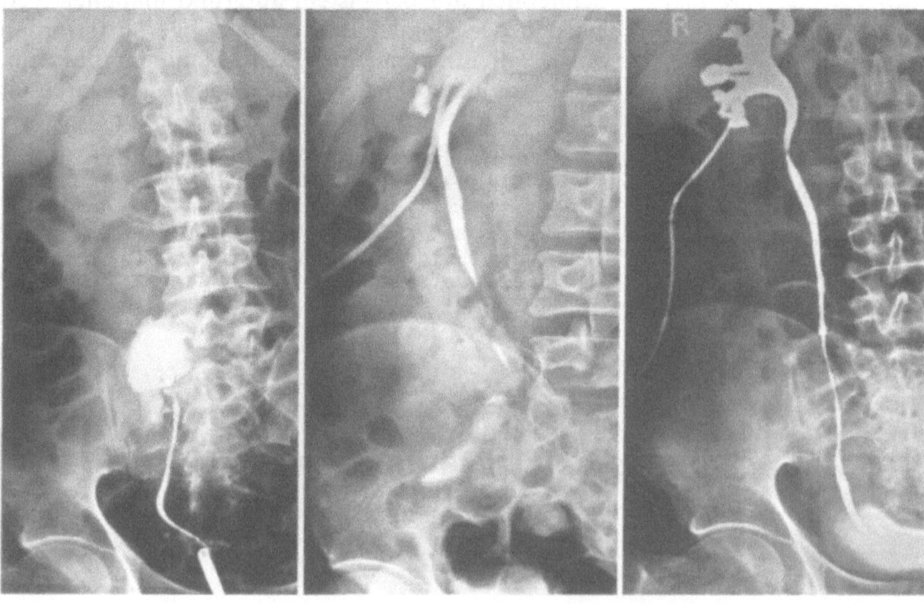

Abb. 1. Die Röntgenaufnahmen zeigen den Fall des bei der Laminektomie verletzten Harnleiters: *links* die retrograde und *in der Mitte* die anterograde Füllung zur Diagnostik; *rechts* die abschließende anterograde Darstellung drei Wochen postoperativ nach Entfernung der Harnleiterschienung

gierung nicht durchgängig blieb. Bei einem 51jährigen Mann ist es anläßlich einer Ureterolithotomie im proximalen Harnleiter zu einem Ureterabriß gekommen, was durch End-zu-End-Anastomosierung rekonstruiert wurde. In der Folge kam es an diesem Ort zu einer Stenosierung, die über eine drei Monate lange Dilatation erfolgreich behoben werden konnte. Und schließlich wurde bei einem 42jährigen Mann anläßlich einer lumbalen Laminektomie wegen Diskushernie (Zugang von dorsal) der Harnleiter verletzt. Die Rekonstruktion des Harnleiters durch End-zu-End-Anastomose erfolgte zwei Wochen nach der Verletzung.

Technik

Nach Mobilisation des Ureters nach kranial und kaudal werden die Stümpfe durch schräge Resektion angefrischt, so daß ein ovalärer Querschnitt entsteht. Anastomosierung mit 4 bis 6 extramukösen EKN aus Chromcat oder PDS der Stärke 4/0. Eine Schienung wurde in der Regel drei Wochen belassen, bis die Füllung durch den Pflaumer-Katheter oder die Nephrostomie eine dichte Anastomose bestätigen (Abb. 1).

Bei drei iatrogenen Läsionen und einer tumorbedingten Obstruktion des Harnleiters konnte durch Ureterresektion und End-zu-End-Anastomosierung der Harnleiter erfolgreich rekonstruiert werden. Auf diese Weise kann die Niere erhalten werden, ohne kompliziertere Eingriffe wie Autotransplantation oder Uretersatz durch Ileum vornehmen zu müssen.

Literatur

1. Dowling RA, Corriere JN, Sandler JR (1986) Iatrogenic ureteral injury. J Urol 135: 912-915
2. Hensle TW, Burbige KA, Levin RK (1987) Management of the short ureter in urinary tract reconstruction. J Urol 137: 707-711
3. Heller V, Osterhage HR, Heckl W, Frohmüller H (1986) Harnleiterverletzung bei lumbalen Bandscheibenoperationen. Urologe A 25: 347-350
4. Oesterwitz H, Metz L, Weber H (1988) Microsurgical end-to-end anastomosis in ureteral injuries. Eur Urol 14: 251-252
5. Pohl J, Fischer M, Budde J (1985) On the importance of resection length and tension for ureter end-to-end anastomoses. Urol Int 40: 107-111

Dr. H. Knönagel
Urologische Klinik
Universitätsspital
CH-8091 Zürich

Klinisch erfolgreiche End-zu-End-Rekonstruktion von langstreckigen Ureterdefekten

J. Pohl

Problemstellung

End-zu-End-Anastomosen werden äußerst selten als Rekonstruktionstechnik für langstreckige Harnleiterdefekte genannt. Das Postulat einer spannungsfreien Anastomose galt bisher unbestritten, so daß Defekte von max. 3-5 cm als überbrückbar angesehen wurden [1].

Im Gegensatz dazu konnten wir in einer umfangreichen experimentellen Studie [2] an Hunden zeigen, daß sehr gute Ergebnisse auch nach extremen Segmentresektionen bis zu 40% der Harnleitergesamtlänge erzielt werden konnten. Ausschlaggebend für den Erfolg unter experimentellen Bedingungen war eine technisch perfekte (mikrochirurgische) Anastomose. Die Spannungsbelastung der Anastomose und die Länge der resezierten Segmente hatten dagegen keinen negativen Einfluß. Daraus ergab sich die Frage nach der klinischen Anwendbarkeit.

Patienten und Methode

Zwölf Patienten im Alter von 23-77 Jahren hatten hochgradige behandlungsbedürftige Harnleiterstenosen zwischen 2 und 6 cm Länge. Die Höhe der Läsionen variierte von L4 bis S3. Häufigste Ursache der überwiegend iatrogen entstandenen Läsionen war mit 25% (4 Pat.) eine Ovarektomie wegen benigner oder maligner Erkrankungen. Weitere Ursachen waren u. a. Retroperitonealfibrose und Radiatio. In allen Fällen bestand eine hochgradige Harnstauung. Die Stenose war nicht oder nicht mehr sondierbar.

Trans- oder retroperitoneal wurde das stenotische Segment freipräpariert und der Harnleiter in seiner gesamten Länge mobilisiert. Nach ausreichendem Debridement bis ins vitale Gewebe wurde die Rekonstruktion der schrägen Schnittflächen (45°) über einer 8 Ch. Pigtail-Endoprothese mittels 10-12 submuköser Einzelknopfnähte (PDS 6 × 0) unter Verwendung einer Lupenbrille und mirkochirurgischer Instrumente vorgenommen. Bei hoher Spannung wurden zunächst Ecknähte mit 5 × 0 PDS gelegt, die Anastomose mit Fibrinkleber versiegelt und in Fettgewebe eingehüllt.

Ergebnisse

Nach einer postoperativen Beobachtungszeit von 3-37 Monaten war das Ergebnis (IVP und/oder ING) bei 10 Patienten sehr gut (83,3%). Bei einer weiteren Patientin mit Z.n. Radiatio, bei der intraoperativ eine diffuse, langstreckige Devitalisierung des Ureters diagnostiziert werden konnte, war postoperativ eine Harntransportstörung nachweisbar, die aber seit der Operation mit einer Endoprothese problemlos behandelt werden konnte. Der Mißerfolg in einem weiteren Fall war auf eine Colon-Divertikulitis mit Abszedierung in Anastomosennähe zurückzuführen.

Diskussion

Zur Rekonstruktion langstreckiger Harnleiterdefekte werden allgemein aufwendigere Operationen wie Boari-Lappenplastik, Hörnerblase oder Dünndarminterponate empfohlen. Als weniger zuverlässig gilt die End-zu-End-Anastomose besonders dann, wenn sie unter Spannung angelegt werden muß, obwohl hierzu bisher keine systematischen Untersuchungsergebnisse vorgelegt worden sind. Unsere gegensätzlichen und unerwartet erfolgreichen experimentellen Ergebnisse nach mikrochirurgischer Rekonstruktion sehen wir unter klinischen Bedingungen durch eine hohe Erfolgsrate bestätigt. Einer anatomisch perfekten submukösen Nahttechnik mit (mikrochirurgischer) Adaptation kongruenter Schnittflächen kommt die größte Bedeutung zu. Spannungsbelastung und ausgedehnte Harnleitermobilisierung waren auch unter klinischen Bedingungen ohne wesentliche Bedeutung. Erwartungsgemäß wird die Erfolgsrate durch devitalisiertes Harnleitergewebe und lokale Wundinfektionen eingeschränkt. Insgesamt gilt die End-zu-End-Anastomose zu Unrecht als wenig zuverlässige Rekonstruktionsmethode. Im bisher erprobten Bereich bis 6 cm Resektionslänge war die Spannungsbelastung ohne Bedeutung.

Literatur

1. Melchior H, Lutzeyer W (1973) Die plastische Rekonstruktion der oberen Harnwege. Urologe A 12: 105-111
2. Pohl J, Fischer M, Budde J (1985) On the importance of resection length and tension for ureter end-to-end anastomoses. Urol Int 40: 107-111

Priv.-Doz. Dr. J. Pohl
Urologische Klinik und Poliklinik
der Westfälischen Wilhelms-Universität Münster
Albert-Schweitzer-Str. 33
D-4400 Münster

Die Autotransplantation als Möglichkeit zur Nierenerhaltung bei langstreckiger Harnleiterläsion

P. Jaeger, H. Knönagel, M. Decurtins und D. Hauri

Fallen bei Ureterläsionen aufgrund ihrer Lokalisation oder ihrer Ausdehnung einfachere rekonstruktive Maßnahmen wie End-zu-End-Ureterostomie oder Uretero-Zysto-Neostomie außer Betracht, so stehen mit der Autotransplantation der Niere und dem Uterersatz durch Ileuminterposition zwei rekonstruktive operative Möglichkeiten zur Nierenerhaltung zur Verfügung.

Es wird über zwei Patienten berichtet, bei denen wegen längerstreckiger distaler iatrogener Harnleiterläsion eine Autotransplantation der Niere vorgenommen wurde.

Fall 1 (1987): 35-jähriger Patient. Persistierender vesiko-renaler Reflux links bei St. nach Blasenteilresektion mit Ureterozystoneostomie (UZN) 1979 links wegen Blasenkarzinom und späterer zweimaliger Re-UZN wegen anhaltendem Reflux mit komplikationsreichem Verlauf (Fistel- und Abszeßbildungen).

Nach vorausgegangener dreimaliger operativer Intervention mit komplikationsreichem Verlauf ist die Aussicht für ein gutes Resultat mit nochmaliger UZN schlecht. Aus diesem Grund Entschluß zur Autotransplantation der linken Niere.

Fall 2 (1986) (s. Abb. 1): 35-jährige Patientin. Langstreckige Harnleiterstenose rechts im mittleren Drittel mit ausgeprägter Hydronephrose nach iatrogener Ureterläsion anläßlich einer Adnexektomie

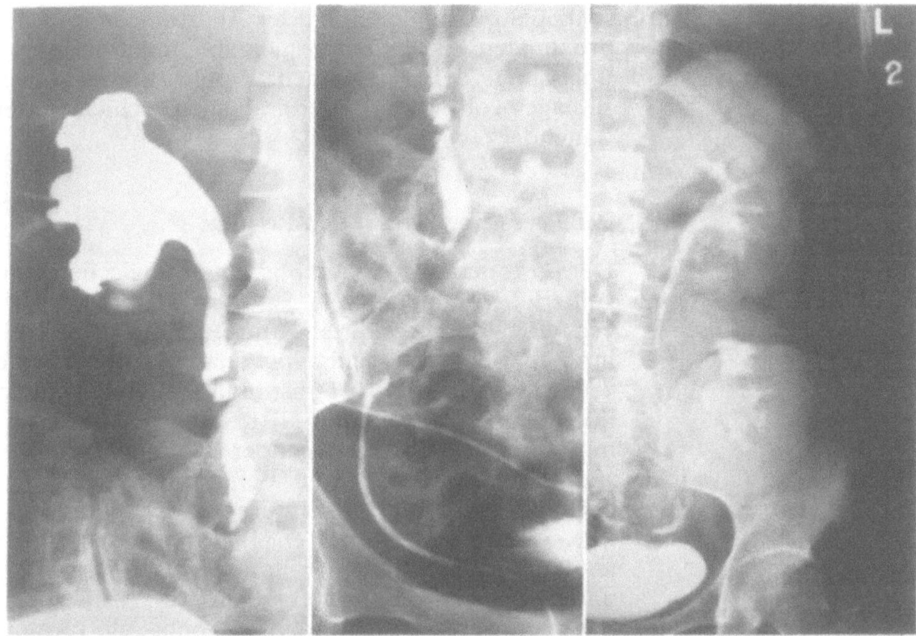

Abb. 1. Langstreckige iatrogene Harnleiterstenose im mittleren Drittel nach Adnexektomie, dargestellt durch anterograde (*links*) und retrograde Kontrastmittelfüllung (*Mitte*). Resultat 1 Jahr nach Autotransplantation (*rechts*) im iv-Urogramm

rechts. Aufgrund der Länge der Harnleiterstenose und deren Lokalisation entfällt eine einfache Rekonstruktion mittels Ureter-Ureter-Anastomosierung oder Ureter-Neuimplantation in die Blase. Entschluß zur Autotransplantation der rechten Niere.

Ergebnis: Ein Jahr nach Autotransplantation unauffälliges Kontroll iv-Urogramm.

Literatur

1. Lopez R, et al. (1987) Die Nierenautotransplantation. Z Urol Nephrol 80: 203-207

Dr. P. Jaeger
Urologische Klinik
Universitätsspital
CH-8091 Zürich

Trans-Pyelo-Pyelostomie als Verfahren zur Harnleiterrekonstruktion

V. Grünewald und U. Jonas

Zusammenfassung

Der alloplastische Ersatz des Harnleiters erwies sich bisher als wenig erfolgreich. Die Wertigkeit der Verwendung von Nabelschnur ist zweifelhaft, Dünndarminterponate sind komplikationsgefährdet.

Es wird der seltene Fall einer autologen Harnleiterrekonstruktion mittels Transposition des kontralateralen Ureters dargestellt. Bei einem 17jährigen Patienten mit einer hypoplastischen, praktisch funktionslosen linken Niere und einer ausgedehnten Nekrose des rechten Ureters infolge akzidenteller Skelettierung wurde nach linksseitiger Nephrektomie der Harnleiter mit Nierenbecken retroperitoneal nach rechts verlagert und eine Pyelo-Pyelostomie durchgeführt. Postoperativ konnte ein einwandfreies morphologisches wie funktionelles Ergebnis dokumentiert werden.

Anamnese und präoperative Befunde

Am 19.10.87 Aufnahme des 17jährigen Patienten in einem auswärtigen Krankenhaus. Dort erfolgte wegen des Verdachts auf einen retroperitonealen Senkungsabszeß rechts die operative Freilegung des rechten Retroperitoneums. Intraoperativ fand sich eine vollständige Thrombosierung der mit dem Ureter verschwielten V. testicularis, zusätzlich eine tiefe Thrombose der Vv. femoralis und iliaca comm. rechts (intraoperative Phlebographie). Nach Resektion der V. testicularis kam es zu einer nahezu voll-

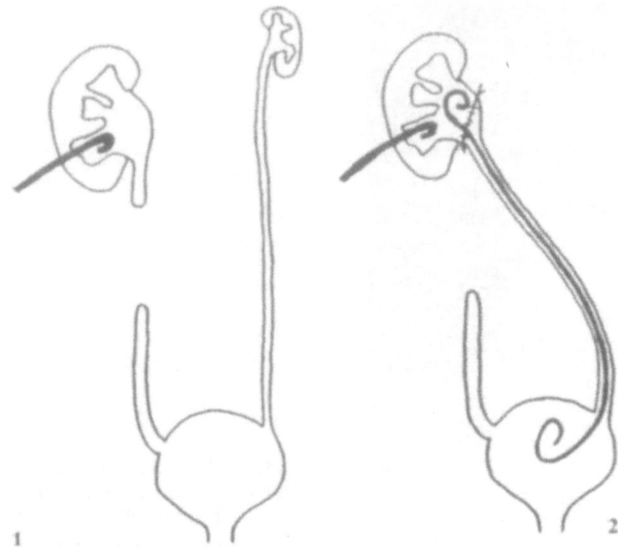

Abb. 1. Präoperativ

Abb. 2. Postoperativ

ständigen Skelettierung des rechten Ureters. Nach Verlegung des Patienten in die Urologische Klinik der Medizinischen Hochschule Hannover am 21.10. 87 erneute operative Revision wegen eines retroperitonealen Hämatoms und Anlage einer Durchzugsnephrostomie rechts, die später gegen eine percutane Nephrostomie ausgetauscht wurde. Im weiteren Verlauf totale Nekrose eines ca. 7 cm langen Ureterabschnittes rechts bei funktioneller Einzelniere rechts und praktisch funktionsloser hypoplastischer Niere links mit intaktem, nicht refluxivem linksseitigen Ureter.

Nach Konsolidierung der Wundverhältnisse Wiederaufnahme des Patienten am 22.2. 88 zur Rekonstruktion des rechtsseitigen harnableitenden Systems.

Operation

Nephrektomie links und Trans-Pyelo-Pyelostomie rechts mit Omentum-Wrapping der Anastomose am 26. 2. 88: Mediane Laparatomie vom Xiphoid bis zur Symphyse. Nach Freipräparation der rechten Niere und des proximalen Ureterstumpfes rechts, Mobilisierung der linken Niere und des linken Ureters und Absetzen der linken Niere vom Gefäßstiel. Anschließend Präparation des linken Nierenbeckens bis in die Kelchabgänge, danach Absetzen des Nierenparenchyms an den Kelchhälsen. Nach Präparation eines Mesenterialschlitzes spannungsfreie Verlagerung des linken Ureters oberhalb der A. mesenterica inf. nach rechts. Schienung des linken Ureters mit 4,7 Charr. Doppel-J-Katheter. Nach Resektion des proximalen Ureterstumpfes rechts Anschrägen des rechten und linken Nierenbeckens und Anastomosierung mit 4×0 Vicryl Einzelknopfnähten. Es gelingt eine weite, spannungsfreie Anastomose. Abschließend Ummantelung der Anastomose und des proximalen Ureters mit gestieltem Omentum majus. Belassung der percutanen Nephrostomie, nach Einlage von zwei Wunddrainagen schichtweiser Bauchdeckenverschluß.

Postoperativer Verlauf und Resultat

Der postoperative Verlauf bot von urologischer Seite keinerlei Komplikationen. Eine am 21. postoperativen Tag durchgeführte Röntgen-Kontrastdarstellung über die rechtsseitige percutane Nephrostomie zeigte einen glatten Kontrastmittelabfluß aus einem noch deutlich erweiterten NBKS bei weiter Anastomose und regelrecht liegender Doppel-J-Schiene. Keine KM Extravasation. Bei normalem Nierenbeckendruck daraufhin Entfernung der Nephrostomie. Am 10. postoperativen Tag kam es zu einem akuten Verschluß der V. axillaris rechts. Diese heilte unter Vollheparinisierung folgenlos aus. Als Ursache der rezidivierenden Thrombosen konnte ein vermutlich kongenitaler Protein C Mangel gesichert werden. Am 30.3. 88 Entfernung des Doppel-J-Katheters (5. Woche post operationem). Ein abschließendes Infusionsurogramm vom 31.3. 88 zeigte 5 Minuten post infusionem eine prompte, gering verzögerte KM Ausscheidung, weitere Aufnahmen 45 und 75 Minuten p.i. ergaben einen glatten KM Abfluß bei weiter Anastomose sowie einen Rückgang der NBKS Ektasie.

Bei Entlassung des Patienten aus stationärer Behandlung befanden sich sämtliche Laborparameter im Normbereich. Serum Kreatinin ebenfalls normal. Die Abb. 1 und 2 geben schematisch die präoperative Ausgangssituation sowie den postoperativen Zustand wieder.

Schlußfolgerung

Die Transposition des kontralateralen Ureters stellt in den seltenen Fällen von langstreckigen Harnleiterstenosen oder Harnleiterdefekten im mittleren Ureterdrittel bei funktioneller Einzelniere ein optimales Verfahren zur Rekonstruktion des harnableitenden Systems dar.

Literatur

Hodges CV, Barry JM, et al. (1980) Transureteroureterostomy: 25 year experience with 100 patients. J Urol 123: 834

Hohenfellner R, Jonas U (1971) Trans-Kaliko-Ureterostomie. Aktuel Urol 2: 43

Küss R, Chatelain C (eds) (1975) Replacement ureteroplasty. In: Surgery of the ureter. Springer, Berlin Heidelberg New York (Handbuch der Urologie, Bd 13/3, S 72–129)

V. Grünewald
Urologische Klinik der Medizinischen Hochschule Hannover
Konstanty-Gutschow-Str. 8
D-3000 Hannover 61

Plastische Rekonstruktion des Harnleiters unter Verwendung des großen Netzes

G. Riedasch, T. Kälble, K. Möhring und L. Röhl

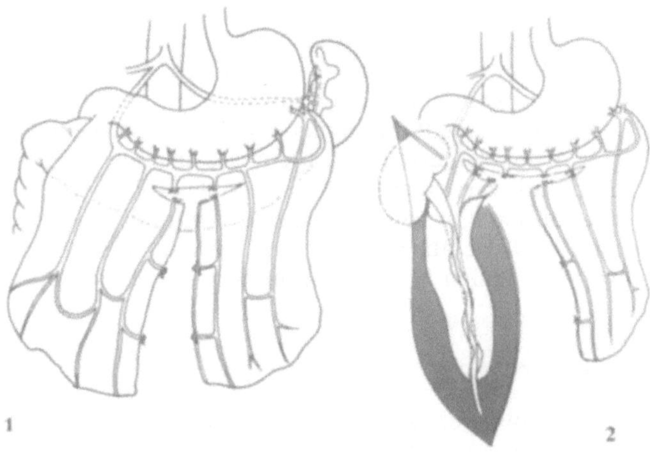

Abb. 1. Vorbereitung des Omentum majus

Abb. 2. Omentum majus-Plastik

Eine spontane Rückbildung der Ureterkompression mit konsekutiver Hydronephrose ist bei einer sekundären retroperitonealen Fibrose selten. Während der entzündlichen Phase des M. Ormond oder bei leichteren Formen der Ureterdilatation nach Radiatio kann ein Therapieversuch mit Corticosteroiden unternommen werden [2, 5]. In den meisten Fällen jedoch müssen die Patienten einer operativen Therapie zugeführt werden, wobei es verschiedene Operationsverfahren mit unterschiedlichen Rezidivraten gibt [1, 4, 5, 6].

Patienten

9 Patienten wurden einer Ureterolyse mit Omentum majus-Plastik unterzogen, wobei 3 Patienten beidseitig und 6 Patienten einseitig operiert wurden; insgesamt also 12 Ureter. 2 Patienten hatten einen M. Ormond, 7 eine sekundäre Ureterstenose nach Radiatio (4 Pat.) oder aorto-bifemoralem Dacron Bypass (3 Pat.). 3 Patienten waren kompensiert niereninsuffizient, ein Patient mit M. Ormond präterminal.

Operationsverfahren

Präoperativ wird prinzipiell versucht, den jeweiligen Ureter mit einem DJ-Katheter zu intubieren, was für die Ureterolyse eine große Erleichterung darstellt. Nach teils stumpfem, teils scharfem Ausschälen des Ureters aus seinem bindegewebigen Pannus wird das große Netz mobilisiert, wobei es teilweise vom Colon transversum abgelöst werden muß. Etwa in der Mittellinie wird es dann zwischen mehreren Li-

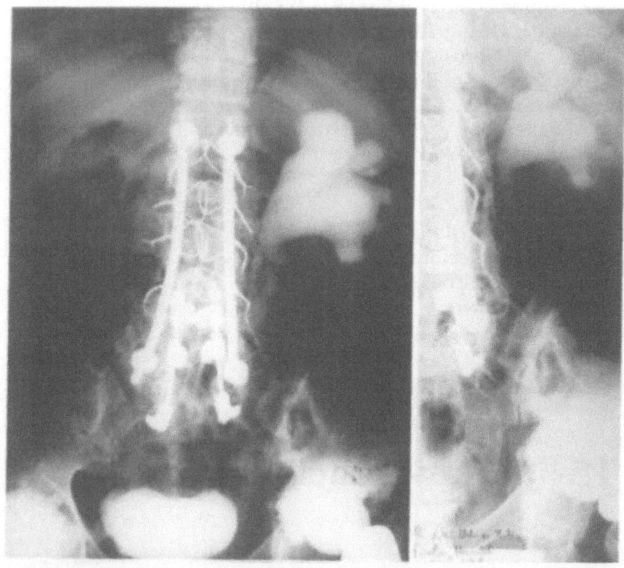

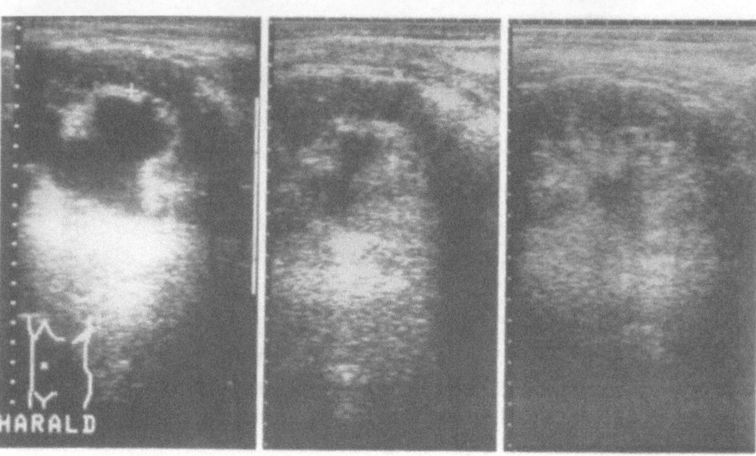

Abb. 3a, b. Ergebnis nach Ureterolyse mit Omentum majus-Plastik links und Nephrektomie rechts bei sekundärer retroperitonealer Fibrose. **a** IVP präop. (*links*) und 2 Monate postop. (*rechts*) nach Entfernung des DJ-Katheters. **b** Nierensonographie präop. (*links*), 4 Monate postop. (*Mitte*) und 8 Monate postop. (*rechts*)

Tabelle 1

Postop. Ergebnis (9 Pat., 12 Ureter)	Primäre retroperit. Fibrose	Sekundäre retroperit. Fibrose
Normal	-	4
Gebessert	4	4
keine Änderung	-	-
Beobachtungsezit:	Median 18,5 Monate	(3-27 Monate)

gaturen gespalten. Je nach benötigter Strecke kann der entstandene Netzlappen zusätzlich distal von Arteria und Vena gastroepiploica nach lateral inzidiert werden (s. Abb. 1). Anschließend wird der lysierte Ureter vom ipsilateralen Omentum majus-Lappen umscheidet (s. Abb. 2).

Ergebnisse

Nach einer Beobachtungszeit von 18,5 Monaten im Median mit einem Range von 3-27 Monaten zeigte sich bei 4 der 12 Ureteren eine vollständige, bei 8 Ureteren eine deutliche, jedoch inkomplette Rückbildung der Hohlraumdilatation. Von den 3 präoperativ niereninsuffizienten Patienten normalisierte sich einer, zwei fielen mit den Retentionswerten ab. Eine Persistenz oder ein Rezidiv der Stauung traten bislang nicht auf (s. Tabelle 1).

Diskussion

Die alleinige Ureterolyse sowie die Ureterolyse mit Lateralverlagerung sind wegen zu großer Rezidivgefahr verlassen worden [6]. Wagenknecht favorisiert aufgrund der hohen Fallzahl von 74 Patienten in seiner multizentrischen Retrospektivstudie mit einer Rezidivrate von 22% die Intraperitonealisierung des Ureters [6]. Tresidder wiederum machte schlechte Erfahrungen mit diesem OP-Verfahren (100% Rezidive) und bevorzugt die Omentum majus-Plastik, womit er bei 12 Patienten lediglich ein Rezidiv in einer Verlaufsbeobachtungszeit von 2-7 Jahren hatte [4]. Der Vorteil der Netzplompe liegt unseres Erachtens darin, daß eine reiche Gefäßeinsprossung in das vorgeschädigte Gebiet stattfindet und im Gegensatz zur Intraperitonealisierung eine Urinleckage nach ausgedehnter Ureterolyse verhindert wird. Auch wenn die Verlaufsbeobachtungszeit unserer Ureterolysen mit Omentum majus-Plastik relativ kurz ist, geben die vorgestellten Ergebnisse in Übereinstimmung mit Tresidder [4] Anlaß zu der Hoffnung, daß mit dieser Operationsmethode komplikationsarm die Rezidivgefahr der primären oder sekundären retroperitonealen Fibrose vermindert werden kann.

Literatur

1. Fowler JW (1987) Peritoneal flap ureteropexy for idiopathic retroperitoneal fibrosis. Br J Urol 60: 18-22
2. Ochsner MG (1975) Medical therapy in idiopathic retroperitoneal fibrosis. J Urol 114: 700-704
3. Ormond JK (1965) Idiopathic retroperitoneal fibrosis: a discussion of the etiology. J Urol 94: 385-390
4. Tresidder GC (1972) Omental sleeve to prevent recurrent retroperitoneal fibrosis around the ureter. Urol Int 27: 144-148
5. Truss F (1983) Retroperitoneale Fibrosen. DMW 108/17: 674-678
6. Wagenknecht LV (1978) Retroperitoneale Fibrosen. Thieme, Stuttgart New York

Dr. med. T. Kälble
Urologische Abteilung des Chirurgischen Zentrums
der Universität Heidelberg
Im Neuenheimer Feld 110
D-6900 Heidelberg

Regeneration von 2,5 cm Harnleiter: 15 Jahre Beobachtung

M. Kazón

Einleitung

End-zu-End-Anastomose ist die beste Methode der Wiederherstellung der Kontinuität des Harnleiters. Schwere Strikturen, bei Patienten die vielmals operiert worden waren, sind speziell zur Ureterotomia intubata geeignet. Der klaffende Schnitt in der Ureterwandung heilt dank den Regenerierungseigenschaften der glatten Muskulatur. Der gute Erfolg der Operation auf lange Sicht hängt von der Leistungsfähigkeit des Katheters ab, der in Nierenfisteln 4-6 Wochen lang verbleibt. Der quere Defekt in der Ureterwand verursacht, daß die Schienung des Harnleiters bis 3 Monate dauern muß. In meinem Fall geht um Regeneration 2,5 cm des Harnleiters, also um eine große Distanz.

Fallbericht

24-jährige Patientin. Lupus eryhtematodes visceralis, chronische Therapie mit Immuran und Encorton von 1968. Aufgenommen in die Urologische Klinik Ende 1971 wegen beiderseitigen Infekt-Ausgußstei-

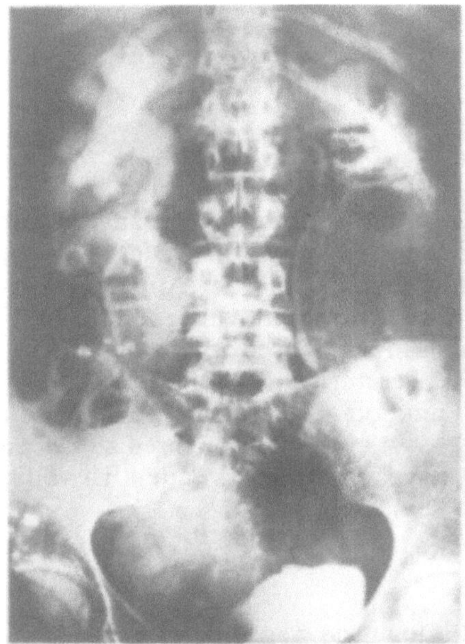
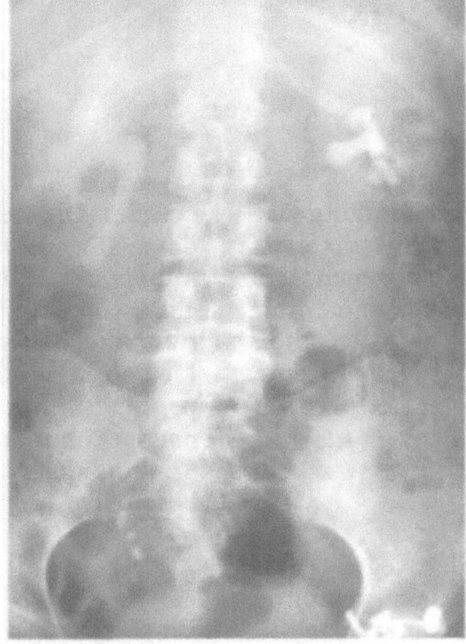
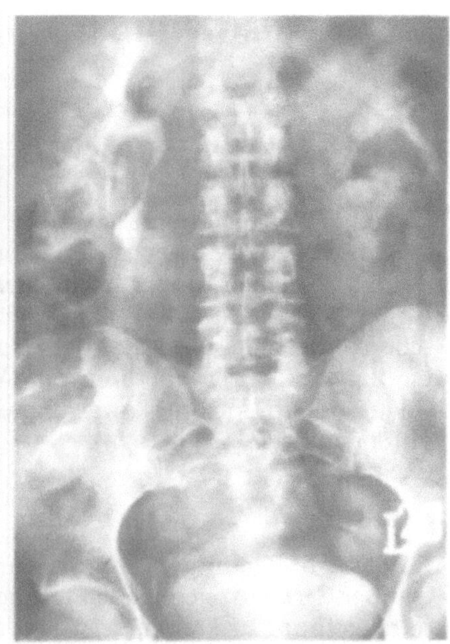

Abb. 1. Urographie vor der Splinting der Defekte im rechten Ureter. Hydronephrose rechts und Dislokation der Harnblase nach links

Abb. 2. Urographie 4 Monate nach Entfernung von beiden Kathetern: leichte Erweiterung des Nierenbeckens, regelmäßiger Blasenschatten. Rezidivnierensteine links. Erweiterung des oberen Anteils des rechten Ureter

Abb. 3. Urographie 15 Jahre nach Entfernung des Splintkatheters: kein Stein mehr. Leichte Erweiterung des rechten Nierenbeckens und des oberen Ureters am Regenerationsplatz

nen und Ureterstein rechts. Durch Pyelo- und Nephrokalikotomie an der linken Seite war die Entfernung der ganzen Steine unmöglich. Am 10. Oktober 1972 wurde einzeitig die rechtseitige Pyelo-Nephrokalikotomie und Ureterolithotomien oben und unten an der rechten Seite durchgeführt. Es gelang nicht, die postoperative Ureterfistel zu heilen. Man mußte eine Nierenfistel anlegen. Im April 1973 Urosepsis. Die Urographie zeigte eine rechtseitige Hydronephrose und eine Dislokation der Harnblase nach links (Abb. 1). 18. April 1973 Ausbildung einer riesigen Urinphlegmone, die aus dem rechten Retroperitonealraum entladen wurde. 8 cm unter der Nierenbeckenharnleitermündung wurde ein totaler Ureterwanddefekt entdeckt. Wir führten durch die Niere, den ganzen Harnleiter, über den Defekt durch die Harnblase und Harnröhre nach draußen einen Splintkatheter. Außerdem wurde eine Ureteropyelostomie angelegt. 100 Tage später entfernten wir die beiden Katheter. Die Nephrostomieöffnung heilte spontan. Eine anschließende Urographie zeigte nur noch eine leichte Pyelektasie und Ureterektasie (Abb. 2). 4 und 6 Jahre später hat die Patientin zwei Söhne geboren. 1981 linksseitige Nephrektomie wegen Pyonephrose. 1988 ohne Beschwerden. Urin klar, Kultur steril. Die Urographie zeigte eine leichte Pyelektasie, keine Steine (Abb. 3).

Diskussion

Es scheint, daß die langdauernde Schienung und chronische Therapie mit Encorton und Immuran verantwortlich war für die Regeneration der geschlitzten Ureter. Bei Ureterdefekten kann die Langzeitschienung zur Restitutio ad integrum führen und wird daher von uns empfohlen.

Literatur

1. Borkowski A, Kazón M (1975) Regeneration of 2.5 cm of the ureter. Eur Urol 1: 245-247
2. Mebel M (1964) Überbrückung kompletter Harnleiterdefekte im abdominalen Ureteranteil. Zschr Urol 37: 797-805
3. Mayor G, Zingg EJ (1973) Urologische Operationen 162. Thieme, Stuttgart

Dr. M. Kazón
02-562 Warszawa
Odolánskawska Str. 32/2
Polen

Uretersatz durch Appendix

H. Lipsky und H. J. Melchior

Es gibt wenige Berichte über die Verwendung der Appendix als Uretersatz [1, 2, 3, 4]. Die Indikation zu einem solchen Eingriff ist nur selten gegeben. Die Appendix ist jedoch wegen ihrer günstigen anatomischen Lage und ihres Kalibers durchaus geeignet, Ureterdefekte zu überbrücken. Wir haben eine solche Operation bei zwei Patienten erfolgreich durchgeführt.

Kasuistik

Bei einem 23jährigen Mann wurde wegen einer ektopen Ureterozele eine Ureteroheminephrektomie durchgeführt. Es kam in der Folge zu einer Fistelbildung des verbliebenen zweiten Harnleiters im Bereiche der Gefäßkreuzung. Bei der geplanten Reoperation sollte der Harnleiter in die Blase mittels eines Psoas-Hitch-Verfahren eingepflanzt werden. Es kam bei der Operation zu einem Abriß des Harnleiters, wenige Zentimeter unter dem Nierenbecken. Man entschloß sich zu einem Uretersatz durch Appendix. Dies geschah unter Schonung der Mesenterialgefäße. Die Appendix wurde isoperistaltisch mit dem Harnleiter anastomosiert, die Blase wurde mittels der Psoas-Hitch-Technik der Appendix entgegengebracht. Die Appendix wurde ohne Antirefluxmechanismus in den Blasenzipfel eingepflanzt. Der postoperative Verlauf war unauffällig. Die Appendix ist ihrer Funktion als Harnleiter vollkommen nachgekommen. Es ist auch nach 5 Jahren zu keiner Stauung der Niere gekommen, der Patient ist völlig beschwerdefrei (Abb. 1).

Kasuistik 2

Eine 50jährige Frau wurde wegen eines Korpuskarzinoms einer Strahlentherapie unterzogen. Anschließend wurde noch eine radikale Hysterektomie durchgeführt. Nach dieser Operation kam es zu einem Harnaustritt aus der Scheide, weiters kam es zu einer Sepsis und zu Schmerzen in der rechten Niere, welche gestaut war. Es bestand sowohl eine Stenosierung des Harnleiters in der Gefäßkreuzung, als auch eine Blasen-Scheiden-Fistel. Die operative

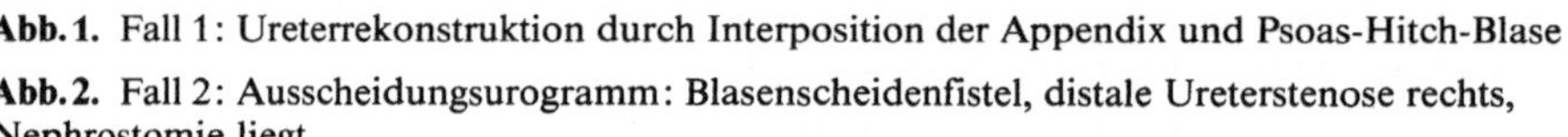

Abb. 1. Fall 1: Ureterrekonstruktion durch Interposition der Appendix und Psoas-Hitch-Blase

Abb. 2. Fall 2: Ausscheidungsurogramm: Blasenscheidenfistel, distale Ureterstenose rechts, Nephrostomie liegt

Abb. 3. Fall 2: Ausscheidungsurogramm nach 10 Monaten. Der rechte distale Harnleiter wurde durch Appendix ersetzt, guter Harntransport

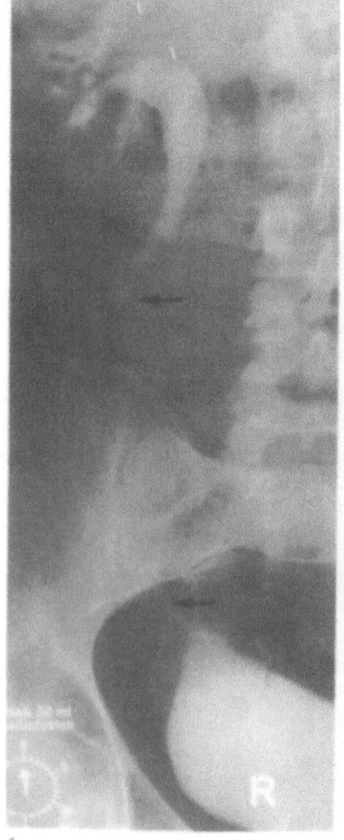

1

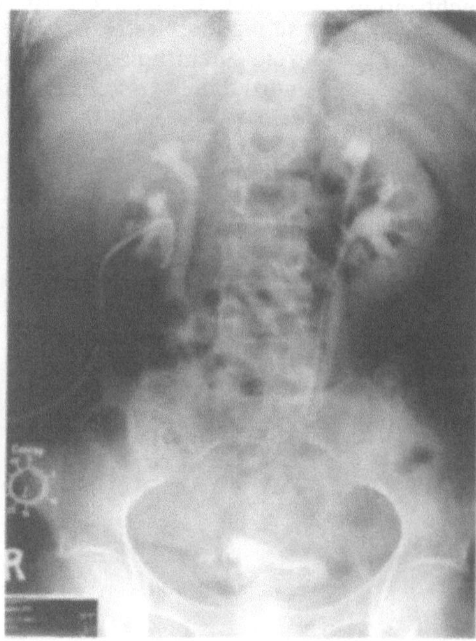

2

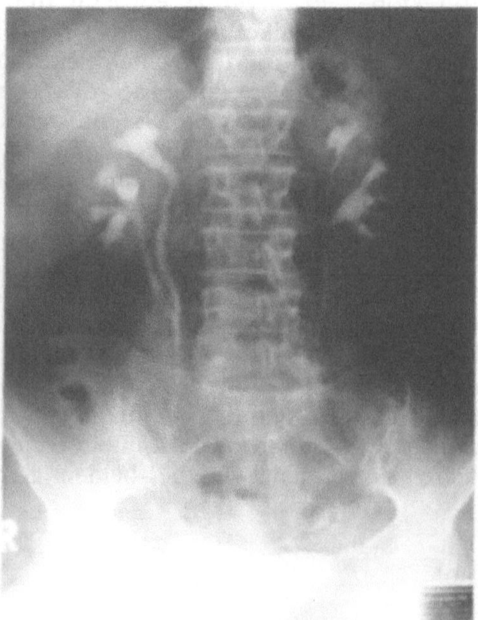

3

Versorgung dieser beiden Läsionen gestaltete sich, wegen der nicht vorhandenen Blasenkapazität und der Verschwielung des Beckens, äußerst schwierig. Zum Uleterersatz wurde rechts die Appendix verwendet. Diese Appendix konnte jedoch nur anisoperistaltisch mit der Blase anastomosiert werden. Die Blasen-Scheiden-Fistel wurde 2schichtig verschlossen. Zusätzlich wurde noch eine Kolpokleisis durchgeführt. Die Heilung der Blasen-Scheiden-Fistel dauerte noch etwas länger, sodaß der suprapubische Katheter 2 Monate nach der Operation entfernt werden konnte. Der neue Harnleiter wies einen ausreichenden Harntransport auf. Die Patientin ist nun zwei Jahre nach der Operation asymptomatisch infektfrei und beschwerdefrei. Die Blasenkapazität ist normal (Abb. 2, 3).

Zusammenfassung

Bei zwei Patienten mußte wegen vorausgegangener Operationen ein ausgedehnter Ureterdefekt überbrückt werden. Dies geschah erfolgreich durch die Appendix. Dabei wurde einmal die Appendix isoperistaltisch und einmal anisoperistaltisch eingesetzt.

Literatur

1. Küss B, Camey J, Roucoute R (1959) Remplacement de l'uretere lombaire par l'appendice. Memoires de l'Academie de Chirurgie 85: 315-319
2. Melnikoff AE (1912) Sur le remplacement de l'uretere par une anse isolée de l'intestin gréle. Rev Clin Urol 1: 601-603
3. Weinberg RW (1976) Appendix Ureteroplasty. Br J Urol 48: 234
4. Wesolowski S (1981) Twenty year follow up after ureteroappendico-calicostomy in a solitary kidney. Eur Urol 7: 184-186

Prof. Dr. H. Lipsky
Urologische Abteilung
Landeskrankenhaus Leoben
Vordembergerstr. 42
A-8700 Leoben

Schwerwiegende Harnleiterverletzungen durch Ureteroskopie und ihre plastische Rekonstruktion

H. Knönagel, P. Jaeger und G. Ålund

Von 150 Uretero-Renoskopien in den Jahren 1985 bis 1988 sind drei schwerwiegende Komplikationen (2%) aufgetreten, die eine operative Rekonstruktion des Harnleiters erforderlich machten. Kleinere Verletzungen oder Perforationen, die nur durch eine Schienung behandelt wurden, sind nicht berücksichtigt. Es handelte sich einmal um eine komplette prävesikale Stenosierung des Harnleiters, weshalb eine Nephrostomie und eine perkutane Entfernung des in die Niere gespülten Steines vorgenommen wurde. Die Rekonstruktion erfolgte durch eine Ureterozystoneostomie. Ein später auf dieser Seite entstandener vesico-ureteraler Reflux hat sich nach einer TUR-Prostata spontan zurückgebildet. In einem anderen Fall kam es zu einer langstreckigen Stenose des Harnleiters im distalen Drittel. Die Rekonstruktion erfolgte durch Ureterozystoneostomie mit Psoas-Hitch-Plastik. Im dritten Fall ist offenbar beim Versuch, das Ureteroskop im mittleren Anteil des Harnleiters weiter vorzuschieben, das Ostium durch den noch in der Blase liegenden Zystoskop-Ureteroskopschaft ausgestanzt worden. Eine anschließende Extravasation aus der Blase wurde durch Katheter behandelt, die Niere über eine Nephrostomie abgeleitet. Bei der operativen Revision fand sich ein im distalen Drittel vollständig nekrotischer Harnleiter, im mittleren Drittel war er nach kranial umgeschlagen. Die Rekonstruktion er-

Tabelle 1. Patienten, Methode und Resultate

Patient	Alter (Jahre)	Steinlokalisation	Läsion	Datum	Rekonstruktion	Verlauf
G. H., m	38	Mittlerer Harnleiter	Langstreckige Stenose der distalen 10 cm	3/86	Uretero-Zysto-Neostomie mit Psoas-Hitch, 8/86	2 Jahre, o. B.
Sch. P., m	61	Distaler Harnleiter	Langstreckige Stenose der distalen 6 cm	4/86	Einfache Uretero-Zysto-Neostomie, 6/86	2 Jahre, Reflux, o. B. nach TUR-P
I. A., m (s. Abb. 1)	74	Mittlerer/proximaler Harnleiter	Ureterabriß am Ostium, Nekrose der distalen 13 cm	12/87	Uretero-Zysto-Neostomie mit Hörnerblase, 2/88	6 Monate, o. B.

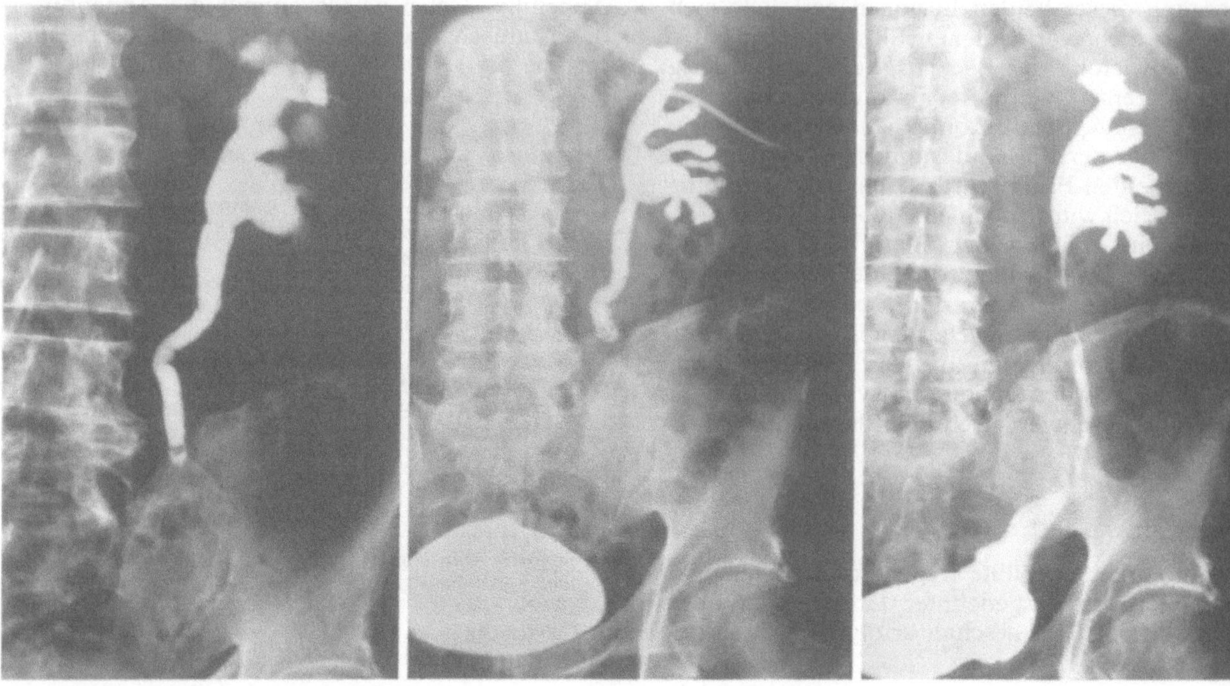

Abb. 1. Die Röntgenaufnahmen zeigen *links* als Ausgangsbefund die anterograde Kontrastmittelfüllung, die zur Diagnose eines röntgennegativen Steins in Projektion auf das Beckenskelett geführt hat; *in der Mitte* die Nephrostomiefüllung nach Ureteroskopie mit dem blind endenden und nach kranial umgeschlagenen Harnleiter; *rechts* die abschließende Kontrastmittelfüllung 3 Wochen nach operativer Rekonstruktion durch Bildung einer Hörnerblase

folgte durch Ureterozystoneostomie mit der hörnerartig umgeformten Blase (Abb. 1).

Alle diese schweren Komplikationen sind bei Männern entstanden, bei denen offensichtlich die Uretero-Renoskopie einen invasiveren Eingriff darstellt als bei Frauen. Besonders die zuletzt beschriebene Verletzung, die auch nach schonender hydraulischer Dilatation des Harnleiters aufgetreten ist, läßt sich vermeiden, wenn auch bei Männern die Uretero-Renoskopie ohne den in der Blase liegenden Zystoskop-Ureteroskopschaft durchgeführt wird.

Literatur

1. Becht E, Floth A, Hohenfellner R (1988) Die Operation nach Boari-Blasenlappenbildung nach R. Uebelhör. Akt Urol 19: 26–32
2. Mohacsi L (1988) Wiederherstellung des proximalen Ureters durch Dünndarm-Interposition. Z Urol Nephrol 81: 159–165
3. Schmucki O, Leisinger HJ, Bonvin B (1975) Überbrückung doppelseitiger, pelviner Harnleiterdefekte durch Bipartition der Harnblase. Verhandlb Dtsch Ges Urol, 27. Tagung. Springer, Berlin Heidelberg New York
4. Turner-Warwick R, Worth PHL (1969) The psoas bladder-hitch procedure for the replacement of the lower third of the ureter. Br J Urol 41: 701–709

Dr. H. Knönagel
Urologische Klinik
Universitätsspital
CH-8091 Zürich

Perioperative Komplikationen und Spätfolgen nach Ureteroskopie und Ureterolitholapaxie

H. E. Mellin, Th. Vögeli und R. Ackermann

Problemstellung

Mit der Ureteroskopie ist die endoskopische Möglichkeit zur Diagnostik von Tumoren des oberen Harntraktes als auch die Therapie von Uretersteinen erweitert worden. Sie tritt damit in Konkurrenz zur Schlingenextraktion, Ureterolithotomie und der extracorporalen Stoßwellenlithotripsie (ESWL).

Bei 518 Ureteroskopien und -litholapaxien wegen Harnleitertumoren oder Uretersteinen, die seit Juli 1984 durchgeführt wurden, wird die Häufigkeit von Früh- und Spätkomplikationen zusammengestellt.

Rechtfertigen die gewonnenen Ergebnisse, daß die endourologischen Methoden der Ureteroskopie und Ureterolitholapaxie den Schnittoperationen vorgezogen werden sollten?

Material und Methodik

Von Juli 1984 bis Juni 1988 wurden 518 Ureteroskopien und Ureterolitholapaxien durchgeführt. 48 Eingriffe erfolgten zur Tumordiagnostik, 470 Ureteroskopien oder Ureterolitholapaxien stellten Behandlungen bei Harnleitersteinen dar, wenn konservative Maßnahmen zur Steinaustreibung fehlgeschlagen waren. Die Harnleitersteine wurden entweder extrahiert oder in das Nierenbecken geschoben und dann durch ESWL behandelt. Die Eingriffe mit Ureteroskopen ≠9,5 oder ≠11,5 (Fa. Wolf, Knittlingen) wurden in Intubationsnarkose durchgeführt.

Ausgewertet wurden die Krankenblätter von 490 Patienten, bei denen 518 Ureteroskopien oder -litholapaxien durchgeführt worden waren. Zu den Frühkomplikationen wurden intraoperativ oder unmittelbar postoperativ aufgetretene Probleme gerechnet. Spätkomplikationen stellten Erkrankungen dar, die als Folge des Eingriffs wenigstens vier Wochen später bei einer Kontrolluntersuchung aufgefallen waren.

Tabelle 1. Perioperative Komplikationen bei 518 Ureteroskopien

	Zahl der Patienten	%
Perforation	35	6,7
Peritonismus	2	0,4
Laparatomie	1	0,2
Sepsis	2	0,4
Lithotomie	10	1,9
Abbruch	37	7,1

Tabelle 2. Spätfolgen nach 518 Ureteroskopien

	Zahl der Patienten	%
Ureterstenose	4	0,7
Meatusstenose	2	0,4
Ureterdivertikel	1	0,2

Diskussion

Während einer Ureteroskopie kann es zu Komplikationen kommen. Bei 35 Patienten (6,7%) wurde beim Instrumentieren der Harnleiter perforiert. Die Perforation stellt lediglich dann eine Komplikation dar, wenn der Eingriff abgebrochen werden muß. Entscheidend ist, daß der Operateur die Harnleiterverletzung erkennt und für eine vorübergehende Harnableitung durch eine perkutane Nephrostomie oder einen Ureterenkatheter sorgt. Eine übersehene Perforation des Harnleiters führte bei zwei Patienten zum Bild eines Peritonismus. Ein Patient wurde deshalb laparatomiert. Eine Patientin entwickelte noch während des Eingriffs eine schwere Urosepsis (Tabelle 1).

Bei 37 Patienten (7,1%) erfolgten zwei und mehr Ureteroskopien, bis der Stein entfernt werden konnte. Bei 10 Patienten (2,1%) wurde schließlich eine Ureterolithotomie durchgeführt, weil eine endourologische Steinsanierung nicht möglich war.

Nachuntersuchungen ergaben bei vier Patienten (0,7%) eine Harnleiterstenose. In drei Fällen war die Ursache eine zu frühzeitige Entfernung des Ureterenkatheters nach Perforation. Der Harnleiter wurde bei drei Patienten reanastomosiert (Tabelle 2).

Schlußfolgerung

Die Ureterolitholapaxie stellt in der Hand des erfahrenen Operateurs eine sichere Methode zur Therapie von Harnleitersteinen in allen Segmenten des Ureters dar. Versorgt mit einem Doppel-J-Katheter kann der Patient wenige Tage nach dem Eingriff die Klinik wieder beschwerdefrei verlassen. Die Ureterolitholapaxie ist deshalb der Ureterolithotomie überlegen.

Die Indikation zur Schnittoperation ist auf wenige Fälle beschränkt.

Dr. H.-E. Mellin
Universitätsklinik Düsseldorf
Urologische Klinik
Moorenstr. 5
D-4000 Düsseldorf

Zusammenfassung der Postersitzung 3: Harnleiter

W. Vahlensieck

Es ging in dieser Postersitzung um die Behandlungsmöglichkeiten bei kurz- und langstreckigen Harnleiterengen sowie die speziellen Verletzungen bei der Ureterorenoskopie und Ureterolitholapaxie sowie deren Behandlung.

Harnleiterrekonstruktion

Knönagel und Jaeger, Zürich, demonstrierten 4 erfolgreich durchgeführte Anastomosen nach der Resektion von kurzstreckigen Harnleiterengen (3 × iatrogen, 2 × tumorbedingt).

Pohl, Münster, berichtete über gute Erfolge mit der Teilresektion und mikrochirurgischen schrägen End-zu-End-Anastomose auch bei langstreckigen (bis 6 cm) Harnleiterstenosen bei 10 von 11 Patienten. Damit bestätigten sich zuvor durchgeführte Tierversuche, die schon gezeigt hatten, daß eine gewisse Spannung im Anastomosenbereich in Kauf genommen werden kann, wenn die Operationstechnik perfekt ist.

In der Diskussion ergab sich Konsens, daß entweder mit der Lupenbrille oder mikrochirurgisch gearbeitet werden sollte, als Nahtmaterial 6 × 0 PDS zu verwenden ist und die Nähte streng extramukös geführt werden müssen. Um die Anastomose wasserdicht zu machen, hat sich die Versiegelung mit Fibrinkleber bewährt.

Kazón, Warschau, zeigte ein hervorragendes Spätergebnis nach Harnleiter-Regeneration bei Erhaltung eines Teiles der Harnleiterwand, offener Belassung des Defektes (2,5 cm) und Ureterschienung für 100 Tage.

Harnleiterersatz

Jaeger et al., Zürich, berichteten über Autotransplantationen bei Patienten mit iatrogener, längerstreckiger distaler Harnleiterläsion, doch wurde in der Diskussion insbesondere von *Dreikorn, Bremen* betont, daß dieses Verfahren absoluten Extremfällen vorzubehalten und nur dort durchzuführen sei, wo die Nierentransplantation Routine ist.

Eine Alternative kann bei contralateral funktionsloser Niere die von *Grünewald und Jonas, Hannover* vorgestellte Transposition des Ureters sein. In der Diskussion wurde die Belassung ausreichend langer Harnleiterstümpfe für eine eventuelle Transposition oder Transplantation bei Nephrektomien postuliert, soweit nicht das Grundleiden eine Ureterektomie erfordert.

Lipsky und Melchior, Leoben/Kassel, berichteten, daß der Appendix sowohl isoperistaltisch wie anisoperistaltisch bestens als Harnleiterersatz verwendet werden kann. In der Diskussion berichtete *Kazón, Warschau* über gleich gute Ergebnisse bei 8 eigenen Patienten.

Ureterolyse und Omentum-Plastik bei retroperitonealer Fibrose

Riedasch et al., Heidelberg, führten bei 2 Patienten mit primärer und 7 Patienten mit sekundärer retroperitonealer Fibrosierung eine Ureterolyse und eine Omentum-majus-Plastik durch und erreichten ohne Kortikosteroidbehandlung unter 6-wöchiger Belassung eines Double-J-Ureterkatheters in allen Fällen einen Rückgang der Harnstauung, bei 4 kompensiert niereninsuffizienten Patienten einen Abfall der Werte der harnpflichtigen Substanzen im Serum und Rezidivfreiheit nach einer medianen Beobachtungszeit von 13 Monaten.

In der Diskussion wurde von *Vahlensieck, Bonn,* darauf hingewiesen, daß auch mit der alleinigen Kortikosteroidbehandlung oft beste Erfolge zu erzielen sind, die Indikation dazu aber nur gestellt werden kann, wenn die Diagnose Fibrose eindeutig und ein Tumorleiden ausgeschlossen ist.

Komplikationen bei Ureterorenoskopie und Ureterolitholapaxie

Knönagel et al., Zürich, sowie *Mellin et al., Düsseldorf,* demonstrierten die Komplikationsmöglichkeiten, Präventiv- und Rekonstruktionsmaßnahmen bei Ureterorenoskopie und Ureterolitholapaxie. Erkennen einer Perforation und sofortige Behandlung mittels Ureterschiene oder perkutaner Nephrostomie können häufig vor schwerwiegenderen Komplikationen bewahren, die ansonsten rekonstruktive Operationen erforderlich machen. In der Diskussion betonte *Melchior, Kassel,* die Notwendigkeit der Aufklärung der Patienten über die typischen Komplikationsmöglichkeiten.

Prof. Dr. W. Vahlensieck
Direktor der Urologischen Universitätsklinik
Sigmund-Freud-Str. 25
D-5300 Bonn 1

Postersitzung 4: Harnleiter

Stellenwert der Ureterorenoskopie in der Tumordiagnostik von Ureter und Nierenhohlsystem

V. Häger, Th. Vögeli, H. E. Mellin und R. Ackermann

Problem

Zur Diagnostik von Tumoren der oberen Harnwege standen bisher radiologische und cytologische Untersuchungsmethoden im Vordergrund. Seit der Entwicklung der Ureterorenoskopie steht ein weiteres diagnostisches Hilfsmittel zur Verfügung.

Ziel der Untersuchung war es, den Wert der Ureterorenoskopie (URS) in der Tumordiagnostik zu bestimmen. Es sollte auch geprüft werden, ob anhand der unter Sicht entnommenen Biopsie infiltrierende und nicht infiltrierende Tumoren gegeneinander abgegrenzt werden können.

Krankengut und Methode

An der Urologischen Klinik der Universität Düsseldorf wurde von 1984–1988 bei 40 Patienten unter dem Verdacht eines Ureter- oder Nierenbeckentumors eine Ureterorenoskopie zum Teil mit Entnahme einer Biopsie zur histologischen Untersuchung durchgeführt. Die Ureterorenoskopien wurden in Intubationsnarkose mit den Ureteroskopen Charr. Stärke 9, 5 und 11,5 der Firma Wolf vorgenommen. Bei 20 Patienten stützte sich die Verdachtsdiagnose auf ein Ausscheidungsurogramm (AUG) oder ein retrogrades Ureteropyelogramm sowie auf eine positive Urin- oder Lavagecytologie. Bei weiteren 20 Patienten lag ein verdächtiges AUG oder retrogrades Ureteropyelogramm, aber eine negative Cytologie vor.

Tabelle 1. Histologie von Biopsie und Operationspräparat

Patient	Makrosk.	Biopsie	Op.-präparat
1	Tu	pTA G I	pT1 G II
2	Tu	pTA G II	pTA G II
3	Tu	pTA G I	pT3 G II–III
4	Tu	pTA G I	pTA G II
5	Tu	pT1 G II–III	pT4 G III
6	Tu	kein Tu	pTA G II
7	Tu	pTA G I	pTA G II
8	Tu	kein Tu	pTA G I–II
9	Tu	pTA G I	pTA G I–II
10	Tu	Pl.-epithelca.	Pl.-epithelca.
11	Tu	pTA G II	pT2 G II
12	Tu	Nierenzellca.	Nierenzellca.
13	Tu	pT1 G II	pT1 G II
14	Tu	kein Tu	pT1 G II

Ergebnisse

Bei 40 diagnostischen Ureterorenoskopien wurde makroskopisch in 16 Fällen ein Tumor gefunden. Dabei konnten unter 20 Patienten, die radiologisch und cytologisch verdächtig waren, 10 Tumoren entdeckt werden. Unter 20 Patienten, die radiologisch verdächtig und cytologisch unauffällig waren, wurden 6 Tumoren gefunden.

Die histologische Untersuchung zeigte bei 14 durchgeführten Biopsien 9 urotheliale Karzinome, ein Plattenepithelkarzinom und ein Nierenzellkarzinom. Drei Biopsien wurden bei makroskopischem Tumorverdacht als unauffällig beschrieben.

Bei 18 Patienten wurde eine operative Therapie durchgeführt (17 Nephroureterektomien und eine Tumornephrektomie). 16 dieser Patienten wiesen

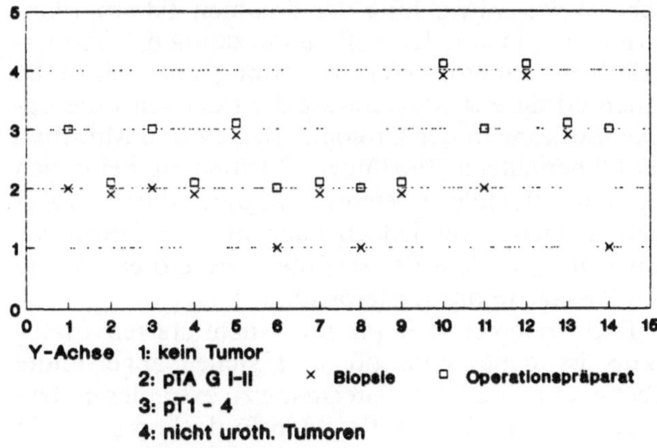

Abb. 1. Vergleich von Biopsie und Operationspräparat bei 14 Patienten

einen makroskopischen Tumorverdacht auf, davon 11 mit histologischem Nachweis. Bei den übrigen 2 Patienten wurde durch die URS ein falsch negativer Befund erhoben, hierbei wurde einmal 6 Monate später ein Tumor durch erneute URS gefunden, im zweiten Fall konnte die Diagnose durch eine perkutane Nephroskopie gesichert werden.

Der Vergleich der bei Biopsie und Operationspräparat erhobenen histologischen Befunde zeigte in nur 8 Fällen eine Übereinstimmung. Bei 6 Patienten ergab die Biopsie ein deutlich geringeres Tumorstadium (Tabelle 1, Abb. 1).

Als Komplikationen der URS trat bei einem Patienten eine Ureterperforation auf. Es erfolgte 6 Tage später eine Nephroureterektomie, das histologische Untersuchungsergebnis lautete pTa GII. Nach 12 Monaten fand sich kein Anhalt für ein lokales Rezidiv. Bei weiteren 3 Patienten kam es zu einer Körpertemperaturerhöhung.

Schluß

In Anbetracht der geringen Komplikationsrate und der Verbesserung der Diagnosesicherung ist die Ureterorenoskopie bei Verdacht auf einen Tumor von Ureter und Nierenhohlsystem zu empfehlen. Eine sichere Differenzierung zwischen infiltrierenden und nicht infiltrierenden Tumoren gelang durch Biopsie nicht.

Dr. V. Häger
Urologische Universitätsklinik
Moorenstr. 5
D-4000 Düsseldorf

Erfahrungen mit der flexiblen Ureterorenoskopie

R. Pfab, W. Kropp und R. Hartung

Einleitung

Marshall [3] berichtete 1960 erstmalig über den Einsatz eines flexiblen Ureteropyeloskopes in der Urologie. Takayasu und Mitarbeiter [4] entwickelten 1971 ein neues Fiberoptik Pyeloureteroskop, das eine bereits ausreichende endoskopische Sicht ermöglichte. Takayasu und Aso [5] schufen dann 1974 eine Führungshülse, durch die das flexible Endoskop in den Harnleiter eingeführt werden konnte. Aso und Mitarbeiter [1] berichteten 1984 über ihre Erfahrungen mit diesem Fiberoptikendoskop. Sie stellten dabei fest, daß nicht alle Anteile des Nierenhohlsystems, so v. a. der untere Kelch, ausreichend endoskopisch inspiziert werden konnten. Die technische Weiterentwicklung der flexiblen Fiberoptikinstrumente, so v. a. der Aufbau der dünnen, leistungskräftigen Fiberoptikfasern, ermöglicht seit 1986 einen erfolgreicheren Einsatz der flexiblen Fiberoptikendoskope in der Urologie. Bagley und Mitarbeiter [2] berichteten 1987 über 59 Patienten, bei denen sie eine flexible Ureterorenoskopie durchgeführt hatten. Dabei war jedoch nach ihren Erfahrungen ein Hauptproblem der flexiblen Ureterorenoskopie die Passage in das Ureterostium.

Die Ureterorenoskopie mit einem starren Endoskop ist heute eine oft und sicher angewandte Technik um u. a. Harnleitersteine zu extrahieren. Um auch mit dem dünnen flexiblen Endoskop sicher in den Harnleiter zu gelangen, wurde eine neue Technik entwickelt, um eine sichere Passage des Fiberoptik Endoskopes in das Ureterostium zu ermöglichen.

Material und Methodik

Technik der Ostiumpassage mit dem 12 Charr. flexiblen Ureterorenoskop

Es wurde ein 24 Charr. Cystoskop mit einer 0° Optik, dessen Arbeitskanal einen Durchmesser von 12 Charr. hat, in die Harnblase eingeführt. Die Dilatation des Ureterostium wurde mit einem neu entworfenen Teleskopdilatationsset von 4 bis 12 Charr. vorgenommen. Die flexiblen Bougiehülsen wurden unter endoskopischer Kontrolle in den Harnleiter vorgeschoben. Nach der Bougierung folgte die Entfernung der flexiblen Dilatatoren. Das flexible 12 Charr. Fiberoptik Endoskop wurde dann durch den 12 Charr. Arbeitskanal des Cystoskopes in die Blase eingeführt und unter endoskopischer Kontrolle, ähnlich wie ein Ureterkatheter, in den Harnleiter vorgeschoben. Die weitere Passage im Harnleiter folgte endoskopisch durch das flexible Instrument, das durch aktive Bewegung der flexiblen Spitze in das Nierenbecken geschoben wurde.

Ergebnisse

Bisher wurden 18 Patienten (11 Frauen und 7 Männer) mit dieser Technik untersucht. Eine Passage des Ureterostiums war in allen 18 Fällen möglich. Bei 14 Patienten konnte durch die flexible Endoskopie eine Diagnose gestellt werden:

Nierenbeckentumor: 4/14
Harnleiterstein: 10/14

In einem Fall kam es zu einer Harnleiterperforation, die eine perkutane Fistelung des Nierenhohlsystems erforderte.

Diskussion

Mit der von uns entwickelten Technik der Ostiumpassage kann auf eine Röntgendurchleuchtung verzichtet werden, wodurch die Strahlenexposition gesenkt wird. Ein Führungsdraht, der oft bei der Endoskopie störend wirkt, ist nicht erforderlich. Die Dilatation des Ureterostiums und das Einführen des flexiblen Endoskopes erfolgen unter permanenter endoskopischer Kontrolle, wodurch die Gefahr einer Ostiumverletzung vermindert wird. Ein Nachteil, v.a. bei Männern, ist die Notwendigkeit ein 24 Charr. Cystoskop mit einem 12 Charr. Arbeitskanal verwenden zu müssen. Es ist jedoch derzeit ein dünneres Cystoskop in Entwicklung, das ebenso einen 12 Charr. Arbeitskanal aufweist.

Literatur

1. Aso Y, Ohtawara Y, Suzuki K, Tajima A, Fujita K (1984) Usefulness of fiberoptic pyeloureteroscope in the diagnosis of the upper urinary tract lesions. Urol Int 39: 355-357
2. Bagley D, Huffman JL, Lyon ES (1987) Flexible ureteropyeloscopy: diagnosis and treatment in the upper urinary tract. J Urol 138: 280-285
3. Marshall VF (1960) Fiber optics in urology. J Urol 91: 110-111
4. Takayasu H, Aso Y, Takagi T, Go T (1971) Clinical application of fiber-optic pyeloureteroscope. Urol Int 26: 97-104
5. Takayasu H, Aso Y (1974) Recent development for pyeloureteroscopy: guide tube method for its introduction into the ureter. J Urol 112: 176-178

Dr. R. Pfab
Urologische Klinik und Poliklinik
der Technischen Universität München
Klinikum rechts der Isar
Ismaningerstr. 22
D-8000 München 80

Problematik der retrograden Instrumentation im oberen Harntrakt nach rekonstruktiven Eingriffen und supravesikaler Harnableitung

G. J. Fuchs und A. Stenzl

Die Instrumentation im oberen Harntrakt nach rekonstruktiven Eingriffen und nach supravesikaler Harnableitung ist mit der routinemäßigen rigiden Cystoskopie schwierig und oftmals nicht möglich. Komplikationen der Harnableitung wie Infektanfälligkeit, vermehrte Steinbildung und Anastomosenstrikturen, sowie Komplikationen der Grunderkrankung wie Rezidiv und tumor- bzw. metastasenbedingte Obstruktion sind die zunehmenden Indikationen für eine diagnostische und therapeutische Exploration der oberen Harnwege, vorzugsweise mit wenig invasiven Methoden. Im Verlauf der letzten 2 Jahre wurden an unserer Klinik 38 Patienten mit obigen Indikationen behandelt. Anhand von Fallbeispielen werden Instrumentarium sowie technisches Vorgehen erläutert. Die Anwendung von flexiblen, aktiv steuerbaren Instrumenten von 10 bis 15 Ch. unter videoskopischer und fluoroskopischer Kontrolle erlaubt in den meisten Fällen eine schonende, wenig invasive retrograde Passage und ersetzt mehr invasive Verfahren wie antegrade Exploration über einen eigens angelegten perkutanen Zugang oder offen-chirurgisches Vorgehen.

Flexible Endoskopie unter videoskopischer und fluoroskopischer Kontrolle stellt eine wesentliche Erleichterung bei der retrograden Instrumentation bei supravesikaler Harnableitung und nach rekonstruktiven Eingriffen an den oberen Harnwegen dar und ist nach entsprechender Eingewöhnungsphase anderen Verfahren vorzuziehen.

Material und Methodik

38 Patienten (männlich/weiblich = 26/12) wurden in den letzten 2 Jahren behandelt. Das mittlere Alter betrug 48 Jahre (17-74). Die Indikationen und die Art der Harnableitung sind in Tabelle 1 dargestellt.

Tabelle 1

Indikationen:	
Steinbehandlung	33
Anastomosenstriktur	2
Tumorausschluß	3
Harnableitung bei Behandlung:	
Ileum-conduit	13
Blasenaugmentation[a]	8
Kock pouch[a]	6
Nierentransplant.	5
Camey[a]	2
Ureteroureterostomie	1
Ureterosigmoidostomie	1
Cohen-Ureterreimplant.	2

[a] Mit antirefluxivem afferentem Segment.

Tabelle 2. Resultate

	Urin-conduit	kont. Ableitung	Re-implantation
retrogrades Uretero-gram möglich	13/13	8/16	8/8
Retrograde Uretero-skopie (mit erfolg-reicher Behandlung)	4/ 6	1/ 4	3/4
ESWL (bei Primär-indikation	7/ 7	4/ 4	4/4
Antegrade „salvage" Nephroureteroskopie	2/ 6	5/ 5	1/4
„Salvage" ESWL afferenter Nippelstein		6/ 6	

Vorgehen bei Urinconduit

1. Abdomenübersichtsaufnahme mit intravenösem Pyelogramm (Ultraschall oder antegrades Pyelogramm bei Niereninsuffizienz, wenn kein Reflux besteht)
2. Abklärung von ureteralem Reflux mittels Injektion von Kontrast (präoperativ oder in Narkose am Beginn des Eingriffes)
3. Bei ureteralem Reflux Aufnahmen in Seitenlage zur besseren Beurteilung der Uretereninsertionsstelle
4. Flexible Endoskopie (15 Ch. flexibles Cysto/Nephroskop, Karl Storz mit Videocamera) mit Identifikation der Uretereneintrittstelle in das Konduit wenn problematisch: Kontrastmittelgabe durch den Instrumentenkanal mit fluoreskopischer Kontrolle auf ureteralen Reflux oder intravenöse Injektion von Methylenblau (5 ml)
5. Insertion von gerader 5 Ch. Ureterenschiene über einen „floppy tip" Führungsdraht unter fluoroskopischer Kontrolle
6. Retrogrades Ureterogramm und Vorführen des Führungsdrahtes in das Nierenhohlsystem, bzw. Manipulation bei vorhandenem Ureteralstein oder ureteraler Striktur
7. Ureterorenoskopie mit Behandlung von Ureteralsteinen sowie Nierensteinen bis zum partiellen Ausgusstein

Instrumentarium für Endoskopie:

flexibles Cysto/Nephroskop (15 Ch. mit 5 Ch. Arbeitskanal, Karl Storz)
flexibles Ureterorenoskop (10 Ch. mit 3,6 Ch. Arbeitskanal, Karl Storz, ACMI)
rigides Ureteroskop (12,5 Ch. mit 5 Ch. oder 10,5 Ch. mit 3,6 Ch. Arbeitskanal, mit Ultraschallstabsonde 2,5 Ch., Karl Storz)

a) zusätzlich für Steinbehandlung:
electrohydraulischer Steinzertrümmerer (mit 5 Ch. oder 3 Ch. Sonden, Karl Storz)
tunable dye Laser (Candela, USA bis 11/87)
flexible Stein-Baskets und Faßzangen (5 Ch. und 3 Ch., Angiomed)
„double pigtail" Schiene (7 Ch. 20-28 cm, Angiomed)
Instrumentarium zur retrograden Anlage eines perkutanen Zuganges zur Niere (Cook, USA)

b) zusätzlich für Strikturbehandlung:
Ballondilatator (7 Ch.-16 Ch., Surgitech)
Bugby-Elektrode (5 Ch., Karl Storz 3 Ch., Greenwood, Ohio, USA)
„double pigtail" Schiene (7 Ch. mit 8,5 Ch. plazierbaren Aufsatz, Angiomed)

c) zusätzlich für Tumordiagnostik und Palliativbehandlung: flexible Biopsiezange (5 Ch., Karl Storz) Nd-Yag Laser (bis dato nicht benutzt)

Vorgehen bei kontinenter Harnableitung

Im Prinzip selbes Vorgehen wie beim Urinconduit, wenn möglich. Bei kontinenter Ableitung mit Anastomose zur Urethra rigide Cystoskopie möglich zur Insertion von Führungsdraht in den afferenten Schenkel. Danach Vorgehen wie bei a).

Bei Anlage des afferenten Schenkels in einem Winkel von mehr als 70 Grad zur Achse des efferenten Nippels, bzw. der Urethra ist die Benutzung eines Gastroskopes mit Seitoptik (Olympus) angezeigt. Durch den Instrumentenkanal kann dann ein 7 Ch. nicht aktiv steuerbares Ureteroskop (Karl Storz) in den Afferenten Schenkel eingeführt werden. In der Regel ist die Instrumentation bis in den afferenten Schenkel möglich, die Instrumentation im übergeordneten Harnleiter dagegen extrem schwierig.

Vorgehen bei Harnleiterreimplantation

In der Regel nur mit flexiblen Instrumenten in retrograder Weise möglich. Bei Dilatation von Anastomosenengen nach Nierentransplantation, Manipulation von Harnleitersteinen nach Cohen-Reimplantation, und nach Ureterosigmoidostomie ist ein antegrader Zugang angezeigt.

Resultate

Unsere Resultate sind in Tabelle 2 dargestellt. Die Erfahrungen der letzten 3 Jahre zeigen, daß mit der Einführung von Neuentwicklungen auf dem Gebiet der flexiblen Endoskopie mit aktiv steuerbaren Geräten, effektiven Zusatzinstrumenten für Steindesintegration und Entfernung von Steinfragmenten und Fremdkörpern sowie zur Gewinnung von Gewebeproben die endoskopische Behandlung in der überwiegenden Mehrzahl der Fälle möglich ist. In der Regel unproblematisch ist die retrograde Instrumentation in Conduits und nach Reimplantation des Ureters in die Blase. Probleme bestehen lediglich im afferenten Nippel bei kontinenter Harnableitung sowie im darübergeschalteten Ureter. Limitierender Faktor in diesen Fällen ist der Mündungswinkel des antirefluxiven afferenten Segments sowie zu lange und gekinkte Uretersegmente. Es empfiehlt sich bei der Anlage von Harnableitungen diese so zu legen, daß eine spätere Instrumentation erleichtert wird. Es hat sich erwiesen, daß die Behandlung der Komplikationen der supravesikalen Harnableitung mit wenig invasiven endourologischen Methoden technisch schwierig ist, aber mit einiger Übung doch sicher beherrschbar wird.

Dr. med. G. J. Fuchs
Associate Professor of Surgery/Urology
Director, UCLA Stone Center
Division of Urology, BU - 183 CHS
10833 Le Conte Avenue
Los Angeles, CA 90024
U.S.A.

Endourologie der Ureter-Darm-Anastomosen-Stenose

W. W. Meyer und D. Jonas

Seit Einführung der endourologischen Therapieverfahren durch Alken, Korth und Marberger, hat sich das Indikationsspektrum deutlich erweitert. Wurden anfänglich lediglich größere Steine im Bereich der harnproduzierenden und der harnableitenden Wege unter Sicht desintegriert und extrahiert, führt man inzwischen auch plastische Operationen im Bereich des Nierenbeckenabganges und des Ureters durch. Mit diesen verbesserten endourologischen Instrumentarien und Techniken stehen jetzt auch Methoden zur Behandlung ureteroenterischen Anastomosenstenosen zur Verfügung.

Methode

Die durch die ureteroenterische Anastomosenstenose gestaute Niere wird perkutan nephrostomiert. Nach einigen Tagen erfolgt die Aufbougierung des Nephrostomiekanals und die antegrade Endoskopie

Abb. 1. Perkutane Nephrostomie bei kompletter Anastomosenstenose

Abb. 2. Führungsdraht intraoperativ

Abb. 3. „Darmgasreflux" 1 Jahr postoperativ

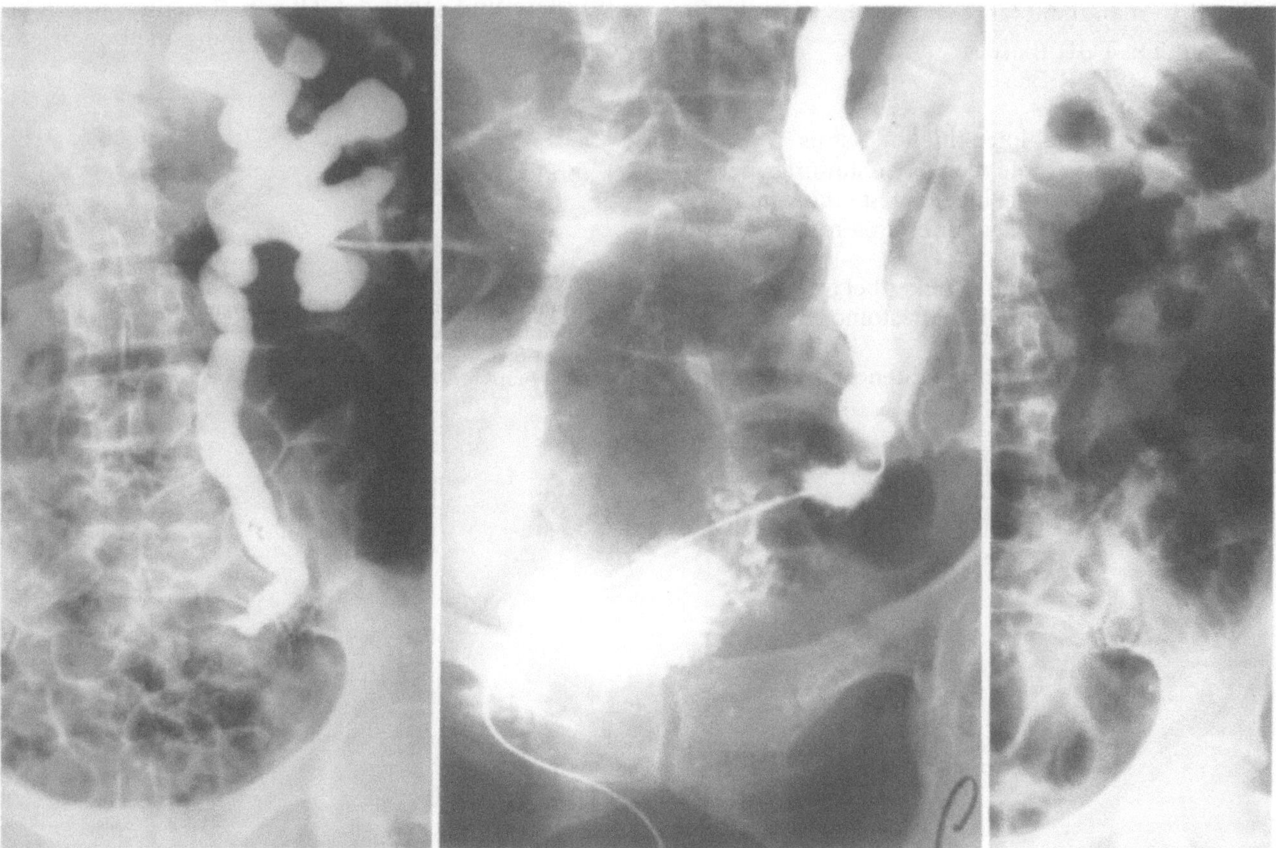

1 2 3

mit einem flexiblen Pyeloskop. Läßt sich dabei ein Führungsdraht unter Sicht über die Stenose vorschieben, wird unter Bildwandlerkontrolle mit dem Korth'schen Messer die Stenose so weit geschlitzt bis ein Kontrastmittelparavasat sichtbar wird. Falls die Einlage eines Führungsdrahtes nicht gelingt, entfernen wir mit einer flexiblen Zange vorsichtig soviel Narbengewebe bis der Führungsdraht eingelegt und dann die Schlitzung erfolgen kann. Mündet der Ureter in stuhlführenden Darm wird die Nephrostomie zur passageren Urinableitung belassen; ist der Ureter jedoch mit einer ausgeschalteten Darmschlinge anastomosiert wird ein double-j-stent für 6 Wochen eingelegt.

Material

Fall 1 E. Z. weibl. 67 Jahre (Abb. 1-3)

1940	Nierenstein OP rechts
1947	Nephrektomie rechts
1954	Nierenstein OP links
1974	Zystektomie, Ureterosigmoidostomie bei Blasen-Ca
4/1987	Nephrostomie links, Kreatinin 5 mg/dl
5/1987	Perkutane antegrade Ballondilatation ohne Effekt
	Perkutane antegrade Stenosenschlitzung
	Kreatinin 1,7 mg/dl, Nierenbeckendruck 17 cm H2O
4/1988	Kreatinin 1,6 mg/dl

Fall 2 S. C. männl. 60 Jahre

12/1986	2 × TUR Blase
2/1987	2 × TUR Blase
3/1987	TUR Blase
	Histologie: interstitielle Cystitis
3/1987	Nephrostomie rechts bei Stauungsniere
7/1987	Nephrostomie links bei Stauungsniere
10/1987	Uretermodellage und Ureterocystoneostomie rechts
1/1988	Ileumconduit n. Bricker bei Schrumpfblase
4/1988	Ureteroenterische Anastomosenstenose links
	perkutane antegrade Stenosenschlitzung

Diskussion

Insbesondere bei älteren Patienten mit multiplen Voroperationen birgt eine offen operative Revision einer Anastomosenstenose ein großes Risiko. Häufig lehnen die Patienten auch jegliche erneute transabdominelle Operation ab. In diesen speziell gelagerten Fällen bietet die Endourologie mit ihren deutlich verbesserten Instrumentarien und Behandlungsmethoden eine therapeutisch interessante Alternative.

Die perkutane antegrade Dilatation von Harnleiterstenosen, ein inzwischen anerkanntes Behandlungsprinzip, hat sich bei ureteroenterischen Stenosen in unserer Hand nicht bewährt, wie sich dies in dem 1. Fall gezeigt hat. Hier war erst nach scharfer Kerbung der Anastomosenstenose ein bleibender Erfolg mit einem follow up von jetzt über 15 Monaten zu erzielen. Aufgrund dieser Erfahrung empfehlen wir daher zur Behandlung von narbigen Stenosen im Bereich von Ureter-Darm-Implantationen die scharfe Schlitzung oder Kerbung unter Sicht.

Schlußfolgerung

Mit den endourologischen Methoden stehen uns wenig invasive, zum Teil in Lokalanästhesie durchführbare und somit den älteren Patienten wenig belastende, erfolgreiche Behandlungsmethoden zur Verfügung.

Literatur beim Verfasser

Dr. W. W. Meyer
Zentrum der Chirurgie, Abteilung Urologie
Klinikum der Johann Wolfgang Goethe-Universität
Theodor-Stern-Kai 7
D-6000 Frankfurt 70

Elektronenmikroskopie des reanastomosierten Ureters – Ist eine Restitutio ad integrum möglich?

D. Rohrmann, F. Hofstädter, J. Hannappel, D. Albrecht und W. Lutzeyer

Die Harnleiterperistaltik hat ihren Ursprung in den proximalen Anteilen des Nierenbeckenkelchsystems [1]. Von dort wird die Erregung myogen auf den Harnleiter fortgeleitet, wobei spezielle Interzellularbrücken als Träger der Erregungsfortleitung angesehen werden.

Morphologische und funktionelle Untersuchungen sprechen dafür, daß bei der primären Nierenbeckenabgangsstenose die entscheidende Störung in einer Blockade dieser myogenen Erregungsfortleitung liegt [2]. Eine Sanierung einer solchen Stenose sollte daher darauf ausgerichtet sein, eine Zone verbesserter myogener Erregungsleitung zu schaffen.

Methode

Am Analogbeispiel des Kaninchenureters haben wir morphologische und funktionelle Untersuchungen nach Harnleiterdurchtrennung und mikrochirurgischer Reanastomosierung vorgenommen. Die funktionell sehr guten Ergebnisse [3] konnten jetzt durch histologische, insbesondere aber durch elektronenmikroskopische Untersuchungen bestätigt werden.

Ergebnisse

Die histologische Untersuchung (H. E.-Färbung) zeigt im Anastomosenbereich eine abnorme Fältelung der Ureterwand. In der Muscularis finden sich Inseln glatter Muskelfasern neben fibrosiertem Bindegewebe. Die Schichtung der Wand ist zwar erhalten, sie zeigt jedoch ein ungeordneteres Bild als das vor bzw. nach der Anastomosenregion befindliche Gewebe (Abb. 1).

Mit Hilfe spezieller gegen gap-junction-Proteine gerichteter Antikörper lassen sich besonders im Pro-

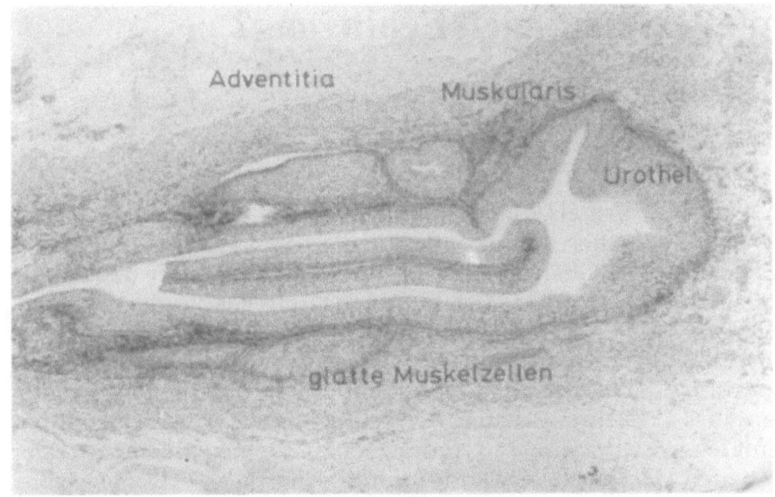

Abb. 1

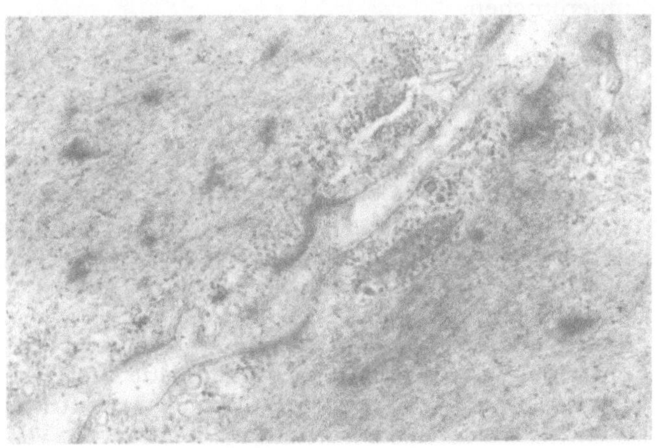

Abb. 2

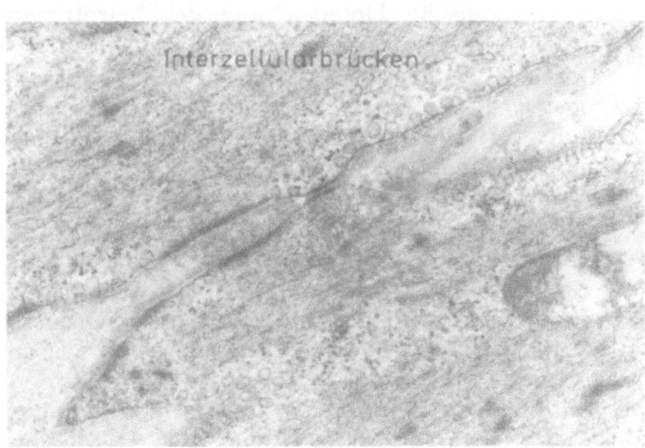

Abb. 3

priabindegewebe und in der Adventitia, nicht jedoch im Bereich der Ringmuskulatur, gap-junction-Proteine nachweisen.

Die elektronenmikroskopische Aufarbeitung von Ultradünnschnitten aus dem Anastomosenbereich zeigt eine in Vergleich zum sonstigen Ureter gleiche Ultrastruktur (Abb. 2, 3).

Schlußfolgerung

Die in funktionellen Untersuchungen am reanastomosierten Ureter nachgewiesene ungestört fortgeleitete Peristaltik kann auf verschiedene Entstehungsmechanismen zurückgeführt werden:

1. Im distalen Ureter könnte sich aufgrund der dort vorhandenen Spontanaktivität ein eigener Schrittmacher ausbilden, der die Funktion des distal der Anastomose gelegenen Bereiches eigenständig koordiniert.
2. Durch den Druckanstieg im proximal der Anastomose gelegenen Bereich könnte der distale Ureteranteil im Sinne einer mechanischen Stimulation zur Aktivität angeregt werden.
3. Unserer Ansicht nach hat die funktionelle Restitutio ad integrum ein morphologisches Korrelat in der Neuentstehung von Interzellularbrücken, so daß auch im Anastomosenbereich direkte myogene Erregungsfortleitung möglich wird.

Verschiedene Arten von Interzellularbrücken lassen sich in der glatten Uretermuskulatur finden. Ihr Nachweis gelang uns auch im Anastomosenbereich, so daß die funktionelle Restitutio ad integrum ein nachweisliches morphologisches Korrelat findet.

Literatur

1. Golenhofen K, Hannappel J (1973) Pflügers Arch 341: 257
2. Notley RG (1968) Br J Urol 40: 37
3. Rohrmann et al (1987) Invest Urol 2

Dr. D. Rohrmann
Klinikum der RWTH Aachen
Abteilung Urologie
Pauwelsstraße
D-5100 Aachen

Muskelregeneration der Harnleiterwand nach Schlitzung?

N. Schmeller, H. Arnholdt, J. Schüller und A. Knipper

Die Ureterotomia intubata wurde 1943 von Davis beschrieben. Oppenheimer (1955), Hinman (1956), Weaver (1958) und Davis (1958) untersuchten den Heilungsverlauf nach Längsinzision des Harnleiters im Tierexperiment und beschrieben die Regeneration der glatten Muskulatur (Hyperplasie) im Inzisionsspalt. Seit die endoskopische Harnleiterschlitzung häufiger durchgeführt wird, besteht ein neues Interesse am Heilungsverlauf bei Harnleiterdefekten. Wir beschreiben zwei klinische Fälle, bei denen nach erfolgloser Schlitzung eine operative Resektion und histologische Untersuchung des betroffenen Harnleitersegmentes durchgeführt werden konnte.

Fallbericht 1: 65jähriger Patient am 05.01.87 mit mittlerem Harnleiterstein und ipsilateralem Kelchstein links eingewiesen. 08.01.87: ureteroskopische Reposition des Konkrementes und ESWL. 14.01.87: ureteroskopische Ausräumung einer Steinstrecke, z.T. Reposition + zweite ESWL. 22.01.87: komplette ureteroskopische Ausräumung einer neuerlichen Steinstrecke. Nach jeder der 3 Ureteroskopien Kontrastmittelfüllung des Harnleiters ohne Extravasat, auch endoskopisch kein Verdacht auf Harnleiterperforation. Nach Entfernung der Harnleiterschiene Ausbildung einer Striktur des unteren Harnleiterdrittels. 19.02.87: Schlitzung unter ureteroskopischer Sichtkontrolle bis ins paraureterale Fett. 12 Charr. double-J für 6 Wochen. Rezidiv bzw. Persistenz der Striktur nach Entfernung der Schiene. 08.05.87: Harnleiterteilresektion und Reimplantation mit Psoas-Zipfelblase.

Querschnitte des entfernten Harnleiters zeigten keine Anzeichen für eine Muskelregeneration, sondern den Einsatz eines kleinen Segmentes der Harnleiterwand durch narbiges Bindegewebe (Abb. 1). Der Muskelmantel des Harnleiters war hier unterbrochen.

Fallbericht 2: 50jährige Patientin mit täglich rezidivierenden Flankenschmerzen links. Seit 6 Monaten Zunahme der Schmerzen. 1981 Nephropexie. Im Ausscheidungsurogramm und im retrograden Ureteropyelogramm eindeutige Harnleiterabgangsenge. 16.03.87: perkutane Inzision des Harnleiterabgangs mit dem Hakenmesser. Zugang durch die mittlere Kelchgruppe. Harnleiterabgang nicht vernarbt mit dahinterliegendem lockeren Fettbindegewebe. Venöse Blutung beim letzten Schnitt. Kontrastmitteldarstellung der Vena ovarica. Tamponade nach Einführen eines 14 Charr. Korth-Splintes. Transfusion nicht erforderlich. Besserung, jedoch nicht Ver-

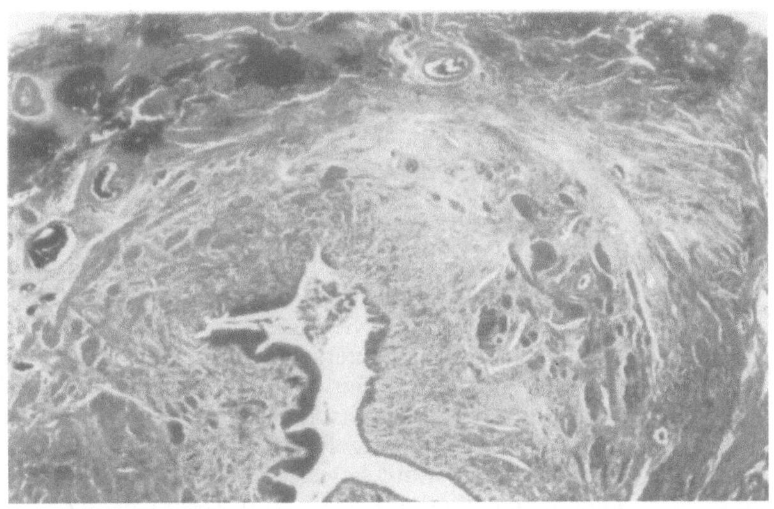

Abb. 1. Narbiger Defekt der Harnleiterwand nach ureteroskopischer Schlitzung mit einzelnen Blutgefäßen (keine Muskulatur)

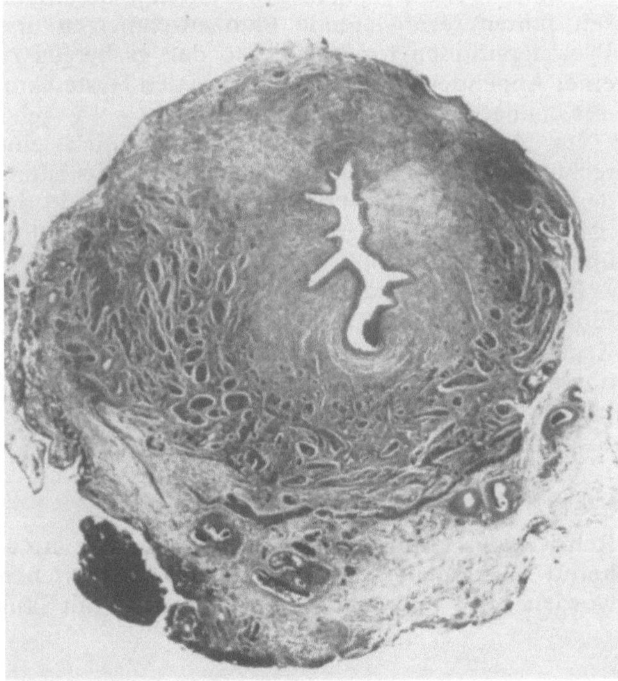

Abb. 2. Segmentaler Ersatz der Harnleiterwand nach perkutaner Schlitzung durch Narbengewebe ohne Anzeichen einer Muskelregeneration

schwinden der Schmerzen nach Extraktion des Korth-Splintes am 07.04.87. Isotopennephrogramm und retrograde Ureteropyelographie: Rezidiv der Harnleiterabgangsenge. 02.06.87: Resektion des Harnleiterabgangs und Nierenbeckenplastik nach Anderson-Hynes. Die Untersuchung des resezierten Harnleiters im Querschnitt zeigte $\frac{1}{4}$ der Harnleiterwand durch narbiges Bindegewebe ersetzt. Der Muskelmantel des Harnleiters war hier unterbrochen. Auch am Rande des Muskelmantels konnten keine Anzeichen für eine Muskelregeneration gefunden werden (Abb. 2).

Diskussion

In 2 Fällen, bei denen eine endoskopische intubierte Ureterotomie erfolglos geblieben war, wurde ein endoskopisch geschlitztes Harnleitersegment 11 Wochen später exzidiert. In beiden Präparaten konnte eine Regeneration (Hyperplasie) der glatten Muskulatur *nicht* beobachtet werden. Dieses steht in Widerspruch zu den oben zitierten Arbeiten. Neuere Tierexperimente an Schweinen konnten jedoch ebenfalls keine Regeneration der glatten Muskulatur nachweisen (Ramsay 1987). Eine weitere Erklärung für das Fehlen der Muskelregeneration wäre, daß der Schnitt nicht durch Muskelgewebe, sondern durch eine existierende Narbe verlaufen war und somit von dem Schnittrand aus keine Muskelregeneration zu erwarten wäre. Dieses erscheint zumindest im zweiten Fall unwahrscheinlich, da hier lediglich eine Nephropexie vorangegangen war und somit eine Vernarbung des Harnleiterabgangs nicht zu erwarten ist. Aber auch im ersten Fall war der Muskelmantel des Harnleiters wohl zirkulär erhalten, da eine Harnleiterperforation bei Ureteroskopie nicht vorgelegen hatte.

Falls nach intubierter Ureterotomie tatsächlich ein segmentaler narbiger Umbau der Harnleiterwand resultiert, sollte eine möglichst großlumige Harnleiterschiene benutzt werden, um ein Strikturrezidiv bei Narbenschrumpfung zu vermeiden.

Literatur

Ramsay JWA (1987) Ureteric healing and repair with special reference to urinary tract prostheses. Master of surgery thesis, London University, Juli 1987

Priv.-Doz. Dr. N. Schmeller
Klinik für Urologie der
Medizinischen Universität zu Lübeck
Ratzeburger Allee 160
D-2400 Lübeck 1

Seltene Ursachen der Harnleiterobstruktion: Endometriose des Ureters, präureterale Vena cava

W. Dierkopf, R. Tauber und M. Prosinger

Zusammenfassung

Nicht stein- und tumorbedingte Harnleiterobstruktionen mit typischer Flankensymptomatik, Hämaturie und rezidivierenden Harnwegsinfekten sind äußerst selten. Im Rahmen der weiterführenden urologisch-radiologischen Diagnostik ist bei nachgewiesener Harnleiterstenose in Höhe LWK 3 bis 4 an einen retrocavalen Harnleiterverlauf und bei Frauen mit nachgewiesener Harnleiterstenose im pelvinen Anteil an eine Endometriose des Harnleiters zu denken. Mittels simultaner Cavographie und retrograder Darstellung des betroffenen Harnleiters konnten wir bei 2 Patienten einen präureteralen V. cava-Verlauf diagnostizieren. Bei 2 Patienten lag eine extrinsische Endometriose mit konsekutiver Harnleiterobstruktion vor.

Bei allen 4 Patienten erfolgte die operative Korrektur durch End-zu-End-Anastomose des Ureters. Bei den Patientinnen mit Endometriose erfolgte zusätzlich die Resektion des betroffenen Uretersegmentes sowie eine medikamentöse Nachbehandlung mit Danazol (Winobanin).

Alle Patienten waren 2 Jahre postoperativ beschwerdefrei bei ungestörten Abflußverhältnissen.

Fallbeispiele und Therapie

Bei einer 43jährigen Patientin bestanden seit Kindheit rezidivierende Harnwegsinfekte und Pyelonephritiden sowie ein seit Jahren zunehmendes Druckgefühl in der rechten Flanke. Anläßlich einer internistischen Durchuntersuchung zeigte sich sonographisch eine rechtsseitige Harnstauungsniere. Im daraufhin durchgeführten Ausscheidungsurogramm waren das rechte Nierenbecken und proximale Harnleiter bis zur Ureterschleife in Höhe LWK 3-4 deutlich dilatiert. Der exakte Harnleiterverlauf zeigte sich erst in der retrograden Darstellung, wobei die gleichzeitig durchgeführte Cavographie für den retrocavalen Verlauf beweisend war. Bei seitengleicher guten Nierenfunktion von 224 ml in der ^{131}J-Hippuran-Clearance wurde aufgrund des deutlichen Beschwerdebildes die Operationsindikation gestellt. Bei einer weiteren 40jährigen Patientin bestanden seit Jahren rezidivierende Flankenschmerzen und Pyelonephritiden rechtsseitig, so daß es bereits zu einer Appendektomie und abdominalen Hysterektomie bei der Patientin kam.

Im Ausscheidungsurogramm zeigte sich eine rechtsseitige Harnstauungsniere und Weitstellung des Ureters bis zum prävesikalen Anteil, der in der nachfolgenden retrograden Darstellung deutlich über 3 cm verengt war.

Bei gering eingeschränkter rechtsseitiger Nierenfunktion (37%) bei 503 ml Gesamtclearance wurde wegen des Beschwerdebildes die Operationsindikation zur Resektion des betroffenen Ureteranteils und Ureterreanastomosierung gestellt.

Diskussion (Tabelle 1)

Retrocavale Harnleiterverläufe sind bereits in annähernd 200 Fällen in der Literatur beschrieben worden. Mit der Ausnahme eines Patienten mit Situs

Tabelle 1

	Retrocavaler Harnleiterverlauf	Endometriose des Harnleiters
Anamnese	Männer: Frauen = 3:1, mittleres Alter (30–40 Jahre), rechtsseitige Flankensymptomatik	Frauen mittleren Alters (30–40 Jahre) rezidivierende Flankensymptomatik, Pyelonephritiden.
Differential-diagnose	Urolithiasis, Harnwegsinfekte	Harnwegsinfekte, gynäkologische Erkrankungen (Voroperationen)
Diagnostik	1. Sonographie 2. Ausscheidungsurogramm 3. Retrogrades Pyelogramm } evtl. simultan 4. Cavogramm } 5. (CT)	1. Sonographie 2. Ausscheidungsurogramm 3. Retrogrades Pyelogramm 4. (CT)
Lokalisation der Harnleiterenge	Typ I (häufig) in Höhe LWK 3/4 Typ II (selten) in Nierenbeckenhöhe	Meist im prävesikalen Harnleiteranteil
Operation	Ureterverlagerung mit Durchtrennung und End-zu-End-Anastomose des dilatierten Ureters.	Ureterteilresektion und End-zu-End-Anastomose des Ureters, evtl. mit Ureterreimplantation.
Nachbehandlung	Suche nach assozierten kongenitalen Anomalien und ggf. Therapie	Langzeittherapie mit Danazol (Winobanin) 3 × 200 mg

inversus handelte es sich um eine rechtsseitig entwicklungsbedingte Harnleiteranomalie, die auch als präureteraler V. cava-Verlauf bezeichnet werden kann. Männer erkranken häufiger als Frauen und werden oft wegen Urolithiasis oder rezidivierender Harnwegsinfekte fehlbehandelt. Nach Kenawi/Williams wird ein häufiger tiefer Schleifentyp und ein seltener oberer Schleifentyp unterschieden. Die operative Korrektur sollte durch Ureterverlagerung mit Durchtrennung und End-zu-End-Anastomosierung des dilatierten Ureters erfolgen.

Differentialdiagnostisch kommt bei Frauen mittleren Alters eine Endometriose des Harnleiter in Betracht. Diese Patientinnen sind gynäkologisch häufig (fehl)voroperiert, nicht jede Patientin hat menstruationsabhängige Hämaturien.

Diagnostisch zeigt sich meist ein enggestellter prävesikaler Harnleiteranteil im retrograden Pyelogramm. Therapie der Wahl ist eine Ureterteilresektion mit End-zu-End-Anastomosierung des Ureters und ggf. eine Ureterreimplantation. Als Nachbehandlung sollte in jedem Fall eine Langzeittherapie mit Danazol (Winobanin) 3 × 200 mg tgl. eingeleitet werden.

Literatur

1. Bates JS, Beecham CT (1969) Retroperitoneal endometriosis with ureteral obstruction. Obstet Gynecol 34: 242
2. Brooks RT jr, Fraser WE, Lucas WE (1969) Endometriosis involving the urinary tract: a report of 2 cases with ureteral obstruction. J Urol 102: 184
3. Kenawi MM, Williams DI (1976) Circumcaval ureter: A report of four cases in children with a review of the literature and a new classification. Br J Urol 48: 183
4. Ochsner Th, Arkland C (1967) Endometriosis obstructing the ureter. J Urol 98: 462
5. Robertson JFR, Azmy AAF, Mackenzie R (1987) Obstruierender zirkumkavaler Ureter bei einem asymptomatischen Kind. Akt Urol 18: 155

Dr. W. Dierkopf
Urologische Klinik und Poliklinik
der Ludwig-Maximilians-Universität München
Marchioninistr. 15
D-8000 München 70

Die Bedeutung der geometrischen Bestrahlungsparameter für die Lasertherapie am oberen Harntrakt

M. Kraus, M. Beer, E. Bauer, D. Jocham, W. Permanetter und L. Rupprecht

Einleitung

Die Laserkoagulation urothelialer Tumoren der Harnblase ist inzwischen ein etabliertes Therapieverfahren. Es liegt daher nahe, dieses Therapiekonzept als organerhaltendes endoskopisches Therapieverfahren auch am oberen Harntrakt anzuwenden. Im Gegensatz zur Laserapplikation an der Harnblase sind Einstrahlwinkel und Bestrahlungsabstand am oberen Harntrakt durch die Anatomie vorgegeben. Ziel der vorliegenden Studie war die quantitative Bestimmung des Einflußes geometrischer Bestrahlungsbedingungen auf die Koagulationstiefe, Koagulationsdurchmesser und Koagulationsvolumen.

Material und Methode

Als Versuchsmaterial standen für die in vitro Versuche (1152 vermessene Koagulationspunkte) schlachtfrische Schweinenieren zur Verfügung. Die Laserapplikation erfolgte in einem Versuchsaufbau durch den endoskopische Bestrahlungsbedingungen reproduzierbar simuliert werden konnten (Temperatur 37° C und Flußrate 50 ml/min der Spüllösung). die in vivo Überprüfung erfolgte endoskopisch (transvesikaler Zugang) an 12 Minipigs, Zuchtstamm Göttingen. Die Zielsetzung wurde für die drei Lasersysteme Nd-YAG Laser 1318 nm, Nd-YAG Laser 1064 nm und Argon-Laser jeweils getrennt verfolgt.

Ergebnisse

Die Koagulationstiefe ist bei tangentialer Bestrahlung am kleinsten. Eine Vergrößerung des Einstrahlungswinkels bewirkt übereinstimmend für die drei Lasersysteme lediglich eine geringe Tiefenzunahme von 15% im Median. Untersucht man die Gruppe mit der Kruskal-Wallis-Analyse, findet man allerdings keinen signifikanten Unterschied. Als Folge der Strahlaufweitung auf der Gewebeoberfläche ist der Koagulationsdurchmesser bei tangentialer Bestrahlung größer. Eine Vergrößerung des Einstrahlungswinkels bewirkt lediglich eine Durchmesserabnahme von 8-10%. Es finden sich keine statistisch signfikanten Unterschiede. Auch hier zeigen die Laser ein übereinstimmendes Verhalten bezüglich der Winkelveränderung. Mit der Formel für das Rotationshalbellipsoid wird aus Tiefe und Durchmesser das Volumen berechnet. Dieses ist vom Einstrahlungswinkel unabhängig. Für die Wellenlänge 1318 nm ergeben sich aufgrund der 10 × höheren Wasserabsorption dieser Wellenlänge, verglichen mit 1064 nm [6], im Median dreimal so große Koagulationsvolumina.

Das Koagulationsvolumen erfährt bei Bestrahlungsabstands-Änderung von 1 mm auf 5 mm eine statistisch signifikante Reduktion von 50% für die Argon-Wellenlänge 488 nm und die Nd-YAG-Wellenlänge 1318 nm, für die Nd-YAG-Wellenlänge 1064 nm ist der Volumenunterschied von 25% statistisch nicht signifikant. Für die Wellenlänge 1318 nm ist bei beiden Abständen eine ausgeprägte Vaporisationsneigung festzustellen. Beim Nd-YAG Laser 1064 nm beobachtet man bei 5 mm Abstand keine Vaporisation, der Argon-Laser zeigt bei 1 mm Abstand 90% Vaporisation.

Diskussion

Nach den experimentellen Untersuchungen von Halldorsson [1] geht die Koagulationszone von einer suburothelialen Koagulationsknospe aus, gestreutes Laserlicht läßt die Koagulation nach allen Seiten fortschreiten. Im Laserstrahl ist der Energiefluß in Fortsetzung der Achse des Lichtleiters am größten, da nach dem Prinzip der Beugung nach Huygens 84% der Energie im Maximum laufen [7]. Das bedeutet, daß bei starker Oberflächenvergrößerung im Falle tangentialer Einstrahlung oder Vergrößerung des Bestrahlungsabstandes nur zentrale Anteile die Koagulation bewirken.

Klinische Relevanz

Auch bei tangentialer Bestrahlung sind ausreichende Tiefeneffekte zu erzielen, deshalb ist mit allen drei Lasersystemen eine radikale Therapie von Tumorfrühstadien möglich. Der optimale Bestrahlungsabstand beträgt als Kompromiß zwischen erwünschter Tiefenwirkung und unerwünschter Vaporisation 2-3 mm. Aus den Ergebnissen für die geometrischen Zusammenhänge lassen sich auch Bestätigungen [2-5] und Folgerungen für die Eignung der Laser zur Koagulationstherapie ableiten: Bei nicht exophytischem Wachstum von Neoplasien ist eindeutig die Wellenlänge 1064 nm vorzuziehen, da Spontanvaporisationen, die eine Grundlage für Extravasation darstellen, mit der geringsten Wahrscheinlichkeit auftreten. Exophytische Neoplasien sind für die Wellenlänge 1318 nm ein Anwendungsgebiet, da die ausgeprägte Volumenwirkung gut durch den Bestrahlungsabstand kontrollierbar ist. Bei Anwendung des Argon-Lasers überwiegen die Nachteile der oberflächlichen Koagulationswirkung, mit Neigung zur Karbonisation, die Fähigkeit zur Blutstillung. Bis größere Fallzahlen den kurativen Anspruch der Lasertherapie am oberen Harntrakt bei Frühstadien belegen, sollte diese Therapie auf Einzelnieren und bilateralen Tumorbefall beschränkt bleiben.

Literatur

1. Halldorsson Th (1981) Biophysikalische und apparative Grundlagen der endovesikalen Nd:YAG-Laserapplikation. Urologe A 20: 293-299
2. Hofstetter A, Keiditsch E, Schmiedt E, Frank F (1984) Der Neodym-YAG-Laser in der Urologie. Derzeitiger Stand der klinischen Erfahrungen. Fortschr Med 102 (36): 885-890
3. Hofstetter A (1986) Treatment of urological tumors by Neodymium-YAG laser. Eur Urol (Suppl 1) 12: 21-24
4. Keiditsch E (1986) Morphological fundamentals in the treatment of tumors with the Neodymium-YAG laser. Eur Urol (Suppl 1) 12: 12-16
5. Schilling A, Böwering R (1985) Behandlung von oberflächlichen Harnleitertumoren mit dem Neodym-YAG-Laser. Urologe A 24: 313-315
6. Stokes LF, Auth DC, Tanaka D, Gray JL, Gulacsik C (1981) Biomedical utility of 1.32 µm Nd:YAG laser radiation. IEEE Trans Biomed Eng BME 28: 297-299
7. Treiber H (1981) Lasertechnik. Frech, Stuttgart

Priv. Doz. Dr. med. M. Beer
Oberarzt der Abteilung Urologie
Chirurgische Universitätsklinik
Im Neuenheimer Feld 110
D-6900 Heidelberg

Endoskopische Lasertherapie an Harnleiter und Nierenbecken

E. Bauer, M. Beer, M. Kraus, D. Jocham, W. Permanetter, E. Unsöld und G. Staehler

Fragestellung

Therapeutisches Ziel der endoskopischen Lasertherapie von Tumoren des oberen Harntraktes ist die transmurale Koagulation ohne Schädigung tieferliegender Gefäß- oder Darmstrukturen [1, 2]. Die aus der endoskopischen Lasertherapie der Blase gewonnenen Ergebnisse lassen sich jedoch nicht ohne weiteres auf Harnleiter und Nierenbecken übertragen [2-4]. Ziel dieser Studie zur Optimierung der Therapie war die Untersuchung der Eignung der Lasersysteme ND:YAG 1318 nm, Nd:YAG 1064 nm und Argon 488 nm, sowie der Abhängigkeit der Koagulationstiefe von den energetischen Bestrahlungsbedingungen Laserleistung und Bestrahlungsdauer.

Material und Methode

1152 Meßpunkte an 150 Schweinenieren und -harnleitern (Schlachthofmaterial) wurden unter Imitation endoskopischer Bedingungen (NaCl 0,9% - Superfusion mit 37° C und 50 ml/min) mit 1, 3 oder 6 Sekunden Dauer bestrahlt. Die Laserleistung wurde beim Nd:YAG Laser 1318 nm mit 5, 10 und 15 Watt, beim Nd:YAG Laser 1064 nm mit 10, 30 und 60 Watt, sowie beim Argon Laser 488 nm mit 5 und 10 Watt variiert. Das physikalische Leistungsspektrum und der therapeutisch nutzbare Bereich aller drei Laser sind damit abgedeckt. Die Bestimmung der Koagulationstiefen erfolgte in Millimetern und anatomisch-histologischen Schichten, die statistische Auswertung mit der Kruskal-Wallis-Analyse.

Ergebnisse

Bei allen drei Lasersystemen besteht eine statistisch signifikante Abhängigkeit der Koagulationstiefe von der Einstrahlungsdauer (bei Nd:YAG 1318 nm und Nd:YAG 1064 nm $p < 0{,}01\%$, bei Argon Laser $p < 5\%$). Eine Verlängerung der Bestrahlungsdauer über 3 Sekunden bewirkt keine signifikante Vergrößerung der Koagulationstiefe. Nur bei Nd:YAG Laser 1064 nm ist eine Steuerung der Koagulationstiefe über die Variation der Laserleistung möglich ($p < 0{,}01\%$), bei den anderen beiden Lasersystemen besteht kein signifikanter Einfluß der Leistung auf die Eindringtiefe. Bei Bestimmung der Abhängigkeit der Schädigung definierter anatomischer Schichten von der applizierten Gesamtenergie ist feststellbar, daß die beiden Lasersysteme Nd:YAG 1318 nm und Argon 488 nm schon bei kleinen Energien (10 Joule) die L. muscularis der oberen Harnwege komplett koagulieren und tieferliegende Strukturen schädigen. Die Koagulation der Muskelschicht kann beim Nd:YAG Laser 1064 nm durch Variation der eingestrahlten Energie zwischen 20 und 40 Joule gesteuert werden.

Schlußfolgerungen

Der Nd:YAG Laser der Wellenlänge 1064 nm hat sich in dieser Studie wegen seiner größten therapeutischen Breite und der effektiv möglichen Steuerung der Koagulationstiefe durch Variation der Leistung als das geeignetste Lasersystem für die endoskopische Lasertherapie von Tumoren des oberen Harntraktes erwiesen. Durch Bestrahlung mit einer Energie von 20 bis 40 Joule ist eine Steuerung der Tiefenwirkung bis zur kompletten Koagulation der L. muscularis möglich. Eine Verlängerung der Bestrahlungsdauer über 3 Sekunden erscheint nicht sinnvoll.

Literatur

1. Hofstetter A, Böwering R, Keiditsch E, Frank F (1983) Zerstörung von Uretertumoren mit dem Neodym-YAG-Laser; Ein neues, organerhaltendes Operationsverfahren. Fortschr Med 101: 625-627
2. Hofstetter AG, Keiditsch E, Schmiedt E, Frank F (1984) Der Neodym-YAG-Laser in der Urologie. Derzeitiger Stand der klinischen Erfahrungen. Fortschr Med 102: 885-890
3. Smith JA jr, Lee RG, Dixon JA (1984) Tissue effects of Neodymium-Yag laser photoradiation of canine ureters. J Surg Oncol 27: 168-171
4. Staehler G, Chaussy Chr, Jocham D, Schmiedt E (1985) The use of Neodymium-YAG-lasers in urology: indications, technique and critical assessment. J Urol 134: 1155-1160

Priv. Doz. Dr. med. M. Beer
Oberarzt der Abteilung Urologie
Chirurgische Universitätsklinik
Im Neuenheimer Feld 110
D-6900 Heidelberg

Zusammenfassung der Postersitzung 4: Harnleiter

G. Rutishauser

Die Arbeiten der Postersitzung 4 befassen sich mit der Ureterrenoskopie und Instrumentation, mit der Lasertherapie in den oberen Harnwegen, mit den regenerativen Vorgängen in der Harnleiterwand und mit seltenen Obstruktionssyndromen.

4 Autorengruppen berichten über Erfahrungen mit der starren und flexiblen Ureterorenoskopie.

Häger und Mitarbeiter halten die starre Ureterorenoskopie für eine geeignete Methode zur Erfassung der Dignität von Nierenbecken- und Uretertumoren. Sie sehen hier wie gut endoskopische Biopsie und definitive Histologie bei diesen 14 Patienten übereinstimmen.

Meyer und Mitarbeiter empfehlen sie zur antegraden Harnleiterschlitzung bei Stenosen wie hier z. B. nach Ureterosigmoidostomie.

Pfab und Mitarbeiter sowie *Fuchs und Mitarbeiter* berichten über Erfahrungen mit der flexiblen retrograden Ureteroskopie. Beide Autoren machen keinen Hehl daraus, daß es sich um eine schwierige Untersuchung handelt, für die Lehrgeld bezahlt werden muß auch wenn moderne technische Hilfsmittel zur Verfügung stehen.

2 Arbeitsgruppen aus Großhadern, geleitet von den Herren *Kraus* und *Bauer* beschäftigen sich mit theoretischen und praktischen Aspekten der Laserbehandlung im oberen Harntrakt. Die sehr interessanten experimentellen Untersuchungen mit dieser zukunftsträchtigen Methode haben ergeben, daß ureteroskopische Tumorbehandlungen in den oberen Harnwegen am schonendsten mit einem Neodym-Yag-Laser mit einer Wellenlänge von 1046 nm erfolgt.

2 weitere Arbeiten befassen sich mit der Wundheilung nach Durchtrennung bzw. Inzision des Harnleiters.

Während Frau *Rohrmann und Mitarbeiter* im Experiment am durchtrennten Ureter den elektornenmikroskopischen Nachweis liefern, daß sich auch im Anastomosenbereich wieder erregungsleitende Interzellular-Brücken bilden, sind *Schmeller und Mitarbeiter* auf Grund klinischer Erfahrung skeptisch im Hinblick auf die Muskelregeneration. Sie fanden bei zwei Patienten, daß der Muskelmantel im Inzisionsbereich segmentartig von Narbengewebe ersetzt wird.

Einmal mehr wird in diesen beiden Arbeiten der „kleine Unterschied" zwischen dem Tierversuch am gesunden Harnleiter unter optimalen experimentellen Bedingungen einerseits und andererseits am Substrat unserer täglichen klinischen Bemühungen deutlich.

Neben Konkrementen und Tumoren sowie neben den mit zunehmender Frequenz der Instrumentation häufigeren iatrogenen Stenosen gibt es auch seltenere Stenoseursachen, auf die *Dierkopf und Mitarbeiter* mit je 2 Beobachtungen von Endometriose und von retrocavalem Ureter aufmerksam machen.

Ich fasse zusammen: Die technischen Entwicklungen der letzten Jahre haben die Endoskopie und endoskopischen Manipulationen im Harnleiter und Nierenbecken sehr gefördert und uns dabei eine Anzahl von neuen Möglichkeiten eröffnet, von denen manche Kollegen noch nicht so recht wissen, ob sie aus der Sicht des Patienten auch echte Verbesserungen darstellen. Ich zähle mich zu diesen und denke, z. B. an die Davis'sche Ureterotomie, die jetzt ihr endoskopisches „come back" erlebt. Man darf wohl davon ausgehen, daß die Spätergebnisse nicht viel besser sein werden als mit der vor 25 Jahren angegebenen Originalmethode. Hinweis dafür liefern die Beobachtungen von *Schmeller*.

Ohne Zweifel beschert uns die Endoskopie im Nierenbecken und Harnleiter dazu auch eine eigene iatrogene Pathologie, die in mehreren Postern schüchtern anklang aber im ganzen wohl - wie oft in der „enthusiastischen Phase" einer Methodenentwicklung - verharmlost wird.

Schließlich wage ich, zum mindesten für die nächsten Jahre, noch zu bezweifeln, ob die hoch interessante aber aufwendige und in ihrer therapeutischen Wirkung bisher ungenügend kontrollierbare Laserbehandlung von Geschwülsten in den oberen Harnwegen unsere derzeitige Indikationsstellung umkrempeln wird.

Damit möchte ich aber die wichtigen und gut präsentierten Arbeiten aus der Großhaderner Klinik keineswegs kritisieren.

Sicher ist, daß *echte* Indikationen für die retrograde Ureterorenoskopie selten bleiben werden. Fest steht auch, daß die Technik Ansprüche stellt und viel und kontinuierliches Training voraussetzt. Sicher ist weiter, daß die Bezeichnung „wenig invasiv" für diese Methode zum mindesten in der Lernphase einen Euphemismus darstellt. Ob wir je mit der Leichtigkeit mit der wir eine Cystoskopie indizieren auch eine Ureteroskopie veranlassen werden, ist sehr fraglich. Vom voreiligen Kauf entsprechender Ausrüstungen ist dem Durchschnittsurologen jedenfalls abzuraten. In verantwortungsbewußten Händen könnte sich ihre Amortisation als langwierig erweisen.

Prof. Dr. G. Rutishauser
Chefarzt Urologische Klinik
Departement Chirurgie
Kantonsspital
CH-4031 Basel

II. Hauptthema: Plastische Chirurgie an Harnröhre und Penis

Grundsatzreferate

Operative Behandlung von Harnröhrenmißbildungen

G. Bartsch

Beitrag nicht eingereicht

Operativ behandelte Harnröhrenerkrankungen – Offene Operationstechniken

W. A. De Sy

Wir denken in erster Linie sofort an offene operative Techniken, wenn das Lumen abwesend oder äußerst eng ist, wenn die Striktur deutlich länger als 2 cm ist, wenn es sich um ein zweites Rezidiv nach endoskopischer Behandlung handelt.

Zwei-Zeiten-Techniken

Wegen seiner zahlreichen Nachteile hat der Gebrauch der Zwei-Zeiten-Operationen erheblich abgenommen. Diese fordern tatsächlich eine Mindestzahl von zwei Narkosen und zwei Eingriffen, wenn alles reibungslos verläuft. Eine sehr hinderliche Zwischenzeit von mindestens 3 Monaten; bestimmt keine besseren Resultate, oft eine unvollständige Rekonvaleszenz der Bulbärmuskeln mit eventuellen Ejakulationsstörungen. Hauptsächliche Anwendung von Skrotalhaut führt zu Haarwuchs und oft zu Sakkulationen. Diese Sakkulationen können aufs Neue Ejakulationsstörungen verursachen sowie postmiktionelles Nachtröpfeln. Man wird sie bei sehr ausgedehnten Infektionen anwenden; bei Mangel an Haut (Hypospadie krüppel zB) und wo folglich (gestielte) Hautlappen, wie in der Meshgraft-Technik, oder eventuell freie Hautlappen herangezogen werden sollen.

Ein-Zeit-Techniken

Ein-Zeit-Techniken die freie Transplantate verwenden, nehmen eine wichtige Stelle ein, vor allem die freien Hautlappen. Man kann ebenfalls Harnblasenmukosa, Tunica vaginalis; Faszie an und andere sogar Venen.

Vor allem der freie Hautlappen und die Harnblasenmukosa sind wichtig. Freie Hautlappen müssen bestimmte Bedingungen erfüllen: sie sollen z. B. möglichst dünn sein, von allem subkutanen Gewebe befreit sein, und sie sollen perfekt expandiert werden, jedoch ohne zu große Traktion. Sie werden am besten in steriler Umgebung angebracht, und sie müssen in sehr engen Kontakt mit gut vaskularisiertem umgebenden Gewebe gebracht werden. Mit absoluter Priorität nimmt man freie Hautlappen in Präputiumhöhe oder bei Abwesenheit in Dorsum-Penis-Höhe. Diese dünne Haut weist keinen Haarwuchs auf, ist wenig elastisch und liegt in der Operationsgegend. Sie können bei Strikturen von unbegrenzter Länge angewendet werden. Eine perfekte anatomische Rekonstruktion der Urethra ist möglich, da sowohl das Corpus spongiosum als auch die Muskeln Bulbocavernosus, und Ischiacavernosus über dem Hautlappen zugenäht werden können. Dies hat zur Folge, daß es keine Probleme bei der Ejakulation und kein Nachtröpfeln des Urins gibt. Es gibt ebenso keinen Haarwuchs und Konkrementbildung. Die absoluten Kontraindikationen für das Anwenden von freien Hautlappen sind: ausgesprochene Fibrose in Operationsgegend-Höhe und unbehandelbare urinale Infektion oder, wenn in der Gegend, wo operiert werden soll, Bestrahlungen vorgenommen wurden. Eine andere relative Kontraindikation sind Strikturen in Transglandulär-Urethra-Höhe. Die Resultate sind hier viel ungünstiger, vermutlich durch externe Infektion. Eine letzte relative Kontraindikation, ist der totale urethrale Defekt, wobei also ein freier Hautlappen angewendet werden müßte, in Tubenform eher denn als Patch. Eine Tube kann überhaupt nicht so leicht auf gut vaskularisiertem Gewebe angebracht werden wie ein Patch. Bei gestielten Hautlappen denkt man an die Anwendung von Skrotaler Haut, wobei die Haut medial, lateral oder transrektal entnommen werden kann.

Alle diese gestielten Hautlappen weisen den Vorteil auf, daß sie bei allen Formen von Urethrastenose angewendet werden können, folglich sowohl bei Anwesenheit von ausgesprochener Fibrose als auch bei Abwesenheit von ausgesprochenen urinalen Infektionen. Sie haben aber auch ziemlich viele Nachteile: Sie lassen sich nämlich sehr schwierig auf eine einwandfreie Weise entnehmen, vor allem, weil man nicht immer gut weiß, in welcher Richtung genau die Durchblutung des zu entnehmenden Hautlappens verläuft. Die Adaptation an das Lumen der Urethra ist in den meisten Fällen schwierig, weil diese Skrotalhaut sehr elastisch und darüber hinaus deutlich thermosensibel ist.

Es ist unmöglich, eine perfekte anatomische Rekonstruktion durchzuführen, da irgendwie doch eine Öffnung offengelassen werden muß, um einen Durchgang des Pediculus zu ermöglichen. Dies hat zur Folge, daß sich nach der Miktion oft ein Nachtröpfeln einstellt, daß oft Ejakulationsstörungen auftreten, Haarwuchs und Konkrementbildung vorkommen.

Die meisten dieser Nachteile kommen jedoch nicht vor, wenn man einen gestielten Präputialhautlappen anwendet. Hier ist wohl eine leichte Anpassung des Lumens möglich, weil man nichtelastische Haut entnimmt. Diese Technik kann auch bei allen Strikturen, sowohl der Urethra als auch der Urethra membranacea angewendet werden. Es darf also auch Fibrose und sogar urinale Infektion anwesend sein, diese Haut ist schließlich nicht thermosensibel und weist keinen Haarwuchs auf. Als Kontraindikation muß man einzig die mehrfachen und sehr langen Strikturen betrachten, weil man selbstverständlich beschränkt wird durch die Zirkumferenz des Penis.

End-to-end-Anastomose

Ihr wichtigster Vorteil besteht darin, daß kein fremdes Material angewendet werden muß und daß andererseits eine völlige anatomische Rekonvaleszenz der Urethra stattfindet. Nachteilig ist jedoch, daß maximal nur etwa 3 cm Urethra überbrückt werden können. Sehr viele Indikationen gingen gerade wegen der endoskopischen Techniken verloren.

Urethra-membranacea-Höhe

Sie treten hauptsächlich auf nach transurethralen Resektionen oder endoskopischen Behandlungen. Da nach derartigen endoskopischen Behandlungen, bei denen oft auch der Harnblasenhals zerstört wurde, die Urininkontinenz hauptsächlich vom externen Sphinkter abhängt, ist Urethroplastie in diesen Fällen meistens unangebracht, es sei denn, nach sehr sorgfältiger Werteinschätzung des Harnblasenhalses. Diese Strikturen sind denn auch meistens kurz und gehören zur Indikationsdomäne der Urethrotomien.

Beckentrauma

Es ist von wesentlicher Bedeutung, einen Urethrariß zu erkennen, denn sonst kann diese Fehleinschätzung und die Behandlung eines solchen Traumas eine sehr wichtige Behinderung für das spätere Leben zur Folge haben. Einen Urethrariß zu erkennen, kann auf eine einfache Weise geschehen, mittels einer retrograden Urethrographie. Katheterung ist unserer Meinung nach gleich in welcher Form völlig unangebracht. Diese Katheterung liefert uns selten oder nie eine wichtige Erkenntnis, sie führt zu Infektion innerhalb einer aseptischen Wunde; aus einere unvollständigen Läsion kann durch Katheterung sehr leicht eine völlige Läsion verursacht werden.

Bei der partiellen Ruptur kann die Zystosomie sogar als Behandlung betrachtet werden. Bei einer totalen Ruptur ist die urgente Zystostomie eine Behandlung, sei es auch eine provisorische. Die definitive Behandlung ist dann eine Urethroplastie, wie oben beschrieben, entweder nach fünf Tagen, was man eine „hinausgeschobene Urgenz" nennt, oder nach fünf Monaten und in diesem Fall spricht man von einer „späten Rekonvaleszenz". Es scheint uns viel einfacher, diese Urethroplastie einige Tage nach dem Trauma durchzuführen. Tatsächlich ist die Dissektion durch die entstandenen Hämatome im kleinen Becken und perineal manchmal stark vereinfacht und man findet die abgerissenen Urethrasegmente ziemlich leicht. Bei einer Operation nach drei bis sechs Monaten ist die Dissektion immer schwierig wegen der ausgedehnten Fibrose und der schwer erkennbaren Anatomie. Das Risiko, Verletzungen der Nerven und der Blutgefäße zu den Schwellkörpern hin zu verursachen, ist groß.

Meatusstenose

Für kurze Strikturen kann man sich an eine einfache Tomie mit Inversion der Mukosa halten. Es empfiehlt sich, eine Meatoplastie nach Dvine-Horton vorzunehmen. Für lange Strikturen wendet man die Blandy-Plastie an, die jedoch den großen Nachteil hat, einen hypospadierten Meatus zu hinterlassen.

Den Vorzug verdient die Brannan-Technik, die jedoch keine völlige Rekonstruktion der Eichel zuläßt und deshalb ästhetisch weniger schöne Resultate erbringt. Um eine vollständige Rekonvaleszenz einer ausgesprochenen, bis unter die Fossa navicularis reichende Meatusstenose zu erlangen, haben wir gültige funktionelle und ästhetisch vertretbare Technik beschrieben. Dies wird uns ermöglichen, eine perfekte Rekonstruktion der Eichel über der Meatoplastie vorzunehmen, so daß eine vollständige Rekonstruktion der glandulären Urethra möglich ist.

Folgende allgemeine Regeln muß man beachten, wenn man mit einer offenen operativen Urethrachirurgie Technik Erfolg erzielen will: Man versuche zunächst eine richtige Diagnose zu stellen. Dafür sind eine permiktionelle Urethrographie und eine retrograde Urethrographie erforderlich. Man bekämpfe vorab jede urinale Infektion. Man öffne die Urethra auf genügende Weise, bis man auf gesundes Gewebe stößt. Man berücksichtige die Vaskularisation der angewandten Hautlappen. Man vermeide möglichst eine urethrale Sonde, und man beuge jeder Urin-Extravasation mittels einer guten Derivation vor. Diese Chirurgie ist viel zu wenig bekannt, und wir haben als Lehrmeister die Aufgabe, sie zu unterrichten.

Prof. W. A. De Sy
Klinik für Urologie
Universitätsklinik
De Pintelaan 185
B-9000 Gent

Operativ behandelbare Harnröhrenerkrankungen - Endoskopische Operationstechniken

M. Marberger und W. Albrecht

Endoskopische Eingriffe an der Harnröhre betreffen fast ausschließlich Harnröhrenstrikturen und dieses Referat umfaßt daher vor allem den Stellenwert der Sichturethrotomie. Die teilweise völlig konträren Standpunkte hierzu sind bekannt (Sachse, Marberger sen.). Das familiär bedingte Nahverhältnis unserer Abteilung zur plastischen Harnröhrenchirurgie versprach offenbar eine besonders kritische Behandlung des Themas, weshalb es offenbar uns zugeteilt wurde. Erkrankungen des Blasenhalses, die eher einem Kapitel über Prostatachirurgie zugehören und die Meatusstenose, die nach unserer Ansicht offen korrigiert werden sollte, werden ausgeklammert.

Die Incision von Strikturen unter Sicht hat Tradition. Schon vor 100 Jahren spaltete der Wiener Dermatologe Grünfeld Strikturen unter Sicht mit einem Urethroskop ohne Linsensystem, mit Beleuchtung durch Kerzenlicht und Augenspiegel. Auch das schon 30 Jahre früher entwickelte Urethroskop von Desormeaux hatte neben dem helleren Gasogenlicht auch ein Skalpell zur Strikturschlitzung unter Sicht.

Es ist aber das unbestreitbare Verdienst Sachses, der Methode durch Entwicklung eines Urethroskops mit progradem Blick und unter Sicht beweglichem kalten Messer zum Durchbruch verholfen zu haben [36]. Fast einheitlich wird das stenosierende Narbengewebe bei 12 Uhr scharf durchtrennt, bis das normale Harnröhrenlumen erreicht wird. In dieser Schnittposition sind Verletzungen der Schwellkörper durch die hier besonders starken Hüllfaszien leichter vermeidbar, und Divertikelbildungen unwahrscheinlich. Nach den Untersuchungen von Weaver und Schulte [44] und H. Marberger [24] hält der periodisch durch die Harnröhre fließende Harnstrahl den Defekt in der ringförmigen Narbe während der Epithelisierungsphase offen, sodaß es zu einem echten Epithelgewinn kommt. Das elektrische Messer ist obsolet [33] und auch die Laser-Urothrotomie hat sich nicht durchgesetzt [6, 34]. Versuche, bei starkem Kallus oder gar Obliteration des Lumens das Narbengewebe zirkulär auszuresezieren sind nach unserer Erfahrung kaum erfolgreich und der Beweis hierfür wurde bisher auch in der Literatur nicht schlüssig erbracht [11]; der Versuch einer plastischen Deckung mit Spalthaut über einem Katheter widerspricht so vielen plastisch-chirurgischen Prinzipien, daß wir nicht an einen Erfolg dieser Methode glauben können [17, 32].

Das bestechende an der Sichturethrotomie ist die niedere Morbidität. Die Auswertung von 14 Publikationen mit genau aufgeschlüsselten Komplikationen und unserem eigenen retrospektiv in der Folge analysierten Krankengut mit insgesamt 1841 Patienten [1, 2, 3, 7, 10, 19, 22, 26, 30, 35, 39, 41, 42, 43] deckt eine durchschnittliche Komplikationsrate von 9,7% auf, mit Streuung von 2-16% je nach Definition der Komplikation. Mit einer Letalität von 0,2% liegt diese in einem Bereich, der schon durch die Anästhesie allein zu erwarten ist. Die Hauptprobleme ergeben sich aus Blutungen aus dem Schwellkörper (0-13%), entzündlichen Komplikationen (5-13%) und Schwierigkeiten, das proximale Harnröhrenlumen bei der Incision zu erreichen (0-3%). Diese

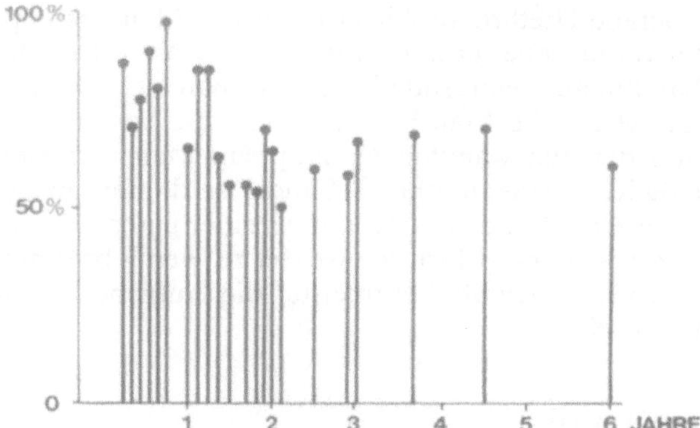

Abb. 1. Literaturvergleich der Erfolgsrate nach 1. Sichturethrotomie, bezogen auf die Nachbeobachtungszeit

Komplikationen lassen sich in der Regel durch technische Details vermeiden, die aber allgemein bekannt sind und auf die hier nicht weiter eingegangen werden sollte [38]. Da eine iatrogene Schädigung des nervösen und vaskulären Erektionsmechanismus praktisch unmöglich ist, stellt die Impotenz im Gegensatz zu offenen Eingriffen ein zu vernachlässigendes Risiko dar. Eine Inkontinenz kann natürlich so wie bei offenen Eingriffen, unabhängig von der Methode, immer dann auftreten, wenn ein Narbenring in der membranösen Harnröhre bei vorgeschädigten Blasenhals gespalten werden.

Zur Ermittlung der Behandlungsergebnisse analysierten wir 26 Publikationen der letzten 15 Jahre [1, 2, 3, 4, 5, 7, 9, 10, 14, 16, 20, 21, 22, 23, 26, 27, 29, 30, 35, 37, 39, 40, 41, 42, 43, 45], die so detailliert waren, daß eine Ergebnisstatistik über insgesamt 2621 Patienten erstellt werden konnte. Der Enderfolg bei Abschluß der Behandlung variierte von 25% bis 96%, was die Fragwürdigkeit des Begriffes offenbart. Es ist durchaus denkbar, daß Patienten nach bis zu einem halben Dutzend Sichturethrotomien schließlich einfach des Eingriffes überdrüssig wurden, und unter Vortäuschung von Zufriedenheit sich auf die Dilatationsbehandlung bei einem anderen Urologen zurückzogen. Verläßlicher erscheint der Erfolg nach dem Ersteingriff, der in der Definition fast aller Autoren gleichbedeutend war mit dem Verzicht auf weitere Behandlung und den wir daher in der Folge ausschließlich zur Erfolgsbeurteilung verwenden. Er schwankt in den Publikationen von 52% bis 92%, mit einem Mittelwert von 72%.

Dieser Wert ist von der Nachbeobachtungsdauer natürlich nicht zu trennen und die Aufschlüsselung nach der mittleren Beobachtungszeit zeigt deutlich, daß Erfolge über 80% nur bei kurzer Nachbeobachtungszeit erzielt werden (Abb. 1). Sie sinken in den ersten zwei Jahren rasch ab und scheinen sich dann zu stabilisieren, echte Spätergebnisse über Nachbeobachtungszeiten von mehr als 5 Jahren fehlen aber weitgehend.

Da sich gerade Nachbeobachtungen in den Zeitraum bis 10 Jahre als entscheidend für die Beurteilung von Harnröhrenplastiken erwiesen, analysierten wir den Krankheitsverlauf von 96 Patienten, die sich 1974 bis 1978 an unserer Abteilung einer Sichturethrotomie unterzogen. Da wir zu dieser Zeit nicht an der Abteilung tätig waren, war eine emotionsfreie Auswertung möglich. Während dieser Zeit erfolgten kaum offene Harnröhrenplastiken, sodaß das gesamte Spektrum der Strikturerkrankungen vertreten ist.

18 Patienten konnten nicht mehr verfolgt werden. Weitere 32 waren in der Zwischenzeit verstorben, was bei der Altersstruktur der Patienten (10 jünger als 40 Jahre, 21 zwischen 40-60 Jahre, 47 älter als 60 Jahre zum Zeitpunkt der Operation) nicht verwunderlich ist. Da diese Patienten aber bis kurz vor ihrem Tod mit einer mittleren Nachbeobachtungszeit von 6,3 Jahren bei ihrem Urologen in Evidenz gehalten wurden und die Nachuntersuchungsergebnisse für uns zugänglich waren, wurden sie in die Studie aufgenommen. 46 Patienten konnten wir mit einer mittleren Nachbeobachtungszeit von 11 Jahren nachuntersuchen.

Die Nachuntersuchungen umfaßten auch ein Urethrogramm und eine Uroflowmetrie, die fast durchwegs abnorme Befunde aufwiesen. Die Relativität dieser Beurteilungskriterien sind uns schon von unseren Harnröhrenplastiken bekannt [25]. Da sie zudem bei den verstorbenen Patienten nicht vorlagen, haben wir subjektivere Parameter zur Beurteilung angewandt: 69% der 78 Patienten, deren Schicksal nachverfolgbar war oder die nachuntersucht werden konnten, waren nach dem Ersteingriff zufrieden und erhielten keine weitere invasivere Therapie. 12% der Patienten waren nach weiteren Sichturethromien zufrieden. Allerdings blieben 30 dieser 64 zufriedenen Patienten (48%) über längere Zeit regelmäßig beim Urologen in Kontrolle und diese umfaßt in der Regel auch eine Katheterisierung der Harnröhre, wobei diese vom „Kalibrieren" bis zum „prophylaktischen Bougieren" reichte. Die Notwendigkeit dieser Maßnahmen erscheint fraglich und unter Umständen eher in unserem Praxissystem verankert zu sein. Das Schwergewicht liegt auf dem Begriff *zufrieden* und die Patienten selbst betrachteten den Besuch beim Arzt nicht unbedingt als erforderlich.

15 Patienten (19%) mußten hingegen in typischer Form regelmäßig bougiert und zum Teil nachurethrotomiert weden. Wir stellten keinen Unterschied im Ergebnis zwischen den Nachuntersuchten und den frühzeitig Verstorbenen, aber nachkontrollierten Patienten fest, sodaß das Gesamtkollektiv von 70 Patienten mit einer mittleren Nachbeobachtungszeit von 8,7 Jahren gemeinsam gewertet werden kann. Mit 69% zufriedenstellendem Erfolg nach dem Ersteingriff liegen somit die Spätergebnisse nur knapp unter dem aus der Literatur errechneten Durchschnittswert von 72%.

Bei einem Mißerfolg kann durch eine neuerliche Sichturethrotomie das Ergebnis noch etwas verbes-

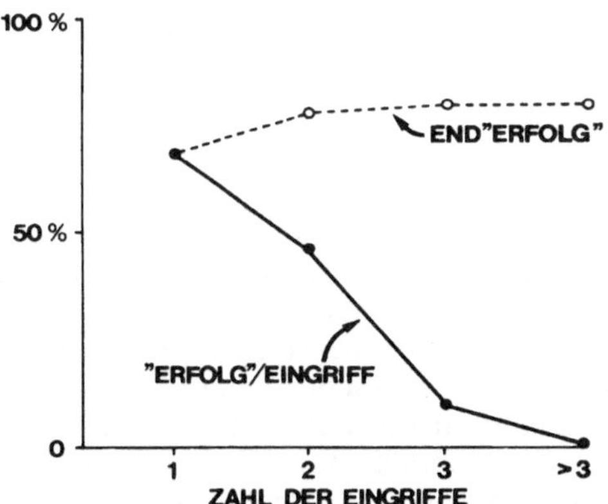

Abb. 2. Einfluß von weiteren Sichturethrotomien bei Rezidivstriktur auf „Enderfolg" und „Erfolg" pro Eingriff

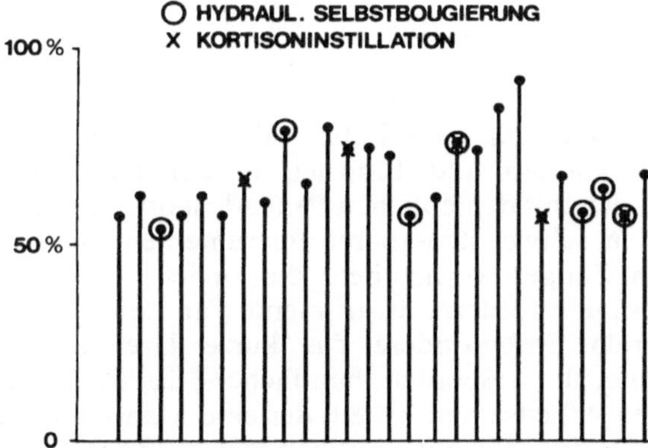

Abb. 3. Literaturübersicht über den Erfolg nach einmaliger Sichturethrotomie in Abhängigkeit von der Nachbehandlung mit hydraulischer Selbstbougierung, Kortisoninstillation oder ohne diese Maßnahmen

sert werden, aber der Erfolg pro Eingriff sinkt rasch ab und war in unserem Krankengut nach dem 3. Eingriff praktisch nicht mehr nachweisbar (Abb. 2). Da diese Zahlen auf tatsächlich erfolgten Nachbehandlungen basieren und sicher einige Patienten nach erfolglosen Versuchen weitere Eingriffe ablehnten und lieber ihre Beschwerden ertrugen, dürfte das tatsächliche Ergebnis des Rezidiveingriffes noch schlechter sein. Mehr als zwei Sichturethrotomien erscheinen sinnlos; der Patient sollte einer Harnröhrenplastik zugeführt werden.

Die Erfolge waren am besten bei bulbär-membranösen Harnröhrenstrikturen mit weniger als 2 cm Länge (Tabelle 1), aber das Ergebnis wurde wesentlich deutlicher durch die Ursache der Striktur beeinflußt (Tabelle 2). Strikturen, die auf Dauerkatheterbehandlung zurückzuführen waren, zum Beispiel nach Herzoperationen, hatten ausgezeichnete Ergebnisse, auch wenn sie multipel und langstreckig waren, während die Behandlung der posttraumatischen Strikturen ausgesprochen unbefriedigend blieb. Diese Zahlen erklären auch die unterschiedlichen Literaturergebnisse: beim Überwiegen von Patienten mit Strikturen nach Dauerkatheter kann die Erfolgsrate leicht über 90% klettern, während bei mehr posttraumatischen Strikturen sehr schlechte Ergebnisse erzielt werden.

Alle Patienten dieses Kollektivs hatten mindestens eine, aber meistens mehrere erfolglose Bougierungen vor dem Eingriff, sodaß die Dilatationsbehandlung allein sicher nicht zum gleichen Ergebnis geführt hätten.

Die Nachbehandlung erfolgte in dieser Patientengruppe sehr uneinheitlich, aber ein Literaturvergleich zeigt sehr deutlich, daß die hydraulische Selbstbougierung [2, 7, 14, 20, 23, 37, 45] oder die Instillation von Steroiden [14, 26, 29, 37, 45], abgesehen von den theoretischen Widersprüchen dieses Vorgehens, die Erfolgsrate nicht beeinflußt (Abb. 3). Auch die postoperative Dauerkatheterdrainage hat wenig Einfluß [19, 35], trotz scheinbar anders lautender retrospektiver Einzeluntersuchungen [4, 8]. Die Gegenüberstellung von Studien, in denen bewußt und sehr konsequent nur eine kurzfristige [7, 22, 26, 29, 30, 45], mittelfristige [27, 40, 42] oder Langzeitdauerkatheterdrainage vorgenommen wurde [4, 21], läßt keine Unterschiede erkennen (Abb. 4).

Als entscheidender Vorteil gegenüber der blinden Urethrotomie ermöglicht die Sichturethrotomie eine Begrenzung des Traumas auf die Striktur selbst und damit eine Minimierung der Vernarbung außerhalb der Striktur. Später erforderlich werdende plastische Operationen werden daher kaum erschwert. Bandhauer [5] berichtete über 50 Patienten mit Rezidivstrikturen nach Sichturethromie, die einer plastischen Korrektur zugeführt wurden. Er stellte zwar eine etwas schwierigere Harnröhrenmobilisierung im Strikturbereich bei 12 Uhr durch die stärkere Kallusbildung fest, konnte aber mit den gleichen Operationsmethoden wie bei nicht voroperierten Patienten vergleichbare Ergebnisse erzielen.

Zusammenfassend handelt es sich bei der Sichturethrotomie um eine technisch einfache Methode

Tabelle 1. Einfluß der Lage (n = 74 Pat.) und Länge (n = 57 Pat.) der Harnröhrenstriktur auf den Erfolg nach einmaliger Sichturethrotomie

	(%)
Penil	63
Bulbär/membranös	74
Kombiniert	80
<2 cm Länge	81
>2 cm Länge	67

Tabelle 2. Einfluß der Strikturgenese auf den Erfolg nach einmaliger Sichturethrotomie

Strikturgenese	n	Erfolg (%)
Posttraumatisch	9	33
Dauerkatheter	27	96
TUR	14	57
Entzündlich	9	78
Idiopathisch	19	50
Insgesamt	78	69

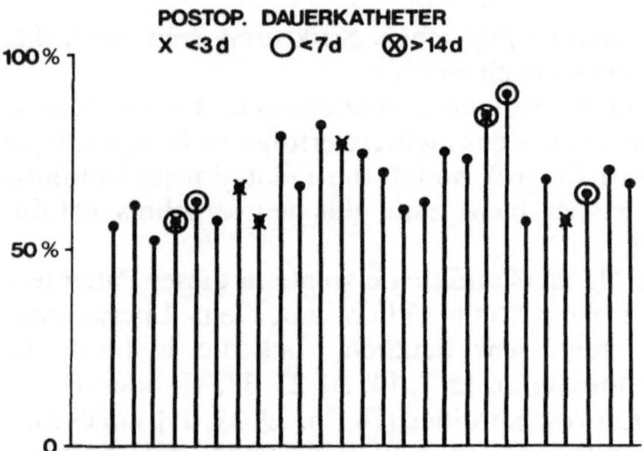

Abb. 4. Literaturübersicht zum Einfluß der postoperativen Dauer der Katheterdrainage auf die Erfolgsrate nach einmaliger Sichturethrotomie

mit niederer Morbidität, die weitgehend unabhängig von der Nachbehandlung bei ca. 70% der Patienten befriedigende und dauerhafte Ergebnisse ermöglicht. Der Eingriff ist beim Rezidiv, das in der Regel im 1. postoperativen Jahr auftritt, wiederholbar, aber nach dem 2. Rezidiv sollte bei entsprechender Oparabilität des Patienten die Harnröhrenplastik angestrebt werden. Die besten Ergebnisse werden mit kurzen, weichen virginellen Strikturen im Bereich der bulbären Harnröhre erzielt und die schlechtesten bei posttraumatischen kallösen, langstreckigen Strikturen. Da die endoskopische Methode eine spätere plastische Korrektur nicht verhindert, erscheint in Anbetracht der geringen Invasivität des Verfahrens eine großzügige Indikationsstellung gerechtfertigt.

Hier möchten wir Herrn Van Cangh aus Brüssel zitieren, mit dem wir über dieses Referat sprachen: nach seiner Ansicht liegt der größte Verdienst der Sichturethrotomie darin, daß es viele Urologen davon abhält, plastisch-chirurgische Eingriffe durchzuführen, die sie nicht beherrschen.

Bei der zentralen Rolle der Strikturtherapie scheint die übrige endoskopische Chirurgie der Harnröhre zu verschwinden. Das Urethrotom ist aber natürlich ein ideales Instrument zum Abtragen von Membranen oder Zwischenwänden, z.B. zwischen dem cystisch ausgeweiteten Ausführungsgang einer Cowper'schen Drüse und der Harnröhre.

Für den Betroffenen wesentlich dramatischer sind Harnröhrenklappen, die häufigste Ursache einer bilateralen Dilatation des oberen Harntraktes beim männlichen Neugeborenen. Da heute schon Kinderresektoskope mit 8 Charr. zur Verfügung stehen, die auch die Manipulation Neugeborener ermöglichen, besteht bei stabiler Nierenfunktion eine allgemeine Tendenz zur frühzeitigen Klappenabtragung [18]. Wir halten uns dabei an die Technik von Parkulainen [31] und Duckett [12], wonach zur Beseitigung der Obstruktion das Segel vor allem in der 12 Uhr Position abgetragen werden muß. Dieses wird durch Hinterhaken der Membran mit der Resektoskopschlinge erreicht. Die Schlinge schimmert durch die Membran durch, sodaß diese kontrolliert abgetragen werden kann. Da sich dabei aber manchmal auch der Sphinkter externus kontrahiert und das Gebiet dann sehr unübersichtlich wird, bevorzugen wir auch hier das Kinderurethrotom mit einem Häkchenmesser und scharfem Schnitt.

Die antegrade Klappenabtragung ist sicher für die Harnröhre weniger traumatisierend [13, 28], aber nach unserer Erfahrung ist die Harnröhre unterhalb des Colliculus bei transvesicalem Zugang wegen des ungünstigen Einführwinkels des Endoskops unübersichtlich. Da die Technik des Hinterhakens der Klappe und der optischen Kontrolle der Klappenzerstörung schwierig wird, sind wir zum retrograden Zugang zurückgekehrt. Bei Verwendung des Urethrotoms entfallen Schäden durch Leckströme [15]. Literaturberichte über gehäufte Strikturen nach Klappenzerstörung (bis zu 25%) betreffen durchwegs elektrische Klappenzerstörung mit größeren Instrumenten [28].

Schließlich ein praktischer Hinweis: Fremdkörperextraktionen und Biopsien in der Harnröhre lassen sich mit den üblichen Panendoskopen nur mit flexiblen, schwer steuerbaren Instrumenten oder mit starren Zangen vornehmen, die zuviel Manipulationsraum erfordern. Instrumente für den oberen Harntrakt, insbesondere das kurze Ureteroskop, sind hierfür wesentlich handlicher, da sie einen geraden Arbeitskanal haben, der eine Manipulation in der Harnröhre mit kräftigen starren Zangen ermöglicht. Die Endoskophersteller haben dieser Tatsache bereits Rechnung getragen durch die Entwicklung spezieller Universalcystoskope.

Zusammenfassend können wir somit feststellen, daß die endoskopischen Eingriffe keine Konkurrenz für die plastisch-rekonstruktive Harnröhrenchirurgie darstellen, und diese insbesondere nicht ersetzen können. So wie am oberen Harntrakt, ermöglichen sie aber häufig die Lösung einfacher Probleme mit geringerer Morbidität und guter Effizienz.

Literatur

1. Aagaard J, Andersen J, Jaszczak P (1987) Direct vision internal urethrotomy. A prospective study of 81 primary strictures treated with a single urethrotomy. Br J Urol 59: 328
2. Abdel Hakim A, Bernstein J, Hassouna M, Elhilali MM (1983) Visual internal urethrotomy in management of urethral strictures. Urology 22: 43
3. Andronaco RB, Warner RS, Cohen MS (1984) Optical urethrotomy as ambulatory procedure. Urology 24: 268
4. Asklin B, Petterson S (1983) Visual internal urethrotomy with postoperative cystostomy or urethral catheter. Scand J Urol Nephrol 17: 5
5. Bandhauer K (1979) Harnröhrenplastik nach Urothrotomia interna. Int Symposium: Aktuelle Therapie der Harnröhrenstriktur beim Mann, Wien, S 65
6. Bülow H, Bülow U (1978) Transurethrale Harnröhrenstrikturbehandlung mit Laser. Verhandlb Dtsch Ges Urol 30: 434
7. Boccon Gibod L, Le Portz B (1982) Endoscopic urethrotomy: Does it live up to its promises? J Urol 127: 433
8. Chiari R, Funke PJ (1977) Die Bedeutung der Silastik-Kathe-

terdrainage für die Ergebnisse der inneren Urethrotomie der Harnröhrenstriktur. Akt Urol 8: 39

9. Chiari R, Harzmann R (1974) Spätergebnisse der internen Urethrotomie bulbärer Ringstenosen. Verhandlb Dtsch Ges Urol 26: 74
10. Chilton CP, Shaw PJR, Fowler CG, Tiptaft RC, Blandy JP (1983) The impact of optical urethrotomy on the management of urethral strictures. Br J Urol 55: 705
11. Djulepa J, Potempa J (1979) Katheterlose Urethrotomia interna in mehreren Sitzungen ohne lokale Nachbehandlung. Int Symposium: Aktuelle Therapie der Harnröhrenstriktur beim Mann, Wien, S 31
12. Duckett JW jr (1974) Current management of posterior urethral valves. Urol Clin North Am 1: 471
13. Duckett JW jr (1974) Cutaneous vesicostomy in childhood: The Blocksom technique. Urol Clin North Am 1: 485
14. Elsässer E, Buttler R, Strobel A, Carl P (1974) Ergebnisse der Behandlung von Harnröhrenstriktur mit dem Urethrotom nach Sachse. Verhandlb Dtsch Ges Urol 26: 67
15. Flachenecker G, Fastenmeier K (1979) High frequency current effects during transurethral resection. J Urol 121: 76
16. Fourcade RO (1981) Endoscopic internal urethrotomy for treatment of urethral strictures. Urology 18: 33
17. Gaur DD (1983) Endourethral urethroplasty - use of a new catheter. J Urol 130: 905
18. Glassberg KI (1985) Current issues regarding posterior urethral valves. Urol Clin North Am 12: 175
19. Johnston SR, Bagshaw HA, Flynn JT, Kellett MJ, Blandy JP (1980) Visual internal urethrotomy. Br J Urol 52: 542
20. Kirchheim D, Treman JA, Ansell JS (1978) Transurethral urethrotomy under vision. J Urol 119: 496
21. Klante W (1974) Behandlungsergebnisse von Harnröhrenstrikturen nach transurethraler Schlitzung. Verhandlb Dtsch Ges Urol 26: 72
22. Lawrence WT, MacDonagh RP (1988) Treatment of urethral stricture disease by internal urethrotomy followed by intermittent „low-friction" self-catheterization: preliminary communication. J R Soc Med 81: 136
23. Lipsky H, Hubmer G (1977) Direct vision urethrotomy in the management of urethral strictures. Br J Urol 49: 725
24. Marberger H (1974) Die strikturierte Harnröhre. Verhandlb Dtsch Ges Urol 26: 13
25. Marberger M (1979) Die röntgenologische Darstellung und Klassifizierung der Harnröhrenstriktur. Fortschr Urol Nephrol 15: 30
26. Matouschek E (1978) Internal urethrotomy of urethral stricture under vision - a five year report. Urol Res 6: 147
27. Mohanty NK, Kachroo SL (1988) Optical internal urethrotomy as the treatment of choice for primary stricture of the urethra. Br J Urol 62: 261
28. Myers DA, Walker RD (1981) Prevention of uretheral strictures in the management of posterior urethral valves. J Urol 126: 655
29. Noe HN (1987) Long-Term followup of endoscopic management of urethral strictures in children. J Urol 137: 951
30. Pain JA, Collier DGStJ (1984) Factors influencing recurrence of urethral strictures after endoscopic urethrotomy: the role of infection and peri-operative antibiotics. Br J Urol 56: 217
31. Parkulainen EV (1977) Endoscopic diagnosis and treatment. In: Eckstein HB, Hohenfellner R, Williams DI (eds) Surgical pediatric urology, vol 72. Thieme, Stuttgart
32. Pettersson S, Asklin B, Bratt CC (1978) Endourethral urethroplasty: a simple method for treatment of urethral strictures by internal urethrotomy and primary split skin grafting. Br J Urol 50: 275
33. Ravasini G (1957) Die kontrollierte urethroskopische Elektrotomie für die Behandlung von Harnröhrenstrikturen. Urologia 24: 229
34. Rothauge CF (1980) Urethroscopic recanalisation of urethral stenosis using argon laser. Urology 16: 158
35. Ruutu M, Alfthan O, Standerskjöld-Nordenstam CG, Lehtonen T (1982) Treatment of urethral stricture by urethroplasty or direct vision urethrotomy. Scand J Urol Nephrol 17:1
36. Sachse H (1974) Zur Behandlung der Harnröhrenstriktur. Die transurethrale Schlitzung unter Sicht mit scharfem Schnitt. Fortschr Med 92: 12
37. Sachse H (1978) Die Sichturethrotomie mit scharfem Schnitt. Indikation - Technik - Ergebnisse. Urologe A 17: 177
38. Sachse H, Tiefel W, Sachse L (1985) Ursachen und Vermeidung von Komplikationen bei transurethralen Eingriffen. Urologe A 24: 189
39. Sacknoff EJ, Kerr WS jr (1980) Direct vision cold knife urethrotomy. J Urol 123: 492
40. Schmidt TH, Chlepas S (1974) Erfahrungen in der endoskopischen Urethrotomie bei Strikturen der Harnröhre. Verhandlb Dtsch Ges Urol 26: 73
41. Smith PJB, Roberts JBM, Ball AJ, Kaisary AV (1983) Long-term results of optical urethrotomy. Br J Urol 55: 698
42. Stone AR, Randell JR, Shorrock K, Peeling WB, Rose MB, Stephenson TP (1983) Optical urethrotomy - a 3-year experience. Br J Urol 55: 701
43. Walther PC, Parsons CL, Schmidt JD (1980) Direct vision internal urethrotomy in the management of urethral strictures. J Urol 123: 497
44. Weaver RG, Schulte JW (1962) Experimental and clinical studies of ureteral regeneration. Surg Gynecol Obstet 115: 729
45. Weizert P, Tauber R, Fischer D (1988) Pathologie und Therapie der Harnröhrenstriktur. Vortrag Bayrisch-Österreichischer Urologenkongreß, Deggendorf

Prof. Dr. M. Marberger
Urologische Abteilung
Krankenanstalt Rudolfstiftung
Juchgasse 25
A-1030 Wien

Postersitzung 1: Harnröhre

Plastisch rekonstruktive Möglichkeiten bei posttraumatischen Läsionen der hinteren Harnröhre

K. Bandhauer und H. R. Alioth

Posttraumatische Strikturen der hinteren Harnröhre sind Folgen einer fehlenden oder insuffizienten Primärversorgung von Harnröhrenverletzungen. Zur Sanierung sind verschiedene Therapieverfahren geeignet:

- Urethrotomia interna nach Sachse (Primärtherapie der Wahl/Erfolgsquote ca. 50%)
- Einzeitige Harnröhrenplastik mit Resektion der Striktur und End-zu-End-Anastomose oder gestielte Transplantate
- Zweizeitige Harnröhrenplastik (Verfahren nach Johanson/Mesh graft-Verfahren nach Schreiter)
- Bougierung als Ultima ratio

Die verschiedenen Verfahren können nach den lokalen Strikturverhältnissen und entsprechend den vorausgegangenen Therapiemaßnahmen eingesetzt werden.

Krankengut

34 Patienten wurden wegen posttraumatischer Harnröhrenstrikturen, bei denen eine mehrfache Urethrotomia interna erfolglos geblieben war, einem plastisch-rekonstruktiven Eingriff zugeführt. Die Striktur war bei 25 Patienten bis 2 cm, bei 7 Patienten über 2 cm lang und zwei Harnröhren waren im membranösen Bereich vollkommen verschlossen. Bei 22 Patienten entwickelte sich die Striktur nach einer Harnröhrenverletzung mit Beckenfraktur, während bei 12 Patienten ein perineales Trauma der Strikturbildung voranging.

Die Lokalisation der Striktur lag bei 8 Patienten im bulbösen Harnröhrenabschnitt, bei 24 Patienten im bulbo-membranösen und bei 2 Patienten im membranösen Abschnitt der Harnröhre.

Operationstechnik

Bei 27 Patienten mit einer Strikturlänge bis 2 cm bzw. bei völligem Verschluß der membranösen Harnröhre wurde eine einzeitige perineale End-zu-End-Anastomose mit gleichzeitiger Resektion der narbigen Striktur vorgenommen. Bei 4 Patienten mit längeren Strikturen wurde das zweizeitige Verfahren nach Johanson und bei 3 Fällen mit ebenfalls langer Striktur wurde das Mesh graft-Verfahren nach Schreiter angewandt.

Ergebnisse

Von den 27 Patienten mit einer primären End-zu-End-Anastomose entwickelten 5 Patienten eine Re-Striktur, von denen zwei durch eine Urethrotomia interna korrigiert werden konnten. 2 Patienten benötigen eine Urethrotomia interna pro Jahr und 1 Patient trägt eine suprapubische Harnableitung. Von den 4 Patienten, welche nach dem Verfahren von Johanson operiert wurden, entwickelten 3 eine Re-Striktur, die eine periodische Bougierung erfordern. Bei den 3 Patienten, welche mit dem Mesh graft-Verfahren behandelt wurden, zeigte sich nach einer Beobachtungszeit von 1–3 Jahren keine Re-Striktur.

Schlußfolgerung

Posttraumatische Strikturen der hinteren Harnröhre sind primär eine Indikation für die Sicht-Urethrotomie nach Sachse.

Persistierende Strikturen nach mindestens 3 Urethrotomiae internae stellen eine Indikation zur rekonstruktiven Urethraplastik dar.

Eine Strikturlänge bis 2 cm erlaubt ein einzeitiges Verfahren mit Resektion der Striktur und breiter End-zu-End-Anastomose.

Der perineale Zugang ist in der Regel auch bei Strikturen in der membranösen Harnröhre ausreichend.

Posttraumatische Strikturen über 2 cm Länge erfordern ein zweizeitiges Verfahren.

Die Mesh graft-Methode nach Schreiter ist der klassischen Johanson-Plastik bezüglich Spätergebnisse überlegen.

Eine vorausgegangene Urethrotomia interna erschwert die plastisch-rekonstruktive Versorgung von Re-Strikturen nur unbedeutend und führt zu keiner Verschlechterung der Langzeitergebnisse nach diesen Eingriffen bei posttraumatischen Strikturen der hinteren Harnröhre.

Prof. Dr. K. Bandhauer, Klinik für Urologie
Kantonspital St. Gallen, CH-9007 St. Gallen

Spätergebnisse nach operierter hinterer Harnröhrenstriktur

G. Bartsch und O. Ennemoser

Patientengut

Von 1975-1986 wurden 103 Patienten mit hinterer Harnröhrenstriktur operativ versorgt; bei 28 Patienten wurde ein zweizeitiges Verfahren (ab 1984 Mesh-Graft-Technik) verwendet, bei 75 Patienten wurde ein einzeitiges Verfahren (Anastomose, Patch-Plastik) ausgeführt.

Zweizeitige Strikturoperationen (Johanson- oder) Mesh-Graft-Technik	28
Einzeitige Strikturoperationen Anastomose, Patchplastik	75

40 Patienten konnten nachuntersucht werden; entsprechend der Ursache handelt es sich hauptsächlich um traumatisch bedingte Strikturen.

Ursache der Striktur bei nachuntersuchten Patienten

traumatisch	27
entzündlich	8
nicht bekannt	5

Voraussetzung für die Operation

Offene suprapubische Fistel, Drainage des kleinen Beckens (Drainage des Perinealraumes) sowie Durchzug der Harnröhre vermeiden, schwierige Voraussetzungen für die folgende Strikturoperation: hochstehende Prostata, rectoprostatische Fistel, dislozierte Harnröhrenstümpfe, ausgeprägte retrosymphysäre Fibrose. Bei Verletzung des knöchernen Beckens erfolgt eine sofortige Stabilisierung des Bekkenringes durch elastische Verfahren. Seit 1982 werden Symphysenrupturen offen reponiert und mit 2 Spongiosaschrauben und 2 Achter-Draht-Schlingen stabilisiert.

Anatomischer Zugangsweg

Nach Hautinzision (längs oder quer), medianem Zugangsweg durch das Spatium perinei superficiale werden die Äste der Arteria und Vena pudenda interna und des Nervus pudendus geschont. Es folgt die mediane Inzision des Musculus bulbospongiosus, der Perinealkeil wird am Centrum tendineum eröffnet. Der Bulbus des Corpus spongiosum penis wird vom Musculus transversus perinei profundus abpräpariert und von kaudal durchschnitten. Damit kann die membranöse Harnröhre dargestellt werden.

Die Präparation der membranösen Harnröhre muß in der Medianen erfolgen. Das Ligamentum transversum perinei wird teilweise entfernt, die Vena dorsalis penis profunda bzw. der Plexus venosus prostaticus werden geschont. Damit kann die Vorderfläche der Prostata dargestellt werden. Ein transsymphysärer Zugangsweg ist um vieles aufwendiger und gefahrenreicher.

Nachuntersuchungen

Folgender Untersuchungsplan wurde bei 40 Patienten verwendet:

Miktionsanamnese
Sexualanamnese
Harnflow
Miktionscystogramm
retrogrades Urethrogramm

Bei vorhandener Erektionsstörung:

Neurologische Untersuchung (Latenzzeit des Bulbo-Cavernosus-Reflexes) Arterieller und venöser Schenkel des Penisstiels (Penisblutdruckindex, event. Angiographie bzw. Cavernosographie)

Ergebnisse

Der Großteil der nachuntersuchten Patienten lebt Arzt frei; in der Anamnese fanden sich nur 3 Patienten mit Harnwegsinfekt, ausgenommen von 2 Patienten wiesen alle anderen eine unauffällige Sexualanamnese auf; keiner der nachuntersuchten Patienten zeigte eine Penisdeviation. Der Großteil der Patienten zeigt sehr gute Flow-Werte; nur 3 Patienten zeigen einen maximalen Flow unter 15 ml. 2 Patienten berichten über erektile Impotenz; 1 Patient (Symphysenruptur, hinterer Harnröhrenabriß) war vor Anfertigung der prostatabulbären Anastomose impotent (arterielle und nervale Genese), der zweite Patient wurde durch den rekonstruktiven Eingriff (prostatabulbäre Anastomose) geschädigt (Genese arteriell).

Schlußfolgerungen

Die Voraussetzung für den Erfolg einer Rekonstruktion einer hinteren Harnröhre ist die Primärversorgung, vor allem der traumatisch bedingten hinteren Harnröhrenstriktur.

Die Rekonstruktion sollte womöglich mit einzeitiger prostatabulbärer Anastomose ausgeführt werden.

Der anatomische Zugangsweg zur hinteren Harnröhre gestaltet sich nach Hautlängsincision und Zugangsweg über den Perinealkeil einfach; mit diesem Zugangsweg können Arterien und Venen des Penisstiels sowie die Nervi cavernosi geschont werden.

Mit entsprechender Technik können, wie die Spätzeitresultate (Flow, Miktionscystogramm, Urethrogramm) zeigen, gute Anastomosen erzielt werden.

Prof. Dr. G. Bartsch
Universitätsklinik für Urologie
Anichstr. 35
A-6020 Innsbruck

Harnröhrenchirurgie nach Johansson - Ergebnisse nach 10 Jahren

H. Joos und J. Frick

Einleitung

Bei der Wahl der Methode zur Korrektur von Harnröhrenstrikturen sind neben der Lokalisation, besonders die Ätiologie der Striktur von großer Bedeutung. Einzeitige Verfahren sind für den Patienten sicher angenehm, es bleibt jedoch noch eine Anzahl von Patienten übrig, für die das zweizeitige Vorgehen sinnvoll erscheint.

Methode und Material

Nach der von Johansson dargelegten Methode wurde beim ausgewählten Krankengut von 75 Patienten im Zeitraum vom 01.01.1978 bis 31.12.1988 diese zweizeitige Rekonstruktionsmethode angewandt. Nach der vorderen Johansson Plastik wurden 33 Patienten, nach der hinteren Johansson Plastik 42 Patienten operiert.

Vordere Johansson Plastik

1. Sitzung: Bei 33 Patienten mit einem durchschnittlichen Alter von 58,4 Jahren ± 19,1 SD war zu je 33,3% die Genese posttraumatisch bzw. nach Dauerkatheterdrainage. Die restlichen Fälle sind entzündlicher Genese (9,1%), paraurethraler Abszeß (6%), Urethracarcinom und Zustand nach Priapismus mit jeweils 3%.

2. Sitzung: Bei 14 Patienten (42,4%) wurde im Abstand von sechs Monaten ± 2,9 SD die zweite Sitzung durchgeführt. Keine zweite Sitzung bei der vorderen Johansson Plastik erfolgte in 19 Fällen (57,6%). Ursache hierfür war bei 57% das hohe Alter bzw. die weitfortgeschrittene Cerebralsklerose.

Hintere Johansson Plastik

1. Sitzung: 42 Patienten im Alter von 48,2 Jahre ± 19,8 SD wurden operiert. In 40,4% war die Genese entzündlich, in 28,6% posttraumatisch und in 21,4% ursächlich unklar. Harnröhrendivertikel, paraurethraler Abszeß, Amyloidose der Harnröhre und Urethracarcinom waren jeweils einmal als Ursache verantwortlich.

2. Sitzung: Bei 25 Patienten (59,6%) wurde nach 7,9 Monaten ± 2,6 SD der Verschluß der Harnröhre vorgenommen. Keine zweite Sitzung erfolgte in 17 Fällen (40,4%). Ursache hierfür in 47% das hohe Alter bzw. die Cerebralsklerose. In 17,6% waren die Patienten mit dem erzielten Ergebnis zufrieden und wollten keinen Verschluß.

Ergebnisse

Vordere Johansson Plastik

Bei 14 Patienten wurde die erste und zweite Sitzung durchgeführt. Bei 3 Patienten (21,4%) kam es zur Restrikturierung. In 2 Fällen war die Bougierung ausreichend, in 1 Fall war die Urethrotomia interna nach Sachse erforderlich.

Hintere Johansson Plastik

Bei der ersten Sitzung wurden in 28,5% Trichterverengungen oder Schleimhautverklebungen korrigiert. Nach der zweiten Sitzung beobachteten wir 4 Fälle (16%) mit Striktur.

Diskussion

Beim weitaus größten Teil der hier vorgestellten Patienten handelt es sich um multiple oder langstreckige Strikturen. Aufgrund der Genese erschien uns bei diesen Fällen ein einzeitiges Verfahren nicht günstig. Der Trend ist auch an unserer Abteilung, wo immer es sinnvoll erscheint, in Richtung einzeitiger Korrektur.

Literatur beim Verfasser

OA Dr. H. Joos
Urologische Abteilung
Landeskrankenanstalten
A-5020 Salzburg

Die Behandlung langstreckiger Harnröhrenstrikturen mittels gestielter Penishautlappen

D. Kröpfl, W. Kropp, R. Hartung und G. Jakse

Einleitung

Die Behandlung der langstreckigen Harnröhrenstrikturen ist ein schwieriges und heute sicher noch nicht optimal gelöstes Problem. Die Behandlungsversuche mit Schlitzungen, wiederholten Bougierungen oder sogar in der letzten Zeit mit Laser führen selten zu dauerhaften Erfolgen. Im Gegensatz dazu bietet die offen-chirurgische Versorgung bei der Mehrzahl der Patienten gute postoperative Ergebnisse mit vertretbaren Risiken.

Krankengut und Methodik

Zwischen September 1987 und April 1988 wurden 2 Patienten mit distalen penilen Harnröhrenstrikturen nach Harnröhrenplastik bei Hypospadie und 4 Patienten mit hochgradigen Strikturen der gesamten Pars pendulans urethrae (bei Zustand nach Dauerkatheter-Behandlung bei Polytrauma bzw. Gehirnblutung und 4-mal transurethralen Prostata-Resektionen) einer Harnröhrenplastik unterzogen.

Zur Bildung der Neourethra wurden gestielte ventrale, transversale (s. Abb. 1a) oder longitudinale Penishautlappen (s. Abb. 1b) gebildet. Bei Bedarf wurde der proximale Teil des Lappens aus der skrotalen Haut gebildet.

Die Rekonstruktion der Fossa navicularis erfolgte modifiziert nach Jordan. Die Rekonstruktion der Harnröhre erfolgte modifiziert nach Orandi. Die Deckung des Penisschaftes erfolgte durch Lappen nach Byar. Als Nahtmaterial wurde 5 × 0 oder 6 × 0 Vicryl verwendet, das in Einzelknopf- oder fortlaufender Nahttechnik angewandt wurde.

Die Harnableitung erfolgte über eine suprapubische Fistel für 14 Tage. Die Harnröhre wurde mit einer geschlossenen Harnröhre-Drainage versorgt. Im Anschluß an die Operation wurde bei allen Patienten ein lockerer Druckverband mit Vaseline-Gaze und elastischer Binde angelegt.

Ergebnisse

Die Beobachtungszeit beträgt 5-11 Monate. Bei 2 Patienten mit distalen Harnröhrenstrikturen wurden gute kosmetische und funktionelle Ergebnisse erzielt. Bei 4 Patienten mit hochgradigen Strikturen der gesamten Pars pendulans urethrae wurde im postoperativen Verlauf eine Harnröhrenfistel beobachtet. Weitere Komplikationen sind nicht aufgetreten.

Diskussion

Alle hier vorgestellten Patienten wiesen langstreckige Harnröhrenstikturen mit ausgeprägter Spongiofibrose oder starker Vernarbung auf. Darüber hinaus wurden bei allen Patienten wiederholt Bougierungen und/oder Schlitzungen durchgeführt. Somit waren die Voraussetzungen für freie Hauttransplantate ungünstig. Die longitudinalen oder transversalen gestielten Penishautlappen sind durch die eigene Blutversorgung wenig infektgefährdet und zeigen wie alle vaskularisierten Lappen eine geringe Schrumpfungstendenz. Durch Ausnutzen der Skrotalhaut im Bereich der Rhaphe scroti (die wenig behaart ist) konnten auch Strikturen bis 22 cm Länge erfolgreich behandelt werden. Hier wäre als Alternative die Kombination des gestielten Penishautlappens für den distalen Strikturbereich mit dem freien Hauttransplantat für den proximalen Harnröhrenanteil denkbar. Durch die gezielte Rekonstruktion der Fossa navicularis konnten Restrikturen in diesem Bereich vermieden werden.

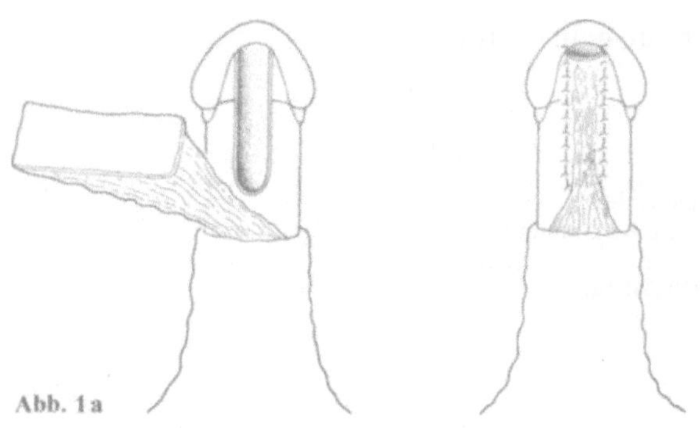

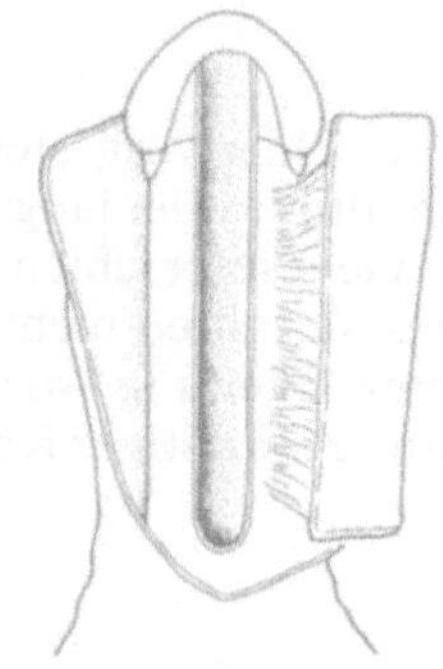

Abb. 1a

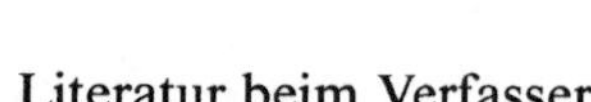

Schlußfolgerung

Die Anwendung von gestielten longitudinalen und transversalen Penishautlappen ermöglicht eine einzeitige und definitive Behandlung von langstreckigen Harnröhrenstrikturen. Die Deckung des Penis ist ohne freie Hauttransplantate möglich. Die Ergebnisse sind bei der kurzen Beobachtungszeit und der geringen Anzahl Patienten gut.

Literatur beim Verfasser

Dr. D. Kröpfl
Urologische Universitätsklinik
Hufelandstr. 55
D-4300 Essen 1

Parascrotal Incision with Partial Pubectomy for Stricture of Posterior Urethra

M. F. Zang, G. Z. Liu and H. Z. Li

Beitrag nicht eingereicht

Zur Frage der einzeitigen und zweizeitigen Harnröhrenplastiken am Beispiel der gestielten Lappenplastik nach Quartey für langstreckige penile Harnröhrenstrikturen

P. Schmit, F. Schreiter und J. Borkowski

Duckett hat 1980 die gestielte Vorhautlappenplastik zur Korrektur der Hypospadie eingeführt. Diese Technik wurde von Quartey zur Strikturbehandlung modifiziert und erstmals 1983 publiziert. Dabei wird ein Lappen aus Praeputialblatt oder distaler Penishaut bei circumcidierten Männern mit einem gefäßführenden Gewebsstiel präpariert. Wird dieser Lappen tubularisiert, so ist, wie in der Originalmethode, ein partieller Harnröhrenersatz möglich oder der gestielte Lappen wird als Patch im Sinne einer Augmentation mit den Rändern der offenen Harnröhre zusammengenäht. In der Regel wird die Penishaut im Sinne eines asymmetrischen Rotationslappens nach Byars-Marberger readaptiert.

Im Zeitraum von Januar 1986 bis Juni 1988 haben wir bei 11 Patienten eine offene Harnröhrenplastik mit gestieltem Praeputialinsellappen bei langstreckigen penilen Harnröhrenstrikturen nach Quartey durchgeführt.

Das Operationsergebnis wird am 10. postoperativen Tag durch MCU und später durch retrogrades Urethrogramm und Uroflow überprüft. Bei 3 Patienten kam es postoperativ zur Ausbildung einer Harnröhrenfistel, die spontan heilte, ein Patient mußte wegen einer zusätzlichen Restrikturierung einer Meshgraft-Urethroplastik zugeführt werden, bei 5 Patienten beobachteten wir oberflächliche Wundheilungsstörungen mit partieller Penishautnekrose. Bei 3 Patienten eine divertikelartige Aussackung des gestielten Lappens. Ein gutes funktionelles Ergebnis mit einem Harnfluß über 15 ml/sec. ohne Rezidiv-Striktur oder Infekte wurden bei 10 Patienten von 9 erreicht. Im Zeitraum von 1977 bis 1988 wurden 88 Patienten mit der Meshgraft-Urethroplastik operiert. Hinsichtlich der Komplikationen und der Langzeitergebnisse ist die zweizeitige Meshgraft-Urethroplastik der einzeitigen Quartey-Plastik überlegen. Mit der Quartey-Technik steht ein vaskularisierter, gestielter Lappen aus weicher Vorhaut ohne nennenswerte Schrumpfungstendenz zur Verfügung. Der Vorteil dieses einzeitigen Verfahrens besteht in dem einmaligen Eingriff mit verkürzter Hospitalisierungszeit. Ein Nachteil der Methode ist die erhöhte Komplikationsrate, so daß wir bei komplizierten, langstreckigen Strikturen der sicheren zweizeitigen Meshgraft-Urethroplastik weiterhin den Vorzug geben. Skrotalhaut wird wegen der häufigen Komplikationen, die meist durch Haarwuchs und Divertikelbildung verursacht werden, nicht mehr empfohlen und in unserer Klinik nicht mehr benutzt.

Prof. Dr. F. Schreiter
Urologische Abteilung
Verbandskrankenhaus Schwelm
Dr. Moeller-Str. 15
D-5830 Schwelm

Meshgraft-Urethroplastik mit freien Spalthauttransplantaten

F. Noll und F. Schreiter

Einleitung

Für die Behandlung langstreckiger Harnröhrenstrikturen sind ein- und zweizeitige Verfahren bekannt. Bei den einzeitigen Verfahren sind nur diejenigen mit einer geringen Restrikturrate behaftet, die durch gestielte Lappenplastiken haarlose Haut als Harnröhren-Patch oder Harnröhrenvollersatz einsetzen. Haarlose Haut in der Urogenitalregion bei Männern heißt aber: Vorhaut oder Penishaut.

Auch zweizeitige Verfahren können nur langfristig erfolgreich sein, wenn es gelingt, eine haarlose Harnröhre aus genügend Hautmaterial bilden zu können. Dieses Material muß zum einen eine gewisse Elastizität haben, um den Längen/Lageveränderungen der Harnröhre (z. B. bei der Erektion) gerecht zu werden, zum anderen muß die innere Festigkeit dieses Gewebes so groß sein, daß durch den Urinfluß keine divertikelartigen Aussackungen entstehen können.

Gemeshte Vorhaut erfüllt die obigen Bedingungen gut. Die Langzeitergebnisse, die mit der Meshgraft-Urethroplastik unter Verwendung von Vorhaut gewonnen wurden, waren so ermutigend, daß der Versuch gewagt wurde, bei fehlender Vorhaut oder extrem langstreckigen Strikturen, gemeshte Spalthaut zu verwenden. Um Haarfreiheit zu erlangen, muß die Spalthaut so dünn abgetragen werden, daß die Schnittfläche oberhalb der Haarfolikel liegt. Mit den modernen Pressluftdermatomen ist dies heute leicht möglich. Diese Schnittführung ermöglicht es, Spalthaut von behaarten Stellen des Körpers zu ernten. Aus operationstechnischen und kosmetischen Gründen bietet sich dafür die Innenseite der Oberschenkel an.

Material und Methode

29 Patienten wurden mit der Meshgraft-Urethroplastik unter Verwendung von gemeshter Spalthaut behandelt. Die Nachuntersuchungszeit erstreckte sich von 6 Monaten bis 7 Jahren, mit einem Mittelwert von 3,1 Jahren. Die Ätiologie der Strikturen ist in der Tabelle 1, die Strikturausdehnung in der Tabelle 2 dargestellt.

Op-Technik 1. Sitzung

Die Harnröhre wird über der Striktur längs eröffnet, wobei die Schnittführung bis in völlig gesundes Harnröhrengewebe führen muß. Zur Verkleinerung

Tabelle 1. Ätiologie der Strikturen

Iatrogen	17
Traumatisch	4
Infektiös	5
Hypospadien	2

Tabelle 2. Strikturausdehnung; Harnröhrenanteil

Penile HR	8
Penobulbäre HR	8
Ausgedehnte penobulb. HR	6
Bulbäre HR	6
Bulboprostatische HR	1

Tabelle 3. Ergebnisse und Komplikationen

Erfolg		(%)
Frühkomplikationen	29	100
Transplantatabstoßung	4	13,8
Spätkomplikationen		
Restriktur (in der „normalen" Harnröhre)	1	3,5
Fistel	1	3,5
Meatusstenose	1	3,5
Gesamt	3	10,4

der Wundfläche wird das Skrotum über den Hoden quer vernäht. An der Innenseite der Oberschenkel werden mit dem Spalthautdermatom ein oder zwei Streifen Haut 1/10 bis 2/10 mm dick abgetragen. Die Spalthaut wird gemesht und auf die erforderliche Größe zurechtgeschnitten. Dann wird sie locker auf das Wundbett beidseits der geöffneten Urethra gelegt, nicht gespreizt und an den Rändern mit 5/0 PDS vernäht.

Verbandstechnik

Fettgazestreifen werden auf die Meshgraftflächen gelegt, wobei unbedingt darauf zu achten ist, daß die distale und proximale Harnröhrenmündung offengehalten wird, da hier die Gefahr einer Verklebung der beiden Meshgraftseiten am größten ist. Sterile Tupfer werden so eingelegt, daß die Meshgraft mit sanftem Druck auf die Gewebsunterlage gedrückt wird. Ein fester Verband aus elastischen, selbstklebenden Binden vervollständigt den postoperativen Verband. Die Patienten haben 5 Tage Bettruhe. Urin wird suprapubisch abgeleitet, Stuhlgang wird durch Gabe von Tinktura Opii und schlackenarmer Kost unterdrückt. Der erste Verbandswechsel wird am 5. postoperativen Tag durchgeführt, dann alle zwei Tage, bis die Meshgraft sicher eingeheilt ist.

OP-Technik 2. Sitzung

Nach 12 Wochen hat sich eine glatte, haarlose Haut gebildet, die auf der Gewebsunterlage verschieblich ist. Die eingeheilte Spalthaut ist nur wenig geschrumpft, zur Bildung einer Neourethra steht ausreichend Gewebe zur Verfügung. Die zweite Phase der Operation beginnt mit einer Peritomie der offenen Harnröhre, die so geführt wird, daß genügend Gewebe eingeschlossen wird um die Neourethra zu bilden. Um spätere Aussackungen am distalen und proximalen Ende der Neourethra zu vermeiden, muß in diesen Abschnitten die Peritomie eng um die „Urethraöffnungen" geführt werden. Die neue Urethra wird über einem 24 Charr. Katheter verschlossen, wobei eine invertierende, unterbrochen-fortlaufende Nahttechnik gewählt wird (5/0 Maxon). Der Hautdefekt wird mit einem asymmetrischen Verschiebelappen in der Technik nach Byars und Marberger gedeckt. Bei langen Strikturen werden die Quernarben über beiden Hoden wieder geöffnet und die ursprüngliche Anatomie wiederhergestellt. Die Harnableitung geschieht wiederum durch einen suprapubischen Katheter. Am 10. postoperativen Tag wird das Operationsergebnis mit einem MCU überprüft.

Ergebnisse

Bei allen 29 Patienten wurde ein gutes postoperatives Ergebnis erzielt. Von den 6 Komplikationen waren 4 Transplantatabstoßungen mit narbiger Verhärtung und Nachtransplantation, die ausschließlich auf einen schlechten initialen Verband oder auf zu frühe Mobilisation des Patienten zurückzuführen sind. Einmal trat eine Meatusstenose und einmal eine Fistel auf, die beide mit einfachen Standardmethoden reoperiert wurden. Als gravierendste postoperative Komplikation entwickelte ein Patient eine Restriktur in der „normalen" Harnröhre nahe dem Übergang zur Meshgraft (Tabelle 3).

Diskussion

Verwendet man gemeshte Spalthaut für die Meshgraft-Urethroplastik, so erhält man gleich gute Ergebnisse wie bei der Verwendung von Vorhaut.

Die Schrumpfungstendenz gemeshter Spalthaut ist im allgemeinen höher als die gemeshter Vollhaut (Vorhaut). Dieser Schrumpfungsprozeß scheint aber in der Dammregion ähnlichen Gesetzen zu unterliegen wie bei Spalthauttransplantaten auf den Handrücken. Durch die ständige Dehnung ist dort der Schrumpfungsprozeß deutlich verringert, oft gar nicht nachzuweisen. Gleiche Verhältnisse liegen am Damm vor, so daß gemeshte Vollhaut und Spalthaut bei gleicher Ausgangsgröße nach Einheilung die gleichen Flächen glatter haarloser Haut ergeben. Durchmesserveränderungen der rekonstruierten Harnröhre nach der zweiten Sitzung sind gering und oft im retrograden Urethrogramm nicht nachzuweisen. Die Umwandlung der Spalthaut in gemeshte Spalthaut wird nicht zur Flächengewinnung durchgeführt, es soll durch das Gitterwerk eine leichtere Drainage der Gewebsflüssigkeit erreicht werden.

Rezidivstrikturen entstehen nur in der „normalen" Harnröhre, sie entsteht auf der Basis der Spongiofibrose, die intraoperativ oft nicht erkannt wird. Eine Restrikturierung im Meshgraftbereich haben wir nie gesehen.

Der postoperativen Verbandstechnik kommt eine entscheidende Bedeutung zu. Um Scherkräfte zwischen Meshgraft und Gewebsunterlage zu vermeiden, ist während der ersten 5 postoperativen Tage Bettruhe notwendig. In dieser Zeit wird die Basis für die Qualität der „Haut" gelegt, die zur zweiten Operation zur Verfügung steht.

Literatur

1. Blandy JP, Singh M, Tresidder GC (1986) Urethroplasty by scrotal flap for long urethral strictures. Br J Urol 40: 261-264
2. Bressel M (1976) Harnröhrenplastik mit freiem Vorhauttransplantat. Vortrag Norddeutscher Urologenkongress, Malente
3. Devine PC (1963) Use of full thickness skin grafts in repair of urethral strictures. J Urol 90: 67-71
4. Johanson B (1953) Reconstruction of the male urethra in strictures. Acta Chir Scand [Suppl] 176
5. Schreiter F, Noll F (1987) Meshgraft Urethroplasty. World J Urol 5: 41-46

Dr. F. Noll
Abteilung für Urologie
Verbandskrankenhaus Schwelm
Dr. Moeller-Str. 15
D-5830 Schwelm

Transurethrale Schlitzung von Harnröhrenstrikturen unter Sicht - Ein 15-Jahresbericht

J. Hannappel, Th. Weber und E. Matouschek

1893 publizierte Oberlaender die interne Sichturethrotomie mit Hilfe des kalten Messers und eines mit einer Mignon-Lampe ausgestatteten Urethrotoms [2, 8]. 1905 stellte Luys in seinem Buch das Oberlaendersche Verfahren besonders heraus [3]. 1961 veröffentlichten Keitzer et al. die Abbildung eines „resectoscope knife", dem die später zur Anwendung kommenden Urethrotome gleichen [1, 4, 9, 10].

Patientengut und Methodik

Die interne Sichturethrotomie wird an der urologischen Klinik Karlsruhe seit 1972 durchgeführt [4, 5, 6, 7]. Ausgewertet wurden die Eingriffe bei 1621 Patienten. Die präoperativen Untersuchungen umfassen Ausscheidungsurogramm, Restharnbestimmung, Uroflow, Urethrogramm und Urethroskopie. In der Regel wird die Urethrotomie unter Lokalanästhesie durchgeführt. Mit einem Sichturethrotom werden die Strikturen bis tief in das Septum penis inzidiert, nur in Ausnahmefällen ist eine weitere Inzision bei 6 Uhr erforderlich. Sterile isotone Lösung dient als Spülflüssigkeit. Postoperativ werden ein Hydrocortison und Antibiotika enthaltendes Gel in die Harnröhre injiziert, bevor ein 18 Ch-Dauerkatheter gelegt wird. Nach fünf bis sieben Tagen wird der Katheter entfernt und der Operationserfolg durch Urethrogramm und Uroflow überprüft.

Ergebnisse

Altersverteilung der Patienten und Ätiologie der Harnröhrenstrikturen sind in Abb. 1 und 2 dargestellt. 41% der Patienten hatten eine kurzstreckige Striktur, bei 36% fanden sich multiple und bei 23% langstreckige Strikturen, die sich folgendermaßen auf die Urethra verteilten: 54% hinteres, 11% mittleres und 5% vorderes Harnröhrendrittel. In 30% war mehr als ein Harnröhrendrittel verengt.

Das Operationsergebnis wird als gut gewertet, wenn postoperativ ein Uroflow von über 18 ml/s gemessen werden konnte und das Urethrogramm keine

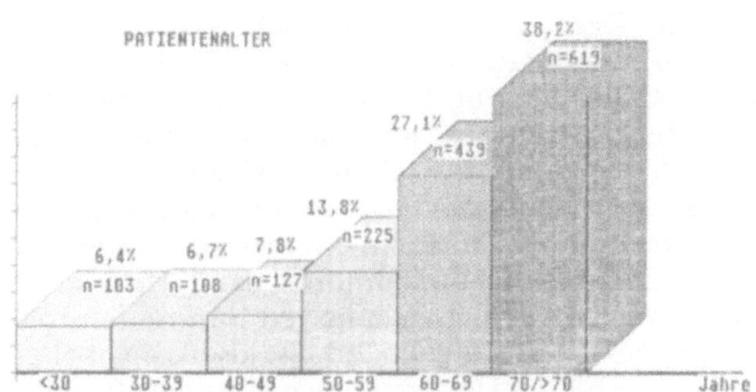

Abb. 1. Alter der Patienten (Gesamtkollektiv n = 1621)

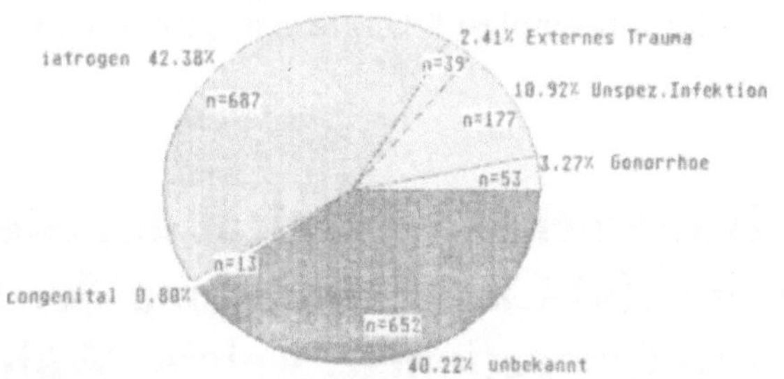

Abb. 2. Ätiologie der Harnröhrenstrikturen (n = 1621)

Tabelle 1. Postoperative Komplikationen (n = 1621)

Blutungen	28
Septisches Fieber	27
Lokale Hämatome	9
Ödeme von Penis und Skrotum, Austritt von Spülflüssigkeit	6
Andere	30
	6,2%≙100

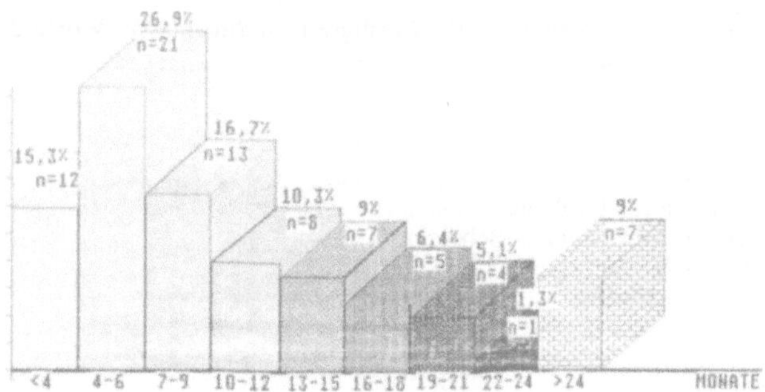

Abb. 3. Zeit bis zum ersten Strikturrezidiv bei den nachuntersuchten Patienten (n = 429)

Striktur mehr zeigte. Nach diesen Kriterien war das primäre postoperative Ergebnis bei 71,1% der Patienten gut. Postoperative Komplikationen traten bei 6,2% der Patienten auf (Tabelle 1). Wegen Rezidiven mußten 19,1% der Patienten operiert werden (Tabelle 2).

Diskussion

Eine kritische Betrachtung der Operationsergebnisse könnte ergeben, daß nicht alle Patienten mit einem Strikturrezidiv in die erstbehandelnde Klinik zurückkehren. Deshalb wurde ein Zufallskollektiv von 429 Patienten nachuntersucht. Die Rezidivrate in dieser Gruppe betrug 18,2%. Dabei traten über 40% der Rezidivstrikturen innerhalb der ersten sechs Monate auf (Abb. 3). Auch in der Gruppe der nachuntersuchten Patienten findet sich ein gutes Ergebnis der Urethrotomia interna in etwa 80% der Patienten.

Damit ist die Sichturethrotomie das Verfahren der ersten Wahl in der Behandlung von Harnröhrenstrikturen. Die Rezidivrate um 20% ist als akzeptabel zu werten, da bei der Urethrotomia interna eine Rezidivoperation ein kleiner Eingriff mit kurzem Krankenhausaufenthalt ist und nicht mit einem Rezidiv nach offener Harnröhrenplastik verglichen werden kann.

Tabelle 2. Strikturrezidive (n = 1621)

	Total	1 × Rez.	2 × Rez.	3 × Rez.	> 3 × Rez.
n	310	219	47	26	18
%	19,1	70,6	15,2	8,4	5,8

Die mit der offenen Harnröhrenplastik verbundenen Gefahren wie Impotenz, Haarwachstum in der Urethra mit Inkrustation, Fistelbildung werden bei der Harnröhrenschlitzung nicht beobachtet.

Literatur

1. Keitzer WA, Cervantes L, Demaculangan A, Cruz B (1961) Transurethral incision of bladder neck for contracture. J Urol 86: 242
2. Kollmann A, Oberlaender FM (1901) Die chronische Gonorrhoe der männlichen Harnröhre. Thieme, Leipzig
3. Luys G (1905) Endoscopie de l'urètre et de la vessie. Masson, Paris
4. Matouschek E (1974) Über die transurethrale Schlitzung von Harnröhrenstrikturen unter endoskopischer Kontrolle. 4th Congress of Urologists of Yugoslavia, Zagreb
5. Matouschek E, Michaelis WE (1975) Résultats de l'uretrotomie interne sous contrôle endoscopique. Helv Chim Acta 42: 331
6. Matouschek E, Michaelis WE (1975) Über die transurethrale Schlitzung von Harnröhrenstrikturen unter endoskopischer Kontrolle. Urol Int 30: 266
7. Matouschek E (1987) Urologisch-endoskopische Operationen. Schattauer, Stuttgart New York
8. Oberlaender FM (1893) Lehrbuch der Urethroskopie. Thieme, Leipzig
9. Sachse H (1974) Zur Behandlung der Harnröhrenstriktur. Die transurethrale Schlitzung unter Sicht mit scharfem Schnitt. Fortschr Med 92: 12
10. Sachse H (1978) Die Sichturethrotomie mit scharfem Schnitt. Indikation-Technik-Ergebnisse. Urologe A 17: 177

Prof. Dr. J. Hannappel
Urologische Klinik
Städtisches Klinikum
Moltkestr. 14
D-7500 Karlsruhe 1

Le Traitement Chirurgical des Stenoses de l'Urethre- A propos de plus de 150 Cas (Behandlung der Harnröhrenstrikturen nach mehr als 150 Operationen: welche Wahl?)

J. Hubert, G. Chopin, J. L'Hermite et P. Guillemin

Innerhalb von 9 Jahren wurden in der urologischen Universitätsklinik Nancy 158 Patienten insgesamt 182 mal wegen Harnröhrenstrikturen operiert. Seit 1985 steht in der urologischen Universitätsklinik Nancy ein Neodym-YAG Laser zu Verfügung, der in 21 Fällen benutzt wurde.

Unseren Erfahrungen nach, hängt die geeignete Behandlungsform (innere oder plastische Eingriffe) der Harnröhrenstrikturen von 3 Hauptkriterien ab:
- Ausdehnung der Striktur
- frühere Harnwegsinfektion
- Zahl der Rezidive.

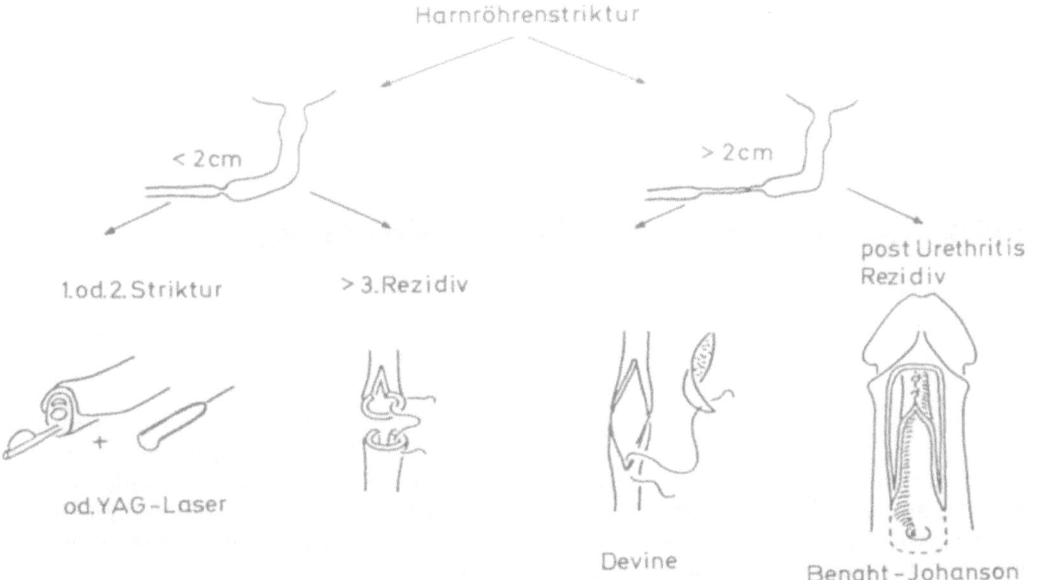

Abb. 1

Tabelle 1. Striktur Ätiologie

	(%)		(%)
Iatrogen	43	*Nicht iatrogen*	51
TUR	14	Urethritis	18
Offene Prostatektomie	1	Gonococcus (7%)	
Dauerkatheter	19	Chlamydia (1%)	
Endoskopische		Unspezifische U. (10%)	
Untersuchungen	3	Trauma	16,5
		Kongenitale Ursache	3
		Ursache unbekannt	19,5
Lokalisation	(%)	*Ausdehnung*	(%)
Meatus	11	Kurze Strikturen	
Penile freie Urethra	17	< 2 cm	73
Bulbäre Urethra	59	Lange Strikturen	
Membranöse Urethra	12	> 2 cm	24
Prostatische Urethra	1	Mehrfachstrikturen	3

Die innere Sichturethrotomie ist in der Mehrzahl der Strikturen als Erstbehandlung indiziert. Die besten Resultate werden bei kurzen Strikturen erziehlt (62% gute Ergebnisse).

Die endoskopische Resektion des „Kallus" (d.h. des faserigen Gewebes) oder die Laser Verdampfung ermöglicht eine deutliche Verbesserung der Resultate auf 80%.

Die Bennassayag-Plastik ist bei distalen Strikturen indiziert (77% gute Ergebnisse).

Eine End-zu-End-Urethrostomie wurde bei kürzeren, Rezidiv-Strikturen angewandt, wobei aber nur 59% gute Ergebnisse erzielt wurden.

Die einzeitige Urethroplastik nach Devine benutzt einen freien Insellappen der Vorhaut, und ist für langstreckige (über 10 cm lange) Strikturen verwendbar. Gute Resultate in 78%.

Die zweizeitige Urethraplastik nach Bengt Johanson wurde meistens als letzte Chance, nach versagen der anderen Techniken für ausgedehnte, früher infizierte, oft rezidivierende Strikturen angewandt. Sie ist aber belastender für den Patienten.

Unsere Erfahrungen möchten wir in Tabelle 1 und Abb. 1 zusammenfassen.

Dr. J. Hubert
Sce. d'Urologie
F-54511 Vandœuvre lès Nancy

Zusammenfassung der Postersitzung 1: Harnröhre

K. Bandhauer

Beitrag nicht eingereicht

Postersitzung 2: Harnröhre

Harnröhrenplastik nach Perović-Technik und Ergebnisse

S. Perović, B. Talić, D. Šremcević und D. Šćepanović

Problemstellung

Das Gestalten einer guten und langen Neourethra stellt in der chirurgischen Behandlung der Hypospadien und ihrer Äquivalente sowie der langstreckigen Urethralstenosen, besonders bei der Erscheinung von Penis „cripple", noch immer ein großes und aktuelles Problem dar. In dieser Hinsicht bietet keine bisherige operative Technik weder befriedigende Ergebnisse an, noch ist sie in allen Fällen anwendbar. Aus diesen Gründen wird stets nach neuen und besseren Lösungen gesucht.

Material und Methodik

Die Harnröhrenplastik nach Perović stellt das Verfahren der Bildung eines vaskularisierten symmetrischen oder asymmetrischen, schrägen oder longitudinalen Hautinsellappens an der Penisdorsalseite

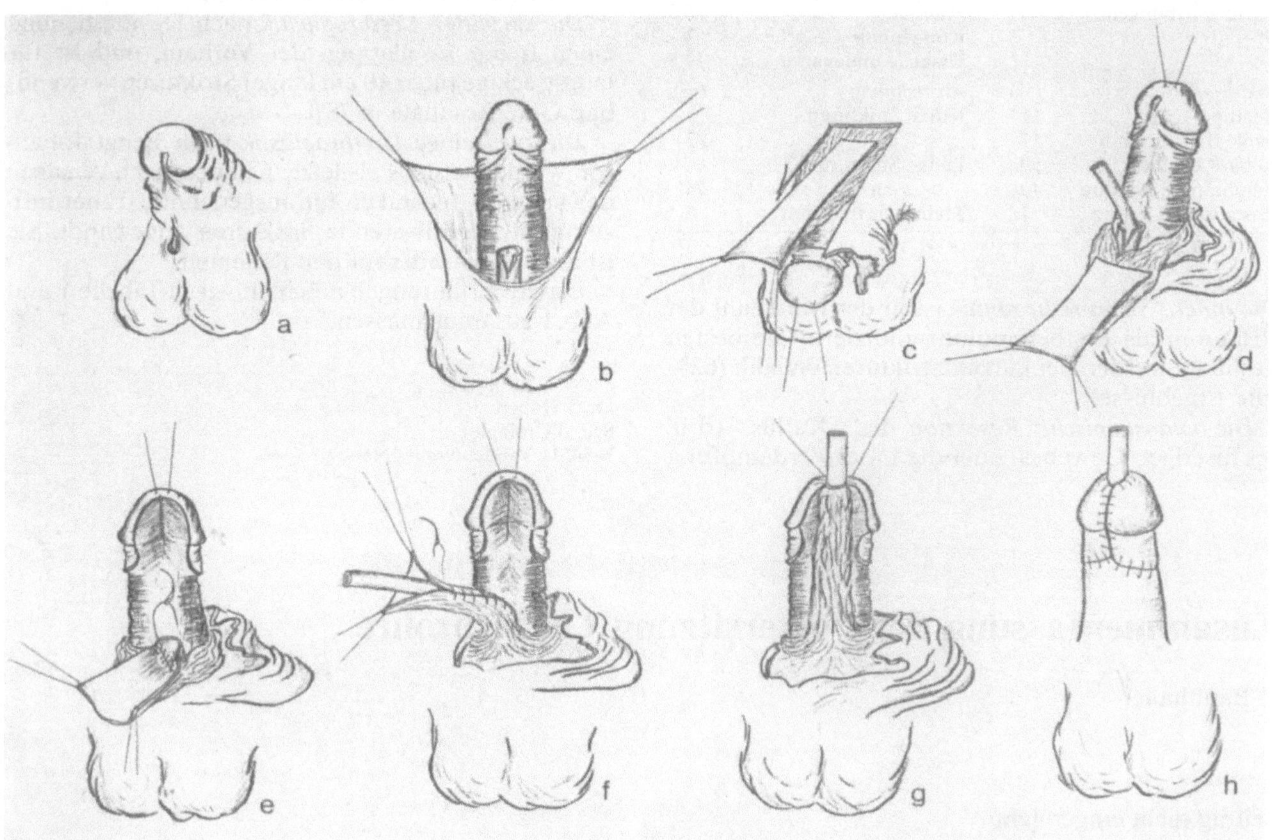

Abb. 1a–h. *Operationsprinzip – schematische Darstellung.* Gestaltung des schrägen asymmetrischen Hautinsellappens an der Penisdorsalseite (**c**); Transposition des Lappens an die Penisventralseite mittels „buttonhole" Manöver (**d**); Lange elliptische Anastomose zwischen neuer und alter Urethra (**e**); Tubulierung des Lappens (**f**); Zuführung der Neuurethra an die Glansspitze mittels der „glans groove" Technik (**g**)

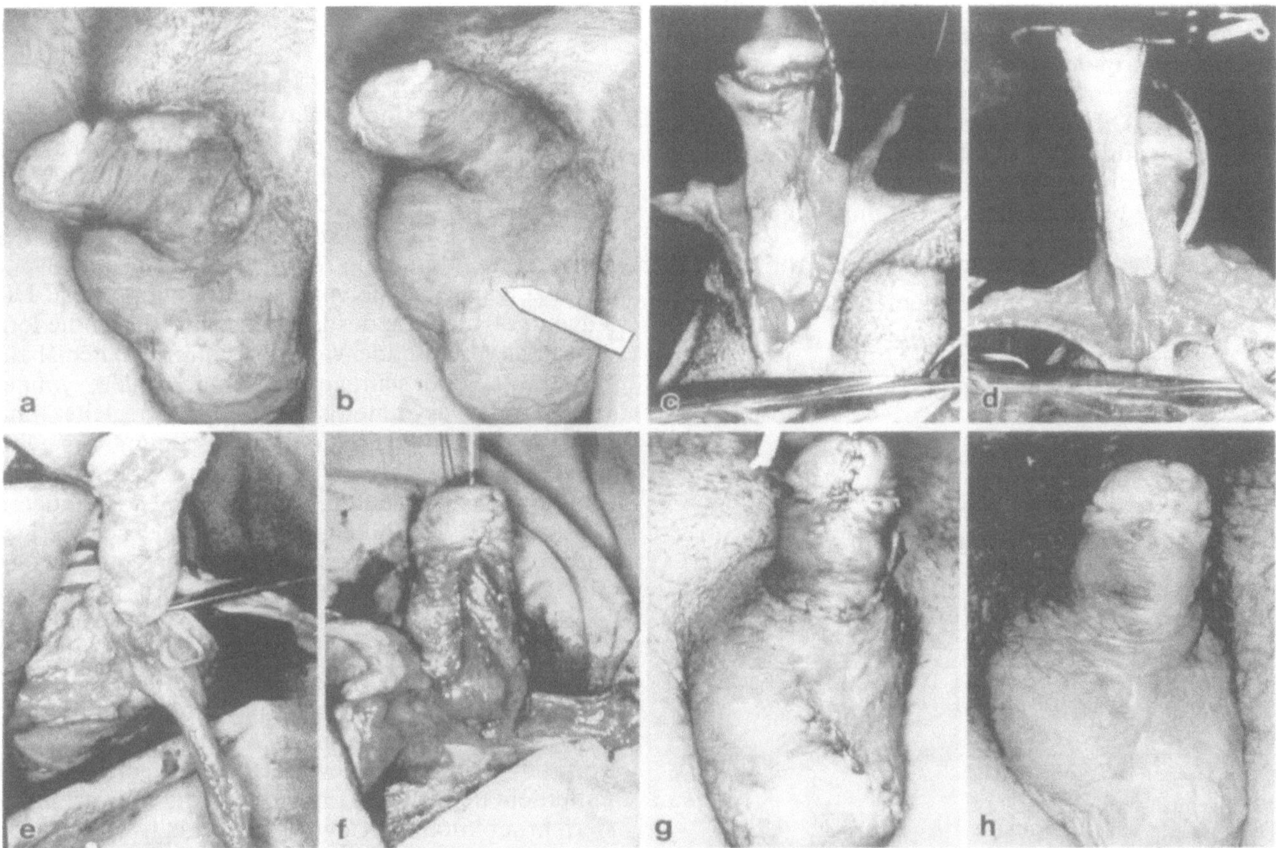

Abb. 2a–h. *Hypospadiekrüppel – Photodarstellung.* Das Penisaussehen nach 14 durchgeführten Operationen. Der *Pfeil* zeigt die Stelle der hypospadischen Urethra (**a, b**); Bildung des vaskularisierten longitudinalen Inselhautlappens an der Dorsalseite der vorgeschädigten Peniskörperhaut (Tiersch-Plastik) (**c, d**); Tubulierung des Lappens und Zuführung an die Glansspitze mittels der „groove" Technik (**e, f**); Wiederherstellung der Peniskörperhaut aus zwei lateral vaskularisierten Rotationslappen; Ergebnis am Ende der Operation und 3 Monate später (**g, h**)

dar, der mittels „buttonhole" Transposition an die Stelle der fehlenden Harnröhre verlagert und da zur Gestaltung der Neourethra benutzt wird (Abb. 1).

Die richtigen Indikationen zur Anwendung dieser Methode sind: Penis „cripple", höhergradige Hypospadieformen mit fehlendem oder schwerer beschädigtem Präputium, congenital short urethra, sowie die Hypospadie mit penoskrotaler Transposition (Abb. 2).

Diese Technik kann auch in der Behandlung schwerer Hypospadien mit Vorhandensein der Vorhaut verwendet werden, als Alternative zu den anderen operativen Techniken.

Operationsprinzip

Die Verteilung der vorhandenen gut vaskularisierten Haut zur Bildung der Neourethra und Wiederherstellung der Peniskörperhaut. Aus der mobilisierten Penishaut werden 3 Lappen geformt: den am besten vaskularisierte Insellappen wird zur Gestaltung der Neourethra benutzt, während zwei vaskularisierte Rotationslappen zur Wiederherstellung der Peniskörperhaut dienen. Die Lage und Form des zur Gestaltung der Neourethra anzuwendenden Lappens wird durch die Verteilung sowie die Ausprägung der Blutgefäße von mobilisierter Penishaut bestimmt. Mittels der „buttonhole" Transposition wird der gestielte Lappen zur Neourethrabildung an die Stelle der fehlenden Harnröhre verlagert. Dieser Lappen wird tubulär geformt und mit der alten Urethra anastomosiert. In Abhängigkeit von der Eichelform wird die Neourethra an die Glansspitze mittels zwei chirurgischer Vorgehen gebracht: 1. die „glans channel technique" und 2. die „glans groove technique". Je nach dem Fall wird die Peniskörperhaut mittels zwei symmetrischen oder asymmetrischer vaskularisierter Hautlappen wiederhergestellt. Wenn das Präputium vorhanden ist, wird sein inneres Blatt zur Rekonstruktion des subglandialen Anteils von Peniskörperhaut benutzt.

Für die erfolgreiche Behandlung ist es erforderlich, eine ganze Reihe der ergänzenden Verfahren anzuwenden: die Penisorthoplastik, d. h. seine Aufrichtung sowie die Beseitigung aller Deformitäten; maximale Mobilisation der alten Urethra; die Entfernung des subkutanen lymphatischen fibrös veränderten Gewebes, um die Hautelastizität zu erreichen; die Hodensackplastik mit der Mobilisation der Hoden und ihrer Fixation miteinander „Interorchidopexie" falls es sich um ein Scrotum bipartitum oder penoskrotale Transposition handelte.

Die postoperative Behandlung fordert in einigen Fällen die Dilatation der Neourethra, besonders ihres subglandialen Anteils sowie die Vorbeugung der Narben durch die lokale Applikation von „antiscarring" Salben und die Anwendung einer physikalischen Therapie.

In Zeitraum von Oktober 1980 bis Mai 1988 wurde diese Methode bei 624 Patienten im Alter von 3 Monaten bis 45 Jahre angewandt.

Die Tabelle 1 zeigt die Anomalien und Urethralstenosen, bei denen diese Technik verwendet wurde.

Ergebnisse

Die Komplikationsrate zeigt die Tabelle 2.

Tabelle 1. Harnröhrenplastik nach Perović - Indikationen und Komplikationsrate

	n	Zahl der Komplikationen	%
1. Penis cripple	214	32	14,9
2. Congenital short urethra	87	9	10,3
3. Hypospadie mit penoskrotaler Transposition	32	3	9,3
4. Höhergradige Hypospadieformen	269	29	10,7
5. Stenosen der vorderen Harnröhre	22	2	9,0
Gesamt	624	75	12,0

Befriedigende Ergebnisse in anatomischer und funktioneller Hinsicht wurden in insgesamt 82% der Fälle erzielt.

Tabelle 2. Art und Häufigkeit der Komplikationen

1. Fisteln	17
2. Chordarezidiv	4
3. Dorsale Peniskurvatur	3
4. Meatusstenose	22
5. Urethralstenose	11
6. Urethraldivertikel	7
7. Nekrose des Urethrallappens	2
8. Nekrose der Lappen zur Wiederherstellung von Peniskörperhaut	3
9. „Brack-down" Techniken	2
10. Chronisches Lymphödem des subkutanen Gewebe mit Fibrose	4
Gesamt	75

Auf der Tabelle 2 sind nur jene Komplikationen aufgelistet, die die chirurgische Reintervention verlangten. Die zum Zwecke der kosmetischen Korrektion durchgeführten Reinterventionen sind nicht dargestellt.

Diskussion

Die aktuellen vaskularisierten „island flap" Techniken (Transverse preputial island flap; Double-faced prepucial island flap; Onlay island flap; Transverse outer prepucial skin flapp) beanspruchen das Vorhandensein vom Präputium [1, 2, 3, 12]. Die Methode nach Perović. „Oblique penile skin island flap", fordert keine Vorhaut. Zur Gestaltung der Neourethra wird die Haut der Penisdorsalseite benutzt, gar wenn sie vorgeschädigt worden ist. Die Lage und Richtung des Lappens wird durch die longitudinal verlaufende Vaskularisation der Penishaut bestimmt. Dieser schräge oder longitudinale, symmetrische oder asymmetrische Lappen begleitet und bewahrt bestmöglich die Blutversorgung. Es wird auch ermöglicht, zwei laterale gut vaskularisierte Hautlappen zu gestalten, im Unterschied zu anderen „island flap" Techniken, bei denen dies schwieriger zu erreichen ist. Zur Verlagerung der Neourethra an die Penisventralseite mittels „buttonhole" Manöver wird der direkte und kürzeste Weg benutzt, wobei der doppelte Stiel den Penis nach hinten zieht und somit teilweise die Entstehung eines Chordarezidivs verhindert, was besonders bei congenital short urethra, sowie der Hypospadie mit penoskrotaler Transposition an Bedeutung gewinnt. Die Neourethra ist außerdem tief gelagert und vollständig mit vaskularisiertem subkutanem Gewebe bedeckt [7, 8, 9, 10].

Bei der Bildung der Neourethra nach Perović wird eine Idee von Hodgson benutzt [5]. Als Alternative zu dieser Methode, besonders in der Behandlung vom Penis „cripple" bieten sich „free skin grafts" und „bladder mucosa grafts" Techniken an, mit ihren schon bekannten Nachteilen und Vorteilen [3, 11].

Zusammenfassung

Das Problem der Bildung einer guten und langen Neu-Urethra ist in der chirurgischen Behandlung der Hypospadie, Hypospadie ohne Hypospadie, Hypospadie mit penoskrotaler Transposition, Epispadie sowie der Harnröhrenverletzung immer wieder aktuell. Die Harnröhrenplastik nach Perović stellt das Verfahren der Bildung von Neo-Urethra dar aus einem durchbluteten asymmetrischen schrägen oder longitudinalen Hautinsellappen an der Penisdorsalseite, der danach an die Stelle der fehlenden Harnröhre umgestellt und zur Gestaltung der neuen Urethra benutzt wird.

Im Zeitraum von 1981 bis 1988 wurde diese Technik angewendet bei 624 Patienten, im Alter von 3 Monaten bis 45 Jahren. Die Komplikationsrate betrug 12%.

Literatur

1. Asopa R, Asopa HS (1984) One-stage repair of hypospadias using double island preputial skin tube. Indian J Urol 1: 4143
2. Duckett JW (1987) Hypospadias. In: Gillenwater JY, Grayhack JT, Howards SS, Duckett JW (eds) Adult and pediatric

urology, vol 2. Year Book Medical Publ, Chicago London Boca Raton, pp 1880–1910
3. De Sy WA, Oosterlinck W (1981) One-stage hypospadias repairby free full-thickness skin graft and island flap techniques. Urol Clin North Am 8: 491–502
4. Hendren WH, Crooks KK (1980) Tubed free skin graft for construction of male urethra. J Urol 123: 858–862
5. Hodgson NB (1970) A one-stege hypospadias repair. J Urol 104: 281–284
6. Juskiewenski S, Vaysse P, Moscovici J (1982) A study of the arterial bood supply to the penis. Anat Clin 4: 101–107
7. Perović S (1981) Operationsprinzip bei der penilen Hypospadie. Akt Urol [Suppl] 12: 78–83
8. Perović S (1983) Schwere Hypospadieformen-Einzeitiges Korrekturverfahren. Akt Urol 14: 310–315
9. Perović S, Talić B, Šćepanović D (1985) Penis „Cripple"-Operative Technik. Verhandlb Dtsch Ges Urol 37: 393–394
10. Perović S, Talić B, Šćepanović D (1986) Hypospadia seine Hypospadia-Klassifikation und Behandlung. Verhandlb Dtsch Ges Urol, 38: 430–432
11. Reda EF, Hendren WH (1986) Tubed bladder mucosa graft for constructiong male urethra. J Pediatr Surg 21: 189–192
12. Standoli L (1982) One-stage repair of hypospadias: Preputial island flap technique. Ann Plast Surg 9: 81–88

Prof. Dr. med. S. Perović
Kinderchirurgische Universitätsklinik Belgrad
Tirsova 10
YU-11000 Belgrad

Was bestimmt die Wahl des Typs der Urethroplastik?

W. A. De Sy und W. Oosterlinck

Problemstellung

Was ist besser: gestielter Hautlappen oder freier Hautlappen

	Urethroplastiken (n = 193)			
	Freier Hautlappen		Gestielter Hautlappen	
n	111		82	
Erfolgsquote	88	80%	65	80%
Restrikturation	14	12%	7	9%
Fistel	6	5%	8	9%
Divertikel	1	1%	1	1%
Verlorene für Follow-up	2	2%	1	1%

Urethroplastiken (freier Hautlappen: n = 111)	primär	erneute Eingriffe
n	42	69
Erfolgsquote	32	56
Restrikturation	3	11
Fistel	4	2
Divertikel	1	-
Verlorene für Follow-up	2	-

Urethroplastiken (gestielter Hautlappen: n = 82)	primär	erneute Eingriffe
n	52	30
Erfolgsquote	46	19
Restrikturation	2	5
Fistel	3	5
Divertikel	-	1
Verlorene für Follow-up	1	-

Besprechung

- Die Resultate sind beinahe vergleichbar, obwohl Indikationen sich stark unterscheiden.
- Die Wahl hängt teilweise ab von der Präferenz des Chirurgen. Er muß aber die Vor- und Nachteile und Kontraindikationen von jeder der Techniken berücksichtigen.

Freie Hautlappen

Vorteile:
- Unbegrenzte Länge
- Leichte Adaption
- Anatomische Rekonstruktion ist möglich
- Nichtauftreten von
  - Divertikeln
  - Ejakulationsproblemen
  - Haarwuchs und Konkrementbildung

Nachteile: Keine

Kontraindikationen:
absolute = - Fibrose und Harnweginfektion
- Irradiation

relative = - Zirkumzision
- Distalurethra
- vollständiger urethraler Defekt

Gestielter skrotaler Hautlappen

Vorteile: Alle Strikturen (mit Fibrose, mit Harnweginfektion)

Nachteile:
- Schwierige Wegnahme und Adaption
- Temperaturabhängig
- Anatomische Rekonstruktion ± möglich
- Ejakulationsprobleme
- Nachtröpfeln nach der Miktion
- Haarwuchs und Konkrementbildung
- Gefühl des Naßwerdens

Kontraindikationen: überlange Mehrfachstrikturen

Transversalinsellappen

Vorteile:
- Leichte Adaption
- Alle Strikturen (mit Fibrose, mit Harnweginfektion)
- Kein Haarwuchs (keine Konkrementbildung)
- Temperaturunabhängig

Nachteile:	Keine
Kontra-indikationen:	- Lange und Mehrfachstrikturen - Unerfahrene Hände

Schlußfolgerung

Weil die Technik einfach ist, benutzen wir gerne freie Hautlappen unter Berücksichtigung der „Kontraindikationen". Bei der Verwendung gestielter Hautlappen bevorzugen wir bei nicht zu langer Striktur „Präputialquerinsellappen".

Dr. W. Oosterlinck
Klinik für Urologie
Universitätsklinik
De Pintelaan 185
B-9000 Gent

Einaktige Erlanger Urethraplastik

K. M. Schrott, G. Schott und W. Rösch

Beitrag nicht eingereicht

Modernes Konzept der Hypospadiekorrektur

M. Westenfelder und Ch. Ziola

Probleme der Hypospadiekorrektur entstehen durch besonders kleine Proportionen, die große Variabilität und die Seltenheit der Fälle pro Operateur. Unbefriedigende Ergebnisse und Komplikationen können schwere psychische und physische Schäden (sog. „Hypospadie-Krüppel") verursachen. Um das Therapieziel der zuverlässigen, trauma-armen Korrektur in einen unauffälligen und funktionstüchtigen Zustand zu erreichen, bedarf es keiner neuen Methoden, sondern eines gesamten *Therapie-Konzeptes*, bestehend aus: 1. einer exakten Analyse der zu korrigierenden Anomaliebausteine; 2. moderner Techniken und 3. geeigneter adaptier- und modifizierbarer Methoden.

Konkrete Therapieziele sind: 1. die trauma-arme Korrektur durch die sichere Anwendung von Methoden, die eine einzeitige Op. ermöglichen, kurze Harnableitungs- und Immobilisationszeiten, der Krankenhausaufenthalt mit einem Elternteil, Alter ca. 12. Lebensmonat, um damit Voraussetzungen zu schaffen, Op. als auch die Probleme mit der Anomalie leichter zu vergessen; 2. die unauffällige Kosmetik, die dem weitestgehend normalen zirkumzidierten Penis entspricht mit orthotopem Meatus in der Glans, glattanliegender Penisschafthaut und orthotopem Skrotum; 3. die einwandfreie Funktion einer weiten Urethra ohne Divertikel und Haare; 4. ein gerader Penisschaft und normale Sensibilität.

Operations-Techniken

Sichthilfen (z. B. Lupenbrille × 3, 4 bei 35 cm Arbeitsabstand), *Mikroinstrumentarium* und 7 × 0 geflochtenen Polyglykolfäden für fortlaufende Subkutannähte der Neourethra. *Desinfektion* auch der Urethra und der Lacuna magna mit Polyvidon-Jod. Bei aufwendigen Korrekturen *perioperative Antibiotika-Prophylaxe* und niedermolekulare Dextrane intra- und postoperativ. *Deckung der Neourethra:* distal mit Glans, proximal mit der Tunica dartos unter Verwendung von 6×0 Nähten. *Blutstillung:* generell bipolar, im Bereich eröffneter Corpora durch Umstechung mit 7×0 Vicryl, im Bereich der Glans durch Kompression bzw. Rekonstruktion. Eine Erektionsprüfung vor und nach Penisschaftaufrichtung ist obligat, dafür ist die *Chorda-Resektion* nur in 20–30% ausreichend, d. h. eine Exzision von Nesbit-Oval wird erforderlich. Hautnaht mit 6×0 Chromcat, Harnableitung transurethral mit Charr. 6-Ernährungssonde bzw. suprapubisch bei Urothel-Transplantat. *Verzicht auf Drainagen* bei guter Blutstillung u. sicherem Kompressionsverband

(Polyvidon-Gaze, Schaumstoff, Fingerbinde) für 1–5 Tage. Danach leichter Schutzverband. *Analgesie* mit Paracetamol.

Augenblicklich bevorzugte Op.-Methoden und damit verbundene Zeiten:

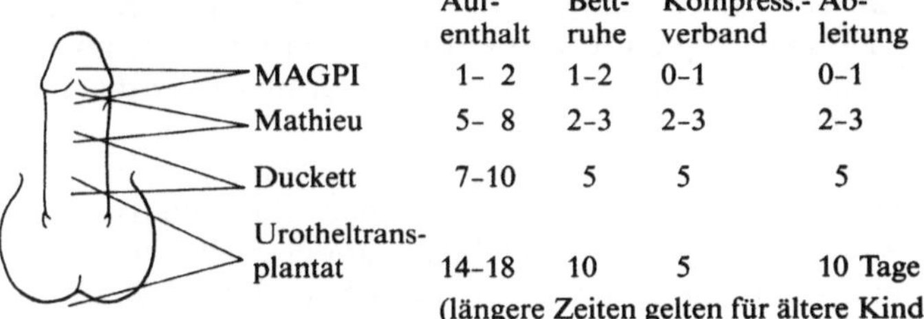

	Aufenthalt	Bettruhe	Kompress.-verband	Ableitung
MAGPI	1– 2	1–2	0–1	0–1
Mathieu	5– 8	2–3	2–3	2–3
Duckett	7–10	5	5	5
Urotheltransplantat	14–18	10	5	10 Tage

(längere Zeiten gelten für ältere Kinder)

Tabelle 1. Therapiertes Hypospadie-Spektrum

Gesamt:	1977–1988	n = 307
Universität Freiburg bis Sept.	1987	n = 266
Krankenhaus Maria-Hilf Krefeld bis Aug.	1988	n = 41

	1977 -79	80 -82	83 -85	86 -88	n	Schaftkrümmung (%)
H. glan./coron.	3	9	33	28	73	30
H. penis dist. 1/3	7	9	35	43	94	34
H. penis prox. 2/3	6	13	17	40	76	100
H. p. scrot.-perin.	8	13	10	12	43	100
H.-Krüppel	3	3	0	15	21	
n	27	47	95	138	307	
Komplikationen	42%	27%	17%	14%		

Tabelle 2. Anzahl durchgeführter häufiger Op.-Methoden und Anzahl der Re-Operationen von 1980 bis 1988 bei 249 Kindern

Zeitraum	1980–82	83–85	86–88	n	Re-Op n (%)
MAGPI	7	33	28	68	4 (6)
„Mathieu"	4	36	43	83	15 (18)
„+ Orthoplastik	-	-	19	19	1 (5)
„Duckett" u. ä.	7	17	21	45	11 (24)
Denis-Br. I + II	13	10	5	28	10 (36)
Freies Urothel-transplantat	-	-	6	6	2 (33)
				249	43 (17)

Häufigste Komplikationen: Meatusstenose, Striktur an der proximalen Anastomose, Fisteln

Schlußfolgerung

Durch unser Therapie-Konzept mit modernen Techniken u. Methoden, komponentengerecht eingesetzt, wurde die Hypospadie-Korrektur erfolgreicher (s. Tabelle 1, 2). Die Komplikationsquote sank auf 14%, was bedeutet, daß sich die trauma-arme und einzeitige Früh-Op. immer häufiger realisieren läßt.

Literatur beim Verfasser

Prof. Dr. med. M. Westenfelder
Chefarzt der Urologischen Abteilung
Krankenhaus Maria-Hilf Krefeld
Oberdießemer Str. 94
D-4150 Krefeld 1

Ergebnisse nach einzeitiger Hypospadiekorrektur

J. Eberle und G. Bartsch

Bei den neuen Entwicklungen und Tendenzen in der Hypospadiekorrektur sind der Operationszeitpunkt, die Hospitalisationsdauer, die Notwendigkeit einer Meatusverlagerung bei distalster Hypospadie, Operationsmodifikationen, chirurgisch-technische Probleme und die Wahl der Harnableitung Gegenstand der Diskussion. Dazu gehört auch der in den letzten Jahren zunehmende Trend zum einzeitigen Operationsverfahren.

Ein Blick auf die historische Entwicklung zeigt die seit über 100 Jahren dokumentierten und zum Teil grundlegenden Ideen zu einem einaktigen chirurgischen Vorgehen:

Dieffenbach J. F. (1831): Tunnelierung der Glans mit Troicart
Thiersch C. (1869): lokale Hautlappen, Y-förmige Knopflochtechnik
Nové-Josserand G. (1897): freie intubierte Vollhaut
Beck C., v. Hacker (1899): epidermales Rohr
Russel R. H. (1900): erste einaktive Hypospadiekorrektur
Schmieden J. (1909): freies Harnleitertransplantat
Ombrédanne L (1911), Mathieu P. (1932): mobilisierter proximaler Hautlappen
Chocholka E. F. (1921): intubierte proximale Hautlappen
Memmelaar J. (1947): autologe Blasenschleimhaut
Devine C. J., Horton C. E. (1961): freies Vorhauttransplantat
Hodgson N. B. (1970): gestielte Vorhaut kombiniert mit Knopflochtechnik
Asopa H. S. (1971), Duckett J. W. (1980): Präputialinsellappen zur Glansspitze
Duckett J. W. (1981): meatal advancement and glanuloplasty

Tabelle 1.a

Operierte Hypospadien	1952-79	1980-84	1985-87
Glandulär ohne Chorda mit Meatustenose	93	18	24
Glandulär mit Chorda	147	22	7
Penil	212	85	38
Einzeitige Korrektur	13	34	35

Tabelle 1b

Einzeitige Korrektur	Magpi	flip-flap (Mathieu)	Hodgson	Asopa Duckett	Horton Devine
69 Patienten	16	33	6	12	2

Tabelle 2

Komplikationen	einzeitig (%)	zweizeitig (%)
Lappennekrose	2,9	3,7
Meatusstenose	1,4	5,1
Harnröhrenstenose	2,8	1,9
Fistelbildung	5,8	8-15

Den einzeitigen Verfahren wurden 788 1. und 2. Sitzungen aus dem oben genannten Zeitraum gegenübergestellt.

Patienten und Ergebnisse

In den Jahren 1980-1987 wurden an der Urologischen Universitätsklinik Innsbruck insgesamt 194 Patienten mit einer distalen Hypospadie operiert. Bei 36 Buben führten wir lediglich eine dorsale Meatotomie und Präputialplastik durch. 89 zweizeitige Korrekturen wurden in den letzten Jahren zunehmend von 69 einaktigen Verfahren abgelöst (Tabelle 1 a, b).

Die komplikationsrate bei der einaktigen Korrektur von 69 Patienten lag bei 13% (=8 Patienten). 57 Buben zeigten primär ein zufriedenstellendes kosmetisches Resultat, der Meatus externus in der distalen Glanshälfte.

Im direkten Vergleich mit den zweiaktig operierten Buben besteht also einerseits eine niedrigere Komplikationsrate (Tabelle 2), andererseits konnte eine deutliche Optimierung des kosmetischen Resultates erzielt werden.

Schlußfolgerung

Sicher ist das einaktige Verfahren bei distaler Hypospadie heute die Methode der Wahl. Zunehmend kommt es aber auch bei proximalen Formen zur Anwendung. Dabei können sowohl freie Hauttransplantate (Horton - Devine) und als Alternative autologe Blasenschleimhaut zum Aufbau der Neourethra verwendet werden.

Dr. J. Eberle
Urologische Universitätsklinik
Anichstr. 35
A-6020 Innsbruck

Therapie der ausgeprägten Hypospadie - Modifizierte Operationstechnik und Ergebnisse nach dem Operationsverfahren von Asopa-Duckett

R. Schwaiger und D. Neisius

Einleitung

Die operative Korrektur einer Hypospadie sollte folgende Anforderungen erfüllen: Ersatz auch langstreckiger Harnröhrendefekte mit haarfreier Haut, Penisaufrichtung durch Entfernung der Chorda, orthotope Verlagerung des Meatus und möglichst einzeitige Operation. Unseres Erachtens ist das Operationsverfahren nach Duckett eine ideale Operationsmethode, welche die gestellten Zielsetzungen optimal in sich vereinigt.

Problemstellung

Zur Minderung der Fistelrate (FR) bei einzeitiger Hypospadiekorrektur mit einem gestielten Inselhautlappen nach Duckett sind folgende Punkte von Bedeutung: Die Durchblutung des Inselhautlappens, das Transplantatbett, die Anastomosentechnik zwischen Urethra und Neourerthra und die Nahttechnik der Neourethra. Nachdem bei 117 nach Duckett korrigierten Hypospadien die Fistelrate insgesamt 17,1% betrug und die Art der Harnableitung (Cystostomie, transurethraler Katheter) die Fistelrate nicht wesentlich beeinträchtigte, versuchten wir, durch eine Modifikation der Duckett-Technik die Fistelrate zu senken mit dem Ziel, das Transplantatbett zu verbessern.

Methodik

Von Januar 1981 bis August 1988 wurden 117 Hypospadien (Hsp) standardisiert und nach dem Opera-

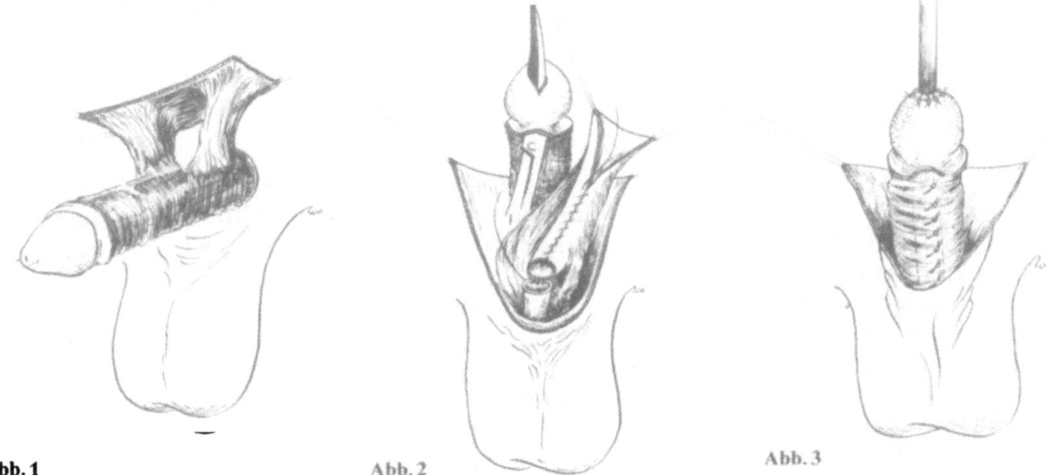

Abb. 1 Abb. 2 Abb. 3

tionsverfahren nach Duckett korrigiert (distal oder penile Hsp 80, scrotale Hsp 27, perineale Hsp 5, Hypospadia sine Hypospadie 5). Hauptkomplikation war eine Gesamtfistelrate von 17,1% bei steigender Frequenz mit Zunahme des Hypospadiegrades (distale oder penile Hps 12,5%, scrotale Hps 22,2%, perineale Hps 40%).

Aufgrund einer modifizierten Operationstechnik kann der Gefäßstiel zur Deckung des Neo-Urethra-Rohres benutzt werden. Diese Modifikation besteht darin, daß der Gefäßstiel unter Diaphanoscopie gefäßerhaltend in zwei Schenkel separiert wird (Abb. 1). Nach Verlagerung des Penis durch den Schlitz des Gefäßstiels nach dorsal und damit des Inselhautlappens nach ventral kommen die beiden Gefäßstielschenkel rechts und links parallel zur Neourethra und Harnröhrenanastomose zu liegen (Abb. 2). Durch Adaptation der beiden Schenkel mit feinen Einzelknopfnähten kann eine gute Abdeckung der Neourethra und der Harnröhrenanastomose erreicht werden (Abb. 3).

Ergebnisse (Tabelle 1)

Durch diese Modifikation konnte die Fistelrate insbesondere bei langstreckigem Harnröhrenersatz gesenkt werden. Während nach der Originalmethode von Duckett bei der Korrektur scrotaler Hypospadien in 7 von 18 Fällen (38,9%) eine Harnröhrenfistel nachzuweisen war, mußte nach modifizierter Operationstechnik lediglich bei 1 von 10 Patienten (11,1%) eine Harnröhrenfistel operativ verschlossen werden.

Im Vergleich beider Operationstechniken ließ sich die Fistelrate von 18,4% ohne Modifikation auf 13,3% mit Modifikation senken.

Tabelle 1. Fistelrate (FR) in Korrelation zum Hypospadiegrad und zur OP-Methode

Grad	N	Asopa-Duckett *ohne* Modifikation (n=87)	FR	%	Asopa-Duckett *mit* Modifikation (n=30)	FR	%
distal Penil	80	61	7	11,5	19	3	15,8
scrotal	27	18	7	38,9	9	1	11,1
perineal	5	4	2	50,0	1	0	0
h. *sine* H.	5	4	0	0	1	0	0

Diskussion

Durch einfache Modifikation des Duckett-Verfahrens konnte insbesondere bei langstreckigem Harnröhrenersatz die Fistelrate deutlich gesenkt werden. Hauptursache der Fistelbildung ist wahrscheinlich gerade in diesen Fällen eine schlechte Durchblutung der distalen Anteile des Inselhautlappens mit konsekutiver Nahtdehiszenz und partieller Nekrose der Neourethra. Durch Abdeckung der Neourethra und Harnröhrenanastomose mit gut durchblutetem Subcutangewebe des Gefäßstiels ist die optimale Voraussetzung für eine Revaskularisation minderdurchbluteter Hautareale des Inselhautlappens gegeben. Im Falle einer Minderperfusion kann durch eine Gefäßeinsprossung nach zwei bis drei Tagen wahrscheinlich eine Nekrose mit konsekutiver Fistelbildung verhindert werden.

Dr. R. Schwaiger
Urologische Universitätsklinik
D-6650 Homburg/Saar

Erfahrungen mit der einzeitigen Hypospadiekorrektur nach Duckett

R. Busch, S. Conrad, W. H. Meyer und H. Huland

Einleitung

1971 veröffentlichten Asopa et al. [2] erstmalig eine neue Methode zur Korrektur peniler und penoscrotaler Hypospadien; in der Folge wurde die Technik von Duckett et al. propagiert [3, 4]. Dieses Verfahren erlaubt die einzeitige Hypospadiekorrektur, das heißt Penisaufrichtung und Bildung der Neourethra erfolgen in derselben operativen Sitzung. Das Spezifikum dieser Technik ist die Überbrückung des aplastischen Harnröhrenabschnittes mit einem präputialen, subcutan gestielten Inselhautlappen, der von dorsal nach volar verlagert, zum Rohr vernäht und mit Urethra und Glansspitze anastomosiert wird. Dieses bedeutet, daß die Länge der zu formenden Harnröhre nicht größer als die vorhandene Breite der dorsalen Präputialschürze sein darf. Die Anwendungsmöglichkeit dieses Operationsverfahrens kann also im Einzelfall erst intraoperativ nach erfolgter Penisaufrichtung und der damit verbundenen Proximalverlagerung des Meatus urethrae beurteilt werden.

Angeregt von den erfolgversprechenden Ergebnissen von Asopa [2], Duckett [3, 4] und anderen Autoren [5, 6] haben wir 1984 dieses Verfahren zur Hypospadiekorrektur an unserer Klinik übernommen.

Material und Methoden

Nach Circumcision erfolgt unter künstlicher Erektion zunächst die Chordektomie bis zur vollständigen Penisaufrichtung. Die dadurch erreichte Proximalverlagerung des Meatus urethrae externus zeigt jetzt den endgültigen durch die Neourethra zu überbrückenden Harnröhrendefekt. Ist diese Strecke nicht länger als die Breite der dorsalen Präputialschürze, wird hieraus im zweiten OP-Abschnitt ein Lappen mit ausreichend langem subcutanem Gefäßstiel gebildet, sodaß er um 90° gekippt nach ventral geklappt werden kann und hier über einen 10 Ch. starken Katheter zu einem Rohr durch eine fortlaufend einstülpende Naht verschlossen wird. Abschließend erfolgt die Anastomosierung mit der Urethra bzw. der Glansspitze. Nach Drainage der Neourethra mit einem 8 Ch. Silikonschlauch wird die Penishaut deckend adaptiert und eine Paraffinöl-getränkte Kompresse als Druck-verband für 8 Tage fest fixiert. Die suprapubische Harnableitung wird für 12 Tage belassen, dann abgeklemmt, und bei problemloser Miktion entfernt.

Nach der beschriebenen Methodik wurden 31 Jungen zwischen 2 und 6 Jahren konsekutiv operiert.

Aus den Erfahrungen der ersten Komplikationen änderten wir nach 14 Eingriffen unser operatives Vorgehen:

1. Anstelle des initial verwandten kinderchirurgischen Standardinstrumentariums benutzten wir ausschließlich mikrochirurgische Instrumente.
2. Das Nahtmaterial wurde von Chromcat 5-0 auf PDS 6-0 mit einer runden BV-Nadel umgestellt.
3. Durch wiederholte Spülungen des Operationsgebietes mit Kochsalzlösung wurde ein Austrocknen der Wundränder vermieden.

Ergebnisse

Insgesamt erzielten 20 der 31 Jungen primär und komplikationslos ein funktionell und kosmetisch gutes Ergebnis. Während bei den ersten 14 Patienten die Komplikationsrate noch bei 50% lag, wobei in 4 Fällen durch Wundheilungsstörungen der Operationserfolg erheblich gefährdet war, konnte durch den vorher beschriebenen Wechsel der Operationstaktik die Komplikationsrate bei den folgenden 17 Patienten auf 24% gesenkt werden. Urethra-Haut-Fisteln stellten die weitaus häufigsten Komplikationen dar (Tabelle 1).

Diskussion

Die Korrektur peniler und penoskrotaler Hypospadien wurde in der Vergangenheit überwiegend mehrzeitig durchgeführt. Trotz erheblicher Belastung der betroffenen Jungen durch die wiederholte, oft langanhaltende Hospitalisierung sind diese Methoden in der Literatur mit Komplikationsraten von bis zu 40% [1] behaftet. Es ist daher naheliegend, einzeitige Operationsmethoden anzustreben, sofern diese nicht zu einer signifikanten Vermehrung von Komplikationen führen. Das von Asopa [2] und Duckett [3, 4] an-

Tabelle 1. Komplikationen nach einzeitiger Hypospadiekorrektur nach Duckett vor und nach Änderung der Operationstaktik (I. bzw. II. Serie)

	I. Serie n = 14	II. Serie n = 17	gesamt n = 31
	(%)	(%)	(%)
Komplikationslos	7 (50)	13 (76)	20 (65)
Komplikationen	7 (50)	4 (24)	11 (35)
Urethra-Haut-Fistel	3 (21)	4 (24)	7 (23)
Dehiszenz der gesamten Plastik	3 (21)	0	3 (10)
Teilnekrose der Plastik	1 (7)	0	1 (3)
Urethrastriktur	0	0	0

gegebene Verfahren unter Verwendung eines gestielten queren präputialen Inselhautlappens erfüllt nach den Ergebnissen der Erstbeschreiber wie auch anderer Autoren [4, 5] diese Voraussetzungen, in der Literatur werden Komplikationsraten zwischen 8% und 33% angegeben [1-6].

Unsere ersten Ergebnisse an 31 nach dieser Technik operierten Jungen bestätigen die Tatsache, daß diese einzeitige Hypospadiekorrektur bei 2/3 der Patienten komplikationslos und unter Erzielung eines kosmetisch wie funktionell hervorragenden Ergebnisses durchgeführt werden kann. Die beobachtete Komplikationsrate von 35% ist Ausdruck von gehäuften, teilweise schwereren Komplikationen bei den ersten 14 konsekutiven Patienten. Die verbesserten Ergebnisse der zweiten Serie erklären wir so:

1. Sicher hat die aus den ersten Fällen gewonnene Erfahrung der Operateure zur Senkung der Komplikationsrate beigetragen.
2. Durch den Wechsel des Instrumentariums und des Nahtmaterials sowie durch die intraoperative Spülung der Wunde erzielten wir eine bessere Mikrozirkulation insbesondere im Bereich der Wundränder. Die verbesserte Durchblutung gerade dieses kritischen Bereiches führte dazu, daß Fistelbildungen seltener und Dehiszenzen und Nekrosen der Neourethra nicht mehr auftraten.

Die Methodik von Asopa und Duckett stellt ein Behandlungsverfahren für penile und penoskrotale Hypospadien dar, das nach unseren Ergebnissen bei akzeptablen Komplikationsraten in nur einer Sitzung zu kosmetisch und funktionell sehr guten Ergebnissen führt. Zweizeitige Verfahren benutzen wir nur noch in den Fällen, bei denen nach der Chordektomie das Mißverhältnis zwischen Präputialbreite und Länge der zu formenden Urethra deutlich wird und somit die einzeitige Korrektur technisch nicht möglich ist.

Literatur

1. Altwein JE (1986) Hypospadie. In: Hohenfellner R, Thürhoff JW, Schulte-Wissermann H (Hrsg) Kinderurologie in Klinik und Praxis. Thieme, Stuttgart New York, S 530-544
2. Asopa HS, Elhence EP, Atria SP, Bansal NK (1971) One-stage correction of penile hypospadias using a foreskin tube. Int Surg 55: 435-440
3. Duckett JW (1980) Transverse preputial islånd flap technique for repair of severe hypospadias. Urol Clin North Am 7: 423-430
4. Duckett JW (1980) Quere Präputial-Insel-Lappentechnik zur Korrektur der Hypospadie. Akt Urol 12: 303-308
5. Hanna MK (1988) Lessons learned from over 1000 hypospadias repairs. J Urol 139: 216A
6. Konrad G, Kopper B, Schwaiger R, Ziegler M (1982) Experience with microsurgical correction of hypospadias in neonates and infants with Duckett method. XIX International Congress of Urology, San Francisco

Prof. Dr. R. Busch
Urologische Universitätsklinik Hamburg-Eppendorf
Martinistr. 52
D-2000 Hamburg 20

Die Benutzung der „Double-Faced" Insellappen der Vorhaut für die Rekonstruktion der hypospadischen Deformität – Eine Alternative

J. D. M. de Vries, J. K. Oosten, M. J. Kirkels und P. J. M. Kil

Beitrag nicht eingereicht

Zusammenfassung der Postersitzung 2: Harnröhre

R. Hartung

Beitrag nicht eingereicht

Postersitzung 3: Penis und Harnröhre

Harnröhrenfistelverschluß mit Tunica-vaginalis-Patch

G. E. Voges, E. Jenny und H. Riedmiller

Eines der Hauptprobleme bei der Rekonstruktion der Harnröhre, sei es bei Hypo- bzw. Epispadie, ist die Entstehung urethrokutaner Fisteln und deren Rezidive. Gerade bei multipel voroperierten Patienten (sog. Hypo- bzw. Epispadie-Krüppeln) ist der Fistelverschluß aufgrund der lokalen Hautverhältnisse oft problematisch. In solchen Fällen haben wir seit 1981 den Einsatz eines freien Tunica vaginalis-Interponates beim Fistelverschluß erprobt. In einigen Fällen wurde die Technik auch prophylaktisch bei der primären Harnröhrenrekonstruktion angewandt.

Material und Methode

Das Krankengut bestand aus 32 Patienten im Alter von 3–77 Jahren. Nur zwei der 32 Patienten waren nur einmal voroperiert. Alle anderen hatten zwei bis zehn Voroperationen (in Mittel 3,9). Zwölf Patienten waren bereits wegen rezidivierender urethrokutaner Fisteln voroperiert (zwischen ein- und viermal, in Mittel 2,2mal). Bei 25 Patienten waren eine oder mehrere Hypospadiekorrekturen, bei 5 Patienten ein Bengt-Johansson II bei Harnröhrenstrikturen und bei zwei Patienten eine Harnröhrenrekonstruktion bei Epispadie/Exstrophie vorausgegangen.

Die Operationstechnik ist in Tabelle 1 dargestellt.

Resultate

In einer durchschnittlichen Nachbeobachtungszeit von inzwischen 36 Monaten (1–80 Monaten) war der Fistelverschluß in 29 Fällen (91%) erfolgreich. In einem Fall kam es durch Manipulation des Patienten und eine Wundinfektion unmittelbar postoperativ zur kompletten Wunddehiszenz. In zwei Fällen kam es zu Fistelrezidiven, ein Wiederholungseingriff war allerdings nur einmal erforderlich. Im zweiten Fall schloß sich eine Haarfistel nach zweiwöchiger suprapubischer Urinableitung spontan.

Diskussion

Die Harnröhrenrekonstruktion bei Hypospadie bzw. Epispadie in einer oder mehreren operativen Sitzungen ist selbst in den erfahrensten Händen mit einigen signifikanten Komplikationen behaftet. Neben den sog. frühen Komplikationen wie Nachblutung, Oedem und Infektion mit möglicher Wunddehiszenz sind die Entstehung urethrokutaner Fisteln und deren Rezidive eines der Hauptprobleme der Harnröhrenchirurgie.

Trotz vieler „goldener" Regeln gerade zur Vermeidung der letztgenannten Komplikationen liegt die Fistelbildungsrate unabhängig vom Operationsverfahren im Mittel bei 15% [1]. Gerade bei multipel voroperierten Patienten ist der Fistelverschluß aufgrund der lokalen Hautverhältnisse aber oft problematisch und die Vielzahl der in der Literatur beschriebenen Verfahren zum Fistelverschluß demonstriert die Insuffizienz der meisten dieser Methoden. Die guten Erfahrungen, die beim Einsatz von freien Peritoneallappen zur Ummantelung des proximalen Harnleiters bei Rezidiv-Niereneingriffen oder bei der Versorgung der Hufeisenniere zur Vermeidung von Harnleiterverziehungen und -verbackungen gemacht wurden, aber auch die erfolgreiche Deckung des Nierenbeckens mit freien Peritonealtransplantaten ermutigten uns, freie Tunica vaginalis-Interponate beim Fistelverschluß bei mehrfach voroperierten Hypospadie-Patienten einzusetzen [2, 4]. Nachdem erste Fälle erfolgreich

Tabelle 1. Operative Technik

- Fistelexcision
- Ausschluß distale Obstruktion
- Harnröhrenverschluß wasserdicht, Invertierende Naht
- Inzision Skrotalfach, Entnahme Tunica vaginalis-Patch
- Auflage Tunica vaginalis-Interponat mit der Serosaseite urethralwärts
- Fixation mit Fibrinkleber, einige stabilisierende Nähte
- Hautnaht
- Leichter zirkulärer Druckverband für 5 Tage
- Harnröhrenschienung 5 Tage
- Event. Zystostomie 5–7 Tage

waren, setzten wir diese Technik bei einigen Patienten auch prophylaktisch ein. Von Snow ist die Fistelprophylaxe mit gestielten Tunica vaginalis-Patches im Journal of Urology 1986 vorbeschrieben [3]. Unsere Ergebnisse zeigen aber, daß ein erfolgreicher Fistelverschluß bzw. eine Herabsetzung der Inzidienz der Fistelformation nach Harnröhrenrekonstruktion auch durch ein freies Tunica vaginalis-Interponat erzielt werden kann.

Die Technik der Tunica vaginalis-Entnahme ist einfach und im Rahmen der Gesamtoperation stellt diese Technik einen nur geringen Zeitaufwand dar. In Fällen von komplizierten urethrokutanen Fisteln gewährleistet diese Methode eine hohe Erfolgsrate und ist insbesondere bei Rezidivfisteln in unseren Augen die Methode der Wahl.

Literatur

1. Horton CE, Devine CJ Jr, Graham JK (1980) Fistulas of the penile urethra. Plast Reconstr Surg 66: 407–418
2. Riedmiller H, Thüroff JW (1985) Harnröhrenfistelverschluß mit Peritonealpatch und Fibrinverklebung. In: Melchior H (Hrsg) Fibrinklebung in der Urologie. Springer, Berlin Heidelberg New York Tokyo, S. 71
3. Snow BW (1986) Use of tunica vaginalis to prevent fistulas in hypospadias surgery. J Urol 136: 861–863
4. Thüroff JW, Hutschenreiter G, Frohneberg D, Hohenfellner R (1981) Transplantation of a free peritoneal patch in surgery of the renal pelvis and ureter. Eur Urol 7: 304–311

Dr. G. E. Voges
Urologische Klinik und Poliklinik
der Johannes Gutenberg-Universität
Langenbeckstr. 1
D-6500 Mainz

Der gestielte Tunica-vaginalis-testis-Patch (TVTP) zur Versorgung von Harnröhren-Fisteln, -Divertikeln und -Stenosen

K. Möhring, G. Riedasch und F. Kempter

Einleitung

Rezidivstrikturen der penilen oder bulbären Harnröhre nach vorausgegangener endoskopischer Urethrotomie oder offener Harnröhrenplastik stellen den Urologen ebenso vor ein Problem wie urethrokutane Fisteln nach Hypospadiekorrektur bzw. Harnröhrendivertikel bei Querschnittgelähmten. Der freie Tunica-vaginalis-testis-Patch (TVTP) als autologes Transplantat im Rahmen plastischer Harnröhreneingriffe erbrachte im Tierversuch gute Ergebnisse, fand jedoch bisher in der Klinik keine weite Anwendung [1, 2, 3, 4].

Material und Methode

Seit 1986 wurde bei 11 männlichen Patienten im Alter zwischen 15 Monaten und 55 Jahren (7 Kinder unter 12 Jahren) eine HR-Plastik mit einem gestielten TVTP, in 5 Fällen zur Verstärkung in Kombination mit Vicryl-Netz, durchgeführt. Bei 5 Knaben lag eine Rezidiv-HR-Striktur nach vorausgegangener Sichturethrotomie vor. In 4 Fällen handelte es sich um HR-Divertikel nach Langzeit-Katheter-Behandlung, davon waren 2 Querschnittgelähmte. Ein Patient hatte sowohl ein HR-Divertikel als auch eine HR-Striktur. HR-Fisteln nach mehrmaligen Hypospadie-Korrekturen hatten 2 Knaben.

Operationstechnik

Nach Freilegen der penilen und bulbären HR durch eine mediane Inzision entlang der Raphe wurde im Falle einer Striktur die HR im Strikturbereich längs eröffnet und ein Katheter transurethral eingelegt. In Blutleere durch zwei Tourniquets proximal und distal der HR-Inzision wurde nach Vorluxieren des Hodens das Cavum testis lateral eröffnet und ein gestielter Tunica-vaginalis-testis-Patch (TVTP) gebildet, der zur Deckung des HR-Defektes herübergeschlagen und mit 5-0 PDS fortlaufenden Nähten über dem liegenden Katheter mit der spongiösen HR vernäht wurde (Abb. 1). Zur Verstärkung wurde der Patch bei Knaben mit einem Vicryl-Netz gedeckt, das mit 4–6 Ankernähten fixiert wurde. Im Falle eines HR-Divertikels erfolgte zunächst die Resektion bis zum Divertikelhals. HR-Fisteln wurden bis zur Fistelöffnung freigelegt bevor die TVTP-Urethralplastik durchgeführt wurde. Nach Versiegelung möglicher Blutungsquellen mit Fibrin-Kleber-Spray erfolgte die Entfernung der Tourniquets, die Rück-

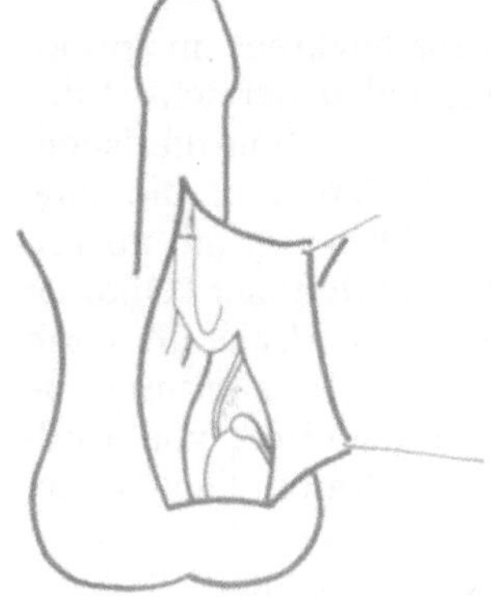

Abb. 1. Operationsskizze der Tunica vaginalis testis-Patch-Plastik (TVTP)

Tabelle 1. Resultate nach TVTP-Urethralplastik

Primär erfolgreich	8
Rezidiv-Stenose	2
HR-Divertikel (sekundär erfolgreiche TVTP-Plastik)	1

verlagerung des Hodens und der schichtweise Wundverschluß. Eine suprapubische Harnableitung wurde für 10 Tage, eine prophylaktische Chemotherapie für 2 Tage, die Entfernung des transurethralen Katheters und der Wunddrainage nach einem Tag durchgeführt. Die Spontanmiktion erfolgte in der Regel ab dem 10. postoperativen Tag.

Ergebnisse

Bei einer Nachbeobachtungszeit zwischen 3 und 30 Monaten war die TVTP-Urethralplastik in 8 Fällen primär erfolgreich (Tabelle 1). Uroflowmetrie und MCU wiesen eine ausreichende Weite der Urethra nach ohne Stenose oder sekundäre Divertikelbildung bei den Querschnittgelähmten. In einem Fall kam es durch postoperative Urge-Symptomatik zu vorzeitiger Spontanmiktion, die zu sekundärer Infektion und Ruptur sowohl des Patches als auch des Vicryl-Netzes führte. Eine zweite TVTP-Urethralplastik mit Verstärkung durch Vicryl-Netz führte 2 Monate später zum Erfolg. Bei zwei Knaben, von denen der eine terminal niereninsuffizient ohne Urinausscheidung ist, kam es zur Re-Striktur der Harnröhre - in einem Fall außerhalb des Bereiches der TVTP-Urethralplastik.

Diskussion

Die Anforderungen an ein Transplantat für Harnröhrenplastiken, daß es rasch einheilt, nicht die Bildung von Hernien oder Divertikeln begünstigt, nicht einer sekundären Stenosierung Vorschub leistet und einfach zu beschaffen und zu handhaben ist, werden von der Tunica vaginalis testis, die Peritonaeum entspricht, erfüllt. Bislang konnten nur autologe Vorhaut, Penisschafthaut oder Meshgraft-Hauttransplantate mit unterschiedlichem Erfolg verwendet werden. Die hier präsentierten Resultate lassen hoffen, daß mit der TVTP-Urethralplastik, zum Teil in Kombination mit Vicryl-Netz, eine erfolgversprechende Methode zur Verfügung steht.

Literatur

1. Ariyoshi A (1967) Experimental studies of urethral reconstruction using tunica vaginalis graft. Jpn J Urol 58: 417-432
2. Boccon Gibod L, Steg A (1977) Le traitement des sténoses uréthrales par uréthroplastie utilisant un lambeau de vaginale testiculaire; 12 observations. J Urol 83: 233-235
3. Kishev S (1962) A new method of urethroplasty for urethral strictures. Br J Urol 34: 54-58
4. Roemer KR, Sakti D (1984) Tunica vaginalis patch graft urethroplasty. Surg Gynecol Obstet 159: 145-148

Prof. Dr. med. K. Möhring
Urologische Abteilung des Chirurgischen Zentrums
der Universität Heidelberg
Im Neuenheimer Feld 110
D-6900 Heidelberg

Plastische Deckung ausgedehnter Gewebedefekte im Bereich des äußeren Genitale

D. Frohneberg, R. de Petriconi, G. Egghart und K. Miller

Neben traumatischen Gewebedefekten im puboscrotalen, perinealen und inguinalen Bereich ist das ausgedehnte Debridement bei Fournier'scher Gangrän Ursache von Gewebedefekten, die eine plastische Rekonstruktion und Deckung mit ausreichender kosmetischer und funktioneller Qualität vom Urologen verlangt. Die Fournier'sche Gangrän ist eine fulminante nekrotisierende Entzündung, die aufgrund der obliterierenen Entzündung von Endarterien und Venen zu ausgedehnten Gewebenekrosen führt, die das subcutane Fettgewebe einschließen. Fasziengrenzen werden meist berücksichtigt. Durch multifaktorielle Ursachen und ein ausgedehntes uneinheitliches Keimspektrum gekennzeichnet, ist die Therapie häufig mit einer ultraradikalen Resektion von Haut- und Unterhautgewebe, manchmal unter Einschluß der Testes, des Penis oder auch von Faszienanteilen, zwingend. Das Mortalitätsrisiko in einzelnen Serien liegt bei 45% [1]. Die ekzessive Resektion von Haut- und Unterhautgewebe, ohne Rücksicht auf anatomische Grenzen, erschwert naturgemäß nach Restitution des Patienten die in der Regel erforderliche plastische Deckung [2].

Patienten

Im eigenen Krankengut waren 6 Patienten mit ausgedehnten Defekten im pelvinen und perinealen Gebiet behandelt worden. Bei 4 Patienten war die Fournier'sche Gangrän Ursache der Gewebedefekte, bei 1 Patienten war aufgrund eines ausgedehnten undifferenzierten Carcinoms eine ekzessive palliative Resektion erfolgt, und bei 1 Patienten bestand posttraumatisch ein Defekt der vorderen Bauchwand unter Einschluß des Fehlens der vorderen Blasenwand. 1 Patient mit Fournier'scher Gangrän verstarb an seiner Sepsis und einem begleitenden Erysipel des Unterschenkels rechts.

Therapie

Nach konservativer Wundbehandlung wurde in den anderen Fällen eine stabile Granulation im resezierten Wundgebiet abgewartet, danach die plastische Rekonstruktion geplant. Bei dem Patienten mit traumatischer Läsion der Blase bestand eine vollständige Obliteration im Beckenbodenbereich. Es wurde zunächst eine Harnröhrenresektion zur Herstellung der Kontinuität vor dem geplanten Verschluß der Blase und der plastischen Deckung vorgenommen. Bei 1 Patienten mit einem verjauchenden undifferenzierten Carcinom der gesamten Scrotal- und Perinealregion wurde eine palliative ausgiebige Resektion mit anschließender Deckung durch Spalthaut/Meshgrafttransplantate vorgenommen.

Ergebnisse

Bei 3 Patienten mit Fournier'scher Gangrän wurde bei stabilen Wundverhältnissen in einem Falle ein Schwenklappen der vorderen Bauchwand zur plastischen Deckung der Schambeinregion vorgenommen (die Emaskulation war durch Übergreifen der Fournier'schen Gangrän auch auf die Corpora cavernosa vorher erfolgt). Bei 1 Patienten wurde ein Rundstiellappen aus dem Versorgungsgebiet der A. circumflexa ilium superficialis zunächst auf den Defekt adaptiert und nach 4 Monaten der Stiel des Rundstiellappens zunächst dressiert und anschließend durchtrennt. Beide Ergebnisse waren funktionell gut, im letztgenannten Fall auch kosmetisch in hohem Maße akzeptabel. Bei einem 3. Patienten war nach zweimaliger Nachresektion im Bereich des Beckens eine frühzeitige plastische Versorgung erforderlich, da die Entzündung auf das perivasculäre Gebiet im Bereich der A. und V. iliaca externa und der Lacuna vasorum übergegriffen hatte und dieses Gebiet freigelegt werden mußte. Ein Schwenklappen aus dem Versorgungsbereich der A. profunda femoris (Musculus tensor fasciae latae) wurde in Kombination mit Meshgrafttransplantaten zur Deckung der großen Resektionsfläche herangezogen. Die postoperativen Ergebnisse sind funktionell gut, kosmetisch akzeptabel.

Diskussion

Möglichkeiten der Hauttransplantation im Becken- und Dammbereich ergeben sich entsprechend den Richtlinien der kosmetischen und plastischen Chirurgie in vielfältiger Weise. Freie Vollhaut- und Meshgrafttransplantate können bei einem bis zu 50%igen Verlust zum Beispiel der Scrotalhaut und erhaltener Tunica vaginalis im Normalfalle problemlos eingesetzt werden und heilen ein. Der Verlust von weniger als 50% der Scrotalhaut erlaubt häufig noch eine primäre Rekonstruktion. Fehlt die Tunica vaginalis nach Resektion, z. B. bei Fournier'scher Gangrän, sind freie Hauttransplantate ungeeignet. In diesem Falle müssen, auch bei ausgedehnteren Defekten im perinealen - und Beckenbereich, gestielte Schwenklappen und Rundstiellappen aus den Versorgungsbereichen der A. circumflexa ilium superficialis bzw. der A. profunda femoris und der A. circumflexa femoris lateralis und medialis (s. g. myocutane Schwenklappen unter Einschluß von Oberschenkelmuskeln) genutzt werden. Die plastische Versorgung der Becken- und Dammregion speziell nach Fournier'scher Gangrän ist erst sinnvoll nach stabiler Granulation der Wundverhältnisse. Die Kombination der möglichen Schwenklappentechniken, unter Einschluß von freien Hauttransplantaten bei Grenzregionen, gewährleistet in der Regel auch für den Urologen technisch akzeptable Operationsmöglichkeiten mit funktionell und kosmetisch befriedigenden Ergebnissen.

Literatur

1. Spirnak JP, Resnick MJ, Hampel N, Persky L (1984) Fournier's gangrene: report of 20 patients. J Urol 131: 289
2. Tiwari JN, Seth HP, Mehdiratta KS (1980) Reconstruction of the scrotum by thigh flaps. Plast Reconstr Surg 66: 605

Priv.-Doz. Dr. med. D. Frohneberg
Urologische Universitätsklinik Ulm
Prittwitzstr. 43
D-7900 Ulm

Verwendung von Spalthauttransplantaten zur Rekonstruktion des äußeren Genitale

G. E. Voges, H. v. Wallenberg-Pachaly, H. Riedmiller und R. Hohenfellner

Das Hauptproblem bei der Rekonstruktion des äußeren Genitale bei sog. Hypospadie- bzw. Epispadiekrüppeln liegt im Mangel an lokal vorhandener, verwendungsfähiger Haut. Dasselbe Problem stellt sich bei der primären Penisausgrabung bei Patienten mit Epispadie und Blasenexstrophie. In diesen Fällen muß auf freie Transplantate zurückgegriffen werden. Zur Rekonstruktion der Urethra gewinnt der freie Blasenschleimhautlappen zunehmend weltweite Verbreitung [3, 6]. Zur plastischen Deckung des denudierten Penis bietet sich die Spalthauttransplantation an.

Material und Methode

Zwischen 1984 und August 1988 haben wir bei 28 Patienten zwischen 3 und 26 Jahren eine Hautdeckung des Penisschaftes unter Verwendung eines Spalthauttransplantates vom Oberarm oder Oberschenkel durchgeführt.

Bei Kindern wurde eine Transplantatdicke von 0,3 mm gewählt, bei älteren Jugendlichen und Erwachsenen 0,4–0,5 mm. Aufgrund der Sofortschrumpfung wurde das Transplantat um mindestens 30% größer als der Hautdefekt bemessen. Die Spalthautentnahme erfolgte mit einem Druckluft-Dermatom. Um das Auswaschen der für das schnelle Haften der Spalthaut unerläßlichen Gewebsthrombokonase zu vermeiden [5], wird das Transplantat sofort nach Entnahme auf den Defekt angepaßt.

Ein an der Peniswurzel mit Nähten fixierter circulärer Mullkompressionsverband verbleibt bis zum 5. postoperativen Tag.

Ergebnisse

In 26 von 28 Fällen erfolgte die primäre Anheilung des Spalthauttransplantates mit einem guten kosmetischen und funktionellen Ergebnis.

In zwei Fällen kam es zur Nekrose des Transplantates (Ursache: Hämatom und Lyell-Syndrom).

Diskussion

Zur plastischen Deckung des denudierten Penis bei sog. Hypospadie- bzw. Epispadiekrüppeln, aber auch bei komplizierter primärer Genitalrekonstruktion wie der Penisausgrabung bei Blasenexstrophie hat sich die Spalthauttransplantation kosmetisch und funktionell bewährt.

Spalthaut wird entsprechend der Dicke des mitentnommenen Koriumanteiles in dünne (0,2–0,25 mm), mittlere (0,3–0,4 mm) und dicke (0,5–0,6 mm) Transplantate eingeteilt. Diese Einteilung gilt für Erwachsene. Bei Kindern und Jugendlichen ist die Haut bedeutend dünner, so daß mit der von uns angegebenen Schnittdicke sicherlich mittlere bis dicke Spalthaut entnommen wird. Diese Transplantatdicke ist nach Arneri für die hier dargestellten Indikationen ideal [1].

Die Ernährung der transplantierten Spalthaut geschieht primär durch Diffusion und sekundär durch Einsproßung von neuen Gefäßen. Je dicker der Koriumanteil ist, desto schwieriger ist die Ernährung der Epidermis durch Diffusion und um so eher sind ischämische Schäden am Epithel während der Revaskularisierungsphase möglich. Dies macht auch verständlich, daß bei unzureichender Hämostase im Empfängerbett trotz eines Druckverbandes Nekrosen mit Teil- oder Komplettverlust des Transplantates möglich sind [4]. Die Dicke des Koriumanteiles ist aber für das funktionelle und kosmetische Ergebnis von entscheidender Bedeutung. Mit zunehmenden Koriumanteil nimmt die spätere Kontrakturneigung ab und die mechanische Belastbarkeit der Haut zu [2, 7]. Neben dem wichtigsten Punkt, der ausreichenden Hämostase im Empfängergebiet, gibt es weitere Kriterien für ein erfolgreiches Transplantanwachsen. Die Ruhigstellung des Operationsgebietes durch exakt angelegte Verbände ist unbedingt erforderlich. Dadurch wird ein Abledern von neueinsproßenden Gefäßen in das Spalthauttransplantat vermieden.

Weniger häufige Gründe für ein „failure of take" des Transplantates sind Nekrosen im Empfängerbett und Infektionen. Durch sorgfältiges Debridement und peri- und postoperative Antibiose sollten diese Probleme zu beherrschen sein. Postoperative Erektionen sind für das „Überleben" des Transplantates nicht problematisch, wenn der Verband ordnungsgemäß angebracht ist. Nach 3–4 Wochen ist die Spalthaut fest eingewachsen, sexuelle Aktivitäten bei älteren Patienten sollten aber frühestens nach 6 Wochen erlaubt werden.

Literatur

1. Arneri V (1977) Reconstruction of the male genitale. In: Converse JM (ed) Reconstructive plastic surgery. Saunders, Philadelphia London Tokyo, p 3902
2. Burbige KA, Hensle TW, Edgerton P (1984) Extragenital split

thickness skin graft for urethral reconstruction. J Urol 131: 1137-1139
3. Hua M (1981) One stage bladder mucosa flap urethroplasty for hypospadias repair. Chin Med J 94: 157-160
4. Kaufmann R, Landes E (1987) Dermatologische Operationen. Thieme, Stuttgart New York
5. Köhnlein HE (1981) Die Hauttransplantation, In: Cotta H, Martini AK (Hrsg) Implantate und Transplantate in der Plastischen und Wiederherstellungschirurgie. Springer, Berlin Heidelberg New York, S40
6. Oesch J (1987) Die urethrale Rekonstruktion mit freiem Blasenmukosatransplantat. Akt Urol 18: 302-304
7. Rudigier J (1985) Kurzgefaßte Handchirurgie. Hippokrates, Stuttgart

Dr. G. E. Voges
Urologische Klinik und Poliklinik
der Johannes Gutenberg-Universität
Langenbeckstr. 1
D-6500 Mainz

Plastische Rekonstruktion des männlichen äußeren Genitales mit Hilfe von Schwenklappen

E. Allhoff, S. Liedke, W. de Riese, A. Berger und U. Jonas

Kongenitale Mißbildungen im Bereich des männlichen äußeren Genitales sowie traumatisch induzierte Defekte bedingen häufig Störungen der Funktion aber auch morphologisch-kosmetische Probleme mit entsprechenden sozialen und psychischen Auswirkungen. Eine weitere Indikation zum Einsatz plastisch-chirurgischer Maßnahmen ergibt sich aus der Limitierung von Operationsstrategie und -technik in Abhängigkeit von der Ausdehnung bösartiger Neubildungen.

Bei einem 30jährigen Patienten mit partieller Avulsion des proximalen Penis- und totalen Avulsion des Skrotalhautmantels aufgrund eines Landmaschinenunfalles erfolgte in erster Sitzung die Subkutanverlagerung der Hoden und Deckung der Penisavulsion mittels Schwenklappen von Leiste/Oberschenkelinnenseite als Primärversorgung. In zweiter Sitzung nach 6 Monaten wurde das Skrotum mittels Schwenklappen plastisch rekonstruiert sowie in einer dritten Sitzung überschüssiges Fettgewebe entfernt.

Das erzielte morphologisch-kosmetische Ergebnis muß als überzeugend gewertet werden (Abb. 1, 2). Bei einem 59jährigen Patienten mit Ekstrophie und Transitionalcarcinom der Harnblase (pT3, pN2, pMx, G 3-4) und einer mechanischen Eigenkonstruktion zur Harnableitung wurde nach Cystoprostatovesikulektomie einschließlich pelviner und inguinaler Lymphadenektomie, der Entfernung des kausalen Drittels der Bauchdecke und Anlage eines Ileum-Conduits der Defekt durch ein Vicrylnetz sowie einen freien Latissimus-dorsi-Lappen von links gedeckt. Dadurch gelang die von Berger und Kunert methodisch beschriebene physiologische Rekonstruktion der Bauchdecke [1].

Zusammenfassung

Die Verwendung von Schwenklappen sowie freier myokutaner Lappen mit mikrochirurgischer Nerven- und Gefäßanastomose ermöglicht nach Beseiti-

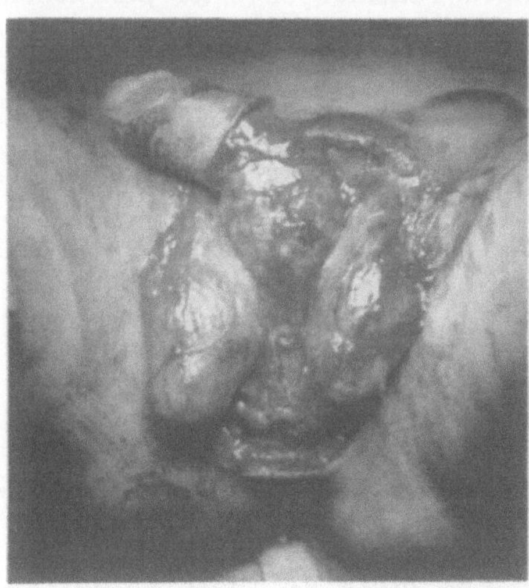
1

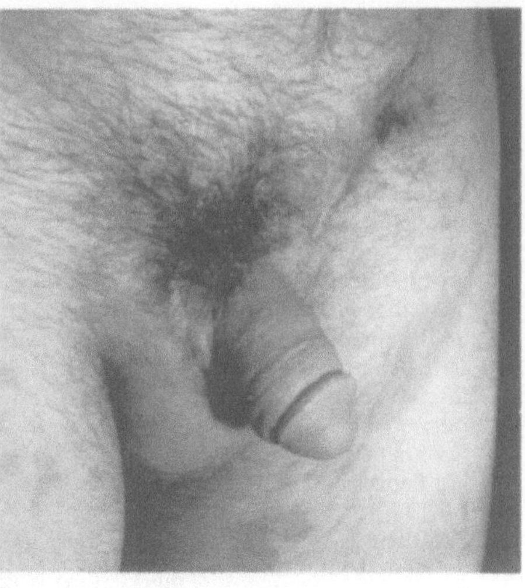
2

Abb. 1. Äußeres Genitale eines 30 J. Pat. nach Landmaschinenunfall

Abb. 2. Zustand nach plastischer Rekonstruktion mittels Schwenklappen

gung anatomischer Abnormitäten oder bösartiger Neubildungen die Wiederherstellung der Funktion bei gutem morphologisch-kosmetischen Ergebnis. Die Integration der dargelegten plastisch-rekonstruktiven Maßnahmen bereichert das operative Spektrum des urologischen Fachgebietes.

Literatur

1. Berger A, Kunert P (1982) Free lat. dorsi muscle transfer in extensive soft tissue defects of the lower leg. Eur J Plast Surg 10: 58-62

Prof. Dr. med. E. Allhoff
Urologische Klinik der Medizinischen Hochschule Hannover
Konstanty-Gutschow-Str. 8, D-3000 Hannover 61

Operative Behandlung der Founierschen Gangrän

W. Heckl, H. R. Osterhage, P. Eckert und H. Frohmüller

Einleitung

Seit den ersten Berichten von Fournier, einem französischen Venerologen, im Jahre 1883 über 5 Patienten mit einem Gangrän an Penis und Scrotum [1] wurde in der Weltliteratur über mehr als 400 weitere Fälle berichtet [2]. Es handelt sich dabei um eine entzündlich-nekrotisierende Erkrankung des äußeren männlichen Genitale mit häufig foudroyanten Verlauf. Die Erkrankung kann als eine periurethrale oder perianale Infektion oder aber plötzlich als eine kleine scrotale Demarkierung beginnen. Als ursächliche Mikroorganismen werden Streptokokken, Proteus, Klebsiellen, Pseudomonas oder E. coli genannt [3].

Die effektive Therapie besteht in einer sofortigen radikalen Entfernung des befallenen Gewebes mit meist angeschlossener intensiv-medizinischer Betreuung. Wegen der häufigen großflächigen Gewebsverluste sind plastisch-rekonstruktive chirurgische Maßnahmen erforderlich. Von sieben Patienten, die wegen einer Fournierschen Gangrän in der Urologischen Klinik der Universität Würzburg behandelt worden waren, soll über die Ergebnisse der operativen Behandlung von 5 Patienten berichtet werden (Tabelle 1).

Tabelle 1

		Alter (Jahre)	Befund	Therapie
Nr. 1	A.U.	32	Nekrosen an Penis, Scrotum	Spalthaut am Penisschaft
Nr. 2	B.B.	33	Nekrosen an Penis und Unterbauch, perianal, perineal	Verschiebelappen Spalthaut im Bereich des Penisschafts, perianal und perineal.
Nr. 3	B.A.	38	Nekrosen an Penis, Scrotum und Unterbauch	Verschiebelappen Spalthaut am Penisschaft, Tensor-fasciae-latae-Lappen bds.
Nr. 4	B.J.	56	Nekrosen an Penisschaft und Scrotum	Spalthaut am Penisschaft
Nr. 5	H.B.	49	Nekrosen an Penisschaft und Scrotum	Spalthaut an Penisschaft und Scrotum

Kasuistik

Von sieben Patienten mit einer Fournierschen Gangrän an Penis, Scrotum und Bauchwand wurden die Nekrosen und entzündlich infiltrativen Hautveränderungen unmittelbar nach der stationären Aufnahme excidiert. Zwei Patienten waren an einem septischen Schock verstorben. Bei fünf Patienten konnten 2 bis 3 Wochen nach den extensiven Nekroseabtragungen plastisch-operative Korrekturen an Penis und Scrotum mittels Spalthaut durchgeführt werden. In 2 Fällen war eine zusätzliche Deckung des Unterbauchs mit Spalthaut und Schwenklappen erforderlich.

Pat. Nr. 3

Vier Tage nach Eröffnung eines periproktitischen Abszesses in einer auswärtigen Klinik war es bei einem 38-jährigen Patienten zu einer plötzlichen

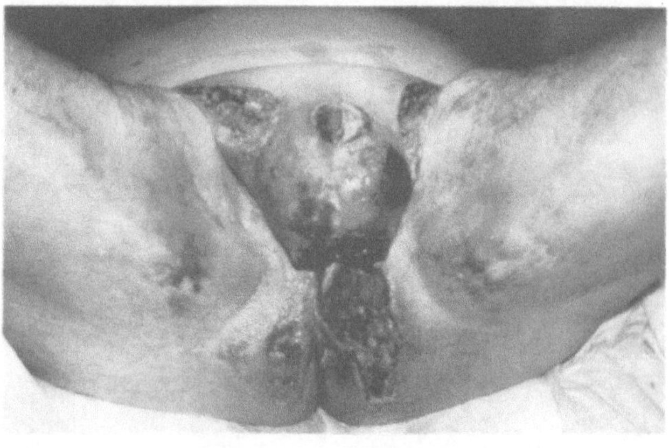

Abb. 1. (Pat. Nr. 3) Aufnahmebefund: 38-jähriger Patient mit demarkierten Nekrosen im Bereich des äußeren Genitale, der Leisten und perianal

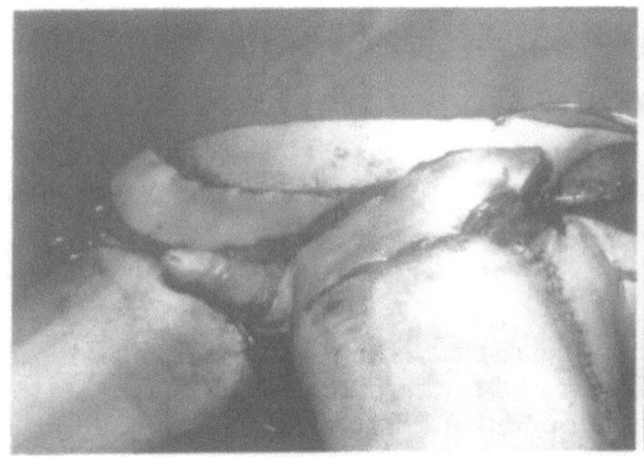

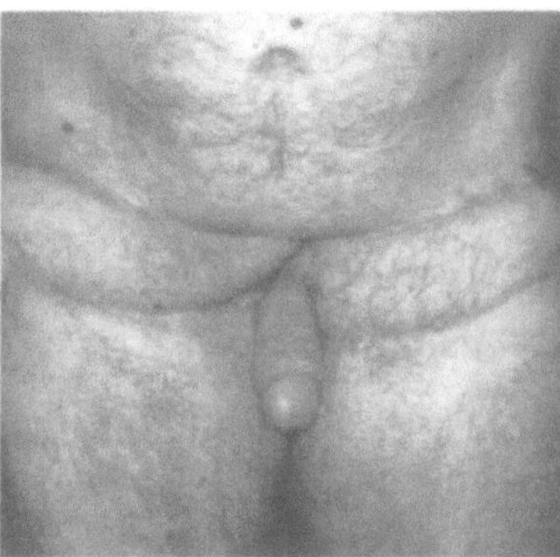

Abb. 2. (Pat. Nr. 3) Nach 2 Wochen Deckung des Penisschaftes mit Spalthaut. Nach 4 Wochen Deckung der Leisten bds. jeweils durch einen Tensor-fasciae-latae-Schwenklappen

Abb. 3. (Pat. Nr. 3) 3 Monate nach plastischer Deckung der ausgedehnten Defekte und Verlagerung der Hoden in die Subcutis der Oberschenkel bds.

Rötung, Schwellung und teilweisen Demarkierung des Scrotums, des Penisschafts und der Unterbauchhaut gekommen.

Lokalbefund

Das äußere Genitale zeigte zahlreiche demarkierte schwarze Areale. Schmierig belegte Ulcerationen fanden sich auch in den Leisten und am Unterbauch (Abb. 1).

Behandlung

Die Nekrosen und die entzündlich-infiltrativen Hautveränderungen an Penisschaft, Scrotum, Leisten bds. und Unterbauch wurden großzügig excidiert. Nach 2-wöchiger intensiv-medizinischer Betreuung mit adjuvanter, antibiotischer und antithrombotischer Behandlung erfolgte eine epifasciale Mobilisierung der Bauchhaut mit Fixation an der Symphyse im Sinne eines Verschiebelappens. Dabei wurden die Hoden unter die Bauchdecken verlagert. Der Penisschaft wurde mit Spalthaut gedeckt. 14 Tage später erfolgte die Deckung der Leistenregion beidseits jeweils durch einen Tensor-fasciae-latae-Schwenklappen. Teilweise Deckung periscrotal mit Spalthaut (Abb. 2). 3 Monate nach der plastisch-operativen Korrektur fanden sich reizlose Wundverhältnisse (Abb. 3).

Diskussion

Die Behandlung der Fournierschen Gangrän umfaßt chirurgische, antibiotische, antithrombotische und intensivmedizinische Maßnahmen. Es ist eine vollständige Excision der Nekrosen erforderlich. Bei ausgedehnten Hautdefekten ist die plastische Deckung des Penis bzw. des Scrotums mit Spalthaut möglich. Bei vollständigem Verlust der Scrotalhaut können die Hoden temporär in die Subcutis des Unterbauchs oder Oberschenkels verlagert werden. Das Scrotum kann mittels eines gracilis-musculocutaneus-Schwenklappen rekonstruiert werden [4]. Größere Defekte der Bauchhaut erfordern die plastische Deckung mittels eines Tensor-fasciae-latae-Schwenklappens. Eine spontane Epithelialisierung von größeren Defekten im Bereich des Scrotums ist nicht empfehlenswert, da durch die resultierende derbe Haut die Hoden immobilisiert werden [5].

Literatur

1. Fournier AJ (1883) Gangrene foudroyante de la verge. Semaine Med 3: 345-349
2. Spirnak JP, Resnick MI, Hampel N, Persky L (1984) Fournier's gangrene: report of 20 cases. J Urol 131: 289-291
3. Karim MS (1984) Fournier gangrene following urethral necrosis by indwelling catheter. Urology 23: 173-175
4. Banks DW, O'Brien DP, Amerson JR, Hester TR (1986) Gracilis musculocutaneous flap scrotal reconstruction after fournier gangrene. Urology 28: 275-276
5. Biswas M, Godec C, Ireland G, Cass A (1979) Necrotizing infection of scrotum. Urology 14: 576-580

Priv. Doz. Dr. med. W. Heckl
Urologische Klinik und Poliklinik
der Universität Würzburg
Josef-Schneider-Str. 2
D-8700 Würzburg

Erfolgreiche Penisreplantation durch Anwendung mikrochirurgischer Technik nach vollständiger Selbstamputation an der Basis

G. Wandschneider, B. Hellbom und K. Pummer

Penisamputationen mit nachfolgender Replantation sind ein seltenes Ereignis. In der Literatur [1, 2, 3] finden sich knapp 50 Berichte über einen replantierten Penis nach totaler bzw. subtotaler Amputation, wobei in nur wenigen Fällen eine mikrochirurgische Versorgung vorgenommen wurde.

Wir berichten über einen 25-jährigen Patienten, der sich im Zustand äußerster geistiger Anspannung und unter starkem Alkoholeinfluß eine vollständige Penis-Selbstamputation an der Basis zugefügt hatte (s. Abb. 1). Bei der Aufnahme war der Patient nur bedingt ansprechbar, die Dauer der Ischämiezeit des amputierten Gliedes, welches gekühlt mitgebracht wurde, war unklar und lag bei 4 bis 6 Stunden. Wir entschlossen uns zur sofortigen Operation. In Intubationsnarkose und nach Lagerung des Patienten auf einer Schaumstoffmatte, wurde eine suprapubische Harnableitung mittels Cystofix (Charr. 15) angelegt und die Gefäße und Nerven am Stumpf und am abgetrennten Penis zunächst makroskopisch präpariert und markiert. Das Amputat wurde mit physiologischer Kochsalzlösung mit Heparinzusatz durchspült. Nun wurde der Penis durch Vernähung der Tunica alb. corp. cav. an der ventralen Seite am Penisstumpf fixiert und nach Einführung eines Nelathon-Ballonkatheters (Charr. 16) die Urethra ovalär-termino-terminal mit Chromcatgut der Stärke 4-0 reanastomosiert. Dann erfolgte die Reanastomose der A. prof. sin., nachdem diese rechts fehlschlug. In weiterer Folge wurden nach vollständiger Vernähung der Tunica abl. corp. cav. die Aa. dorales penis und die V. dorsalis penis profunda mittels 10-0 Ethilon unter dem Operationsmikroskop reanastomosiert, wobei pro Gefäß zwischen 6 und 8 Einzelknopfnähte gesetzt wurden. Anschließend wurden beide Nn. dorsales penis adaptiert und vernäht, sowie die Hautnaht mit Catgut der Stärke 2-0 durchgeführt. Zuletzt mußten noch 3 Cuts an der Glans penis und am Penisschaft, aus denen es heftig blutete, verschlossen werden. Unmittelbar nach Freigabe der Gefäßanastomosen wurde mit der Infusion niedermolekularer Dextrane (Rheo-Makrodex) begonnen und diese Behandlung in der postoperativen Phase beibehalten.

Postoperativ wurde das Operationsgebiet durch einen Lichtbogen auf einer konstanten Temperatur von 37° gehalten und der Patient breit antibiotisch abgedeckt. Eine Antikoagulantientherapie wurde nicht durchgeführt. Die Mobilisierung erfolgte am 18. postoperativen Tag, am 19. postoperativen Tag wurde der Urehtraverweilkatheter entfernt. Wenige Tage später konnte auch die suprapubische Harnableitung aufgelassen werden, nachdem die Miktion unbehindert und restharnrei erfolgte.

Die postoperative Phase verlief komplikationslos. Abgesehen von einem vorübergehenden Penisödem kam es zu keiner Anastomoseninsuffizienz, zu keinen ischämischen Hautnekrosen und zu keiner Wundinfektion. Ein vor Entlassung erstelltes psychiatrisches Gutachten ergab keinen Hinweis auf Selbstgefährdung. Die Kontrolluntersuchung nach 15 Monaten ergab eine unbehinderte Miktion mit einer Flußrate von 23 ml/sec. bei normal weiter Urethra. Neben einem normalen kosmetischen Aspekt zeigt sich auch eine normale Sensibilität und Erektionsfähigkeit des Penis (s. Abb. 2).

Diskussion

Ehrich im Jahre 1929 und Price 1952 versorgten erstmals subtotale bzw. totale Penisamputationen ohne mikrochirurgische Maßnahmen und beschrieben

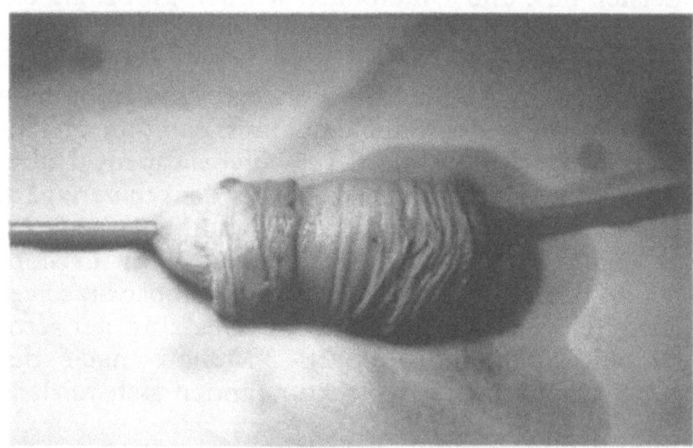

Abb. 1

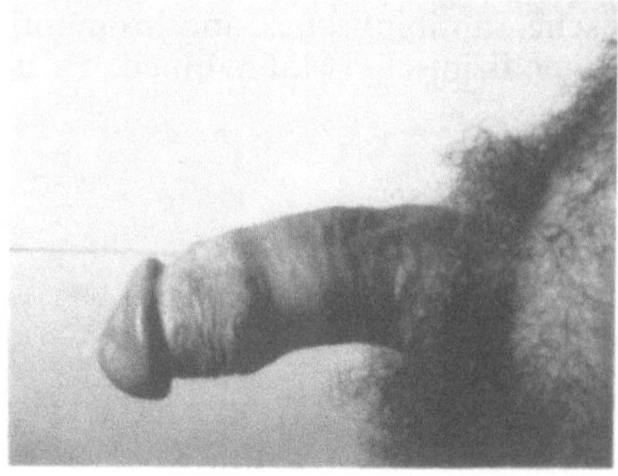

Abb. 2

eine Wiederherstellung sämtlicher Penisfunktionen [2]. Wir glauben, daß durch die Anwendung der Mikrochirurgie die Aussicht auf ein optimales Operationsergebnis, sowohl was die Kosmetik als auch die Funktion betrifft, wesentlich verbessert werden kann. Dabei scheint die Länge der Ischämiezeit bei einwandfreier Technik von nur untergeordneter Bedeutung zu sein. Hierbei spielt die gute Gefäßversorgung des Penis mit seinen zahlreichen arteriellen Anastomosen eine wesentliche Rolle. Für ein wirklich gutes funktionelles Ergebnis scheint auch die Reanastomose mindestens einer A. prof. penis sowie beider Nn. dorsales penis ausschlaggebend zu sein, zumal beide Strukturen am Ablauf der Erektion wesentlichen Anteil besitzen. Zur Frage der Indikationsstellung sei erwähnt, daß primär bei jedem Patienten ein Replantationsversuch unternommen werden sollte, sofern nicht das Amputat völlig zerstört wurde oder überhaupt fehlt.

Literatur

1. Carroll PR, Lue TF, Schmidt RA, Trengrove-Jones G, McAninch JW (1985) Penile replantation: Current concepts. J Urol 133: 281-285
2. Klippel KF, Rudigier J, Walde HJ, Riedmiller H (1980) Die mikrochirurgische Versorgung einer traumatischen Penisamputation. Akt Urol 11: 257-262
3. Schulman ML (1973) Reanastomosis of the amputated penis. J Urol 109: 432-433

Weitere Literatur beim Verfasser

Prim. Univ.-Doz. Dr. G. Wandschneider
Vorstand der Urologischen Abteilung des LKH - Graz
Auenbruggerplatz 1
A-8036 Graz

Plastischer Penisaufbau bei Blasenexstrophie

Ch. Spehr

Der nicht kohabitationsfähige, in Dorsalflexion fixierte, epispade Mikrophallus ist eine schwere Begleitfehlbildung der Blasenexstrophie. Es hat daher eine Vielzahl von Korrekturansätzen gegeben, die vom einfachen Verschluß der epispadischen Harnröhre bis hin zum Versuch reichten, den Penisschaft unter Zuhilfenahme eines Rundstiellappens vom Bauch zu kräftigen und zu formen. Generell ging man immer von der Vorstellung aus, daß der Penis nicht nur gespalten, sondern die Schwellkörper auch zu kurz angelegt seien.

Die Corpora cavernosa inserieren normalerweise kurzstreckig an den oberen Sitzbeinästen und vereinigen sich frühzeitig zu einem freibeweglichen Penisschaft (Abb. 1). Bei annähernd gleich langen Schwellkörpern ist bei Blasenexstrophie-Patienten jedoch nur eine stummelförmige Pars communicans möglich: Der breite Symphysenspalt, die kurze Urethralrinne und die am Bauch angelegte Blasenplatte verhindern eine ausreichende Penisschaftlänge. Darüber hinaus sind die Corpora cavernosa langstreckig mit den Schambeinen verwachsen (Abb. 2).

Daraus ergeben sich für die Korrektur folgende Punkte:

1. Lösen der Corpora cavernosa vom symphysären Bandapparat und den Schambeinästen, um Länge und caudale Deviation für den Penisschaft zu gewinnen (Abb. 3).
2. Verschluß des entstandenen tiefen Defektes im Symphysenbereich und Verankerung des Penis in seiner neuen Position, um ein Zurückschlüpfen in die ehemalige Dorsalflexion zu verhindern (Abb. 4).
3. Bildung einer Harnröhre, zumindest bis hinter den Colliculus seminalis, um die Ejakulation zu ermöglichen (Abb. 5).
4. Formung des Penis, indem die Schwellkörper über dem neugebildeten Urethralrohr vereinigt werden (Abb. 6).

Für das Operations-Ergebnis ist es entscheidend, daß die Corpora cavernosa bis zu ihren Fußpunkten am Os ischii mobilisiert werden (Abb. 3). Die Präparation der Schwellkörper muß direkt am Periost der Scham- und Sitzbeinästen erfolgen, um die von dorso-medial heranziehenden Gefäß- und Nervenstrukturen zu schonen. Insbesondere dürfen die zentralen Gefäße an ihrer Einmündung in die Crura penis nicht verletzt werden. In der Regel läßt sich auch das jeweils seitlich der Urethralrinne verlaufende Gefäß-Nervenbündel gut darstellen.

Erst nach vollständiger Präparation der Schwellkörper und der Urethra kann der Penis nach caudal gerichtet werden. Deshalb müssen unter Schonung der Urethralschleimhaut alle Residuen des chordaähnlichen Corpus spongiosum abgetragen werden, bis keinerlei dorsalflektierende Strukturen zurückbleiben. Der Penis hat aber weiterhin die Tendenz, in seine alte Position zurückzuschlüpfen. Das ehemalige Bett der Corpora cavernosa, - das als tiefer Defekt zurückbleibt -, wird daher sorgfältig verschlossen und bildet nunmehr ein gutes Widerlager für die caudal verlagerte Peniswurzel (Abb. 4).

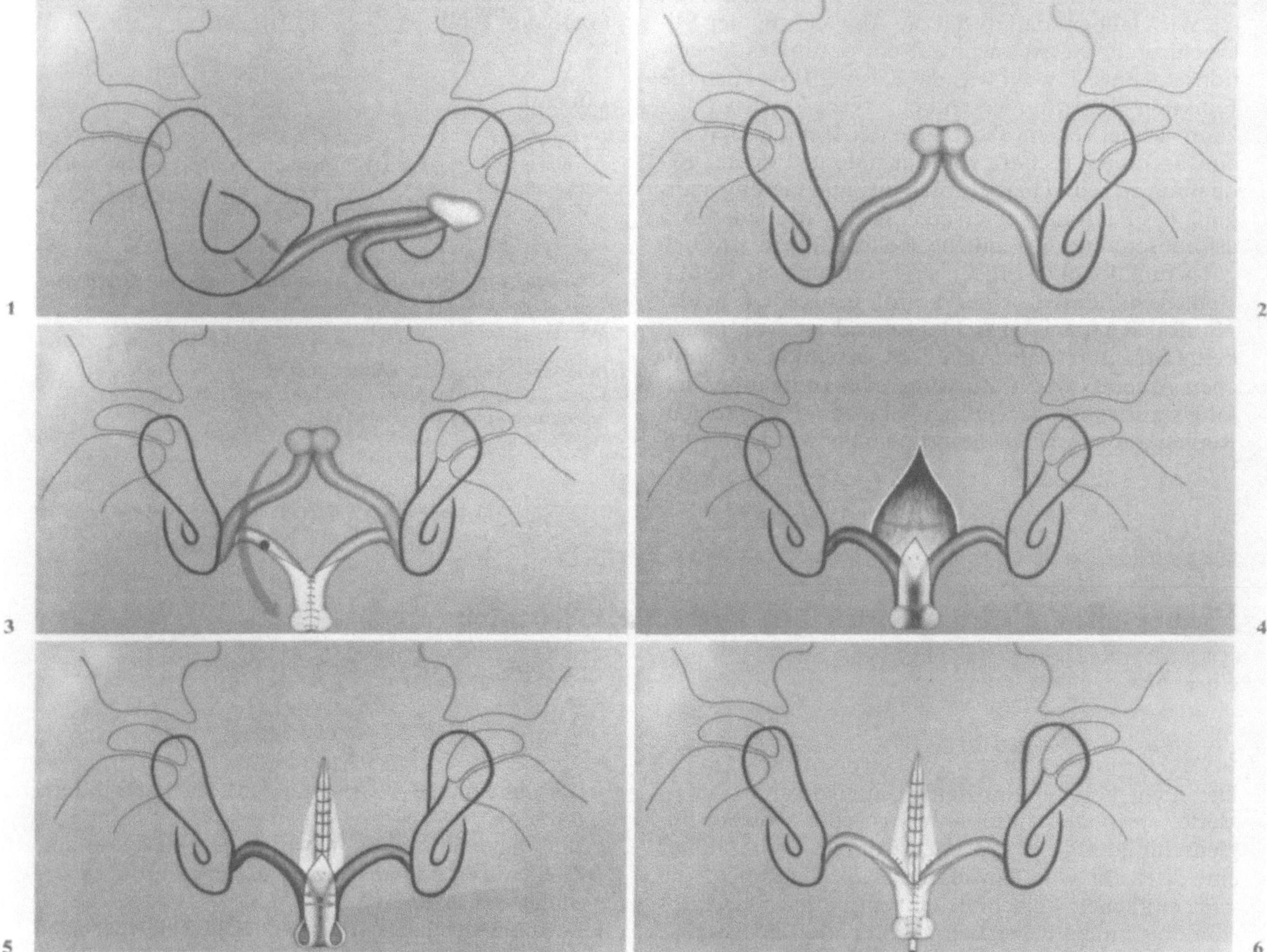

Abb. 1. Normaler Penisschaft
Abb. 2. Penis bei Blasenexstrophie
Abb. 3. Mobilisierung der Corpora cavernosa
Abb. 4. Verschluß des Symphysendefektes
Abb. 5. Bildung der Harnröhre
Abb. 6. Formung des Penis

Die Urethralrinne wird zur Neourethra verschlossen. Darüber werden die Corpora cavernosa möglichst langstreckig miteinander vereinigt (Abb. 5, 6).

Ganz entscheidend für das kosmetische und funktionelle Ergebnis ist der spannungsfreie Hautverschluß. Man muß also - auf dem nach caudal gerichteten Penisrücken - den optimalen Verlauf der Wundnaht suchen. Ggf. sollten zur sicheren Defektdeckung Schwenkhautlappen oder freie Hauttransplantate herangezogen werden.

Nach dieser Methode wurden 19 Patienten im Alter von 3-29 Jahren operiert. Von 9 Erwachsenen sind 8 kohabitationsfähig. 5 Jugendliche verfügen ebenfalls über einen - aller Voraussicht nach - funktionsfähigen Penis. 5 Knaben sind noch nicht im geschlechtsreifen Alter.

Literatur

1. Allen TD, Spence HM, Salyer KE (1974) Reconstruction of the external genitalia in exstrophy of the bladder. J Urol 111: 830
2. Bredin HC, Muecke EG (1973) Surgical correction of male epispadias with total incontinence. J Urol 109: 904
3. Hanna MK, Williams DJ (1972) Genital function in males with vesical exstrophy and epispadias. Br J Urol 44: 169
4. Jeff RD, Charrois R, Many M, Juriansz AR (1972) Primary closure of the exstrophied bladder. In: Scott R (ed) Current controverses in urologic management. Saunders, Philadelphia, p 235
5. Johnston JH, Kogan SJ (1974) The exstrophic anomalies and their surgical reconstruction. Curr Probl Surg Year Book Med Publ, Chicago, pp 1-39
6. Johnston JH (1975) Genital aspects of exstrophy. J Urol 113: 701
7. Johnston JH (1979) Epispadias. In: Campbells urology, 4th edn, vol 2, chapt 48. Saunders, Philadelphia, pp 1663-1671
8. Kelley JH, Eraklis AJ (1971) A procedure for lengthening the phallus in boys with exstrophy of the bladder. J Pediatr Surg 6: 645
9. Toguri A, Schillinger J, Churchill B, Jeffs RD (1978) Continence in exstrophies. J Urol 119: 538-540

Dr. med. Ch. Spehr
Klinik für Urologie
Städtische Kliniken Kassel
Mönchebergstr. 41/43
D-3500 Kassel

Die operative Behandlung des skrotalen Lymphödems bei Infektion mit Wuchereria bancrofti

Ph. Langenscheidt

Die Filarienspezies Wuchereria bancrofti ist in den tropischen Gebieten der Welt verbreitet. Die Infektion erfolgt von Mensch zu Mensch, wobei Stechmücken der Gattungen Culex, Aedes und Anopheles als Vektor auftreten. Die beim Stich übertragenen Mikrofilarien wandern über die Lymphbahnen in die regionären Lymphknoten, wo sie zu erwachsenen Formen heranreifen. Infolge einer Entzündungsreaktion kommt es zu einer Blockade des Drainagesystems mit Ausbildung eines peripheren subkutanen Lymphödems, meist der unteren Extremitäten sowie des Skrotums. Die Verläufe sind bei permanenter Reinfektion über Jahre chronisch und resultieren in Veränderungen monströsen Ausmaßes.

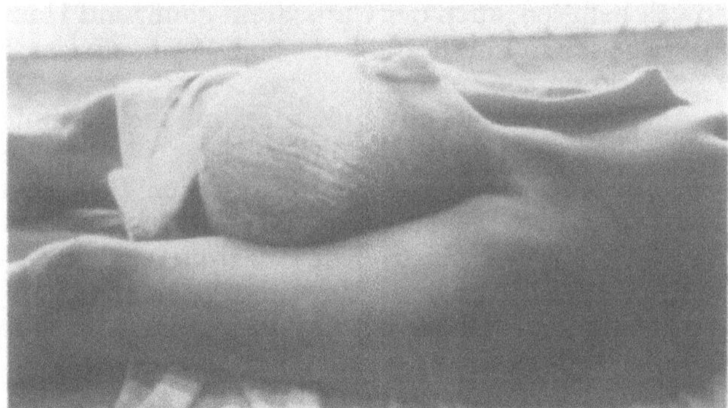

Abb. 1. Skrotales Lymphödem

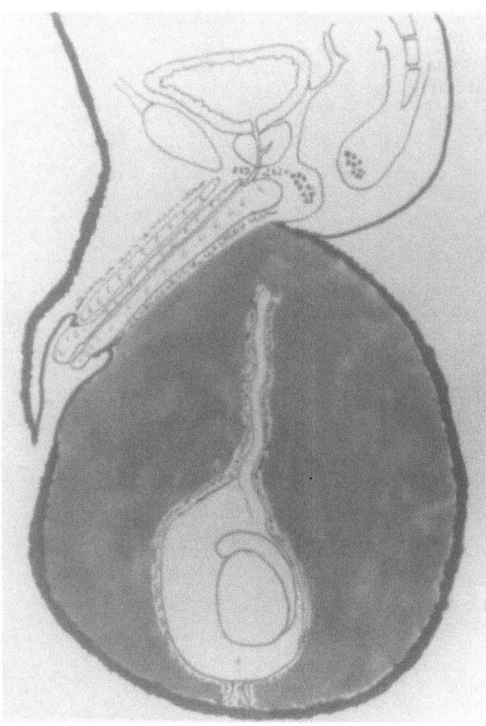

Abb. 2. Schematische Darstellung der Veränderungen

Die chemotherapeutische Behandlung mit Diäthylcarbamazin führt zu einem Abtöten der Filarien, nicht jedoch zur Wiederherstellung der blokkierten Lymphdrainage.

In den Jahren 1983 bis 1985 wurden in dem Provinzkrankenhaus Dori im Nordosten des Sahelstaates Burkina Faso 25 Patienten mit fortgeschrittenem Lymphödem des Skrotums behandelt. Ziel der operativen Therapie war die Beseitigung der die Patienten in ihrer Bewegungsfreiheit erheblich beeinträchtigenden Veränderungen.

Das operationstechnische Vorgehen bestand in einer Resektion der dilatierten Skrotalhaut, der totalen Entfernung der ödematösen Subkutis sowie der plastischen Rekonstruktion von Penis und Skrotum. Zur epidermalen Deckung des durch den Tumor und die nach vorn gezogenen Haut ummantelten Penis wurde das meist wenig veränderte Präputium verwendet.

Bei zwei Patienten mußten die infolge einer abszedierenden Orchitis gangränösen Hoden entfernt werden.

Bei allen Patienten gelang die Wiederherstellung normaler anatomischer Verhältnisse. Da Hormon- und Samenproduktion durch die Erkrankung nicht betroffen sind, führte die operative Behandlung bei jüngeren Patienten auch zur Wiederaufnahme einer normalen vita sexualis.

Dr. Ph. Langenscheidt
Chirurgische Klinik der Universität des Saarlandes
D-6650 Homburg/Saar

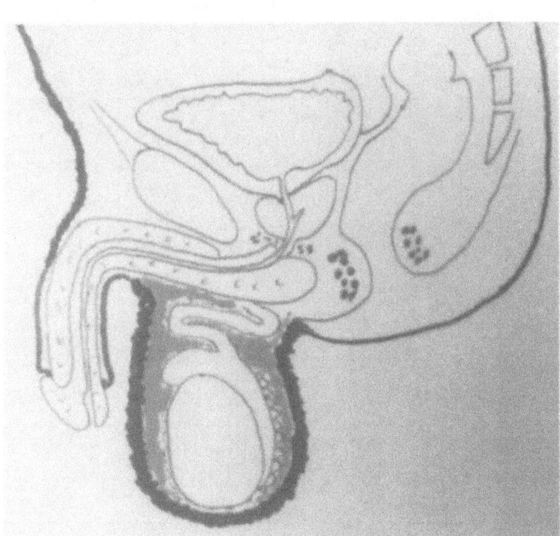

Abb. 3. Verhältnisse nach Resektion der Subkutis und Deckung des Penis mittels Präputialhaut

Zusammenfassung der Postersitzung 3: Penis und Harnröhre

H. Wand

Es wurden plastische Operationstechniken geschildert insbesondere zum Hautersatz am äußeren männlichen Genitale. Alle Poster waren von ausgezeichneter Qualität. Möglicherweise auch deshalb war der Besuch trotz der speziellen Problematik sehr rege. Während der sehr fruchtbaren, kritischen und anregenden Diskussion war der zur Verfügung stehende Raum stets bis auf den letzten Stehplatz gefüllt.

Voges und Mitarbeiter aus Mainz sowie *Möhring und Mitarbeiter* aus Heidelberg berichteten über Tunica vaginalis testis-Material zur Deckung von Harnröhrenfisteln, letztere als gestielte Lappen und mit zusätzlicher Vicrylnetzdeckung. Es scheint die das Harnröhrenlumen bildende Seite für die Heilung unerheblich zu sein, denn beide Arbeitsgruppen hatten gute Ergebnisse über 90%. Hautersatz am äußeren Genitale unter Verwendung von Spalthautlappen verwandten *Voges und Mitarbeiter* aus Mainz, demonstriert in einem weiteren Poster. Sie betonen die Bedeutung der exakten Hämostase. *Frohneberg und Mitarbeiter* aus Ulm und *Allhoff und Mitarbeiter* aus Hannover zeigten die Technik bei der Verwendung von Schwenklappen; wobei die Ulmer Gruppe besonders auf die Gewinnung des Lappens unter Berücksichtigung dessen exakter Blutversorgung einging.

Heckl und Mitarbeiter aus Würzburg besprachen die Notwendigkeit radikaler Therapie bei der Fournier'schen Gangrän, die ja eine der Hauptursachen für spätere Hautdeckungsprobleme darstellt.

Wandschneider und Mitarbeiter aus Graz beschrieben die erfolgreiche Replantation eines Penis nach mehrstündiger Ischämiezeit. Unter Mithilfe von mikrochirurgisch erfahrenen Kollegen ist der Versuch die Mühe wert, die ansonsten beim problembeladenen plastischen Aufbau eines Penis verwandt werden muß.

Spehr aus Kassel betonte und zeigte noch einmal die konsequente weitreichende Mobilisierung der Corpora cavernosa als Voraussetzung für die Bildung eines funktionstüchtigen Penis bei Blasenextrophie.

Langenscheidt aus Homburg zeigte die Grundprinzipien der Rekonstruktion eines auch kohabitationsfähigen männlichen Genitale bei Elephantiasis des Scrotums durch Befall mit Wucherria bancrofti: Nach Resektion des scrotalen Subcutangewebes und soweit befallen, auch der Cutis, steht genügend Haut am Penisschaft und notfalls aus dem Perinealbereich zur Deckung zur Verfügung.

Als Resümee: Für das äußere männliche Genitale gelten unumschränkt die Gesetze der plastischen Chirurgie des übrigen Körpers. Für den Patienten vom Vorteil ist die mögliche Zusammenarbeit mit Kollegen aus der plastischen Chirurgie und insbesondere aber auch bei mikrochirurgischen Operationstechniken, da die beschriebenen Eingriffe für Urologen sicher nicht Routine darstellen.

Insgesamt war es ein guter Blick über den Tellerrand der Alltags-Urologie. Diese Postersitzung hat sich gelohnt.

Prof. Dr. H. Wand
Abteilung Urologie
Klinik und Poliklinik
der Universität Kiel
Arnold-Heller-Str. 7
D-2300 Kiel 1

Postersitzung 4: Penis und Harnröhre

Anästhesie bei rekonstruktiver urethraler Chirurgie

P. Moulaert, W. Oosterlinck und W. A. De Sy

Probleme

Vorbeugung gegen und Behandlung von Erektion während der Operation (verursacht Blutungen).

Lösung

Verbeugung gegen cholinergische Stimulation: Vormedikation und Anästhesie ohne narkotische Analgetika.

Sakrale Parasympathikusblockade: regionale Anästhesie (intra- oder extradurale sakrale Blockade), ergänzt mit Inhalationsanästhesie falls nötig.

Behandlung von Erektion: Norepinephrin 1-5 uG intrakavernös.

Besprechung

Vormedikation

Anxiolyse durch präoperativen Besuch des Urologen und Anästhesiologen, ergänzt mit oralem Benzodiazepin falls nötig.

Atropin 0,01 mg/kg wenn keine Kontraindikationen.

Anästhesie

Regionale Anästhesie:
Intradurale Spinalanästhesie (Bupivacain 4 ml 0,5% mit 29G Nadel für Erwachsene)
Pro: - Blockade sakraler Segmente
- Keine Postpunktionskopfschmerzen
Kontra: Kleine kontinuierliche Technik
Sakrale extradurale Blockade (Bupivacain 1 ml/j 0,25% kaudal für Kinder, Bupivacaine max 2 mg/kg oder Lidocain max 6 mg/kg für Erwachsene)
Pro: Kontinuierliche Kathetertechnik, geeignet für postoperative Analgesie
Kontra: gelegentlich können sakrale Segmente nicht blockiert werden.
Allgemein-Anästhesie:
Inhalationsanästhesie
Problem: kardiale Arrhythmie wenn Halothan oder Enfluran benutzt wird
Lösung: Isofluran in Sauerstoff-Lachgas-Mischung (gesamt 1,3-1,5 Mac)
Ermöglicht sicheren Gebrauch submukösen Epinephrins bis zu 2 uG/kg.

P. Moulaert
Abteilung Anästhesie
Universitätsklinik
De Pintelaan 185
B-9000 Gent

Gefäß- und nerverhaltende Operationstechnik zur Implantation der Blasenhalsmanschette eines artifiziellen Sphinktersystems

A. Ebner, H. Madersbacher, K. Colleselli, B. Moriggl und G. Bartsch

Problemstellung

Der entscheidende Schritt bei der Implantation des hydraulischen Sphinktersystems (Scott) ist die Plazierung der Sphinktermanschette. Auch beim Mann ist in erster Linie die Lokalisation um den Blasenhals anzustreben.

Die klinische Erfahrung hat gezeigt, daß dies insbesondere bei vernarbtem Blasenhals nach transurethralen Eingriffen technisch schwierig und häufig mit stärkerer Blutung verbunden ist. In der Literatur fehlen die Angaben über einen gezielten anatomischen Zugangsweg.

Zweck der Studie ist es, die anatomische Grundlage für eine operative Technik zu zeigen, die das Unterfahren des Blasenhalses beim Mann ohne Verletzung des Venenplexus und der zahlreichen Nerven ermöglicht.

Anatomie

Die Blasenhalsregion ist von einem dichten Gefäß- und Nervengeflecht umgeben. Über den Plexus venosus vesicoprostaticus fließt das Blut zur Vena iliaca interna. Die Nervenstrukturen des Plexus hypogastricus inferior gehen in die Plexus vesicales und in den Plexus prostaticus (= nervi cavernosi) über. Gefäße und Nerven sind im Blasenpfeiler, der von lateral und kranial zur Blasenhalsregion zieht, von Bindegewebe umscheidet.

Anatomischer Zugangsweg

Das viscerale Blatt der fascia pelvis bedeckt die Vorderwand der Blase, der Blasenhalsregion und die Vorderfläche der Prostata. Von den Organen schlägt diese Fascie, als parietales Blatt, auf die laterale Beckenwand um. Zur Symphyse hin ist das Ligamentum pubovesicale und puboprostaticum verstärkt ausgebildet. Nach lateral zieht der Arcus tendineus fasciae pelvis, nach kranial hin verliert sich die Fascie.

Wird die endopelvine Fascie, das viscerale Blatt, lateral des Blasenhalses, beckenwandnahe, incidiert, liegt darunter das zum Blasenhals und zur Prostata führende Nerven- und Gefäßbündel. Dieses kann stumpf nach lateral und kaudal abgedrängt werden. Der Blasenhals wird im Winkel zwischen Trigonum, Prostata und Ampulle der Ductus deferentes stumpf mit einer breiten Klemme unterfahren. Die Samenblasen und die Ductus deferentes liegen dabei dorsal der Klemme.

Operationstechnik

Der Zugang erfolgt über eine Czerny-Incision mit Durchtrennung der Mm. recti an ihrem Ansatz. Das lockere Bindegewebe des Spatium praevesicale wird durchtrennt, das viscerale Blatt der Fascia pelvis wird dargestellt und lateral der Prostata und des Blasenhalses inzidiert. Das Nerven und Gefäßbündel wird stumpf nach lateral und kaudal abgedrängt, dadurch lassen sich größere Blutungen vermeiden. Der Blasenhals wird nun (s. oben) mit der Klemme unterfahren. Der Raum für die Manschette wird anschließend nach kaudal hin stumpf vergrößert. Die oberflächlichen Venen der Vorderseite des Blasenhalses werden ebenso wie der sie bedeckende Teil der Beckenfascie von der Sphinktermanschette umschlossen.

Patientengut

Wir verwenden die beschriebene Technik zwischen Jänner 1986 und Mai 1988 bei 8 männlichen Patienten it neurogener Harninkontinenz (7% Myelomeningocele, 1 × traumatische Querschnittsläsion)

Tabelle 1

Pat.	Alter	Diagn.	Mon. Impl.	glz. Augm.	Sphinkt. tomie	BH-Kerb.	ERP	RH <30	kompl. kont.	fallw. Tr.Abg.	Erekt. oB
K. A.	31a	QsL1	32		x	x		x	x		x
H. St.	23a	MMC	27		x			x	x		x
L. KH.	24a	MMC	17		x	x		x	x		x
H. A.	16a	MMC	15		x			x	x		x
N. ST.	23a	MMC	14					x		x	x
H. N.	19a	MMC	13	x	x		x	x		x	x
D. H.	24a	MMC	12	x	x	x		x		x	x
W. L.	22a	MMC	5		x	x	x	x		x	x
8 Patienten				2	7	4	2	8	4	4	8

zur Implantation einer Blasenhalsmanschette. 7 Patienten wurden vorher ein- oder mehrmals an Blasenhals, Prostata oder äußerem Sphinkter zur Senkung eines erhöhten Blasenauslaßwiderstandes transurethral operiert.

Bei 2 Patienten wurde gleichzeitig mit der Sphinkterimplantation die Blase mit einem Ileum-Patch („Clam-Ileozystoplasty") augmentiert. Alle Systeme (AMS 800) heilten p.p. ein und wurden nach 4 Wochen aktiviert. Im Beobachtungszeitraum kam es zu keiner Arrosion am Blasenhals. Derzeit funktionieren 7 Systeme klaglos, bei einem System treten fallweise Probleme beim Öffnen auf.

Bei allen Patienten ist die Entleerung restharnarm, 4 Patienten sind Tag und Nacht völlig trocken, 4 Patienten verlieren fallweise einige Tropfen Harn im Sinne einer geringgradigen Harnstreßinkontinenz Grad I. Bei keinem Patienten ist es nach der Implantation zu einer Verschlechterung der erektilen Funktion gekommen (Tabelle 1).

Dr. A. Ebner
Urologische Universitätsklinik Innsbruck
Anichstr. 35
A-6020 Innsbruck

15 Jahre artefizieller Sphinkter - Die Schwelmer Ergebnisse

U. Grein und F. Schreiter

In der Behandlung der komplizierten Harninkontinenz, wie nach Prostataadenomektomie, radikaler Prostatektomie, der neurogenen Harninkontinenz und angeborener Schließmuskeldefekte hat sich die Implantation eines artefiziellen Sphinkters von AMS gegenüber allen anderen Verfahren (Tefloninjektion, Kaufmann- und Rosenprothese, Zügelplastiken) als sicherstes und bestes Verfahren erwiesen. Hierdurch werden Patienten von alternativen Behandlungsmöglichkeiten, wie Penisklemme, Urinal und evtl. supravesikaler Harnableitung unabhängig.

Von 1973-August 1988 wurden 422 Patienten mit artefiziellen AMS-Sphinkteren behandelt, wobei seit 1983 das technologisch ausgereifte Modell AS 800 Anwendung fand (317 Patienten). Behandelt wurden insgesamt 299 männliche und 123 weibliche Patienten im Alter von 9-84 Jahren, dabei erfolgte die Implantation der Sphinktermanschette 290 mal am Blasenhals und in 132 Fällen am Bulbus urethrae. Hauptindikationsgruppe waren Patienten nach Prostataadenomektomie, TUR-Prostata (36,3%), radikaler Prostatektomie (20,1%), gefolgt von neurogener Harninkontinenz, radikaler Beckenchirurgie und angeborenen Schließmuskeldefekten. Der Altersgipfel lag zwischen 60 und 70Jahren, ein zweiter Gipfel zwischen 10 und 25 Jahren (Meningomyelozelen, Epispadie).

Voraussetzung für die erfolgreiche Sphinkterimplantation ist die Abwesenheit einer Detrusorhyperaktivität, eine ausreichende Blasenkapazität sowie die ausgeglichene Blasenentleerung.

Nach der Sphinkterimplantation sind 93,7% der Patienten kontinent. Bei 7,3% der Patienten wurde eine erhebliche Verbesserung erzielt, so daß nur noch 1-2 Vorlagen pro Tag benötigt werden.

Mechanische und chirurgische Komplikationen traten insgesamt bei 19,5% der Patienten auf, bei den mechanischen Komplikationen (6,9%) war das Cuffleakage (Flüssigkeitsverlust an der Manschette) mit 2,5% der Fälle führend. Dann folgten Ballonleakage (1,6%), Connectorleakage (0,9%) sowie Pumpendefekt (1,9%). Chirurgische Komplikationen wurden in 12,6% der Fälle beobachtet. Die führende Komplikation war hier die Infektion (3,5%), gefolgt von der Harnröhrenarrosion (2,8%). Eine Reduktion der Harnröhrenarrosionsrate kann durch die primäre Deaktivierung des Sphinkters erzielt werden. Bei komplikationsloser Manschettenplazierung am Blasenhals wird für 4-6 Tage deaktiviert, bei bulbärer Implantation für 6 Wochen.

Die Revisionsraten sind mit technologischer Verbesserung der Sphinktermodelle sowie der zunehmenden Operationserfahrung rückläufig. Während bei den ersten Sphinktergenerationen AS 721/761/742 eine Revisionsrate von 80% beobachtet wurde, war die Revisionsrate beim AS 791/92 30%, während mit dem Modell AS 800 eine Revisionsrate von 19% zu verzeichnen ist.

Bei Patienten mit nachgewiesener hyperreflexiver Blase oder konservativ nicht therapierbarer Urgeinkontinenz wurde nach subtotaler Detrusorresektion eine Ileumaugmentation mit Sphinkterimplantation durchgeführt. Hierbei ergab sich eine Kontinenzrate von 94,3%. Die sphinkterspezifischen Komplikationen waren nicht höher als in der Gruppe der Patienten mit stabiler Blasenfunktion.

Zusammenfassung

Bei korrekter Patientenselektion ist die Implantation eines artefiziellen Sphinkters die sicherste Behandlungsform der komplizierten Harninkontinenz bei

Männern, Frauen und Kindern. Die technologische Verbesserung der Sphinktermodelle sowie die steigende Operationserfahrung haben zu einer Reduktion der Revisionsoperationen von zunächst 80% auf 19% geführt. Diese Revisionsrate ist im Hinblick auf die gute Erfolgsrate akzeptabel, wenn die Patienten über evtl. erforderlich werdende Zweitoperationen aufgeklärt werden, mit denen innerhalb von 5 Jahren in ca. 20% der Fälle zu rechnen ist.

Dr. U. Grein
Urologische Abteilung
Verbandskrankenhaus Schwelm
Dr. Moeller-Str. 15
D-5830 Schwelm

Die Spongiosolyse: Operationsmethode der Wahl bei distaler Penisschaftverkrümmung durch Induratio penis plastica

P. Gilbert und U. Treiber

Operative Verfahren stellen den letzten Schritt bei der Behandlung der Induratio penis plastica dar, wenn es nicht zur spontanen Rückbildung der fibrösen Plaques kommt und die konservativen Behandlungsmaßnahmen scheitern. Die Erfolgsquote operativer Maßnahmen wird in der Literatur unterschiedlich angegeben [1, 2]. Ein besonderes Problem stellt die distale Penisschaftverkrümmung dar, bei der die fibrösen Plaques die Schwellkörperspitzen erreichen und so den operativen Zugang erschweren. Um eine vollständige Resektion der Plaques bei gleichzeitiger Schonung des dorsalen Gefäßnervenbündels und der Glans penis zu erreichen, wurde von uns das Operationsverfahren der Spongiosolyse bei diesen Problemfällen angewendet [3].

Operationsverfahren

Von einer Circumcision ausgehend wird zunächst die Penishaut bis zur Wurzel des Organs zurückgestreift. Hier wird ein Gummizügel circulär unter Spannung angelegt, um ein blutarmes Operieren zu ermöglichen. Anschließend wird die distale Hälfte des Corpus spongiosum von den Corpora cavernosa abpräpariert. Die Präparation erfolgt bis unter die Glans penis, aus der beide Schwellkörperspitzen herausgelöst werden. Schließlich wird das dorsale Gefäßnervenbündel scharf von den Plaques gelöst, wodurch der distale Schwellkörper vollständig isoliert werden kann (Abb. 1). Es folgt nach artifizieller

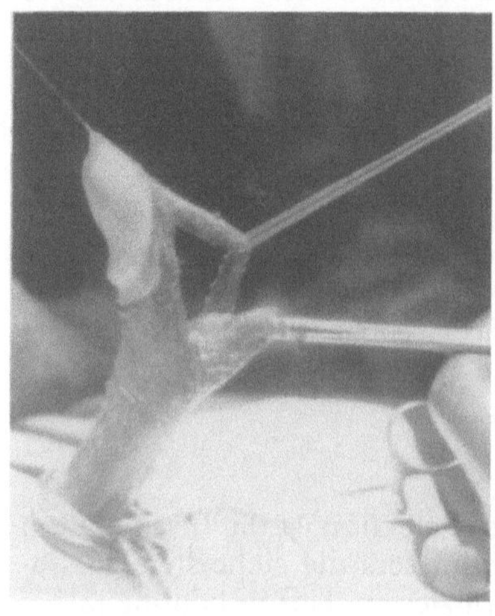

Abb. 1. Spongiosolyse

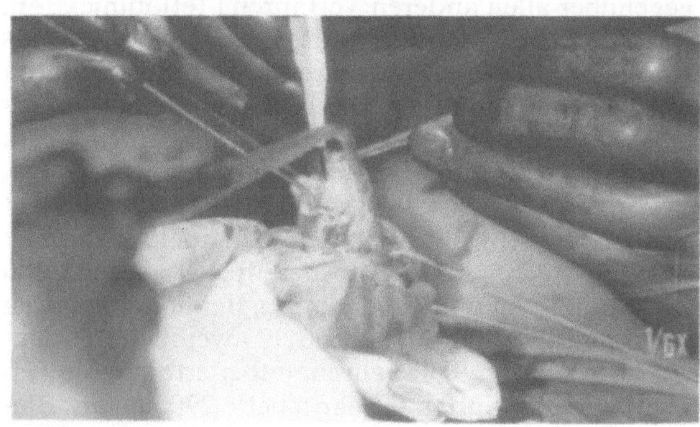

Abb. 2. Resektion der fibrösen Plaques

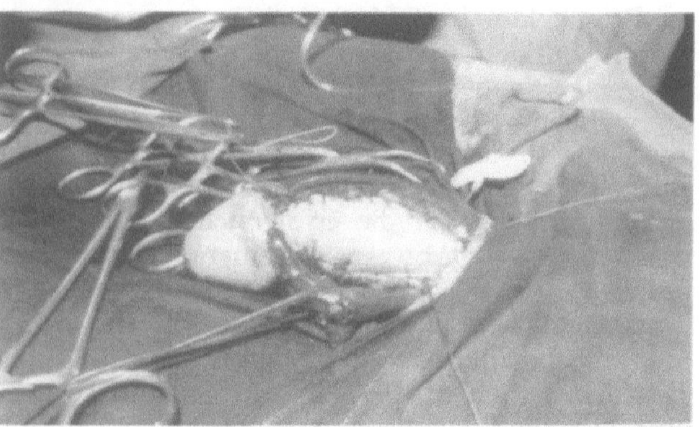

Abb. 3. Deckung des Defektes der T. albuginea mit autologem Vollhauttransplantat

Tabelle 1. Ergebnisse

Pat.	Alter (Jahre)	Therapiekontrolle (Monate)	Patch (für T. Albuginea)	Erektion	Begradigung (Penisschaft)	Komplikation
1	56	9	-	normal	befriedigend	distale Urethra-Striktur
2	48	9	Dura mater	normal	vollständig	-
3	63	8	Vollhaut	normal	vollständig	-
4	57	7	Vollhaut	normal	befriedigend	-
5	72	6	-	normal	befriedigend	-

Erektion die vollständige Resektion der Plaques (Abb. 2). Bei kleineren Defekten wird die Tunica albuginea fortlaufend vernäht, bei größeren Defekten erfolgt eine Deckung derselben durch autologes Vollhauttransplantat (Präputium) oder lyophilisierte Dura mater (Abb. 3).

Ergebnisse

Bisher wurden 5 Patienten nach dieser Methode operiert (Tabelle 1). Bei einer mittleren Verlaufskontrolle von 7 Monaten zeigten alle Patienten eine weitgehende, zur Durchführung des Geschlechtsverkehrs ausreichende Begradigung des Penisschaftes. Alle Patienten berichteten über normale Erektionen. In einem Fall war es bei der Spongiosolyse zu einer Verletzung der distalen Harnröhre gekommen, woraus eine distale Urethrastriktur resultierte. Diese konnte 4 Wochen postoperativ durch eine Otis-Urethrotomie beseitigt werden. Andere Komplikationen wurden nicht beobachtet.

Diskussion

Das operative Vorgehen bei Induratio penis plastica muß sich vornehmlich an 2 Zielen orientieren:

1. Begradigung des Penisschaftes
2. Resektion der fibrösen Plaques

Eine Begradigung des Penis bei der Erektion kann natürlich auch durch die einfache Operation nach Nesbit erzielt werden. Durch die weiterhin bestehenden Plaques besteht jedoch eine hohe Rezidivgefahr (erneute Verkrümmung), und die häufig durch die Fibrose bedingten Schmerzen des Patienten werden nicht beseitigt. Als weitere Alternative steht die Implantation einer Penisprothese zur Verfügung. Jedoch besteht durch die narbige Schrumpfungstendenz der Tunica albuginea eine nicht unerhebliche Gefahr einer Perforation der Corpora cavernosa. Durch die von uns angewendete Spongiosolyse lassen sich beide oben angeführten Operationsziele erreichen. Bei sorgfältiger Operationstechnik ist die Gefahr einer Komplikation gering. Sollten größere Patientenzahlen und eine längere Verlaufskontrolle die ersten guten Ergebnisse bestätigen, müßte die Spongiosolyse als die Operationsmethode der Wahl bei distaler Penisschaftverkrümmung in Folge einer Induratio penis plastica angesehen werden.

Literatur

1. Collins JP (1988) Experience with lyophilized human dura for treatment of Peyronie disease. Urology XXXI, 5: 379-381
2. Kelami A (1980) Peyronie disease and surgical treatment. Urology XV: 559
3. Gilbert P, Stief C (1987) Spongiosolysis: a new surgical treatment of impotence caused by distal venous leakage. J Urol 138: 784-786

Dr. med. P. Gilbert
Urologische Abteilung
Bundeswehrkrankenhaus Ulm
Oberer Eselsberg 40
D-7900 Ulm

Die Korporoplastik nach Nesbit - Eigene Ergebnisse zwischen 1970 und 1987

R. Kühn und J. Weißmüller

Die Ursachen der Penisdeviation sind vielfältig, die Korporoplastik nach Nesbit ist die Methode der Wahl bei allen Formen der Corpus cavernosum-Dysplasien sowie mitunter der Induratio penis plastica oder posttraumatischen Narbenbildungen. Unser eigenes Untersuchungsgut (Tabelle 1) umfaßt 11 Patienten. Der Grad der Penisdeviation lag mehrheitlich zwischen 45 und 60 Grad mit einem Krümmungsmaximum im mittleren Penisschaftdrittel. Bei 7 Patienten verlief die Abknickung nach

Tabelle 1. Penisdeviation, Eigene Untersuchungsergebnisse (Urol. Univ. Klinik Erlangen)

Name	Alter	Ursache	Intraop. Korrelat	Beschwerden	Grad der Penisdeviation	Op-Methode ()=Mehrreihigkeit	Histologie
B.M.	19 J.	Kongenital	Li. C. cav. hypoplastisch, keine Narbe	Keine	45° sin.-lat. Schaftmitte/distl. Drittel	Nesbit re. 1 ×, Emmett. li.	Lockeres Bindegewebe
A.J.	25 J.	Kongenital, Fren. breve	Ventr. Chorda	Dyspareunie	80° ventr. prox./mittl. Schaftdrittel	Nesbit dors. bilat. (je 2 ×), Auslösen d. dorsalen Gefäßbündels	Keine
L.J.	24 J.	Kongenital	Li. C. cav. dysplastisch	Keine	45° sin.-lat. prox./mittl. Schaftdrittel	Nesbit re. (2 ×)	Grobfas. Bindegewebe
J.T.	27 J.	Kongenital	C. cav. Dysplasie li.	Keine	45° sin.-dors., mittl./dis.		
K.M.	14 J.	Kongenital	Hypospadia gland., keine C. spong. Dysplasie	Keine	30° sin.-ventr. dist. Schaftdrittel	Nesbit re. (2 ×)	Bindegewebe
B.H.	23 J.	Kongenital, Hypospadia glandis	Chorda, keine C. spong. Dysplasie	Keine	Abknickung 30° sin.-ventr. Schaftmitte	Nesbit bds., re. (2 ×), li. (1 ×), Emmett li.	Bindegewebe
C.N.	16 J.	Kongenital	C. cav. Dysplasie bds.	Keine	Penisdev. 90° ventr. Schaftmitte	Nesbit re. (2 ×), li. (1 ×), Emmett bds.	Bindegewebe
F.J.	33 J.	Kongenital	Chorda	Dyspareunie	Penisabknickung 40° sin.-ventr. Schaftmitte	Nesbit re. (2 ×), li. (1 ×) dors.; Chordekt. Emmett li.	Bindegewebe
S.F.	18 J.	Kongenital	Keine Chorda	Keine	Abknickung 45° ventr. Schaftmitte	Nesbit re. dors. (2 ×), li. dors. (2 ×)	Fibrose
Z.T.	19 J.	Kongenital, Hypospad. sine hypospadia	Keine Chorda	Keine	30° ventr. Schaftmitte/distal	C. spong.-Lyse, Nesbit re. dors. (1 ×), li. dors. (1 ×)	Bindegewebe, Fibrose
V.H.	62 J.	Induratio penis plastica	Plaque C. spong. dors.	Dyspareunie	90° dors. Penisschaftmitte	Plaque-Extirpation, C. spong.-mobilisation, Nesbit ventr. re. u. li.	Bindegewebe

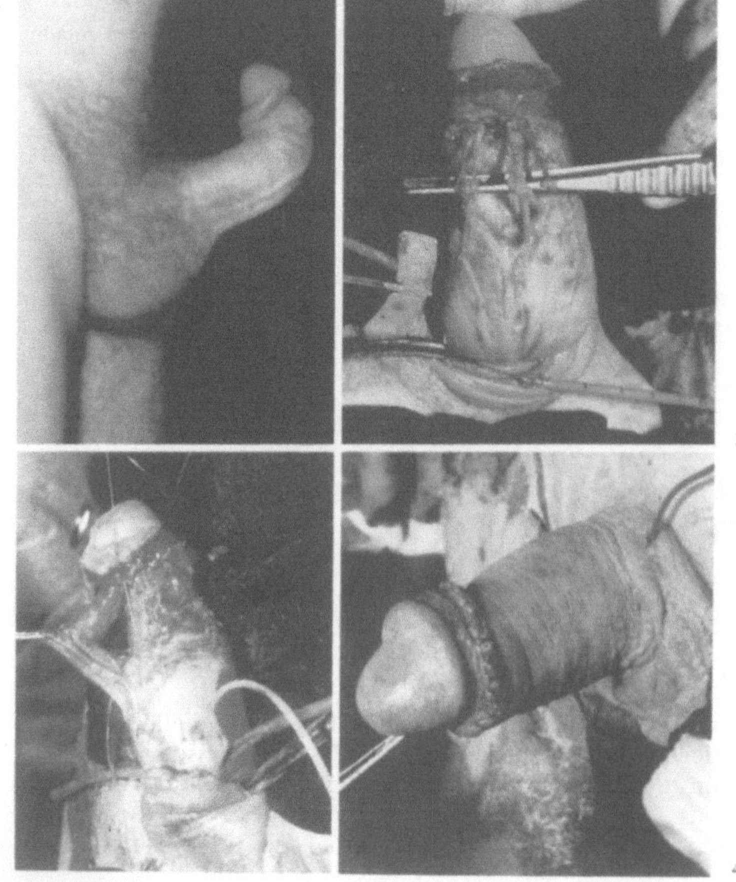

Abb. 1. V. H., 62 J., Induratio penis plastica, präoperativer Befund

Abb. 2. Dorsales Gefäß-Nervenbündel, abgehoben

Abb. 3. Z. n. Abheben der Urethra und bilateralem ventralen Nesbitmanöver

Abb. 4. Postoperatives Ergebnis (art. Erektion)

ventral, bei je 2 Patienten nach dorsal oder lateral. Als patho-morphologisches Korrelat fand sich intraoperativ bei 10 Patienten eine Corpus cavernosum-Dysplasie, in 3 Fällen zusätzlich Chordareste, zweimal eine Hypospadia glandis ohne Corpus spongiosum-Dysplasie. Bei einem Patienten (Abb. 1-4) handelt es sich um eine ausgeprägte Form der Induratio penis plastica. Die histologischen Befunde waren unspezifisch, in allen Fällen zeigte sich lediglich Bindegewebe. Bei ventralen Abknickungen war meist das Abheben des dorsalen Gefäßnervenbündels zwingend. In einem Fall (Abb. 1-4) mußte zusätzlich die Urethra von den Corpora cavernosa ausgelöst werden. Intra- und postoperative Komplikationen sind selten. Das intraoperative Aufrichtungsergebnis korreliert in allen Fällen mit den postoperativen Spätbefunden. Bei Nachuntersuchung war der Grad der Abweichung kleiner 10 Grad. Eine Dyspareunie war nicht mehr gegeben.

Dr. R. Kühn
Urologische Universitäts-Klinik
Maximiliansplatz
D-8520 Erlangen

Plastische Korrektur kongenitaler und erworbener Penisdeviationen - Erfahrungsbericht über 50 Fälle

H. Porst, M. Hermanns und P. Winter

Während die erfolgreiche Korrektur kongenitaler, meister ventral oder lateral gerichteter Penisdeviationen seit der Erstpublikation von Nesbit [8] als Standardverfahren anzusehen ist, trifft dies für die an sich häufiger vorkommenden, meist dorsal gerichteten erworbenen Penisdeviationen im Rahmen einer Induratio penis plastica nicht zu. Pryor und Fitzpatrick [9] publizierten erstmalig die erfolgreiche Korrektur solcher dorsaler Penisdeviationen in der von Nesbit angegebenen Technik. Anhand einer eigenen repräsentativen Fallzahl von 50 Penisdeviationen soll die Effektivität der von Nesbit angegebenen Operationsmethode sowohl bei kongenitalen als auch bei erworbenen Penisdeviationen untersucht werden.

Material und Methodik

Im Zeitraum 1985-1988 wurden insgesamt 50 Patienten mit Penisdeviationen überwiegend in der von Nesbit angegebenen Technik operiert. Bei 5 Patienten wurde die ursprüngliche Originalmethode in der von Ebbehøj [4] bzw. Essed [6] angegebenen Weise modifiziert. 26 Patienten (Durchschnittsalter 22 Jahre) hatten eine kongenitale Deviation (18 ventral, 7 lateral, 1 dorsal), 24 Patienten (Durchschnittsalter 53 Jahre) eine erworbene Deviation (22 dorsal, 2 lateral), sämtlich als Folgezustand einer Induratio penis plastica. 17 dieser 24 Patienten waren auswärtig vorbehandelt, entweder mit Orgotein (n = 21) oder mittels Bestrahlung (n = 3). Bei 14 dieser 24 Patienten bestand neben der Deviation noch eine mehr oder weniger ausgeprägte Induration im Bereich des Biegungswinkels. Alle 24 Patienten beklagten eine ausgeprägte Penisdeviation, welche teilweise zur Kohabitationsunfähigkeit geführt hatte. 4 dieser 24 Patienten wiesen zusätzlich erhebliche Erektionsstörungen auf.

Zur Objektivierung des Deviationsausmaßes wurde bei allen Patienten eine Schwellkörpertestung mit vasoaktiven Substanzen (Papaverin oder Prostaglandin E_1) in ansteigender Dosierung durchgeführt bis eine vollständige Erektion eintrat. Bei allen Patienten wurde die Schwellkörpertestung mit einer Dopplersonographie der Penisarterien kombiniert, bei allen Patienten mit erworbenen Deviationen zusätzlich eine Pharmakoncavernosographie sowie eine BCR-Latenzzeitmessung mit Ableitung der somatosensorisch evozierten Potentiale durchgeführt. Als *operativer Zugang* wurde bei allen Patienten eine subcoronare Inzision mit Abpräparation der Penisschafthaut in der Sleevetechnik gewählt. Bei zusätzlicher Phimose bzw. deutlich überschüssiger Vorhaut wurde gleichzeitig eine plastische Circumcision durchgeführt. Bei *ventralen Deviationen* wurde das dorsale Nerven-Gefäßbündel nach medial abpräpariert, wenn erforderlich auch komplett angezügelt und weggehalten. Bei allen *dorsalen Deviationen* wurde nach Einlegen eines Blasenkatheters die Harnröhre im Bereich des Biegungswinkels auf einer Strecke von 10-15 cm komplett aus ihrem Bett gelöst und angezügelt. Je nach Biegungsausmaß wurde dann Zahl und Größe der zu entnehmenden Tunicaexzisionen bestimmt. Der Defekt selbst wurde dann mit fortlaufender Vicryl- oder Dexonnaht verschlossen. Postoperativ wurde für einen Tag ein 14 Ch DK eingelegt, zusätzlich eine Laschendrainage, welche ventralseitig an der Penisbasis ausgeleitet wurde. Zur Prävention zu starker postoperativer nächtlicher Erektionen bekamen die Patienten präoperativ 300 mg Androcur mit Applikation der gleichen Dosis innerhalb der ersten postoperativen Woche.

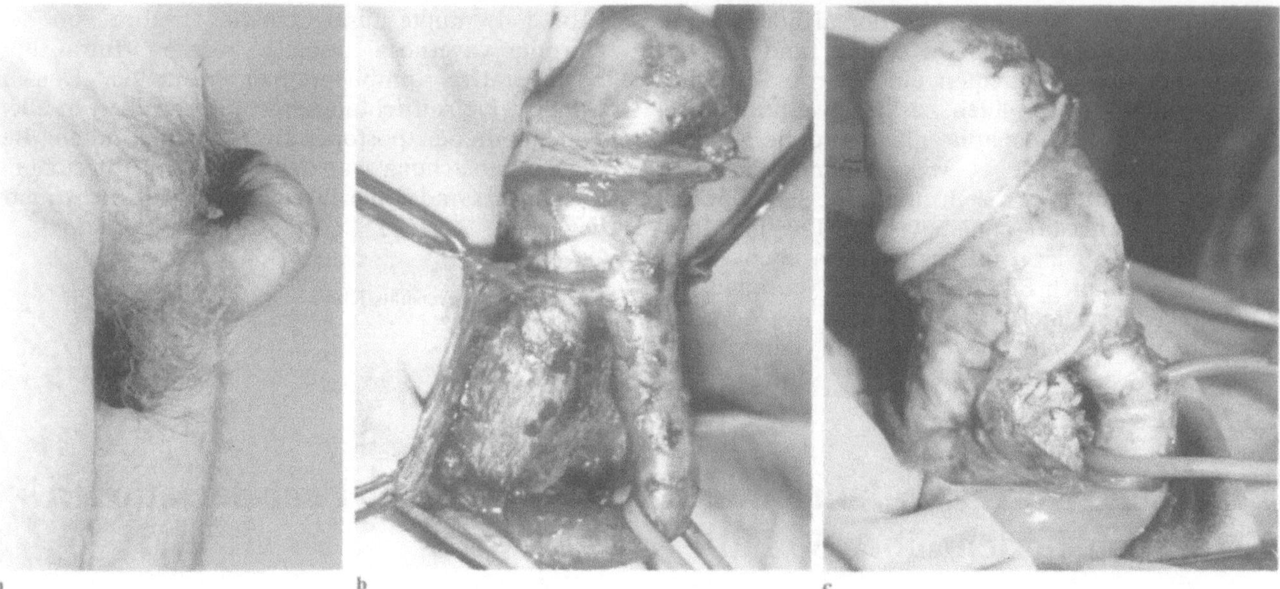

Abb. 1. a Groteske dorsale Penisdeviation bei IPP mit Kohabitationsunfähigkeit. Objektivierung des Deviationsausmaßes mittels intracavernöser Prostaglandin E_1-Injektion. **b** Komplette Mobilisierung der Harnröhre im Bereich des Biegungswinkels. **c** Artifizielle Kontrollerektion nach erfolgter Korporoplastik mit Dokumentation der kompletten Deviationsbeseitigung

Ergebnisse

Sämtliche Patienten und deren Partnerinnen wurden bezüglich des Operationserfolges mittels eines Fragebogens oder teilweise auch mittels Telefoninterview befragt, wobei ein Zeitraum von mindestens 6 Monate nach erfolgter Operation gewahrt wurde.

Kongenitale Deviationen

24 (92,3%) der 26 Patienten mit kongenitalen Penisdeviationen waren mit dem endgültigen Operationsergebnis zufrieden und würden sich wieder operieren lassen. Bei 2 Patienten war hierzu eine Zweitoperation wegen Auftretens einer Rezidivdeviation notwendig. 1 Patient war wegen einer Rezidivdeviation mit dem Operationsergebnis unzufrieden, war aber zu einem weiteren Eingriff nicht motivierbar, ein weiterer Patient war wegen der durchgeführten gleichzeitigen Circumcision bei der Corporoplastik unzufrieden, obgleich das kosmetische Ergebnis unauffällig war.

Erworbene Deviationen

19 (79,2%) der 24 Patienten mit erworbenen Penisdeviationen waren mit dem Operationsergebnis zufrieden und würden sich wieder operieren lassen. 18 (75%) der befragten Partnerinnen äußerten sich ebenfalls zufrieden. Gründe für die Unzufriedenheit waren eine zu starke Penisverkürzung (n = 2), bzw. die Persistenz einer bereits präoperativ bestehenden Erektionsstörung (n = 3).

Zusammengenommen waren also 43 (86%) der befragten 50 Patienten mit dem Operationsergebnis zufrieden.

Komplikationen

Bei einem Patienten trat ein revisionsbedürftiges Hämatom, bei einem weiteren Patienten eine operationsbedürftige Hautnekrose infolge fehlerhafter postoperativer Verbandstechnik auf. Rezidivdeviationen traten bei 3 Patienten auf, wobei bei allen 3 Patienten die von Ebbehøj [4] bzw. von Essed [6] angegebene Operationsmethoden ohne Tunicaexcision angewandt wurden. Auf Grund dieses Sachverhaltes wurden diese Methoden zugunsten der ursprünglichen Nesbit'schen Technik wieder verlassen. Zwei dieser 3 Patienten unterzogen sich erfolgreich einer Zweitoperation.

Schlußfolgerungen

Die vorliegende Serie hat gezeigt, daß die von Nesbit ursprünglich angegebene Originalmethode sowohl bei kongenitalen als auch bei erworbenen Penisdeviationen in erfahrenen Händen ein sehr zuverlässiges und komplikationsarmes Verfahren darstellt. Dies wird durch entsprechende größere Fallzahlen in der jüngeren Vergangenheit bestätigt [1, 5, 7, 9]. Insbesondere scheint auch bei vorhandenen Plaques die einfache Beseitigung der oftmals grotesken und therapieresistenten Deviationen bei IPP anderen Behandlungsmethoden wie Exzision der Plaques mit plastischer Deckung [3] oder Bestrahlungstherapie [2] eindeutig überlegen zu sein [10]. Bei präexistenten

Erektionsstörungen bzw. groteskem Deviationsausmaß sollte zur Vermeidung eines postoperativen Mißerfolges auf Grund persistierender Impotenz oder zu starker Penisverkürzung individuell entschieden werden, ob nicht eine Protheseninplantation bzw. eine Plaqueexzision mit Defektdeckung den erfolgversprechenderen Weg darstellen. Dies betrifft aber nach eigenen Erfahrungen nur eine Minorität der von dorsalen Deviationen betroffenen Patienten, was durch die vorgelegte Arbeit belegt wurde.

Literatur

1. Bailey MJ, Yande S, Walmsley B, Bryor JP (1985) Surgery for Peyronie's disease. Br J Urol 57: 746-749
2. Carson CC III, Coughlin PWF (1985) Radiation therapy for Peyronie's disease: Is there a place? J Urol 134: 684-686
3. Collins JP (1988) Experience with lyophilized human dura for treatment of Peyronie disease. Urology 31: 379-381
4. Ebbehøj J, Metz P (1985) New operation for „Krummerik" (Penile curvature). Urology 26: 76-78
5. Ebbehøj J, Metz P (1987) Congenital penile angulation. Br J Urol 60: 264-266
6. Essed E, Schroeder FH (1985) New surgical treatment for Peyronie disease. Urology 25: 582-587
7. Kelami A (1987) Congenital penile deviation and its treatment with the Nesbit-Kelami technique. Br J Urol 60: 261-263
8. Nesbit RRM (1965) Congenital curvature of the phallus-report of 3 cases with description of corrective operation. J Urol 90: 230-232
10. Pryor JP, Fitzpatrick JM (1979) A new approach to the correction of the penile deformity in Peyronie's disease. J Urol 122: 622-623
11. Pryor JP (1987) Peyronie's disease. In: Hendry WF (ed) Recent advances in urology/andrology, No 4. Churchill Livingstone, Edinburgh London Melbourne New York

Priv.-Doz. Dr. H. Porst
Urologische Abteilung
Allgemeines Krankenhaus Harburg
Eißendorfer Pferdeweg 52
D-2100 Hamburg 90

Genese und Morphologie der Divertikelkrankheit der weiblichen Harnröhre als Grundlage plastischer Therapie

R. Kühn, W. Schafhauser und A. Sigel

Urethraldivertikel sind eine seltene Erkrankung der weiblichen Harnröhre (Symptomenarmut). Leitsymptome sind Dysurie, Harnwegsinfekt, Streßinkontinenz sowie Dyspareunie. Bei der Altersverteilung zeigt sich eine maximale Inzidenz in der 4. bis 6. Lebensdekade, jedoch finden sie sich auch vereinzelt präpubertär. Eine gonadale Präformation ist anzunehmen. Indiz hierfür ist das anatomisch nachgewiesene periurethrale Drüsengeflecht mit Taschenbildung (Abb. 1, 2) bei einer nicht urologisch erkrankten Virgo. Diese seltene Mehrkammerigkeit (Abb. 3 a, b) und Glattwandigkeit sieht mehr nach genetischer Präformation als nach postentzündlicher Hüllenbildung aus. Auch die angewandte Embryologie (Keimblattverschmelzung) sowie der bekannte juvenile Defekt widersprechen einer postinflammatorischen Erworbenheit. Die Entzündung paraurethraler Gänge und Drüsen spielt wahrscheinlich sekundär erst die Rolle eines Vergrößerungsfaktors auf die kongenital vorgegebene Taschenbildung (Abb. 4). Die vaginale Exstirpation bietet sich nach aller Erfahrung an, zumal die meisten Divertikel mehr distal als

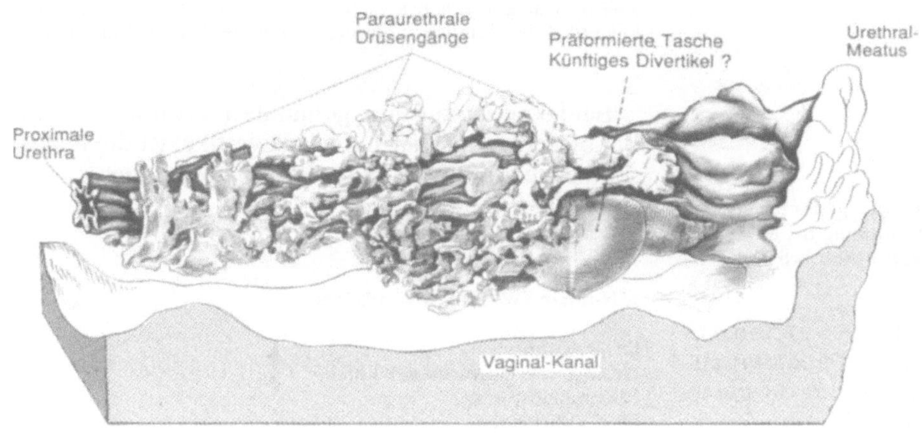

Abb. 1. Ausgußpräparat der Harnröhre einer urologisch gesunden, verstorbenen, 20-jährigen Frau. (Aus Hufman [1])

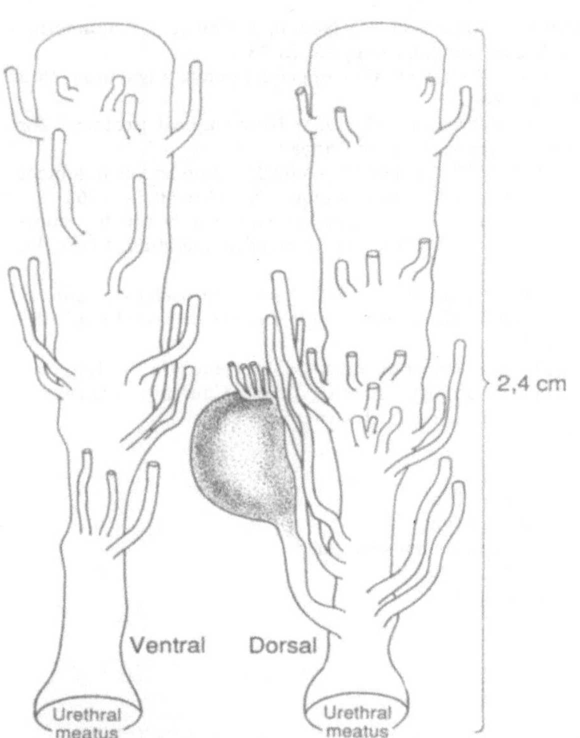

Abb. 2. Schematisierte Zeichnung zum Ausgußpräparat der Abb. 1. (Aus Hufman [1])

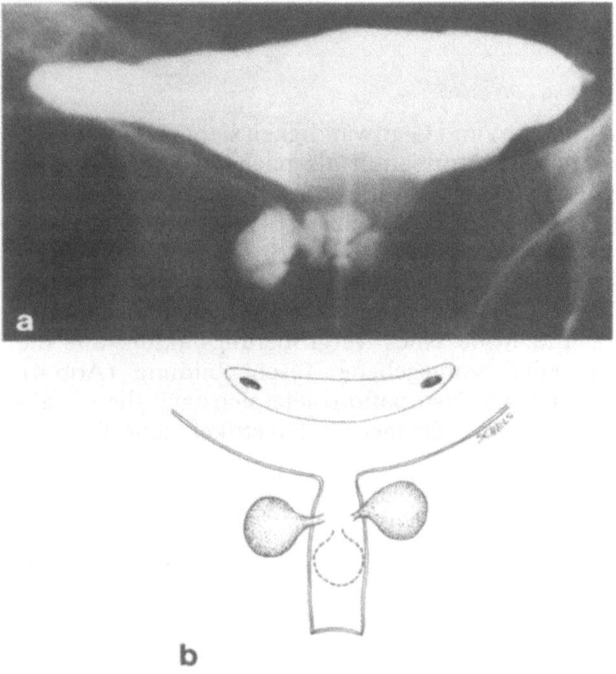

Abb. 3. a Das miktionelle Zystourethrogramm zeigt das Divertikel der weiblichen Harnröhre in multipler Anordnung bei einer 41-jährigen Frau, **b** Befund der vorausgegangenen Abb. schematisch

proximal an der Harnröhre ansetzen (Abb. 4). Nahezu immer läßt sich das Divertikel anatomisch schichtgeordnet herauspräparieren (Abb. 5), die postoperative Harninkontinenz ist selten (Abb. 6).

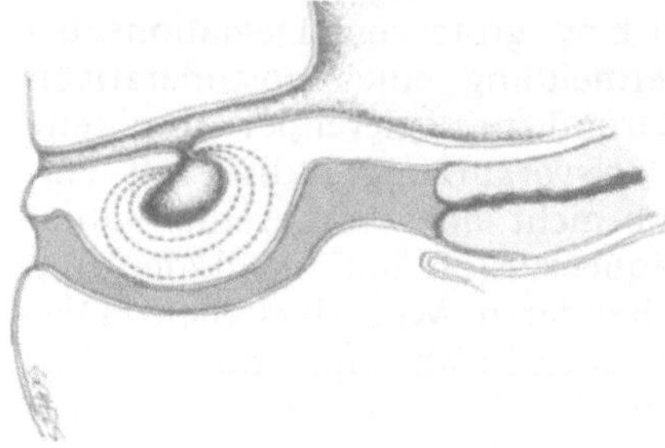

Abb. 4. Verschieden mögliche Volumina der Divertikel der weiblichen Harnröhre

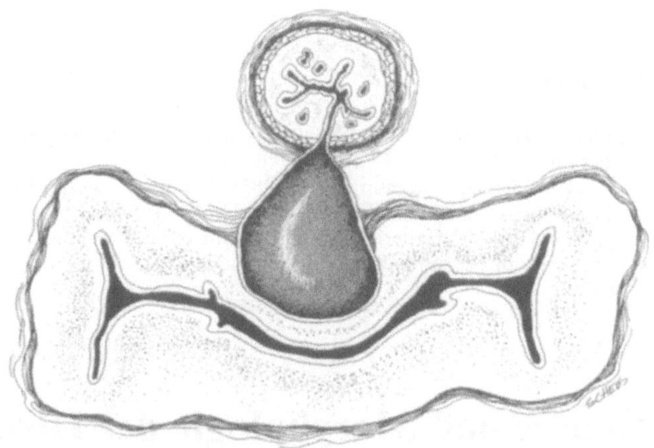

Abb. 5. Topische und morphometrische Relation zwischen weiblicher Harnröhre, ihrem Divertikel und der Vagina

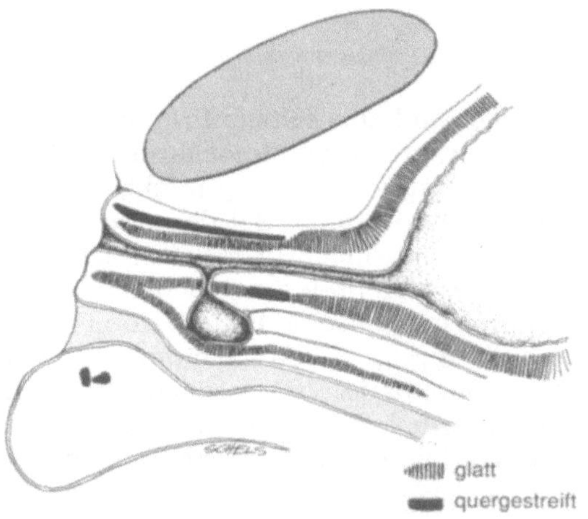

Abb. 6. Wahrscheinliches anatomisches Verhältnis zwischen dem Divertikel der weiblichen Harnröhre und der Schließmuskulatur

Beides weist auf eine gonadale Präformation hin. Bei blasenhalsnah sitzendem Divertikel ist die endoskopische Operation (Fensterung) vorzusehen.

Literatur

1. Hufman JW (1948) J Urol 55: 86

Dr. R. Kühn
Urologische Universitäts-Klinik
Maximiliansplatz
D-8520 Erlangen

The Reconstructive Surgery of the Penis: Principles and Perspectives in Computer-assisted Simulation Models

G. Tritto

Introduction

The realization of (bio)-prosthesis and of bioengineering models of human organs represents the new frontier in the field of reconstructive surgery and urology. The successful application of these prosthesis and the transposition of autologous free tissue transplantations are sustained by the realization of computer-assisted simulation models of human organs, in order to reproduce the normal anatomo-functional behaviour. The (re)shaping and consequently the functional (re)working of an organ are obtained through a substitution process based on transplants and transplantations or on implants. On these bases a new generalized approach is introduced in order to study the (re)shaping and the functional (re)working of the penis submitted to plastic reconstructive procedures.

Computer Fundamentals

A computer-graphics workstation is utilized in order to simulate in 3-D the genital organs and the urological reconstructive procedures on the penis. New and original computerized procedures and softwares are utilized in order to realize the penile simulation model in computer-graphics (C. A. S. Me. D. I and II, C. A. F. E. S. Me. D., modified-SAP, modified-Desai-Abel finite element code).

Application

Formalization of the problem: The Entity-Relationship Data-Base System Model Applied to the Penis

The surgeon-in-work utilizes anatomo-surgical descriptions to carry out different manual maneuvers in order to preserve or to re-establish the different functional parameters and subsequently the whole function of an organ. To evaluate the loss of the function resulting from the demolishing phase of the surgical procedure and the percentage of recovery of the function after the reconstructive phase of the surgical procedure, a systematization of the anatomical components and their functional equivalents is required. Recording and coding of these data are normally obtained in computer-assisted procedures with a data-base. In the anatomo-surgical field it is not possible to utilize whatever data-base to obtain operative data in anatomo-functional evaluations.

The first step consists to choice a data-base system model, that is a logic system (a data-base model) to organize a collection of data or informations (data bank or data base); the application of a data-base model (data system) permits with manual or automatic means to convert data into action or decision informations, including the forms, procedures, and processes which together provide an organized and interrelated means of recording, communicating, processing, and presenting information relative to a definable function or activity. Among the different principal data models provided by the computer-applications, the Entity-Relationship data-base system model represents at the present time the most extensive generalization of the precedent existing models, considering four levels of view of data, and it is used as „a framework“ from which the three existing data models may be derived [1]. The E-R model describes the real things in terms of Entities and Relationships. An Entity is „a thing“ that can be dinstinctly identified, as an anatomic structure, a disease, a geometric figure. A Relationship is an association among Entities. The anatomical data can be organized according the semanthics: ENTITY = STRUCTURE/ RELATIONSHIP = FUNCTION, using a special diagrammatic technique, the Entity-Relationship diagram, as a tool for data-base design. In the E-R diagram, an Entity Set is represented by a rectangular box; a Relationship Set, that is a mathematic relation among n entities, is represented by a diamond-shaped box. A Relationship Set is defined on specific entity sets with lines connecting the rectangular boxes with the diamond-shaped boxes.

The penile structure is formalized with the E-R data-base system into three basic compartments: cutaneous, fibro-muscular and vascular compartments.

The skin coverage of the penis is configurated in terms of skin meshes submitted to the bioelasticity domain (stress-strain relationship for the soft tissues) [3].

The fibro-muscular compartment, that is the erectile tissue with its fibrous coverages, is configurated as a tridimensional structure on bio-mechanical bases, submitted to the bioplasticity domain [4].

The vascular compartment is expressed in terms of variable branching patterns submitted to the bio-rheology domain.

In this manner the diagrammatic configuration Entity-Relationship-Entity, that is Structure-Function-Structure, is preserved.

Realization of the Penile Model: The CAD-FEM Approach

Different techniques can be used to realize in graphic mode a human organ: traditional procedures use CT scan reconstructions in computer-graphics and then manipulate the contours or the blocks obtained from the compression of data [2]. The real difficulty with these procedures is represented by an equivocal relation with the object: in fact the perfect reconstruction of an organ starting from CT scan slides does not permit a real manipulation of the model in anatomo-functional terms: no correlation exists between the anatomical aspects and the functional equivalents, but only a pictorial reproduction of a densitometric image, that can be manipulated in graphic terms (rotations, translations and so on), but not in functional terms.

The new procedures are based on the formalization and design of a simulation model, that is a mathematical model of an organ, that can be expressed in graphic mode into the tridimensional domain and that can be dealt with the mathematical and physical laws of the biomaterials. In the first phase a schematic model (the bioengineering plan in different projections of the penis) is realized, using codified or uncodified Computer-Aided Design (CAD) procedures. In the second phase a complex tridimensional model is realized, using the Finite Element Method (FEM). This engineering mathematical analytical procedure divides the continuum in a series of elementary units, the finite elements, bidimensional or tridimensional in configuration, different in geometric forms, that can be submitted to all the stress-strain relationships as biomechanical materials. Naturally the physical characteristics of the materials of an organ, expressed in terms of modulus of elasticity of Young (ε) and ratio of Poisson (ν), are required; whatsoever physiological or pathological loading, fracture or biomechanical excitation can be simulated. With FEM the penis is built in 3-D with rectangular plate finite elements in the skin coverage and with rectangular solid elements in the fibro-muscular compartment. Using the E-R approach it is possible to work separately in different compartments, according to the surgical procedure employed and to the compartment involved.

Experimental Simulation

- The simulation of skin incision, wound geometry, closure (suture) and contraction on curved surface is realized applying the C.A.S.Me.D. I and II programs, based on the linear law of elasticity and on the stress-strain curve of soft tissues, respectively [5, 6, 7, 8].
- The analysis of pulsatile blood flow in the erection is simulated on volume-pressure relationships correlated to the biomechanical parameters of the corpora cavernosa, submitted to the bioplasticity behaviour, according to the specific stress-strain curve.
- The vascular compartment of the penis: the rheological hemodynamic approach. With a combined FEM-rheologic procedure the hemodynamic proplems of the complex vascular assembly of the penis can be simulated considering it as an analog acoustic or electrical circuit, with n-terminal networks used as building blocks for arterial models. Using the close analogy between most of the physical quantities involved in transmission line theory and those of the vascular system, it is possible to analyse the rheological variations of the penile artery circulation, giving different values of capacitance and resistance to the dorsal and cavernosal arteries, respectively.

Perspectives

Throughout the computer-assisted simulation analysis on different compartments of the penis, a series of predictive values can be obtained in relation to: 1. the final configuration of the suture-line in time-sweep, with short- and long-term scar reshaping evaluation. 2. the comprehensive simulation model of the mechanics of corpora cavernosa. 3. the analysis of pulsatile blood flow in the erection, simulated on volume-pressure relationships. 4. the transmission line analysis of the rheological flow into the penile vascular system.

References

1. Chen PP (1980) Entity-relationship approach to system analysis and design. North-Holland, Amsterdam
2. Herman GT, Liu HK (1979) Computer graphics and image processing 9: 1–21
3. Tritto G, Tritto MC (1987) Int. Symp. Cut. Dev., Aging and Repair, Padua, abs. 17
4. Tritto G (1988) I.S.I.R., Boston, p 231
5. Tritto G, Pirlo G, Tritto MC (1987) 9th Conf. IEEE EMBS, Boston, 4, 2116–2117
6. Tritto G, Tritto MC (1987) 5th Forom Int. Andrology, Paris, abs 105
7. Tritto G, Pirlo G, Tritto MC (1988) 7th South. Biomed. Eng. Conf., Greenville, pp 200–203
8. Tritto G, Pirlo G, Tritto MC (1988) 10th Conf. IEEE EMBS, New Orleans

Dr. G. Tritto
7 Rue de R. Rolland
F-94250 Gentilly-Paris

Zusammenfassung der Postersitzung 4: Plastische Chirurgie von Penis und Harnröhre

K.-H. Bichler

Erektion und Blutung bei oder nach plastischer Rekonstruktion an Harnröhre oder Penis sind vom Operateur gefürchtet. Die Arbeitsgruppe um *Moulaert, Oosterlinck, De Sy,* Gent empfiehlt zur Prävention der Erektionen in den Situationen, in denen vom Urologen Adrenalin und Noradrenalin zur Reduzierung der lokalen Blutung Anwendung findet, eine kombinierte lokal-regionäre Anästhesie mit einer Allgemeinnarkose. Eine rein analgetische oder Neurolept-Anästhesie ist erektionsfördernd und sollte deshalb unterbleiben. Die Anästhesie muß tief genug sein, um kardiale Arrhythmien zu verhindern, die durch das vom Urologen injizierte Adrenalin verursacht werden können. Dabei zeigt sich der Herzrhythmus am stabilsten bei Anwendung des Narkosemittels Isofluran, weniger stabil unter Enfluran und am unstabilsten bei Anwendung von Halothan. Die Höchstmenge Adrenalin, die während einer Anästhesie mit Isofluran submukös injiziert werden darf, beträgt 2 mcg/kg.

Die Arbeitsgruppe *Ebner, Madersbacher, Colleselli, Moriggl* und *Bartsch* aus Innsbruck berichtet, ausgehend von anatomischen Studien an der Leiche über eine gefäß- und nervenerhaltende Operationstechnik zur Implantation eines artifiziellen Sphinkters um den Blasenhals. Das technische Vorgehen besteht in der Inzision der endopelvinen Fascie und Präparation primär lateral des neurovaskulären Bündels. Dieses wird umfahren. Nach Eingehen in den Raum zwischen Blasenhals und Rektumvorderwand läßt sich hier die Manschette anbringen. Als Vorteile lassen sich benennen: Schonung des neurovaskulären Bündels, Schonung des venösen Plexus und ausreichende Gewebsinterposition zwischen Manschette und Blasenhals.

Böttger und *Schreiter* aus Schwelm berichten über ihre 15jährige Erfahrung in der Anwendung des artifiziellen Sphinkters. Als Indikationen sehen sie Harninkontinenz nach Prostatektomie, nach TUR-P und bei neurogener Harninkontinenz. In ihrem Krankengut haben sie eine Relation von Männern zu Frauen wie 70:30%. Der artifizielle Sphinkter wurde in 65% am Blasenhals und in 35% der Patienten am Bulbus urethrae implantiert. Als Ergebnis konnten sie bei 86,4% eine vollständige Kontinenz erzielen, 7,3% der Patienten zeigte eine deutliche Besserung, ein Mißerfolg stellte sich in 6,3% ein. Bei notwendigen Revisionen wurde das Modell AS 800 verwand. Derartige Revisionen innerhalb der ersten fünf Jahre nach Implantation wurden in 20% der Patienten notwendig. Insgesamt berichten die Autoren über ihre Erfahrung an 430 Patienten.

Drei Arbeitsgruppen beschäftigen sich mit der operativen Behandlung der Penisdeviation: *Porst* und *Winter* aus Bonn sowie *Kühn* und *Weissmüller* aus Erlangen. Die Operationsmethode nach Nesbit hat sich wie die Arbeitsgruppen aus Bonn und Erlangen bestätigen, aufgrund ihrer Einfachheit und Zuverlässigkeit hinsichtlich der Deviationskorrektur und Erhaltung der Erektion durchgesetzt. Die hier genannten Autoren berichten über insgesamt 72 Patienten. Bei ventraler Deviation wird das dorsale Nerven-Gefäßbündel geschont, bei dorsaler muß die komplette Mobilisation des Corpus spongiosum erfolgen.

Gilbert und *Treiber* aus Ulm berichten über ihre Erfahrungen mit distalen, teils subglandulären Deviationen, zu deren Behandlung sie eine vollständige Spongiolyse und danach Versorgung der Plaques mit Dura oder Vollhaut durchführen. Insgesamt berichten sie über fünf darartige Operationen bei Patienten mit distaler (präglandulärer Penisschaftverkrümmung infolge einer Induratio penis platica). Die Operationstechnik besteht in einer vollständigen Trennung von C. cavernosum und C. spongiosum einschließlich der Glans penis. Sie ist gefolgt von der Resektion der Plaques und einer Defektdeckung mit Dura oder autologer Vollhaut. Bei den bisher behandelten Patienten kam es zu einer befriedigenden Begradigung des Penises, ein Erektionsverlust trat nicht auf. Die Beobachtungszeit beträgt fünf bis acht Monate. Als Komplikation fand sich bei einem Patienten eine distale Harnröhrenstriktur.

Die Arbeitsgruppe *Kühn, Hessdörfer* und *Sigel* aus Erlangen beschäftigt sich mit der Genese und Morphologie der Divertikel-Krankheit der weiblichen Harnröhre und der Bedeutung für die plastische opertive Therapie. Die Autoren zeigen auf, daß der Divertikel-Krankheit der weiblichen Harnröhre wahrscheinlich eine connatale Präformation in Form eines periurethralen Drüsengeflechtes mit angeborener Taschenbildung, Mehrkammerigkeit und Glattwandigkeit zugrunde liegt. Die häufig beobachtete bakterielle Entzündung ist Folge, nicht Ursache der klinischen Manifestation. Die vaginale Exstirpation ist die Therapie der Wahl.

Prof. Dr. med. K.-H. Bichler
Urologische Klinik der Universität Tübingen
D-7400 Tübingen

III. Hauptthema: Darmchirurgie in der Urologie

Grundsatzreferate

Urologische Indikationen für Darmeingriffe

H. Melchior

Uretersatz

Die Indikation, einen Ureterdefekt durch Darm zu überbrücken, besteht relativ selten. Im allgemeinen wird man Ureterdefekte durch klinisch standardisierte Verfahren rekonstruieren können (Tabelle 1). Nur in Einzelfällen kann es erforderlich sein, einen Harnleiter ganz oder teilweise durch ein Interponat zu ersetzen. Bis heute ist kein alloplastisches oder xenoplastisches Material gefunden worden, welches sich in tierexperimentellen Untersuchungen bewährt hätte und klinisch empfohlen werden könnte. Das gleiche gilt für die meisten freien Autotransplantate wie Blutgefäße, Nierenkapsel, Haut, Peritoneum oder Ureter. Auch die Möglichkeit, in Extremfällen einen Ureterdefekt durch Nierenautotransplantation zu überbrücken, kann nur bedingt empfohlen werden.

Aus diesem Grunde ist die Verwendung von Darm, insbesondere von Ileum - ggf. in Form eines modellierten Ileum-Ureters (Charghi) -, als Interponat zwischen Niere und Blase eine diskutable Alternative; in ausgewählten Fällen kann die Interposition der Appendix vermiformis zum Uretersatz dienen (Lipsky und Melchior 1988). Goodwin und Crockett (1961) hatten die Interposition von Ileum bei rezidivierender Nephrolithiasis oder bei Nierenbeckenkelchausgußsteinen empfohlen, um den Steinabgang zu erleichtern. Diese Indikation ist aber in Ländern mit flächendeckender ESWL-Versorgung sicherlich überholt.

Harnableitung

Gegenüber der Harnableitung durch Darm ist die Bedeutung der Ureter-Hautfistel in ihren verschiedenen Modifikationen vor allem wegen der Gefhar der Stenosierung des Stomas und der erschwerten Versorgung in den Hintergrund getreten. Heute bevorzugt man zur Harnableitung ein Ileum- oder Colon-Conduit, deren perioperative Komplikationsrate auf ein Minimum gesenkt werden konnte und deren renale Protektion aufgrund des Niederdrucksystems ohne Reservoirfunktion gut ist. Allerdings ist die Zahl der Spätkomplikationen, insbesondere von seiten des Ileostomas und der Uretero-Colostomie, nicht unerheblich. Ob bei Harnableitung durch Conduit auch die Gefahr der Karzinom-Induktion besteht, wurde immer wieder diskutiert (Harzmann 1988).

Die Risiken der Harnableitung über geschlossene Darmsegmente - Ureterosigmoidostomie, Rektumblase - resultieren aus dem Hochdrucksystem des Reservoirs, den resorptiven Eigenschaften der Mucosa sowie der permanenten Besiedlung dieser Darmsegmente mit harnpathogenen Keimen. Dennoch hat insbesondere die Ureterosigmoidostomie nach wie vor einen festen Platz im Indikationsspektrum der Harnableitung.

Kontinente Harnableitung

Zunehmende Bedeutung gewinnt in den letzten Jahren die Harnableitung durch ein intraabdominelles Niederdruck-Reservoir mit kontinentem Hautstoma, wie von Kock inauguriert und in Mainz modifiziert. Diese Verfahren werden sicherlich bei nicht rekonstruierbarer Blasenexstrophie, bei nicht rehabilitierbaren, vor allem neurogenen Blasendysfunktionen, nicht therapierbaren Formen der Harninkontinenz und zur Harnableitung nach Zystektomie bei multifokalem Tumorwachstum oder bei Frauen die Harnableitung in ein äußeres Reservoir möglicherweise verdrängen.

Blasenersatz

Seit 1985 wurde eine Reihe von Modifikationen einer kontinenten Darm-Ersatzblase mit der Zielsetzung erarbeitet, ein kontinentes, intraabdominelles

Tabelle 1. Ureterrekonstruktion

Reanastomose
Uretero-Neozystostomie
Psoas-Zipfelblase
Boari-Lappen
Transuretero-Ureterostomie
Intubierte Ureterostomie
Rotierter Pyelonlappen

Tabelle 2. Blasenersatz

Silikon-Blase (Lutzeyer et al., Auvert et al.)
Ileum-Blase (Couvelair-Camey-le Duc)
Ileum-Pouch (Melchior, Hautmann, Studer)
Ileo-Zäkal-Pouch (Mainz)
Sigma-Pouch (Schreiter, Lymberopoulos)

Tabelle 3. Blasenaugmentation (Prinzipien)

Darm intakt
Darm detubularisiert
Teflonfilz (Kelami)
Dura (Kelami, Schmiedt)
M. rectus abd. (Hak-Hagir)
Myotomie

Niederdruck-Reservoir mit hinreichender Kapazität zu schaffen, welches eine gute renale Protektion gewährt und per viam naturalem durch die Harnröhre restharnfrei, spontan und ohne Auxiliärmaßnahmen entleert werden kann (Tabelle 2). Voraussetzungen für die Bildung einer kontinenten Ersatzblase sind eine gute Nierenfunktion (Serum-Kreatinin unter 1,8 mg/dl), eine tumorfreie prostatische Harnröhre, ein auf die Blase beschränktes Tumorwachstum ohne Lymphknoten- oder Fernmetastasen sowie hinreichend mobile Darmsegmente. Insbesondere das Tumorstadium ist unseres Erachtens wichtig für die Indikationsstellung, da wir die Erfahrung gemacht haben, daß eine systemische Chemotherapie bei Harnableitung über ein Ileum-Conduit wesentlich besser vertragen wird als bei Darm-Ersatzblasen. Darüber hinaus muß bedacht werden, daß Patienten mit progredientem Tumorleiden in den Spätstadien kaum in der Lage sein werden, eine Ersatzblase durch Bauchpresse befriedigend zu entleeren.

Blasenaugmentation

Die Indikation zur Blasenaugmentation ist bei Schrumpfblasen unterschiedlicher Genese sowie in besonderen Fällen nicht rehabilitierbarer, vor allem neurogener Detrusorhyperaktivität mit Kapazitätseinschränkung und Harninkontinenz gegeben. Ob man auch bei Blasenexstrophie oder radiogenen Schrumpfblasen eine Augmentation empfehlen kann oder soll, muß von Fall zu Fall entschieden werden. Da alle Versuche einer Blasenaugmentation mit alloplastischen, xenoplastischen oder freien autoplastischen Materialien letztlich gescheitert sind (Tabelle 3), muß man auf intestinale Gewebe zurückgreifen. Seit den ersten Versuchen aus dem vorigen Jahrhundert wurde eine große Zahl von Vorschlägen zur Blasenerweiterung durch tubuläre oder detubularisierte Darmsegmente erarbeitet (Tabelle 4). Wir wissen heute, daß detubularisierte Darmsegmente zum Blasenersatz ebenso wie zur Blasenerweiterung besser geeignet sind als intakte, da durch die Detubularisierung die peristaltische Darmfunktion aufgehoben und somit ein Niederdruck-System geschaffen wird.

Tabelle 4. Blasenaugmentation (Intestinum)

Ileum antegrad	(Mikulicz)
Ileum quer	(Rubritus)
Ileum-Ring	(Scheele)
Ileum-Patch	(Rutkowski)
Ileum-Pouch	(Tasker)
Ileum-Clamp	(Mundy)
Sigma antegrad	(Birnbaum)
Sigma quer	(Stoeckel)
Sigma-Pouch	(Mathisen)
Caecum antegrad	(Couvelair)
Ileo-Caecum-Pouch	(Mainz)

Vaginalersatz

Die Indikation zu einer Scheidenersatzplastik stellt sich für den Urologen nur im Rahmen einer pelvinen Exenteration oder bei Transsexualplastiken mit Umwandlung von Mann zu Frau. Da bei pelvinen Exenterationen stets vordergründig die Frage der Harn- und/oder Stuhlableitung gelöst werden muß, bietet sich für diese Patienten auch die Bildung einer intestinalen Neovagina an. Ob man jedoch Sigma, Caecum oder Ileum wählt, sollte man primär von den anatomischen Gegebenheiten und den persönlichen Erfahrungen abhängig machen. Für die Bildung einer artifiziellen Vagina bei Transsexualplastiken mit Umwandlung von Mann zu Frau steht dagegen hinreichend cutanes Gewebe von Penis und Skrotum zur Verfügung, um daraus ein feminines Genitale mit Vagina aufzubauen. Nur in Einzelfällen ist man gezwungen, kleinere Defekte der dorsalen Zirkumferenz mit Spalthaut oder Mesh-graft zu decken.

Literatur beim Verfasser

Prof. Dr. med. H. Melchior
Klinik für Urologie
Städtische Kliniken Kassel
Mönchebergstr. 41/43
D-3500 Kassel

Lokale und systemische pathophysiologische Aspekte nach urologischen Eingriffen am Darm

J. Thüroff

Beitrag nicht eingereicht

Urologische Operationstechniken am Darm

R. Hautmann

An urologischen Eingriffen unter Mitverwendung des Darmes besteht derzeit erhebliches Interesse. Urodynamisches Verständnis der Blasenauslaßfunktion, Akzeptanz des intermittierenden Katheterismus und der Einsatz des artefiziellen Sphinkters haben die Enterocystoplastik zu einer überlegenswerten Alternative der Harnableitung werden lassen. Für den kompletten Blasenersatz trifft dies ohnehin zu. Die verbesserten Ergebnisse, die wir heute mit den urologischen Operationstechniken am Darm erzielen, sind das Ergebnis einer langen Geschichte von Triumphen und Mißerfolgen. Bei korrekter Indikation und Patientenselektion, richtiger Darmvorbereitung und dem Einsatz von Antibiotika und der neuen Nahtmaterialien garantieren sie eine nennenswerte Verbesserung der Patientenversorgung. Auf manche dieser Punkte kann ich nur Schlaglichter werfen, Prinzipien analysieren oder Trends aufzeigen.

Darmvorbereitung

Die mechanische Darmspülung mit 6-8 Litern kaliumreicher, körperwarmer Elektrolytlösung ist ein ausgezeichnetes Verfahren für die Vorbereitung des Colons.

Kontraindiziert ist sie wegen des potentiell erheblichen Ödems bei älteren Patienten mit cardiopulmonalen Vorerkrankungen. Als Dünndarmvorbereitung ist flüssige Ernährung über 24 Stunden vollkommen ausreichend. Astronautenkost als alleinige Darmvorbereitung muß für einen Zeitraum von mindestens 6 Tagen gegeben werden. Das Prinzip ist die Schlackenreduktion. Der Zielort der Dekontamination mit Neomycin ist der untere Dünndarm und der obere Dickdarm. Das Problem ist häufig ein Überwuchern der Gasbildner und damit eine unerwünschte Überblähung des Darmes.

Ein ausgezeichnetes Mittel, das uns die Anästhesie zur Verfügung stellt, ist die hohe Peridualanästhesie. Das Prinzip ist eine komplette Sympathikolyse, welche zu einem perfekten Kollabieren des Darmes führt. Das Risiko sind erhebliche Volumenprobleme.

Bei der Frage der Antibiotika-Prophylaxe gibt es viele Richtlinien und noch mehr Meinungen. Operationstechniken, die ausschließlich auf Dünndarm vertrauen, verzichten meist auf eine Antibiotikaprophylaxe. Am Colon wird sie prinzipiell benötigt. Die Prophylaxe wird häufig als „One Shot", selten über länger als 24 bis 48 Stunden, durchgeführt. Die Kombination der Wahl ist derzeit ein Azylureidopenizillin mit Metronidazol.

Eine urologische Darmanastomose muß unabhängig von der angewendeten Nahttechnik und dem Material 100%ig erfolgreich sein, da diese Zahl bereits von den Chirurgen am vorgeschädigten Darm erreicht wird. Der Vergleich: Naht vs Stapler ist daher nur an anderen Darmanastomosen möglich. Die Nahtinsuffizienz bei einer handgenähten Ileoproktostomie beträgt 2 bis 5%, bei einer Stapler-Anastomose 5 bis 10%.

Der Zeitgewinn einer Darmanastomose durch Stapler im Vergleich zur Handnaht beträgt zirka 20 Minuten. Bei der Konstruktion des Harnreservoirs ist überraschenderweise durch den Staplereinsatz trotz der Nahtlänge bis zu zirka 1 m kein Vorteil zu verzeichnen, wenn die Handnaht mit einer geraden Nadel und zulässig großen, im Zentimeter-Abstand plazierten Stichen angelegt wird. Die Frage der Kosten/Nutzenrelation des Staplers ist nicht generell zu beantworten. In einer Ausbildungsklinik läßt sich argumentieren, daß die universelle Handnaht von jedem Mitarbeiter überallhin mitgenommen werden kann; genauso gut jedoch, daß an einem solchen Ort die Ausbildung auch mit der Staplertechnik erfolgen soll.

Soll man Ileum oder Colon verwenden?

Dies ist ein äußerst vielschichtiges Problem und es kann nicht mit „absolut richtig" oder „absolut falsch" beantwortet werden. Es scheint jedoch so zu sein, daß sicher 1 m Dünndarm, wahrscheinlich auch 1 m Colon reseziert werden können, ohne entscheidend nachteilig in die Stoffwechselverhältnisse einzugreifen.

Die Resektion der Ileo-Coecal-Klappe plus Dickdarm oder plus Dünndarm scheint jedoch die Kompensationsmöglichkeiten deutlich zu überschreiten, wobei der Hauptstörfaktor der rasche Übertritt der Gallensäuren aus dem Dünn- in den Dickdarm zu sein scheint.

Conduit

Der Anteil von Conduits an den harnableitenden Verfahren beträgt an einigen großen Zentren nur noch 50%, an manchen sogar nur noch 15%. Dennoch sind heute die Conduits immer noch das Standard-Harnableitungsverfahren. Technische Neuerungen bei den Conduits gibt es kaum. Einzig erwähnenswerte Modifikation der Technik ist die antirefluxive ureteroileale Anastomose, wie sie von Pflüger oder Hirdes gezeigt wurde. Die ungeklärte, aber prinzipielle Frage nach der Notwendigkeit eines Refluxschutzes bei einem Niederdrucksystem kann hier nicht diskutiert werden, wahrscheinlich aber sind diese Antirefluxtechniken Antworten auf Fragen, die wir zumindest *so* nicht zu stellen brauchen.

Blasenersatz-Prinzipien

In der Literatur wuchern kasuistische Mitteilungen über neue Methoden des Harnblasenersatzes ins uferlose. Dabei hat der Wunsch nach Innovation und des bewußten „Andersmachens" zu signifikant schlechteren Operationstechniken geführt, als es die Originale bieten. Da Berichte über wenige Fälle prinzipiell von der Euphorie des Anfangserfolges begleitet sind, kann kein Vergleich dieser Operationstechniken vorgestellt werden, sondern muß eine prinzipielle Betrachtung erfolgen. In den letzten Jahren hat sich klar herauskristallisiert, daß beim Blasenersatz die entscheidende Frage diejenige nach der Kontinenz, vor allen Dingen der nächtlichen Kontinenz ist. Streßinkontinenz, jegliches Leakage-Volumen, Vorlagen, ja selbst das nächtliche Wecker-Stellen sind keine physiologischen Zustände. Vergleicht man die größeren Serien des Blasenersatzes im Hinblick auf ihre Kontinenzraten, so zeigt das Verfahren von Camey, daß ein intakt belassener Darm fast sicher zur nächtlichen Inkontinenz führt. Demgegenüber findet man bei dem Verfahren mit der maximal möglichen Detubularisierung, der Ileum-Neoblase, die klar niedrigste Inkontinenzrate. Die Kontinenzrate betrug für die ersten 30 Patienten 100%, auch jetzt, da nahezu 100 Patienten operiert sind und die Operation von 5 verschiedenen Operateuren ausgeführt wird, liegt sie noch bei 90%. Eine gezielte Umfrage an 40 vorwiegend deutschen urologischen Zentren ergab, daß 37 eine Form der kontinenten Harnableitung durchführen und daß sich 34 für die Ileum-Neoblase entschieden haben. Der Kock-Pouch mit Anastomose an die Harnröhre hat in den Händen von Skinner 50%, die Ileum-Blase von Melchior hat nach 6 Monaten eine Inkontinenz-Rate von 41% und der Mainz-Pouch eine solche von 33%. Die S-Blase benötigt in 18% die Hilfe eines artefiziellen Sphinkters.

Das Fazit dieser Daten im Hinblick auf die Operationstechnik zeigt 4 entscheidende Punkte:

1. Die ideale Reservoirform ist die Kugel. Ein intaktes Ileum-Segment von 60 cm Länge hat einen Radius von 1,2 cm und ein Volumen von 271 ml. Die antimesenteriale Schlitzung und einfache Faltung ergeben einen Radius von 2,4 cm und ein Volumen von 542 ml. Die doppelte Faltung - wie bei der Ileum-Neoblase - vergrößert den Radius auf 4,8 cm und das Volumen auf 1084 ml.
2. Nicht zu vernachlässigen sind Volumenverluste, die durch Belassen von tubulären Segmenten auftreten. Sei dies als Zuleitung zum Reservoir oder durch die Nippelkonstruktion. Kalkuliert man hierfür einen Längenverlust von 20 cm, reduziert sich das Volumen des Reservoirs bei einfacher Faltung auf 361 ml. Durch eine doppelte Faltung kann es wieder auf 722 ml vergrößert werden. Es wird aber immer und in jedem Fall signifikant unter dem Volumen des perfekt detubularisierten Systems liegen.
3. Ein intaktes Darmsegment mit effektiven Kontraktionsringen ist gemäß der eigentlichen Aufgabe des Darms ein Hochdrucksystem. Bereits bei einem Volumen von 6 ml mißt man in einem verschlossenen Ileum-Conduit Drücke um 100 cm Wasser. Dieses Druckverhalten ist dem Prinzip eines Niederdruckreservoirs, das wir mit unserer Operationstechnik anstreben, entgegengesetzt. Ist eine solche Hochdruckzone, auch wenn sie nur wenige Zentimeter lang ist, in Sphinkternähe angeordnet, muß sie zwangsweise diesen Druck auf den Sphinkter übertragen. Vor allen Dingen das nächtliche Absinken des Ruhetonus des Sphinkter externus wird diesem Druck nicht standhalten. Ein detubularisiertes gefaltetes Segment wird sich selbstverständlich ebenfalls kontrahieren. Die Kontraktion wird jedoch asynchron erfolgen und damit aus Drucksicht ineffektiv bleiben. Die Verwendung von intakten Darmsegmenten sphinkterfern hat wahrscheinlich keinen nennenswerten Einfluß auf das Druckverhalten des Reservoirs. Dennoch verzichtet man unnötigerweise auf beträchtliche Volumenanteile.
4. Jeder Darmteil kann durch chronische Distension riesige Volumina aufnehmen. Zur Erzielung von

Kontinenz ist eine ausreichend große Kapazität des Reservoirs erforderlich. Sie darf jedoch nicht so groß gewählt sein, daß sie später in Restharn und metabolischen Störungen endet. Wie die physiologische Blase ist der Darm aus glatter Muskulatur, Elastin und kollagenen Elementen aufgebaut und hat ein ähnliches Füllungsvermögen. Das Hinzufügen von Volumen führt zu einer Zunahme des Radius und einer relativen Zunahme der Wandspannung, so daß der Druck ungefähr gleich bleibt. Nach dem Gesetz von La Place wird somit bei physiologischen Druckverhältnissen das Reservoir mit dem größeren Radius das größere Volumen beherbergen. Ein einfaches Modell ist der aufgeblasene Handschuh von Hinman: Obwohl der Druck notwendigerweise in dem gesamten Gebilde gleich sein muß, ist die Wandspannung in der aufgeblasenen Handfläche nennenswert größer als in den Fingerspitzen. Bei konstantem Druck wird somit der größere Radius mehr Volumen mit größerer Wandspannung unterbringen als der kleine Radius.

Die prinzipiellen Anforderungen an die Operationstechnik beim kontinenten Blasenersatz sind somit eine perfekte Detubularisierung, eine geometrische Konfiguration in der Nähe der Kugelform, ein ausreichend' hohes Ausgangsvolumen und das Fehlen aller intakter Darmsegmente, vor allen Dingen aber in Sphinkternähe.

Blasenaugmentation

Die Probleme der operativen Technik bei der Blasenaugmentation sind heute klar erkannt: Für die Entfernung der erkrankten Blasenwand empfiehlt sich die Resektion des Detrusors bis auf das Trigonum, die sogenannte supratrigonale Zystektomie. Die einfache Spaltung der Blase in der Sagittalebene ist meist eine insuffiziente Behandlungsmethode, da dann der Blasenrest bei der Miktion seinen Inhalt in den zur Augmentation verwendeten Darmteil entleert und dieser wie ein großes Divertikel funktioniert. Für die Augmentation kommen alle Darmabschnitte in Frage. Die Übersicht der Weltliteratur zeigt, daß mehrheitliche Coekum und Sigma verwendet werden, daß die Erfolge jedoch bei der Verwendung von Ileum um 10% günstiger sind. Die Augmentation erfolgt im Gegensatz zu früher nicht mit intakten Darmsegmenten, sondern nur mit detubularisiertem Darm. Die „Patch"-Augmentation liefert ungünstigere Ergebnisse als die Augmentation mit einem der Reservoire, die problemlos an die supratrigonal resezierte Blase anastomosiert werden können. Generell ist es vorzuziehen, die Harnleiter neu zu implantieren. Bei der Indikationsstellung muß man darauf hinweisen, daß nahezu ein Viertel der augmentierten Blasen für eine korrekte Entleerung den Selbstkatheterismus erfordern.

HDI: Kontinente funktionelle Rektum-Sigma-Blase (Augmented and Valved Rectum)

Die Geschichte der Ureterosigmoideostomie ist wechselhaft. Renaissance und Verdammung folgen einander in stetem Wechsel. Die derzeitigen Argumente, die einer *breiten* klinischen Akzeptanz entgegenstehen, sind:

1. das Risiko eines Colon-Karzinoms, das die Indikation vor allem bei jüngeren Patienten mit benigner Grunderkrankung einschränkt.
2. die hyperchlorämische Azidose, die bei allen Patienten eine kontinuierliche Überwachung und bei 30–80% eine permanente Therapie erforderlicht macht.

Auf dem diesjährigen Amerikanischen Urologenkongreß wurden gravierende Modifikationen der HDI vorgestellt. Miller berichtete über die experimentellen Grundlagen der kontinenten, funktionellen Rektumblase, Kock über die ersten 12 Patienten, die mit einer vergleichbaren Technik, die die Autoren „Augmented and valved rectum" nennen, operiert wurden und Skinner konnte ebenfalls über 3 erfolgreich mit dieser Technik operierte Patienten berichten.

Worum handelt es sich?

Der Reflux des Darminhaltes in das Colon wird durch eine isoperistaltische Invagination des Sigma verhindert. Durch Detubularisierung des Rektums und Augmentation mit einem Ileum-Reservoir erfolgt die Druckdämpfung und Volumenerweiterung des Rektums. Die Harnleitermündung wird durch ein isoperistaltisches Ventil komplett vom Darminhalt geschützt.

Die experimentellen Grundlagen dieses Verfahrens wurden von Miller in Ulm geschaffen. Im Tierexperiment wurde – in Abweichung beim Vorgehen beim Mensch – die Augmentation des Rektum durch eine modifizierte Vesikosigmoideostomie vorgenommen. Die Zusammenfassung der Ergebnisse zeigt:

a) Die Invagination des Sigma ist zuverlässig und führt zu keinem Ileus.
b) Die modifizierte Vesikosigmoideostomie garantiert eine einwandfreie Uroenteroanastomose.
c) Die Resorption von Urinbestandteilen ist signifikant geringer als bei einer Standard-HDI.
d) Der Grund ist die Begrenzung der enteralen Resorptionsfläche, nicht die fehlende Resorption im Rektum.
e) Die Forderungen an ein kontinentes Harnreservoir hinsichtlich Niederdruck, guter Compliance, großer Kapazität und guter Kontinenz sind erfüllt.

Die Ziele dieser Modifikationen sind klar:

1. Metabolisch:
   Diese Operationstechnik führt zu einer Begrenzung der enteralen Resorptionsfläche des Urins.
2. Karzinomprophylaxe:
   Eine ebenso klare Trennung der ureterointestinalen Anastomose vom Fäkalstrom ist gewährleistet.

3. Sicherer Refluxschutz:
   Die isoperistaltische ileo-ileale Invagination garantiert einen problemlosen Refluxschutz.
4. Druckdämpfung:
   Die Augmentation durch ein Ileumreservoir und die Detubularisierung des Rektums sind eine effektive Druckdämpfung und Volumenerweiterung.

So erfolgversprechend die tierexperimentellen Untersuchungen und die ersten klinischen Erfahrungen von Kock in Los Angeles und Ulm auch sein mögen, so bleiben derzeit zwei gravierende Nachteile:

Es handelt sich um extensive Chirurgie und keine der drei Gruppen wagt, beim Menschen auf den temporären Anus praeter zu verzichten.

Blasenersatz der Frau

Dieses Problem wartet auf seine Lösung. Gleichgültig, ob man auf die funktionelle Rektum-Sigma-Blase, einen Standardpouch oder den UCLA-Pouch zurückgreift, sind sämtliche Lösungen wegen der Vielzahl der benötigten Nippel technisch schwierig und von einer großen Zahl von Revisionsoperationen begleitet.

Ein besonderes Kuriosum am Rande stellt der UCLA-Pouch dar:

Hier wird ein offensichtlicher Mainz-Pouch mit einer ebenso offensichtlichen Ileum-Neoblase kombiniert. Der Darmverlust von weit über 1 m ist exzessiv. Aus Ulmer Sicht ist das einzig Gute, daß die Neo-Blase nicht unter dem Mainz-Pouch sitzen muß.

Camey

Die von Camey seit über 20 Jahren durchgeführte Operationstechnik, die er ab 1984 weltweit propagiert hat, war Anstoß zu einem dramatischen Fortschritt im Bereich des Blasenersatzes. Trotzdem muß man sich darüber im klaren sein, daß bereits 1988 diese Technik wegen des nicht detubularisierten Darms eine überholte und damit historische Operation ist.

Pouch

Pouches werden an einigen wenigen Zentren schwerpunktmäßig betrieben. Ihre Probleme sind die des efferenten Nippels, also des Kontinenzorgans, die einer schwierigen Learning Curve und einer unglaublichen Reoperationsrate. Es ist sinnvoller, sich einige prinzipielle Gedanken über die Pouch-Technik als über ohnehin nur kurzfristig geltende Modifikationen zu machen. Bei 7 der ersten 8 Pouches in Mainz und bei 44 der ersten 205 Kock-Pouches mußte Skinner den efferenten Nippel operativ revidieren. Selbst eine lange Learning Curve unterstellt, sank aber die Re-Operationsrate zwischen dem 250. und dem 500. Kock-Pouch nur von 34 auf 26%. Bei den letzten 230 Patienten betrug sie dann 18%. Wenn in der Hand von urologischen Meistern kein besseres Ergebnis erzielbar ist, muß die Indikation zu diesem Eingriff mit Zurückhaltung gestellt werden. Auch Skinner sieht dies so:

„Our enthusiasm still is tempered only by the need for revisions. The ongoing modifications discussed and fastidious attention to detail reflect our attempt to address the potential complications. Patients still must be aware that complications may occur".

Es sollte nicht vergessen werden, daß es heute stoma- und katheterlose Alternativlösungen gibt, die keine Nippel benötigen, und deren Reoperationsrate deswegen bei weniger als 5% liegt.

Persönlich kann ich die Indikation zum Pouch derzeit überhaupt nur bei einem ausgewählten Patientenkollektiv und bei der Frau sehen.

Unser Fach kann mit Stolz auf diese Entwicklung blicken. Schwesterfächer, zumal dasjenige, aus dem wir hervorgegangen sind, tun dies mit anderen Emotionen. Sieht man einmal von den derzeit „noch" Standard-Harnableitungsverfahren, den Conduits ab, muß man aber abschließend dennoch darauf hinweisen, daß der Blasenersatz in einer frühen Phase seines klinischen Einsatzes ist; eine endgültige Beurteilung sicher noch ein weiteres Jahrzehnt dauern wird und daß es sich um überdurchschnittlich große Chirurgie handelt. Zur maximalen Herausforderung wird dieses Problem jedoch erst bei der Revision. Jeder Urologe muß bereits bei der primären Indikationsstellung bedenken, daß er bei einer potentiell erforderlichen Revision kaum auf fachfremde Hilfe hoffen kann. Ist er nicht allen Möglichkeiten einer dann extensiv schwierigen Laparatomie gewachsen, kann man ihm nicht raten, die Indikation zu einem solchen Eingriff zu stellen.

Prof. Dr. R. Hautmann
Urologische Universitätsklinik
Prittwitzstr. 43
D-7900 Ulm

Komplikationen und Spätfolgen nach urologischen Eingriffen am Darm

R. Harzmann

Die Ableitung des Urins über aus der Kontinuität ausgeschaltete oder nicht ausgeschaltete Darmabschnitte führt innerhalb eines Intervalls von 6 bis 12 Monaten zu einer ausgeprägten Atrophie der bis dahin intakten Darmschleimhaut. Dies drückt sich klinisch dadurch aus, daß die zunächst als Folge resorptiver und sekretorischer Vorgänge in Erscheinung tretenden metabolischen Veränderungen bzw. Elektrolytverschiebungen mit zunehmendem Abstand zum operativen Eingriff an klinischer Wirksamkeit verlieren. Für die Ureterosigmoidostomie gilt dies allerdings nur mit Einschränkungen. Eine inzwischen allgemein akzeptierte gravierende Folgeerscheinung dieser Form der Harnableitung ist die Entstehung von Adenokarzinomen (Abb. 1). Seit der Erstbeschreibung eines solchen durch Ureterosigmoidostomie induzierten Tumors (1929) sind mehr als 100 weitere Fälle beschrieben worden. Ätiologisch wird eine endogene Nitrosaminentstehung bedingt durch die gemeinsame Ableitung von Stuhl und Urin angenommen. Aus den bisher vorliegenden Publikationen [8] zur Frage der Tumorentwicklung nach Ureterosigmoidostomie geht hervor, daß die Latenz zwischen Operation und Tumornachweis im Schnitt bei 20 Jahren liegt und danach jeder 4. Patient mit dieser Form der Harnableitung an einem Sigma-Karzinom erkrankt. Während das Altersmittel des „normalen" Sigmakarzinompatienten 69,1 Jahre beträgt, liegt das der Patienten mit Tumorbildung nach Ureterosigmoidostomie bei 33 Jahren (Tabelle 1).

Tierexperimentelle Untersuchungen konnten zeigen [6], daß die Tumorbildung im Sigma nur dann eintritt, wenn Stuhl und Urin gemeinsam abgeleitet werden, während bei getrennter Ableitung kein Karzinom entsteht. Offen bleibt, ob die von diesen Autoren gewählte Versuchszeit lang genug ist, um auch andere Formen der Tumorinduktion durch Harnableitung erfassen zu können. Da die chronische Irritation der für die Urinaufnahme nicht vorgesehenen Darmschleimhaut oder aber die Ausscheidung von Karzinogenen mit dem Urin auch als Ursachen einer Karzinominduktion im Darm in Frage kommen, erschien es angebracht, Langzeitergebnisse der verschiedenen Formen der Harnableitung oder Harnumleitung unter dem Gesichtspunkt der Tumorinduktion zu überprüfen. Von Interesse sind dabei alle Operationsverfahren, die Darmsegmente für den Harn-Transport oder als Urin-Reservoir verwenden. Demnach ist nach Fällen von Tumorinduktion in der Rektumblase, im Ileum- und im Colon-Conduit, bei kontinenter Harnableitung und in Harnleiterersatz- und Harnblasenerweiterungsplastiken zu fragen. In diesem Zusammenhang sollten nur Verläufe nach gutartiger Grunderkrankung (neurogene Harnblasenentleerungsstörung, Schrumpfblase unterschiedlicher Genese, Harnblasenekstrophie) beurteilt werden, da ein Tumornachweis im harnableitenden Darmsegment bei maligner urologischer Grunderkrankung Folge eben dieser Erkrankung sein kann. Bekannt ist der Tumornachweis im Ileum Conduit nach Zystektomie wegen

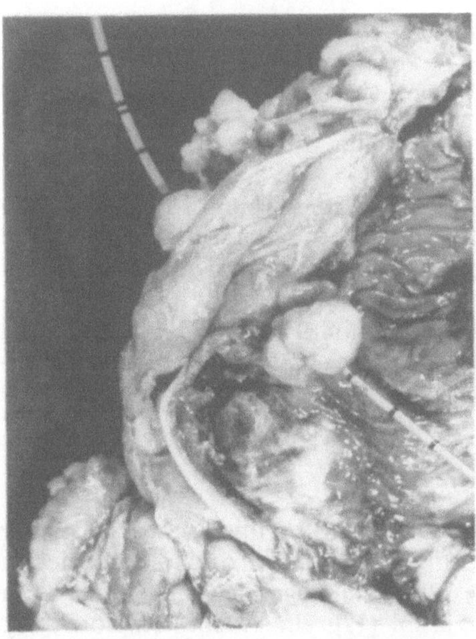

Abb. 1. Adenokarzinom nach Ureterosigmoidostomie. Harnleiter-Darmanastomose durch Ureterenkatheter markiert. (Aus Harzmann et al. [8])

Tabelle 1. Daten zur Tumorinduktion durch Ureterosigmoidostomie

Bisher 103 Fälle
⇩

Latenz:	2–50 Jahre	2–14 J. (OP > 40. Lebensjahr) 14–50 J. (OP < 40. Lebensjahr)
Alter:	33 J.	(anstelle 69,1 J.)
Risiko:	550 ×	(alle Altersgruppen)
	7000 ×	(< 25. Lebensjahr)
Histologie:	84%	Adeno-Ca.
	10%	Urothel-Ca.
	6%	entdifferenziertes Ca.
Ätiologie:	Nitrat-Reduktion	Nitrit Nitrosamin

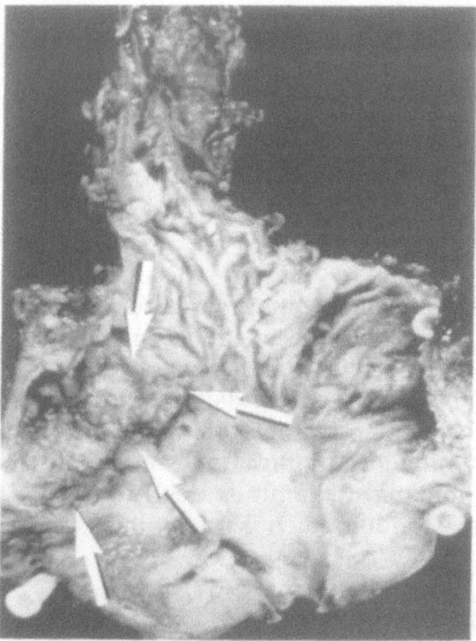

Abb. 2. Adenokarzinom nach Colozystoplastik. Tumor durch *Pfeile* markiert. (Aus Harzmann et al. [8])

Harnblasenkarzinoms. Diese Tumorformen haben nichts mit der Frage der Tumorinduktion durch Harnableitung zu tun. Sie sind Folge einer iatrogenen Tumorzellimplantation bzw. einer Tumorentstehung (Urothelkarzinom) aus intraoperativ nicht erfaßten Dysplasien oder Carcinoma-in-situ-Befunden des distalen Harnleiters [1].

Ileum Conduit

Bei benigner Grunderkrankung wurden bisher 5 Mal Neubildungen im Ileum-Conduit beschrieben [11, 16, 17, 20, 22]. Histologisch handelte es sich um ein Adenokarzinom [17], ein Adenokarzinoid [11], ein nephrogenes Adenom [20] und zwei Adenome [16, 22].

Die Latenz zwischen Operation und Tumornachweis betrug 12 bis 22 Jahre. Hinzuweisen ist darauf, daß primäre Dünndarmtumoren unter regulären Bedingungen extrem selten sind.

Colon Conduit

Für diese 1968 beschriebene Form der Harnableitung wurden 5 Fälle einer Tumorbildung im urinableitenden Dickdarmsegment registriert [2, 4, 14, 23]. In diesen Fällen handelte es sich um Adenokarzinome, die in einem Zeitraum von 1 bis 29 Jahren nach dem operativen Eingriff registriert wurden. Die Latenzphase liegt im Falle der Colon-Conduit-Karzinome im Schnitt unter der des Ileum-Conduit-Tumors. Aufschlußreich sind die Untersuchungen einer englischen Arbeitsgruppe [15], die 15 Kinder und Jugendliche mit Colon Conduit frühestens 5 und spätestens 15 Jahre nach dem Eingriff Conduit-Biopsien unterzog. Die dabei gefundenen atrophisierenden Prozesse und chronischen Entzündungen (plasmazelluläre und eosinophile Infiltration der Lamina mucosa) korrelierten im Schweregrad mit der Zunahme des Intervalls zwischen Operation und Biopsie. Die Autoren stellen diese Veränderungen schon vor der Erstbeschreibung des Colon-Conduit-Karzinoms durch Chiang [4] in den Rang von Praekanzerosen.

Harnblasenerweiterungsplastik

Bis in die 50er Jahre wurde vor allem bei tuberkulöser Schrumpfblase die Harnblasenaugmentation mit Hilfe von Dickdarm- und Dünndarmanteilen häufig durchgeführt. Der erste Fallbericht zur Tumorentstehung in einer der Harnblase angelagerten Ileumschlinge stammt aus dem Jahre 1971 [18]. Seitdem sind weitere 7 Fälle einer Tumorinduktion in Ileumaugmentierten Harnblasen publiziert worden [9, 12, 19, 21]. Hinzu kommen 2 Adenokarzinome nach Colozystoplastik (Abb. 2) [8, 10] und eine Sarkombildung in einer Ileum-augmentierten Harnblase [7]. Insgesamt sind also bisher 11 Mal Tumoren in Harnblasenerweiterungsplastiken festgestellt worden. Die Latenz zwischen Operation und Tumornachweis liegt bei minimal 7 und maximal 24 Jahren. Alle diese Fälle haben gemeinsam, daß die Harnblasenerweiterungsplastik bei gutartiger urologischer Grunderkrankung durchgeführt worden war und sich der Tumor in dem der Harnblase angelagerten Darmanteil entwickelte.

Kontinente Harnableitung

Die letztlich auf Couvelaire [5] zurückgehende kontinente Harnableitung wird erst seit Beginn der 80er Jahre in größerer Häufigkeit durchgeführt. Allerdings liegen bereits einzelne Langzeitbeobachtungen 25 Jahre nach Camey-Plastik [3] vor [13]. Bisher ist für keine der verschiedenen Formen der kontinenten Harnableitung ein Fall einer Tumorinduktion beschrieben worden.

Diskussion

Spontane Tumorbildungen im Dünndarm sind verglichen mit denen des Dickdarms Raritäten. Werden Darmanteile jedoch zur Harnableitung verwandt, scheinen Dick- und Dünndarm in offenbar gleicher Häufigkeit und in analoger Form durch eine Tumorinduktion gefährdet. Noch am seltensten werden Tumoren im Ileum Conduit beschrieben, obwohl dieser Eingriff bisher zweifellos am häufigsten für die Harnableitung gewählt wurde. Es ist denkbar, daß für diesen vergleichsweise günstigen Befund die fehlende Urinstase verantwortlich gemacht werden kann. Für diese Annahme spricht auch, daß nach Dünndarmerweiterungsplastiken der Harnblase,

Tabelle 2. Zeitliche Zusammenhänge zwischen Erstbeschreibung der jeweiligen Harnableitungstechnik und Nachweis der Tumorinduktion

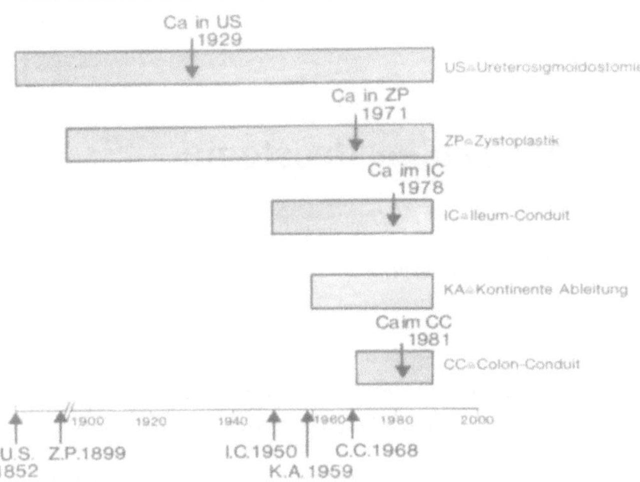

also bei einer Stase des Urins, eine höhere Zahl von Tumorinduktionen festgestellt wurde. Dies mag jedoch auch damit zusammenhängen, daß die Harnblasenerweiterungsplastik der wesentlich früher beschriebene Eingriff ist, weswegen hier die für die Induktion notwendige Latenzperiode von mehr als 20 Jahren in der Mehrzahl der Fälle bereits erreicht ist. Auch bei der kontinenten Harnableitung kommt es zur Stase des Urins, weswegen für die so behandelten Patienten ein erhöhtes Karzinomrisiko diskutiert werden muß. Die Tatsache, daß bisher keine Tumorinduktion nach kontinenter Harnableitung beschrieben worden ist, spricht auf den ersten Blick gegen diese Theorie. Es muß jedoch festgestellt werden, daß bisher nur wenige Einzelfälle mit kontinenter Harnableitung mehr als 20 Jahre Abstand zur Operation haben und damit erst in den Risikobereich eingetreten sind. Setzt man als minimale Latenz für eine Tumorinduktion durch Harnableitung über Darmsegmente 20 Jahre zu Grunde, dann muß ausgehend von den hier vorgestellten Daten damit gerechnet werden, daß es in den kommenden Jahren zu einem sprunghaften Anstieg der Erkrankungsziffern kommt. Die Dimension der Karzinominduktionsraten durch Ureterosigmoidostomie, die bereits auf 25% geschätzt wird, erscheint auch für andere Formen der Harnableitung denkbar.

Die Karzinominduktion als Spätfolge nach Harnableitung über Darmsegmente muß auf Grund der hier vorgestellten Daten als ein für die Verlaufskontrolle wichtiger Faktor berücksichtigt werden (Tabelle 2). Die Konsequenz daraus ist die Forderung, jährlich einmal eine Kontrolle mit Hilfe des Haemocculttestes, radiologischer Verfahren und vor allem der endoskopischen Diagnostik inclusive Biopsie durchzuführen. Die Möglichkeit der Tumorinduktion mindert nicht den Stellenwert der kontinenten Harnableitung, da diese über einen langen Zeitraum wesentliche Vorteile für den Patienten bietet. In Kenntnis des Risikos sollten aber gerade auch die kontinent abgeleiteten Patienten sehr sorgfältigen Kontrollen unterzogen werden, so daß man im Falle eines Tumornachweises eine Frühveränderung erfassen und somit eine sichere Heilung erzielen kann.

Literatur

1. Banigo OG, Waisman J, Kaufman JJ (1975) Papillary (transitional) carcinoma in an ileal conduit. J Urol 114: 626-627
2. Baum RD (1988) Letters to the editor. J Urol 140: 382-383
3. Camey M, Le Duc A (1979) L'enterocystoplastie avec cystoprostatectomie totale pour cancer de la vessie. Ann Urol 13: 114-123
4. Chiang MS, Minton JP, Clausen K, Clatworthy HW, Wise HA (1982) Carcinoma in a colon conduit urinary diversion. J Urol 127: 1185-1187
5. Couvelaire R (1951) Lé reservoire iléal de substitution aprés la cystectomie totale chez l'homme. J Urol Nephrol 57: 408-417
6. Crissey MM, Steele GD, Gittes RF (1980) Rat model for carcinogenesis in ureterosigmoidostomy. Science 207: 1079-1080
7. Egbert BM, Kraft JK, Perkash I (1980) Undifferentiated sarcoma arising in an augmented ileocystoplasty patch. J Urol 123: 272-274
8. Harzmann R, Kopper B, Carl P (1986) Karzinominduktion durch Harnab- oder -Umleitung über Darmabschnitte? Urologe A 25: 198-203
9. Kamidono S, Arakawa S, Umezu K, Ishigami J (1985) A rare case of adenocarcinoma of bladder following augmentation enterocystoplasty. Acta Urol Jpn 31: 315-318
10. Kirby RS, Lloyd-Davies RW (1985) Adenocarcinoma occurring within a caecocystoplasty. Br J Urol 57: 357-358
11. Kochevar J (1984) Adenocarcinoidtumor goblet cell type arising in a ureteroileal conduit: A case report. J Urol 131: 957-959
12. Leedham PW, England HR (1973) Adenocarcinoma developing in an ileozystoplasty. Br J Urol 60: 158-160
13. Lilien OM, Camey M (1984) 25-year experience with replacement of the human bladder (Camey Procedure). J Urol 132: 886-891
14. Marchetti DL, Piver MS, Tsukada Y (1984) Adenocarcinoma in an isolated sigmoid urinary conduit. Obst Gynec (Suppl 3) 63: 54-56
15. Moorcraft J, Du Boulay CEH, Isaacson P, Atwell JD (1983) Changes in the mucosa of colon conduits with particular reference to the risk of malignant change. Br J Urol 55: 185-188
16. Peterson NE (1984) Adenoma of ileal urinary conduit. J Urol 131: 1171-1172
17. Shousha S, Scott J (1978) Ileal loup carcinoma after cystectomy for bladder exstrophy. Br Med J 2: 397-398
18. Smith P, Hardy GJ (1971) Carcinoma occurring as a late complication of ileocystoplasty. Br J Urol 43: 576-579
19. Stone AR, Davies N, Stephenson TP (1987) Carcinoma associated with augmentation cystoplasty. Br J Urol 60: 236-238
20. Strand WR, Alfert HJ (1987) Nephrogenic adenoma occurring in an ileal conduit. J Urol 137: 491-492
21. Takasaki E, Murahashi I, Toyoda M, Honda M, Waku SH (1983) Signed ring adenocarcinoma of ileal segment following ileocystoplasty. J Urol 130: 562-563
22. Tomera KM, Unni KK, Utz DC (1982) Adenomatous polyp in ileal conduit. J Urol 128: 1025-1026
23. Wilson JWL, Morales A (1982) Development of adenocarcinoma in transverse colon conduit. Urology 20: 182-183

Prof. Dr. R. Harzmann
Urologische Klinik
Zentralklinikum Augsburg
Stenglinstraße
D-8900 Augsburg

Postersitzung 1: Darmchirurgie

Erfahrungen mit Patienten mit einem kontinenten Ileostoma (Kock-Pouch)

R. F. Kropman, A. A. B. Lycklama à Nijeholt, J. Zwartendijk und R. H. Kruyt

Zusammenfassung

- Von 1984–1988 wurden 25 Patienten mit einem Kock-Pouch versorgt.
- Schwerwiegenden Frühkomplikationen: bei 9 Patienten (36%).
- Spätkomplikationen bei: 19 Patienten (76%).
- Reoperationen: bei 10 Patienten (insgesamt 22 ×).

Patientenmaterial

- Von 1984–1988 wurden 25 Patienten mit einem Kock-Pouch versorgt.
- Mittlere Verlaufsbeobachtungszeit: 24,75 Monate (2–45 Monate).
- Durchschnittsalter: 49,6 Jahre (19–65 Jahre).
- Indikation und Geschlechtsverteilung: s. Tabelle 1. (T3 Karzinom: präoperative Bestrahlung 40 Gy).

Frühkomplikationen

Der Prozentsatz der Frühkomplikationen war vergleichbar mit dem Ileum-Konduit.

Spätkomplikationen

- Die Spätkomplikationen sind in Tabelle 2 zusammengefaßt.
- 60 Spätkomplikationen bei 19 Patienten (76%).

Tabelle 1. Indikation für Harnableitung (25 PT)

	M	F
Blasenkarzinoma	11	2
Inkontinenz		10
Konversion Colon Konduit	1	
Interstitiellen Zystitis		1
	12	13

- Mortalität: 2 Patienten. Einer aufgrund von Metastasen und einer wegen Sepsis und Fistelproblemen.
- Bei 10 Patienten wurden insgesamt 22 Reoperationen durchgeführt, hauptsächlich wegen Nippelgleiten.
- Bei 12 Patienten entwickelten sich Steine im Pouch.
- Reflux wurde bei 5 Patienten gefunden, von denen nur einer Pyelonefritis entwickelte
- 15 Patienten waren kontinent. Die andern inkontinent, variierend von bescheidener Leckage bis zur völligen Inkontinenz.

Diskussion

Unsere Erfahrungen geben einen weniger optimistischen Blick auf die Kontinente Harnableitung wie die Erfahrungen von Skinner u. a.

Das Ganze von 22 Reoperationen entspricht den Erfahrungen von Kock u. a., wobei 15 von 31 Patienten revidiert werden mußten wegen Nippelgleiten.

Tabelle 2. Spätkomplikationen, ohne Tumor-Beziehung

Komplikationen	Anzahl Komplikationen (n)	Anzahl Reoperationen (n)
Mortalität	1	
Sepsis	1	
Probleme mit dem Katheterismus	4	2
Entwicklung einer Fistel	2	2
Gleiten der afferenten Nippel	9	10
Gleiten der efferenten Nippel	9	
Stomastenose	4	5
Pyelonephritis	6	
Pyocystis	5	2
Nicht funktionierende Niere	1	
Hyperchloraemische Azidosis	4	
Steinbildung im Pouch	12	
Febris e. c. i.	1	
Hernia cicatricalis	1	1
Total	60 (19 Patienten)	22 (10 Patienten)

Wegen des Nippelgleitens wird heutzutage der Nippel mit der vierten Staplerreihe an der Wand des Pouches fixiert.

Die Pyozystisproblematik ist selbstverständlich vom Kock-Pouch-Verfahren unabhängig.

Nach Entfernung der letzten „Stapler" am Ende der Staplerreihe wird die Steinbildung auf dem Nippel weniger gesehen.

Konklusion

Kontinente Harnableitung mit einer Kock-Technik bei 25 Patienten gab einen Prozentsatz von Frühkomplikationen, der mit dem des Ileum-Konduit vergleichbar ist. Der Prozentsatz von Spätkomplikationen dagegen war viel höher. Die Höhenrevisionsrate ist vornehmlich auf das Nippelgleiten zurückzuführen. Steinbildung auf dem Nippel wurde am Anfang viel gesehen.

Das Kontinente Stroma bedeutet zweifellos einen Fortschritt. Es kann dem Patienten eine bessere Selbstachtung und eine leichtere Lebensweise geben. Dennoch sollten Patient und Chirurg an die Spätkomplikationen denken und wegen der oft notwendigen Nachoperationen aufmerksam sein.

Dr. R. F. Kropman
Afdeling Urologie
Academisch Ziekenhuis
Rijnsburgerweg 10
NL-2333 AA Leiden

Kock-Pouch und Ileum Neoblase: Indikation und Ergebnisse

A. Stammel, M. Goepel, R.-H. Ringert und H. Behrendt

Einleitung

Im Vergleich zum Ileum Conduit bietet sich durch die supravesikale Harnableitung nach Kock mit Stoma sowie durch die Ileum Neoblase unter Benutzung des physiologischen Sphinkters die Chance die Anforderungen an eine bessere für den Patienten eher akzeptable Harnableitung zu realisieren.

Es wird über erste Erfahrungen der Urologischen Universitätsklinik Essen berichtet.

Material und Methode

In der Zeit von November 1985–September 1988 wurde bei 18 Patienten zur supravesikalen Harnableitung der Kock Pouch durchgeführt, bei 6 Patienten wurde die Harnblase durch eine Ileum-Neoblase ersetzt. Die operative Technik des Kock-Pouches entspricht weitgehend der Beschreibung von Skinner [4].

Bei der Anlage einer Ileumneoblase wurde in einem Fall das operative Verfahren nach Camey [1] in 5 Fällen das operative Procedere nach Hautmann [2] gewählt.

Bei 20 Patienten erfolgte die Harnableitung nach radikaler Zystektomie wegen eines infiltrierend wachsenden Blasenkarzinomes. 6 Patienten wurden dabei in Form einer Ileum-Neoblase abgeleitet. Die Indikation zum Kock-Pouch oder zur Ileum-Neoblase bei infiltrativ wachsendem Blasencarcinom wurde gestellt, wenn der Eingriff unter kurativer Zielsetzung erfolgen sollte. Für die Ileum-Neoblase wurden negative Probebiopsien aus der prostatischen Harnröhre gefordert.

Die Indikation zum Kock-Pouch bei Kindern mit Spina bifida war gegeben, wenn wegen Harnröhrenkatherisierungsproblemen eine Sphinkterprothesenimplantation mit oder ohne Blasenaugmentation nicht möglich war.

Die Indikation zum Kock-Pouch bei chronischer Zystitis war gegeben, wenn konservative Maßnahmen zu keiner Besserung des Beschwerdebildes führte.

Ergebnisse

Bei gutem Allgemeinzustand des Patientenkollektives war die frühe postoperative Phase komplikationsarm. Bei einem Patienten trat postoperativ ein Subileus auf. Eine Pneumonie sowie myocardiale Beschwerden wurden in einem weiteren Fall gesehen. Diese allgemeinen Komplikationen führten zu keiner Verlängerung des stationären Aufenthaltes. Wegen eines aufgetretenen Beckenabszesses wurde im späteren postoperativen Verlauf bei einem weiteren Patienten eine Revision notwendig.

An harnableitungsspezifischen Komplikationen stehen bei der kontinenten Harnableitung nach Kock Katheterisierungsprobleme und Pochinkontinenz im Vordergrund (jeweils in vier Fällen). Ein Nippelslipping wurde in einem Falle gesehen. Eine erneute Revision war bei 6 (33%) Patienten erforderlich.

Bei der Anlage einer Ileum Neoblase wurden keine Komplikationen gesehen. Die Patienten die nach dem operativen Verfahren nach Hautmann abgeleitet wurden waren bei Tag und Nacht trocken.

Der Patient der eine Harnableitung in Form der Ileum Neoblase nach Camy erhielt war zunächst nur tags nach einer Intervallphase von 11/2 Jahren auch nachts vollständig kontinent.

Diskussion

Die hier vorgelegten Ergebnisse stellen einen ersten Erfahrungsbericht der Urologischen Universitätsklinik Essen mit der kontinenten supravesikalen Harnableitung nach Kock sowie der Ileum-Neoblase über einen Beobachtungszeitraum von 3 Jahren da. Die postoperative Hospitalisierungsphase wird bei Anlage eines Kock-Pouches im Vergleich zum Ileum conduit durch primär längeren stationären Aufenthalt sowie spezifische Komplikationen wie Pouchinkontinenz und Probleme bei der Katheterisierung erhöht. In der 1982 veröffentlichten Serie von Kock [3] betrug die Rate der Reinterventionen am efferenten Schenkel noch 50%. Durch technische Modifikationen, insbesondere die Anwendung hämostatischer, gewebefreundlicher Klammergeräte (TA55) konnte die Revisionsrate auf unter 10% gesenkt werden [4]. Die Revisionsrate des hier vorgelegten Patientenkollektives liegt bei 33%. Zunehmende Erfahrung mit der supravesikalen Harnableitung nach Kock wird die postoperative Morbiditätsrate entsprechend den Zahlen von Kock und Skinner weiter senken.

Die genannten Verfahren kommen vorrangig bei Patienten mit lokal begrenztem Tumorwachstum in Frage.

Literatur

1. Camy M, Le Duc A (1979) Lenteroplastie avec cystoprostatectomie totale pour cancer de la vessie. Ann Urol 13: 114
2. Hautmann RE, Egghart G, Frohneberg D, Miller K (1987) Die Ileum Neoblase. Urologe A 26: 67-73
3. Kock NG, Nilson AE, Nilson LO, Norlen LJ, Philipson BM (1982) Urinary diversion via continent ileal reservoir: clinical results in 12 patients. J Urol 128: 469-476
4. Skinner DG, Boyd SD, Lieskovsky G (1984) Clinical experience with the kock continant ileal reservoir for urinary diversion. J Urol 132: 1101-1107

Dr. A. Stammel
Urologische Universitätsklinik
der Gesamthochschule (GHS) Essen
Hufelandstr. 55
D-4300 Essen 1

Erfahrungen bei 36 kontinenten Harnableitungen über den Kock-Pouch

L. Hertle, J. Pannek, P.-J. Funke, J. Graff, H. Schulze und Th. Senge

Der Kock-Pouch gehört zu den wesentlichen Fortschritten auf dem Gebiet der supravesikalen Harnableitung. Beim Kock-Pouch ist ähnlich wie bei anderen Harnableitungsverfahren prinzipiell mit einer Reihe von gravierenden Spätkomplikationen zu rechnen. Dazu zählen metabolische Störungen durch Beeinträchtigung der Vitamin B_{12}- und der Gallensäurenabsorption bei Ausschaltung von mehr als 70 cm Dünndarm. Der unphysiologische Kontakt von Urin mit einer großen Dünndarmoberfläche läßt Veränderungen im Elektrolyt- und Säure-Basen-Haushalt erwarten.

Material und Methodik

Von März 1985 bis Dezember 1987 wurde bei 36 Patienten (25 Männer, 11 Frauen) mit infiltrierendem Blasencarcinom ein Kock-Pouch angelegt. Das Durchschnittsalter der Patienten betrug 55,1 Jahre. Kein Patient hatte zum Zeitpunkt der Operation Lymphknoten- oder Fernmetastasen. Im Rahmen einer retrospektiven Studie wurden 28 Patienten mindestens ein Jahr nach der Operation nachuntersucht. Dabei wurden folgende Labor- oder Funktionsuntersuchungen vorgenommen: Elektrolyte, Kreatinin und Harnstoff im Urin und im Serum, Vitamin B_{12}-Konzentration im Serum, Vitamin B_{12}-Resorptionstest nach Schilling, Folsäurekonzentration im Serum, Oxalsäurekonzentration im Urin, Blutgasanalyse, Keimzahl im Urin, Urographie, Sonographie, Pouchographie, Pouchoskopie und Pouchometrie.

Ergebnisse

Innerhalb eines Jahres nach der Operation verstarb ein Patient an einem Herzinfarkt, zwei weitere Patienten verstarben an metastasiertem Blasencarcinom. Die Operationsdauer betrug $6{,}3 \pm 1{,}4$ Stunden. Die stationäre Aufenthaltsdauer lag bei $26{,}2 \pm 4{,}7$ Tagen. Nach einem Jahr waren folgende Parameter im Vergleich zu den präoperativen

Werten unverändert: Kreatinin und Harnstoff im Serum und im Urin bei allen Patienten, Elektrolyte im Serum und im Urin bei 26 von 28 Patienten. Im Normbereich waren bei allen Patienten die Vitamin-B_{12}-Konzentrationen und die Folsäurekonzentration im Serum. Auch die Blutgasanalysen zeigten keine wesentlichen Abweichungen. Lediglich eine Patientin mußte zwischenzeitlich wegen einer dekompensierten metabolischen Acidose stationär behandelt werden. Bei allen Patienten fanden sich signifikante Bakterienzahlen im Urin, offenbar durch exogene Kontamination. Bei keinem Patienten kam es zu klinisch relevanten Pyelonephritiden. Röntgenologisch war bei keinem Patienten ein Reflux nachzuweisen. Drei Patienten waren harninkontinent und mußten Urinauffangsysteme verwenden. Ursache war bei einer Patientin eine Stomastenose. Da bei ihr eine Metastasierung auftrat, wurde der Kock-Pouch so revidiert, daß kein efferenter Nippel mehr bestand und das System funktionell einem Ileum-Conduit mit afferentem Nippel ähnelte. Die beiden anderen Patienten waren teilinkontinent, am ehesten in Folge einer unzureichenden Nippelfunktion. Bei allen kontinenten Patienten ergab die Pouchometrie folgende Daten: maximale Pouchkapazität 685 ± 175 ml, maximaler Druck im Pouch 23,9 ± 10,2 mm Hg und mittlere Compliance 40,75 ± 35,4 ml/mm Hg. Weitere klinisch relevante Komplikationen waren Harnleiterimplantationsstenosen in drei Fällen, die durch Ballondilatation ausreichend therapiert werden konnten. Bei zwei Patienten traten parastomale Hernien auf, die operativ korrigiert wurden. Ausgeprägte Steininkrustationen der Klammern wurden bei drei Patienten beobachtet. Die Therapie bestand in einer endoskopischen Lithotrypsie, zum Teil in Kombination mit einer ESWL. Der Vitamin-B_{12}-Resorptionstest (nach Schilling) war bei 30 Patienten pathologisch bei allerdings normaler Vitamin-B_{12}-Konzentration im Serum. Die körpereigenen Vitamin-B_{12}-Speicher reichen im Allgemeinen für drei Jahre. Danach wäre bei diesen Patienten eventuell eine Substitution mit Hydroxocobalamin notwendig.

Kommentar

Unsere Erfahrungen erlauben zusammenfassend folgende Schlußfolgerungen: Obwohl technisch sehr aufwendig, ist der Kock-Pouch bei strenger Patientenselektion ein vergleichsweise komplikationsarmes Verfahren, das dem Patienten ein weitgehend normales Leben ermöglicht. Behandlungsbedürftige metabolische Störungen sind selten; Störungen der Nippelfunktion sind klinisch meist relevant und erfordern eine operative Korrektur.

Priv.-Doz. Dr. L. Hertle
Urologische Klinik der Ruhr-Universität Bochum
Klinikum Marienhospital
Widumer Str. 8
D-4690 Herne 1

Die Ileum Neoblase - 2 Jahre Follow-Up

D. Frohneberg, G. Egghart, K. Miller und R. Hautmann

Im Zeitraum April 1986 bis zum August 1988 wurde im eigenen Krankengut bei 81 Patienten - nach radikaler Cystoprostatektomie (n = 70) oder nach subtotaler Blasenresektion und Augmentation (n = 11) - die Ileum Neoblase gebildet. Die operative Technik ist mittlerweile standardisiert, vergleichsweise einfach und sichert unter Zugrundelegen der Le Duc'schen ureteroilealen Anastomose Refluxfreiheit. Die Kontinenzrate der Patienten ist außerordentlich hoch. Operationstechnisch kann die Schonung des neurovasculären Bündels, besonders bei jungen Patienten, den Erhalt der Erektion bewirken.

Patienten

81 Patienten im Alter zwischen 23 und 81 Jahren (im Mittel 58,5 Jahre) wurden an der Urologischen Universitätsklinik Ulm operiert und nach dem beschriebenen Verfahren [1] die Ileum Neoblase als Blasenersatz gebildet. Der Nachbeobachtungszeitraum liegt im Mittel bei 12,2 Monaten (zwischen 0,5 und 28 Monaten). Bei 70 Patienten waren Blasen-Carcinome des Stadiums pTa (symptomatische Schrumpfblase, mit 50 ml Kapazität nach elfmaliger transurethraler Resektion) bis zum Stadium pT4 N1 M0 Anlaß, die radikale Cystoprostatektomie und Ileum Neoblase durchzuführen. Bei 11 Patienten (4 Männer, 7 Frauen) wurde die Ileum Neoblase zur Augmentation verwendet. In 3 Fällen handelte es sich um eine interstitielle Cystitis, in 4 Fällen um eine tuberkulöse Schrumpfblase, 2 Patientinnen waren nach definitiver Radiatio eines gynäkologischen Tumors operiert worden. 1 Patientin und 1 Patient wurden nach vorangegangener Harnableitung (Ileum-Conduit bei neurogener Blasenfunktion) umgewandelt (Undiversion).

Ergebnisse

Perioperative Komplikationen

In der frühen postoperativen Phase ergab sich bei einem Ileus, und in einem Falle eines Schlingenabszesses nach praeoperativer Chemotherapie, die Notwendigkeit einer Laparotomie. Protrahierte Darmatonien in 9 Fällen, Anastomosenlecks (Urethra) in 6 Fällen, Schleimtamponaden in 4 Fällen, Thrombose/Embolie, Lymphocele und Urethritis in je 2 Fällen konnten konservativ beherrscht werden und hatten für den Verlauf der Erkrankung keine weiteren Konsequenzen. Kein Patient ist perioperativ verstorben.

Spätkomplikationen

Im späteren Verlauf wurde bei 2 Fällen aufgrund eines Ileus eine Laparotomie erforderlich, einer dieser Patienten hatte praeoperativ eine definitive Radiotherapie seines Blasen-Carcinoms erhalten. Bei einem weiteren Patienten wurde aufgrund eines Spätabszesses die Laparotomie durchgeführt. Der weitere Verlauf war unbeeinträchtigt. Im Laufe des Nachbeobachtungszeitraumes verstarben 5 Patienten am Tumorprogress. Einer dieser Patienten entwickelte ein Urethra-Carcinom. Aufgrund der Symptomatik mit Schmerzen, Ausfluß und Blutung aus der Harnröhre, wurde eine Urethrektomie durchgeführt, die Ileum Neoblase im ehemaligen Anastomosenbereich verschlossen, und in ein tubularisiertes nasses Stoma umgewandelt. In keinem der Fälle, die bis zum Exitus letalis aufgrund des Tumorprogresses behandelt wurden, war die Funktion der Neoblase beeinträchtigt. Bei 1 Patienten kam es zu Exitus letalis durch eine schwere Pneumonie sowie Stoffwechsel- und Elektrolytentgleisung bei inadäquater Therapie 3 Wochen nach Entlassung aus dem Krankenhaus (9 Wochen postoperativ). Bei 5 Patienten mußte eine Harnröhrenstriktur gedehnt oder inzidiert werden. 1 Patient mit schwerer metabolischer Entgleisung mußte stationär behandelt werden. Symptomatische fieberhafte Harnwegsinfekte sind in einem Falle aufgetreten. Mehr als die Hälfte aller Patienten werden antiazidotisch behandelt.

Oberer Harntrakt

Die Nachuntersuchung von 51 Patienten (99 renoureterale Einheiten) ergab bei 85 RUE eine normale Konfiguration des oberen Harntraktes, während bei 12 RUE eine deutliche Harnstauung bestand, die engmaschig nachbeobachtet wird. Bei 2 RUE ist eine percutane Nephrostomie und antegrade Harnleiterschienung erfolgt.

Kontinenz

Eine gravierende Streßinkontinenz, die der Versorgung mit einem artefiziellen Sphinkter bedarf, ist bei 3 Patienten aufgetreten. Weitere 3 Patienten zeigen eine geringgradige Streßinkontinenz, die nicht therapiebedürftig ist, 2 dieser Patienten verlieren jedoch gelegentlich auch nachts tropfenweise Urin (keine Vorlage). 2 Patienten sind während der Nacht inkontinent und benötigen 1 Vorlage. Bei weiteren 2 Patienten ist ein gelegentliches nächtliches Tröpfeln aufgetreten. Vorlagen werden nicht benutzt. Weitere 2 Patienten geben an, daß sie nur mit ein- oder zweimaligem nächtlichen Wecken zur Blasenentleerung trocken sind. Die Miktionsfrequenz liegt bei ungefähr 6mal pro Tag und 1mal pro Nacht. Die Einzelmiktionsvolumina liegen bei etwa 380 ml.

Diskussion

Den theoretisch zu fordernden Voraussetzungen an ein Harnreservoir, nämlich große Kapazität, hohe Compliance, bei genügender Sicherheit der Kontinenz durch Verhinderung von Eigenkontraktionen (Detubularisierung) entspricht die Ileum Neoblase weitestgehend. Die peri- und postoperative Komplikationsrate ist bei fehlender Mortalität vergleichbar den Standardableitungen. Die Harnleiteranastomose gewährleistet einen sicheren Refluxschutz, die mögliche metabolische Azidose ist durch eine konsequente Therapie in Grenzen vermeidbar. Der totale Blasenersatz und die Augmentation sind nach den bisherigen Erfahrungen mit der Ileum Neoblase technisch sicher und mit gutem Ergebnis durchführbar.

Literatur

1. Hautmann RE, Egghart G, Frohneberg D, Miller K (1988) The ileal neobladder. J Urol 139: 39-42

Priv.-Doz. Dr. med. D. Frohneberg
Urologische Universitätsklinik Ulm
Prittwitzstr. 43
D-7900 Ulm

Ist Ileum für die Bildung von Ersatzblasen geeignet?

I. Knop, M. Fischer, E. Alexandrakis und H. Melchior

Stoffwechsel-Entgleisungen und Störungen des Elektrolyt-Haushaltes sind bekannte Komplikationen der Harnableitungen in den Darm. Um zu überprüfen, ob derartige Reaktionen auch bei Harnableitungen mittels Ileum-Ersatzblasen auftreten, wurde die Rückresorption von 99m-Tc-MAG3 aus Ersatzblasen untersucht. Diese radionukleide Substanz wird glomerulär filtriert und tubulär sezerniert.

Insgesamt wurden 11 Patienten untersucht. 4 Patienten befanden sich in der frühen postoperativen Phase (<4 wochen p.o.); bei 7 Patienten lag die Operation länger als 2 Jahre zurück. Als Vergleichspersonen unterzogen sich 2 Patienten mit „normaler" Blase dieser Messung. Über einen Katheter

Tabelle 1. 99m-Tc-MAG3-Resorption

<4 Wo.:	2336 ± 584	Counts/g	(n = 4)
>2 Jh.:	479 ± 393	Counts/g	(n = 7)
Vgl.-P.:	59–120	Counts/g	(n = 2)

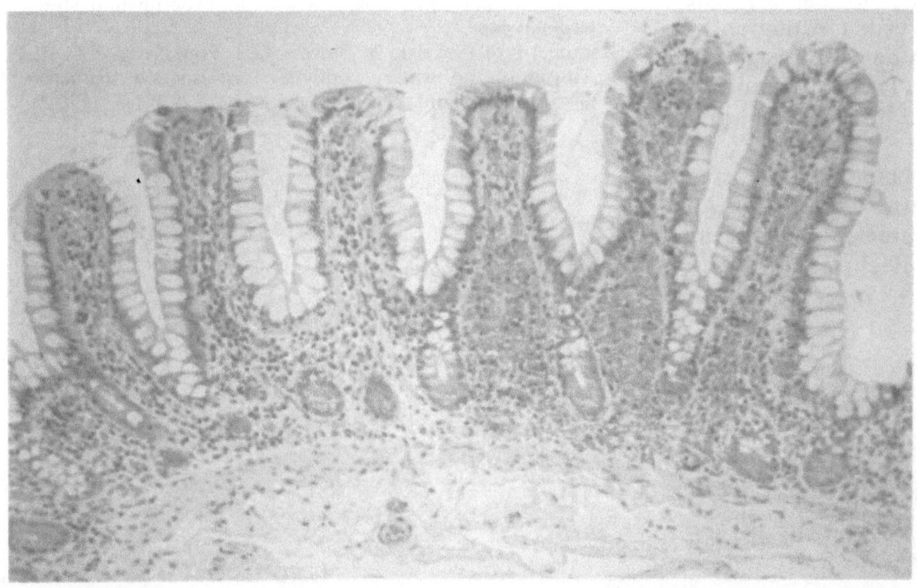

Abb. 1. PE 2 Monate p.o.

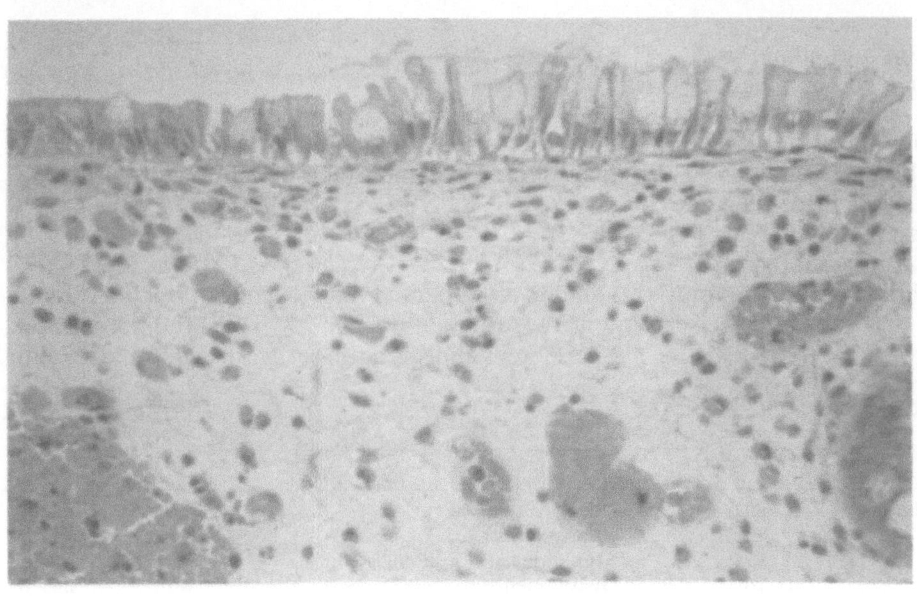

Abb. 2. PE 24 Monate p.o.

wurden 50 ml der 99m-Tc-MAG3-Lösung in die Ersatzblase instilliert. In Intervallen von jeweils 20 Sekunden wurden über eine Gesamtzeit von 27 Minuten die Messungen durchgeführt. Eine direkt im Anschluß an die Untersuchung entnommene Blutprobe diente zur Bestimmung der Aktivität des Isotops, die in Counts/g Blut angegeben wird.

Patienten, die sich in der frühen postoperativen Phase befanden, wiesen hohe Konzentrationen von 99m-Tc-MAG3 im peripheren Blut auf, durchschnittlich 2336 ± 584 Counts/g. Bei Patienten, deren Operation länger als 2 Jahre zurücklag, fanden wir eine wesentlich geringere Konzentration von 479 ± 393 Counts/g (Tabelle 1).

Nachdem die nuklearmedizinischen Messungen Hinweise ergaben, daß die Rückresorption harnpflichtiger Substanzen aus Ileum-Ersatzblasen im Laufe der Zeit abnimmt, sollte nun untersucht werden, ob für dieses Phänomen ein histologisches Substrat zu finden ist. Hierzu wurden Patienten mit Ileum-Ersatzblasen im Rahmen der Tumornachsorge bis zu 2 Jahren postoperativ Probeexzisionen in Blasenhalsnähe entnommen und histologisch aufgearbeitet.

Probeexzisionen, die in der frühen postoperativen Phase entnommen wurden, zeigten die Struktur, die im wesentlichen der der Dünndarmschleimhaut entspricht. Es fällt eine geringe Abflachung der Zotten auf (Abb. 1). Lag die Operation länger als 2 Jahre zurück, stellte sich die Schleimhaut im Biopsiematerial vollkommen atrophisch dar, die Zotten waren verschwunden, die Oberfläche wies eine eindeutige Becherzellmetaplasie des Deckepithels auf (Abb. 2).

Zusammenfassend zeigen diese Ergebnisse, daß Stoffwechsel-Entgleisungen bei Patienten mit Ileum-Ersatzblasen besonders in der frühen postoperativen Phase zu befürchten sind. Die Resorptionsfähigkeit der Ileum-Ersatzblase nimmt jedoch infolge der Zottenatrophie und der Umwandlung von Drüsenepithel in schleimbildende Zellen im Laufe der Zeit ab.

Literatur

1. Code CF, Bass P, McClary GB Jr, Newnum RL, Orvis AL (1960) Absorption of water, sodium and potassium in small intestine of dogs. Am J Physiol 199: 281
2. Madsen PO (1964) The etiology of hyperchloremic acidosis following urointestinal anastomosis; an experimental study. J Urol 92: 448
3. Rangel DM, Yakeishi Y, Stevens GH, Fonkalsrud EW (1969) Absorption of urinary contents from isolated segments of jejunum and ileum. Surg Gynecol Obstet 129: 1189-1198

Dr. I. Knop
Klinik für Urologie
Städtische Kliniken Kassel
Mönchebergstr. 41/43
D-3500 Kassel

Mainz-Pouch - Erfahrungen über 4 Jahre

H. Riedmiller, J. Thüroff, U. Köhl und R. Hohenfellner

Bei einem Gesamtkrankengut von nunmehr 158 Patienten mit Mainz-Pouch und einer Nachbeobchtungszeit von bislang bis zu 50 Monaten (durchschnittlich 24 Monate) erwies sich das Konzept des „Niederdruckreservoirs“ mit hoher Kapazität als zuverlässig und richtig. Frank Hinman's Prinzipien zur Auswahl von Darmsegmenten zum Blasenersatz [1] hinsichtlich geometrischer Kapazität, Akkommodation, Compliance und Kontraktilität werden vom sphärischen Ileocoecalpouch in idealer Weise erfüllt.

Material

Über die Technik, insbesondere die Modifikationen wie ileocoecale Intussuszeption und Nabelstoma, ist an anderer Stelle mehrfach berichtet worden [2, 3].

Ergebnisse

Von den 89 Patienten mit Ileocoecalpouch zur kontinenten Harnableitung sind 83 vollständig kontinent, 2 Patienten sind inkontinent, verweigerten aber eine

Tabelle 1

Patientengut			Indikationen	
158 Patienten (33 Kinder)	→ Kont. Ableitung:	n = 89	Blasenkarzinom	n = 87
	→ Augmentation:	n = 43	Blasenverlust (funktionell/morphologisch)	n = 63
	→ Substitution:	n = 26	Inkontinenz	n = 8

Tabelle 2. Metabolik

Patienten	n = 45 mittl. Follow-up: 22 Monate	
Vitamin B_{12}	441 ng/l (292,5–700 ng/l)	Norm: 175–700 ng/l
Folsäure	7,28 mg/l (3,7–12,4 mg/l)	Norm: 2– 20 mg/l
Gallensäuren	165,5 mg/l (100–500,4 mg/l)	Norm: 10–600 mg/l

Revision. 4 der 89 Patienten starben mittlerweise am zugrundeliegenden Tumor.

Die durchschnittliche Kapazität der Pouches zur Ableitung beträgt 700 ml, der Druck bei 50% Füllung beträgt 19 cm H_2O, bei 100% Füllung 25 cm H_2O. Von den 43 Patienten mit Ileocoecalpouch zur Blasenaugmentation sind 41 kontinent, 38 Patienten entleeren die Blase spontan oder mit Bauchpresse restharnfrei, 3 Patientinnen entleeren – wie präoperativ geplant – mittels intermittierendem Einmalkatheterismus. Nur 2 Patienten mit retrospektiv zu groß belassenem Blasenrest bei interstitieller Zystitis weisen postoperativ eine Urge-Symptomatik auf.

Die Kapazität der augmentierten Blasen liegt durchschnittlich bei 500 ml, der Druck bei 50% Füllung bei 28 cm H_2O und der Druck bei 100% Füllung bei 35 cm H_2O.

Alle 26 männlichen Patienten mit vollständigem Blasenersatz sind tags vollständig kontinent und nur 3 Patienten sind nachts weiterhin partiell inkontinent, sofern die Miktionsintervalle 4–5 Stunden überschreiten.

Als frühe Komplikationen wurden beobachtet: Platzbauch (n = 1), intestinale Fistel (n = 1, Spontanverschluß), Ileus (n = 3, davon 2 × operat. Revision), Pouchtamponade (n = 1, endoskop. Ausräumung).

Als Spätkomplikation trat bei 4 Patienten eine Steinbildung im Pouch auf, in allen Fällen konnten die Steine endoskopisch entfernt werden. Bei 4 Patienten wurde ein unilaterale Nephrektomie erforderlich, in 2 Fällen mußte eine Harnleiterneuimplantation in den Pouch erfolgen. Ein 2 Jahre nach Anlage des Ileocoecalpouches aufgetretener Ileus mußte operativ revidiert werden. Bei einem Follow up von bis zu 50 Monaten zeigte keiner unserer Patienten trotz Resektion des Ileocoecalsegmentes Zeichen eines Malabsorptionsphänomens. Vereinzelte Fälle von prolongierter Diarrhoe konnten gut mit Cholesteaminsulfat (Quantalan) behandelt werden (Tabelle 2).

Diskussion

Aus Darm gebildete Urinreservoirs müssen folgende Voraussetzungen erfüllen:

1. *Hohe Kapazität bei niedrigem Druck:* Aufgrund des großen Radius zeichnen den sphärischen Ileocoecalpouch große Kapazität sowie hohe Compliance und Akkommodation aus (Laplace'sches Gesetz).

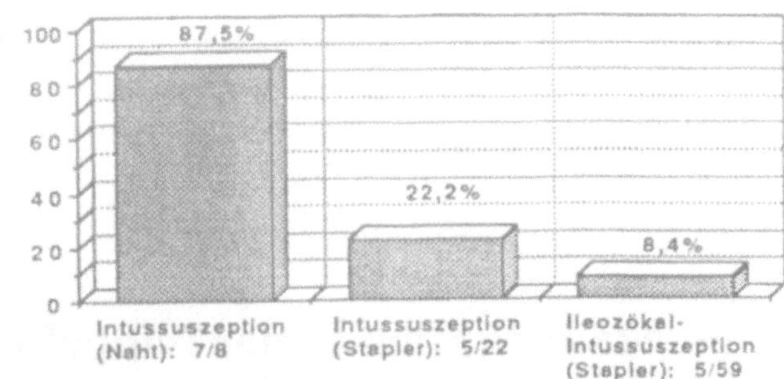

Abb. 1. Technik der Intussuszeption-Revisionshäufigkeit in Abhängigkeit der Technik

2. *Sicherer Refluxschutz:* Die submuköse Harnleiterimplantation in den Dickdarm ist seit 20 Jahren an unserer Klinik beim Colonconduit bewährt [4], die identische Technik wird beim Mainz-Pouch mit einer 98%igen Erfolgsrate hinsichtlich des Refluxschutzes und einer sehr niedrigen Inzidenz an Dilatationen des oberen Harntraktes angewendet. Auch die Implantation dilatierter Ureteren ist mit dieser Technik problemlos möglich. Die Anlage eines Nippels zum Refluxschutz ist daher nicht erforderlich.
3. *Zuverlässige Kontinenz:* Bei Blasenaugmentation und Blasensubstitution gewährt ein intakter Sphinkter externus bei gleichzeitiger großer Kapazität des Pouches und niedrigem Pouchinnendruck die Kontinenz.
   Bei der kontinenten Harnableitung hat eine klar erkennbare Lernkurve hinsichtlich der Technik der Intussuszeption letztlich zur dauerhaft sicheren Nippelfixation an der Ileocoecalklappe geführt (Abb. 1).
4. *Kosmetische Akzeptanz:* Neben dem Vorteil des extrem einfachen Selbstkatheterismus (Länge des efferenten Ileumanteils nunmehr ca. $^1/_3$ bis $^1/_2$ cm) bietet das „unsichtbare umbilicale Stoma“ einen erheblichen ästhetischen Vorteil.

Zusammenfassend hat sich der Ileocoecalpouch für die verschiedenen Indikationen Blasenersatz, Blasenaugmentation und kontinente Ableitung als geeignet bewährt. Die bislang in unserem Krankengut erzielten Ergebnisse sind voll zufriedenstellend, jedoch muß – wie bei allen anderen Formen kontinenter Urinreservoirs – eine sehr sorgfältige Langzeitbeobachtung erst zeigen, ob mit diesem Verfahren nicht nur eine operativ sichere, sondern auch eine funktionell langfristig zufriedenstellende Behandlung angeboten werden kann.

Literatur

1. Hinman FJ (1988) Selection of intestinal segments for bladder substitution: physical and physiological characteristics. J Urol 139: 519
2. Hohenfellner R, Alken P, Jacobi G, Riedmiller H, Thüroff J (1987) MAINZ-Pouch mit ileozökaler Intussusception und umbilikalem Stoma. Akt Urol 18: 1
3. Thüroff JW, Alken P, Riedmiller H, Jacobi G, Hohenfellner R

(1988) 100 cases of MAINZ-pouch: Continuing experience and evolution. J Urol 140: 283
4. Wilbert D, Hohenfellner R (1984) Colonic conduit. Preoperative requirements, operative Technique, postoperative management. World J Urol 2: 159

Prof. Dr. H. Riedmiller
Urologische Klinik und Poliklinik
der Johannes Gutenberg-Universität
Langenbeckstr. 1
D-6500 Mainz

Eine Modifikation in der Nippelbildung bei kontinenter Harnableitung durch Mainz-Pouch

Y. Mori und F. Ikoma

Die Lebensqualität nach Conduit-Harnableitung ist unbefriedigend. Die Einführung des Kock-Pouch 1978 hat jedoch ein neues Interesse an der kontinenten Harnableitung hervorgerufen. Der Mainz-Pouch ist ein operatives Verfahren sowohl zur Blasenerweiterungsplastik, zur kontinenten Harnableitung, als auch zum Totalersatz der Harnblase [1]. Wir haben eine Modifikation in der Nippelbildung bei der kontinenter Harnableitung durch Mainz-Pouch angewendet und die vorläufigen Ergebnisse publiziert [2]. Bei unserer Methode wird kein Metallstapler benötigt. Wir berichten über weitere Erfahrungen unserer Modifikation in der Nippelbildung bei kontinenter Harnableitung.

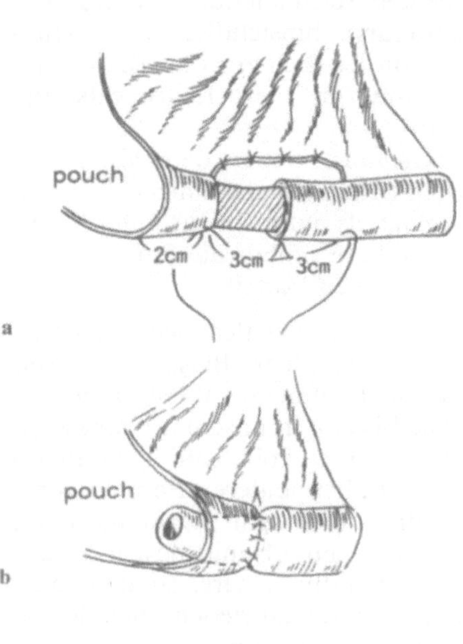

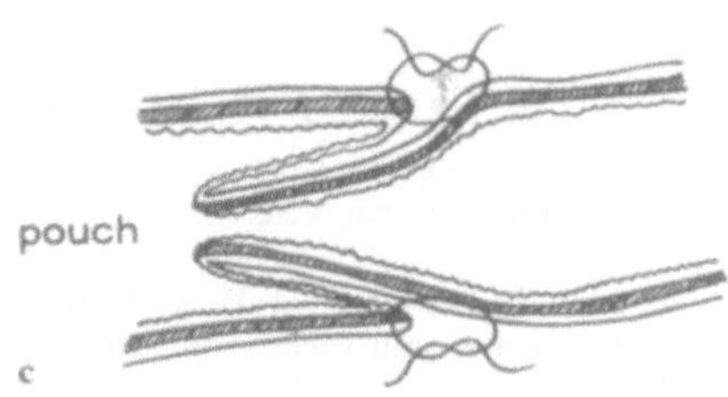

Abb. 1

Material und Methode

Von März 1986 bis August 1988 wurde in unserer Klinik bei 13 Patienten (2 Frauen, 11 Männer, Alter 30–71 Jahre) eine Harnableitung durch Mainz-Pouch im Anschluß an eine radikale Zystektomie durchgeführt. Alle Patienten litten an einem infiltrierenden Blasenkarzinom.

Operationstechnik: Unsere Operationstechnik der Harnableitung durch Mainz-Pouch ist dieselbe wie von Thüroff et al. [1] beschrieben, mit Ausnahme der Methode der Nippelbildung zur Erreichung der Kontinenz. Unsere Methode der Nippelbildung ist wie folgt.

Die mesenterialen Blutgefäße werden auf einer Länge von 6 cm durchgetrennt und am aboralen Ende dieses so gebildeten Fensters die seromuskuläre Schicht auf einer Länge von 3 cm abgeschält (Abb. 1a). Die weitere 3 cm lange intakte orale Ileumwand wird invaginiert und die Basis der Invagination wird durch Einzelknopfnähte mit Seidenfäden zirkulär fixiert (Abb. 1b). Der so gebildete Nippel besteht aus einer ganzen Ileumwand sowie einer Schleimhautschicht mit einiger restlicher Muskularis der geschälten Ileumwand (Abb. 1c).

Ergebnisse

Zwei Patienten wurden inkontinent. Ein Patient verliert Urin wegen einer Verkürzung des Nippels, deren Ursache wahrscheinlich in einer ischämischen Veränderung des Nippels zu sehen ist. Bei einem weiteren Patienten entwickelte sich ein Nippelprolaps und er wurde inkontinent. Bei den restlichen 11 Patienten wurde eine völlige Harnkontinenz erreicht.

Histologische Untersuchung der Nippelklappe von einem Patienten, der 1 Jahr 10 Monate nach der Operation wegen Lebermetastasen des Blasenkarzinoms gestorben ist, hat eine gut gebildete Klappe ohne Hinweise auf Ischämie gezeigt (Abb. 2).

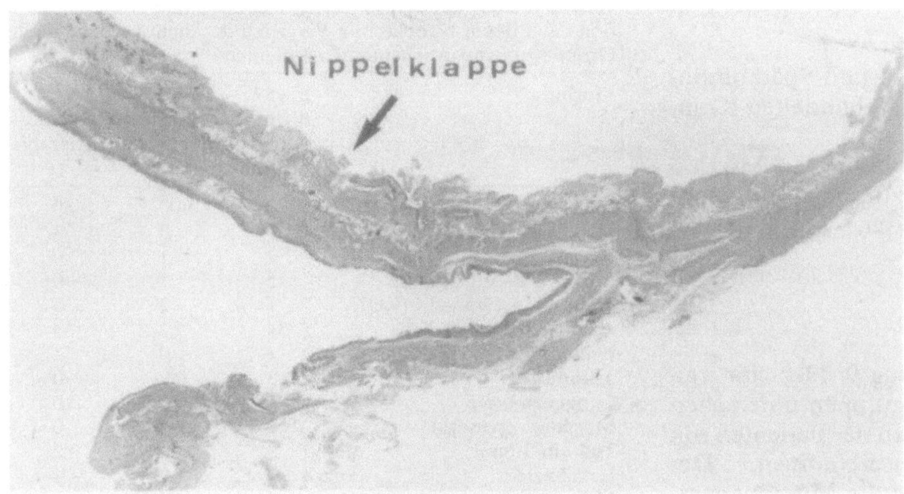

Abb. 2

Die Kapazität des Pouches beträgt 300-460 ml und die Patienten entleeren den Pouch jede 3 bis 6 Stunden ohne Schwierigkeiten. Die urodynamischen Untersuchungen zeigten einen Niederdruckzustand des Pouches mit einem intraluminalen Druck weniger als 25 cm H_2O bei einer Füllung bis zu 300 ml.

Schlußfolgerung

Unsere Methode der Nippelbildung unter Verzicht auf die Metallklammertechnik zeigt eine gute Wirkung als kontinenter Harnableitungsmechanismus.

Literatur

1. Thüroff JW, Alken P, Engelmann U, Riedmiller H, Jacobi GH, Hohenfellner R (1985) Der Mainz-Pouch zur Blasenerweiterungsplastik und kontinenten Harnableitung. Akt Urol 16: 1-8
2. Mori Y, Ikoma F (1988) Kontinente Harnableitung durch Mainz-Pouch, eine Modifikation in der Nippelbildung. Akt Urol 19: 135-138

Y. Mori, M. D.
Associate Professor
Department of Urology
Hyogo College of Medicine
1-1 Mukogawa-cho
Nishinomiya, Hyogo
663 Japan

Indikationsgrenzen für den kontinenten Blasenersatz?

G. Egghart, R. Bachor, D. Frohneberg, K. Miller, R. Hautmann

Zusammenfassung

Die Ileum-Neoblase ist heute die Methode der Wahl beim Blasenersatz nach Cystektomie beim Mann. Die Indikation beschränkte sich zunächst auf das muskelinvasive Blasencarcinom in kurativen Studien ohne Vorbehandlung. Die Frage, ob Patienten in Zusammmenhang mit der potentiell kurativen Chemotherapie bei lokal ausgedehntem Tumor oder mit Tumorrezidiv nach definitiver Strahlentherapie mit einer Neoblase versorgt werden können, wurde untersucht.

8 Patienten nach induktiver Chemotherapie und 5 vorbestrahlte Patienten mit Tumorrezidiv wurden cystektomiert und erhielten eine Ileum-Neoblase. Perioperative Morbidität und postoperative Funktion des Harntraktes unterschieden sich nicht von der nicht vorbehandelten Patientengruppe.

Krankengut

An der Urologischen Universitätsklinik Ulm erhielten zwischen dem 01.04. 1986 und dem 10.08. 1988 insgesamt 81 Patienten eine Ileum-Neoblase, 70 Patienten wurden wegen eines Blasencarcinoms cystektomiert, davon

5 Patienten mit Tumorrezidiv nach definitiver Strahlentherapie und 8 Patienten nach induktiver Chemotherapie mit MVAC wegen hohen lokalen Tumorstadiums.

Es sollte untersucht werden, ob in diesem Risikokollektiv

1. die Rate an chirurgischen Früh- und Spätkomplikationen höher als im nicht vorbehandelten Krankengut ist,
2. die funktionellen Resultate in bezug auf Miktion und Kontinenz Unterschiede zur nicht vorbehandelten Patientengruppe aufweisen.

Ergebnisse

Die Mortalität perioperativ betrug 0. Der chirurgische follow-up beider Patientengruppen unterscheidet sich nicht von den Ergebnissen der Patienten mit nicht vorbehandelten Blasencarcinomen. Der Zustand des oberen Harntraktes, die Miktionsparameter und die urodynamischen Daten sind mit der nicht vorbehandelten Gruppe vergleichbar. Bei den bestrahlten Patienten ergaben sich keine gehäuften Probleme vonseiten des Dünndarmes an der Darmanastomose oder an der Ureterimplantationsstelle bzw. Darm-Harnröhrenanastomose. Aus der Gruppe der vorbehandelten Patienten war keiner postoperativ inkontinent.

Schlußfolgerung

Zumindest der mittelfristige follow-up zeigt, daß auch Patienten nach Chemotherapie und Strahlentherapie eines Blasencarcinoms radikal cystektomiert und mit gleicher Effizienz mit Ileum-Neoblase versorgt werden können wie sog. virginelle Blasencarcinome.

Bei allen Patienten war die Funktion der Neoblase, auch bei Lokalrezidiv, bis zum Tod am Tumor problemlos. Der Ansicht, ein lokal fortgeschrittenes Tumorstadium rechtfertige keinen Blasenersatz mehr, können wir uns nicht anschließen.

Tabelle 1. Morbidität nach Ileum-Neoblase und Kontinenzsituation nach Ileum-Neoblase im Vergleich der nicht vorbehandelten Gruppe zu den vorbehandelten Patienten

Morbidität	n = 57 nicht vorbehandelt	n = 5 Strahlen-Therapie	n = 8 Chemo-Therapie
Intraop. Blutersatz (ml)	1900	1600	1680
Intraperit. Abszeß	1	0	1
Ileus (OP)	2	1	0
Leck - HR-Anastomose	5	1	0
Stauung > Emmett I (RUE)	7	2	5
Azidose BE > −5	34	2	4
Niereninsuffizienz (komp.)	1	0	1
Thrombose	3	0	0
Lungenembolie	1	0	0
Mortalität (periop.)	0	0	0
Tod am Tumor	3	0	2
Lokalrezidiv	4	0	1
Metastasen	2	0	1
Blasenkapazität (ml)	420-2000	880-1100	450-1100
Kontinenz	43	5	8
Inkontinenz (Nacht)	2	0	0
Inkontinenz (Tag & Nacht) (GRAD I-III)	6	0	0

Literatur

1. Hautmann RE, Egghart G, Frohneberg D, Miller K (1988) The ileal neobladder. J Urol 139: 39-42

Priv.-Doz. Dr. med. G. Egghart
Urologische Universitätsklinik Ulm
Prittwitzstr. 43
D-7900 Ulm

Umwandlung des Conduits in die Neoblase

G. Egghart, K. Miller, D. Frohneberg und R. Hautmann

Problemstellung

Die psychische Belastung eines Urinstomas mit permanenter Erinnerung an das operierte Harnblasencarcinom darf nicht unterschätzt werden. Wir berichten über einen 45jährigen Mann, der 14 Monate vorher wegen eines T2-GIII-NO-MO-Harnblasencarcinoms cystektomiert und mit Ileum-Conduit versorgt wurde. Das nasse Stoma führte zu einer erheblichen psychischen und sozialen Beeinträchtigung des Patienten mit suizidaler Tendenz. Dies war die Indikation zur Anlage einer Neoblase.

Operationstechnik

Die eingehende präoperative Untersuchung ergab neben Tumorfreiheit einen etwa 2 cm langen, membranösen Harnröhrenstumpf als Voraussetzung für eine intestino-urethrale Anastomose. Intraoperativ wurde nach ausgiebiger Adhäsiolyse des Darmes die Ileum-Neoblase in typischer Weise gebildet. Das isoperistaltische Ileum-Conduit wurde an der Bauchwand abgetrennt. Die bestehende uretero-ileale Anastomose wurde nicht tangiert. Zum Refluxschutz wurde in der Mitte des Conduits eine ileo-

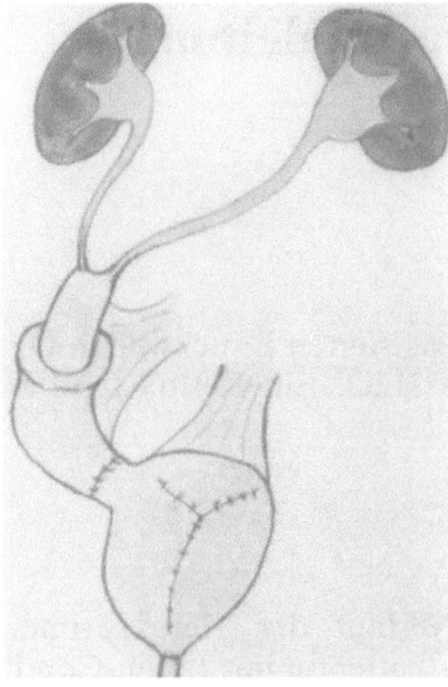

Abb. 1. Schema der Konversion. Die ureteroileale Anastomose der Brickerblase wird nicht tangiert. Die Brickerblase wird in der Mitte ileo-ileal invaginiert und an der Bauchwand abgetrennt. Die Bildung der Neoblase erfolgt in typischer Weise, die Anastomose zwischen aboralem Ileum-Conduit und der Neoblase an der rechten Neoblasenwand

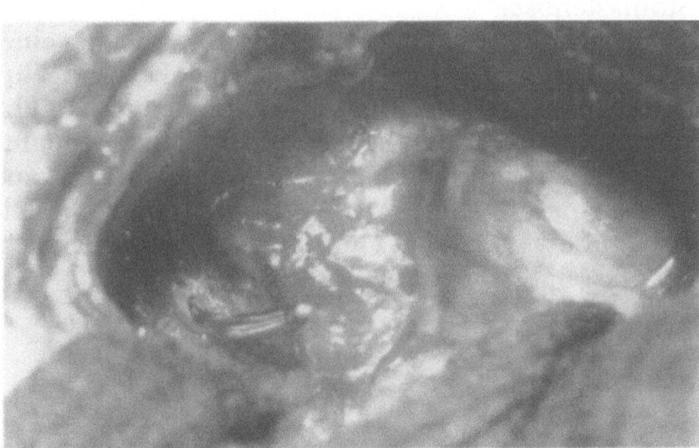

Abb. 2. Präparation des Harnröhrenstumpfes über liegendem Metallbougie

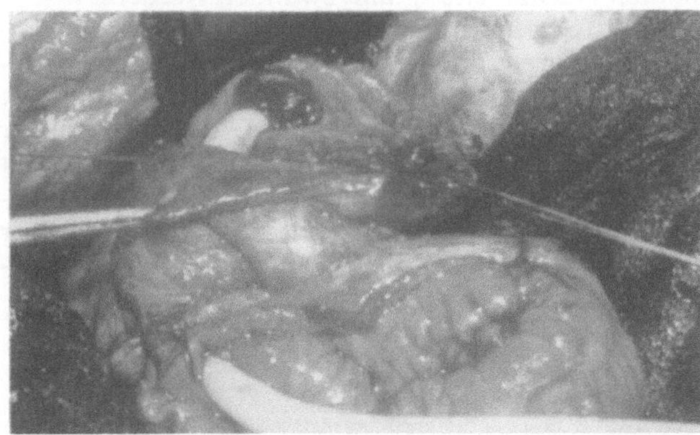

Abb. 3. Fast fertiggestellte Ileum-Neoblase. Im oberen Bildabschnitt sieht man über Katheter die Bildung der Anastomose zwischen Ileum-Conduit und Neoblase

ileale Invagination gebildet. Die Anastomose zwischen aboralem Conduit-Ende und der Neoblase erfolgte an der re. Seitenwand der Neoblase.

Ergebnis

Der postoperative Heilverlauf war völlig unauffällig. Der Patient war am 2. Tag nach Katheterentfernung tags und nachts voll kontinent. Der obere Harntrakt weist eine milde Dilatation ohne Harnwegsinfekt und ohne Nierenfunktionsstörung auf.

Schlußfolgerung

Die Umwandlung eines Ileum-Conduits in eine Ileum-Neoblase mag bei selektionierten Patienten indiziert sein, wenn mindestens 1 Jahr Rezidivfreiheit besteht, die anatomischen Voraussetzungen für eine intestino-urethrale Anastomose gegeben sind und die Patienten-Compliance adäquat ist.

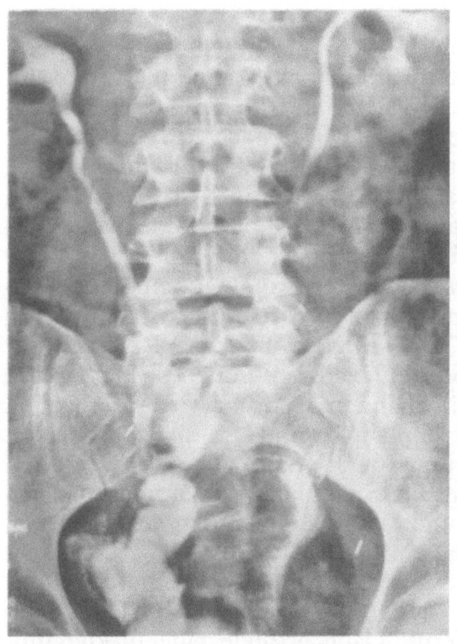

Abb. 4. Postoperatives Urogramm

Literatur

1. Hautmann RE, Egghart G, Frohneberg D, Miller K (1988) The ileal neobladder. J Urol 139: 39-42

Priv.-Doz. Dr. med. G. Egghart
Urologische Universitätsklinik Ulm
Prittwitzstr. 43
D-7900 Ulm

Konversion des Ileum-Conduit in eine kontinente Harnableitung – Tierexperimentelle und erste klinische Ergebnisse

D. M. Wilbert, St. H. Flüchter, W. L. Strohmaier und K.-H. Bichler

Noch sind viele Patienten mit einem Ileum-Conduit als der traditionell am häufigsten angewandten Form der Harnableitung versorgt. Die Frage nach kontinenter Harnableitung, rezidivierende Infekte und Stomaprobleme machen Überlegungen zu einer Konversion des Ileum-Conduits in eine Form der kontinenten supravesikalen Harnableitung, bei bereits entfernter oder funktionsuntüchtiger Blase, oder im Rahmen einer Undiversion zum Anschluß an des Trigonum, bei noch erhaltener Blase, dringend erforderlich. Diese Überlegungen wurden zunächst durch entsprechende Tierversuche auf ihre Realisierbarkeit hin überprüft.

Methodik

Bei einem Schwein (Gew. 25 kg) wurde nach Operation eines Ileum-Conduits mit refluxiver Ureterimplantation nach Wallace eine kontinente Harnableitung geschaffen. Dazu wurde nach 10 Tagen in einer zweiten Operation das Conduit nach Intussuszeption, als nun antirefluxiver Nippel, an einen Pouch aus Ileum, analog dem Kock-Pouch, jedoch ohne afferenten Schenkel, anastomosiert. Das aborale Ende des Pouchs wurde mittels kontinentem Nippel an der Bauchwand fixiert. Bei drei weiteren Schweinen (Durchschn.-Gew. 25 kg) wurde im Rahmen der Zweitoperation statt des Kock-Pouches eine S-Blase angelegt, der invaginierte Conduit wiederum in den kranialen Teil implantiert und der distale Schenkel an das Trigonum der vorher subtotal resezierten Blase anastomosiert. Sämtliche Anastomosen, Nippelbildungen und Darmnähte wurden mit Staplerinstrumenten (EEA, TA 55, TA 90, GIA 50, GIA 90 der Fa. Auto-Suture, Dtld.) genäht. Sämtliche Drainagekatheter und Uretersplints wurden nach 14 Tagen entfernt. Dann erfolgte eine urodynamische und röntgenologische Kontrolle.

Ergebnisse

Bei allen Tieren konnten die oben angegebenen Operationen erfolgreich durchgeführt werden. In allen Fällen war ein nicht-refluxiver Pouch röntgenologisch nachweisbar. Die Ausscheidungsurogramme zeigten in drei Fällen noch eine mäßiggradige Dilatation der oberen Harnwege. Urodynamisch fand sich bei den 3 Ileumblasen eine mittlere Blasenkapazität von 143 ml 4 Wochen postoperativ. Das Tier mit dem Kock-Pouch hatte eine Kapazität von 70 ml. Die maximal registrierten Druckwellen lagen zwischen 9 und 16 cm H2O. Ein Reflux fand sich nicht.

Kasuistik

Nach erfolgreichem Verlauf der Tierexperimente konnte bisher bei einer Patientin mit Ileum-Conduit entsprechend dem o. a. Vorgehen eine Konversion durchgeführt werden. Bei dieser 52-jährigen Patientin war seit 20 Jahren eine neurogene Blase erst mittels Einmalkatheterismus, später mittels Cystostomie behandelt worden. Vor fünf Jahren wurde ein Ileum-Conduit angelegt. In der Folge kam es zu rezidivierenden, febrilen Harnwegsinfekten und einer Stomastenose.

Jetzt erfolgte die Conduitauslösung, Anlegen eines Kock-Pouches ohne afferenten Schenkel und Nippelinvagination des Ileum-Conduits zum Refluxschutz. Der postoperative Verlauf ist seit 6 Monaten unauffällig, die fieberhaften Harnwegsinfekte sind nicht mehr aufgetreten. Ein Reflux besteht nicht. Die Patientin ist kontinent. Die Kapazität des Pouch liegt bei 400 ml, die oberen Harnwege sind zart.

Schlußfolgerung

Aufgrund der bisher vorliegenden Ergebnisse scheint eine Umwandlung eines Ileum-Conduits in einen kontinenten Pouch möglich, wobei gleichzeitig die Nachteile des Conduits in die Vorteile der kontinenten Harnableitung umgewandelt werden.

Voraussetzungen sind allerdings eine unbeeinträchtigte ureteroileale Anastomose und eine ausreichende Länge des Ileum-Conduits bei insgesamt ausreichender Nierenfunktion. Die Patienten für einen solchen Eingriff sollten sorgfältig ausgewählt werden. Wie Boyd et al. [1] anhand einer Patientenbefragung herausfanden, schätzen frühere Träger eines nassen Stomas die Vorteile kontinenter Ableitungsverfahren am besten ein.

Literatur

1. Boyd JS (1987) J Urol 138: 1386

Dr. D. M. Wilbert
Abteilung Urologie der Eberhard Karls-Universität Tübingen
Calwer Str. 7
D-7400 Tübingen

Die Konversion von supravesikalen Harnableitungen: Indikation, Probleme und Ergebnisse

V. Müller-Mattheis, H. Buszello, S. Peter und R. Ackermann

Problem

Die Langzeiterfahrungen mit den verschiedenen Formen der supravesikalen Harnab- und Harnumleitung haben gezeigt, daß bei allen Systemen Spätkomplikationen möglich sind (Tabelle 1, 2). Diese Spätfolgen können so gravierend sein - wie z. B. drohende Urämie, schwere Elektrolytstörungen, Urosepsis -, daß eine andere Form der Harnableitung erforderlich ist. Wie aus Tabelle 2 ersichtlich treten bei der Ureterosigmoideostomie rezidivierende Harnwegsinfekte in einer Häufigkeit von 19% bis 57% auf. Weiterhin ist auffällig, daß Harnabflußstörungen bei der Ureterosigmoideostomie in bis zu 48% der Fälle beobachtet wurden. Bei den anderen Harnableitungsverfahren war diese Rate geringer. Relevante Störungen im Elektrolytstoffwechsel und Säurebasenhaushalt wurden bei den Konduitverfahren erheblich seltener beobachtet als bei der Ureterosigmoideostomie.

Patientengut und Ergebnisse

An der Urologischen Universitätsklinik Düsseldorf mußten von 1983 bis 1988 bei 7 Patienten (2 männlich, 5 weiblich, Alter 23-76 Jahre) die bestehenden Harnableitungen wegen ernsthafter Spätkomplikationen in eine andere Form der Harnableitung umgewandelt werden. Die durchgeführten Konversionen sind aus Tabelle 3 ersichtlich. Die Aufhebung der Ureterokutaneostomien mußte in allen Fällen wegen zunehmender Harnleiterstrikturen und damit verbundener Harnabflußstörungen, rezidivierender Harnwegsinfekte und progredienter Nierenfunktionsstörung durchgeführt werden. In jedem Fall wurde eine andere Form der neuen Harnableitung gewählt. Bei der mit 76 Jahren ältesten Patientin der Serie waren zunächst wegen bilateraler radiogener Harnleiterstrikturen Ureterokutaneostomien angelegt worden, die dann wegen erneuter Harnleiterstrikturierung in beidseitige Nierendurchzugsfisteln umgewandelt worden waren. Bilaterale Nierensteinbildung und rezidivierende septische Infektionen zwangen erneut zur Umwandlung der Harnablei-

Tabelle 1. Mitteilungen von Langzeiterfahrungen mit verschiedenen supravesikalen Harnableitungen

Ferris u. Odel	1950
Harvard u. Thompson	1951
Cordonnier u. Nicolai	1960
Creevy	1960
Parkhurst u. Leadbetter	1960
Kerr et al.	1962
Cohen u. Persky	1967
Riches	1967
Jaffe et al.	1968
Kafetsioulis u. Swinney	1968
Parkhurst	1968
Mogg u. Syme	1969
Schmidt, J. D. et al.	1973
Wear u. Barquin	1973
Ashken	1974
Zincke u. Segura	1975
Altwein et al.	1977
Goodwin u. Scardino	1977
Dunn et al.	1979
Elder et al.	1979
Pitts jr. u. Muecke	1979
Spence et al.	1979
Bricker	1980
Orr et al.	1981
Graham	1982
Marberger u. Straub	1982
Hill u. Ransley	1983
Moorcraft et al.	1983
Frank u. Jonas	1985
Goldwasser u. Webster	1985

Tabelle 2. Spätkomplikationen von supravesikalen Harnableitungen

	Uretero-kutaneostomie (%)	Uretero-sigmoideostomie (%)	Kolon-Konduit (%)	Ileum-Konduit (%)
Rez. Harnwegsinfektionen, Pyelonephritis	14	19-57	7-28	1-23
Progrediente Harnabflußstörung	18-25	17-48	13-25	3-28
Harnleiterstriktur	10	-	4- 5	1- 2
Stenose der ureterointestinalen Anastomose	-	13-18	10-15	2-22
Stomastenose/-prolaps, parastomale Hernie	21-26	-	2-23	1-41
Steinbildung	3- 4	4-14	4- 5	4-18
Nierenfunktionsstörung, Urämie	10	3-19	-	0- 6
Relevante Störungen im Elektrolytstoffwechsel, Säure-Basen-Haushalt	-	32-47	0-11	4-10

Tabelle 3. Konversionen von Harnableitungen

1. Ureterokutaneostomie bds.	- Transversum-Konduit
2. Ureterokutaneostomie, Restniere	- Ileozökozystoplastik
3. Ureterokutaneostomie, Restniere	- Pyelo-Ileozökozystoplastik
4. Ureterokutaneostomie, Restniere	- Kock-Pouch mit Pyelonanastomose
5. Durchzugsnephrostomien bds.	- Transversum-Konduit
6. Transuretero-ureterostomie	- Ileum-Interponat
7. Ureterosigmoideostomie n. Coffey, Restniere	- Ileum-Konduit

tung, wobei das Transversumkonduit die geeignete Lösung darstellte.

Bei einer anderen Patientin war eine Harnumleitung wegen radiogener Harnleiterstriktur in eine Transureteroureterostomie vorgenommen worden. Eine progrediente Harnabflußstörung und rezidivierende Harnwegsinfektionen der linksseitig umgeleiteten ureterorenalen Einheit zwangen zur Aufhebung des Systems, das strikturierte Harnleitersegment wurde in diesem Fall durch ein Ileuminterponat ersetzt. Bei einer 57-jährigen Patientin mit rechtsseitiger Restniere und Ureterosigmoideostomie nach Coffey, die seit 35 Jahren bestand, wurde wegen rezidivierender septischer Harnwegsinfekte, zunehmender Harnabflußbehinderung und Nierenfunktionsstörung, Harnleitersteinbildung sowie massiver Störung des Säurebasenhaushaltes und des Elektrolytstoffwechsels die Konversion in ein Ileumkonduit durchgeführt.

Schlußfolgerungen

1. Aufgrund bedrohlicher Komplikationen kann die Aufhebung einer supravesikalen Harnableitung dringend erforderlich sein.
2. Für die Wahl der neuen Harnableitung gibt es keine Patentlösung. Es muß jedes Mal erneut und individuell unter Berücksichtigung der Grunderkrankung, der Lebenserwartung und des klinischen Zustandes die Entscheidung gefällt werden.
3. Auch Patienten in höherem Lebensalter können diesen Eingriffen aufgrund der verbesserten perioperativen Bedingungen und postoperativen Nachsorge zugeführt werden.
4. Die Möglichkeiten der Konversion sind durch die anatomischen Gegebenheiten (Verwachsungen nach vorausgegangenen Operationen, Zustand nach Radiotherapie) limitiert, obwohl prinzipiell die Umwandlung in jede andere Form möglich ist.

Dr. V. Müller-Mattheis
Urologische Universitätsklinik Düsseldorf
Moorenstr. 5
D-4000 Düsseldorf

Kontinente Harnableitung mit Dünndarmsegmenten

F. Schreiter

Einleitung

Ziel einer kontinenten Harnableitung ist die Bildung eines Reservoirs, das die physiologischen Aufgaben der Blase so gut wie möglich imitiert. Da alloplastische Materialien noch nicht zur Verfügung stehen, bleiben nur Dünndarm, Dickdarm oder Magen als mögliche Baustoffe übrig.

Dickdarm gestattet die antirefluxive Implantation der Harnleiter mit der Technik der Schleimhautuntertunnelung, aber als Wandmaterial eines Niederdruckreservoirs ist er auf Grund seiner kräftigen Muskulatur, hoher Wandspannung und regen Kontraktionstätigkeit weniger geeignet. Zudem ist das Karzinomrisiko bei Verwendung von Dickdarm erwiesenermaßen groß. Bei Kontakt mit Urin entstehen häufiger Azidose und Elektrolytentgleisungen.

Bei Verwendung des ileozökalen Segmentes, welches auf Grund seiner Lage und Blutversorgung gut mobilisiert werden kann, zerstört man die Bauhin'sche Klappe, die für die Darmpassage und Funktion des terminalen Ileums von Bedeutung ist. Die Klappe selbst ist als Kontinenznippel ohne Invagination unbrauchbar, so daß auch in dieser Hinsicht keine Vorteile zu erlangen sind. Durch eine Augmentation mit Ileum kann der Speicherdruck unter den von reinen Dickdarmsegementen gedrückt werden.

Tabelle 1. Indikationen

	S-Blase	Kock-Pouch	Total
Blasen-Karzinom	23	31	54
Neurogene Blase	9	16	25
Endzündl. Low-Compl. Blase	3	1	4
Irreparabler Urethradefekt	0	2	2
Gesamt:	35	50	85
Geschlechtsverteilung	S-Blase	Kock-Pouch	
Männer	31	31	
Frauen	4	19	

Tabelle 2. Ergebnisse

	S-Blase	Kock-Pouch
Kontinenz (Tag *und* Nacht) (86%)	31 (88.6%)	43
Kontinenz (Tag) (90%)	33 (94.3%)	45
Artefizieller Sphinkter	16 (45.7%)	-
Spontanentleerung	35 (100%)	-
Restharn < 50 ml	35 (100%)	-
Int. Katheterismus (100%)	-	50
Kapazität > 500 ml (94%)	35 (100%)	47
Speicherdruck < 20 cm H_2O (98%)	35 (100%)	49
Reflux	-	-
Asymp. Bakteriurie (98%)	4 (11.4%)	49
Elektrolytstörungen (8%)	2 (5.7%)	4
Reoperationen (30%)	4 (11.4%)	15

Der detubularisierte Dünndarm ergibt ein perfektes Niederdrucksystem, das durch Invaginationsnippel refluxfrei und kontinent gestaltet werden kann. Das Karzinomrisiko ist bei Dünndarm geringer, Azidose und Elektrolytentgleisungen sind seltener, die Ileozökalregion bleibt voll erhalten und die Anastomosentechnik ist bei Dünndarm problemloser als bei Dickdarm.

Material und Methode

Seit 5/1984 bis 8/1988 wurden 85 Patienten mit einer kontinenten Harnableitung versorgt (Kock-Pouch: 50 Patienten, S-Blase: 35 Patienten). Die Indikationen, die zur kontinenten Harnableitung führten, sind in der Tabelle 1 aufgeführt.

OP-Technik: S-Blase

Die von uns entwickelte S-Blase basiert auf dem S-Pouch von Parks. Die S-Form und die Längsfaltung des Darms gestatten die problemlose Anastomose des Reservoirs mit der Harnröhre, was beim quer gefalteten Kock-Pouch manchmal nicht möglich ist. 75 cm Dünndarm werden ca. 15-25 cm vor der Ileozäkalklappe reseziert, der mittlere Anteil wird antimesenterial geöffnet und zu einer Darmplatte vernäht. Der proximale, nicht detubularisierte Anteil wird zu einem Kock'schen Antirefluxnippel umgeformt. Durch Faltung um die Längsachse wird das Reservoir gebildet. Der distale, tubularisierte Anteil, der zur Anastomose mit der Harnröhre in seinem Durchmesser verkleinert wird, muß kurz gehalten werden, um Inkontinenz durch Kontraktionsaktivität dieses Elementes zu vermeiden. Falls das Mesenterium lang genug ist, kann ganz auf das distale tubuläre Segment verzichtet werden und die Anastomose zur Harnröhre mit der „Button-Hole" Technik realisiert werden. Die Urindrainage erfolgt postoperativ über Harnleiterschienen und einen transurethralen Dauerkatheter. Bei Restinkontinenz kann beim Mann ein artefizieller Sphinkter an der bubären Harnröhre, bei der Frau um den Urethrastumpf gelegt werden.

Tabelle 3. Komplikationen

Frühkomplikationen	S-Blase	Kock-Pouch
Oberfl. Wundinfektion	3	3
Mechanischer Ileus	1	1
Sepsis	-	1
Nippel-Slipping (Kontinenznip.)	-	6
Stoma-Fistel (Kontinenznip.)	-	1
Zu geringer Nippel-Verschlußdruck (Kontinenznip.)	-	3
Nippel-Slipping (Refluxnip.)	1	2
Harnleiterstenose	1	2
Parastomale Hernie	-	1
Abknickung des S-Blasenhalses	1	-
Gesamt	3	15
Methodenabhängige Kompl.	2 (5.7%)	11 (22%)

OP-Technik: Kock-Pouch, Nippelkonstruktion

Der Kock-Pouch wird aus ca. 70 cm Dünndarm geformt. Das Reservoir wird durch Querfaltung aus den mittleren 40 cm gebildet, der proximale bzw. distale Anteil wird zum Antireflux- bzw. Kontinenznippel geformt. Dabei haben wir die bekannte Technik von Skinner wie folgt modifiziert: Nach der Präparation des Mesenterialfensters wird ein Kollagenvlies um den Darm gelegt und mit wenigen Nähten fixiert. Das Vlies wird in die Invagination mit einbezogen und stabilisiert diese, indem es eine fibrinöse Verbindung der beiden Darmwände schafft. Drei oder vier Stablerreihen und ein Polyestherband vervollständigen die Sicherung der Darminvagination. Mit dieser Technik haben wir kein Nippelslipping mehr gesehen.

Aus kosmetischen Gründen wird das Stoma neuerdings als Nabelstoma ausgeführt.

Ergebnisse (Tabelle 2)

86% aller Kock-Pouch Patienten und 88.6% der S-Blasen Träger waren kontinent bei Tag und bei Nacht. Die Kapazität bei den Darmersatzblasen übersteigt typischerweise 500 ml, die maximalen Speicherdrucke liegen unter 20 cm H_2O.

Bei Patienten mit Kock-Pouch muß ca. alle 4 Stunden während des Tages katheterisiert werden, nachts wird die Darmersatzblase nur einmal entleert. Die S-Blase entleeren die Patienten durch Bauchpresse. Alle haben Restharnwerte unter 50 ml, der mittlere Miktionsdruck beträgt 40-60 cm H_2O. 46%

aller S-Blasen Träger benötigen einen artefiziellen Sphinkter zur vollständigen Kontinenz. Bei den Patienten mit präoperativ normalem Blasenverschlußmechanismus reduziert sich dieser Prozentsatz auf 17.4%.

Langfristig liegt die methodenbedingte Komplikationsrate beim Kock-Pouch bei 22% und bei der S-Blase bei 5.7%, also deutlich niedriger (s. auch Tabelle 3).

Diskussion

S-Blase und Kock-Pouch sind kontinente Darmersatzblasen, die alle Voraussetzungen an einen Blasenersatz erfüllen. Die Verlegung des Stomas in den Nabel, hat zu einer bedeutenden kosmetischen Verbesserung geführt, dennoch ist der Kock-Pouch mit dem Makel eines abdominellen Stomas behaftet. Die S-Blase bietet den Vorteil einer natürlichen, kontrollierten Entleerung über die Urethra.

Beide Reservoire haben eine hohe Kapazität, niedrige Speicherdrucke und bieten mit dem Invaginationsnippel einen sicheren Refluxschutz. Der Kontinenz-Nippel ist die Schwachstelle des Koch-Pouches. Fast alle postoperativen, methodenbedingten Reoperationen sind Folge der Fehlfunktion dieses Nippels. Seit wir die Nippel mit einem Kollagenvlies verstärken, ist unsere postoperative Revisionsrate entscheidend zurückgegangen.

Bei der S-Blase mußte in 45.7% aller Patienten zur vollständigen Kontinenzsicherung ein artefizieller Sphinkter implantiert werden. Bei denjenigen, die präoperativ einen normalen Verschlußmechanismus der Blase hatten (Pat. mit Blasen-Ca.), sinkt dieser Prozentsatz auf 17.4%. Da bei diesen Patienten aus Radikalitätsgründen der Apex der Prostata mit entfernt werden muß, reduziert sich das kontinenzerhaltende Organ auf die Anteile des Sphinkter urethrae externus, die im Beckenboden liegen. Diese sind nicht immer in der Lage, vollständige Kontinenz zu gewährleisten, so daß ein bulbärer artefizieller Sphinkter implantiert werden muß.

Elektrolytverschiebungen und Störungen des Säure-Basen-Haushaltes treten in den ersten 3-6 Monaten häufiger auf und bedürfen einer ausgleichenden oralen Medikation. Bei voll erhaltener Nierenfunktion ist meist nach 6 Monaten keinerlei Therapie mehr erforderlich.

Die Indikationen für kontinente Harnableitungen sind prinzipiell die gleichen wie die für alle anderen Formen der Harnableitung. Wegen der Größe des Eingriffes, der Patientencompliance und der Notwendigkeit einer konsequenten postoperativen Nachsorge, muß allerdings die Auswahl der Patienten nach strengeren Kriterien erfolgen.

Die Zufriedenheit der Patienten, die mit einer kontinenten Form der Harnableitung versehen sind, ist hoch. Dieses Patientenkollektiv führt postoperativ ein fast unverändertes Leben, was sich sowohl in der unveränderten Zahl der sozialen Kontakte, als auch im Sexualleben widerspiegelt. Lebensqualität nimmt bei ihnen einen bedeutenden Stellenwert ein, weshalb sie auch das erhöhte Risiko einer Zweitoperation in Kauf nehmen.

Literatur

1. Kock NG (1971) Ileostomy without external appliances: a survey of 25 patients provided with intra-abdominal intestinal reservoir. Ann Surg 173: 545
2. Skinner DG, Boyd SD, Lieskowsky G (1984) Clinical experiences with the Kock continent ileal reservoir for urinary diversion. J Urol 132: 1101
3. Parks A, Nicholls R, Belliveau P (1980) Proctocolectomy with ileal reservoir and anal anastomosis. Br J Surg 67: 533

Prof. Dr. F. Schreiter
Urologische Klinik
Verbandskrankenhaus Schwelm
Dr. Moeller-Str. 15
D-5830 Schwelm

Zusammenfassung der Postersitzung 1: Darmchirurgie

P. Alken

Berichte über mehr als 400 Eingriffe von kontinenter Harnableitung, Ersatzblasenbildung und Blasenaugmentation aus neun Kliniken mit follow up-Perioden von jetzt bis zu 4 Jahren, dokumentieren, zumindest zahlenmäßig, daß sich diese neuen Operationsverfahren durchgesetzt haben. Die am häufigsten vorgestellte Operation war dabei die kontinente Harnableitung nach Kock in 120 Fällen. Es wurde außerdem berichtet über 112 Fälle von Blasenersatz mit unterschiedlichen Darmsegmenten nach Cystoprostatektomie und 84 Fälle von Blasenaugmentationen. Auffällig war, daß offensichtlich die Indikation zum Blasenersatz nach Cystoprostatektomie bei Blasencarcinomen sehr unterschiedlich gestellt wird. Gleichzeitig hat sich aber auch in der Diskussion herausgestellt, daß die

Kontinenzrate, und insbesondere die nächtliche Kontinenz, in allen Serien in etwa Zahlen erreicht, wie sie nach radikaler Prostatektomie zu erwarten ist. Sicherlich noch nicht ausreichend bekannt und verstanden sind die langfristigen metabolischen Veränderungen nach Ausschaltung größerer Darmabschnitte zur kontinenten Harnableitung oder Ersatzblasenkonstruktion, denn bei gleichem operativen Vorgehen berichteten einige Autoren über deutliche Änderungen z. B. hinsichtlich der Vitamin-B-12 Resorption, oder der Entwicklung einer Azidose, während andere Untersucher diese Beobachtungen nicht machen konnten.

Ein weiteres, mehr operativ-technisches Problem wurde in der von Ulm vorgestellten Serie deutlich, wo es nach antirefluxiver Implantation der Ureteren in der Technik von Le duc und Camaye anfänglich relativ häufig zu Stenosen im Bereich der Implantation gekommen war. Nach Angabe der Autoren ist diese Komplikation aber durch eine veränderte Implantationstechnik inzwischen verringert worden. Schließlich fielen die zum Teil doch hohen Früh- und Spätkomplikationen nach derartigen Operationen auf, die sich aber offensichtlich mit zunehmender Standardisierung der Operationstechnik an den einzelnen Kliniken ebenfalls deutlich verringern ließen. Für eine echte Langzeitbeurteilung der Ergebnisse nach diesen neuen Operationsverfahren sind die Beobachtungszeiträume in praktisch allen vorgestellten Postern noch zu kurz.

Prof. Dr. med. P. Alken
Direktor der Urologischen Klinik
Klinikum Mannheim der
Universität Heidelberg
Theodor-Kutzer-Ufer
D-6800 Mannheim

Postersitzung 2: Darmchirurgie

Erste Erfahrungen mit der Ileum-Ersatzblase nach Reddy bei radikaler Zystoprostatektomie

N. Jaeger, D. Bach, D. Molitor und W. Vahlensieck

Einleitung

Erstmals 1951 veröffentlichte Couvelaire klinische Ergebnisse eines Operationsverfahrens, das nach Cystektomie die Bildung einer „Ersatzblase" aus Darmsegmenten vorsieht [1]. Nachteile dieses Eingriffs waren ungenügende Compliance, unbefriedigende Kapazität, hohe Druckwerte im Reservoir und nächtliche Inkontinenz. Diese Befunde gaben Anlaß zu weiteren Entwicklungen, die im wesentlichen auf Prinzipien wie Detubularisierung sowie Faltung des Darms zu einem sphärischen Niederdruck-Reservoir beruhen.

Die Ansprüche, die an einen Harnblasenersatz gestellt werden sind: genügende Kapazität, niedriger Reservoir-Druck, gute Compliance, Tag- und Nacht-Kontinenz, Antireflux-Schutz der Nieren und vollständige Entleerung [4]. Um diesen Qualitäten gerecht zu werden, bedarf es grundsätzlicher Anforderungen, die ein Operationsverfahren berücksichtigen sollte:

1. Durch Detubularisierung des Darmsegments kann die synchrone Peristaltik verhindert werden.
2. Durch Faltung des detubularisierten Darms zu einem sphärischen Gebilde erhöht man die Kapazität.
3. Ein Reservoir mit größerem Radius hat bei gegebenem Druck einen größeren Inhalt.
4. Ein Reservoir mit größerem Radius und höherer Wandspannung zeigt eine bessere Compliance.

Operationsverfahren

Unter mehreren Operationsmethoden basiert auch die Neoblase nach Reddy [3] auf diesen Prinzipien: Nach radikaler Cystoprostatektomie und Isolierung eines 45 cm langen Ileumsegments wird dieses in U-Form positioniert und bis ca. 4 cm kranial der vorgesehenen distalen Anastomose detubularisiert. Es folgt eine Allschichtnaht der medianen Ränder beider Darmschenkel (3 × 0-Vicryl) sowie die Implantation beider Ureteren im Niveau der Hinterwand nach Le Duc und Camey [2] mit Ureterschienen, die – ebenso wie ein 18 Ch.-Silikon-Ballonkatheter – durch die Darmwand nach außen abgeleitet werden (Abb. 1). Sodann werden Neoblase und Harnröhre am tiefsten Punkt des tubulär belassenen Ileumsegments über einen transurethralen 20 Ch.-Silikon-Ballonkatheter mit 4 durchgreifenden 1 × 0-Catnähten anastomosiert. Nach Umschlagen des kranialen Anteils der „Darmplatte" nach kaudal erfolgt die Vereinigung der korrespondierenden Ränder mittels fortlaufender 3 × 0-Vicryl-Naht (Abb. 2).

Patientengut und Ergebnisse

Von I/88 bis V/88 haben wir bei 8 männlichen Patienten nach radikaler Cysto-Prostatektomie eine „innere" Harnableitung mittels ilealem Niederdruckreservoir und Anastomose zur männlichen

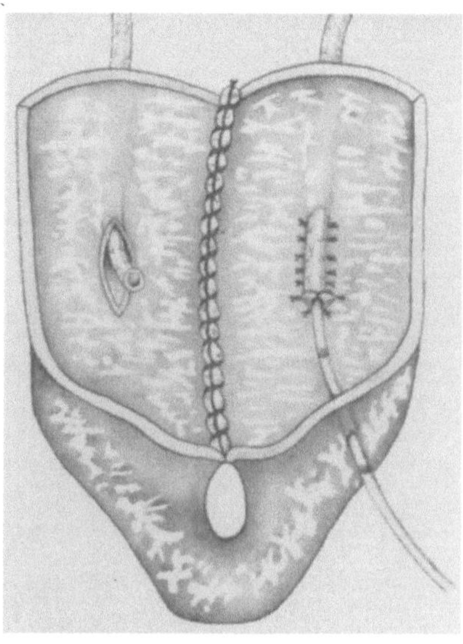

Abb. 1. Antirefluxive Implantation der Ureteren nach Le Duc und Camey

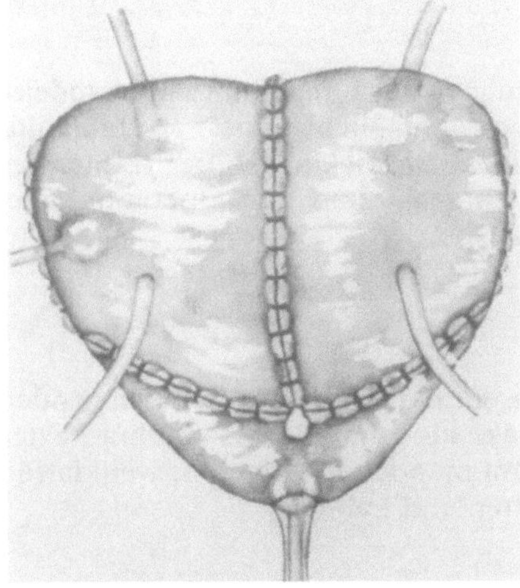

Abb. 2. Verschlossene Ileum-Ersatzblase nach Reddy

Harnröhre nach Reddy durchgeführt. In jedem Fall lag ein infiltrierendes Harnblasencarcinom zugrunde. Neben mehrfachen Resektionen (18 mal in 2 Fällen) war bei einem Patienten eine integrierte Radiochemotherapie, bei einem weiteren eine Polychemotherapie (M-VEC) und in einem dritten Fall eine pelvine Lymphadenektomie gefolgt von einer Polychemotherapie (M-VEC) vorangegangen. Zu den postoperativen Komplikationen zählten eine Beckenvenenthrombose (n = 1), eine doppelseitige Harnstauung 1. bzw. 2. Grades (n = 2), eine infektiöse Hepatitis (n = 1) sowie eine akute Cholezystitis, die eine Cholezystektomie erforderlich machte (n = 1). Bei einem Patienten ist ein einseitiger vesikorenaler Reflux festgestellt worden. - In allen Fällen erzielten wir eine Harnkontinenz tagsüber. In 2 Fällen besteht nächtliche Inkontinenz, die durch Vorlagen beherrscht werden muß. Die durchschnittliche maximale Blasenkapazität lag bei 519 ml. Bei 4 Patienten haben wir bislang eine Druckmessung der Neoblase vorgenommen. Bei einem Füllungsvolumen von 350 ml werden durchschnittliche Druckwerte von 20 mbar erreicht.

Diskussion

Vorliegende Ergebnisse zeigen, daß auch das Operationsverfahren nach Reddy [3] eine akzeptable Methode zur Bildung einer Ersatzblase darstellt. Durch suffiziente Kapazitätsvolumina, niedrige Druckwerte und die Möglichkeit eines Refluxschutzes sind die Voraussetzungen gegeben, die für einen kontinenten Harnblasenersatz gefordert werden. Es ist davon auszugehen, daß ein distal, tubulär belassener und zur Anastomose verwendeter Anteil des Darmsegments als „Druckfänger" wirkt, der zur Besserung der Kontinenz beiträgt.

Literatur

1. Couvelaire R (1951) Le réservoir iléal de substitution après la cystectomie totale chez l'home. J Urol 57: 408-417
2. Le Duc A, Camey M, Teillac P (1987) An original antireflux ureteroileal implantation technique: Long-term followup. J Urol 137: 1156-1158
3. Reddy PK (1987) Non-stomal continent reservoir: use of detubularized ileal segment for bladder replacement. World J Urol 5: 190-193
4. Zingg EI, Studer UE (1988) Wertigkeit der kontinenten Ersatzblase nach Cystektomie. Verhandlb Dtsch Ges Urol 39: 637

Prof. Dr. med. N. Jaeger
Urologische Universitätsklinik
Sigmund-Freud-Str. 25
D-5300 Bonn 1

Ileum-Ersatzblase und modifizierte Blasenhalsplastik bei weiblicher Blasenexstrophie Beitrag zur kinderurologischen Entwicklungshilfe in Ghana

A. Kranz, J. Steffens und L. Steffens

Zusammenfassung

Es wird berichtet über die operative Korrektur einer bis dahin unbehandelten Blasenexstrophie eines $6^1/_2$jährigen Mädchens aus Ghana/Afrika. In diesem besonderen Fall eines Kindes aus einem Entwicklungsland mußte die Korrektur *aller* Fehlbildungen in *einer* Sitzung erfolgen; auf ein feuchtes Stoma oder eine Ureterosigmoidestomie mußte verzichtet werden.

Ein gutes Operationsresultat mit ausreichender Kontinenz zur völligen Reintegration des Kindes in die Lebensgemeinschaft gelang durch die Anlage einer Ileum-Ersatzblase, modifizierte Blasenhalsplastik mit Bildung einer Neourethra aus der Blasenplatte und plastische Korrektur des äußeren Genitale.

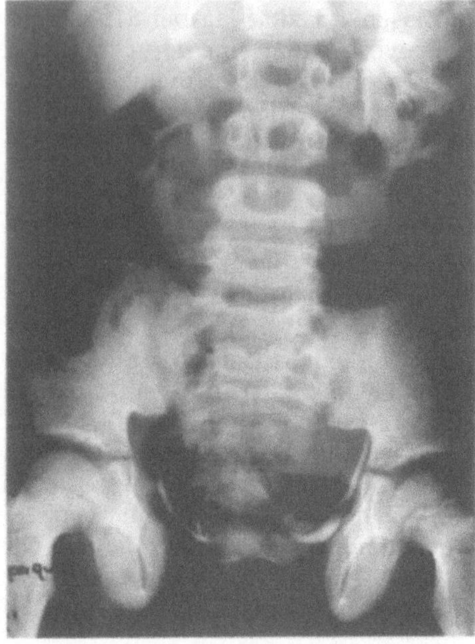

Abb. 1

Kasuistik

$6^1/_2$jähriges Mädchen aus Ghana mit unbehandelter Blasenexstrophie, anläßlich eines Aufenthaltes zwecks operativer Entwicklungshilfe („Interplast Deutschland") entdeckt und zur Operation nach Deutschland transportiert.

Befund

Klassische Blasenexstrophie mit offenliegendem unteren Harntrakt bis zum Meatus urethrae externus, im Trigonum mündende Ureteren; weitklaffende Klitoris-Hälften und Labien.

Urogramm

Fehlende ventrale Fusion des knöchernen Beckens, keine Steine, keine Anomalie des oberen Harntraktes, seitengleicher Abfluß bds (Abb. 1).

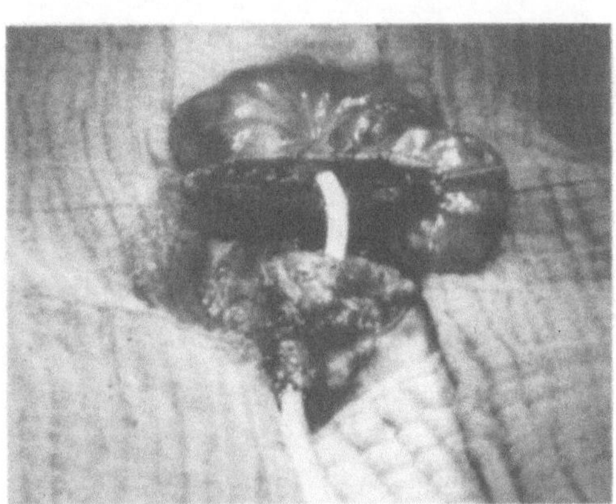

Abb. 2

Operation

1. Umschneidung der Blasenplatte einschl. des Trigonums, Excision aller Anteile mit Plattenepithelmetaplasie (SS-Diagnose), Ostiensondierung, distale Harnleiterpräparation.
2. Laparatomie, prophylaktische Appendektomie, Ausschaltung einer 30 cm langen Ileumschlinge, antimensenteriale Längseröffnung, Implantation der Harnleiter nach Paquin und Bildung eines Ileumpouches.
3. Plastische Rekonstruktion der Harnröhre aus der Rest-Blasenplatte nach Young-Dees-Leadbetter; nach Einlage eines Zystofix-Katheters Anastomose des Pouches mit der Neourethra über einem 14 Charr.-Silikon-Katheter (Abb. 2).
4. Adaptation der Symphyse mittels Drahtcerclage, Rekonstruktion des Meatus urethrae externus und Introitus vaginae, Drainagen, primärer Hautverschluß.

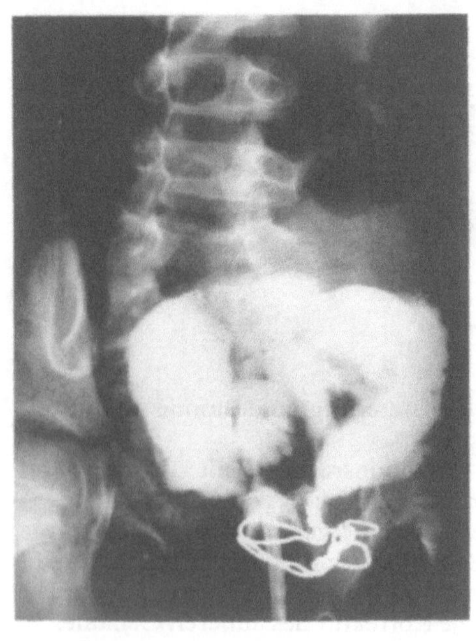

Abb. 3

Postoperativer Verlauf

Primäre Wundheilung bis auf kleine Stelle über der Symphyse, Entlassung am 25. p. o. Tag.

Wiederaufnahme wegen kleiner suprapubischer Fistel infolge Arrosion des Ileumpouches durch die Drahtcerclage.

Es erfolgte die Teilentfernung des Drahtes, Fistelextirpation und Übernähung des Pouches über transurethralen Dauerkatheter.

Bei amb. Weiterbetreuung zunehmende Kontinenz mit Miktionsintervallen von 1 Stunde. Die Pouchdarstellung 10 Wochen postoperativ ergibt eine ausreichende Kapazität, keine Anzeichen eines Refluxes (Abb. 3).

Im Ausscheidungsurogramm zum gleichen Zeitraum freier Abfluß beider Nieren.

Es erfolgte der Rückflug nach Ghana und dort die problemlose Reintegration des Kindes, eine Kontrolle vor Ort 1 Jahr später zeigte ein infektfreies Kind in gutem Allgemeinzustand mit gutem kosmetischen Ergebnis und partieller Kontinenz bei zweistündlicher Miktion.

Diskussion

Die optimale Korrektur einer Blasenexstrophie erfordert ein schrittweises, individuell angepaßtes operatives Vorgehen in mehreren Sitzungen. Hauptziele der Behandlung sind:

1. Primäre Rekonstruktion der exstrophierten Blase und des äußeren Genitale,
2. Erhaltung der Nierenfunktion,
3. Wiederherstellung der Kontinenz.

Im vorliegenden Fall eines Kindes aus einem Entwicklungsland war jedoch eine einzeitige Vorgehensweise notwendig.

Die spätere Reintegration der stigmatisierten Kinder ist nur möglich, wenn auf eine feuchtes Stoma verzichtet wird. Auch eine Ureterosigmoideostomie ist kontraindiziert, da in medizinisch unterversorgten Gebieten eine Erkennung und Behandlung metabolischer Störungen unmöglich ist.

Die Ileumersatzblase mit modifizierter Blasenhalsplastik führte im vorgestellten Fall zu einem guten Operationsresultat mit ausreichender Kontinenz.

Dr. med. A. Kranz
Oberarzt der Urologischen Klinik
und Abteilung für Kinderurologie
St. Antonius-Hospital
Dechand-Deckers-Straße
D-5180 Eschweiler

Der an die Urethra angeschlossene Ileum-Pouch: Zur Frage der Kontinenz

D. Hauri

Beitrag nicht eingereicht

Ileum-Neoblase nach subtotaler Blasenresektion bei einem Urachuskarzinom der Harnblase

M. Reis, E. Spitzenpfeil, A. Böhle und J. Schüller

Zusammenfassung

Es wird über die seltene Erkrankung eines Urachuskarzinoms der Harnblase berichtet. Als therapeutische Möglichkeit wird die pelvine Lymphadenektomie, En-bloc-Entfernung des Nabels und des vorderen Peritonealblattes, eine Blasenteilresektion und Bildung einer Ileum-Neoblase beschrieben.

Einleitung

Das Urachuskarzinom der Harnblase ist ein Adenokarzinom, das von Drüsenzellen ausgeht, die nach der Involution des Urachus zurückgeblieben sind [3, 5]. Unter den Blasentumoren stellt es mit einer Häufigkeit von 0,35–0,70% eine Seltenheit dar [3, 4]. Die Kriterien eines Urachuskarzinoms sind:

Die Lokalisation des Tumors am Blasendach bzw. der Blasenvorderwand, das intramurale bzw. pubische Tumorwachstum, die scharfe Abgrenzung zwischen Tumor und normalem Oberflächenepithel der Harnblase, der Ausschluß extravesikaler Primärtumoren [6].

Anamnese

Eine 67jährige Patientin stellte sich wegen einer rezidivierenden Makrohämaturie vor. Bei der Urethrozystoskopie fand sich ein 5-DM-Stück großer Tumor am Übergang Blasenvorderwand/Blasendach. Histologisch zeigte sich nach transurethraler Resektion ein mittelgradig differenziertes mukinöses Adenokarzinom mit Infiltration in die Blasenmuskulatur.

Die Computertomographie zeigte einen allen Wandschichten durchwachsenden Tumor an Blasenvorderwand/Blasendach ohne Infiltration von Nachbarorganen. Bei den sonstigen Staginguntersuchungen fanden sich keine Metastasierung und kein primäres Karzinom des Magen-Darm-Traktes und der inneren Genitale.

Operatives Vorgehen

En-block-Entfernung des Nabels und des vorderen Peritonealblattes, pelvine Lymphadenektomie, subtotale Blasenteilresektion (Resektionsgrenze 2 cm cranial der Ureterenleiste). Isolation eines 70 cm langen praeterminalen Ileumsegmentes, antimesenteriale Eröffnung in ganzer Länge, W-förmiges Aneinanderlegen und fortlaufende Naht der angrenzenden Darmränder (3 × 0 Vicryl), Anastomosierung des distalen Randes der Ileumplatte an den Resektionsrand der Blase [5].

Histologie

Mittelgradig bis hochdifferenziertes mukinöses Adenokarzinom mit Infiltration aller Wandschichten und Ulceration der Harnblasenschleimhaut. Resektionsränder, Urachusstrang, Haut-Nabelexidat, pelvine Lymphknoten tumorfrei.

Verlauf

Der postoperative Verlauf war komplikationslos. Nach Entfernen des Dauerkatheters am 20. postoperativen Tag war die Patientin kontinent und konnte die Blase spontan (Credescher Handgriff) und restharnfrei entleeren. Bei der urodynamischen Messung 3 Monate postoperativ zeigten sich bei der Füllungsphase keine spontanen Druckschwankungen bei einer Blasenkapazität von 500 ml. Der maximale Ruhedruck betrugt 15 cm H2O, der maximale Miktionsdruck 20 cm H20.

Das Kontrollurogramm zeigte einen freien KM-Abfluß über beidseits leicht ektatischem Nierenbekkenkelchsystem. Komplikationsloser Verlauf. Nach Entfernen des Dauerkatheters am 20. postoperativen Tag spontane und restharnfreie Miktion.

Diskussion

Beim vom Urachus ausgehenden Adenokarzinom der Blase wird die höchste Überlebensrate mit 25% durch eine En-block Blasenteilresektion erreicht [1, 4, 7]. Eine zusätzliche Radiatio verbessert die Prognose nicht. Auf eine Zystektomie kann verzichtet werden, da auch mit dieser Methode keine weitere tumorchirurgische Radikalität erreicht wird. Durch die beschriebenen Blasenaugmentationen [2] wird mit einem technisch einfachen und komplikationsarmen OP-Verfahren ein Niederdruck-Harnreservoir geschaffen, mit dem der Patient einerseits kontinent, andererseits spontan und restharnfrei miktionieren kann.

Literatur

1. Anderström C, Johansson SL, Schultz L (1984) Primäres Adenokarzinom der Harnblase. Aktuel Urol 15: 162-163
2. Hautmann RE, Eggert G, Frohneberg D, Miller K (1987) Die Ileum-Neoblase. Urologe A 26: 67-73
3. Jakse G, Schneider H-M, Jacobi GH (1987) Urachal signet-ring cell carcinoma: A rare variant of vesical adenocarinoma: Incidence and pathological criteria. J Urology 120: 764-766
4. Johnson DE, Hodge GB, Abdul-Karim FW, Ayala AG (1985) Urachal carcinoma. Urology 26: 218-221
5. Schubert GE, Pavkovic MB, Bethke-Bedürftig BA (1982) Tubular urachal remnants in adult bladders. J Urology 127: 40-42
6. Thomas DG, Ward AM, Path MRC, Williams JL (1971) A study of 52 cases of adenocarcinoma of the bladder. Br J Urol 43: 4-15
7. Whitehead ED, Tessler AN (1971) Carcinoma of the urachus. Br J Urol 43: 468-476
8. Yu HH, Leong CH (1975) Carcinoma of the urachus: Report of one case and a review of the literature. Surgery 77: 726-729

Dr. M. Reis
Klinik und Poliklinik für Urologie
Ludwig-Maximilians-Universität
Klinikum Großhadern
Marchioninistr. 15
D-8000 München 70

Tierexperimentelle Untersuchungen zur Ileum-Pouch-Entero-Urethro-Plastik als kontinenzerhaltende Ersatzblase

K. Henneking, W. Weidner und C. F. Rothauge

Einleitung

In den letzten Jahren sind operative Methoden zur Harnableitung unter Verwendung von Darmsegmenten entwickelt worden, die durch die Direktanastomose der urinaufnehmenden Darmabschnitte mit der Harnröhre ein Stoma vermeiden sollen. Ausgangspunkt für diese Entwicklung sind die bereits im Jahre 1951 von Couvelaire mitgeteilten Erfahrungen, daß nach Zystektomie Darmsegmente direkt mit der Harnröhre anastomosiert werden können [1]. Neben einer refluxsicheren Ureterimplantation ist eine ausreichende Kapazität und die Bildung eines Niederdruckreservoirs eine Voraussetzung für die Erstellung einer suffizienten Ersatzblase.

Um diese Forderungen erfüllen zu können, erfolgte in unserer tierexperimentellen Untersuchung die Bildung einer Ileum-Pouch-Entero-Urethro-Plastik bei 12 Göttinger Minischweinen.

Operatives Vorgehen

Nach Ausschaltung eines 40 cm langen Ileumsegmentes 50 cm oral der Ileozökalklappe wurden die an beiden Enden verschlossenen Dünndarmschlingen u-förmig gefaltet und mit dem Scheitelpunkt an die Urethra gelegt. Die Pouchbildung erfolgte durch zweimalige Anwendung eines Klammergerätes (GIA) über Enterotomien im unteren Drittel der gefalteten Schlinge. Die geschienten Harnleiter wurden kranial in die am Pouch liegenden Dünndarmschenkel nach Resektion eines Teils der durch Klammern verschlossenen Darmsegmente implantiert. Die Ureter-Dünndarm-Anastomosen wurden unter Bildung eines Ureternippels durchgeführt [2]. Auf die Herstellung einer Invagination, also die Bildung eines ileo-ilealen Antirefluxnippels wurde verzichtet. Anschließend erfolgte die Anastomose des Pouchkompartimentes mit dem Harnröhrenstumpf über einen Blasenkatheter in allschichtiger Einzelknopfnahttechnik.

Postoperativer Verlauf

Postoperativ kam es bei 2 Tieren zu Komplikationen. Ein Tier mußte wegen einer Dünndarmanastomoseninsuffizienz relaparotomiert werden. Ein weiteres wegen eines Dünndarmprolapses im Bereich der Drainagestelle mit nachfolgendem Ileus. Beide Tiere verstarben im weiteren Verlauf. 10 Tiere konnten bis zu 10 Monaten postoperativ nachuntersucht werden.

Ergebnisse

Stoffwechselveränderungen infolge von Elektrolytverschiebungen mit nachfolgender hyperchlorämischer Azidose wurden bis auf 2 Tiere nicht beobachtet. Bei diesen beiden Tieren kam es zu einem mäßiggradigen Anstieg der Harnstoff- und Kreatininwerte und nachfolgender Ausbildung einer Hyperchlorämie mit azidotischer Stoffwechsellage. Bei der Sektion ließ sich eine linksseitige Pyelonephritis, Uretererweiterung und Einengung der Anastomose nachweisen. Bei den übrigen Tieren waren die Harnwege bei der Sektion nicht erweitert, die Ureter-Ileum-Anastomosen zeigten sich makroskopisch durchgängig mit intaktem Ureternippel. Die Harnstoff- und Kreatininwerte der restlichen Tiere lagen nur zeitweise über dem Normbereich. Es handelte sich ohne jede weitere Therapie um eine geringfügige intermittierende Retention. Die zystographisch bestimmten maximalen Pouchvolumina lagen zwischen 150 und 450 ml in Abhängigkeit vom Operationszeitpunkt. Bei dieser Untersuchung ließ sich bei keinem Tier ein renaler Reflux nachweisen. Bereits nach 6 Wochen nimmt der Pouch eine kugelförmige Gestalt vergleichbar der normalen Blase an. Zystomanometrisch findet sich ein langsamer Druckanstieg in der Neoblase bis zu einem Druck von 40 mbar bei maximaler Füllung. Gegenüber den 4 Monate postoperativ untersuchten Tieren findet sich nach einer Zeit von 10 Monaten eine weitere Kapazitätssteigerung bei niedrigeren intraluminalen Druckwerten. Es handelt sich damit eindeutig um ein Niederdruckreservoir. Die histologischen und rasterelektronenmikroskopischen Untersuchungen zeigen in allen Präparaten unauffällige Schleimhautverhältnisse. Aufgrund von rasterelektronenmikroskopisch nachgewiesenen Inkrustationen auf den Metallklammern können diese als Nahtmaterial für die Erstellung der Anastomosen nicht empfohlen werden.

Mit der von uns angewendeten Operationsmethode unter Bildung eines u-förmigen Pouchkompartimentes läßt sich bereits 6 Wochen postoperativ eine ausreichende Kapazität der Neoblase mit Niederdruckverhältnissen ohne Reflux nachweisen, wobei das primär u-förmige Kompartiment eine Kugelgestalt annimmt.

Literatur

1. Couvelaire R (1951) Le réservoir iléal de substitution apres la cystectomie totale chez l'homme. J Urol 57: 408-417
2. Turner Warwick RT, Ashken MH (1967) The functional results of a partial, subtotal and total cystoplasty with special reference to ureterocaecocystoplasty, selective sphincterotomy and cysto-cystoplasty. Br J Urol 39: 3-12

Dr. med. K. Henneking
Zentrum für Chirurgie, Urologie
und Anästhesiologie der
Justus Liebig-Universität Gießen
Klinikstr. 29
D-6300 Gießen

Ileum-Blase versus Ileum-Conduit - Prognose der radikalen Zystektomie

Ch. Spehr, I. Knop, H. J. Schilling und H. Melchior

Problemstellung

Die Harnableitung durch Ileum-Conduit ist ein standardisiertes Verfahren nach radikaler Cystektomie, allerdings um den Preis eines Ileostomas mit den daraus resultierenden psychologischen Unannehmlichkeiten. Angeregt durch die guten Ergebnisse von Skinner et al. [7] wurden inzwischen verschiedene Formen eines intestinalen Pouches entwickelt, der mit dem Harnröhrenstumpf nach radikaler Cystektomie anastomosiert wird [2, 3, 5, 6, 8, 9].

Es stellt sich jedoch die Frage, ob der sozial-psychologische Vorteil der kontinenten Harnableitung nicht pathophysiologische Nachteile gegenüber dem Conduit bringt, oder ob aufgrund der Möglichkeit des kontinenten Blasenersatzes die Indikation zur Cystektomie beim Blasenkarzinom früher gestellt wird und damit größere Chancen für eine Heilung bestehen.

Diesen Fragen sind wir in einer retrospektiven klinischen Studie nachgegangen. Die pathophysiologischen Untersuchungen wurden in dem Beitrag Nr. 151 zusammengestellt.

Material und Methodik

In dieser Arbeit wurden die perioperativen Komplikationen der radikalen Cystektomie mit Harnableitung durch ein Ileum-Conduit denen gegenüber gestellt, welche bei Bildung einer Ileum-Ersatzblase aufgetreten sind. Außerdem wurden Häufigkeit und Zeitpunkt eines Tumorprogresses sowie die Lebenserwartung der Patienten in Abhängigkeit von der Art der Harnableitung untersucht. Verglichen wurden 46 Patienten, die nach radikaler Cystektomie mit einem Ileum-Conduit versorgt waren mit 58 Patienten, die aus gleicher Indikation eine Ileum-Ersatzblase erhalten hatten.

Ergebnisse

Bei identischer präoperativer Vorbereitung und postoperativer Nachsorge ist die Zahl der intra- und postoperativen Komplikationen unabhängig von der Wahl der Harnableitung. Rektum-Läsionen, Nahtinsuffizienz im Bereich der Reanastomose des Ileums, Subileus und Thrombosen traten in beiden Kollektiven gleich häufig auf (Tabelle 1).

Temporäre Harnstauung oder ein Urinextravasat wurden sowohl nach Harnableitung über ein Ileum-Conduit als auch nach Bildung einer Ileum-Ersatzblase beobachtet und konnten durch temporäre Harnableitung über eine perkutane Nephrostomie behoben werden.

Die schwerwiegenden postoperativen Komplikationen mit letalem Ausgang, verursacht durch Lungenembolien, Pneumonien und Sepsis, sind ebenfalls nicht operationsspezifisch (Tabelle 1).

Leider mußten wir feststellen, daß nach radikaler Cystektomie auch die Patienten mit einer kontinenten Ersatzblase keine bessere Prognose haben als die mit einem Ileum-Conduit. In beiden Gruppen liegt die Tumorrezidivrate in den ersten 6 Monaten am höchsten und nach 2 Jahren sind jeweils über 50% der Patienten am Tumorrezidiv erkrankt. Derzeit leben von 40 Patienten mit einem Ileum-Conduit,

Tabelle 1. Perioperative Komplikationen Ileum-Blase (n = 48) versus Ileum-Conduit (n = 58)

	Ileum-Conduit		Ileum-Blase	
Rect.-Läsion	1	Naht/AP	2	Naht/AP
Sepsis	1	Exitus		
Stuhl-Fistel	1	OP	2	OP
Subileus	7	Kons.	2	Kons.
Pneumonie	1	Exitus	1	Exitus
Lungenembol.	1	Exitus	2	Exitus
Thrombose	1	OP	1	OP

Tabelle 2. Blasenkarzinom: Prognose der rad. Zystektomie Ileum-Blase versus Ileum-Conduit > 2 Jahre nach OP

		verstorben		lebend		tumorfrei	
	n	n	%	n	%	n	%
I-Conduit	40	24	60	16	40	15	38
I-Blase	16	7	44	9	56	6	37

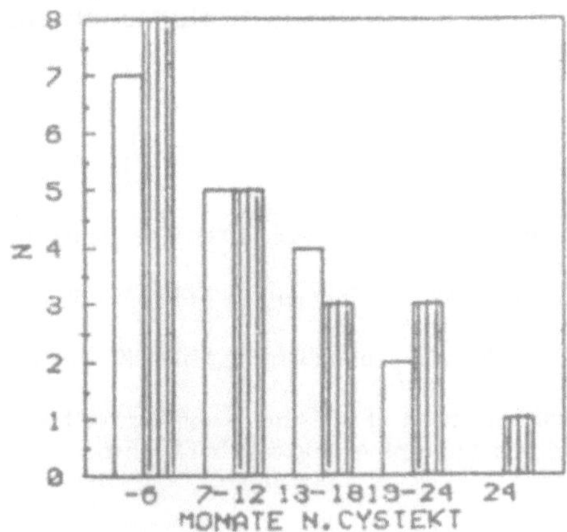

Abb. 1. Tumor-Progreß. ▥ Ileum-Blase (n = 58); □ Ileum-Conduit (n = 46)

deren Operation über 2 Jahre zurückliegt, noch 16 (40%) - davon 15 (38%) tumorfrei. Den gleichen Zeitraum haben mit Ileum-Blase 9 (56%) von 16 Patienten überlebt - allerdings nur 6 (37%) ohne Anhalt für einen Tumorprogreß (Tabelle 2).

Diskussion

Entgegen ersten Befürchtungen sind die Zahlen der perioperativen Komplikationen bei Darm-Ersatzblasen nach radikaler Cystektomie nicht größer als die nach Harnableitung durch ein Ileum-Conduit. Enttäuscht hat uns die relativ hohe Zahl der Tumorrezidive nach vermeintlich kurativ ausgeführter Cystektomie. Die Prognose quoad sanationem und quoad vitam ist zum gegenwärtigen Zeitpunkt durch die Möglichkeit der kontinenten Harnableitung in keiner Weise verbessert worden. Daraus ergibt sich für die Zukunft die Forderung nach der Frühcystektomie, einem genaueren präoperativen Staging sowie wirksameren Möglichkeiten der Chemotherapie beim Vorliegen von Tumormetastasen.

Literatur

1. Bricker EM (1950) Bladder substitution after pelvic evisceration. Surg Clin North Am 30: 1511
2. Hautmann RE, Egghart G, Frohneberg D, Miller K (1987) Die Ileum-Neoblase. Urologe A 26: 67
3. Light JK, Scott FB (1984) Total reconstruction of the lower urinary tract using bowel and the artificial urinary sphincter. J Urol 131: 953
4. McDougal WS (1986) Bladder reconstruction following cystectomy by uretero-ileo-colourethrostomy. J Urol 135: 698
5. Melchior H, Spehr Ch, Persson Ch (1986) Die kontinente Ileum-Blase: Ein erster Bericht über 5 Patienten. Aktuel Urol 17: 256
6. Schreiter F (1987) Die S-Blase, ein kontinenter antirefluxiver vollständiger Funktionsersatz der Blasenschließmuskel-Funktion. Urologe A 26: 202
7. Skinner DG, Boyd SD, Lieskovsky G (1984) Clinical experiences with the Kock continent ileal reservoir for urinary diversion. J Urol 132: 1101
8. Studer UE, Ruchti E, Greiner RM, Zingg EJ (1983) Faktoren, welche die Überlebensrate nach totaler Zystektomie wegen Harnblasenkarzinom beeinflussen. Aktuel Urol 14: 70
9. Thüroff JW, Alken P, Engelmann U, Riedmiller H, Jacobi GH, Hohenfellner R (1985) The MAINZ-pouch (mixed augmentation ileum 'n zoecum) applicable for bladder augmentation and continent urinary diversion. Aktuel Urol 16: 1
10. Winter CC (1974) Complete ileocystoplasty (uretero-ileo-urethrostomy): Long-term followup. J Urol 111: 191

Dr. med. Ch. Spehr
Klinik für Urologie
Städtische Kliniken Kassel
Mönchebergstr. 41/43
D-3500 Kassel

Die Ileum-Neoblase - Urodynamische Funktionsparameter

R. Bachor, D. Frohneberg, K. Miller und R. DE Petriconi

Die Formen der klassischen Harnableitung (Conduits) werden zunehmend durch kontinente Harnreservoire ersetzt. Die Kontinenz der Ersatzblasen ist von der Sphinkterfunktion und den urodynamischen Eigenschaften der Reservoire abhängig. Diese Eigenschaften werden durch die Kapazität, die Compliance und die Eigenkontraktionen mit intravesikalen Drucksteigerungen bestimmt [4].

In Ulm wurden von April 1986 bis August 1988 71 Neoblasen nach radikaler Zystoprostatovesikulektomie wegen eines Blasencarcinoms (Gruppe A) gebildet und 11 Blasenaugmentationen bei Schrumpfblasen unterschiedlicher Ätiologie (Gruppe B) durchgeführt [1-3]. 39 Patienten mit Neoblasen und 7 Patienten mit Blasenaugmentationen wurden urodynamisch untersucht. Dabei wurden die maximale Blasenkapazität, der absolute intravesikale Druck, der intraabdominelle Druck, der Uroflow und das Harnröhrendruckprofil gemessen; außerdem wurden ein EMG und ein Miktionszystourethrogramm angefertigt und das häusliche Miktionsverhalten anhand eines Fragebogens ausgewertet.

Die maximale Blasenkapazität lag in Gruppe A bei durchschnittlich 834 ml, in Gruppe B bei 758 ml. Die absoluten intravesikalen Druckwerte betrugen bei halbmaximaler Blasenkapazität im Mittel 10,5 bzw. 13 cm H2O, bei maximaler Blasenkapazität 28 bzw. 22 cm H2O. Intravesikale Druckschwankungen bis 30 cm H2O wurden bei 12/39 Patienten = 31% mit Neoblasen und 1/7 Patienten ≙ 14% mit Blasenaugmentationen beobachtet. Bei 6 Patienten traten sie nur bei maximaler Blasenkapazität auf. Das Harnröhrendruckprofil zeigte einen maximalen Urethraverschlußdruck von durchschnittlich 42 (Neoblase) bzw. 61 (Blasenaugmentation) cm H2O. Der maximale Uroflow lag bei durchschnittlich 27,4 bzw. 32 ml/sec., die Miktionszeit bei durchschnittlich 90 bzw. 59 sec. bei einem Restharn von durchschnittlich 30 bzw. 64 ml. Im Miktionszystourethrogramm war bei 3 Patienten (5 RUE) ein Reflux nachweisbar. Die häuslichen Miktionsvolumina wurden im Mittel mit 379 bzw. 334 ml bei einer Tagesmiktionsfrequenz von durchschnittlich 5,8 bzw. 6 × und einer Nachtmiktionsfrequenz von durchschnittlich 1 bzw. 0,8 × angegeben.

Die Ileum-Neoblase entspricht mit einer großen Kapazität und einer guten Compliance den theoretischen Anforderungen an eine Ersatzblase. Die klinischen Ergebnisse bestätigen dies durch eine gute Reservoirfunktion, einen sicheren Refluxschutz und eine gute Kontinenzrate.

Literatur

1. Egghart G, Bachor R, Hautmann RE (1988) Die Ileum-Neoblase. Klinikarzt 17: 76
2. Hautmann RE, Egghart G, Frohneberg D, Miller K (1987) Die Ileum-Neoblase. Urologe A 26: 67
3. Hautmann RE, Egghart G, Frohneberg D, Miller K (1988) The ileal neobladder. J Urol 139: 39
4. Hinman F (1988) Selection of intestinal segments for bladder substitution: Physical and physiological characteristics. J Urol 139: 519

Dr. R. Bachor
Urologische Universitätsklinik
Prittwitzstr. 43
D-7900 Ulm

Klinische und urodynamische Ergebnisse nach unterschiedlicher Ileum-Neoblase (S, U und J-Form)

J. Flamm und H. Kiesswetter

Einleitung

Für den Blasenersatz nach Cystektomie bietet sich insbesonders das Ileum in verschiedenen Formvarianten an. Folgende Ziele sollten erreicht werden: antirefluxive Ureteren-Darmanastomose, ausreichende Kapazität, niederer Füllungsdruck sowie restharnfreie Entleerung der Neoblase bei erhaltener Kontinenz. Wir berichten über die Klinik und Urodynamik ein Jahr nach unterschiedlich modifizierter Ileum-Neoblase.

Eigene Patienten und Methodik:
Insgesamt wurden 11 männliche Patienten mit einem Durchschnittsalter von 63 Jahren (55–73) wegen eines Urothelkarzinoms der Harnblase (multifokal rezidivierendes pT1GIII + Tis – pT3bGIII) cystektomiert. Die Ileumneoblase wurde bei 5 Patienten in S-Form nach Schreiter [3] bei 3 Patienten in U-Form nach Melchior [2] und bei 3 Patienten in J-Form nach Studer [4] durchgeführt. Die Ureter-Darmanastomose erfolgte in allen Fällen als vereinigte Ureteren im proximalen tubularisierten Ileumteil nach der Methode Burkert [1]. Die Ureterenschienung wurde am 12. postoperativen Tag entfernt, der Katheter zwischen dem 15. und 21. Tag. Bei 6 Patienten mußte der Katheter wegen eines passageren leaks im Bereich der Harnröhrenanastomose länger belassen werden. Klinische Kontrollen erfolgten im ersten Halbjahr monatlich, danach alle 3 Monate. Urodynamische Kontrollen erfolgten nach 3, 6 und 12 Monaten. Die Verlaufsbeobachtung beträgt zwischen 14 und 27 Monaten.

Ergebnisse

Klinik

Insgesamt traten bei 6 Patienten (55%) Komplikationen auf. Bei 2 Patienten mußte die Stenose der Ureter-Darmanastomose operativ revidiert werden.

Tabelle 1. Ergebnisse

Klinik	S-Blase n = 5	U-Blase n = 3	J-Blase n = 3
Komplikationen			
Stenose der Ureter-Darm-Anastomose	-	1	1
Stenose an der Harnröhrenanastomose	2	-	-
Pouchleak	1	1	-
Kontinenz			
Kontinenz	1	2	2
Stressinkontinenz II	4	1	-
Stressinkontinenz III	-	-	1

Tabelle 2. Ergebnisse

Urodynamik	S-Blase n = 5	U-Blase n = 3	J-Blase n = 3
Kapazität (ml)	630 (450-800)	390 (200-570)	370 (260-450)
Leertonus (cm H_2O)	14 (0-27)	19 (7-27)	13 (7-20)
Maximaler Füllungsdruck (cm H_2O)	64 (54-81)	54 (54)	40 (20-54)
Maximaler Druck mit Bauchpresse (cm H_2O)	109 (95-136)	95 (75-122)	81 (47-102)

Ein Reflux trat in keinem Fall auf. Bei 2 Patienten mußte eine narbige Stenose am Neoblasenhals durch transurethrale Resektion (TUR) behoben werden. Bei 2 Patienten mußte ein persistierendes Pouchleak operativ korrigiert werden. Die Verteilung der Komplikationen entsprechend der Operationsmethode ist in Tabelle 1 zusammengestellt.

Kontinenz

Tag und nachts kontinent bei einer Miktionsfrequenz von 2-4 h sind insgesamt 5 Patienten (45%). 6 Patienten (55%) sind stressinkontinent Grad II-III, wobei die nächtliche Inkontinenz im Vordergrund steht. Ein Patient ist komplett inkontinent. Alle Patienten können ihre Neoblase restharnfrei entleeren. Die Verteilung der Inkontinenzrate entsprechend der Operationsmethode ist in Tabelle 1 zusammengestellt.

Urodynamik

Der Leertonus der Neoblase schwankte zwischen nicht meßbar und 27 cm H2O. Der maximale Füllungsdruck schwankte zwischen 20 und 81 cm H2O. Der mit Bauchpresse maximal erreichte Druck schwankte zwischen 47 und 136 cm H2O. Bei mittlerer Füllung traten bei jeder Pouchform Peristaltikwellen auf, die bei maximaler Füllung wieder verschwanden. Die Kapazität schwankte zwischen 200 und 800 ml. Die Mittelwerte sowie die Extreme entsprechend der Operationsmethode sind in Tabelle 2 zusammengestellt.

Zusammenfassung

Die Komplikationsrate der Ileum-Neoblase betrug 55%. Die Kapazität war ein Jahr postoperativ ausreichend, die Kontinenz bei 45% zufriedenstellend. Als Ursache der Inkontinenz und der bei Füllung nachweisbaren Peristaltikwellen wird der tubularisierte Teil dieser Formen der Ileum-Neoblase angesehen.

Literatur

1. Burkert S, Kiesswetter H (1978) Zur Technik der Uretero-ileostomie. Aktuel Urol 9: 249-255
2. Melchior H et al. (1988) The continent ileal bladder for urinary tract reconstruction after cystectomy: a survey of 44 patients. J Urol 139: 714-718
3. Schreiter F (1986) Die S-Blase als kontinenter antirefluxiver Totalersatz der Blase. Verhandlb Dtsch Ges Urol 38: 359-361
4. Studer UE et al. (1988) An ileal bladder substitute without antireflux nipple. J Urol 139: 351A

Dr. J. Flamm
Urologische Abteilung des Wilhelminenspitals
Montleartstr. 37
A-1171 Wien

Etude Functionelle et Urodynamique de la Vessie Ileo-caecale Detublisée

J. M. Férrière, P. Brucher et M. Le Guillon

Beitrag nicht eingereicht

Urodynamische Befunde nach Harnblasenersatz und Augmentation mit Dünndarm

Sch. Alloussi, G. Mast, R. Schwaiger und Th. Zwergel

An einen totalen Blasenersatz bzw. an eine Blasensubstitution sind folgende Anforderungen zu stellen:

1. Ausreichendes Reservoirvermögen (Kapazität)
2. Harnkontinenz
3. Vollständige Entleerung
4. Schutz des oberen Harntraktes
5. Vermeidung von metabolischen Störungen

Patientengut

In unserer Klinik wurde bei 12 Männern (Durchschnittsalter 50 Jahre) mit Blasenkarzinom ein Harnblasenersatz mit Ileum durchgeführt. Die Harnleiterimplantation erfolgte antirefluxiv in 9 Fällen nach der Methode von Melchior unter Bildung eines Nippels, in 3 Fällen nach der Methode von Le Duc.

Bei 10 Patienten (3 Frauen und 7 Männer im Durchschnittsalter von 40 Jahren) wurde wegen einer Schrumpfblase (3 radiogene, 7 interstitielle Cystitiden) eine Harnblasensubstitution unter Verwendung von Ileum durchgeführt.

Die Dynamik der Ersatzblase wurde 6–24 Monate nach der Operation durch eine urodynamische Untersuchung geprüft.

Methodik

Technik der urodynamischen Untersuchung: Die Auffüllung der Ersatzblase bzw. der substituierten Blase sowie die intracavitäre Druckmessung erfolgte über einen transurethral gelegten doppelläufigen Katheter Charr. 12. „Die Harnblase" wurde mit einem auf 37° C erwärmten Röntgenkontrastmittel (Peritrast®) mit einer Füllungsgeschwindigkeit von 40 ml/min gefüllt. Die Messung des Abdominaldruckes erfolgte über eine mit Flüssigkeit gefüllte Ballonsonde im Rectum. Gleichzeitig wurde kontinuierlich das Blasenfüllungsvolumen, das Miktionsvolumen und der Harnfluß registriert. Der Ablauf der Füllungsphase sowie der Miktionsvorgang wurden videographisch kontrolliert und aufgezeichnet.

Tabelle 1. Beobachtungsdauer 6–24 Monate

	Blasenersatz	Blasenaugmentation
n	12	10
Kapazität $\bar{x}$	500 ml	520 ml
Harndranggefühl	(+)	+
Unwillkürliche Darmkontraktion	+	+
Kontinenz	10	10
Restharn	20 ml	20 ml
Reflux	4	0
Harnstauung	5	0
Metabol. Störung	0	0

Ergebnisse (Tabelle 1)

A. Ileum-Neoblase (n = 12)

Reservoirvermögen: Die Durchschnittskapazität betrug im Mittel 500 ml.

Harndranggefühl: Alle Patienten bemerkten einen Druck im Unterleib mit Ausstrahlung in die Harnröhre beim Erreichen der Kapazität.

Darmkontraktion: Das Ausmaß der Kontraktion ist abhängig vom Füllungszustand, mit zunehmender Füllung steigt die Amplitude der Kontraktion an. Bei einem mittleren Füllungsvolumen von 500 ml betrug die durchschnittliche Amplitude der Kontraktionen 32 mm Hg.

Harninkontinenz: 10 der 12 Patienten waren tagsüber vollständig kontinent mit einem Miktionsintervall von etwa 4 Stunden. Bei 2 Patienten bestand tagsüber eine Streß-Inkontinenz Grad I.

Blasenentleerung: Die Blasenentleerung erfolgte bei allen Patienten vollständig.

Reflux: Bei den 3 Patienten mit einer Le Duc-Implantation war kein Reflux nachzuweisen.

Bei 4 der 9 Patienten mit Harnleiterimplantationstechnik nach Melchior bestand ein vesikorenaler Reflux beidseits.

Die übrigen 5 Patienten mit Implantationstechnik nach Melchior wiesen eine Harnstauung auf, so daß offensichtlich alleine der gestörte Harnabfluß aus dem oberen Harntrakt ein Refluxgeschehen verhindert hat.

B. Harnblase-Dünndarm-Substitution (n = 10)

Blasenkapazität: Die Blasenkapazität betrug im Mittel 520 ml.

Harndranggefühl: Alle Patienten wiesen ein für die Harnblase typisches Harndranggefühl auf.

Darmkontraktion: Die Druckamplitude der Spontankontraktion in den substituierten Blasen lag im Mittel zwischen 15 und 20 mm Hg.

Harnkontinenz: Alle Patienten waren vollständig kontinent.
Blasenentleerung: Zur Entleerung der Harnblase mußte die Bauchpresse eingesetzt werden.
Harnabflußstörung: Bei keinem Patienten war eine Harnabflußstörung nachweisbar.

Diskussion

Beurteilt man unsere Ergebnisse anhand der in der Einleitung aufgestellten Anforderungen an einen Harnblasenersatz, so erfüllt die Ileum-Neoblase nach der Technik von Melchior diese Anforderungen hinsichtlich der Reservoirfunktion, Kontinenz, restharnfreien Entleerung und hinsichtlich der metabolischen Störungen. Kritisch dagegen ist aufgrund unserer Ergebnisse die Harnleiterimplantation nach Melchior zu bewerten, da in allen Fällen entweder ein Reflux oder eine Harnabflußstörung nachzuweisen war. Wenn auch eine endgültige Beurteilung der Harnleiterimplantations-Technik nach Le Duc aufgrund der geringen Fallzahl in unserem Patientengut nicht möglich ist, so deuten unsere Ergebnisse darauf hin, daß die Implantations-Technik nach Le Duc weniger komplikationsträchtig ist. Aufgrund unserer Ergebnisse erfüllt die Blasensubstitution mit Ileum die in der Einleitung aufgestellten Anforderungen.

Zusammenfassung

1. Patienten mit Blasenersatz (Ileumneoblase) hatten ein harndrangähnliches Gefühl (Druck im Unterleib mit Ausstrahlung in die Harnröhre). Im Gegensatz dazu blieb bei allen Patienten mit Harnblasen-Dünndarm-Substitution das ursprüngliche Harndranggefühl erhalten.
2. Das Reservoirvermögen der Ileumneoblase bzw. Harnblasenaugmentation betrug im Durchschnitt 500 ml.
3. Die vollständige Entleerung der Ileumneoblase und der substituierten Blase ist nur mit Einsatz der Bauchpresse möglich.
4. Sowohl bei Blasenersatz als auch bei Harnblasensubstitution waren die Spontankontraktionen des Dünndarms trotz antimesenterialer Schlitzung nicht aufgehoben. Bei Zunahme der Füllung nahm die Amplitude der Kontraktionen zu.
5. Harninkontinenz war bei den blasensubstituierten Patienten nicht nachweisbar, hingegen bei den Ileumneoblasen bei 2/12 Patienten vorhanden.
6. Die antirefluxive Harnleiterimplantation nach Le Duc bei den Ersatzblasenoperationen scheint die vorteilhafteste Methode zu sein.

Dr. Sch. Alloussi
Urologische Universitäts- und Poliklinik
D-6650 Homburg/Saar

Die funktionelle Rektum-Sigmablase

K. Miller und R. Hautmann

Einleitung

Die Ureterosigmoideostomie – älteste Form der kontinenten Harnableitung – verdient nach Ansicht einiger Autoren [5, 9, 11, 13] wieder vermehrte Beachtung. Vergleicht man die Langzeitergebnisse neuerer Untersuchungen, so stehen die der Ureterosigmoideostomie denen des Ileum-Conduits nicht wesentlich nach [8]. Ein nicht zufriedenstellend gelöstes Problem im Zusammenhang mit der Harnleiterdickdarmimplantation war das häufige Auftreten der hyperchlorämischen Azidose [3]. Diese Stoffwechselstörung war bislang meist Gegenstand einer medikamentösen Behandlung [6]. Wir haben in einer experimentellen Studie versucht, die Operationstechnik zu modifizieren, um die Azidose nach Ureterosigmoideostomie zu verbessern.

Material und Methode

Die Operationen wurden an Foxhounds (25–35 kg) in Vollnarkose durchgeführt. Die Bauchhöhle wird durch einen Mittelschnitt eröffnet, die Blase teilreseziert und von der Harnröhre abgetrennt. Das Sigma wird auf eine Länge von 5–7 cm vom Meso befreit und anschließend distal dieser Stelle längs eröffnet. Nach seromuskulärer Skarifikation wird das Sigma invaginiert, so daß ein 3–4 cm langer Nippel entsteht. Der Nippel wird zusätzlich durch absorbierbare Nähte an der Nippelbasis stabilisiert. Die Harnblase wird dann an der Rückseite eröffnet und mit dem Sigma anastomosiert. Diese Vesikosigmoideostomie gewährleistet eine sichere, nicht obstruktive Harnableitung, da die Harnleitermündungen in die Blase unberührt bleiben. Eine Schienung der Harnleiter oder postoperative Drainagen und Katheter

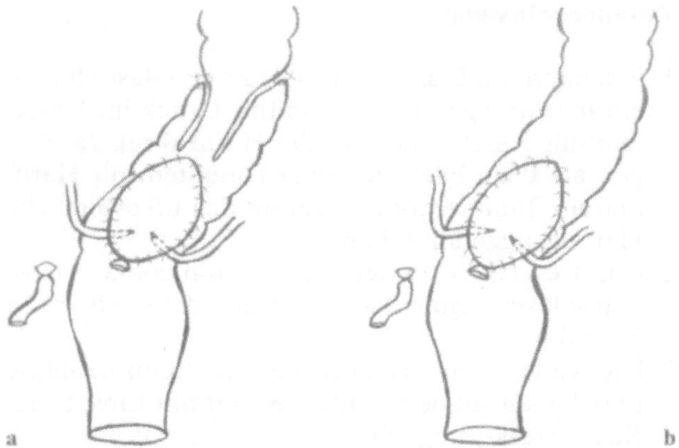

Abb. 1. a Schematische Darstellung der Operationstechnik in Gruppe A: Vesikosigmoideostomie mit Sigmainvagination; **b** Schematische Darstellung der Opeationstechnik in Gruppe B: Vesikosigmoideostomie ohne Sigmainvagination

sind nicht erforderlich, die Anastomose zwischen Blasenwand/Sigma wird primär wasserdicht genäht. Um den Effekt der Sigmainvagination im Vergleich zur konventionellen Harnableitung in den Dickdarm zu beurteilen, wurden die Tiere in 2 Gruppen randomisiert: In Gruppe A wurde eine funktionelle Rektum-Sigmablase gebildet, in Gruppe B eine analoge Vesikosigmoideostomie, jedoch ohne Sigmainvagination (Abb. 1 a, b). Postoperativ wurden ab dem 3. Tag zweimal wöchentlich für eine Nachbeobachtungszeit von 4 Monaten Blutproben entnommen. Bestimmt wurden Kreatinin, Base excess, Bikarbonat und pH. Der Normalbereich für diese Werte war vorher durch die Blutentnahme bei den nichtoperierten Tieren festgelegt worden. Die Ergebnisse der beiden Gruppen wurden statistisch verglichen (Wilcoxon-Test).

Die Funktion der Sigmainvagination wurde durch einen Kontrastmitteleinlauf unter Röntgendurchleuchtungskontrolle beurteilt, zur Darstellung der oberen Harnwege wurde 6–8 Wochen nach der Operation ein Ausscheidungsurogramm durchgeführt.

Ergebnisse

In Gruppe A verstarben zwei Tiere wegen postoperativer Komplikationen (Nachblutung, Anastomosenleck), in Gruppe B verstarb ein Tier 2 Wochen nach der Operation wegen schwerer hyperchlorämischer Azidose. Andere postoperative Komplikationen traten nicht auf, insbesondere war in Gruppe A kein Anzeichen für eine Behinderung der Darmpassage zu konstatieren. Die Füllungen der funktionellen Rektumblase in Gruppe A ergab bei einem Hund einen Übertritt des Kontrastmittels des proximalen Colonbereichs bei einer Füllung von mehr als 200 ml. Die Urogramme ergaben in beiden Gruppen ausnahmslos normale obere Harnwege. Die Kreatininwerte lagen für beide Gruppen im Normbereich, sämtliche Säurebasenparameter sowie Chlorid waren in Gruppe A signifikant besser (Abb. 2 a, b).

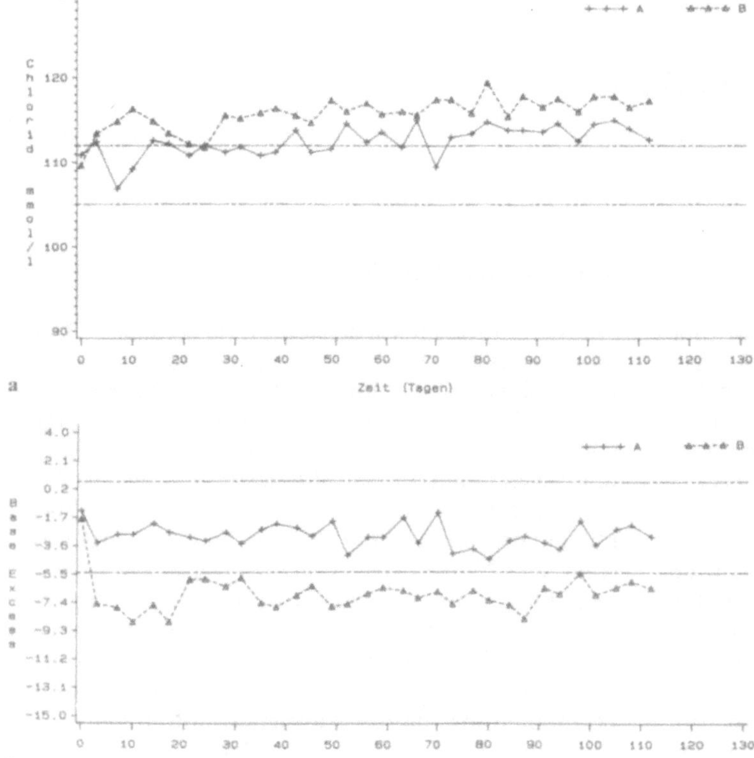

Abb. 2. a Laborverlauf Chlorid: Darstellung der Mittelwertkurven für Gruppe A *(durchgezogene Kurve)* und Gruppe B *(gestrichelte Kurve)*. Normalbereich zwischen den horizontalen Strichpunkt-Linien; **b** Laborverlauf Base-Exzeß: Darstellung der Mittelwertkurven für Gruppe A *(durchgezogene Kurve)* und Gruppe B *(gestrichelte Kurve)*. Normalbereich zwischen den horizontalen Strichpunkt-Linien

Diskussion

Die Rückresorption von Chloridionen aus dem Darm gilt als wesentlicher pathogenetischer Faktor für das Entstehen der postoperativen hyperchlorämischen Azidose nach Ureterosigmoideostomie. Das Ausmaß der Rückresorption wird durch die Größe der benetzten Darmoberfläche beeinflußt. Klinische Studien haben gezeigt, daß bei Patienten mit Harnleiterdickdarmimplantation das gesamte Colon bis zur Bauhin'schen Klappe von Urin benetzt wird [2]. Bei Patienten mit einer isolierten Rektumblase (Harnableitung ins Rektum, Stuhlableitung durch Colostoma) kommt es deswegen erwartungsgemäß nur selten zu einer Azidose [4, 10]. Analog zeigt sich die Situation bei der von uns gewählten funktionellen Rektumblase: Durch die Begrenzung des Urinreservoirs auf Sigma und Rektum lagen sämtliche Parameter des Säurebasen-Haushalts signifikant besser als in einer Vergleichsgruppe ohne Sigmainvagination. Im Gegensatz zur accidentellen Invagination führt die iatrogene Einstülpung des Darmes offensichtlich nicht zu einer Behinderung der Stuhlpassage. Dieses Phänomen kann dahin erklärt werden, daß es nur bei der accidentellen Invagination zur Ausbildung von schweren Ödemen und Nekrosen am Invaginat kommt, was letztendlich die Obstruktion verursacht [9]. Erste Erfahrungen [7] weisen darauf hin, daß diese Operationstechnik auch klinisch anwendbar ist.

Literatur

1. Adler HF et al. (1941) A study of the motility of the human colon: an explanation of dysynergia of the colon, or the „unstable colon". Am J Dig Dis 8: 197
2. Daniel Q, Singh ML (1968) Measurement and control of bowel pressure in uretero-colic anastomosis. Br J Urol 40: 32
3. Ferris DO, Odel JM (1950) Electrolyte pattern of the blood after bilateral ureterosigmoidostomy. JAMA 142: 634
4. Ghoneim MA, Ashamallah A (1974) Further experience with the rectosigmoid bladder. Br J Urol 46: 511
5. Hendren WH (1983) Ureterocolic diversion of urine: management of some difficult problems. J Urol 129: 719
6. Koch MO, McDougal WS (1985) The pathophysiology of hyperchloremic acidosis after urinary diversion through intestinal segments. Surgery 98: 561
7. Kock NG, Ghoneim MA, Mahran MR (1988) The augmented and valved rectum. A new approach to continent urinary diversion. J Urol 139: 311
8. Miller K (1987) Die kontinente funktionelle Rektum-Sigmablase: eine tierexperimentelle Studie über ein neues Konzept zur Harnableitung. Habilitationsschrift, Medizinische Fakultät Universität Ulm
9. Perrin WS, Lindsay EC (1921) Intussusception. Br J Surg 9: 46
10. Pyrah LM (1963) The rectosigmoid bladder as a method of urinary diversion. J Urol 90: 189
11. Segura JW, Kelalis PP (1975) Long term results of ureterosigmoidostomy in children with bladder exstrophy. J Urol 114: 138
12. Spirnak JP, Caldamone AA (1986) Ureterosigmoidostomy. Urol Clin North Am 13: 285
13. Zincke H, Segura JW (1975) Ureterosigmoidostomy: a critical review of 173 cases. J Urol 113: 324

Priv.-Doz. Dr. med. K. Miller
Urologische Universitätsklinik
Prittwitzstr. 43
D-7900 Ulm

Zur Harnableitung bei erweiterten gynäkologischen Tumoroperationen

S. Peter, H. G. Bender, H.-G. Schnürch und R. Ackermann

Beitrag nicht eingereicht

Therapiekonzept beim Sinus urogenitalis

H. v. Wallenberg-Pachaly, H. Riedmiller, G. Voges, U. Köhl und R. Hohenfellner

Sinusanomalien lassen sich nach ihrem Schweregrad gemäß Williams in Typ I und Typ II einteilen [5].

Patienten mit Typ I (z. B. bei AGS) sind infolge eines kompetenten Blasenhalses kontinent und bedürfen lediglich einer Genitalrekonstruktion, bei Typ II bereitet jedoch die Harninkontinenz erhebliche therapeutische Schwierigkeiten. Die Entwicklung des Urogenitaltraktes ist zeitlich und räumlich eng verbunden mit der Entwicklung des Anorektalkanales (6.–9. Embryonalwoche), so daß Sinusanomalien häufig kombiniert mit anorektalen Fehlbildungen auftreten. Die Inzidenz der Urogenitalanomalien ist abhängig von der Lokalisation der Anorektal-Malformation. Bei supralevatorischer Malformation werden in 40-66% Urogenitalanomalien gefunden - häufig kombiniert mit sakralen Fehlbildungen (62-78%), bei intermediären und infralevatorischen in 14-21%.

Nach Anlage einer doppelläufigen Colostomie (möglichst rechtes Colon transversum) erfolgt im Intervall die weitere Rekonstruktion des Urogenitaltraktes. Diese umfaßt 3 Schritte:

1. Separation von Rektum und Vagina mit Durchzug des Rektums
2. Rekonstruktion der Vagina
3. Rekonstruktion des Blasenhalses und der Urethra

Hinsichtlich der Rekonstruktion des Urogenitaltraktes muß generell differenziert werden, ob es sich um eine Sinusanomalie mit kompetentem Blasenhals oder um einen insuffizienten Sphinkter-Mechanismus handelt.

Material und Methodik

Wir behandelten von 1967 bis 1987 26 Kinder mit Sinus urogenitalis, davon 9 Kinder mit kloakalen Mißbildungen und 17 bei AGS. Die Kinder mit Sinus urogenitalis bei AGS erhielten lediglich eine Klitorisreduktions- und Introitusplastik. Da bei allen ein kompetenter Blasenhals vorhanden war, waren weitere operative Maßnahmen nicht erforderlich.

Die Patienten mit kloakalen Mißbildungen und Sinus urogenitalis wurden zunächst mit einem Anus praeter versorgt. Die weiteren therapeutischen Maßnahmen sind aus Tabelle 1 zu ersehen.

Ergebnisse

Diskussion

Kloakale Sinusanomalien sind komplexe Fehlanomalien, die ein interdisziplinäres Vorgehen von Kinderchirurgen und -urologen erfordern. Therapieziel ist die Erreichung der Stuhl- und Harnkontinenz und Bildung einer ausreichend weiten Vagina. Unbestritten ist die primäre Anlage eines doppelläufigen Anus praeter, möglichst in Höhe des rechtsseitigen Colon transversum, um später ausreichend Darmlänge für die Durchzugsoperation zu gewinnen, ggf. kombiniert mit einer Zystostomie zur Entlastung des oberen Harntraktes. Nach Hendren [2] sollte dann im Intervall die Durchzugsoperation, Bildung der Vagina und Rekonstruktion des unteren Harntraktes in einer Sitzung erfolgen, wobei in den letzten Jahren der posterior-sagittale Zugang nach Pena [4] bevorzugt wird. Als Vaginalersatz kann ggf. Sigma-Interponat verwendet werden, falls eine Introitusplastik nicht ausreicht.

Während eine Sinusanomalie mit kompetentem Blasenhals (Typ I nach Williams) keine Probleme hinsichtlich der Kontinenz bereitet, ist die Therapie der Sinusanomalien mit inkompetentem Blasenhals (Typ II nach Williams) schwierig und wird kontrovers beurteilt. Zur Korrektur des insuffizienten Blasenhalses gibt es nach Hendren zwei Möglichkeiten [1]:

1. Einengung des Blasenhalses und Bildung einer Neourethra aus Anteilen des Sinus urogenitalis
2. Bildung einer Neourethra aus einem Blasenlappen nach Tanagho.

Urodynamisch dient die Neourethra eher als passive Obstruktion und nicht als funktioneller Schließ- und Öffnungsmechanismus, wodurch meist der intermittierende Selbstkatheterismus zur restharnfreien Blasenentleerung notwendig wird. Auf der anderen Seite erreicht man Kontinenz auch infolge einer Erhöhung der Blasenkapazität durch Augmentation

Tabelle 1

	Typ Williams	Blase	Blasenhals	funkt. Urethra	Urethra-Rekonstr.	Harn-Kontinenz	Vagina-Rekonstr.	Analatresie	Stuhl-Kontinenz	Oberer Harntrakt	Caudale Regression
A.L.	I	+	+	+	/	+	Cutback	hoch	-	Hydronephrose	ja
B.A.	I	+	+	+	/	+	Cutback	hoch	-	Hydronephrose Reflux re.	nein
R.M.	I	+	+	+	/	+	Vecchietti	normal	+	Reflux bds.	nein
K.E.	II	+	-	-	Neo-Urethra	Appendicovesicostomie	Cutback	hoch	-	Reflux bds.	ja
R.C.	II	+	-	-	-	Transversumconduit	-	hoch	-	Hydronephrose bds.	ja
K.R.	II	+	-	-	Neo-Urethra	+	-	tief	+	refluxive Einzelniere li.	ja
P.J.	II	+	-	-	Neo-Urethra	Mainz-Pouch	Cutback	hoch	+	refluxive Einzelniere re.	ja
H.K.	II	+	-	-	Neo-Urethra	Mainz-Pouch	-	hoch	+	Doppelniere li. ektoper HL re.	ja
K.T.	II	+	-	-	noch anstehend	-	Septum-Resektion	hoch	+	Hufeisenniere ektoper HL re.	ja

mit Darmanteilen. Der CIC ist für die Kinder, die häufig auch durch sakrale Dysplasien mit neurogener Blase zusätzlich beeinträchtigt sind, schwierig.

Wir halten daher die kontinente Harnableitung mit Bildung eines Pouches und Selbstkatheterismus über ein Nabelstoma vom Handling und von pflegerischer Seite für sinnvoller [3], zumal die Ergebnisse der Neourethra bezüglich der Harnkontinenz enttäuschend sind.

Literatur

1. Hendren WH (1980) Construction of female urethra from vaginal wall and a perineal flap. J Urol 123: 657-664
2. Hendren WH (1986) Repair of cloacal anomalies: Current techniques. J Pediatr Surg 21: 1159-1176
3. Hohenfellner R, Alken P, Jacobi G, Riedmiller H, Thüroff J (1987) Mainz-Pouch in ileozökaler Intussusception und umbilikalem Stoma. Aktuel Urol 18: I-IV
4. Pena A, DeVries PA (1982) Posterior sagittal anorectoplasty: Important technical considerations and new applications. J Pediatr Surg 17: 796-811
5. Williams DI, Bloomberg S (1976) Urogenital sinus in the female child. J Pediatr Surg 11: 51-56

Dr. med. H. v. Wallenberg-Pachaly
Urologische Klinik und Poliklinik
der Johannes Gutenberg-Universität
Langenbeckstr. 1
D-6500 Mainz

Zusammenfassung der Postersitzung 2: Darmchirurgie in der Urologie

D. Hauri

Die Harnableitung feiert ihre Renaissance. Damit treten auch wieder ihre damit verbundenen charakteristischen Probleme in die Diskussion.

Ein wichtiges Problem besteht sicherlich darin, daß mit langer Verweildauer von Urin, beispielsweise in einem Colonreservoir, die Induktionsmöglichkeit eines Colonkarzinoms größer wird, andererseits eine metabolische Azidose erwartet werden muß. *Miller et al.* (Ulm) versuchen im Tierexperiment das Malignomproblem durch ein ausgeschaltetes Ileuminterponat zu reduzieren, da maligne Entartung in der Regel an der ureteroenteralen Anastomose zu erwarten ist. Der Azidose soll durch eine isoperistaltische Sigmainvagination entgegengewirkt werden. Ob das Ziel auf diese Weise erreicht werden kann, müssen klinische Langzeitbeobachtungen zeigen.

Das zweite große Problem stellt sich in der Form der kontinenten Harnableitung: Will man Kontinenz erzielen, sind einige physikalische Prinzipien zu beachten. *Henneking et al.* (Gießen) konnten anhand Tierversuchen einmal mehr beweisen, daß zum Erreichen eines Niederdruckreservoirs bei Gebrauch von Dünndarm dieser antimesenteriell längs eröffnet und zum Reservoir geformt werden muß, um so das Dünndarmverhalten der Blasenphysiologie zumindest anzunähern. Verschiedene Arbeitsgruppen wie unter anderem die hier vorgestellte von *Flamm et al.* (Wien) konnten nachweisen, daß Operationskonzepte, welche die Neoblase möglichst einer Kugel angleichen, bezüglich Kontinenz aus naheliegenden physikalischen Gesetzen günstige Resultate erwarten lassen. Auch *Bachor et al.* (Ulm) bestätigen dies mittels Urodynamik. Die Idee der angestrebten sehr hohen Blasenvolumina von 500 ml und mehr, unterliegt jedoch einem Trugschluß. Bei einem Mißverhältnis zwischen der angestrebten Kugelform und dem vorhandenen Querschnitt der Abflußmöglichkeit werden aus naheliegenden physikalischen Gründen unweigerlich hohe Resturinvolumina in Kauf genommen werden müssen. Es hat mich deshalb bei all diesen Postern erstaunt, daß diesem Parameter keine Beachtung geschenkt wurde; wird dieses Problem in Langzeitverläufen Elektrolytstörungen und letztlich auch die Nierenfunktion - auch ohne Reflux - entscheidend beeinträchtigen. Wer zudem etwas Erfahrung bezüglich Urodynamik der Ersatzblasen besitzt, wird bestätigen können, daß in Videoaufnahmen im Fundus dieser Neoblasen immer eine gewisse Peristaltik sichtbar wird, welche jedoch durch eine Art Windkesselfunktion eine Dämpfung erfährt. Der jeweilige Meßpunkt sollte deshalb definiert werden. Die im Poster *Bachor* aufgezeichneten Null-Linien entsprechen den Druckverhältnissen im Bereiche des Blasenauslasses. Und somit müssen wir akzeptieren, daß es nicht allein mit der geometrischen Form der Neoblase getan ist, sondern daß dem Sphinktersystem ebenfalls erhebliche Bedeutung zukommt.

Immer wieder müssen wir beobachten, daß trotz idealer geometrischer Form der Blase und Niederdruckverhältnissen - wie beispielsweise auch bei der von *Jaeger et al.* (Bonn/Bocholt) vorgestellten Technik analog Reddy - eine nächtliche Inkontinenz zu beobachten ist. Dies muß unser Interesse wecken. Beispielsweise berichten *Reis et al.* (Lübeck), daß bei subtotaler Zystektomie wegen eines Urachuskarzi-

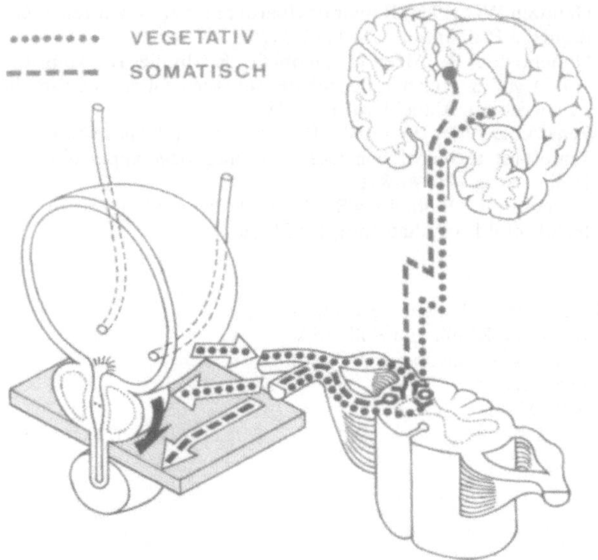

Abb. 1. Innervation von Blasenhals und hinterer Harnröhre: Anläßlich einer radikalen Cystoprostatovesiculektomie muß das vegetative Nervenbündel *(schwarzer Pfeil)* geschont werden können, da es die einzige viszeromotorische Efferenz darstellt, die auch nachts die Kontinenz garantieren kann. Somatomotorische Efferenzen *(gestrichelter Pfeil)* sind dazu nicht in der Lage (Näheres im Text)

noms und Anastomose der Neoblase mit dem Blasenhals eine vollständige Kontinenz resultierte. In einer interessanten Studie von *Wallenberg et al.* (Mainz) über das Therapiekonzept beim Sinus urogenitalis kommt der Autor zum Schluß, daß nur bei einem funktionierenden Blasenhals eine kontinente Urinableitung über eine an die Harnröhre angeschlossene Neoblase möglich ist. Andernfalls müssen andere Harnableitungen zur Anwendung gelangen. *Kranz et al.* (Homburg) kommen zu ähnlichen Schlußfolgerungen.

Unsere eigenen Erfahrungen (*Hauri,* Zürich) zeigen deutlich, daß eine Anastomose der Neoblase mit dem Blasenhals totale Kontinenz garantiert, daß die Anastomose mit der hinteren Harnröhre in einigen Fällen zur nächtlichen Inkontinenz führen wird. Wir haben ferner beobachtet, daß wenn intraoperativ das neurovaskuläre Bündel, welches wir anläßlich einer radikalen Prostatektomie zu schonen versuchen, intakt bleibt, daß dann Kontinenz tag und nacht erwartet werden darf. Warum dies? Ganz kurz unsere vorläufige Hypothese (Abb. 1): Wandspannungsveränderungen im Bereiche Blasenhals und gesamter hinterer Harnröhre werden auf vegetativem Weg über die dorsalen Wurzeln dem Kortex zugeführt. Auf spinaler oder hypothalamischer Ebene erfolgt reflektorisch die Schaltung auf die Efferenzen zur Kontinenzkontrolle. Nach einer radikalen Zystoprostatovesikulektomie muß der quergestreifte Sphincter urethrae externus teilweise die Arbeit übernehmen. Durch kortikale Vernetzung registriert er Wandspannungsveränderungen und kann willkürlich über somatische Nervenbahnen der Vorderwurzel reagieren. Dies ist tagsüber möglich. Nachts schlafen die somatomotorischen Nervenbahnen ebenfalls, die Reaktion des Sphincter externus fällt aus und es kommt zur Inkontinenz - es sei denn, die vegetativen Efferenzen, welche über das besagte Nervenbündel laufen, können intraoperativ erhalten werden.

Tabelle 1. Tumorprogress nach radikaler Zystektomie nach verschiedenen Harnableitungen

n					
0					
X 0					
X 0	X 0				
X 0	X 0	X			
X 0	X 0	X 0	0		
X 0	X 0	X 0	X 0		
X 0	X 0	X 0	X 0	0	t
<6	7-12	13-18	19-24	>24	Mo

0 = Ileum-Conduit (n = 44); X = Ileum-Blase (n = 56)

Nun müßten eigentlich die ermutigenden Resultate der kontinenten Urinableitung zu einer Verbesserung der Überlebensprognose führen. Genau dies haben sich Frau *Spehr et al.* (Kassel) ebenfalls gefragt und traurig konstatiert, daß dem nicht so ist (Tabelle 1). Man müßte korrekterweise anfügen, *noch* nicht so ist. Ich bin überzeugt, daß nach diesem Kongreß ein berechtigter Mut zur früheren Zystektomie - das Wort Frühzystektomie möchte ich noch vermeiden - wachsen wird.

Und trotz allem Optimismus müssen wir hinzufügen, daß es immer noch Patienten gibt, die von einer kontinenten Ersatzblase nicht profitieren können. *Peter et al.* (Düsseldorf) haben mit einer großen Fallzahl bewiesen, daß es sich lohnt, auch gynäkologische Tumoren durch invasive kombinierte Eingriffe mittels teilweiser oder totaler Exenteration anzugehen. Verständlicherweise stehen bei diesen Eingriffen die althergebrachten und auch bewährten Harnableitungen zur Diskussion. Kontinente Urinableitungen per vias naturales dürften wohl nur in vereinzelten Fällen möglich sein.

Zusammenfassend bedeutete die referierte Postersitzung eine Bereicherung und gibt Mut zum Weitergehen in der eingeschlagenen Richtung.

Prof. Dr. D. Hauri
Urologische Klinik
Universitätsspital Zürich
CH-8091 Zürich

Postersitzung 3: Darmchirurgie

Vorzüge einer Neoblase unter Verwendung des Colon sigmoideum

S. Lymberopoulos und H. Rübben

Problemstellung

Die an eine ideale Harnableitung gestellten Forderungen wie Kontinenz über einen physiologischen Sphinkter, kontrollierte Miktion bei Niederdrucksystem, ausreichende Kapazität und restharnfreie Entleerung nicht zuletzt antirefluktive Ureterimplantation werden nach den bisherigen Erfahrungen bei Verwendung von Dünndarm allein, als auch in Kombination mit Dickdarm weitgehend erfüllt. Die zunehmende Dilatation mit Restharnbildung und notwendiger Katheterismus sind jedoch z.Z. ein ungelöstes Problem der Ileumblasen. Dies war einer der Gründe, statt Ileum ein Sigmasegment zur Anlage der Neoblase zu verwenden. Vorläufige Ergebnisse bei sechs Patienten werden vorgestellt.

Patientengut

Von 46 Patienten, die von 1987 bis Mai 1988 zur Behandlung des invasiven nichtmetastasierten Harnblasenkarzinoms radikal zystektomiert wurden, wurde bei 6 eine Sigmaneoblase angelegt. Die relativ geringe Zahl der kontinenten Harnableitungen ergibt sich durch die streng eingehaltenen *Kontraindikationen:*

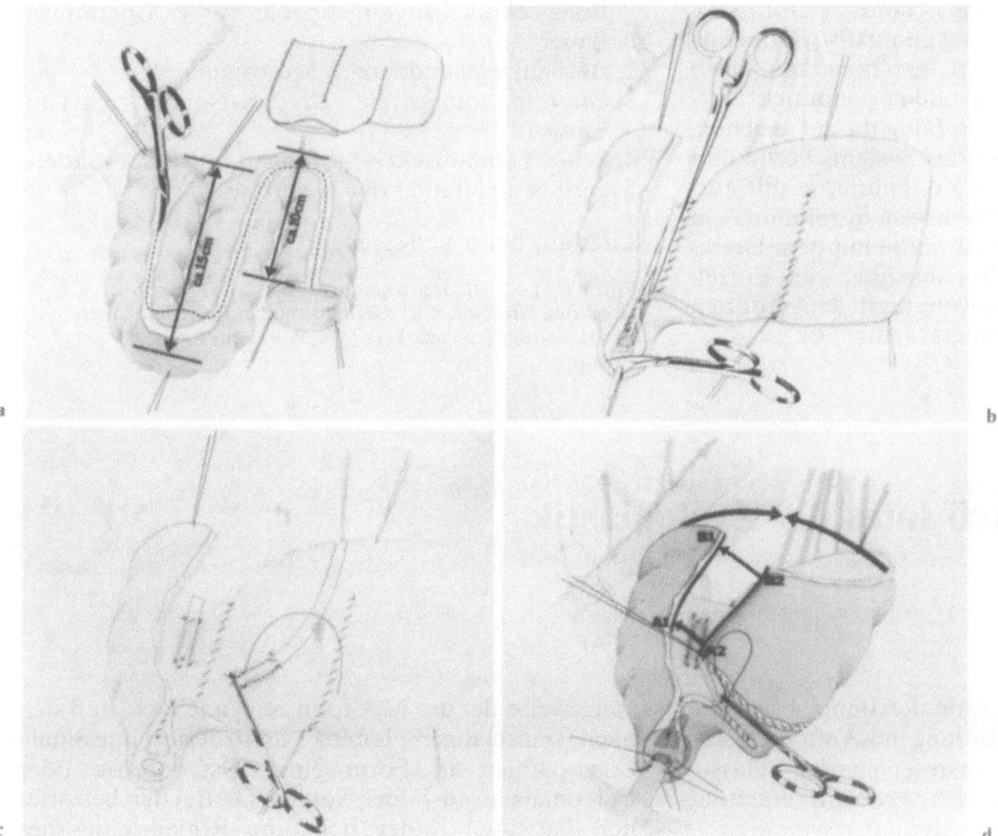

Abb. 1a–d

Patient:	Geringe Lebenserwartung
	Pelvine Bestrahlung
	Fehlende Kooperation
Urethra:	Gestörter Sphinktermechanismus
	Irreparable Strikturen
	Neoplasien
Tumor:	> T3a
	> N1
	Multifokales Tis [Ureter-Urethra]
Darm:	Neoplastische oder entzündliche Prozesse

Operationstechnik

Ausschaltung eines 40-45 cm langen Sigmasegmentes unter Schonung der Arteria rectalis superior. Die Wiederherstellung der Darmkontinuität efolgt durch End-zu-End-Anastomose mittels durchgreifender Einzelknopfnähte Vicryl 4 × 0. Mit Hilfe von Haltefäden wird ein S mit 2 Schenkeln von je 15 cm und einem von 10 cm Länge gebildet, welche antimesenterial entlang der Taenia libera eröffnet werden. Nur in Höhe der ersten Kurve verläuft die Resektionslinie nahe dem Mesenterialansatz (Abb. 1 a). Dadurch wird der distale Anteil der Neoblase trichterförmig gebildet, ähnlich dem physiologischen Blasenhals. Damit kann die Anastomose an der festeren Taenia erfolgen, so daß sie einen sicheren Halt bekommt (Abb. 1 b). Nach Bildung der Darmplatte durch 2 fortlaufende Nähte Vicryl 4 × 0 werden die Ureteren durch submuköse Tunnelierung antirefluktiv implantiert, geschient und nach außen abgeleitet (Abb. 1 c). Beim ventralen Verschluß der Neoblase wird sorgfältig darauf geachtet, daß eine Retubularisierung des Systems verhindert und primär eine sphärische Konfiguration mit ausreichender Kapazität und niedrigem intraluminalem Druck erzielt wird. Die Anastomose mit dem Urethralstumpf erfolgt durch drei maximal vier Einzelknopfnähte über den transurethral eingeführten 20 Charr. Silastic-Ballonkatheter (Abb. 1 d).

Ergebnisse

Bei allen Patienten konnte die Neoblase spannungsfrei in das kleine Becken verlagert werden. Der intraluminale Druck bei maximaler Füllung, die Kapazität der Neoblase sowie der Restharn wurden 1, 6 und 12 Monate postoperativ bestimmt:

Tabelle 1

Monat	1	6	12
p [cm H_2O]:	21	69	23
Vol [ml]:	180	340	350
Restharn [ml]	40	46	39

Die Operationsdauer für die Lymphknotendissektion, radikale Cystektomie und kontinenten Harnableitung betrug im Mittel 4,6 Std. Behandlungsbedürftige metabolische Störungen wurden innerhalb des ersten postoperativen Jahres nicht beobachtet.

Zusammenfassung

1987 wurde bei 6 Patienten eine kontinente Harnableitung durch Bildung einer Sigmaneoblase angelegt. Die eingangs gestellten Forderungen an einen kontinenten Blasenersatz wurden während der 12-monatigen Beobachtungszeit erfüllt. Darüber hinaus deuten sich im Vergleich zur Verwendung von Ileum allein folgende *Vorzüge* an:

1. Einfache, sichere und reproduzierbare Operationstechnik von vergleichbar kurzer Operationsdauer,
2. stets ausreichend langes Mesosigma für
3. eine spannungsfreie Urethra-Neoblasenanastomose,
4. keine metabolischen Störungen und insbesondere
5. geringe Dilatation der Neoblase.

Literatur beim Verfasser

Prof. Dr. med. S. Lymberopoulos
Abteilung Urologie, Knappschaftskrankenhaus Bardenberg
Dr.-Hans-Böckler-Platz 1, D-5102 Würselen/Aachen

Enteropathien nach Intestino-Zystoplastik

St. Roth und P. Rathert

Bei der Transformation terminaler Ileumabschnitte in eine Neoblase wurde bislang im Vertrauen auf ausreichende Kompensationsreserven der belassenen Dünndarmabschnitte das Problem enteraler Ausfallssymptome vernachlässigt.

Experimentelle Untersuchungen und die Analyse funktionell vergleichbarer Krankheitsbilder wie beispielsweise der des M. Crohn zeigen jedoch, daß sich nach jahrelanger Latenz assoziierte intestinale Osteopathien in Form einer Osteoporose oder Osteomalazie ausbilden können [3]. Bei den betroffenen Patienten findet sich eine Erniedrigung des Serum-Ca^{++}- und Phosphats, ein Defizit der Vit-D-Vorstufen 25 (OH)-D_3 und 24,25$(OH)_2$-D_3 und als

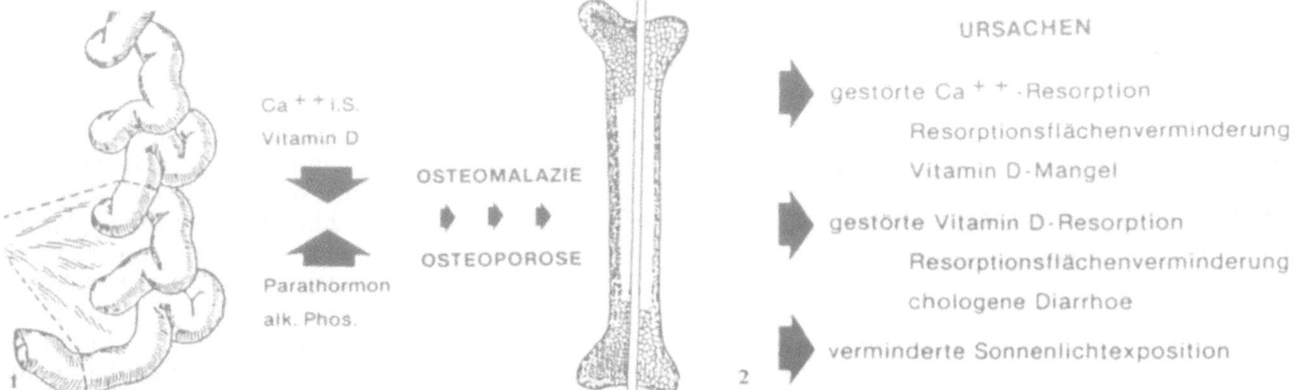

Abb. 1, 2. Symptomatik und Genese der intestinalen Osteopathie, Erläuterungen s. Text

Reaktion auf die Osteopathie ein Anstieg der alkalischen Phosphatase und mitunter des Parathormons (s. Abb. 1). Ätiologisch muß eine multifaktorielle Genese mit unterschiedlichen Ernährungs- und Sonnenlichtexpositionsgewohnheiten bei gleichzeitiger Resorptionsflächenverminderung im Sinne eines iatrogenen Kurzdarmsyndroms angenommen werden (s. Abb. 2). Unabhängig von der rein numerischen Oberflächenverminderung wird die Resorptionsstörung des fettlöslichen Vit-D durch den infolge der Ileumresektion gestörten entero-hepatischen Gallensäure(GS)-Kreislauf verstärkt, da dieser langfristig ausgezehrt wird. Ein daraus enventuell resultierender Vit-K-Mangel kann zu Gerinnungsstörungen führen. Darüber hinaus wurde gezeigt, daß die Ca^{++}-Resorption von der Länge der belassenen Ileumabschnitte abhängt [2], so daß hierin ein additiver osteopathischer Wirkmechanismus gesehen werden muß.

Auch die Ätiologie potentieller Oxalat- und Gallensteine ist in dem dysregulierten entero-hepatischen GS-Kreislauf zu sehen. Der GS-Verlust bedingt eine lithogene Übersättigung der Galle mit einer in Abhängigkeit von der Resektionslänge bestehenden Steininzidenz von 10–30% [1]. Bezüglich der renalen Oxalatsteine kommt es durch den vermehrten Übertritt der malresorbierten Fettsäuren in das Kolon zu einer Bindung der Ca^{++}-Ionen. Da den Oxalationen damit der Bindungspartner fehlt, werden sie resorbierbar [4] und induzieren über die renale Elimination eine sekundäre Hyperoxalurie mit Steinbildung in 10–30% der Fälle (s. Abb. 3).

Da das terminale Ileum weiterhin alleiniger Resorptionsort des Vit-B 12 ist, andererseits jedoch ein für mehrere Jahre ausreichender Gesamtkörpergehalt von 3–5 mg vorliegt, müssen die erforderlichen Kontrollen langfristig geplant werden. Als mögliche Mangelsymptome können in 70–90% eine megaloblastäre Anämie, in 10–30% eine funikuläre Spinalerkrankung und als Rarität eine Vit-B 12-Mangelpsychose auftreten.

Nachsorge ileumtransformierter Neoblasen-Patienten

Im Falle der klinischen Manifestation einer intestinalen Osteopathie zeigt sich eine unterschiedliche therapeutische Beeinflußbarkeit. Während die Osteoporose in ihrer einmal etablierten Form nicht reversibel zu sein scheint, ist die Osteomalazie einer Substitutionstherapie mit Vit-D und Ca^{++} zugänglich.

Als Prophylaxe einer Avitaminose der fettlöslichen Vitamine A, D, E und K sind als grundsätzliche Alternativen entweder eine fortlaufende Kontrolle oder eine regelmäßige Substitution denkbar (Abb. 4). Da Kontrollen jedoch laborchemisch aufwendig und konstenintensiv sind, halten wir das in der internistischen Nachsorge von M. Crohn-Patienten teilweise etablierte Verfahren der vierteljährlichen i. m.-

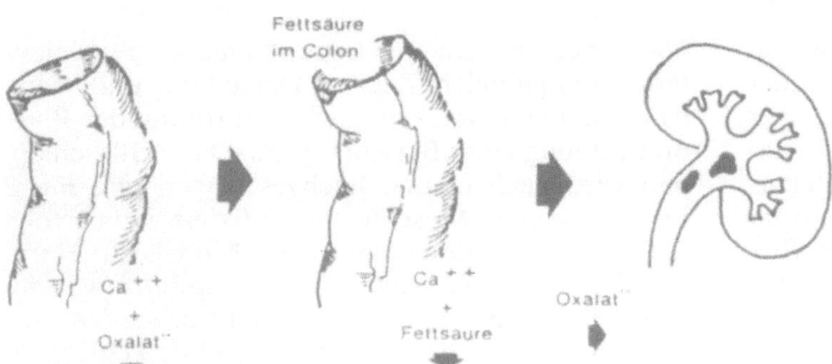

Abb. 3. Genese der sekundären Hyperoxalurie mit renaler Steindiathese, Erläuterungen s. Text

- i.m.-Substitution fettlöslicher Vitamine A,D,E und K
- Vitamin B 12 -Kontrolle
- Calciumreiche Diät
- Oxalatarme Diät
- MKT-Diät (mittelkettige Fettsäuren)

Abb. 4. Nachsorge von Neoblasenpatienten

Substitution der fettlöslichen Vitamine A, D, E und K für praktikabler. Bezüglich des Vit-B 12 sollte aufgrund des vorhandenen Ausgangsdepots ab dem 3.-4. postoperativen Jahr eine regelmäßige Blutbildkontrolle erfolgen, bis eine Einschätzung der stattgefundenen enteralen Kompensation möglich ist und entweder die Kontrollen aufgehoben oder eine regelmäßige Substitution eingeleitet werden kann.

Eine weitere wichtige präventiv-therapeutische Maßnahme stellt die zunächst urologisch paradox erscheinende Ca^{++}-reiche Diät dar. Einerseits kommt es durch das Mehrangebot des Ca^{++} im Kolon zu einer Bindung der ionisierten Oxalate, wodurch prophylaktisch der sekundär-enteralen Hyperoxalurie mit konsekutiver renaler Steindiathese begegnet wird. Andererseits kann einem Faktor der Osteopathiegenese, nämlich demjenigen der verminderten Ca^{++}-Aufnahme, entgegengewirkt werden. Um konsekutiv jedoch keine Steininduktion in Gang zu setzen, muß mittels der bekannten Belastungstests eine absorptive Hyperkalziurie ausgeschlossen werden [4], d.h. es muß sichergestellt sein, daß das Ca^{++} nicht vermehrt im Dünndarm resorbiert sondern in das Kolon transportiert wird, um dort steinprotektiv durch die Oxalatbindung zu wirken.

Obwohl noch nahrungsmittelanalytische Detailuntersuchungen bezüglich des ionisierten Oxalatanteiles ausstehen, sollte bei allen Formen der enteralen Hyperoxalurie- und somit auch bei den Neoblasen-Patienten eine oxalatarme Diät empfohlen werden [4]. Darüber hinaus sollten die Triglyzeride in der Nahrung durch mittelkettige Fettsäuren ersetzt werden, da sie unabhängig von der GS-vermittelten Mizellenbildung resorbierbar sind. Der resultierende verminderte Übertritt von Fettsäuren in das Kolon reduziert nicht nur das Risiko der chologenen Diarrhoe, sondern ebenso die Ca^{++}-Bindung, die somit der steinprotektiven Oxalatbindung erhalten bleiben.

Literatur

1. Andersson H, Bosaeus I, Fasth S, Hellberg R, Hulten L (1987) Cholelithiasis und urolitiasis in Crohn's disease. Scand J Gastroenterol 22: 253-256
2. Danø P, Christiansen C (1974) Calcium absorption and bone mineral contents following intestinal shunt operation in obesity. Scand J Gastroenterol 9: 159-162
3. Driscoll RH, Meredith SC, Sitrin M, Rosenberg IH (1982) Vitamin D deficiency and bone disease in patients with Crohn's disease. Gastroenterology 83: 1252-1258
4. Hautmann R (1986) Oxalatstoffwechsel, Hyperoxalurie und Oxalose. In: Hautmann R, Lutzeyer W (Hrsg) Harnsteinfibel, Deutscher Ärzteverlag, S 82-93

Dr. St. Roth
Urologische Klinik
Krankenanstalten Düren
Akademisches Lehrkrankenhaus
Roonstr. 30
D-5160 Düren

Versorgung langstreckiger distaler Harnleiterdefekte durch Boari-Hitch und ileoileale Blasenaugmentation

M. Fisch, H. Riedmiller und R. Hohenfellner

Einleitung

Bei langstreckigem distalen Harnleiterdefekt und geringer Blasenausgangskapazität oder bestehender Detrusorpathologie sind Verfahren wie alleiniger Psoas-Hitch [6] oder Blasenlappen nach Boari [2] unzureichend. Zwar überbrücken sie den Harnleiterdefekt, es resultieren jedoch bei kleiner Kapazität hohe Blaseninnendrucke, die zum möglichen Reflux trotz Antirefluxplastik oder zur Inkontinenz führen können. Die Lösung des Problems stellt die Boari-Hitch-Technik mit zusätzlicher ileo-ilealer Blasenaugmentation dar.

Operationstechnik

Nach medianer unterer Laparatomie oder erweitertem parainguinalem Zugang, Darstellung und Mobilisierung der Blase, erfolgt die Eröffnung der Blase und Bildung eines Blasenlappens. Dieser Blasenlappen wird nach cranial hochgeschlagen und mit 2 Pexienähten am Musculus psoas fixiert. Nun erfolgt die Präparation des submucösen Tunnels zur Harnleiterimplantation, sowie die Einpflanzung des Harnleiters (Abb. 1). 2 Ileumschlingen werden ausgewählt, ausgeschaltet und die Darmkontinuität wird wieder hergestellt (Abb. 2). Die ausgeschalteten

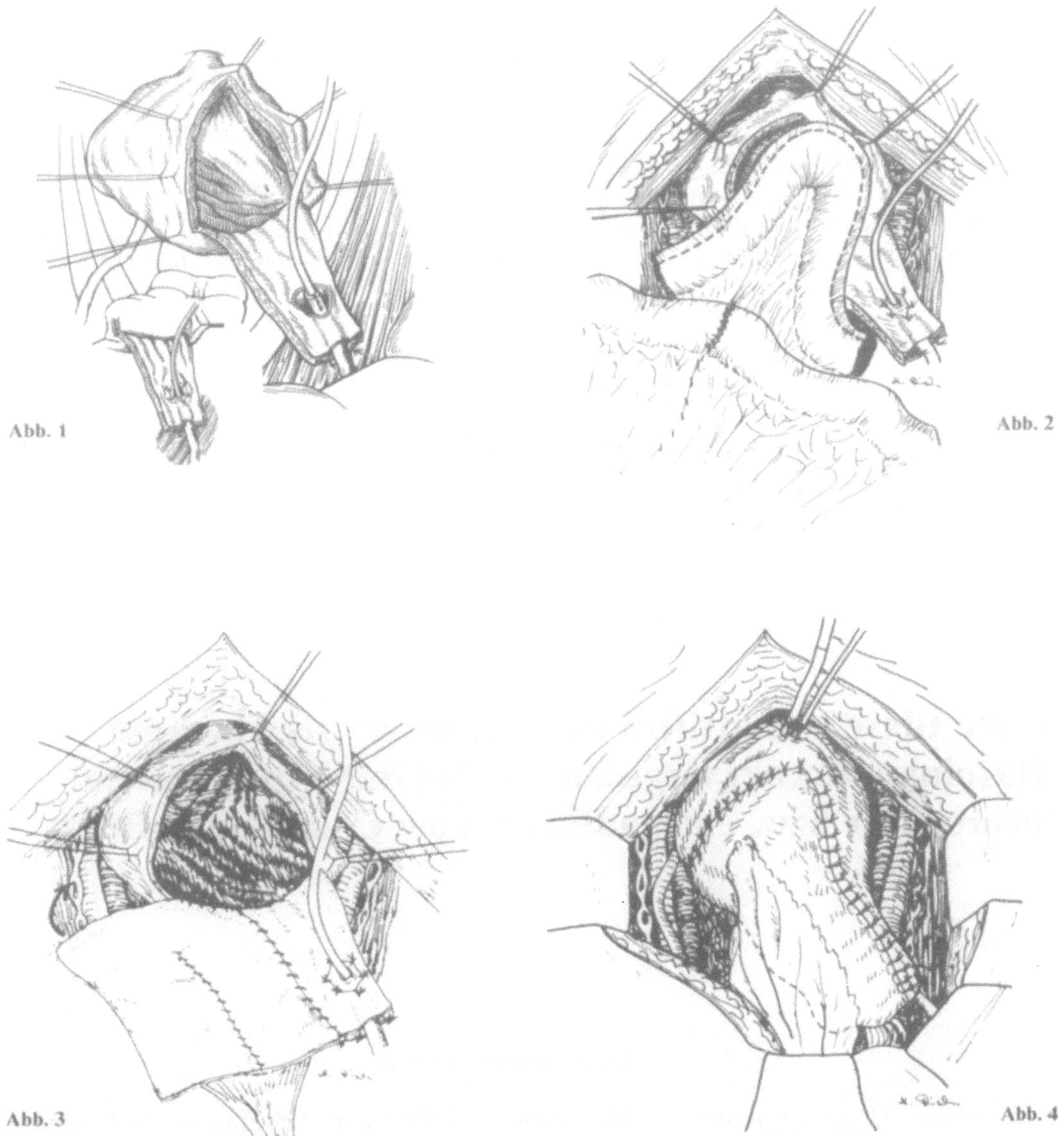

Abb. 1

Abb. 2

Abb. 3

Abb. 4

Darmschlingen werden antimesenterial eröffnet, daraus wird die Dünndarmplatte gebildet und mit der Blasenplatte anastomosiert (Abb. 3). Nach Einlegen einer Zystostomie und gemeinsamen Ausleiten mit dem Harnleitersplint durch die Blasenwand erfolgt der Verschluß der augmentierten Blase (Abb. 4).

Fallbeispiele

5 Patienten in unserem Krankengut wurden nach der beschriebenen Technik operiert. Dabei handelte es sich um Patienten mit zum Teil langer und vielschichtiger Anamnese, mit z. T. multiplen extern durchgeführten Voroperationen. Alle Patienten zeigen im Kurzzeit-Follow-up gute Ergebnisse mit einer deutlichen Besserung der Abflußsituation. Alle Patienten sind kontinent (Beobachtungszeitraum 4 bis 8 Monate).

Diskussion

Durch die Implantation des Harnleiters in den Blasenanteil ist die Verwendung von Dickdarmanteilen zur Augmentation nicht nötig, es genügt die ileale Augmentation. Als Alternativverfahren stehen die Autotransplantation der Niere, von Hardy [3] erstmals vorgestellt, zur Verfügung. Nachteil ist insbesondere bei pyelonephritischen Nieren durch die Infektionsgefahr der mögliche nachfolgende Verlust der Niere. Shoemaker [5] verwendete als erster Ileum zur Überbrückung langstreckiger Harnleiterdefekte. Dieses Verfahren ist mit einer hohen Komplikationsrate behaftet; so präsentierte Bazeed [1] in einer Langzeitstudie bilaterale Hydronephrose und Reflux als mögliche Folge einer nicht ausreichend antirefluxiven Harnleiter-Ileum-Neueinpflanzung. Beim Harnleiterinterponat [4] ist ein distaler Harnleiterstumpf erforderlich.

Schlußfolgerungen

Bei distalem langstreckigen Harnleiterdefekt plus geringer Blasenausgangskapazität oder Detrusorpathologie stellt die Kombination Blasenlappen nach Boari, Psoas-Hitch-Technik und ileale Augmentation das ideale Verfahren dar, da die einzelnen Verfahren technisch erprobt sind, der Refluxschutz gewährleistet ist, die Blaseninnendrucke niedrig sind und die Kontinenz gesichert ist.

Literatur

1. Bazeed MA, El-Rakhawy M, Ashamallah A, El Kappany H, El Hammady S (1983) Ileal replacement of the bilharzial ureter is it worthwhile? J Urol 130: 245
2. Casati E, Boari A (1894) Contributo sperimentale alle plastica dell'uretere. Atti Acad Sci Med Natur Ferrara 14: 444
3. Hardy JD (1963) High ureteral injury management by autotransplantation of the kidney. JAMA 184: 97
4. Lytton B, Schiff M (1959) Interposition of an ileal segment for repair of the „ileal ureter". J Urol 81: 406
5. Shoemaker J (1911) Discussis op voordracht von JM van Damm over intraabdominale plastiken. Ned Tiidschr Geneeskd 836
6. Turner Warwick R, Worth PHL (1969) The psoas-bladder hitch procedure for the replacement of the lower third of the ureter. Brit J Urol 41: 701

Dr. med. M. Fisch
Urologische Klinik der
Johannes Gutenberg-Universität
Langenbeckstr. 1
D-6500 Mainz

Ileumaugmentierte Blase und artifizieller Sphinkter als Therapie in Fällen von Harninkontinenz, vergesellschaftet mit hyperaktivem Detrusor und neurogener bzw. entzündlicher Low-Compliance-Blase

W. Böttger, G. Pace und F. Schreiter

Einleitung

Patienten mit Reflexinkontinenz, Urgeharninkontinenz oder gemischter Stress/Urgeinkontinenz, die medikamentös nicht einzustellen sind und inkontinente Patienten mit Low-Compliance Blasen stellen ein schwierig zu lösendes Problem dar. Oft hilft nur die Ileumaugmentation der Blase. Bei zusätzlicher Insuffizienz des Blasenverschlusses, muß zur Wiederherstellung der Kontinenz und einer geregelten Blasenentleerung ein artefizieller Sphinkter implantiert werden.

Bei gleichzeitig bestehender infravesikaler Obstruktion oder Reflux erfolgten Zusatzoperationen, die meist entweder zusammen mit der Sphinkterimplantation oder der Ileumaugmentation durchführbar waren. Bei obstruktiven Blasenentleerungsstörungen ist nach Ileumaugmentation allein durch Bauchpresse keine vollständige Entleerung mehr möglich, da die Darmwand jegliche Eigenkontraktion verloren hat. Wird der zwingende Katheterismus von den Patienten abgelehnt, kann bei Frauen mit Hilfe der Blasenlappenplastik die Harnröhre erweitert werden, bei Männern genügt meist die endoskopische Sphinkterotomie.

Material und Methode

Wir haben 31 Patienten (21 Frauen, 10 Männer) kombiniert mit der Implantation eines artefiziellen Sphinkters und der Ileumaugmentation behandelt. Die Verteilung der Indikationen ist in Tabelle 1 aufgelistet.

Um das Operationsergebnis zu sichern, mußten noch Zusatzoperationen durchgeführt werden, die in der Tabelle 2 aufgeführt sind.

OP-Technik: Augmentation

Zur Blasenaugmentation wurden 40 cm terminales Ileum aus der Kontinuität gelöst, antimesenterial aufgeschnitten und zu einer Darmplatte vernäht. Die Darmplatte wird quer gefalten und zu einem halbkugeligen Reservoir geformt. Nach supratrigonaler Detrusorresektion wird die Darmplatte bischofsmützenartig mit dem Blasenrest wasserdicht vernäht.

In gleicher Sitzung kann ein artefizieller Sphinkter um den Blasenhals gelegt werden.

Tabelle 1. Indikationen

Ursache	Anzahl
Neurogene Blasenentleerungsstörungen	
Meningomyelozele	8
Querschnittssyndrom	3
Andere	2
Urge/Streßinkontinenz	
Radiogene/entzündliche Schrumpfblase	3
Epispadie (fibrosierte Low-Compliance-Blase)	4
Total	31

Tabelle 2. Zusatzoperationen

Bladder-Flap	8
Sphinkterotomie	5
Blasenhalsresektion	3
UCN	1
Trans-Uretero-Ureterostomie	1

Tabelle 3. Ergebnisse

Kontinent	29	93,5%
Spontanmiktion	21	67,7%
Int. Katheterismus	10	32,3%
Zufrieden mit der Behandlung	29	93,5%
Asymptomatische Bakteriurie	10	32,3%
Azidose	0	0%
Weiterhin sensorische Urge-Symptomatik	3	9,6%

Tabelle 4. Komplikationen

Bedingt durch artefiziellen Sphinkter	
Infektion	1
Harnröhrenarosion	4
Mechanischer Defekt	2
Gewebsatrophie unter dem Cuff	5
Andere	
Peritonitis	1
Hämatom	1

Tabelle 5. Komplikationen bei Mehrfacheingriffen

AS + Bladder-Flap	3/4	75%
AS + Ileumaugmentation	1/16	6.3%

OP-Technik: Bladder-Flap

Bei Frauen, die eine infravesikale Obstruktion aufweisen, kann die erweiterte Y-V-Plastik (Bladder-Flap) durchgeführt werden. Dabei wird zunächst durch vaginale und abdominale Präparation die weibliche Harnröhre dorsal vollständig freipräpariert und bei 12 Uhr gespalten. Aus der Blase wird ein ca. 1 cm breiter Lappen im Sinne eines „umgekehrten" Boari-Lappens geschnitten. Dieser Lappen wird bis zum Meatus urethrae externus durchgezogen und mit den Schnitträndern der Harnröhre vernäht. Es entsteht eine weite Harnröhre, die einen breiten, trichterförmigen Übergang zur Blase hat. Der Kontinenzmechanismus des Blasenhalses und der Sphinktermuskulatur der Harnröhre wird durch diese Operation zerstört, die Patientinnen sind völlig inkontinent. Nach Abheilung muß ein artefizieller Sphinkter um den Blasenhals gelegt werden, um die Kontinenz wiederherzustellen.

Ergebnisse

29 Patienten (93,4%) sind kontinent, 21 (67,7%) entleeren ihre Blase spontan nach Öffnen des artefiziellen Sphinkters, 10 müssen zusätzlich noch kathetrisieren. Alle kontinenten Patienten waren zufrieden mit der Behandlung, obwohl sie sich teilweise mehreren Operationen unterziehen mußten.

Diskussion

Die erzielten Ergebnisse sind zufriedenstellend. Von den 31 Patienten sind 29 kontinent, 21 entleeren die Blase spontan nach Öffnen des artefiziellen Sphinkters und nur 10 Patienten müssen zusätzlich katheterisieren. Die besten Ergebnisse erzielten wir bei den Patienten mit neurogenen Blasenentleerungsstörungen, Schrumpfblasen jeder Genese die schlechtesten bei Patientinnen mit sensorischer Urge-Inkontinenz und sogenannter Painful-Bladder.

Die postoperativen Komplikationen sind durch zwei verschiedene Mechanismen bedingt. Zum einen entstanden sie aus den typischen Komplikationen, die systemimmanent der Implantation eines artefiziellen Sphinkters innewohnen (mechanischer Defekt des Sphinkters, Gewebsatrophie unter dem Cuff, Harnröhrenarosion, Infektion am Kunststoff), zum anderen waren sie Folge der gleichzeitigen Implantation eines künstlichen Blasenschließmuskels und der Bladder-Flap-OP (Früharosion unter der Manschette).

Das OP-Konzept der Ileumaugmentation mit gleichzeitiger Implantation eines artefiziellen Sphinkters ist aufwendig. Vorbereitende- oder Zusatzeingriffe sind in fast 50% aller Fälle nötig, so daß eine hohe Patientenkompliance notwendig ist. Da die Implantation eines artefiziellen Sphinkter integrierter Bestandteil des Operationsverfahrens ist, muß gewährleistet sein, daß die Patienten ausreichende manuelle Fähigkeiten zur Bedienung des Sphinkters haben.

Literatur

1. Mundy AR, Stephenson TP (1985) Clam ileocystoplasty for the treatment of refractory urge incontinence. Br J Urol 57: 641–646
2. Smith RB, Van Cangh P, Skinner DG, Kaufman JJ, Goodwin WE (1977) Augmentation enterocystoplasty: a critical review. J Urol 118: 35–39

Dr. med. W. Böttger
Abteilung für Urologie
Verbandskrankenhaus Schwelm
Dr. Moeller-Str. 15
D-5830 Schwelm

Zystosigmoidale Erweiterungsplastik in der Behandlung von Patienten mit Urogenitaltuberkulose: Spätergebnisse

V. Skutil und M. Obsitnik

Beitrag nicht eingereicht

Funktionelle und histomorphologische Langzeitstudie des Sigmatransplantates nach Blasenerweiterungsplastik

H. Battke, R. Lohse und H. Körtelt

Die Indikationspalette zur Blasenerweiterungsplastik ist je nach Verlust der verlorengegangenen Blasenkapazität vielfältig. So sind Folgezustände vor allem bei Uro-Tuberkulose, Bilharziose, postradiogenen Schäden, ulzerösen Zystitiden, der interstitiellen Zystitis, seltener nach intracavitärer Verätzung oder neurogen gestörter Blase bekannt, die eine Blasenaugmentation erforderlich machen können.

In unserem Beitrag möchten wir die Ergebnisse einer Langzeitstudie mitteilen, die an Patienten mit einer Sigmoideozystoplastik (SCP) gewonnen wurden. Bei allen Patienten indizierte eine tuberkulöse Schrumpfblase unser Vorgehen. Besonderes Interesse widmeten wir dem funktionellen und histomorphologischen Verhalten des Sigmatransplantates sowie der Regenerationsfähigkeit des Blasenrestes.

Material und Methode

Von 1970 bis 1980 kamen 1937 Patienten mit einer Uro-Tuberkulose zur stationären Behandlung. Bei 25 korrekturbedürftigen Schrumpfblasen entspricht das einer Erkrankungshäufigkeit von 1,78%.

Die SCP erfolgte bei 21 Männern und 4 Frauen. Das Durchschnittsalter betrug 44,9 Jahre (16 bis 66 Jahre). In allen Fällen handelte es sich um eine histologisch bzw. kulturell gesicherte Tuberkulose. 19 von 25 Patienten waren einnierig. Bei 11 Patienten lag eine prävesikale Ureterstenose, bei 13 ein vesikorenaler Reflux vor. Bei 10 Patienten mit Einzelniere und Harnstauung wurde eine temporäre Nephrostomie erforderlich. 16 Patienten konnten nachuntersucht werden. Die Beobachtungsperiode nach der operativen Korrektur lag zwischen 7 und 17 Jahren.

Zur Erhebung der Untersuchungsparameter dienten IVU, MCU- Kapazitäts- und urodynamische Messungen, Analyse des Miktionsverhaltens, visueller Blasenstatus, Bestimmung des Blutchemismus und histo-morphologische Excisatuntersuchungen des Sigmasegmentes.

Ergebnisse

Eine Besserung der Nierenmorphologie konnte in 56% der Untersuchten durch IVU bestätigt werden. 20% zeigten keine Befundänderung, 24% eine verschlechterte Funktion. Ähnlich verhielt es sich mit der Keimbesiedlung des Urins. Bei 8 Patienten war der Urin keimfrei, 8 zeigten eine Mischflora, in der nach Häufigkeit Pseudomonas, Proteus und Coli nachzuweisen waren. Morphologische Veränderungen im Uretermündungsbereich (Stenose, Refluxe) ließen sich trotz antirefluxiver Implantationstechnik nur um die Hälfte reduzieren. Der Kapazitätszuwachs betrug im Durchschnitt 230 ml/Blase bei max. Miktionsmenge von 214 ml/Miktion. Bei 14 Probanden lag die Restharnmenge unter 10 ml. Bei diesen Patienten hatte sich ein beachtliches Blasenregenerat entwickelt, gekennzeichnet durch erhöhten Blasenruhe- und normalen Miktionsdruck. War das Regenerationspotential klein oder blieb es aus, wurden Restharnmengen bis zu 150 ml bei extremer Segmentaufweitung und niedrigem Blasenruhedruck beobachtet. Das Miktionsverhalten bezieht sich auf die Miktionsfrequenz und Kontinenz. Gut war das Ergebnis bei 57% (3–4 stündl.), befriedigend bei 19% (1–2 stündl.) und schlecht bei 24%, ausgewiesen durch Dysurie und nächtlicher Inkontinenz. Serumelektrolytentgleisungen und Azotämie wurden bei gutem Blasenregenerat nicht gefunden. Bei großer Sigmaschlinge blieben Azidose und Hyperchlorämie nicht aus. Durch visuelle Betrachtungen des Blasensegmentes und des Sigmaschenkels konnten Veränderungen kaum gefunden werden. Die Blasenrest-Sigma-Anastomose war überwiegend geschrumpft und erschwerte die Ausleuchtung des Sigmasegmentes. Nur in wenigen Fällen konnten die Ureterimplantationsstellen beurteilt werden (technische Unzulänglichkeit).

So wie die Ausbildung von Kolonkarzinomen als Spätkomplikation bei Harnableitung in den Darm möglich ist, können sich auch bei Blasenaugmentationen intestinale Karzinome entwickeln. Dieses bestätigen die Mitteilungen von Shmith, Takasaki und Stöckle u. a. [1, 3, 2]. Deshalb wurden in den letzten Jahren die Kontrolluntersuchungen auch unter diesem Aspekt durchgeführt.

Die histo-morphologischen Untersuchungen ergaben, daß es sich überwiegend um eine schleimbedeckte Sigmamukosa mit mäßiger chronischer Entzündung und gering vermehrter Becherzellzahl handelte.

Schlußfolgerungen

Die SCP weist sich als Rekonstruktionsverfahren nach subtotaler Zystektomie durch gute Resultate aus. Unsere Erfolgsquote, die bei 75% der Behandelten liegt, dokumentiert sich nicht nur durch subjektive und objektive Besserungsnachweise, sondern wird auch durch den hohen Resozialisierungsgrad - 11 Patienten erlangten volle Berufsfähigkeit bei 2 Altersrentnern - bestätigt.

Literatur

1. Smith P, Hardy GJ (1971) Carcinoma occuring as a late complication of ileocystoplasty. Br J Urol 43: 576-579
2. Stöckle B, Kopper B, Jacobi GH, Hohenfellner R (1986) Karzinom als Spätkomplikation nach Darm-Blasenerweiterungsplastik. Aktuel Urol 17: 302-305
3. Takasaki E, Murahashi J, Toyoda M, Houda M, Waku S (1983) Signet ring adenocarcinoma of ileal segment following ileocystoplasty. J Urol 130: 562-563

Prof. Dr. med. H. Battke
Klinik und Poliklinik für Urologie der Medizinischen Akademie Erfurt, Nordhäuser Str. 74
DDR-5010 Erfurt

Harnableitung durch Ileum-Conduit - Erfahrungen an über 100 Patienten

H. Schulze, M. Schröter, L. Hertle, J. Graff und Th. Senge

Einleitung

Seit über drei Jahrzehnten ist das von Bricker beschriebene Verfahren des Ileum-Conduits eine Standardmethode zur supravesikalen Harnableitung. Nachuntersuchungen nach 5 bis 10 Jahren haben jedoch gezeigt, daß auch diese Methode mit einer Reihe von Spätkomplikationen behaftet ist [1-10]. Beobachtet wurden Stomastenosen in bis zu 25%, eine Nephrolithiasis in bis zu 20% sowie Stenosen an den ureteroilealen Anastomosen in bis zu 9,1%. Eine refluxive pyelonephritische Nephropathie wurde in bis zu 38,1% aller behandelten Fälle beschrieben. Insgesamt ergab sich somit eine Rate von Spätkomplikationen von 28 bis 81%.

In unserer Klinik ist das Ileum-Conduit seit 1973 als Standardverfahren zur supravesikalen Harnableitung eingeführt. Da aber die „Bricker-Blase" in den letzten drei Jahren auch bei uns zunehmend durch eine kontinente Harnableitung (mit „trockenem" Stoma oder Anastomose an die Urethra) ersetzt worden ist, sollte im Rahmen dieser retrospektiven Untersuchung eine kritische Betrachtung unserer Ergebnisse mit dem Ileum-Conduit erfolgen.

Material und Methodik

Von Juli 1973 bis Dezember 1987 wurden an unserer Klinik 186 Harnableitungsoperationen durchgeführt. Dabei wurden 132 Patienten mit einem Ileum-Conduit versorgt. Im Rahmen einer retrospektiven Nachuntersuchung konnten die Ergebnisse von 101 Patienten mit einem Ileum Conduit erhoben werden (67 Männer, 16-76 Jahre, $\bar{x} = 56,7$ Jahre; 34 Frauen, 7-77 Jahre, $\bar{x} = 58,7$ Jahre). Bei 76 Patienten waren infiltrierende primäre Blasentumoren der Grund eine radikale Zystektomie durchzuführen (69 Urothelkarzinome, 4 Adenokarzinome, 3 Plattenepithelkarzinome), 9 Patienten litten unter neurogenen Blasenentleerungsstörungen, 8 hatten primär

Tabelle 1. Perioperative Letalität

6 ×	6 bis 49 Tage post OP davon: 1 × bei letzten 50 OP's alle Pat. einzeitig zystektomiert
Todesursachen:	1 × Embolie 2 × Peritonitis 3 × Pneumonie; Herz-Kreislauf-Versagen

Tabelle 2. Frühkomplikationen

a) Sekundäre Wundheilung
18 × davon: 2 × sek. Wundnaht
1 × Platzbauch
b) Prolongierter paralytischer Ileus
8 × davon: 1 × Relaparotomie
c) Mechanischer Ileus
2 × davon: 1 × Relaparotomie
d) Anastomoseninsuffizienz
1 × Relap.; 9. Tag verstorben

Tabelle 3. Stoma-Komplikationen

a) Stomastenosen 6 ×
davon: 3 × relativ→konservativ
3 × operative Revision (1 ×→Kock-Pouch)
b) Parastomale Hernie 5 ×
davon: 2 × konservativ
3 × operative Revision
c) Stomaprolaps 1 × (reponibel)
d) Parastomale Dermatitis 10 ×

Tabelle 4. Ileum-Komplikationen

a) Anastomosenstenose 11 ×
davon: 7 × leichte Ektasie
4 × ausgeprägte NBKS Ektasie
[→1 × Nephrektomie
→1 × antegrade Dilatation
→2 × offene Revision]
b) Stenosierende Ileitis 2 ×
davon: 1 × Umwandlung
→Kock-Pouch

Tabelle 5. Renale Komplikationen

a) Nephrolithiasis 8 ×
(2 bis 9 Jahre post OP)
→2 × Spontanabgang
→2 × PCNL
→1 × ESWL
→1 × PCNL plus ESWL
→2 × keine Therapie

b) Chronische Pyelonephritis 16 ×

gynäkologische Tumoren, 5 Schrumpfblasen bei interstitieller Zystitis und 3 Patienten hatten eine radiogene Zystitis.

Die mittlere Nachbeobachtungszeit betrug 58 Monate (±49 Monate).

Ergebnisse

Die postoperativ aufgetretenen Früh- und Spätkomplikationen sind in den Tabellen 1 bis 6 zusammengefaßt. Dabei sind die Frühkomplikationen nicht allein auf die Anlage des Ileum-Conduits zurückzuführen sondern sind auch im Zusammenhang mit der in aller Regel in gleicher Sitzung durchgeführten Zystektomie zu sehen. Lediglich die 9 Patienten, die wegen einer neurogenen Blasenentleerungsstörung eine Harnableitung erhielten, wurden primär nicht zystektomiert. Bei 5 dieser Patienten trat im weiteren Verlauf eine Pyozystis auf, die bei zwei Patienten eine sekundäre Zystektomie erforderlich machte.

Tabelle 6. Sonstiges

a) Ausgeprägte perineale Schmerzen 2 ×
(Betreuung durch Schmerztherapeuten 1 bzw. 6 Jahre nach Zystektomie)
b) Patientenakzeptanz
86% positiv
14% negativ

Tabelle 7. Zusammenfassung

a)	Patientenzahl	101
b)	Mittlere Nachbeobachtungszeit	58 Monate
c)	Perioperative Letalität	6%
	(letzte 50 Operationen	2%)
d)	OP-bedürftige Komplikationen	
	früh	4%
	spät	17%
e)	Mittlere und leichte Komplikationen	
	früh	26%
	spät	44%
f)	Subjektive Beurteilung durch die Patienten	86% positiv

Diskussion

Die Bildung einer Harnableitung mit einem Ileum-Conduit ist ein urologischer Routineeingriff geworden. Dennoch zeigen unsere Daten (Zusammenfassung in Tabelle 7) ebenso wie andere publizierte Langzeitergebnisse, daß die „Bricker-Blase" mit einer nicht vernachlässigbaren Rate von Spätkomplikationen behaftet ist. Dabei war es um so überraschender, daß die weit überwiegende Mehrzahl aller Patienten ihre Form der Harnableitung positiv bewertete. In den letzten Jahren sind unterschiedliche Techniken einer effektiven Ersatzblase entwickelt worden, welche auch zum Ziel haben, die postoperative Lebensqualität des Patienten zu steigern. Die Bildung solcher Ersatzblasen ist im Vergleich zum Ileum-Conduit jedoch technisch schwieriger, zeitaufwendiger und komplikationsträchtiger. Diese neuen Formen einer kontinenten Harnableitung werden an den Ergebnissen der Bricker-Blase zu messen sein, wenngleich kaum Zweifel besteht, daß die Bildung einer „nassen" Harnableitung wie mit dem Ileum-Conduit in Zukunft eher die Ausnahme sein wird.

Literatur

1. Hancock KC, Copeland LJ, Gershenson DM (1986) Urinary conduits in gynecologic oncology. Obstet Gynecol 67: 680-684
2. Heath AL, Eckstein HB (1984) Ileal conduit urinary diversion in children: a long term follow-up. J Urol 90: 91-96

3. Jaffee BM, Bricker EM, Butcher HR jr (1968) Surgical complications of ileal segment urinary diversion. Ann Surg 167: 367-376
4. Myers RP, Rife CC, Barrett DM (1982) Experience with the bowel stapler for ileal conduit urinary diversion. Br J Urol 54: 491-493
5. Orr JW Jr, Shingleton HM, Hatch KD (1982) Urinary diversion in patients undergoing pelvic exenteration. Am J Obstet Gynecol 142: 883-889
6. Pitts WR jr, Muecke EC (1979) A 20-year experience with ileal conduits: the fate of the kidneys. J Urol 122: 154-157
7. Remigailo RV, Lewis EL, Woodard JR (1976) Ileal conduit urinary diversion: ten year review. Urology 7: 343-348
8. Schmidt JD, Hawtrey CE, Focks RH (1973) Complications, results and problems of ileal conduit diversions. J Urol 109: 210-216
9. Stanhope CR, Symmonds RE, Lee RA (1986) Urinary diversion with use of ileal and sigmoid conduits. Am J Obstet Gynecol 155: 288-292
10. Sullivan JW, Grabstald H, Whitmore WF Jr (1980) Complications of ureteroileal conduit with radical cystectomy: review of 336 cases. J Urol 124: 797-801

Dr. med. H. Schulze
Urologische Klinik der Ruhr-Universität
Marienhospital
Widumerstr. 8
D-4690 Herne 1

Das Ileum-Conduit - Erfahrungen mit 135 Harnleiterdarmanastomosen modifiziert nach Wallace I

S. Lymberopoulos, H. Rübben und S. Gouvalis

Problemstellung

Nach supravesikaler Harnableitung durch ein Ileumconduit werden Früh- und Spätkomplikationen, die eine operative Korrektur erfordern, in bis zu 30% der Fälle angegeben. Neben Problemen am Ileostoma werden diese Komplikationen vorwiegend an der Harnleiteranastomose erwartet und bestehen vor allem in Urinextravasation und Harnleiterstrikturierung.

Patientengut

In der Zeit vom 01.04. 1972 bis 01.08. 1988 wurde in der Abteilung Urologie des Knappschaftskrankenhauses Bardenberg bei 135 Patienten nach radikaler oder einfacher Cystektomie eine supravesikale Harnableitung mittels Ileumconduit nach Wallace I modifiziert durchgeführt. Zur Auswertung kamen 106 Patienten mit einer Verlaufskontrolle von mindestens 12 Monaten. Das mittlere Alter der Patienten betrug 64 Jahre. Das Verhältnis Männer/Frauen 2.6:1. Die Indikation zur Cystektomie stellte in 84% der Fälle ein Blasenkarzinom (superfizial 16%, invasiv 44%, fortgeschritten 24%). Maligne, gynäkologische Erkrankungen in 4% und benigne Erkrankungen der Harnblase in 12%.

Technik

Das dorsale Peritoneum wird über A. iliaca communis eröffnet, die Harnleiter präpariert und juxtavesical abgesetzt. Der linke Harnleiter wird hoch über die A. mesenterica inf. auf die rechte Seite gebracht. So kann eine Knickung und Stenosierung des Harnleiters durch die untere Mesenterialarterie vermieden werden. Zudem erleichtert der langstreckige parallele Verlauf der Harnleiter die Anastomosierung. Ein 15 cm langes Ileumstück, 20 cm proximal der Bauhin'schen Klappe wird für die Anlage des Conduits ausgeschaltet.

Die distalen Harnleiter werden parallel aneinandergelegt, auf gleiche Länge gekürzt, über eine Strecke von 3 cm spatuliert und anschließend medial durch eine fortlaufende Naht 4 × 0 allschichtig einreihig vereinigt. Auf diese Weise wird eine gemeinsame Platte mit weitem Zugang in die Harnleiterlumina gebildet (Abb. 1 a). Die Harnleiterdarmanastomose beginnt 2 mm distal der Harnleiterinzision an der rechten Wand des rechten Harnleiters, fortlaufend erfolgen die nächsten beiden Stiche vor und nach dem Winkel der rechten sowie linken Harnleiterinzision. So werden Striktur und Abknickung der Harnleiter vermieden und ein wasserdichter Verschluß der Anastomose gewährleistet (Abb. 1 b). Die Naht wird dann weiter fortlaufend zum semizirkulären Verschluß komplettiert. Nach Umschlagen des Conduits nach medial wird die Ureteroileostomie durch eine fortlaufende Naht entlang der rechten Wand des rechten Harnleiters und des Ileums beendet (Abb. 1 c). Auf eine Schienung der Harnleiter wird verzichtet. Ein gleiches Vorgehen erlaubt diese Methode bei ein- oder beidseitiger Duplizität der Harnleiter ohne wesentlichen operativen Mehraufwand oder eine Zunahme der postoperativen Risiken. Gleichzeitig bleiben die Vorzüge der modifizierten Nahttechnik gewahrt (Abb. 1 d).

Bei der Retroperitonealisierung der Ureteroileostomie muß auf eine tiefe Fixation des Ileums besonderer Wert gelegt werden, damit beide Harnleiter in

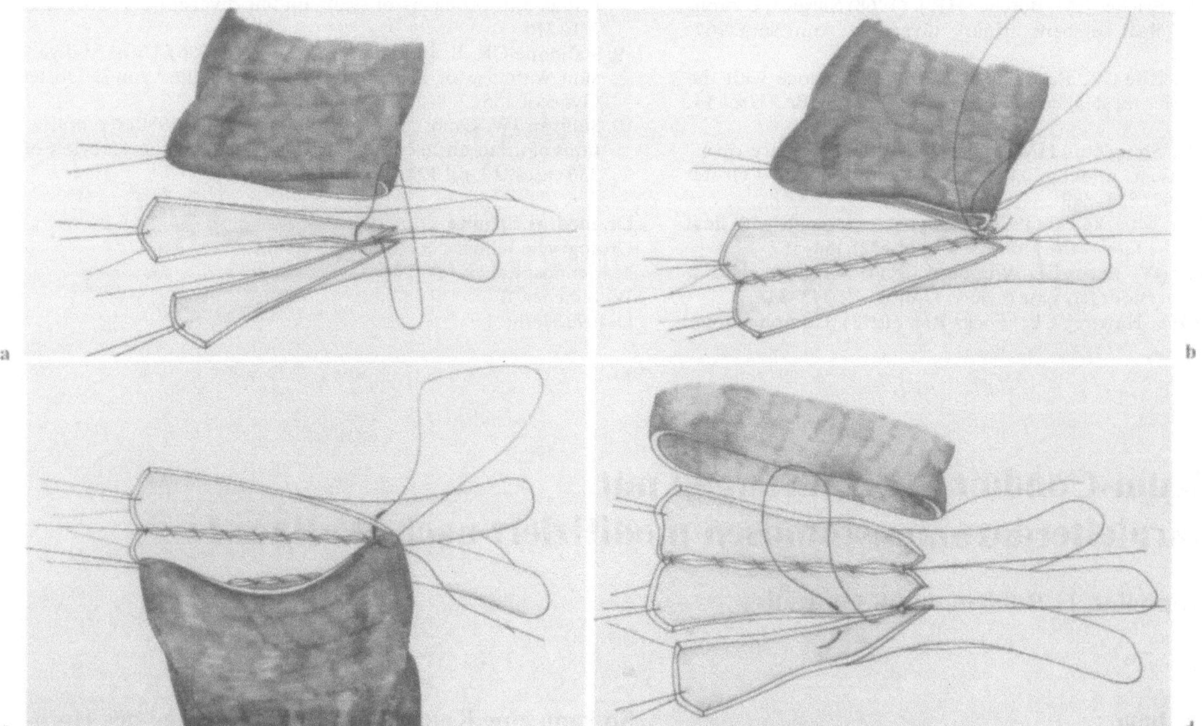

Abb. 1

geradem Verlauf in das Conduit münden. Das Ileostoma wird in typischer Weise gebildet und primär nicht mit einem Katheter sondern durch einen Klebebeutel, wie er bei der definitiven Stomaversorgung verwendet wird, versorgt.

Ergebnisse

Früh- und Spätkomplikationen, die die vorgestellte Anastomosentechnik der Ureteroileostomie betreffen und eine operative Revision erforderten wurden in 8% beobachtet und beschränken sich im wesentlichen auf wenige Fälle einer Harnleiterstriktur (3% und 2%) und persistierenden Urinextravasationen (1%) im Anastomosenbereich. Die Gesamtmortalität betrug 2,8%, wobei zu vermerken ist, daß 90% der operierten Ileumconduits in Kombination mit einer radikalen Cystektomie durchgeführt wurden.

Zusammenfassung

Langjährige und durchaus positive Erfahrungen mit dem Ileumconduit in der beschriebenen modifizierten Nahttechnik im Bereich der Ureteroileostomie nach Wallace I berechtigt dieses Verfahren bei der Wahl der supravesikalen Harnableitung uneingeschränkt zu empfehlen.

Die Vorzüge dieser Technik sind: 1. Sichere, chirurgisch übersichtliche und weite Ureter-Uretersowie Ureterdarmanastomose und dadurch 2. Vermeidung einer Striktur und Abknickung der Harnleiter mit daraus resultierender Harnstauung und Verlust der Nieren. 3. Geringgradige, meist klinisch irrelevante Urinextravasation trotz Verzicht auf Harnleitersplintung.

Literatur beim Verfasser

Prof. Dr. med. S. Lymberopoulos
Abteilung Urologie
Knappschaftskrankenhaus Bardenberg
Dr.-Hans-Böckler-Platz 1
D-5102 Würselen/Aachen

L'Implantation Uretero-ileale Anti-reflux par Sillon Muqueux

A. Le Duc, M. Camey et P. Teillac

Beitrag nicht eingereicht

Früh- und Spätkomplikationen des Ileum-Conduit

W. L. Strohmaier, K.-H. Bichler, D. M. Wilbert und M. Kalchthaler

Einleitung

Mit der Einführung der kontinenten Urinreservoirs ergab sich eine grundlegende Änderung auf dem Gebiet der Harnableitungsoperation. Methoden mit nassen Stomata (z. B. Ileum Conduit) sind deutlich in den Hintergrund getreten. Dennoch sind kontinente Harnreservoirs nicht immer unproblematisch: Lange OP-Dauer, metabolische Störungen sowie fehlende Langzeitergebnisse (Karzinominduktion?) sind zu bedenken. Auch heute wird daher nicht bei jedem Patienten, der einer Harnableitung bedarf, ein kontinentes Urinreservoir angelegt werden können. Um die Indikation eines nassen Stoma wie dem Ileum Conduit zu erarbeiten, untersuchten wir retrospektiv unsere Ileum-Conduit-Patienten der Jahre 1976-1988.

Material und Methoden

Untersucht wurden 99 Patienten mit Ileum Conduit im Alter von 14 bis 80 Jahren (59 Männer, 40 Frauen). Folgende Indikationen machten die Harnableitung erforderlich: Harnblasenkarzinom (n = 44), neurogene Blase (n = 29), Beckenexenterationen (n = 20), Schrumpfblase (n = 4), Harnröhrenkarzinom (n = 2).

Die Ureter-Darm-Anastomose erfolgte nach der Methode von Wallace. Die Früh- und Spätkomplikationen, die wir bei unseren Patienten beobachteten, sind in den Abb. 1 und 2 dargestellt. 36 Patienten konnten zwischen einem und elf Jahren (mittlere Nachbeobachtungszeit 5, 4 Jahre) verfolgt werden. Dabei konnten wir nur bei zwei Patienten eine progressive Pyelonephritis mit Kreatininanstieg beobachten, wobei der Kreatininanstieg bereits im ersten Jahr nach der Operation auftrat.

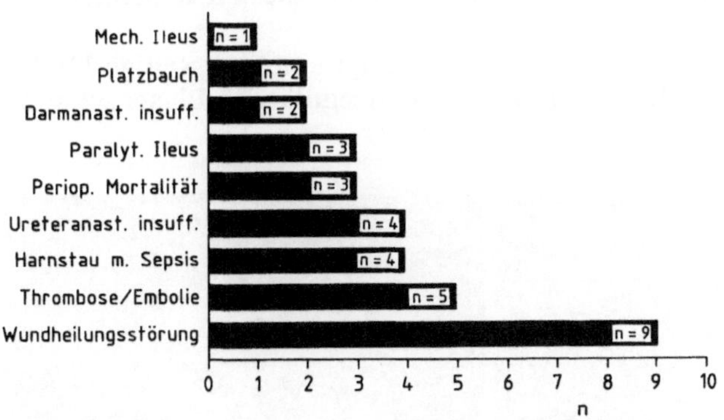

Abb. 1. Frühkomplikationen bei n = 99 Patienten mit Ileum-Conduit

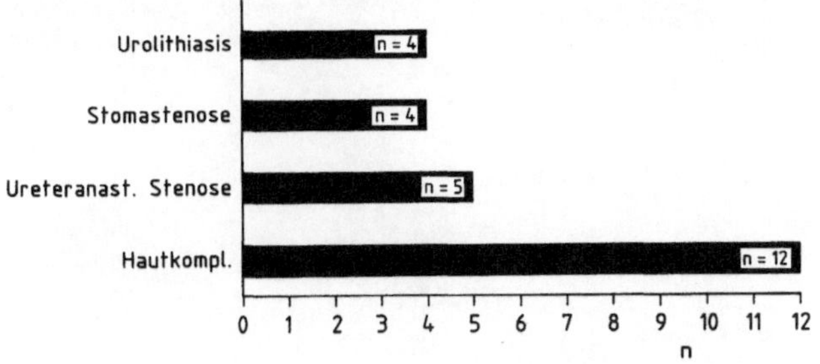

Abb. 2. Spätkomplikationen bei n = 99 Patienten mit Ileum-Conduit

Diskussion

Unsere Ergebnisse zeigen, daß der Ileum Conduit, verglichen mit kontinenten Harnreservoirs (z. B. Kock-Pouch) hinsichtlich Spätkomplikationen, risikoärmer ist: Lieskovsky u. a. [2] berichteten über 30% Spätprobleme bei 250 Patienten mit Kock-Pouch. In 85 Fällen war eine Reoperation notwendig. Demgegenüber fanden wir (abgesehen von Stoma-Dermatitis) Spätkomplikationen beim Ileum Conduit nur in 14%. Die dem Ileum Conduit zugeschriebene progressive Nierenfunktionsstörung [1] konnten wir nicht nachvollziehen. Offenbar kommt dem fehlenden Refluxschutz zumindest im Erwachsenenalter keine entscheidende Bedeutung zu. Die lange Operationsdauer, die Problematik metabolischer Störungen wie Acidose, Elektrolyt- und Resorptionsstörungen, womit bei der Anlage kontinenter Harnreservoirs gerechnet werden muß, sind insbesondere für den älteren Patienten eine Belastung. Solche Störungen sind beim Ileum Conduit extrem selten. Wenngleich heute ein kontinentes Urinreservoir die Harnableitung der Wahl darstellt, halten wir ein Ileum-Conduit dennoch bei älteren Patienten sowie Frauen, bei denen ein regelmäßiger Selbstkatheterismus nicht gewährleistet ist, für gegeben. Die Indikationen sind aber individuell nach ausführlicher Besprechung mit dem Patienten zu stellen.

Literatur

1. Jonas U, Pernet FPPM (1986) Ileum-Conduit: Langzeitergebnisse bis zu 25 Jahren. Verhandlb Dtsch Ges Urol 37: 279-281
2. Lieskovsky G, Boyd SD, Skinner DG (1987) Management of late complications of the Kock-Pouch form of urinary diversion. J Urol 137: 1146-1150

Dr. med. W. L. Strohmaier
Urologische Abteilung der Universität
Calwer Str. 7
D-7400 Tübingen

Harnleitereinpflanzung in Ileum-Conduit durch Kombination der Wallace- und der Clark-Technik

G. Ludwig, J. Haselberger und H. Pauthner

Beitrag nicht eingereicht

Blasenexstrophie, Ileum-Conduit und Schwangerschaft

M. Kazoń, J. Antczak, J. Kretowicz und A. Witeska

Einleitung

Die rekonstruktiven Operationen der Blasenexstrophie sind immer mit dem Risiko der Harninkontinenz verbunden. Heute steht wahrscheinlich das Ileum-Conduit im Schatten der großen Ersatzplastiken der Blase. Es steht jedoch bei der Blasenexstrophie immer zur Verfügung. Das Ileum-Conduit schont die Nieren, erspart die psychische Belastung, die mit Kathetern verbunden ist und ermöglicht eine Rückkehr zu Arbeit und Familienleben.

Die Schwangerschaft mit der Brickerblase ist möglich.

Kurzfallbericht

24-jährige Patientin, mit Blasenspalte geboren, erlebte als Kind viele erfolglose Rekonstruktionen der Harnblase. Sie blieb inkontinent mit uropurulenter Blasenfistel und linksseitiger Hydronephrose. Sie klagte über die Abwesenheit der Scheide.

Urographie (Abb. 1) zeigt eine linksseitige Hydronephrose und einen irregulären Blasenschatten.

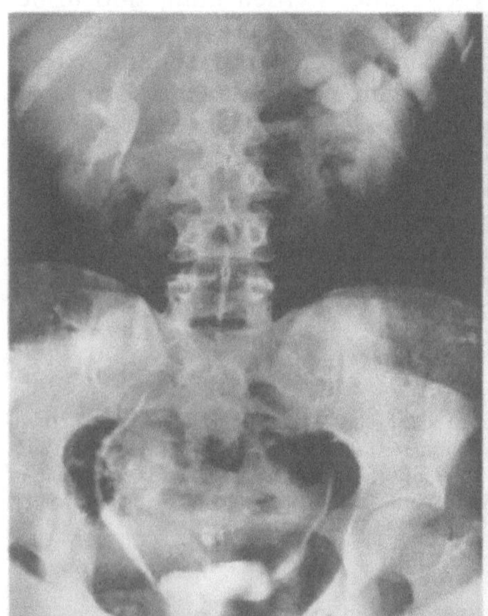
1

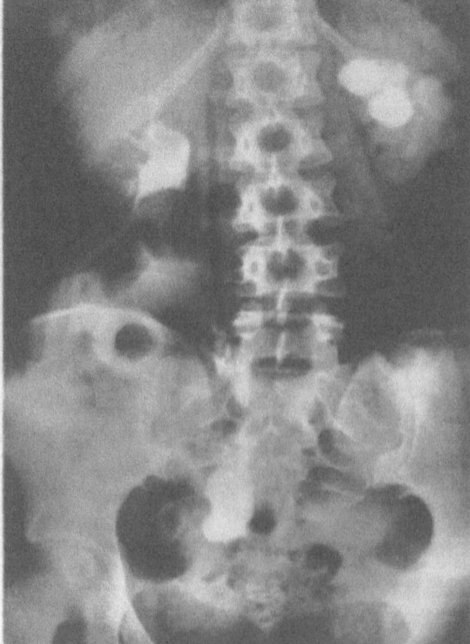
2

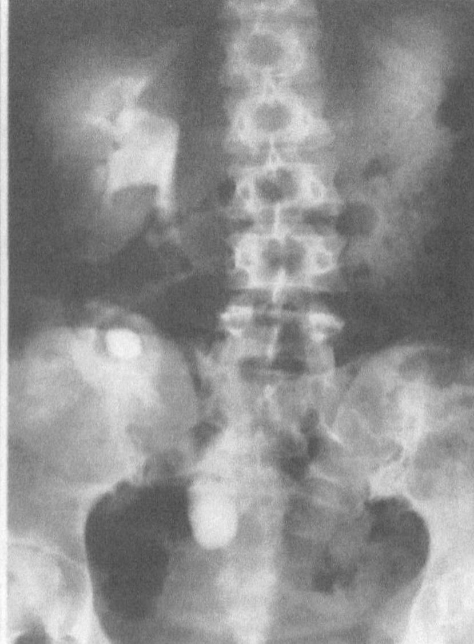
3

Abb. 1. Urographie vor Anlegen des Ileum-Conduits: linksseitige Hydronephrose, irregulärer Schatten der Harnblase

Abb. 2. Urographie ein Jahr nach Bricker-Operation: Normale rechte Niere, hydronephrotische linke Niere, reguläre Ileumschlinge

Abb. 3. Urographie 9 Jahre nach Anlagen des Conduits: Normale rechte Niere, reguläre Ileumschlinge. Status nach linksseitiger Nephrektomie

Anlegen eines Ileum-Conduits am 9. Februar 1979. Im Oktober 79 Rekonstruktion des Introitus vaginae und Zystektomie. Kontrollurographie ein Jahr später: normale rechte Niere, reguläre Ileumschlinge, linksseitige Hydronephrose (Abb. 2).

1982 erfolgte die linksseitige Nephrektomie wegen Pyonephrose. 1984 wurde die Patientin schwanger. Ein gesundes Kind wurde durch Kaiserschnitt entbunden. Die Mutter ist ohne Beschwerden, verheiratet, erzieht ihr Kind selbst und arbeitet zu Hause. Urographie 9 Jahre nach Anlegen der Bricker-Blase zeigt eine normale rechte Niere und ein reguläres Ileum-Conduit (Abb. 3).

Diskussion

In unserem Fall bestätigt sich der Vorteil des Ileum-Conduits. Unsere Patientin kann dank Bricker-Blase Mann, Kind und Arbeit haben.

Schlußfolgerung

Der vorgestellte Fall dient als gutes Beispiel der ausgezeichneten Anwendung des Ileum-Conduits. Die Behandlung der Blasenexstrophie ist Aufgabe für ein interdisziplinäres Team.

Literatur

1. Bergner S, Ringert RH (1987) Der Verschluß der Blasenexstrophie im Neugeborenen- und frühen Säuglingsalter. Kurzreferate. 29. Tagung d. Vereinigung Norddeutscher Urologen, Hamburg 1987, S 27
2. Kazoń M, Witeska A (1983) Ileal-Conduit. Kurzreferate d. 25. Tagung Norddeutscher Urologen, Odense. 1983, S 55
3. Larsen KE, Nielsen HV, Thybo E (1983) Early and late surgical complication following ureteroileal conduit and cystectomy in patients with bladder cancer. Abstracta 25. Tagung Norddeutscher Urologen, Odense 1983, S 53

Dr. Mirosław Kazoń
02-562 Warschau
Odolańska Str. 32/2 Polen

Histologische Veränderungen beim Ileum-Conduit in Abhängigkeit vom Zeitfaktor

P. Hanke, M. Hofmann, M. Schneider, R. Bickeböller und D. Jonas

Einleitung und Problemstellung

Mitteilungen über die histologischen Veränderungen der Innenauskleidung des Ileum-Conduit in Abhängigkeit vom Zeitfaktor sind nicht häufig in der Literatur aufzufinden. Meist handelt es sich um Beschreibungen weniger exstirpierter Conduits oder um kleinere Serien. Bei den letzten 14 relevanten Arbeiten [1-7, 12, 15-17, 21, 22], die sich mit histologischen Veränderungen beschäftigen, beträgt die mittlere Fallzahl 16. Zudem werden bei den Verlaufsbeobachtungen von verschiedenen Autoren unterschiedliche Angaben gemacht. Zwar ist die Zahl der angelegten Conduits zugunsten der Neoblasen rückläufig - so erscheint dennoch eine erneute histologische Nachprüfung gerechtfertigt, da zunächst kein Grund besteht, zu bezweifeln, daß die mikroskopischen Veränderungen der Neoblasen anderen Gesetzmäßigkeiten unterliegen. Jedoch nimmt die Zahl der Stimmen zu, die vor einer Karzinominduktion bei urinbenetzten Darmteilen warnen (Harzmann 1986 [8], Moorcraft 1983 [13]).

Material und Methode

Die Ileum-Conduits von insgesamt 35 Patienten wurden endoskopisch untersucht. Das Conduit-Alter betrug bei jeweils 5 Patienten 1-7 Jahre. Nahe der Ureter-Implantationsstelle, dem Conduitschaft und dem Stomabereich wurden je eine Zangenbiopsie entnommen und zunächst lichtmikroskopisch aufgearbeitet. Zur Beurteilung der Mikrovilli wurden weitere Biopsien rasterelektronenmikroskopisch bei einer Vergrößerung von 15000× untersucht. Bei der Auswahl der Patienten wurde darauf geachtet, daß keine Vorbestrahlung stattgefunden hat. Patienten mit gehäuft auftretenden rezidivierenden Pyelonephritiden gingen nicht in die Untersuchung ein. Neben der allgemeinen morphologischen Beurteilung wurden quantitativ erfaßt:

Die Schleimhautbreite, die Zottenhöhe, die Kryptentiefe und die Breite der L. muscularis mucosae.

Die rasterelektronenmikroskopischen Bilder wurden deskriptiv ausgewertet.

Ergebnisse

Makroskopische Beurteilung: Tumoren konnten nicht beobachtet werden. Schon nach einem Jahr ließ sich eine klare Felderung der Conduit-Innenauskleidung erkennen, die einer graduell unterschiedlichen Atrophie der Darmzotten entsprach. Im Verlaufe der Jahre ging der samtartige Oberflächencharakter verloren. Eine quantitative Erfassung konnte nicht durchgeführt werden.

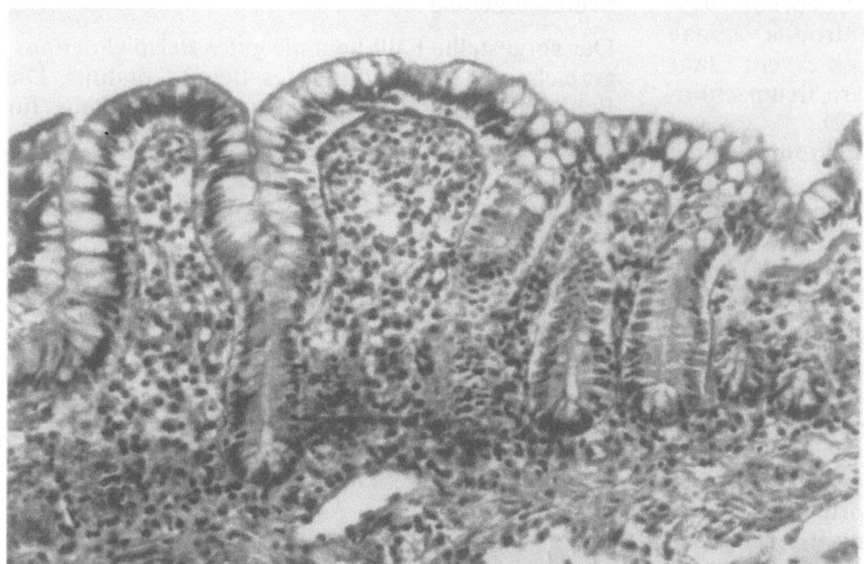

Abb. 1. Partielle Atrophie und Verplumpung der Darmzotten (HE 160×)

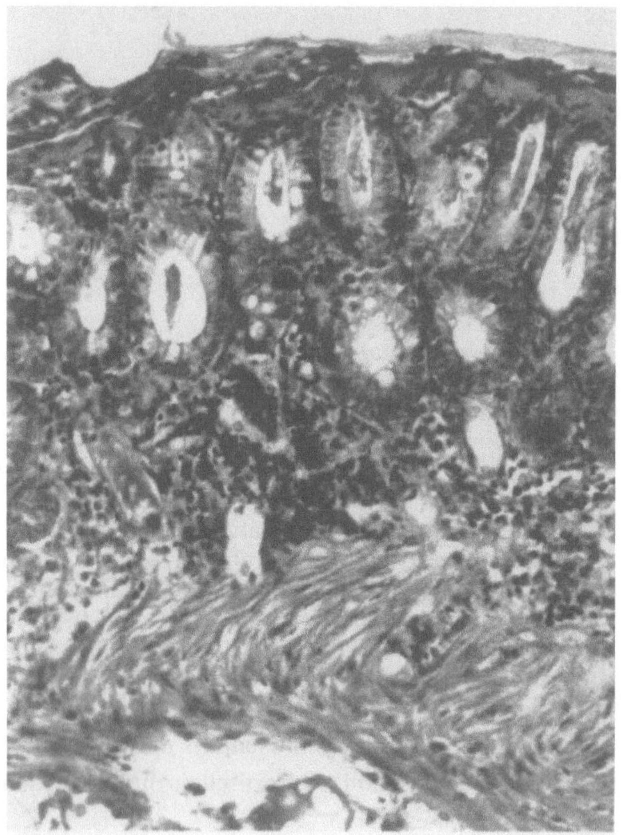

Abb. 2. Komplette Atrophie der Darmzotten („Colonisation"; HE 160×)

Lichtmikroskopie: Die Gesamthöhe der Mucosa nahm in den ersten beiden Jahren rapide von 700 µm auf 460 µm ab, um in den folgenden Jahren weiterhin, aber verlangsamt auszudünnen (Abb. 1, 2). Nach 7 Jahren wurde eine durchschnittliche Stärke von 275 µm gemessen - etwa ein Drittel des Ausgangswertes. Auffällig war eine absolute und relative Veränderung von Zottenhöhe und Kryptentiefe. Während die Höhe der Zotten in den ersten beiden Jahre von 550 bis auf 270 µm abnahm, nahm die Tiefe der Krypten von 130 µm um das Doppelte - auf 216 µm zu, um dann in den folgenden Jahren relativ konstant zu bleiben (Abb. 3). Der Quotient aus Zottenhöhe und Kryptentiefe (Zotten-Krypten-Index) hatte sich von 4,2 auf 1,1 vermindert, um in den folgenden Jahren auf 0,2 abzusinken (Abb. 3). Gleichzeitig mit der Abnahme der Zottenhöhe war eine Verplumpung feststellbar. Die Zahl pro Flächeneinheit nahm ab - für eine quantitative Erfassung reichte das Biopsiematerial nicht aus.

In den Krypten nahm nach einem Jahr die Zahl der Becherzellen auf etwa das Doppelte zu, um dann konstant zu bleiben. In allen Fällen - jedoch unterschiedlich stark ausgeprägt - fanden sich unabhängig vom Zeitfaktor die Zeichen der chronischen Entzündung mit Ödembildung aller Mucosaschichten einschließlich des Zottenstromas sowie zellulären Infiltrationen dieser Bereiche durch Lymphozyten, Plasmazellen und Fibroblasten. Die histologischen Veränderungen waren im Bereiche des Stomaschaftes und des Conduit-Fußpunktes etwa gleichmäßig stark ausgeprägt. Eine Ausnahme bildete das Stoma selbst mit ausgeprägten Ulcerationen.

Rasterelektronenmikroskopie: Die rasterelektronenmikroskopischen Befunde betreffend die Mikrovilli entsprachen prinzipiell denen der Villi (Abb. 4, 5): Nach einem Jahr war die Zahl pro Zelle deutlich vermindert und der Abstand voneinander größer geworden. Die einzelne Mikrozotte war erheblich verkürzt und verplumpt - zum Teil mit angedeuteter Trommelschlegelkonfiguration. Es bestand ein buntes Bild unterschiedlicher Atrophiestadien. Nach drei Jahren waren Mikrovilli nicht mehr zu beobachten, die Zelloberflächen waren glatt (Abb. 5).

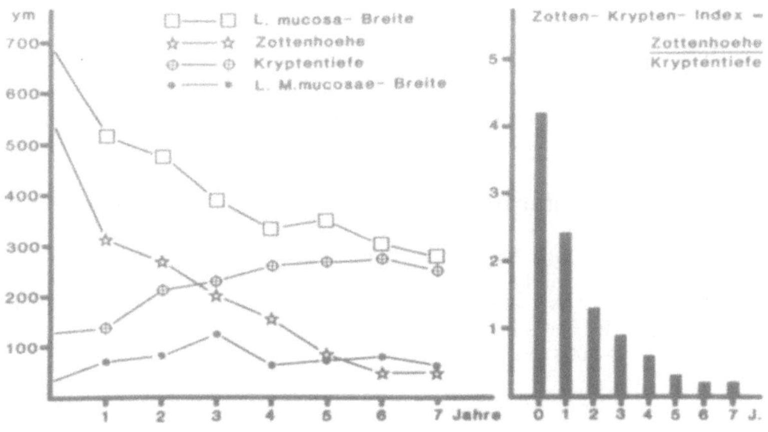

Abb. 3. Morphometrische Veränderungen beim Ileum-Conduit in Abhängigkeit von der Zeit (Maße in µm)

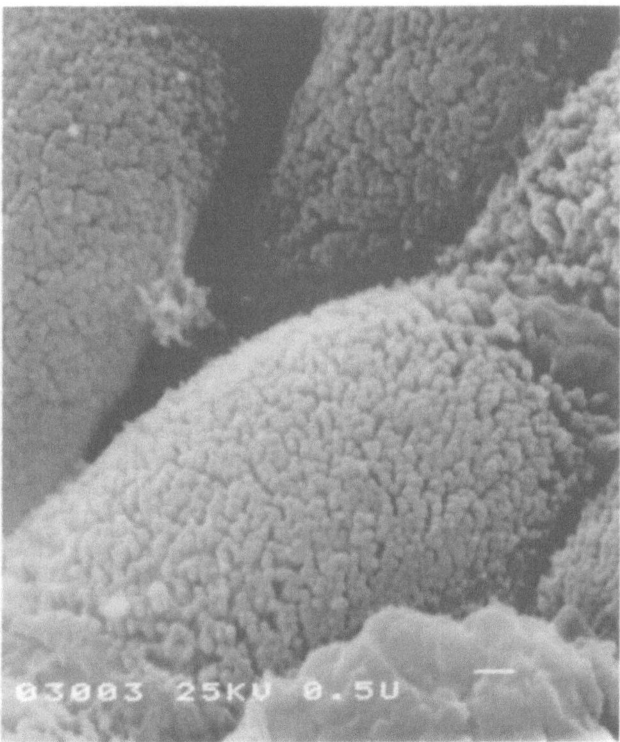

Abb. 4. Microvilli, REM 15000 - Normalbefund

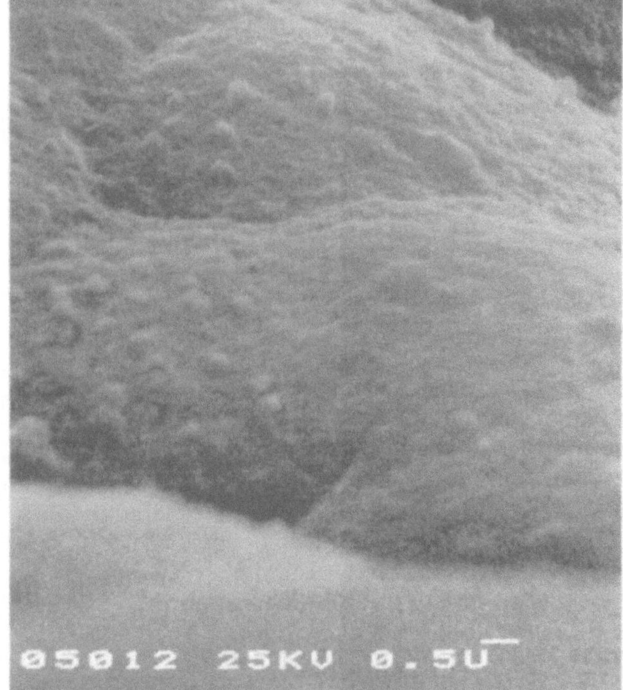

Abb. 5. Microvilli, REM 15000 - komplette Atrophie, glatte Zelloberfläche

Diskussion

Das Gesamtbild der histologischen Veränderungen entspricht dem der idiopathischen Sprue vom hyperregenerativen Typ. Die Frage nach der Ursache kann heute noch nicht eindeutig beantwortet werden. Die meisten Autoren machen die Urinexposition mit Verschiebung der lumenseitigen Wasserstoffionenkonzentration, dem Harnstoffgehalt, die bakterielle Besiedlung oder den Wegfall der Faktoren, die die Regeneration des Darmepithels beeinflussen (Gallensäuren, intestinale Hormone), verantwortlich. Nach überwiegender Auffassung scheint eine Adaptation der Schleimhaut an die veränderten Milieubedingungen zur Vermeidung der Urinrückresorption vorzuliegen.

Von anderen Autoren (Joseph 1969 [10], Goldstein 1967 [6], Zetterbund 1962 [25] wird diskutiert, daß der alleinige Ausschaltungseffekt mit konserkutivem Wegfall des Chymuskontaktes diese Veränderungen bewirken.

Nach unseren Untersuchungen sind die histologischen Veränderungen im gesamten Conduit - abgesehen von der beschriebenen Felderung - gleich. Die von Dean und Woodhouse (1984) [3] angegebenen Beobachtungen, daß die Veränderungen im Bereiche des Conduit-Fußpunktes wesentlich ausgeprägter seien als im Bereich der Schaftmitte und dem Stoma, konnten wir nicht bestätigen.

Die Frage nach der malignen Potenz der Umbauvorgänge scheint wieder in Fluß geraten zu sein

(Harzmann 1986 [8]). Unseres Wissens sind bisher im Ileum-Conduit lediglich ein Karzinom (Shousa 1978 [18]) ein Karzinoid (Kochevar 1984 [11]) und zwei adenomatöse Polypen ohne Anzeichen einer Bösartigkeit beschrieben worden jeweils mit implantationsstellennaher Lokalisation (Peterson 1984 [14], Tomera 1982 [22]). Ebenfalls auf Karzinombildungen bei Harnblasenaugmentationen unter Verwendung von Dünndarm ist hingewiesen worden (Smith 1971 [19], Takasaki 1983 [20]). Demgegenüber stehen über 100 Fallbeobachtungen bei der Ureterosigmoideostomie und - allerdings seltener - beim Sigma Conduit. Es scheint zwingend erforderlich, daß die Dünndarm-Neoblasen unter dem Aspekt einer erheblich verlängerten Kontaminationszeit des Urins bezüglich einer möglichen Karzinominduktion kontrolliert werden.

Literatur beim Verfasser

Priv.-Doz. Dr. med. P. Hanke
Urologische Abteilung im Zentrum der Chirurgie
der J. W. Goethe-Universität
Theodor Stern Kai 7
D-6000 Frankfurt

Zusammenfassung der Postersitzung 3: Darmchirurgie

D. Jonas

Die Postsitzung 3: Darmchirurgie kann thematisch in drei Abschnitten zusammengefaßt werden:

1. Abschnitt Neoblase oder Blasenaugmentation unter Verwendung von Colon sigmoideum

Die Anlage einer Neoblase aus Sigma mit bisher 6 Fällen begründen *Lymberopoulos und Rübben* im Vergleich zu Verwendung von Ileum mit folgenden Vorzügen:

1. Sichere Operationstechnik, kurze Operationsdauer,
2. ausreichend langes Mesosigma,
3. spannungsfreie Harnröhrenanastomose,
4. keine metabolischen Störungen,
5. geringe Dilatation der Neoblase und somit Meidung größerer Restharnbildung und notwendigem Katheterismus.

Mit der Erfahrung bei 33 Harnblasenerweiterungen bei der Urogenital-Tbc empfehlen *Skutil und Mitarbeiter* aus Bratislava folgendes Vorgehen:

1. Präliminare Nephrektomie der tuberkulösen Pyonephrose,
2. 3-6 Wochen später die subtotale Cystektomie mit nachfolgender Cysto-sigmoidaler Plastik.

Ergebnisse

4 Patienten starben postoperativ,
11 Patienten überlebten 13 Jahre mit den Komplikationen Hyposthenurie, tubuläre Azidose, metabolische Azidose;
16 Patienten überlebten 11 Jahre nach der Operation bis zum Tode ohne Komplikationen.

Nach *Battke und Mitarbeiter* aus Erfurt und Bad Berka liegt die Erfolgsquote der Sigma-Cystoplastik wegen tuberkulöser Schrumpfblase 7 bis 17 Jahre nach der Operation insgesamt bei 75%. Erfolgskriterien waren Restharnmengen unter 10%, Kapazitätszuwachs der Blase um 100% bei einem mittleren Blasenvolumen von 230 ml. Die Nierenleistung bleibt dabei überwiegend gut, allerdings bestehen in 50% rezidivierende Harnwegsinfektionen. Der Blutchemismus ist kaum gestört. Das funktionell gute Ergebnis wird hauptsächlich durch das Regenerationspotential des Blasenrestes bestimmt.

2. Abschnitt: Enteropathie, besondere Indikationen der Ileumblase

Für wichtig halte ich die Aufforderung von *Roth und Rathert* zur langfristigen Nachsorge möglicher Enteropathien langstreckiger Ileum-transformierter Neoblase-Patienten. Als Hauptstörungen kommen in Frage:

1. Intestinale Osteopathie,
2. Oxalat-Gallensteindiathese,
3. Vitaminmangelsymptome (Vitamin D, E, K, B12)

Ursachen sind u.a. Resorptionsflächenverminderung und gestörter entero-hepatischer Gallensäurekreislauf. Wie sollte die Nachsorge aussehen?

1. Intramuskuläre Substitution fettlöslicher Vitamine,
2. Vitamin B12-Kontrolle, oft erst ab dem 4. postop. Jahr eine regelmäßige Substitution,
3. eine sorgfältig dosierte Ca-reiche, oxalatarme Diät,
4. Substitution von Triglyzeriden durch mittelkettige Fettsäuren.

Für die Überbrückung langstreckiger distaler Harnleiterdefekte bei gleichzeitig vorhandener geringer Blasenkapazität empfehlen *Fisch und Mitarbeiter* aus Mainz Boari-Hitch plus Ileo-Ileale Blasenaugmentation. Die Vorteile liegen in einer Kombination von technisch einfachen und erprobten Verfahren.

Gute Kurzzeitergebnisse bei 5 Patienten empfehlen dieses Verfahren bei dieser besonderen Indikation.

In der Harninkontinenz bei hyperaktivem Detrusor und neurogener- bzw. entzündlicher low-compliance-Blase, die auf eine medikamentöse Therapie nicht ansprechen, sehen *Böttger und Mitarbeiter* die Indikation für eine Ileumaugmentation und simultane Implantation eines artefiziellen Sphinkters.

Ergebnisse

28 von 31 Patienten sind kontinent, 12 durch Selbstkatheterismus,
16 durch Entleerung mit dem Sphinkter, 3 Patienten sind inkontinent.

Komplikationen

Harnröhren-Arrosion und Protheseninfektion.

3. Abschnitt:
Früh- und Spätergebnis mit dem Ileumkonduit

Schulze-Senge und Mitarbeiter stellen ihre 5-Jahreserfahrungen der Harnableitungen durch Ileumkonduit bei 101 Patienten vor.

Die perioperative Letalität betrug 6-2%.

Häufige Frühkomplikationen

Mechanischer, paralytischer Ileus; Wundinfektion, Platzbauch.

Häufige Spätkomplikationen

Pyelonephritis, Urolithiasis, Ureteroileale Stenose, Stomastenose.

Strohmaier, Bichler und Mitarbeiter haben 99 Ileumconduitoperationen in der Modifikation nach Wallace durchgeführt. Die perioperative Letalität betrug 4%.

Frühkomplikationen

Ileus- und Anastomoseninsuffizienz, septischer Harnstau, Wundheilungsstörungen, Thromboembolien.

Spätkomplikationen

Stomastenosen, Anastomosen-Stenosen, Urolithiasis.

135mal haben *Lymberopoulos und Mitarbeiter* die Nahttechnik im Bereich der Ureteroileostomie nach Wallace I durchgeführt. Revisionsbedürftige Harnleiterstrikturen oder persistierende Extravasationen wurden in 7% der Fälle beobachtet.

Die Vorzüge dieser Nahttechnik sind:

1. Weite Ureter-Ureter- sowie Ureterdarmanastomose,
2. Vermeidung einer Striktur und Abknickung der Harnleiter,
3. geringgradige, meist klinisch irrelevante Urinextravasation trotz Verzicht auf Harnleitersplintung.

Der Harnabflußstörung beim Ileumconduit begegnen *Ludwig und Mitarbeiter* durch die offene einrohrige End-zu-End-Anastomose in einer Kombination der von Wallace und Clark angegebenen Methode. So wird der Abfluß aus den Nieren verbessert und eine retrograde Sondierbarkeit beider Nieren über den Conduit erreicht.

Fazit von 3 Arbeitsgruppen zum Ileumconduit:

1. *Strohmaier, Bichler und Mitarbeiter:* Eventuelle metabolische Störungen beim Pouch, fehlende Langzeiterfahrungen und mögliche Karzinominduktion kontinenter Harnableitungsverfahren ergeben auch heute noch Indikationen für die Anlage eines Ileumconduits.
2. *Lymberopoulos, Rübben und Mitarbeiter:* Die seltenen und beherrschbaren Komplikationen empfehlen den Ileumconduit als Standardmethode der supravesikalen Harnableitung.
3. *Schulze, Senge und Mitarbeiter:* Vor allem mit Blick auf neu inaugurierte Harnableitungsoperationen ist die subjektive, positive Bewertung des Ileumconduits in 86% durch die Patienten selbst hervorzuheben.

Le Duc und Mitarbeiter empfehlen nachhaltig für die Implantation des Harnleiters im Dünndarm die ihnen inaugurierte Technik mit einer hohen Refluxsicherung von 82% und einer geringen Strikturrate von 1%.

Daß eine Patientin mit einer Brickerblase auch schwanger werden und ein gesundes Kind austragen kann, erinnert die Kasuistik von *Kazón und Mitarbeiter* aus Warschau. Sie berichten über eine 24-jährige, als Kind mehrfach voroperierte Frau, bei der nach einer präliminaren kutanen Ureteroileostomie eine Cystektomie und Scheidenrekonstruktion durchgeführt wurde. Später wurde die Frau schwanger und durch Kaiserschnitt entbunden.

Hanke und Mitarbeiter untersuchten lichtmikroskopisch und rasterelektronenmikroskopisch bei 35 Patienten die Veränderungen beim Ileumconduit, wobei jeweils 5 Patienten auf 7 Jahrgänge entfielen.

Die Gesamthöhe der Mucosa nahm innerhalb von 7 Jahren von durchschnittlich 700 μm auf 275 μm ab. Nach 4 Jahren waren praktisch keine Zotten mehr feststellbar. Gleichzeitig nahm die Kryptentiefe zu. Die Zahl der Becherzellen in den Krypten verdoppelte sich. In fast allen Präparaten waren die Zeichen der chronischen Entzündung mit Mukosaödem sowie zellulären Infiltrationen feststellbar.

Die rasterelektronenmikroskopische Untersuchung der Mikrovilli zeigte nach einem Jahr bereits eine deutliche Verminderung und Verplumpung, nach drei Jahren waren praktisch keine Mikrovilli mehr zu beobachten. Die Zelloberflächen waren glatt. Diese Untersuchungsergebnisse kann man nur bedingt auf die Ileumblase übertragen, da hierbei die Urinkontamination des Darmepithels weitaus höher ist.

Prof. Dr. D. Jonas
Urologische Universitätsklinik
Theodor Stern Kai 7
D-6000 Frankfurt

Postersitzung 4: Darmchirurgie

Das Sigma-Conduit, eine überlegene Alternative zum Ileum-Conduit?

H. Hassler, H. Riedmiller und R. Hohenfellner

Unter den inkontinenten Harnableitungen liegt der Hauptvorteil des Colon-Conduit im Refluxschutz [1, 2, 4, 6]. Bei der Verlaufsanalyse unserer eigenen Patienten mit Colon-Conduit wurde spezielles Augenmerk auf Technik und Komplikationen der Harnleiterimplantation gelegt.

Material und Methodik

Von 1967-1983 wurde an unserer Klinik bei 94 Kindern ein Colon-Conduit angelegt. Bei 76 Kindern erfolgte die Harnableitung wegen neurogener Blasendysfunktion und bei 7 Patienten wegen Ekstrophie und Epispadie. Bei weiteren 11 Kindern lagen verschiedene Grundkrankheiten (Schrumpfblase, Inkontinenz, Trauma, Megaureter) vor. Die durchschnittliche Beobachtungsdauer betrug 7,2 Jahre. Die Harnleiter wurden ausschließlich antirefluxiv in „button hole"-Technik [7] implantiert. Dabei wird das Conduit in der Taenia libera längs eröffnet und je 1 submucöser Tunnel gebildet. Über eine Knopflochinzision am oralen Ende des Tunnels wird der Harnleiter ins Conduit geleitet und nach Durchzug durch den Tunnel mit der Darmschleimhaut anastomosiert.

Ergebnisse

Bei den 94 Kindern traten in 4,2% ein Ileus, in 10,6% eine Stomastenose und in 7,4% eine Urolithiasis auf. In 11 Fällen (11,7%) kam es zu einer uretero-intestinalen Stenose, die 6mal eine Harnleiter-Neuimplantation erforderte. 3 schon vorbestehend dilatierte Nieren wurden entfernt, in einem Fall erfolgte die Anlage einer perkutanen Nephrostomie und bei einem Kind mit geringgradiger Dilatation war keine Revision erforderlich.

94 von 124 präoperativ dilatierten renoureteralen Einheiten (ruE) zeigten postoperativ eine Abnahme der Dilatation, während es bei 10 ruE zu einer Zunahme der Dilatation kam. Bei 9 von 49 ruE mit pyelonephritischen Veränderungen trat postoperativ eine Zunahme auf, während sich bei 2 primär unauffälligen ruE postoperativ entzündliche Veränderungen fanden.

Diskussion

Unter den inkontinenten Harnableitungen ziehen wir das Colon-Conduit aus folgenden Gründen vor:

- gute Gefäßversorgung - Verwendung eines kurzen Darmsegmentes möglich - keine Conduit-Elongation
- niedrige Rate an Stoma-Stenosen
- Harntransport durch längsgerichtete Kontraktionen - kurze Urinverweildauer - metabolische Störungen selten
- antirefluxive Harnleiterimplantation - langfristige Erhaltung des oberen Harntrakts.

Die Harnleiterimplantation in „button hole"-Technik führte bei 11,7% unserer Patienten zu ureterointestinalen Stenosen, eine Komplikationsrate, wie sie auch von anderen Autoren [1, 2] berichtet wird. Diese meist revisionsbedürftige Komplikation kann unserer Meinung nach nicht bedenkenlos akzeptiert werden. Die günstigen Ergebnisse (2,2% postoperative Ureterstenosen) beim Psoas-Hitch [5] mit Implantation der Harnleiter vom offenen Ende her in die Blase bewogen uns daher, ab 1983 auch beim Colon-Conduit die Ureteren vom offenen Ende her ins Darmsegment zu implantieren. Bei kleiner Fallzahl (n=7) und kurzem follow-up (∅ 2,3 Jahre) beobachteten wir mit dieser „open end"-Technik bislang beim Colon-Conduit noch keine Harnleiterimplantations-Stenosen.

Literatur

1. Althausen AF, Hagen-Cook K, Hendren HW (1978) Non-refluxing colon conduit: Experience with 70 cases. J Urol 120: 35-39
2. Arap S, Giron AM, Abrao EG, Mitre AJ, de Goes GM (1982) Non-refluxing colon conduit. Efficiency and complications of ureterocolonic anastomosis. Eur Urol 8: 196-200

3. Mogg RA (1965) The treatment of neurogenic urinary incontinence using the colonic conduit. Br J Urol 37: 681-686
4. Richie JP, Skinner DG (1975) Urinary diversion: the physiological rationale for non-refluxing colonic conduits. Br J Urol 47: 269-275
5. Riedmiller H, Becht E, Hertle L, Jacobi GH, Hohenfellner R (1984) Psoas hitch-ureteroneocystostomy: Experience with 181 cases. Eur Urol 10: 145-150
6. Walz PH, Hohenfellner R (1984) Spätergebnisse nach Harnableitung mittels Kolon-Conduit bei Kindern. Aktuel Urol 15: 243-247
7. Wilbert DM, Hohenfellner R (1984) Colonic Conduit. Preoperative requirements, operative technique, postoperative management. World J Urol 2: 159-165

Dr. H. Hassler
Urologische Klinik und Poliklinik
Johannes Gutenberg-Universität
Langenbeckstr. 1
D-6500 Mainz

Erfahrungen mit Darm als Ersatz der Harntransportwege im Rahmen der definitiven supravesikalen Derivation - Indikation, Technik, Ergebnisse

L. Albert

Einleitung

Schwere funktionelle irreversible Störungen der Blasenentleerung und/oder größere irreparable morphologische Defekte der unteren harnableitenden Wege erfordern häufig eine definitive supravesikale Harnderivation. Da das Hohlorgan Darm genetisch, morphologisch und funktionell den vesikalen und supravesikalen Harnwegen am nächsten steht, ist seine Nutzung dafür von überragender Bedeutung.

Material und Methoden

Vom 01.01.1977 bis 31.12.1987 wurde in der Urologischen Klinik Weidenplan, Halle/S. bei 334 Patienten wegen nicht rekonstruierbaren Harntransportwegen mit kurativer, teilweise auch palliativer Zielsetzung, eine definitive supravesikale Harnderivation unter Verwendung von Darm durchgeführt. Dabei haben sich Ileum und Colon als ausgeschaltete Segmente (Conduit-Formen) und Sigma in Form innerer Harnumleitung bewährt.

Tabelle 1 und 2 geben die Indikationen und die angewendeten Methoden wieder. Hauptindikationen waren danach mit Abstand benigne und maligne Harnblasenneoplasien (=77,5%).

In 18,3% der Fälle lagen vor allem sehr große gynäkologische Fisteln, aber auch Rezidivtumoren (mit palliativer Zielsetzung) als Ursache für die definitive Harnableitung vor. U. E. ist die Ureteroileocutaneostomie (= Ileum-Conduit) in der Hand des Geübten komplikationsarm und technisch leicht erlernbar.

Die in den letzten Jahren durchgeführte von uns modifizierte Einzugstechnik (eventerierende Nähte Mucosa-Serosa am ureteroilealen Übergang nach querer Excision eines 2 mm breiten Vorderwandanteiles) führte zu einem deutlichen prozentualen Absinken postoperativer Harntransportstörungen.

Tabelle 1. Indikationen

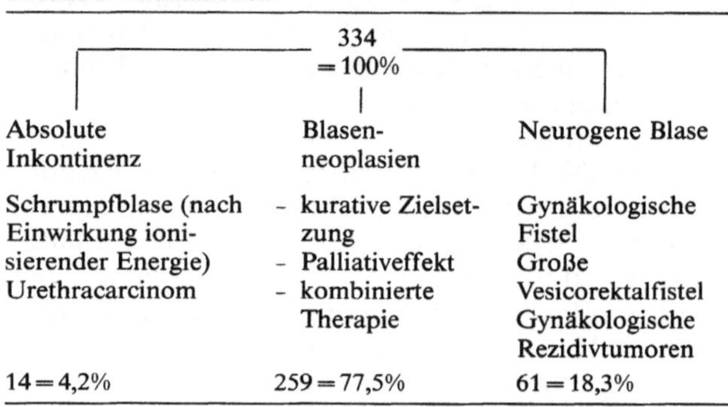

334 = 100%

Absolute Inkontinenz	Blasen-neoplasien	Neurogene Blase
Schrumpfblase (nach Einwirkung ionisierender Energie) Urethracarcinom	- kurative Zielsetzung - Palliativeffekt - kombinierte Therapie	Gynäkologische Fistel Große Vesicorektalfistel Gynäkologische Rezidivtumoren
14 = 4,2%	259 = 77,5%	61 = 18,3%

Tabelle 2. Methoden

Darmteil	Implantations-technik	Anzahl	Pat.	Prozent
Ileum-conduit (mit Cystektomie)	Einzugstechnik Einzugstechnik (modifiziert)	166) 16)	182	54,5
Ileum-Conduit (ohne Cystektomie)	Einzugstechnik Einzugstechnik (modifiziert)	25) 21)	46	13,8
Colon-conduit (mit Cystektomie)	Antireflux		3	0,9
Ureterosigmoideostomie (mit Cystektomie)	Goodwin Goodwin-Hohenfellner	54) 24)	78	23,3
Ureterosigmoideostomie (ohne Cystektomie)	Goodwin Goodwin-Hohenfellner	5) 29)	25	7,5
Gesamt			334	100,0

Tabelle 3. Frühkomplikationen

	Ileum-Conduit n=228		Colon-Conduit n=3		Ureterosigmoideostomie n=103	
	n	%	n	%	n	%
Paralytischer oder mechanischer Ileus	21	9,2	-	-	9	8,7
Wundheilungsstörungen	34	14,4	1	-	28	27,0
Anastomoseninsuffizienz	1	0,4	-	-	1	0,9
Stuhl- und Harnfisteln	5	2,2	-	-	1	0,9
Harnabflußstörungen	24	10,5	1	-	12	11,6
Akute Pyelonephritis	19	8,3	1	-	26	25,2

Tabelle 4. Spätkomplikationen

	Ileum-Conduit n=228		Colon-Conduit n=3		Ureterosigmoideostomie n=103	
	n	%	n	%	n	%
Stenose der Anastomose mit Harnstauung	41	17,9	-	-	27	26,2
Pyelonephritis	14	6,1	2	-	26	25,2
Urolithiasis	21	9,2	-	-	17	16,5
Stomaprobleme	19	8,3	-	-	-	-
Stoffwechselstörungen	2	0,8	-	-	17	16,5
Inkontinenz	-	-	-	-	9	8,7

Ergebnisse

Die wichtigsten Früh- und Spätkomplikationen sind tabellarisch erfaßt (Tabelle 3, 4) und zeigen bei der Ureterosigmoideostomie in der frühen postoperativen Phase einen höheren Anteil von Wundheilungsstörungen und akuten Pyelonephritiden gegenüber dem Conduit.

Hinsichtlich der späteren Verlaufsbeobachtung ab 6. Woche nach Operation liegen die Komplikationen beim Ileumconduit, von der Stenose am ureteroilealen Übergang abgesehen (=17,9%), unter 10%, hingegen machten sich bei der Ureterosigmoideostomie wesentlich häufiger Korrekturen erforderlich (operativ und medikamentös).

Diskussion und Schlußfolgerungen

Eine kritische Analyse der behandelten Patienten zeigt, daß das Grundleiden überwiegend Komplikationen und weiteren Verlauf bestimmt.

Bei malignen Neoplasien, die eine radikale Organentfernung erfordern oder im Behandlungsverlauf Harnwege unpassierbar machen, hat sich bei kurativer und palliativer Zielsetzung u. E. der Conduit mit besseren Ergebnissen durchgesetzt. Mit der Verbesserung der Technik und Verringerung der Stomaprobleme findet auch bei benignen Erkrankungen (schwere morphologische und/oder funktionelle Schäden der ableitenden Harnwege) häufiger der Conduit Anwendung.

Prof. Dr. med. L. Albert
Urologische Klinik - Weidenplan -
des BKH Halle/Saale
Weidenplan 6
DDR-4020 Halle/Saale

Transversum-Conduit - Akzeptable Lösung für desolate Fälle

D. Tschoner, H. Riedmiller und R. Hohenfellner

Das Transversum-Conduit wird bei einer Patientengruppe angelegt, bei der meist durch Vorbehandlungen (Radiatio/Operationen) ausgesprochen schlechte Vorbedingungen bestehen.

Es wird oft mit nur palliativer Zielsetzung durchgeführt und bedeutet einen hohen Aufwand für den Patienten. Zusätzlich sind häufig präoperativ stark pathologische Nierenveränderungen gegeben. Die Operationsmethode wurde bereits mehrfach beschrieben [4, 5, 7].

Ist das TC im Hinblick auf mögliche einfachere Harnableitungen gerechtfertigt?

Von 8/75 bis 3/88 wurde in der Urologischen Klinik der Universität Mainz bei 57 Patienten (25 Männer, 32 Frauen, davon 3 Kinder) ein TC angelegt. Das durchschnittliche Alter betrug 50,2 Jahre (2 bis 74 Jahre). Der mittlere Beobachtungszeitraum war 3,3 Jahre (1 Monat bis 10 Jahre).

Die hauptsächlichen Grunderkrankungen waren Blasencarcinome (50,9%) und gynäkologische Tumoren (37,7%). Die Gründe zur Anlage eines TC waren:

1. radiogene Schäden (aboraler Darm/distale Ureteren)
2. Erkrankungen aboraler Darmabschnitte
3. Zustand nach fehlgeschlagenen anderen Harnableitungen.

Trotz der bei diesen Patienten schlechten Vorbedingungen betrug die perioperative Mortalität nur 3,5% und die operative Revisionsrate 22,6% (Platzbauch 3,8%, Conduitnekrose 3,8%, Harnleiterimplantationsstenose 1,9%, Narbenhernie 1,9%, Stoma-Prolaps/-stenose 7,6%, Nephrektomie 3,8%).

Die Nierenfunktion war - bei 29% rez. Pyelonephritiden - in 95% konstant oder postoperativ gebessert. Die Dilatation des oberen Harntraktes war in der Mehrzahl der Fälle postoperativ rückläufig; eine postoperative Nephrolithiasis war bei 1 Patienten gegeben.

14 Patienten (26,4%) verstarben innerhalb des Beobachtungszeitraumes (postoperative Überlebenszeit im Durchschnitt 1,4 Jahre). Die Todesursachen waren hauptsächlich Metastasen bzw. Lokalrezidive (n = 11).

Angesichts der Problematik bei diesem Krankengut erscheinen uns die hier präsentierten Ergebnisse akzeptabel - auch im Hinblick auf die rez. Pyelonephritiden, die bei vorbestehenden pathologischen Nierenveränderungen als verselbständigtes Krankheitsbild zu sehen sind.

Die positive Wertung des TC wird durch andere Autoren bestätigt. Die eigene Komplikationsrate liegt im Vergleich zur Literatur niedrig [4, 6, 1, 2].

Die UCN bzw. TUUCS erfordern eine bei diesen Patienten oft nicht gegebene Harnleiterlänge und bedingen bei einer hohen Stenoserate oft die Dauerschienung [3]. Aufgrund häufiger Dislokation und Verstopfung ist die percutane Dauer-Nephrostomie für den Patienten belastend.

Die niedrige perioperative Mortalität und geringe Morbidität sowie eine deutliche Besserung der Lebensqualität rechtfertigen die Anlage eines TC bei diesem Patientengut. Darüber hinaus wird bei dieser Technik die Harnableitung - einem bewährten Prinzip folgend - weitab vom Lokalgeschehen entfernt angelegt.

Literatur

1. Beckley S, Wajsmann Z, Pontes JE, Murphy G (1982) J Urol 128: 464-468
2. Loening SA, Navarre RJ, Narayana AS, Culp DA (1982) J Urol 127: 37-39
3. Milroy MD, Thompson IM, Depauw AP, Ross G (1978) J Urol 120: 682-684
4. Morales P, Golimbu M (1975) J Urol 113: 302-307
5. Schmidt JD, Hawtrey CE, Buchsbaum HJ (1975) J Urol 113: 308-313
6. Schmidt JD, Buchsbaum HJ, Nachtsheim DA (1985) Br J Urol 57: 284-288
7. Wilbert DM, Hohenfellner R (1984) World J Urol 2: 159-165

Dr. D. Tschoner
Krankenhaus der Barmherzigen Brüder
Urologische Abteilung
Kajetanerplatz 1
A-5020 Salzburg

Plastischer Ersatz des mittleren Ureterabschnittes durch ein ausgeschaltetes Darmsegment

E. Rosdy und P. Lackó

Der Ileumureter, womit der stark beschädigte Ureter ersetzbar ist, bringt auch gewisse Komplikationen mit sich [1, 4]. Wegen der breiten Anastomose im Darmsegment entstehen Reflux, ständiger Urinstau, Wasser und Elektrolytsekretion, als Folgeerscheinung Störungen im Wasser- und Elektrolythaushalt [2, 4]. Unser 69jährige Patient hat in der rechtsseitigen solitären Niere mehrmalige Harnsäuresteinausscheidung. Im Jahre 1982 wurde wegen Steinokklusion Ureterotomie, gleichzeitiges Einlegen einer transrenalen Drainage vorgenommen. Am 25. postoperativen Tag wurde wegen Urinfistel am Wundbereich, End-zu-End Anastomose am mittleren Ureterabschnitt vorgenommen. Der Ureter wurde postoperativ völlig sklerosiert.

Bei der plastischen Operation im Januar 1983 wurde der etwa 10 cm lange mittlere Ureterabschnitt durch ein ausgeschaltetes terminales Ileumsegment ersetzt, welches isoperistaltisch an dem etwa 4 cm langen oberen und an dem etwa 10 cm langen

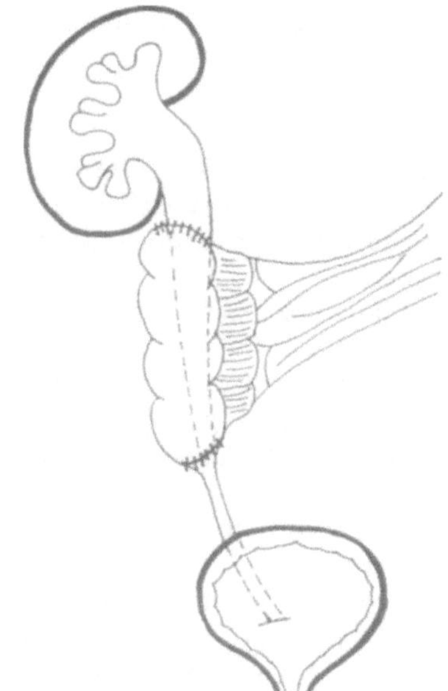

Abb. 1. Schematische Darstellung der operativen Methode

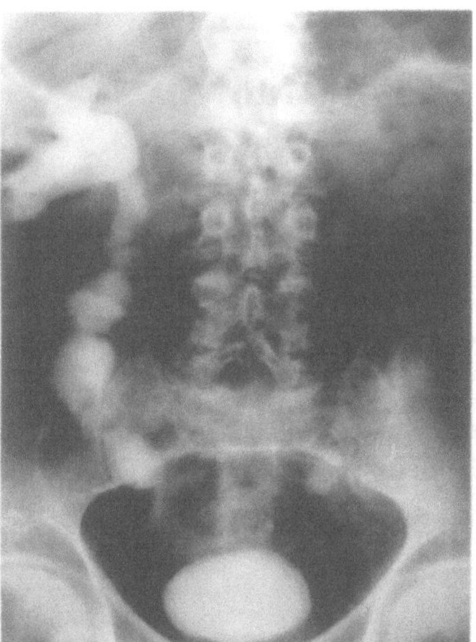

Abb. 2. Ausscheidungsurographie 5 Jahre nach dem plastischen Uretererersatz durch Darmsegmente

unteren Ureterabschnitt anastomosiert wurde. Die Enden des Ureters wurden schräg geschnitten und aufgespaltet (Abb. 1).

Die Urinpassage begann durch den Ersatzureter erst am 38. postop. Tag.

Bei mehrmaligen Kontrolluntersuchungen haben wir guten Allgemeinzustand, renales Gleichgewicht, gute Diurese, mäßige Leukozyturie, normale Serum-Elektrolyten und ein wenig erhöhten BE gefunden. Es besteht kein Urinstau, kein Reflux, keine Parenchymreduktion (Abb. 2).

Der Patient führte einen belastenden Lebensstil. Nach 5 Jahren, im Jahre 1988, wurde eine explorative Laparotomie und G. E. A. wegen inoperabilem Magencarcinom durchgeführt. Perioperativ und postoperativ sind die renalen Verhältnisse weiterhin unverändert normal. Leichtgradige metabolische Acidose.

Diskussion

Die Rekonstruktion des stark beschädigten Ureters durch Darmsegment ist eine bewährte Methode, aber mit Komplikationen verbunden. Unter diesen sind die folgenden hervorzuheben: Obstruktion mit nachfolgender Dilatation, segmentale Ileumstenosierung, welche auf den ständigen Kontakt des Darmes mit Urin zurückzuführen ist. Folgeerscheinung ist eine vermehrte Reabsorption von Harnbestandteilen, sowie Wasser und Elektrolytsekretion. Im Endeffekt entstehen massive Störungen im Wasser- und Elektrolythaushalt [3, 4]. Aus diesem Grund bevorzugt Lytton der partielle Uretererersatz mit Darmsegment [3].

Mit einer gleichen Methode (partieller Ersatz des mittleren Ureterabschnittes, Beibehalten des unteren Ureterabschnittes und Ostiums) konnten wir bei unserem 69jährigen Patienten die Darmoberfläche vermindert, dem Reflux vorbeugen und gute Langzeitergebnisse erreichen. Auf Grund dieses Falles zeigte sich, daß das Langzeitergebnis dieser operativen Modifikation gut ist.

Literatur

1. Boxer RJ, Fritzsche P, Skinner DG, Kaufman JJ, Belt E, Smith RB, Goodwin WE (1979) Replacement of the ureter by small intestine: clinical application and results of the ileal ureter in 89 patients. J Urol 121: 728
2. Charghi A (1979) Ureteral replacement using a new variation of the tailored ileal segment. J Urol 121: 598
3. Lytton B, Schiff M (1981) Interposition of an ileal segment for repair of ureteral injuries. J Urol 125: 739
4. Melchior H, Spehr C (1987) Uretérersatz-Operationen. Urologe (A) 26: 181

Dr. med. hab. E. Rosdy
Urologische Klinik im Bajcsy-Zsilinszky Krankenhaus
Maglódi ut 89-91
H-1475 Budapest

Langzeitergebnisse nach Ureterosigmoideostomie

W. H. Meyer, R. Busch und H. Klosterhalfen

Beitrag nicht eingereicht

Unsere Ergebnisse mittels einer modifizierten Ureterosigmoideostomie anhand der Erfahrung seit 40 Jahren

M. Vanik, J. Kovács und G. Wabrosch

Zusammenfassung

Aufgrund der Erfahrungen von 40 Jahren halten wir die Ureterosigmoideostomie für ein Operationsverfahren, das zur Harnableitung nach der Entfernung der Harnblase geeignet ist. Anderen Verfahren gegenüber hat sie den Vorteil, daß die Blase radikal entfernt werden kann und die Urinableitung nicht an eine Stomabildung gebunden ist. Die Operationstechnik ist einfacher, als die Verfahren unter Bildung eines Darmsegments.

Krankengut

In 40 Jahren haben wir 230 Ureterosigmoideostomien durchgeführt.
Verteilung nach Indikationen:

a) Extrophia vesicae	20
b) Harnblasenfisteln und auf andere Weise nicht-korrigierbare Harninkontinenz	10
c) Blasentumor	200

Operationsgrundlage der Ureterosigmoideostomie

Die Aufgabe der Operation ist die Herstellung einer Verbindung zwischen dem unteren Abschnitt des Darmsystems und den Uretern durch eine gut funktionierende Mündung. Wichtig ist es, daß die Nierenfunktion weder durch eine Implantationsstenose, noch durch einen Reflux Schaden davonträgt.

Im Interesse der Funktion wurden mehrere Modifikationen angegeben (Coffey I., Coffey II., Nesbit, Mathiesen, Goodwin, Hohenfellner).

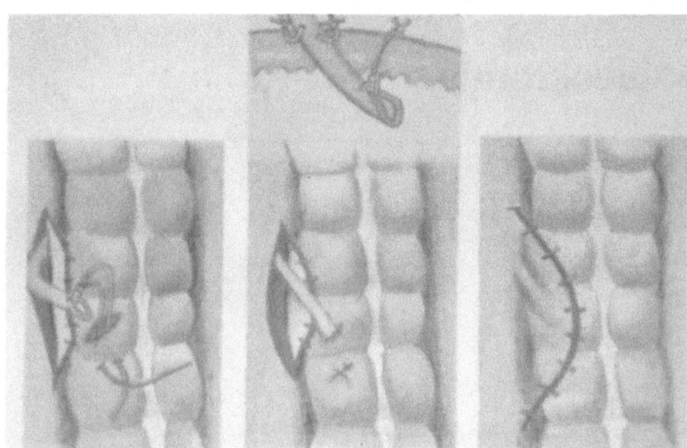

Abb. 1

Unser eigenes Operationsverfahren

a) Die Zystektomie findet in einer Sitzung mit der Ureterosigmoideostomie statt.
b) Die Ureterstümpfe werden tief in den untersten Abschnitt des Sigmas, an der Sigma-Rektum-Grenze implantiert.
c) Die Implantation findet mit einfacher Technik statt: vor der Implantation wird das Sigma an die

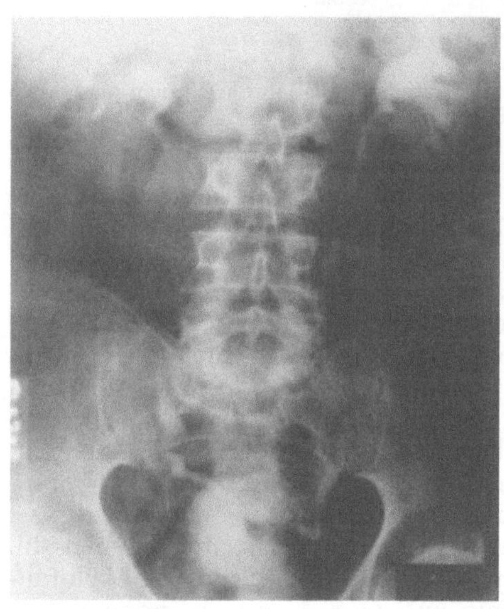

Abb. 2. Nach 6 Jahren

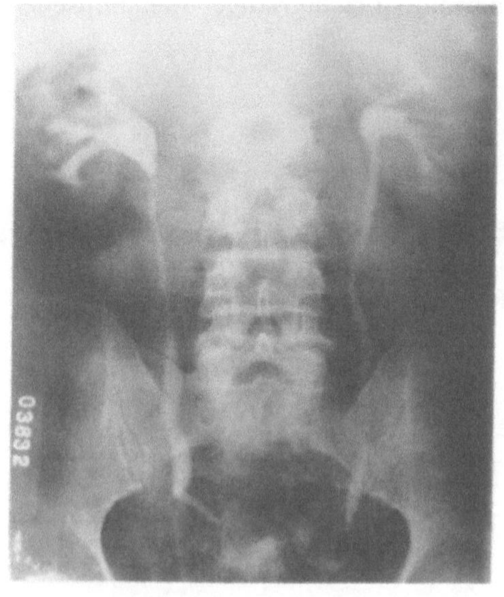

Abb. 3. Nach 8 Jahren

Bauchwand fixiert. Die Darmwand muß so an den Ureter gelegt werden, daß kein Ureterknick entsteht. Die Ureterenden werden spatuliert und in den Darm gezogen. Ein submuköser Tunnel wird nicht gebildet.

d) Das Gebiet der Implantation wird extraperitonisiert (Abb. 1).

Resultate

Durch unser Operationsverfahren kann die bei der Implantation vorkommende Stenosebildung vermieden werden. Ein Reflux wurde nicht beobachtet.

Die postoperative Pyelonephritis sowie die Elektrolytstörung haben sich in unserem Krankengut seit der Modifizierung des ursprünglichen Coffey-Verfahrens wesentlich vermindert: die Pyelonephritis von 48% auf 22%, die Elektrolytstörung von 45% auf 8%.

Falldemonstrationen

I. v.-Urographie 6, und 8 Jahre nach radikaler Blasenentfernung zeigt in beiden Nieren gute Funktion, ungehinderte Abflußverhältnisse (Abb. 2, 3).

M. Vanik
János Krankenhaus
Abteilung Urologie
Diosárok 1
H-1125 Budapest

20 Jahre Harnleiterdarmimplantation

V. Bork, M. Stöckle, H. P. Walz und R. Hohenfellner

Berichte über ungünstige Ergebnisse der Harnleiterdarmimplantation (HDI) [5] haben uns veranlaßt, die Verläufe unserer Patienten, operiert im Laufe der letzten 20 Jahre, zu analysieren.

Patienten

240 Patienten unterzogen sich im Zeitraum von 1967-1987 einer Harnleiterdarmimplantation. 42 Patienten waren zum Zeitpunkt der Operation jünger als 16 Jahre. Bei den erwachsenen Patienten (n = 198) lagen in 174 Fällen maligne und in den übrigen 24 Fällen benigne Grunderkrankungen vor. Die Ureteren wurden jeweils in der antirefluxiven Technik nach Goodwin und Hohenfellner [2] in das Sigma implantiert.

Ergebnisse

Frühkomplikationen

Von 240 operierten Patienten entwickelten 19 Patienten (8%) revisionsbedürftige Frühkomplikationen. Darunter 6 Leckagen (2,5%) und 13 uretero-intestinale Stenosen (6,5%). Eine frühzeitige Konversion wurde bei 4% durchgeführt. Die Operationsmortalität von 7% (n = 17) steht im Zusammenhang mit der in gleicher Sitzung erfolgten radikalen Zystoprostatektomie sowie einer zweiten Indikationsstellung zu Beginn des Beobachtungszeitraumes z. B. Notzystektomie bei Blutung etc. Neun von ihnen erlagen direkten Operationskomplikationen wie Platzbauch, Peritonitis, Urinom oder infizierter Stauungsnieren. Die übrigen acht Patienten verstarben an vaskulären Komplikationen wie Myokardinfarkt, Lungenembolie oder Ulkusblutung.

Langzeitverläufe

56/174 erwachsene Patienten verstarben an ihrem tumorösen Grundleiden (32,2%), 7/174 tumorunabhängig, davon einer an einer Niereninsuffizienz. Infolge einer Anastomosenstenose wurde bei 10 Patienten (4,2%) eine Ureterneueinpflanzung durchgeführt. Eine Umwandlung der Harnableitung erfolgte in 22 Fällen (8,3%). Wegen septischer Komplikationen wurden 4 Patienten einseitig nephrektomiert, bei weiteren 4 Patienten ist eine einseitige symptomlose Schrumpfniere bekannt.

Kolonkarzinome wurden bei 3 Patienten (1,2%) (6, 7 und 7 Jahre nach HDI) beobachtet. Die betroffenen Patienten waren zu diesem Zeitpunkt 62, 63 und 64 Jahre alt und leben seit dem Zweiteingriff 3, 6 bzw. 7 Jahre tumorfrei.

Bei den jugendlichen Patienten (n = 42) wurde in 13 Fällen eine Dilatation des oberen Harntraktes beobachtet, 6mal wurde wegen einer Anastomosenstenose operativ interveniert.

Bei 2 Kindern wurde eine frühe, bei weiteren 2 eine späte Konversion in ein Colon-Conduit vorge-

Tabelle 1. Indikationskriterien zur HDI

- Keine Bestrahlung im Operationsgebiet durchgeführt oder geplant
- Beidseits normaler oberer Harntrakt
- Strenge Beachtung operationstechnischer Details
- Keine Dickdarmerkrankungen
- Anale Kontinenz (präoperativer Halteversuch mit 300 ml Flüssigkeit)
- Bereitschaft zu engmaschigen, postoperativen Kontrollen

nommen, dabei wurde bei einem Patienten gleichzeitig eine einseitige Nephrektomie durchgeführt. Kolonkarzinome traten bei jugendlichen Patienten bei einer durchschnittlichen Nachbeobachtungszeit von 11,4 Jahren bisher nicht auf.

Diskussion

Schlechte Früh- und Spätergebnisse bei 13 vorbestrahlten Patienten haben uns veranlaßt, die Bestrahlung im Operationsgebiet als striktes Ausschlußkriterium anzusehen.

Nachdem wir zu Anfang wiederholt ungünstige Verläufe bei Patienten mit präoperativen pyelonephritischen Veränderungen gesehen hatten, in einem Fall über chronisch rezidivierende Pyelonephritiden mit dem Tod in der Urämie endend, halten wir den beidseits unbeeinträchtigten oberen Harntrakt ebenfalls für eine Conditio sine qua non der HDI.

Die 3 Patienten, die ein Kolonkarzinom nach HDI entwickelten, befanden sich in einem Lebensalter mit erhöhter Dickdarmkarzinominzidenz; ein ursächlicher Zusammenhang zwischen HDI und Kolontumoren läßt sich daher für den Einzelfall nicht belegen.

Bei den jugendlichen Patienten traten in 3 von 40 Fällen je ein Colonpolyp auf (2,5%), die im Rahmen der routinemäßigen Coloskopie entfernt wurden. Bei Kindern mit einer Blasenekstrophie muß das Risiko des Kolonkarzinoms nach HDI [1] andererseits dem des Adenokarzinoms in der verschlossenen Blase, welches nicht unerheblich zu sein scheint [4], gegenübergestellt werden.

Während viele Kliniken die HDI aufgrund ihrer hohen Komplikationsquote gänzlich aufgegeben haben, gilt sie bei uns aufgrund der vorgestellten Ergebnisse als empfehlenswerte Form der Harnumleitung, allerdings unter sorgfältiger Beobachtung strenger Ein- und Ausschlußkriterien (Tabelle 1).

Literatur

1. Harzmann R, Schubert GE, Bichler UH (1984) Harnblasenekstrophie und Karzinomentstehung. Aktuel Urol 15: 116
2. Hohenfellner R (1977) Ureterosigmoideostomy. In: Eckstein HB, Hohenfellner R, Williams DI (eds) Surgical pediatric urology. Thieme, Stuttgart, p 354
3. Leadbetter WF, Zickermann P, Pierce E (1979) Ureterosigmoideostomy and carcinoma of the colon. J Urol 121: 732
4. Mesrobian HGJ, Kelalis PP, Krämer SA (1988) Long term follow up of 103 Patients with bladder extrophy. J Urol 139: 719-722
5. Salzmann B, Miminberg DT, Muecke EC (1985) Extrophy of bladder: evaluation of management. Ped Urology 26: 383-387

Dr. V. Bork
Urologische Klinik und Poliklinik
der Johannes Gutenberg-Universität Mainz
Langenbeckstr. 1
D-6500 Mainz

Ureterosigmoideostomie („US") bei Kindern mit Blasenexstrophie: Spätergebnisse

R. A. Zink, S. Laas und H. G. Frohmüller

Kinder mit Blasenexstrophie, müssen sich wegen dieser und wegen der häufig damit vergesellschafteten, anderen schweren Mißbildungen meist mehreren rekonstruktiven und/oder plastisch korrigierenden Operationen unterziehen. Als stomafreie Harnableitung mit vergleichsweise geringem Operationsaufwand kam daher die Ureterosigmoideostomie in den letzten 40 Jahren bei Kindern mit Blasenexstrophie häufig zur Anwendung. Es finden sich zahlreiche Angaben, daß es nach Ureterosigmoideostomie zu Störungen der Nierenfunktion, des Säure-Basen- und Elektrolythaushaltes kommen kann [3, 8, 1] und daß sich Tumoren an den Ureter-Darm-Anastomosen entwickelt haben [4, 7, 2]. Ziel der *vorliegenden Untersuchung* war es daher, die Spätfolgen nach Ureterosigmoideostomie in Bezug auf die Morphologie, die Funktion, sowie das Infekt- und Tumorrisiko hin zu untersuchen.

An der Urologischen Klinik der Universität Würzburg werden 8 Patienten betreut, bei denen wegen einer Blasenexstrophie zwischen 1954 und 1984 eine Ureterosigmoideostomie angelegt wurde (7 männlich, 1 weiblich). Das *Alter* der Patienten zum Zeitpunkt der Operation lag zwischen 1 Monat und 4 Jahren, im Mittel betrug es 2,9 Jahre. Die *Funktionsdauer* der Ureterosigmoideostomien, bzw. die

Beobachtungszeit bewegte sich zwischen 4 und 28 Jahre, durchschnittlich betrug sie 18,4 Jahre.

Umwandlungsoperationen waren 3mal erforderlich: In einem Fall kam es nach chronisch rezidivierenden Harnwegsinfekten zu entsprechenden morphologischen und funktionellen Beeinträchtigungen, so daß nach 25 Jahren ein Ileum-Conduit angelegt wurde. *Tumoren* traten 2mal, - nach 25 und 28 Jahren auf. Bei beiden Patienten erfolgte die Exstirpation der betroffenen Darm- und Ureterabschnitte und ebenfalls die Umwandlung zum Ileum-Conduit. Histologisch handelte es sich beides mal um gering differenzierte Dickdarmkarzinome. Bei einem weiteren Patienten erfolgte, ebenfalls nach 25 Jahren, unter der Annahme einer Neoplasie die Freilegung des Ureters, bei der sich dann ein nicht-schattengebendes *Konkrement* als Ursache für die beobachtete Harnstauung fand. Da sich weder bei der Sigmoideoskopie, noch intraoperativ maligne Veränderungen zeigten, wurde die Ureterosigmoideostomie belassen.

Behandlungsbedürftige *Harnwegsinfekte* traten bei 5 Patienten weniger als 1mal, und bei 2 Patienten öfter als 1mal pro Jahr auf. Hiervon bestand bei einem Patienten eine chronische Pyelonephritis mit zunehmender Parenchymrarefizierung, die schließlich zu einer Nierenfunktionsstörung führte. *Pyelokaliektasien* vom Grad I fanden sich bei 6 und vom Grad II bei 3 renalen Einheiten (3 Patienten). Die 7 verbleibenden Nieren erschienen morphologisch weitgehend unauffällig. *Stuhlkontinenz* stellte für keinen der Patienten ein Problem dar, alle kamen mit der Darmentleerung gut zurecht. Der *Säure-Basenhaushalt* war bei 6 von 8 Patienten im Sinne einer adaptierten, metabolischen Azidose verändert, ohne daß dies jemals klinisch in Erscheinung getreten wäre. Bei 2 Patienten fanden sich normale Befunde. Die *Nierenfunktion*, beurteilt anhand der Serumkreatininwerte und ggf. durchgeführter Clearance-Untersuchungen, war bei 7 Patienten normal. Sie verschlechterte sich nur in einem Fall, bei dem dann, nach 25 Jahren, wegen entsprechender morphologischer Veränderungen und Kreatininwerten um 3 mg% die Umwandlung zum Ileum-Conduit erfolgte. 9 Jahre später hat sich sein Kreatininspiegel auf Wert von 5-6 mg% eingestellt.

Diskussion. Bisher wurden ca. 100 Fälle beschrieben, bei denen Tumoren entstanden. Als Auslöser hierfür werden verschiedene Mechanismen diskutiert: Die Freisetzung von Nitrosaminen aus dem Darminhalt unter Urineinwirkung, kongenitale Gewebsdefekte im Sinne einer Dysembryoplasie und mechanische Einflüsse im Anastomosenbereich. Spence [7] berichtet jedoch über einen Fall, bei dem sich nach nur 9-monatiger Funktion der Ureterosigmoideostomie und 14 Jahre nach Umwandlung in einen Ileum-Conduit am Ureterstumpf ein Karzinom entwickelte, was gegen den Urin als karziniogene Noxe spricht. Tomera [9] beschreibt einen Patienten, bei dem sich ein adenomatöser Polyp in einem Ileum-Conduit entwickelt hat, was wiederum die Einflußnahme des Darminhaltes in Frage stellt. Auch wenn die onkogene Noxe unbekannt bleibt, wird von den verschiedenen Autoren das Tumorrisiko einheitlich als so hoch angesehen, daß dies bei der Betreuung von Patienten mit Ureterosigmoideostomie zu berücksichtigen ist.

Schlußfolgerung

1. Störungen des *Säure-Basen-Haushaltes* und der *Elektrolyte* spielten im Langzeitverlauf keine wesentliche Rolle. - 2. *Harnwegsinfekte* sind nicht selten, heute jedoch meist gut zu behandeln. - 3. Eine *Nierenfunktionsstörung* trat in etwa gleich häufig auf, wie bei vergleichbaren Patienten mit anderen Formen der Harnableitung [5]. - 4. Die größte Bedrohung der Patienten mit Ureterosigmoideostomie geht von einer möglichen *malignen Entartung* im Anastomosenbereich aus.

Hieraus ergeben sich folgende Konsequenzen
a) Bei Kindern mit Blasenexstrophie ist die Ureterosigmoideostomie nur als eine mittelfristige Lösung zur Überbrückung bis zur Adoleszenz zu sehen und sollte nicht länger als 15 Jahre belassen bleiben. - b) Besteht die Ureterosigmoideostomie länger als 10 Jahre, ist neben den urologischen Routinekontrollen jährlich einmal eine Sigmoideoskopie durchzuführen. - c) Bei einer Umwandlungsoperation sind auch die Ureterstümpfe komplett zu exstirpieren, da sich sonst auch noch nach vielen Jahren Karzinome im Ureterstumpfbereich entwickeln können.

Literatur

1. Ferris DO, Odel HM (1950) Electrolyte pattern of blood after bilateral ureterosigmoidostomy. JAMA 142: 634
2. Harzmann R, Kopper B, Carl P (1986) Karzinominduktion durch Harnab- oder -umleitungen über Darmabschnitte. Urologe (A) 25: 198
3. Lapides J (1951) Mechanism of electrolyte imbalance following ureterosigmoid transplantation. Surg Gynec Obst 93: 691
4. Müller CE, Thornbury JR (1973) Adenocarcinoma of the colon complicating ureterosigmoidostomy: a case report and review of the literature. J Urol 109: 225
5. Shapiro SR, Lebowitz R, Colodny AH (1975) Fate of 90 children with ileal conduit urinary diversion a decade later: analysis of complications, pyelography, renal function and bacteriology. J Urol 114: 289
6. Skinner DG, Richie JP (1979) Ureterointestinal diversion. In: Campbell's urology, 4th edn. Saunders, Philadelphia London Toronto, pp 2211
7. Spence HM, Hoffman WW, Fosmire GP (1979) Tumor of the colon as a late complication of ureterosigmoidostomy for exstrophy of the bladder. Brit J Urol 51: 466
8. Stamey TA (1956) The pathogenesis and implication of electrolyte imbalance in ureterosigmoidostomy. Surg Gynec Ost 103: 736
9. Tomera KM, Unni KK, Utz DC (1982) Adenomatous polyp in ileal conduit. J Urol 128: 1025

Priv.-Doz. Dr. R. A. Zink
Urologische Klinik der
Ludwig-Maximilians-Universität München
Marchioninistr. 15
D-8000 München 70

Spätergebnisse nach Harnleiter-Darm-Implantation – Morphologische Veränderungen der Darmschleimhaut

W.-D. Miersch, J. Vogel und D. Molitor

Einleitung

Nach der Erstbeschreibung der Harnleiter-Darm-Implantation (HDI) durch Simon im Jahre 1852 war die Euphorie über eine Operationsmöglichkeit groß, die die Kontinenz erhielt und den Patienten nicht durch ein zusätzliches Stoma belastete. Aszendierende Pyelonephritiden, hyperchlorämische Azidosen und nach einer mittleren Latenzzeit von ca. 20 Jahren auftretende, operationsinduzierte Adenokarzinome dämpfen diese Begeisterung [3]. Bis heute sind 103 maligne Tumoren in der Nähe der Anastomose nach HDI beschrieben. In neuerer Zeit wurden auch insgesamt 70 benigne Polypen im Rahmen der von vielen Kliniken durchgeführten endoskopischen Nachsorgeuntersuchungen veröffentlicht. Hierbei handelt es sich zum größten Teil um Adenome, die oft auch deutliche Atypien aufweisen.

Material und Methodik

Dank der in Bonn seit 1972 gängigen Computerdokumentation konnten bis einschließlich 1985 29 männliche und 12 weibliche Patienten erfaßt werden, bei denen früher eine Harnleiter-Darm-Implantation durchgeführt worden war. Indikation zur Operation war in 13 Fällen ein benignes Grundleiden und 28mal ein malignes Grundleiden. Von 35 auswertbaren Patienten waren nach einer mittleren Überlebenszeit von 16,6 Monaten 19 verstorben. 16 leben noch zum Zeitpunkt der Untersuchung. 8 Patienten konnten bisher im Rahmen eines 3-tägigen stationären Aufenthaltes in unserer Klinik oder ambulant nach Absprache mit den jeweiligen betreuenden Kollegen endoskopisch untersucht werden. Elektrolyte, Kreatinin, Blutbild und Blutgasanalyse, wie die Nierensonographie wurden vor und nach der Sigmoidoskopie kontrolliert. Die häusliche Medikation zum Stoffwechselausgleich (Acetolyt®) wurde zunächst weitergeführt und ggf. nach Blutgasanalyse geändert. Am Tag nach der Aufnahme führten wir die Sigmoidoskopie durch, wobei zur sicheren Identifikation der Anastomosen kurz vor der Untersuchung Methylenblau injiziert wurde.

Ergebnisse

Das Alter der verstorbenen Patienten ist mit 51,47 Jahren zum Zeitpunkt der Operation deutlich höher als bei dem noch lebenden Krankengut mit 36,8 Jahren. Die meisten der verstorbenen Patienten (n = 17) wurden wegen eines malignen Grundleidens operiert und verstarben an den Folgen ihres Karzinoms (n = 11). 5 Patienten starben an den peri- oder postoperativen Folgen des durchgeführten Eingriffes (Lungenembolie, Sepsis, Elektrolytentgleisung), ein Patient verstarb unabhängig von der Operation bei gut funktionierender HDI an einem Myokardinfarkt. Bei den lebenden Patienten differierte die Indikationsstellung deutlich. 9 Patienten waren wegen eines benignen Grundleidens, 7 wegen maligner Tumoren operiert worden. Auf 4 Patienten, bei denen eine Neoplasie entdeckt werden konnte, soll genauer eingegangen werden.

BM (42 Jahre ♀): OP-Indikation: Inkontinenz; Komplikationen: Pyelonephritiden, metabolische Azidose, Elektrolytentgleisungen – Nephrektomie rechts, Ureter-Haut-Fistel links nach 10 Jahren. 3 Jahre nach der Umwandlung wurde in Höhe der belassenen Anastomosen je ein tubulopapilläres Adenom entdeckt und entfernt. Weitere 3 Jahre später fand sich erneut ein inflammatorischer Polyp.

GB (21 Jahre ♀): Indikation: Blasenekstrophie; nach 4 Jahren entzündlich-hyperplastischer Polyp in Höhe der Anastomose.

GF (14 Jahre ♂): Indikation: Inkontinenz, Schrumpfblase. Nach 14 Jahren Adenom neben der rechten Anastomose. Hierbei kam es zu einer passageren Stauung der rechten Niere (Abb. 1).

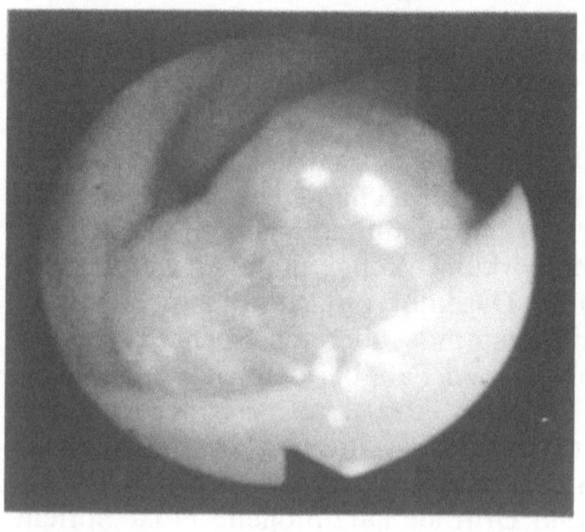

Abb. 1. Endoskopische Ansicht eines neben der Anastomose gelegenen, polypösen Adenoms

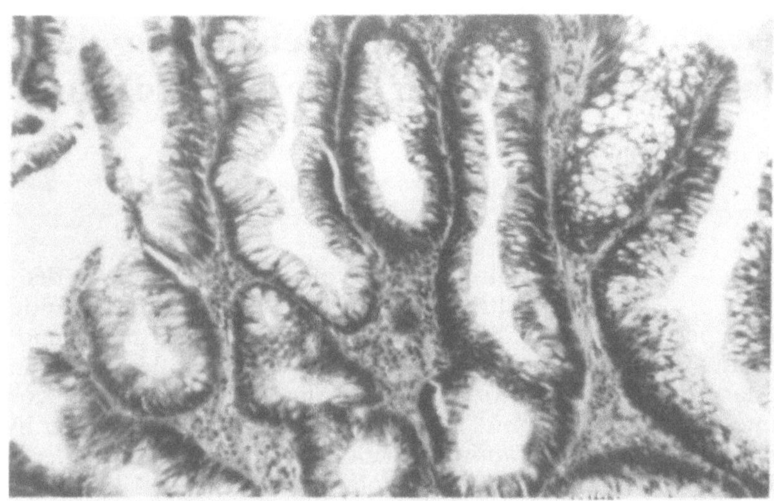

Abb. 2. Ausschnittvergrößerung aus einem polypösen tubulären Adenom der Dickdarmschleimhaut, an der Harnleiter-Darm-Anastomose gelegen

JH (64 Jahre ♂): OP-Indikation: Transitionalzellkarzinom der Harnblase. Komplikationen: Pyelonephritiden, metabolische Azidose Elektrolytentgleisungen - nach 11 Monaten Umwandlung in ein Ileumconduit. 6 Jahre später wurde in Höhe der verbliebenen Harnleiterstümpfe ein Adenom gesichert (Abb. 2).

Diskussion und Schlußfolgerungen

Nach einer mittleren Latenzzeit von 9,5 Jahren (4-13/16 Jahre) fanden sich bei der Hälfte (n = 4) der bisher untersuchten Patienten Neoplasien. In 3 Fällen handelte es sich hierbei um Adenome. Histologisch fiel bei diesen Adenomen die gleiche Instabilität der Transitionalzell-Kolonmukosa-Verbindung auf wie bei den Neoplasien, die bei eigenen Rattenversuchen gefunden wurden [5, 6]. Alle Patienten waren symptomfrei. Der Wert der Endoskopie in der Nachsorge von Patienten, die eine Harnableitung über Darmsegmente erfahren haben, ist heutzutage unbestritten [1, 2, 7], wenn auch die Identifikation der Anastomosen schwierig sein kann. Die Entfernung polypenähnlicher Anastomosen mit der elektrischen Schlinge kann zu schwerwiegenden Komplikationen führen [7]. Bei unseren Patienten kam es in einem Fall zu einer passageren Stauung nach Polypektomie eines genau am Ostiumrand liegenden Polypen. Eine Hilfe ist hier die Gabe von Methylenblau bei der Untersuchung. Folgt man der Adenom-Karzinom-Sequenz-Hypothese kann durch die Entfernung der früher auftretenden Adenome die Entstehung der Karzinome verhindert werden [4]. Da Adenokarzinome nach HDI schon nach Ablauf von 2 Jahren beschrieben sind, muß bei diesen Patienten die Langzeitkontrolle früh einsetzen [2]. Das gilt auch für Patienten, deren HDI in eine andere Form der Harnableitung umgewandelt wurde. Hierbei sollte mindestens einmal im Jahr eine Endoskopie und evtl. zwischenzeitlich ein Test auf okkultes Blut im Stuhl durchgeführt werden.

Literatur

1. Berg NO, Fredlund P, Mansson W, Olsson SA (1987) Surveillance colonoscopy and biopsy in patients with ureterosigmoidostomy. Endoscopy 19: 60-63
2. Eraklis AJ, Folkman MJ (1978) Adenocarcinoma at the site of uretero-sigmoidostomies for exstrophy of the bladder. J Ped Surg 13: 730
3. Harzmann R, Kopper B, Carl P (1986) Karzinominduktion durch Harnab- oder -umleitung über Darmabschnitte? Urologe A 25: 198-203
4. Hill MJ, Morson BC, Bussey MJR (1978) Aetiology of adenoma carcinoma sequence in large bowel. Lancet 1: 245-247
5. Miersch W-D (1988) Mikrochirurgisches Modell zur Untersuchung der Karzinominduktion durch Harnableitung über Darmabschnitte an der Ratte - Erste Ergebnisse. Verhandlb Dtsch Ges Urol 39: 329-330
6. Miersch W-D (im Druck) A new microsurgical model for the study of carcinogenesis in colonic urinary diversion in rats. Urol Int
7. Williams JG, Williams LA, Colhoun EN (1988) Changes at uretero-enteric anastomoses masquerading as a neoplastic polyp. Dis Colon Rectum 31: 313-314

Dr. med. W.-D. Miersch
Urologische Universitätsklinik Bonn
Sigmund-Freud-Str. 25
D-5300 Bonn 1

Die Inhibition des intestinalen zyklischen AMP zur Behandlung der hyperchlorämischen Azidose nach Harnableitung über den Dickdarm

S. Pomer, T. Kälble, K. Möhring, G. Riedasch und L. Röhl

Problemstellung

Der Alkalisubstitution zum Ausgleich der hyperchlorämischen Acidose nach Umleitung von Harn in den Dickdarm sind durch die Natriumbelastung enge Grenzen gesetzt. Die Inhibitoren des intestinalen zyklischen AMP (cAMP) könnten möglicherweise zur Wiederherstellung des Säure-Basen-Haushaltes eingesetzt werden [1, 2], denn es ist bekannt, daß cAMP als Mediator der Wasser- und Elektrolytenverschiebung in der Darmmucosa eine wichtige Rolle spielt [3, 4]. In dieser Studie wurde die Nikotinsäure, ein potenter Inhibitor des Darm-cAMP auf ihre Fähigkeit geprüft, den postoperativen Basen-Säure-Haushalt in einem Rattenmodell der Harnableitung über den Dickdarm zu kontrollieren.

Methodik

27 Wistar-Ratten (190–211 g) wurden in 3 Gruppen eingeteilt:

1. 9 Tiere wurden einer Harnableitung über den Dickdarm unterzogen und zwischen dem 5. und 15. postoperativen Tag mit Nikotinsäure (0,5 mg/kg KG s. c. als tägliche Einzeldosis) behandelt.
2. Bei 9 Tieren erfolgte nach Durchführung einer Vesikosigmoideostomie keine Behandlung.
3. 9 Ratten wurden nicht operiert und dienten als Kontrollen zur Ermittlung der normalen Trinkmenge, Gewichtszunahme sowie Blutchemie. Die Vesikosigmoideostomie wurde in Äthernarkose in Form einer End-zu-Seit-Anastomose zwischen dem Blasendach und Sigma mit einer gleichzeitigen Blasenhalsligatur durchgeführt.

Die Antibiotikagabe (200 000 E./kg KG Penicillin G und 120 mg/kg KG Streptomycin) diente als perioperative Infektionsprophylaxe. Alle Ratten hatten einen freien Zugang zur Nahrung (Altromin C) und zum Wasser. Am 15. postoperativen Tag erfolgte in Äthernarkose die Blutentnahme, wobei folgende Werte bestimmt wurden: Osmolarität, Natrium, Kalium, Calcium, anorganisches Phosphor, Harnstoff, Kreatinin und Ammoniak.

Ergebnisse

Unbehandelte Tiere entwickelten nach Anlage einer Vesico-Sigmoideostomie ein Krankheitsbild der hyperchlorämischen Acidose mit Anstieg von Chlorid, Ammoniak und Harnstoff. Bei Ratten, die in der 2. postoperativen Woche mit Nikotinsäure behandelt wurden, war ein Abfall von Serum-Chlorid und -Ammoniak ($p < 0{,}05$) nachweisbar, allerdings ohne völlige Normalisierung im Vergleich zu den Kontrollwerten (Tabelle 2). Neben der Korrektur der hyperchlorämischen Azidose kam es zum Abfall der erhöhten Serum-Osmolarität (Tabelle 1).

Diskussion

Der in dieser Studie bei der hyperchlorämischen Azidose beobachteten Erhöhung der Serum-Osmolarität liegt vermutlich eine kontinuierliche Reabsorption der Urinbestandteile und Wasserausscheidung in den Dickdarm zugrunde [2]. Die Folgen sind eine Dehydrierung sowie ein ausgeprägter Durst und Zunahme von Trinkmenge der Ratten. Die Nikotinsäure kann das möglicherweise beeinflussen [3]. Als Inhibitor des cAMP verhindert sie beispielsweise die Chlorid-Aufnahme in die Darmmucosazellen, die – wie auch Ammoniak – und Wasserstoffreabsorption – ein cAMP-vermittelter Vorgang ist.

Tabelle 1. Veränderungen von Gewicht, Trinkmenge und Serum-Osmolarität nach Vesikosigmoideostomie ohne (1) und mit Behandlung mit Nikotinsäure (2) sowie bei Kontrolltieren (3)

	1	2	3
Ausgangsgewicht	207 + 45	214 + 30	201 + 28
Gewichtsveränderung am 16. Tag (%)	− 3,0 + 7,5[a]	− 1,0 + 90	+ 48,9 + 8,7
Trinkmenge (ml/Tag)	103 + 17[a]	98 + 10[a]	39 + 10
Osmolarität mOsm/kg × H_2O	318 + 8[a]	304 + 7[a, b]	299 + 8

[a] signifikanter Unterschied von „unbehandelt" (1)
[b] signifikanter Unterschied von Kontrollwert

Tabelle 2. Serumparameter nach Vesikosigmoideostomie ohne Behandlung (1) nach Vesikosigmoideostomie und Behandlung mit Nikotinsäure (2) sowie bei Kontrolltieren (3)

	1	2	3
Chlorid (mval/l)	109 + 5,0[a]	104,8 + 6[b]	100,1 + 2,2
Natrium (mval/l)	141 + 11,2	147 + 10,5	140 + 3,0
Kalium (mval/l)	5,5 + 0,31	5,2 + 0,37	5,0 + 0,47
Kreatinin (mg/dl)	1,28 + 0,31	1,47 + 0,41	1,08 + 0,27
Harnstoff (mg/dl)	46,7 + 20,6[a]	42,0 + 55[a]	21,7 + 3,9
Ammoniak (μm/ml)	0,337 + 0,19[a]	0,276 + 0,08[a, b]	0,167 + 0,07

[a] signifikant unterschiedlich vom Kontrollwert
[b] signifikant unterschiedlich von „unbehandelt" (1)

Schlußfolgerung

Der in dieser Studie nachgewiesene Abfall des Serum-Chlorids und -Ammoniaks infolge der Gabe von Nikotinsäure bestätigt die Annahme, daß die Inhibition des intestinalen cAMP vermutlich über die Hemmung der Aufnahme von Chlorid, Ammoniak und Wasserstoffionen aus dem Urin in die Darmzellen ein wirksames Konzept der Acidose-Behandlung nach Harnableitung über den Dickdarm darstellen kann.

Literatur

1. Koch MO, McDougal WS (1985) Chlorpromazine: adjuvant therapy for the metabolic derangements created by urinary diversion through intestinal segments. J Urol 134: 165
2. Koch MO, McDougal WS (1985) The pathophysiology of hyperchloremic metabolic acidosis after urinary diversion through intestinal segments. Surgery 98: 561
3. Rabbani GH, Bardham PK, Butler T, Islam A (1983) Reduction of fluid-loss in cholera by nicotinic acid: a randomized controlled trial. Lancet 2: XX
4. Turjman N, Gotterer GS, Hendrix TR (1978) Prevention and reversal of cholera enterotoxin effects in rabbit jejunum by nicotinic acid. J Clin Invest 61: 1155

Priv.-Doz. Dr. med. S. Pomer
Urologische Abteilung des Chirurgischen Zentrums
der Universität Heidelberg
Im Neuenheimer Feld 110
D-6900 Heidelberg

Invagination im Colon sigmoideum zur Begrenzung der resorptiven Oberfläche nach Harnableitung in den nicht ausgeschalteten Darm

K. Heller, O. Thees und V. Paolucci

Metabolische Störungen nach Harnableitung unter Verwendung von Darmteilen sind eine der Hauptkomplikationen und bedingen eine stete Gefährdung der Patienten. Sie lassen sich durch eine kochsalzarme Diät, strenges Trink- und Stuhlregime, Alkalisubstitution und Resorptionshemmung durch cAMP-Inhibitoren beeinflussen.

Unser Ziel war es, die urinbenetzte Darmoberfläche nach Ureterosigmoideostomie bzw. Vesikorektostomie zu verkleinern. Dies realisierten wir durch Anlage einer Invagination im Colon sigmoideum.

Material und Methode

An 22 Ferkeln des veredelten Landschweines bzw. Minischweinen „Troll" nahmen wir die Operationen vor. Wir prüften eine zweizylindrige (Teleskop-)Invagination nach querer Durchtrennung des Darmes und eine dreizylindrige Invagination. Zur Kontrolle wurden klinische Befunde erhoben, der SBH und die Serumelektrolyte bestimmt. Die Kompetenz der Invaginate konnte durch Kolon-Kontrasteinläufe, z. T. kombiniert mit Druckmessungen und direkte kolonoskopische Beobachtung festgestellt werden, einen Hinweis erbrachte auch der Sektionsbefund, wenn im Rektum Urin, im Sigma oral der Invagination aber nur fester Kot vorhanden war. Zum Nachweis der verminderten Resorption führten wir vor und nach Anlage der Invagination Resorptionsstudien mit radioaktiven Tracern durch. In einem konstanten Volumen wurden 131-Jod, 24-Natrium und 38-Chlor als 0,9%ige Lösung rektal appliziert, wobei der Anus durch eine Tabaksbeutelnaht zur Vermeidung von Aktivitätsverlust und Kontamination der Umgebung verschlossen war.

Ergebnisse

Nach Harnableitung plus Invagination entwickelten sich die Tiere klinisch unauffällig, die Serumelektrolyte verhielten sich indifferent. Eine Kontrollgruppe ohne Invagination entwickelte rasch einen hohen Anstieg der Serumwerte für Na, Cl und Urea, begleitet von Gewichts- und Wachstumsstillstand und zunehmender Verschlechterung des AZ. Mittelwertvergleiche zeigten keinen Unterschied zwischen den präoperativ erhobenen Normwerten und der Gruppe mit Harnableitung plus kompetenter Invagination. Signifikante Unterschiede bestanden dagegen beim Vergleich dieser Tiere mit der Kontrollgruppe ohne Invagination für Na, Cl und Urea.

Die Resorptionsuntersuchungen zeigten eine signifikante Minderung der Resorption für 131-Jod in den Zeiten von 7 bis 60 min, für 24-Na von 30 bis 180 min und für 38-Cl von 7 bis 60 min nach der Applikation beim Vergleich der prä- mit den postopera-

Tabelle 1. Resorptionsraten in µmol/min

	Präoperativ	Postoperativ
24-Na	57 ± 20	23 ± 12
38-Cl	49 ± 17	12 ± 23

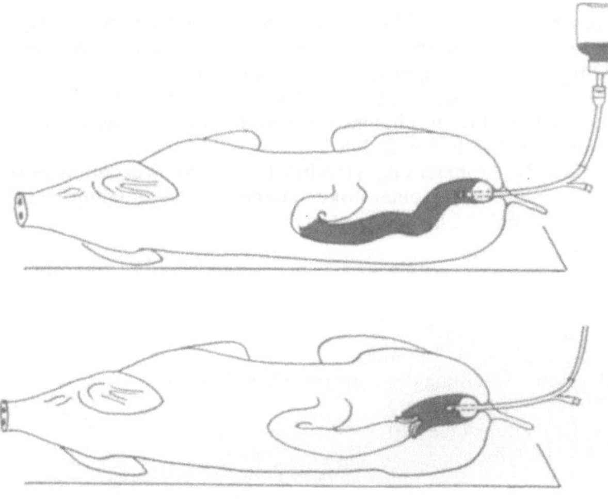

Abb. 1. Versuchsanordnung zum Resorptionstest

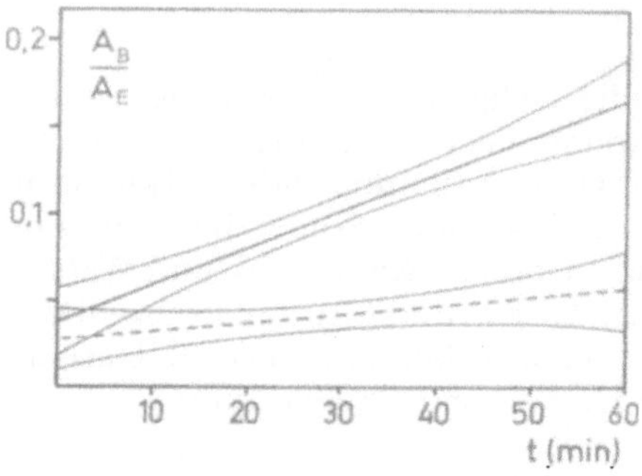

Abb. 2. Regressionsgeraden für die prä- und postoperative Resorption von 38-Cl und 24 Na. A_B gemessene Aktivität im Blut, A_E Aktivität im Einlauf

tiven Werten. Der Zeitpunkt der maximalen im Blut gemessenen Aktivität verzögerte sich für 131-Jod um 15 bis 180, im Mittel 45 min.

Für die erste Stunde, in der die Resorption annähernd linear verlief, wurden Regressionsgeraden und dazugehörige Vertrauensbereiche im 95%-Niveau errechnet.

Unter Berücksichtigung der Verteilungsräume für Na und Chlorid wurden für diese Zeiten die Resorptionsraten bestimmt.

Die Unterschiede waren statistisch signifikant ($p < 0,05$).

Diskussion

Aufgrund unserer Ergebnisse und Berichte aus der Literatur ist es möglich, ein dauerhaft als Ventil funktionierendes Invaginat zu bilden. Im Zusammenhang mit der Ureterosigmoideostomie ist es dadurch möglich, die mit Urin benetzte Darmoberfläche zu begrenzen. Gleichzeitig beschränkt sich der Urinkontakt auf die Darmregion, die die geringste Resorptionspotenz aufweist. Elektrolytkontrollen und Resorptionsuntersuchungen zeigten die Wirksamkeit des Invaginates bezüglich der Resorption.

Aufgrund der Karzinomgefährdung sollte die Indikation zur Ureterosigmoideostomie, insbesondere wenn es sich um gutartige Grunderkrankungen und Kinder handelt, sehr zurückhaltend gestellt werden. Hat man sich aber dazu entschieden, wäre die Kombination mit einer Invagination im Sigma zu empfehlen. Sie erweitert den operativen Eingriff nur unbedeutend und kann primär oder sekundär, wenn metabolische Probleme schon evident sind, oder auch anläßlich einer Umwandlungsoperation angelegt werden. Aufgrund der geringeren Belastung der Nieren wäre eine Erweiterung der Operationsindikation zur Ureterosigmoideostomie bei grenzwertig leistungsfähigen Nieren denkbar.

Literatur

1. Heller K, Mau H, Bunke K (1980) Ein neues Operationsverfahren zur Harnableitung in den nicht ausgeschalteten Darm. Z Exp Chir 13: 3–10

Dr. K. Heller
Zentrum der Chirurgie
Klinikum der Johann Wolfgang Goethe-Universität
Theodor-Stern-Kai 7
D-6000 Frankfurt 70

Effizienz der Diagnostik und therapeutisches Vorgehen bei urointestinalen Fisteln: Ein Bericht über 27 Patienten

A. Leitenberger, W. Thon und J. E. Altwein

Fisteln zwischen Darm und Urogenitaltrakt können als ernsthafte Komplikationen verschiedener Erkrankungen auftreten. In 95% liegt eine primäre Darmerkrankung vor [1]. Als häufigste Ursachen sind Entzündungen (Divertikulitis, Appendicitis) und Neoplasmen im Darmbereich anzusehen.

Die Diagnostik wird häufig durch die einen Blasentumor vortäuschende polypoide Zystitis (herald lesion nach Melicow) erschwert und durch die unspezifischen Manifestationen wie rezidivierende Zystitiden und Dysurien verschleiert.

Material und Methode

Von 1979 bis Ende 1987 wurden im Bundeswehrkrankenhaus Ulm und im Krankenhaus der Barmherzigen Brüder in München 27 Patienten mit einer vesikointestinalen Fistel (VIF) behandelt. Retrospektiv wurden die Symptome, die Symptomdauer, die Sensitivität der Diagnostik sowie das therapeutische Vorgehen analysiert.

Ergebnisse

Die Mehrzahl (81%) der Patienten litt unter rezidivierenden Zystitiden. Die pathognomonische Pneumaturie war nur bei 70% und die Fäkalurie bei 74% der Patienten vorhanden.

Bei der Diagnostik hatte im Screening die Zystoskopie mit 50% die höchste Sensitivität vor der MDP mit 43% und dem Kolon-KE 40%.

Am häufigsten fanden sich als Ursache entzündliche Darmerkrankungen. Die mittlere Symptomdauer war bei den entzündlich bedingten Fisteln mit 18 Monaten am längsten verglichen mit den aktinischen Fisteln (7 Monate) und den neoplastisch bedingten Fisteln (3 Monate). Am häufigsten bestand eine Sigma oder Rektum-Blasenfistel.

Die Therapie erfolgte individualisiert. Bei 18 von 27 Patienten konnte die Fistel verschlossen werden, wobei 9 in einem einzeitigen 5 in einem zweizeitigen und 4 Patienten in einem dreizeitigen Eingriff operiert wurden. Bei 8 von 27 Patienten erfolgte eine palliative Stuhl- bzw. Harnableitung.

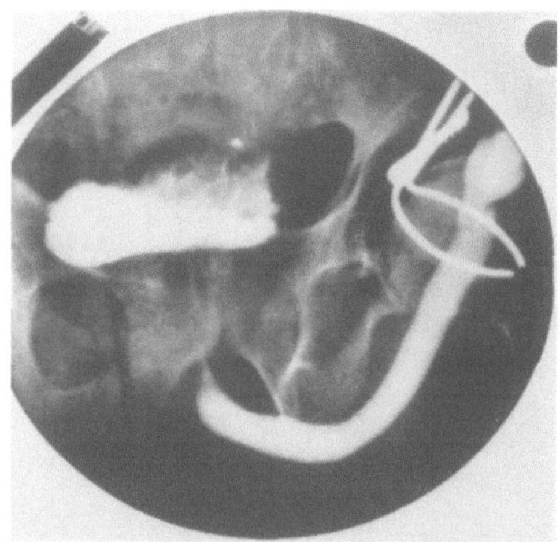

Abb. 1. Ankündigungsläsion nach Melicow [2], „herald lesion"

Schlußfolgerung

Die Diagnostik der VIF ist nach wie vor ein schwieriges Problem. Häufig wird ein Blasentumor durch eine polypoide Zystitis vorgetäuscht (Abb. 1). Die Therapie muß individualisiert erfolgen und sich an der Grunderkrankung des Patienten orientieren.

Literatur

1. Altwein JE et al. (1978) Differentialtherapie vesiko-intestinaler Fisteln. Helv Chir Acta 45: 359-363
2. Mellicow MM et al. (1961) The „herald lesion" of the bladder. J Urol 85: 543-551

Dr. med. A. Leitenberger
Urologische Abteilung
Krankenhaus der Barmherzigen Brüder
Romanstr. 93
D-8000 München 19

Zusammenfassung der Postersitzung 4: Darmchirurgie

F. H. Schröder

Beitrag nicht eingereicht

IV. Hauptthema: Gefäßchirurgie in der Urologie

Grundsatzreferate

Vaskuläre Erkrankungen der Niere: Pathophysiologie und Möglichkeiten der Revaskularisation

G.J. Mast

Das Generalthema unseres diesjährigen Kongresses ist die plastisch-rekonstruktive Chirurgie des Harntraktes. Genau besehen hat jedoch die plastisch-rekonstruktive Chirurgie am Harntrakt nur dann einen Sinn, wenn die Nirendurchblutung gewährleistet ist. Trotzdem haben bisher die vaskulären Erkrankungen der Niere, speziell Erkrankungen der Nierenarterie, von urologischer Seite nicht die gebührende Beachtung gefunden. Aus diesem Grunde möchte ich mich in meinem Referat mit den Erkrankungen speziell der Nierenarterie beschäftigen in der Überzeugung, daß auch dieses Gebiet ein interessantes Tätigkeitsfeld für den Urologen sein kann.

Gefäßchirurgisch relevante Nierenarterienerkrankungen

Unter gefäßchirurgischen Aspekten interessante Erkrankungen der Nierenarterie sind Stenosen, Aneurysmen und arterio-venöse Fisteln. Die Nierenarterienstenose kann unilateral oder bilateral auftreten. Pathogenetisch zu unterscheiden sind die fibromuskuläre und die arteriosklerotische Stenose. Die fibromuskuläre und die arteriosklerotische Stenose weisen bezüglich Häufigkeit, Alters- und Geschlechtsverteilung sowie hinsichtlich der Lokalisation charakteristische Unterschiede auf. So wird die arteriosklerotische Stenose in der Mehrzahl der Fälle bei Männern über 40 Jahren gefunden und ist vorwiegend am Nierenarterienabgang (Ostiumstenose) oder im proximalen Drittel der Nierenarterie lokalisiert. Die fibromuskuläre Stenose dagegen betrifft vorwiegend Frauen und manifestiert sich meist bereits vor dem 40. Lebensjahr. Ihre Lokalisation ist vorwiegend das mittlere Drittel der Nierenarterie, tritt jedoch auch an Segmentarterien auf. Während die arteriosklerotische Stenose in der Regel kurz und eher selten mit einer poststenotischen Dilatation kombiniert ist, zeigt die fibromuskuläre Stenose oft eine langstreckige korkenzieherartige Form und ist häufig mit einer poststenotischen Dilatation kombiniert.

Aneurysmen der Nierenarterie treten als Folge arteriosklerotischer oder entzündlicher Veränderungen auf. Gelegentlich werden sie aber auch poststenotisch als sog. Jet stream-Aneurysmen beobachtet.

Arteriovenöse Fisteln von chirurgischer Relevanz kommen innerhalb renaler Hämangiome, nach Nierentraumen und in den letzten Jahren auch zunehmend nach perkutanen Eingriffen an der Niere vor.

Während beim Aneurysma zusätzlich die Gefahr der Rupturblutung besteht, gewinnen die genannten Erkrankungen der Nierenarterie vor allem Krankheitswert durch eine progrediente Niereninsuffizienz sowie durch Entwicklung eines Hochdrucks. Wie experimentelle Untersuchungen gezeigt haben, sind für die Entwicklung eines renalen Hochdrucks im wesentlichen folgende Faktoren verantwortlich:

1. Eine vermehrte Bildung vasopressiver Substanzen (Renin-Angiotensin-Aldosteron-System)
2. Eine verminderte Bildung vasodepressiver Substanzen (Kallikrein-Kinin-Prostaglandin-System)
3. Eine gestörte renale Ausscheidung von Elektrolyten und Wasser.

Den biochemischen Aufbau des Renin-Angiotensin-Systems (RAS) und des Kallikrein-Kinin-Systems sowie ihre Interaktion zeigt Abb. 1. Durch das

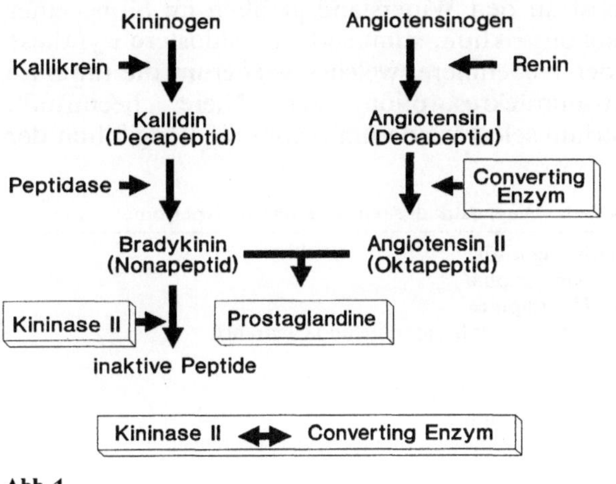

Abb. 1

Enzym Renin wird aus einem Alpha-2-Globulin, dem Angiotensinogen, das Decapeptid Angiotensin I abgespalten, welches durch das Converting Enzym in das blutdruckaktive Octapeptid Angiotensin II umgewandelt wird. Einen ähnlichen Aufbau wie das RAS zeigt das Kallikrein-Kinin-System. Durch das Enzym Kallikrein wird aus dem Kininogen das Decapeptid Kallidin (Kinin) gebildet, welches durch eine Peptidase in das Nonapeptid Bradykinin umgewandelt wird. Bradykinin stimuliert die Prostaglandinsynthese in der Niere und wird durch die Kininase II, welche mit dem Converting Enzym identisch ist, in inaktive Peptide abgebaut.

Während unter physiologischen Bedingungen beide Systeme als gegenregulatorische Prinzipien anzusehen sind und der Kreislaufregulation und der Aufrechterhaltung der Elektrolyt- und Wasserhomöostase dienen, können sie unter pathophysiologischen Bedingungen, z. B. unter den Bedingungen einer Nierenarterienstenose synergistisch wirken, d. h. in Richtung auf eine Blutdruckerhöhung.

Davon abgesehen, daß die physiologischen Funktionen und die pathophysiologische Bedeutung des Kinin-Prostaglandin-Systems für die Entwicklung eines renovaskulären Hochdrucks heute noch nicht so klar zu Tage liegen, haben auch bestimmungstechnische Probleme seine Verwendbarkeit als diagnostischer Parameter für die klinische Hochdruckdiagnostik behindert.

Die physiologischen Funktionen und die pathophysiologische Bedeutung des RAS für den renovaskulären Hochdruck haben jedoch zahlreiche experimentelle und klinische Untersuchungen aufgezeigt, so daß dieses System, seit einfach durchzuführende kommerzielle Radioimmunoassay zur Verfügung stehen, Einzug in die klinische Hochdruckdiagnostik gefunden hat.

Zunächst entfaltet das Angiotensin II seine Wirkung intrarenal. Es steuert die Durchblutung des Glomerulum und damit die glomeruläre Filtrationsrate. Es spielt eine Rolle für die Autoregulation der Niere, für die Blutverteilung zwischen Cortex und Nierenmark und beeinflußt die renale Prostaglandin-Synthese. Seine Fernwirkung entfaltet es zunächst an den Widerstandsgefäßen im Sinne einer Vasokonstriktion, stimuliert die Aldosteronsynthese in der Nebenniere, welches wiederum die tubuläre Natriumrückresorption der Niere beeinflußt. Natrium selbst wiederum erhöht die Reagibilität der Widerstandsgefäße auf Angiotensin und Katecholamine.

Bei einer erhöhten Aktivität dieses Systems gewinnen seine physiologischen Funktionen jedoch pathophysiologische Bedeutung. Adäquate Stimuli dieses Systems sind eine Verminderung des renalen Perfusionsdruckes, eine Verminderung des Plasma- und Extrazellulärvolumens sowie ein Natriumverlust.

Tabelle 1. Diagnostik der renovaskulären Hypertonie

- Basisdiagnostik
  - Sonographie
  - Urographie
  - Isotopennephrographie und Clearance
  - DSA
- Spezielle Diagnostik
  - Arteriographie
  - Plasma-Reninaktivität (peripher, Nierenvene)
  - Aldosteron

Diagnostik des renovaskulären Hochdrucks

Das Problem der Hochdruckdiagnostik besteht prinzipiell darin, daß ca. 80% der Hypertoniker an einem essentiellen Hochdruck leiden, deren Ursache wir letztlich nicht kennen und demzufolge uns auch diagnostische Parameter fehlen. Der Nachweis eines essentiellen Hochdrucks kann letztlich nur per exclusionem geführt werden, d. h. es müssen sekundäre Ursachen eines Hochdrucks ausgeschlossen werden. Da der renale Hochdruck unter den sekundären Formen der weitaus häufigste ist, muß eine vernünftige Hochdruckdiagnostik auf den Nachweis bzw. den Ausschluß eines renalen Hochdrucks ausgerichtet sein. Dem trägt das in Tabelle 1 dargestellte diagnostische Programm Rechnung.

Da die Hochdruckdiagnostik aufwendig ist, ist es sinnvoll, eine Basisdiagnostik von einer speziellen Diagnostik zu unterscheiden. Die wichtigsten Untersuchungen der Basisdiagnostik sind die renale Sonographie, die Urographie, die Isotopennephrographie mit seitengetrennter Clearance und die digitale Subtraktionsangiographie. Geben diese Untersuchungen richtungsweisende Befunde, so schließt sich die spezielle Diagnostik an. Sie besteht aus Arteriographie, Plasma-Renin-Bestimmung und Plasma-Aldosteron-Bestimmung. Die Plasma-Reninaktivität sollte nicht nur im peripheren Venenblut, sondern auch seitengetrennt in den Nierenvenen bestimmt werden, evtl. sogar superselektiv in einzelnen Etagenvenen. Ein Quotient zwischen erkrankter und kontralateraler Niere $>1,5$ gilt als signifikant und kann als Zeichen der funktionellen Wirksamkeit der Stenose bewertet werden. Ebenso ist eine Reninsuppression in der kontralateralen Niere ein Hinweis auf die funktionelle Wirksamkeit einer Stenose. Eine Reninsuppression liegt dann vor, wenn der Quotient zwischen kontralateraler Niere und Vena cava unterhalb der Nierenveneneinmündung $<1,3$ ist. Eine eingeschränkte Nierenfunktion und eine erhöhte Plasma-Renin-Aktivität sind die wichtigsten Kriterien für die Beurteilung der funktionellen Wirksamkeit einer Stenose.

Operative Therapie

Ist die Diagnose einer Nierenarterienstenose gesichert und ihre funktionelle Wirksamkeit erwiesen, sind bezüglich der Therapie mehrere Entscheidun-

Tabelle 2. Indikationen der PTA

- FMD und ASS (ideale Lokalisation: mittleres und distales Arteriendrittel)
- Rezidivstenosen nach op. Revaskularisation
- Eingeschränkte Operabilität
- Stenosen nach NTPL (mit Vorbehalt)

Tabelle 3. Indikationen zur operativen Revaskularisation

- Mißerfolg der PTA
- Arteriosklerotische Abgangsstenose
- Langstreckige FMD
- Segmentarterienstenose
- KM-Allergie
- Notfall-Revaskularisation (nach PTA, Embolie, Trauma ...)

Tabelle 4. Blutdruck nach PTA

Autoren	n	Blutdruck normal (%)	Blutdruck gebessert (%)	Blutdruck unverändert (%)	Monate
Mahler	15 ASS	13	53	33	20
	11 FMD	64	25	1	
Greminger	24 ASS	29	46	25	6
	12 FMD	50	42	8	
Grim	9 ASS	11	44	44	24
	14 FMD	50	43	7	
Martin	80	17	53	30	3-39
Gross-Fengels	60		52	48	15

Tabelle 5. Blutdruck nach operativer Revaskularisation

Autoren	n	Blutdruck normal (%)	Blutdruck gebessert (%)	Blutdruck unverändert (%)	Jahre	Letalität
Grim (1982)	57	46	52	2	2	-
v. Dongen (1972)	200	66	18	16	-	-
De Bakey (1964)	225	81	8	6	2-5	6%
Vollmar	55	58	18	24		

gen zu treffen. Zunächst ist die Frage zu klären, ob primär die Indikation zu einer perkutanen transluminalen Angioplastie (PTA) oder primär zur operativen Revaskularisation zu stellen ist. Die wichtigsten Entscheidungskriterien sind in den Tabellen 2 und 3 aufgeführt. Prinzipiell ist die perkutane transluminale Angioplastie sowohl bei der fibromuskulären als auch arteriosklerotischen Stenose möglich, ihre Ergebnisse hinsichtlich Blutdrucknormalisierung und Funktionserhaltung der Niere sind bei der fibromuskulären Stenose jedoch eindeutig besser (Tabellen 4 u. 5) [3, 4, 5, 6, 7, 8]. In allen Fällen, in welchen eine PTA technisch möglich erscheint, sollte sie den Vorrang vor der operativen Revaskularisation haben, zumal ein Mißerfolg der PTA eine operative Revaskularisation nicht ausschließt. Übereinstimmend wird in der Literatur jedoch die Meinung vertreten, und dies wird auch durch eigene

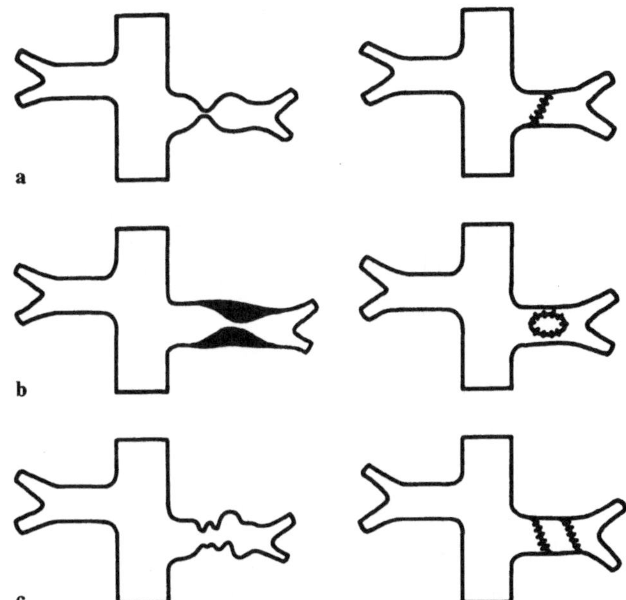

Abb. 2. a Resektion der Stenose und End-zu-End-Anastomose. **b** Thrombendarateriektomie mit Patch-Erweiterungsplastik. **c** Resektion der Stenose mit Veneninterposition

Erfahrungen bestätigt, daß die PTA bei der arteriosklerotischen Ostiumstenose, wenn auch technisch möglich, in der Regel erfolglos ist, da die Stenose durch die Aortenwand fixiert wird [5, 7, 8]. Ebenso lassen sich korkenzieherartige langstreckige fibromuskuläre Stenosen meist nicht zufriedenstellend transluminal dilatieren. Die erfolgreiche Dilatation von Segmentarterienstenosen ist zwar beschrieben, in der Regel aber schwierig. Wir selbst bevorzugen in derartigen Fällen primär die operative Revaskularisation. Eine Reststenosierung nach transluminaler Angioplastie ist häufig, so daß die Langzeitergebnisse nach operativer Revaskularisation sowohl nach Angaben in der Literatur wie nach der eigenen Erfahrung besser sind (vgl. Tabellen 4 u. 5) [1, 2, 3, 4, 5, 6, 7, 8, 9].

Ist die Entscheidung für die operative Revaskularisation gefallen, stellt sich als nächstes die Frage nach dem Zugangsweg. Hier konkurriert der transperitoneale Zugang mit dem retroperitonealen. Wird ein retroperitonealer Zugang gewählt, ist wiederum zu entscheiden, ob die Korrektur in situ oder durch Transplantation vorgenommen werden soll. Diese Entscheidung wird im wesentlichen durch die Form und die Lokalisation der Stenose sowie durch die Beschaffenheit der Aorta bestimmt.

Unabhängig von Zugangsweg und Revaskularisationstechnik sollte die Revaskularisation zur Erhaltung der Nierenfunktion in Hypothermie erfolgen. Bei der in situ-Perfusion kann auf der rechten Seite das Perfusat über eine Venotomie, auf der linken Seite über die eröffnete Vena spermatica bzw. ovarica ins Wundgebiet abgeleitet werden.

Als Gefäßersatz dienen körpereigene Venen oder Arterien, z.B. Vena saphena magna bzw. Arteria

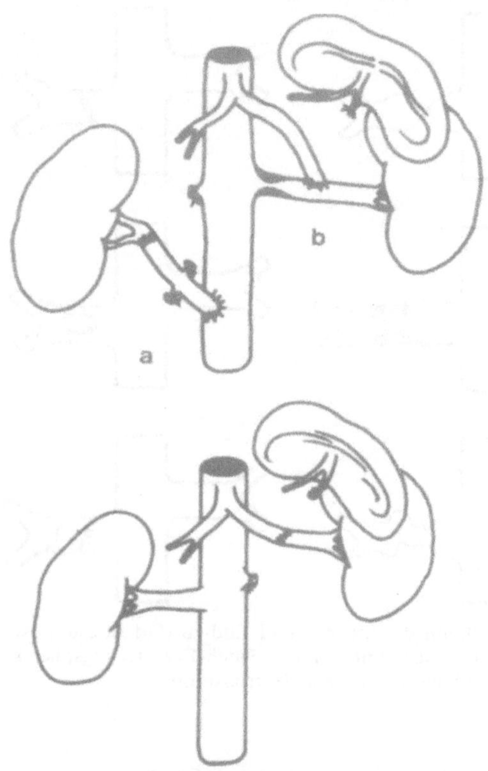

Abb. 3. *Oben: a* Aortorenaler Venenbypass, *b* Splenorenaler Bypass mit End-zu-Seit-Anastomose. *Unten:* Splenorenaler Bypass mit End-zu-End-Anastomose

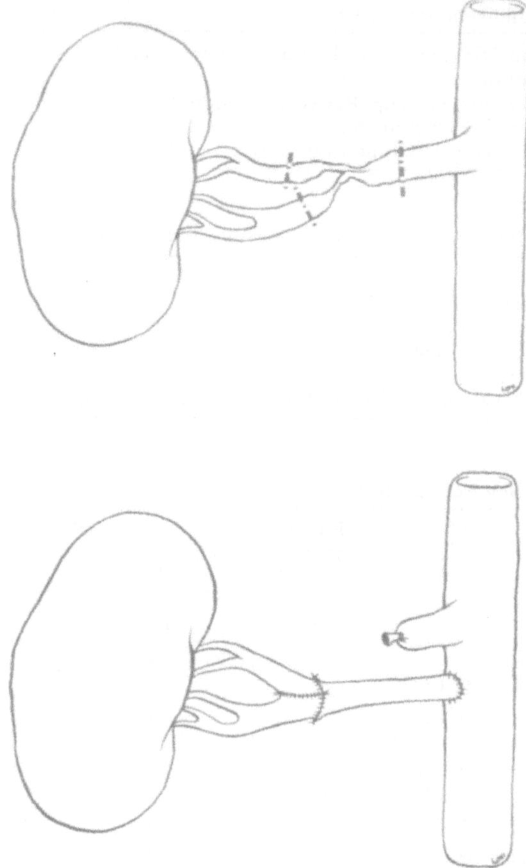

Abb. 4. Arterienstenose mit Beteiligung zweier Segmentarterien; Korrektur nach Resektion der Stenose durch Seit-zu-Seit-Anastomose der beiden Segmentarterien und End-zu-End-Anastomose mit einem aortorenalen Venen-Interponat

iliaca interna oder Kunststoffprothesen aus Dacron oder Gore-tex. Prinzipiell sind körpereigenen Materialien Kunststoffprothesen vorzuziehen.

Einzelnen Revaskularisationstechniken in situ bzw. extrakorporal auf der Werkbank erläutern die Abb. 2-6. Dabei sind bei komplizierten Stenosen, vor allem bei Stenosen an Segmentarterien, mirkochirurgisches Instrumentarium und Lupenbrille bzw. Operationsmikroskop notwendig.

Falldemonstrationen

Fall 1

56jähriger hypertensiver Patient; Blutdruck 240/130 mm Hg; filiforme arteriosklerotische Nierenarterienabgangsstenose rechts und zentral gelegenes Hypernephrom links (Abb. 7); Plasma-Renin-Aktivität rechts signifikant erhöht.

Operation: transperitonealer Zugang; Tumornephrektomie links und gleichzeitige Korrektur der rechtsseitigen Stenose durch Thrombendarteriektomie mit Arterienpatcherweiterungsplastik unter Verwendung der linken Nierenarterie.

Verlauf: Postoperative Blutdrucknormalisierung; Exitus letalis 4 Jahre nach Revaskularisation infolge Tumorprogression.

Fall 2

24jährige Patientin mit rechtsseitiger Nierenarterienstenose und deutlicher poststenotischer Dilatation (Abb. 8 a); Blutdruck 240/120 mm Hg; Plasma-Renin-Aktivität im peripheren Venenblut signifikant erhöht.

Operation: Transperitonealer Zugang; Revaskularisation mittels aortorenalem Venenpypass (Vena saphena magna) (Abb. 8 b).

Verlauf: Blutdruck 10 Jahre nach Revaskularisation normal.

Fall 3

42jährige hypertensive Patientin mit rechtsseitiger girlandenförmiger, langstreckiger, fibromuskulärer Nierenarterienstenose (Abb. 9 a); Blutdruck 220/120 mm Hg; Plasma-Renin-Aktivität rechts signifikant erhöht.

Operation: retroperitonealer Zugang; in situ Revaskularisation nach Resektion der Stenose durch Interposition eines freien Vena saphena Transplantates (Abb. 9 b).

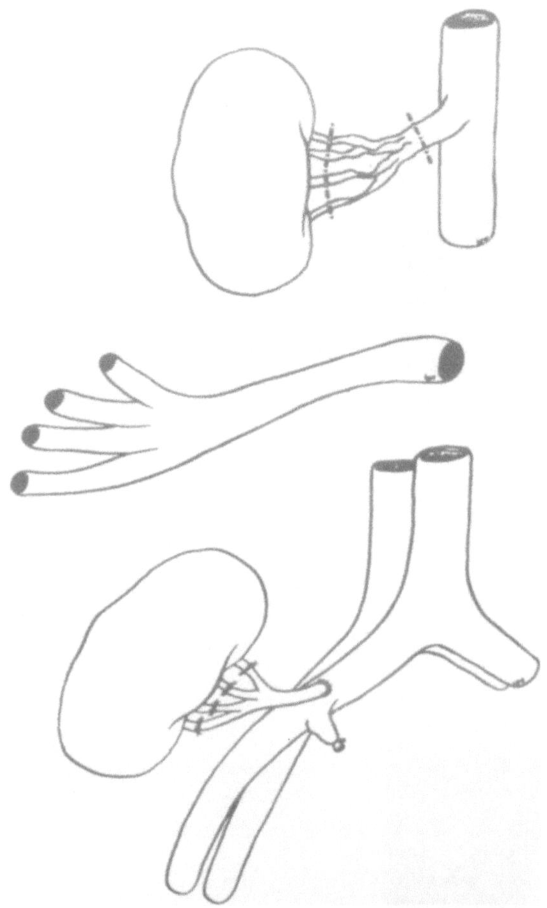

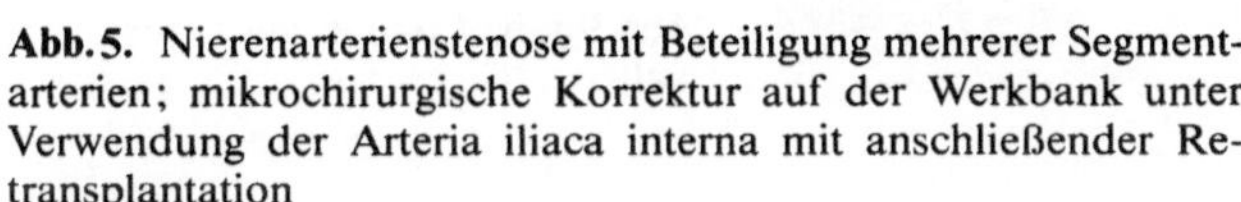

Abb. 5. Nierenarterienstenose mit Beteiligung mehrerer Segmentarterien; mikrochirurgische Korrektur auf der Werkbank unter Verwendung der Arteria iliaca interna mit anschließender Retransplantation

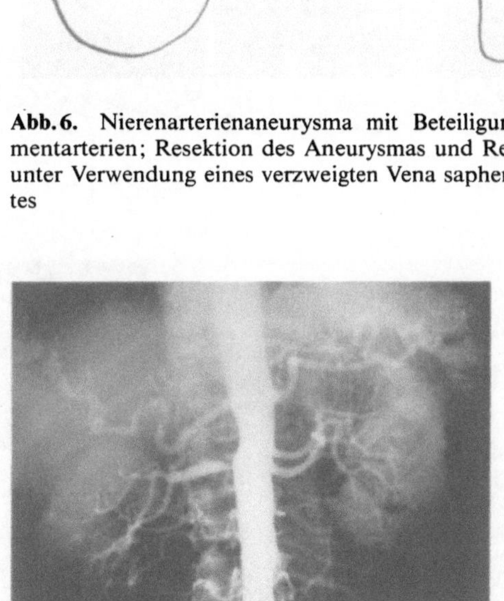

Abb. 6. Nierenarterienaneurysma mit Beteiligung zweier Segmentarterien; Resektion des Aneurysmas und Revaskularisation unter Verwendung eines verzweigten Vena saphena Transplantates

Verlauf: Postoperative Blutdrucknormalisierung, Beobachtungszeitraum 4 Jahre.

Fall 4

55jährige Patientin mit rechtsseitiger fibromuskulärer Nierenarterienstenose unmittelbar vor der Aufteilung der Nierenarterie (Abb. 10); Plasma-Renin-Aktivität rechtsseitig signifikant erhöht.

Operation: Revaskularisation der rechten Niere durch Transplantation in die ipsilaterale Fossa iliaca mit End-zu-End-Anastomose mit der Arteria iliaca interna; Kontinuitätserhaltung des Harnleiters (Abb. 10).

Verlauf: Postoperative Blutdrucknormalisierung, Beobachtungszeitraum 8 Jahre.

Fall 5

39jährige hypertensive Patientin mit rechtsseitiger fibromuskulärer Nierenarterienstenose und hühnereigroßem poststenotischem Aneurysma (Abb. 11);

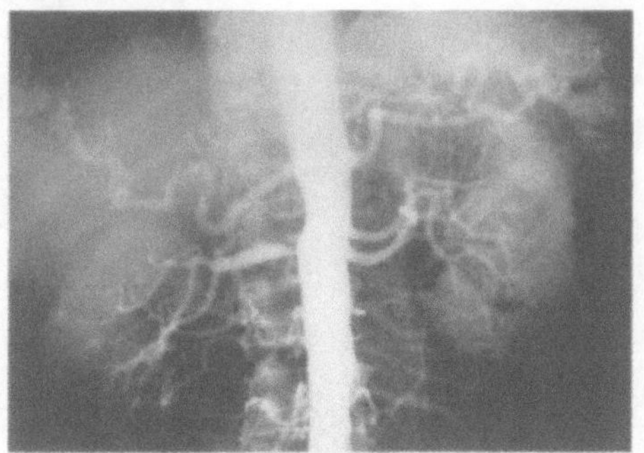

Abb. 7. Erläuterung s. Text, Fall 1

Blutdruck 235/140 mm Hg; Plasma-Renin-Aktivität auf der rechten Seite signifikant erhöht.

Operation: Retroperitonealer Zugang, Exstirpation der Niere; Resektion des Aneurysmas und Gefäßrekonstruktion auf der Werkbank in Hypothermie (Abb. 12); Retransplantation der Niere in die linke Fossa iliaca durch End-zu-End-Anastomosierung mit der Arateria iliaca interna (Abb. 11).

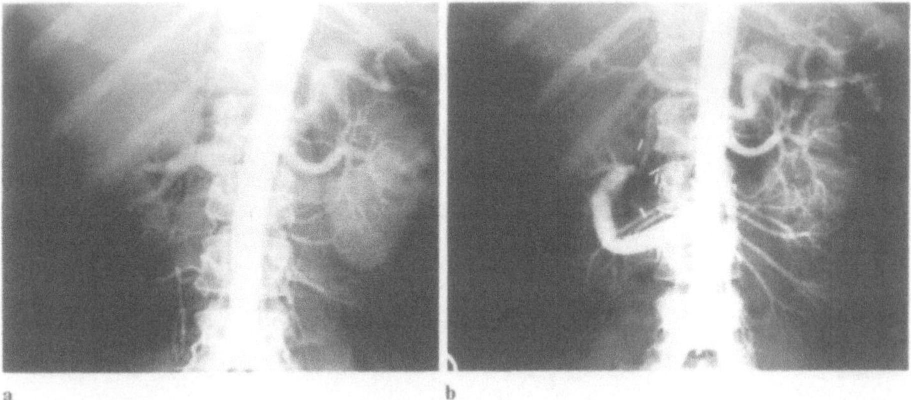

Abb. 8 a, b. Erläuterung s. Text, Fall 2

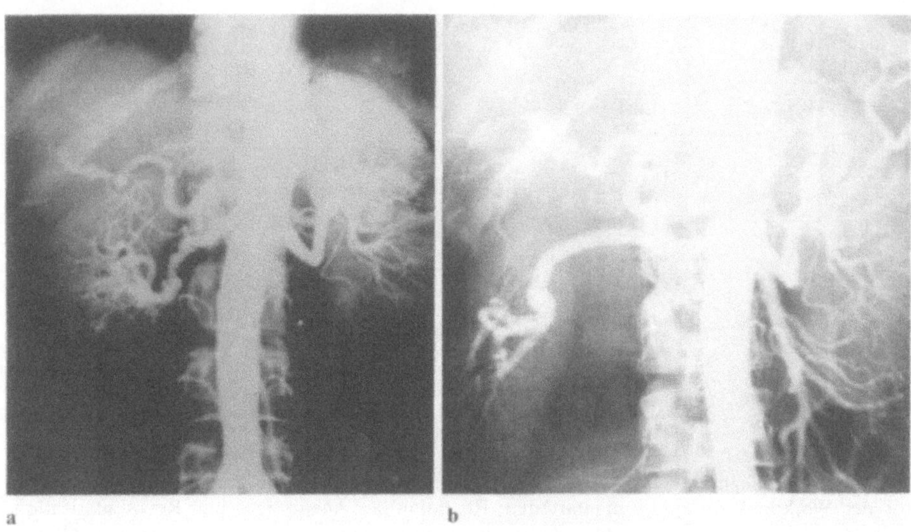

Abb. 9 a, b. Erläuterung s. Text, Fall 3

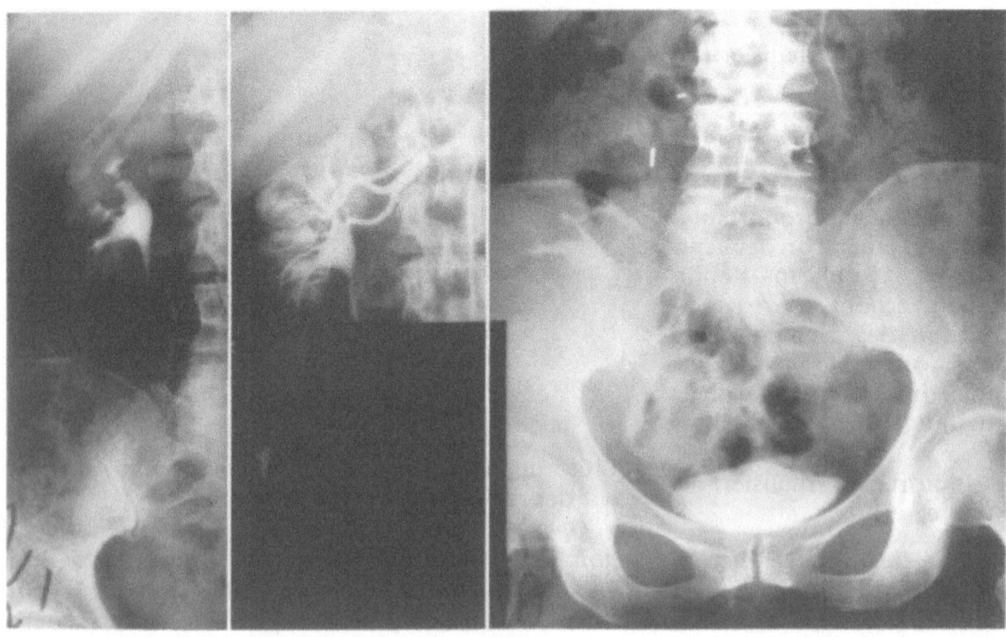

Abb. 10. Erläuterung s. Text, Fall 4

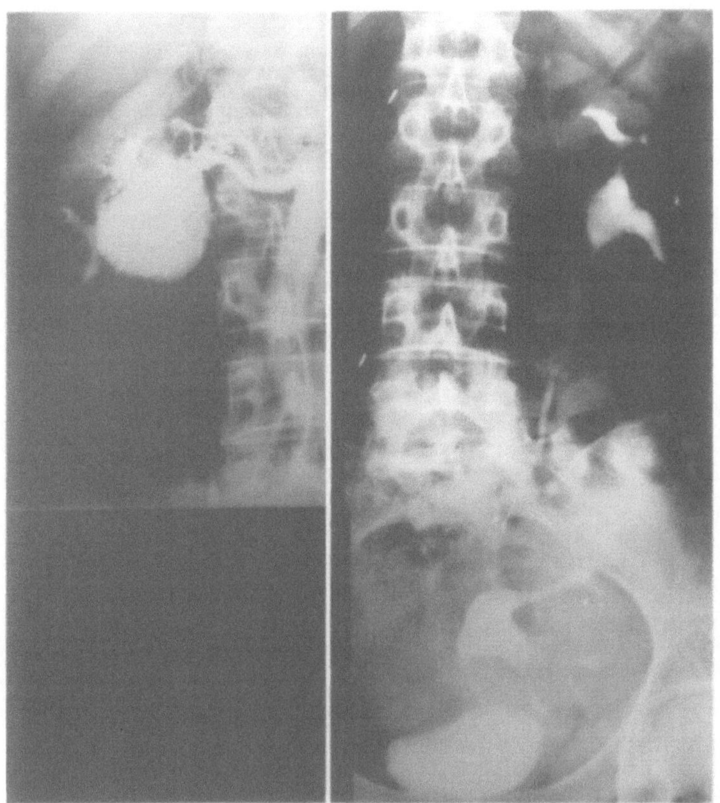

Abb. 11. Erläuterung s. Text, Fall 5

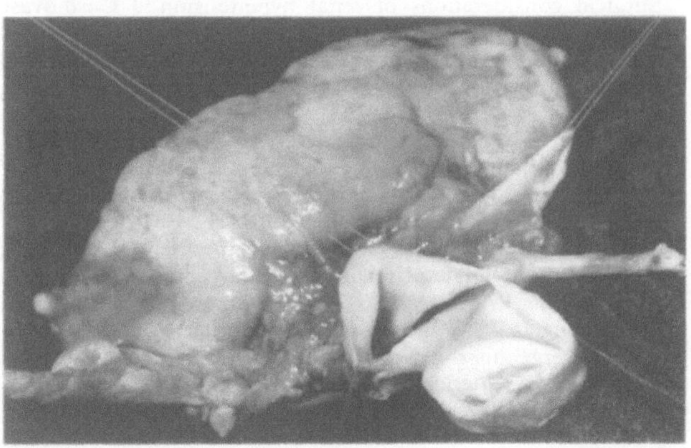

Abb. 12. Erläuterung s. Text, Fall 5

Verlauf: 8 Jahre post operationem gute Ausscheidungsfunktion der transplantierten Niere und Normotension.

Fall 6

21jährige hypertensive Patientin mit langstreckiger fibromuskulärer Stenosierung der rechten Nierenhauptarterie sowie filiformer Stenose an einer Segmentarterie (Abb. 13 a).

Operation: Exstirpation der Niere durch einen retroperitonealen Zugang; Resektion der Arterie auf der Werkbank und mikrochirurgische Rekonstruktion unter Verwendung der exstirpierten Arteria iliaca interna von der linken Seite (Abb. 13 b); anschließend Retransplantation der Niere in die linke Fossa iliaca durch End zu Seit-Anastomosierung mit der Arteria iliaca externa (Abb. 13 c).

Verlauf: Postoperativ gute Nierenfunktion und Blutdrucknormalisierung, Beobachtungszeitraum 1 Jahr.

Gesamtergebnisse

Insgesamt wurden bei 20 Patienten 23 Revaskularisationsoperationen der Nierenarterie durchgeführt. Bei 3 Patienten war nach 3 Jahren eine Rezidivstenose aufgetreten, die in 2 Fällen erneut erfolgreich revaskularisiert werden konnte. In einem Fall mit traumatischer Nierenarterienläsion mißlang die Revaskularisation. In einem weiteren Fall führte eine Frühthrombose am 6. post-

Tabelle 6. Ergebnisse

• Patientenzahl	20	
• Revaskularisationen	23	
- erfolgreich	17	
- Organverlust	3	- 1 Frühthrombose - 2 Nahtinsuffizienz
• Blutdruck		
- normalisiert	15	
- gebessert	2	
• Letalität	0	

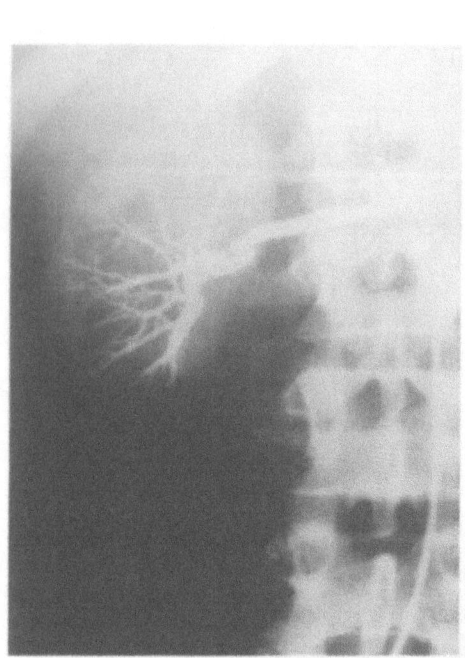

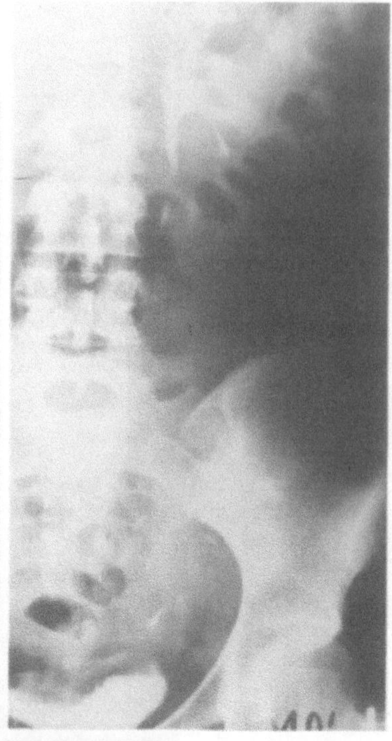

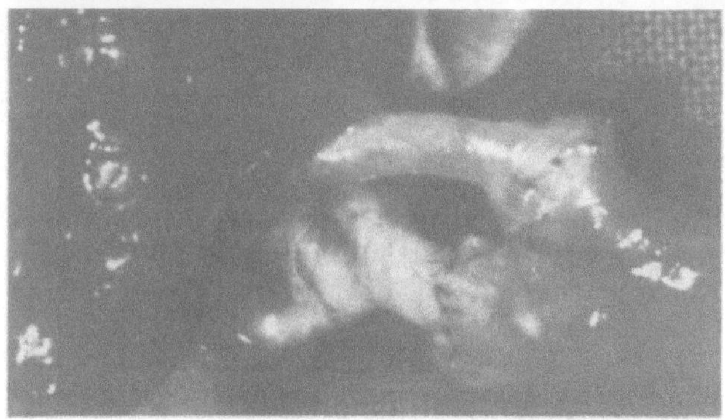

Abb. 13a–c. Erläuterung s. Text, Fall 6

operativen Tag zum Organverlust. Ebenso führte eine Nahtinsuffizienz nach Korrektur einer Rezidivstenose zum Organverlust. Bei 15 der 17 erfolgreich revaskularisierten Patienten kam es postoperativ zu einer Blutdrucknormalisierung und in den übrigen 2 Fällen zu einer Blutdruckbesserung (Tabelle 6).

Priv.-Doz. Dr. G.J. Mast
Urologische Klinik der Universität
des Saarlandes
D-6650 Homburg/Saar

Literatur

1. De Bakey ME, Morris GC jr, Grawford ES, Cooley DA (1961) Surgical considerations of renal hypertension. J Cardiovasc Surg 2: 435
2. van Dongen RJAM (1982) Die renovaskuläre Hochdruck-Diagnostik und -Behandlung. Gefäßchirurgie aktuell. TM, Hameln, S 37–44
3. Greminger P, Kuhlmann U, Vetter W, Grüntzig A, Schneider E, Pouliadis G, Wehling M, Neyses L, Siegenthaler W (1982) Langzeitverläufe nach perkutaner, transluminaler Dilatation von Nierenarterienstenosen. VASA 11: 362–366
4. Grim CE, Yume HY, Donahne JP, Weinberger MH, Dilley R, Klatte (1982) Unilateral renal vascular hypertension: Surgery vs. dilatation. VASA 11: 367–368
5. Gross-Fengels W, Degenhardt S, Steinbrich W (1988) Früh- und Spätergebnisse der perkutanen transluminalen Angioplastie von Nierenarterienstenosen. Radiologe 28: 387–394
6. Mahler F, Glück Z, Probst P, Weidmann P, Nachbur B (1982) Perkutane transluminale Dilatation von Nierenarterienstenosen, Technik und Resultate. VASA 11: 353–357
7. Mann JFE, Allenberg JR (1985) Renovaskuläre Hypertonie. In: Ganten D, Ritz E (Hrsg) Lehrbuch der Hypertonie. Schattauer, Stuttgart New York, S 503
8. Martin LG, Price RB, Casarella WJ, Sones PJ, Wells JO, Zellmer RA, Chuang VP, Silbinger ML, Berkman WA (1985) Percutaneous angioplasty in clinical management of venovascular hypertension: Initial and long-term results. Radiology 155: 629–633
9. Vollmar J (1982) Rekonstruktive Chirurgie der Arterien. Thieme, Stuttgart New York, S 446

Die Chirurgie der Vena cava aus der Sicht des Urologen

G. Staehler und B. Liedl

Mit chirurgischen Problemen der Vena cava wird der Urologe vornehmlich bei der Sekundär- oder Second-look-Lymphadenektomie und der Ausräumung von Tumorzapfen der Vena cava bei Nierenzellkarzinomen konfrontiert. Die Chirurgie der Vena cava steht bei letzteren weit im Vordergrund, weswegen ich mich im folgenden hierauf konzentrieren möchte.

Häufigste Ursache der Tumorthromben in der Cava sind Nierenzellkarzinome, die per continuitatem über die Vena renalis bis in die Cava und weiter nach zentral vorwachsen. Selten können solche Zapfen auch über eine Lumbalvene oder ausgehend von einer Nebennierenmetastase über die Nebennierenvene in die Hohlvene gelangen [4]. Schon 1898 beschrieb Breuss (zit. n. [27]) ein malignes Teratom des Hodens, das über die spermatische Vene und die untere Hohlvene bis in den linken Ventrikel über ein offenes Foramen vorgewachsen war.

Im Jahre 1900 befaßte sich Rosenstein erstmalig ausführlich mit dem Krankheitsbild der Tumorthrombose der Vena cava [22]. 1913 operierte Berg erfolgreich eine Cavazapfen, den er nach Abklemmen aus der Hohlvene in toto entfernte. Rehn führte eine Cavaresektion mit Anastomose zwischen linker Nierenvene und Cavastumpf durch [21]. Clark unterband erstmals die Nierenvene ohne fatale Folgen für den Patienten und Ardekani schließlich räumte als erster einer Tumorzapfen aus dem rechten Vorhof aus, allerdings wurde der Zapfen in der unteren Hohlvene belassen [1].

Einteilung in Stadien

Die Einteilung der Cavazapfen in vier klinische Stadien bildet die Grundlage der Behandlungsstrategie [26].

Im *Stadium I* springt der Zapfen nur knopfförmig in die untere Hohlvene vor.

Im *Stadium II* kann er bis an die Einmündung der Lebervenen heranreichen,

während der Zapfen im *Stadium III* schon bis zum Zwerchfell gewachsen sein kann.

Im *Stadium IV* hat der Cavazapfen den rechten Vorhof erreicht.

Besonders in den höheren Stadien ist die Durchführung eines NMR zur Dokumentation des Ausmaßes des Zapfens unerläßlich, vor allem dann, wenn die untere Hohlvene - sei es durch Tumor oder durch appositionelle Blutthromben - verschlossen ist, erkennbar am Kollateral-Kreislauf.

Operationstechnik

Als Zugangsweg empfehlen wir, wie bei allen Tumornephrektomien, den Oberbauchquerschnitt, der eine gute Übersicht bei geringen Komplikationen von Seiten der Wundheilung gewährt. Bei ausgedehnteren Cavazapfen empfiehlt sich der mediane Zugang, vor allem wenn ausgedehnte venöse Kollateralen infolge Verschluß der Hohlvene mit Caput medusae bestehen. Ist der Zugang zum rechten Herzvorhof erforderlich, so kann die Inzision zur Sternotomie nach cranial erweitert werden. Skinner (1972) hat bei ausgedehnten Cavazapfen den thorakoabdominalen Zugang von rechts her empfohlen, bei dem der Patient in eine Seitenposition gebracht wird [24]. Nach Durchtrennung der Ligamenta falciparum und triangulare kann die Leber medialisiert werden, wodurch der Zugang zum oberen Anteil der unteren Hohlvene mit Darstellung der Lebervenen erfolgen kann.

Die *Operationstechnik* wird am jeweiligen Stadium ausgerichtet. Sie muß gewährleisten, daß eine Thrombenabschwemmung vermieden wird (Abb. 1-4).

Im *Stadium I* wird vor der Tumornephrektomie ein Torniquet an proximaler und distaler unterer Hohlvene ebenso angelegt wie an der Vena renalis der Gegenseite. Sodann erfolgt das Ausklemmen mit Hilfe einer Satinsky-Klemme, wonach die Gefäßdrosselungen wieder aufgehoben werden können. Falls erforderlich, wird die Veneneinmündung exzidiert (Abb. 1 a, b).

Im *Stadium II* kann eine „Spickung" des Thrombus durchgeführt werden, bei dem dieser mit Nadeln angestochen wird, um hierdurch ein eventuelles Abschwemmen bei der Manipulation, nämlich dem Anlegen von Tourniquets zu verhindern. Erst dann wird die Tumornephrektomie durchgeführt (Abb. 2 a, b).

Die Ausräumung des Zapfens erfolgt manuell oder instrumentell mit Hilfe von Steinfaßzangen, Fogarty-Kathetern oder ähnlichem.

Im *Stadium III* wird zunächst die Vena cava nach Heaney intraperikardial nach Ablösen der Leber von ihren Haltebändern und querer Inzision des Zwerchfells mit Eröffnung des Perikardes sowie stumpfer Umfahrung der Cava mit einer Rummel-Klemme angeschlungen und durch den Tourniquet zunächst teilweise, dann ganz geschlossen. Ein Abschwemmen des Zapfens kann nun nicht mehr erfolgen, so daß anschließend die Tumornephrektomie vorgenommen werden kann (Abb. 3 a, b).

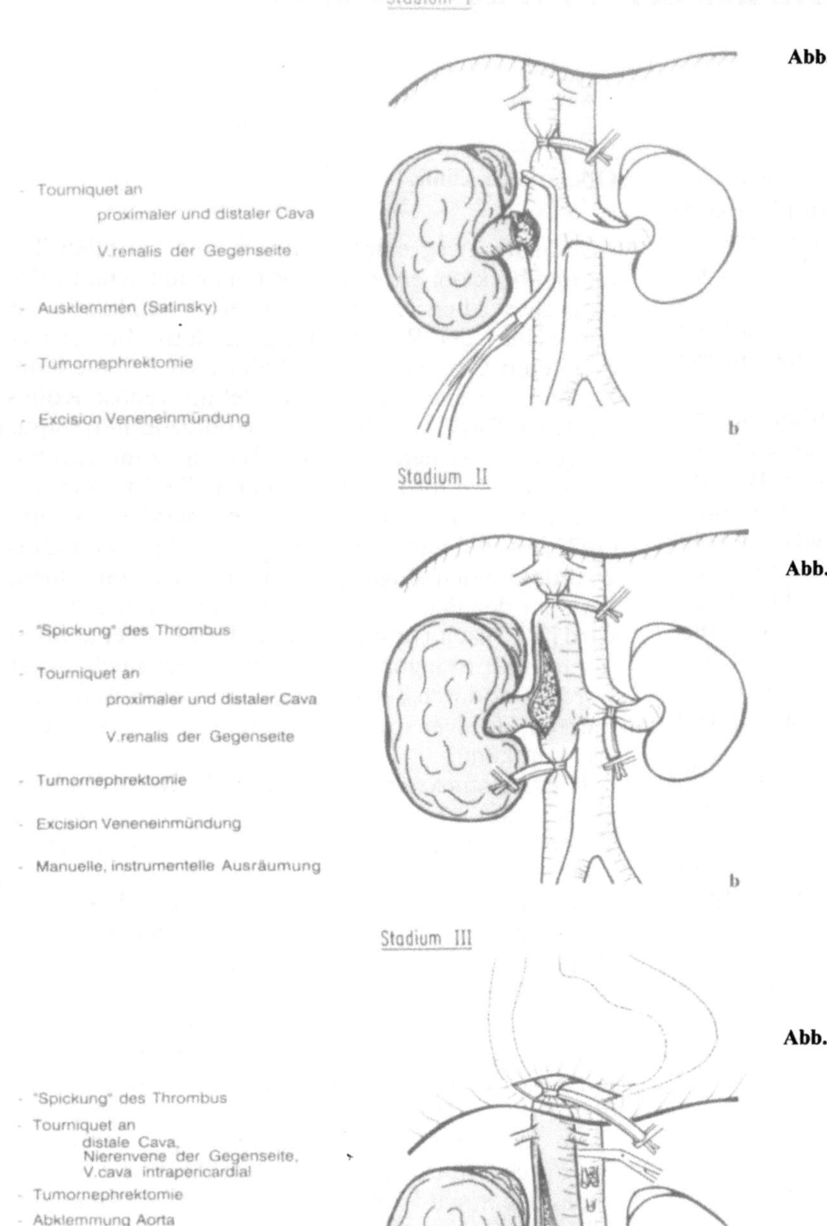

Abb. 1–3. Schematische Darstellung der Operationsstrategie bei Tumorthromben der Vena cava im Stadium I–III

Die Cava, die immer von der Einmündung der Lebervene aus inzidiert werden sollte, kann nach Abklemmung der Aorta und des Leberhilus (nach Pringle) ausgeräumt werden. Hierfür stehen maximal 20 Minuten zur Verfügung, entsprechend der warmen Ischämietoleranzzeit der Leber.

Wir können die Erfahrung von Skinner, daß nur selten Wandinfiltrationen der Cava von intraluminal ausgehen, durchaus bestätigen [25]. Wenn Wandinfiltrationen vorliegen, dann meist rechtsseitig im Bereich der Nierenveneneinmündung. Ist dies der Fall, so muß der befallene Wandabschnitt exzidiert werden. Manchmal ist es erforderlich, einen größeren Defekt durch einen Goretex-Patch zu versorgen, da es sonst zu starker Lumeneinengung der Vene kommt.

- Thorakotomie
  Sarns-Katheter
- Tourniquet an
  proximaler und distaler Cava
  V.renalis der Gegenseite
- Tumornephrektomie
- Abklemmung Aorta und Leberhilus
- Ausräumung der Cava
- evtl. extracorporaler Kreislauf und Hypothermie

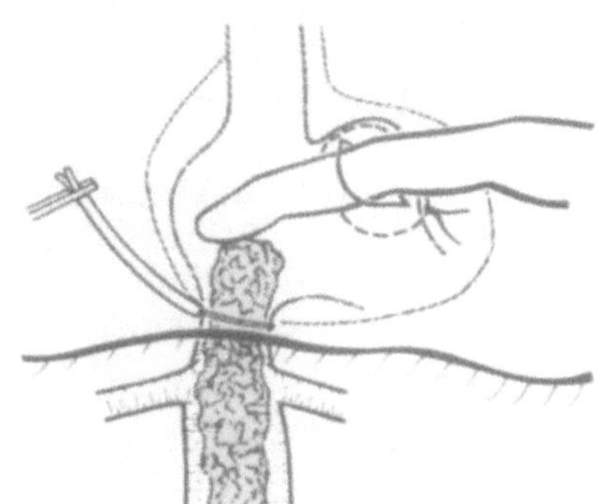

a

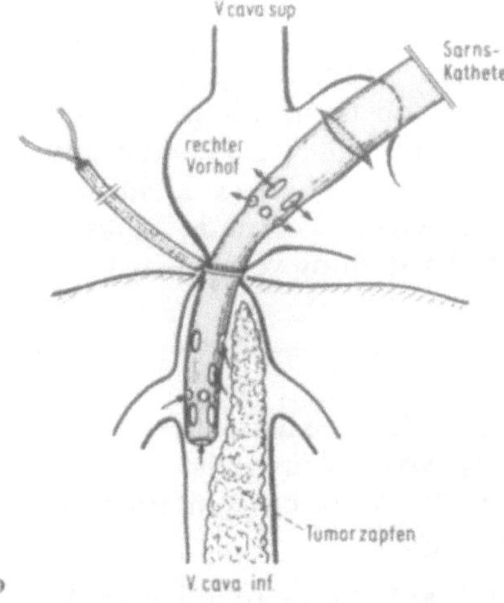

b

Abb. 4 a, b. Therapie bei Stadium IV. Kleine Zapfen werden manuell vom Vorhof aus zurückgestopft, anschließend der als Sieb wirkende Sans-Katheter in die untere Hohlvene eingelegt und der Touniquet festgezogen (**b**)

	Grad I	Grad II	Grad III	Grad IV
Embolisation	●	●	●	●
Kleine Konferenz (Anesth., Radiolo.)	●	●		
Grosse Konferenz (Anaesth., Radiol. Cardiochir., Gefäßchir.)			●	●
OP. mit Anschluß für HLM			●	●
Bereitstellung HLM				●

Abb. 5. Vorbereitung und Organisation

Stadium I	2300 ml
Stadium II	3200 ml
Stadium III	5100 ml
Stadium IV	7000 ml
Gesamt-Durchschnitt	3700 ml

(min. 700 ml, max. 12000 ml)

Abb. 6. Durchschnittlicher Blutverlust bei Ausräumung von Cava-Zapfen (Schätzwerte nach Anästhesieprotokoll)

Die Ausräumung der Vena cava erfolgt entweder instrumentell mit dem Fogarty-Katheter etc., oder manuell durch Ausstreichen. Appositionelle Thromben in der infrarenalen Cava und den Beckenvenen werden mit dem Fogarty-Katheter ausgeräumt.

Stadium IV stellt eine echte operative Herausforderung dar. Sie wird gemeinsam mit den Kardiochirurgen gemeistert. Sofern es sich um relativ kleine Vorhofzapfen handelt, werden diese nach Eröffnung des rechten Herzohres manuell in die Vena cava zurückgestopft und ein Sarns-Katheter eingeschoben, über den die untere Hohlvene intraperikardial festgezogen wird. Der Katheter wirkt dadurch als Sieb und ein Abschwemmen des Tumorthrombus ist nicht mehr möglich (Abb. 4a, b).

Den handelsüblichen Sarns-Katheter haben wir durch zusätzliche Löcher und Schlitze modifiziert, um dadurch den Blutabfluß von der unteren Hohlvene in den Vorhof zu verbessern, insbesondere den Abfluß aus den Lebervenen.

Um das Blutungsrisiko zu senken, werden alle Cavazapfen einen Tag vor der Operation embolisiert.

Bei großen Cavazapfen ist ein cardiopulmonaler Bypass indiziert evtl. mit Hypothermie bis 16° C, der ein Operieren in Blutleere bis zu 1 Std. Dauer gestattet.

Vor operativer Ausräumung von Cavazapfen der Stadien III und IV sind eingehende *interdisziplinäre Konferenzen* angebracht, um Einzelheiten des operativen Vorgehen festzulegen und abzustimmen. Operiert wird in einem OP-Saal mit Anschlußmöglichkeit für eine Herz-Lungenmaschine, die aber nur beim Stadium IV bereitstehen muß (Abb. 5).

Cavazapfen des Stadiums IV fanden wir in 6% unseres Krankengutes, die anderen Stadien waren mit jeweils ca. 30% vertreten. Der intraoperative Blutverlust betrug durchschnittlich 3700 ml, minimal 700 ml, maximal 12000 ml. Eingriffe im Stadium IV des Cavazapfens erfordern einen erheblichen organisatorischen, personellen, instrumentellen und finanziellen Aufwand (Abb. 6).

Die Ausräumung großer Cavazapfen mit dem Foley-Katheter, der am Zapfen vorbeigeschoben, aufgeblasen und dann nach unten durchgezogen wird und dabei den Thrombus in toto fördert, wurde von Marshall, Skinner, Freed, Pritchett und Cummings [5, 6, 14, 15, 20] beschrieben.

Musiani [17] hat einen 17 cm langen Thrombus von der Einmündung der Nierenvene her erfolgreich mit einer Faßzange extrahiert. Derartige Operationsverfahren ohne Absicherung gegenüber einer Ab-

Stadium I	**n = 16**
Ausklemmung der V. cava (Satinsky-Klemme)	15
Tumorzapfenembolie (vor Ausklemmung)	1*
Stadium II	**n = 17**
Tourniquets, Cavotomie	14
Thorakotomie, Sarns-Katheter, Cavotomie	1
Tumorzapfenembolie (vor Ausklemmung)	2*
Stadium III	**n = 15**
Fogarty-Katheter	7+1*
Thorakotomie, Sarns-Katheter	2
Thorakotomie, Sarns-Katheter, extrakorporaler Kreislauf	1
Thorakotomie, extrakorporaler Kreislauf	1
transabd. Perikarderöffnung, Tourniquet V. cava	3
Stadium IV	**n = 3**
Thorakotomie, Sarns-Katheter	1
Thorakotomie, Sarns-Katheter, extrakorporaler Kreislauf	1
Fogarty-Katheter	1*

* intraoperative Tumorzapfenembolie

Abb. 7. Nierenkarzinom mit Befall der Vena cava. Operationstechnik

Stadium	Technik	Verlauf
III	Pericard-Patch	✝ 14 Tage postop. Lungenembolie
III	Gore-Tex-Patch	lebt, 2 Monate o. B.
IV	Gore-Tex-Patch	lebt, 5 Monate o. B.
III	Ringverstärkte Gore-Tex-Prothese	✝ 7 Monate Metastasierung
III	Ringverstärkte Gore-Tex-Prothese	lebt, 3 Jahre o. B.
III	Cava-Resektion, Ligatur Nieren-Vene li.	✝ 10 Monate Metastasierung, re. Bein geschwollen

Abb. 8. Partielle Resektion der Cava

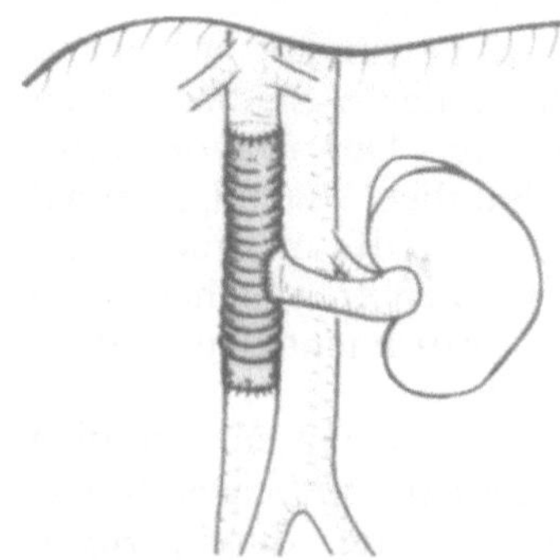

Abb. 9. Schematische Darstellung des partiellen Cavaersatzes mit Hilfe einer ringverstärkten Gore-Tex-Prothese

schwemmung des Thrombus, wie sie mit Hilfe des Sarns-Katheters, der Heaney'schen Abklemmung [7, 9] der Cava oder durch das vorherige Anlegen des Tourniques oberhalb der Thrombusspitze gewährleistet wird, sollten grundsätzlich nicht empfohlen werden, da das Abreißen des Thrombus zu einem augenblicklichen Exitus in tabulam führen kann. Wir haben anfangs in allen 4 Stadien des Cavazapfens derartige Abschwemmungen gesehen und entsprechend unsere Operationstechnik umgestellt (Abb. 7).

Bei großen Vorhofzapfen sollte vom cardiopulmonalen Bypass mit Hypothermie Gebrauch gemacht werden, der ein Arbeiten in völliger Blutleere bei Kreislaufstillstand ermöglicht. Allerdings ist die notwendige Vollheparinisierung mit erheblichen Problemen von Seiten des Blutverlustes belastet. Bereits 1972 haben Gleason [8], später Marshall [14] und Krane [12] über erfolgreiche Behandlungen berichtet.

Cummings [5] empfahl die Aortenabklemmung, die es ebenfalls gestattet, bei bis zum Zwerchfell reichenden Cavazapfen, in weitgehender Blutleere zu operieren. Die Abklemmung sollte eine Dauer von 20 Minuten nicht überschreiten.

Cavaresektion und Nierenvenenligatur

Brosig berichtete 1977, daß die suprarenale Vena cava inferior unterbunden und/oder zum Teil reseziert werden kann [2]. Nach temporärem Abklemmen der Vena cava oberhalb der Nierenvenen sollte der Druck in der unteren Hohlvene nicht über 300 mm Wassersäule ansteigen. Folgende Maßnahmen kommen nach der Aufstellung von Brosig in Betracht:

1. End-zu-End-Anastomose zwischen Vena renalis und Cava.
2. Zwischenschalten eines Transplantates.
3. Umschlagen der Vena cava infrarenalis.
4. Autotransplantat aus der Vena cava inferior und End-zu-End-Anastomose.

Bei Nephrektomie rechts kommt die renolienale Anastomose nach Fitzsimon und die renoportale Anastomose nach Deucher in Betracht.

McCullugh [16] und Pathak [19] sowie Kearney [11] und Lome [13] haben die Ligatur der linken Nierenvene bei vollständiger Resektion der ganzen Cava vorgenommen. Schönbach [23] erzielte eine radiologisch dokumentierte retrograde Drainage der linken Nierenvene über Lumbalvenen nach Resektion der suprarenalen Cava ohne Niereninsuffizienz.

Skinner und Mitarbeiter (1988) hingegen raten von der Cavaresektion und Ligatur der Vene ab, da dies in 50% der Fälle zur Niereninsuffizienz und teilweise zur Dialysepflichtigkeit mit schwerem postoperativen Verlauf führen soll [25]. Dies trifft allerdings nur dann zu, wenn kein ausreichender Kollateral-Kreislauf vorhanden ist.

Wird infolge Venenwandinfiltration eine Teilresektion der Vena cava erforderlich, so empfiehlt Katz (1984) einen Goretex-Patch [10] und Marshall (1985) einen Perikard-Patch [15].

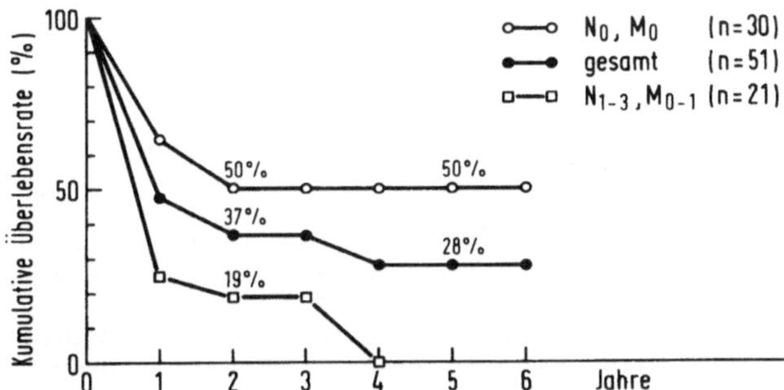

Abb. 10. Überlebensraten von operierten Nierenkarzinomen mit Befall der Vena cava (mit und ohne Metastasen) (n = 51, Juli 1978–August 1988)

Wir haben in 5 Fällen eine Teilresektion der Cava vorgenommen (Abb. 8–9).

Einmal wurde ein Perikard-Patch verwendet und zweimal ein Goretex-Patch. Die Patientin mit dem Perikard-Patch verstarb leider 14 Tage nach der ansonsten unkompliziert verlaufenden Operation an einer fulminanten Lungenembolie. Die Patienten mit dem Goretex-Patch sind bisher bei kurzen Beobachtungszeitraum ohne Auffälligkeiten.

Allgemein wird heute für den Ersatz der Vena cava von den Gefäßchirurgen die ringverstärkte Goretex-Prothese empfohlen, die wir zweimal mit Erfolg anwendeten. Ein Patient verstarb leider 7 Monate nach der Operation an Metastasierung. In einem weiteren Fall wurde eine Cavaresektion mit Ligatur der linken Nierenvene durchgeführt, was außer einer Beinschwellung mäßigen Grades bei unauffälliger Nierenfunktion gut vertragen worden war. Auch dieser Patient verstarb nach 10 Monaten an seinem Grundleiden.

Zweifellos kann die Ligatur der Cava mit ausgedehnter Resektion bis zur Einmündung der Lebervenen und Unterbindung der linken Nierenvene dann ohne Folgen durchgeführt werden, wenn bereits reichlich Anastomosen infolge Cavaverschlusses ausgebildet sind [3].

Ergebnisse

In unserem Krankengut lagen bei 770 Tumornephrektomien in 5,6%, d.h. in 51 Fällen, Cavazapfen vor. Die Seitenlokalisation rechts überwog mit 64%, das Verhältnis Männer zu Frauen war 2 zu 1. Der Vorhof war in 6% der Fälle befallen, ein kompletter Cavaverschluß lag in 20% vor.

Die Komplikationsrate nahm mit steigender Ausdehnung des Zapfens – wie zu erwarten war – zu. Im Stadium I hatten 19% unserer Fälle schwerwiegende Komplikationen, im Stadium IV 100%.

Auch die Letalität stieg entsprechend der Größe des Eingriffes an und betrug in unserem Krankengut im Stadium III und IV zwischen 33 und 40%.

Die 5-Jahres-Überlebensrate nach Cutler-Ederer betrug 34% gegenüber 50% bei den nichtmetastasierten Fällen. Kein Patient mit Lymphknoten- oder Fernmetastasen überlebte länger als 4 Jahre (Abb. 10).

Zusammenfassung

1. Die OP-Planung hat in erster Linie die Verhinderung einer Tumorthrombusabschwemmung zu berücksichtigen. Im Stadium III, bei dem der Zapfen bis in Höhe der Lebervenen reicht, geschieht dies nach unserer Erfahrung am besten durch intraperikardiale Cavablockade über einen abdominalen oder auch thorakoabdominalen Zugang, im Stadium IV, bei dem der Zapfen den Vorhof erreicht, durch Sarns-Katheter oder nach Ausklemmen mit der Satinsky-Klemme. Bei großen Vorhof-Tumoren ist der kardiopulmonale Bypass, ggf. mit Hypothermie, angebracht.
2. Eine Cavaresektion ist meist nicht notwendig, eine Teilresektion kann durch Goretex-Patch überbrückt werden. Bei gutem Kollateralkreislauf ist die Ligatur der Nierenvene und der Cava möglich.
3. Der beste Cavaersatz ist mittels einer ringverstärkten Goretex-Prothese zu erreichen.
4. Ein operativer Eingriff ist nur bei nichtmetastasierten Fällen gerechtfertigt, da beim Vorliegen von Tumorabsiedlungen bezüglich der Lebenserwartung kein Gewinn zu erzielen ist.

Literatur

1. Ardekani RG, Hunter JA, Thompson A (1971) Hidden hypernephroma simulating right atrial tumors. Ann Thorac Surg 11: 371
2. Brosig W (1977) Operative Eingriffe an den Nieren. In: Derra E, Huber P, Schmitt W (Hrsg) Bier-Braun-Kümmel: Chirurgische Operationslehre, Bd 5. Barth, Leipzig
3. Clayman RV, Gonzalez R, Fraley EE (1980) Renal cell cancer invading the inferior vena cava: Clinical review and anatomical approach. J Urol 123: 157
4. Crawford ED, Woodside JR, Skinner DG, Blank BH, Kiker JD (1984) Vena cava tumor thrombus from renal cell carcinoma arising from adrenal vein. Urology 23: 538
5. Cummings KB (1982) Surgical management of renal cell carcinoma with extension into the vena cava. In: Crawford ED, Borden ThA (eds) Genitourinary cancer surgery. Lea & Febiger, Philadelphia, p 70
6. Freed SZ, Gliedman ML (1975) The removal of renal carcinoma thrombus extending into the right atrium. J Urol 113: 163
7. Gänger KH, Senn A (1987) Chirurgie der Venen. In: Heberer G, van Dongen RJAM (Hrsg) Springer, Berlin Heidelberg New York Tokyo
8. Gleason DM, Reilly J, Anderson MR, O'Hare JE, Kartchner MM, Komar NN (1972) Removal of hypernephroma and inferior vena cava. Arch Surg 105: 795
9. Heaney JP, Jacobson A (1975) Simplified control of upper abdominal hemorrhage from the vena cava. Surgery 78: 138
10. Katz N, Spence IJ, Wallace RB (1984) Reconstruction of the inferior vena cava with a polytetrafluoroethylene tube graft after resection for hypernephroma of the right kidney. J Thorac Cardiovasc Surg 87: 791
11. Kearney GP, Waters WB, Klein LA, Richie JP, Gittes RF (1981) Results of inferior vena cava resection for renal cell carcinoma. J Urol 125: 769

12. Krane RJ, De Vere R, Davis Z, Sterling R, Dobnik DB, McCormick JR (1984) Removal of renal cell carcinoma extending into the right atrium using cardiopulmonary bypass, profound hypothermia and circulatory arrest. J Urol 131: 945
13. Lome LG, Bush IM (1972) Resection of the vena cava for renal cell carcinoma: an experimental study. J Urol 107: 717
14. Marshall FF, Reitz BA, Diamond DA (1984) A new technique for management of renal cell carcinoma involving the right atrium: hypothermia and cardiac arrest. J Urol 131: 103
15. Marshall FF, Reitz BA (1985) Supradiaphragmatic renal cell carcinoma tumor thrombus: Indications for vena caval reconstruction with pericardium. J Urol 133: 266
16. McCullough DL, Gittes RF (1974) Vena cava resection for renal cell carcinoma. J Urol 112: 102
17. Musiani U (1977) Hypernephroma of the right kidney with inferior vena caval and right atrial thrombosis: case study and successful removal. J Urol 118: 472
18. Oberndorfer (1907) Demonstration eines Grawitz'schen Tumors der linken Niere mit Einbruch in die Vena renalis und kontinuierlicher Wucherung des Geschwulstthrombus bis in die Arteria pulmonalis. Verh Dtsch Pathol Ges 11. Tagung, S 263
19. Pathak IC (1971) Survival after right nephrectomy, excision of infrahepatic vena cava and ligation of left renal vein: a case report. J Urol 106: 599
20. Pritchett TR, Lieskovsky G, Skinner DG (1986) Extension of renal cell carcinoma into the vena cava: clinical review and surgical approach. J Urol 135: 460
21. Rehn E (1922) Gefäßkomplikationen und ihre Beherrschung bei dem Hypernephrom. Z Urol Chir 10: 326
22. Rosenstein P (1900) Zur Kasuistik der Geschwulstthrombose. Arch Klin Chir 60: 596
23. Schönbach G, Möller S (1968) Zur Resektionsmöglichkeit der Vena cava inferior bei rechtsseitigem Hypernephrom. Langenbecks Arch Chir 319: 848
24. Skinner DG, Pfister RF, Colvin R (1972) Extension of renal cell carcinoma into the vena cava: the rationale for aggressive surgical managment. J Urol 107: 711
25. Skinner DG, Lieskovsky G, Pritchett TR (1988) Management of renal cell carcinoma involving the vena cava. In: Skinner J, Lieskovsky G (eds) Genitourinary cancer. Saunders, Philadelphia
26. Staehler G, Liedl B, Kreuzer E, Sturm W, Schmiedt E (1987) Nierenkarzinom mit Cavazapfen: Einteilung, Operationsstrategie und Behandlungsergebnisse. Urologe A 26: 46
27. Svane S (1969) Tumor thrombus of the inferior vena cava resulting from renal carcinoma. Scand J Urol Nephrol 3: 245

Prof. Dr. med. G. Staehler
Direktor der Abteilung Urologie und Poliklinik
Klinikum der Universität Heidelberg
Im Neuenheimer Feld 110
D-6900 Heidelberg

Pathophysiologie und operative Therapie der vaskulären Impotenz

D. Hauri

Nach Überwindung von Trägheit und Ideenlosigkeit bezüglich der Problematik der erektilen Impotenz in unserem Fachgebiet gelangte man zur Erkenntnis, daß Erektionsausfälle zum überwiegenden Teil ein morphologisches Korrelat finden. Das Negieren dieser Tatsachen aus psychiatrischen Kreisen wirkt solange unglaubwürdig als brauchbare Statistiken nicht vorliegen. Erste sauber dokumentierte Berichte liegen von Leriche [4] vor, mit seiner Beobachtung, daß nach chirurgischer Sanierung einer verschlossenen Aortenbifurkation nicht nur die gewünschte Verbesserung im Bereiche der unteren Extremitäten verzeichnet werden konnte, sondern - quasi als Nebenprodukt - der Operierte auch seine erektile Potenz zurückerlangte. Mit der technischen Verfeinerung der interventionellen Radiologie gelang es schließlich in vielen Fällen männlicher Impotenz den Grund in einer verengten oder verschlossenen Beckenstrombahn, in untauglichen peripheren Penisarterien oder in Form eines vermehrten venösen Rückstromes während Tumeszenz darzustellen. Heute müssen wir erkennen, daß in gut 80% vaskuläre Gründe für Erektionsstörungen verantwortlich sind. Diese lassen sich grobschematisch in arterielle, venöse und kombinierte arteriell-venöse unterteilen.

Arteriell bedingte erektile Dysfunktion

Die Versuche der systematischen und objektiv nachkontrollierten penilen Revaskularisation der Corpora cavernosa beginnen anfangs der 70er Jahre mit Michal [6, 7]. Aus der Erkenntnis, daß Mißerfolge sowohl bei der an sich unphysiologischen direkten Anastomose mit den Corpora cavernosa, wie auch bei direkter arterio-arteriellen Anastomose mit der penilen Dorsalarterie wegen thrombotischer Verschlüsse in der Anastomose häufig sind, haben wir zusätzlich zur arterio-arteriellen Anastomose in ihrer Nähe einen arterio-venösen Shunt kreiert (Abb. 1). Er erlaubt einerseits einen effizienten peripheren Flow und verhindert andererseits eine Thrombose, weil die Anastomose auch in der gefährlichen Phase der Detumeszenz mit ihren niedrigen Flow-Werten durch den AV-Shunt dauernd durchspült wird [3]. Im Laufe unserer Studien haben wir beobachtet, daß isolierte arteriell bedingte Erektionsausfälle sehr oft auch beim Diabetes mellitus, nach Beckentraumata, Rektumoperationen und auch anläßlich einer nervenschonend durchgeführten radikalen Prostataovesikulektomie vorkommen können und mit guten

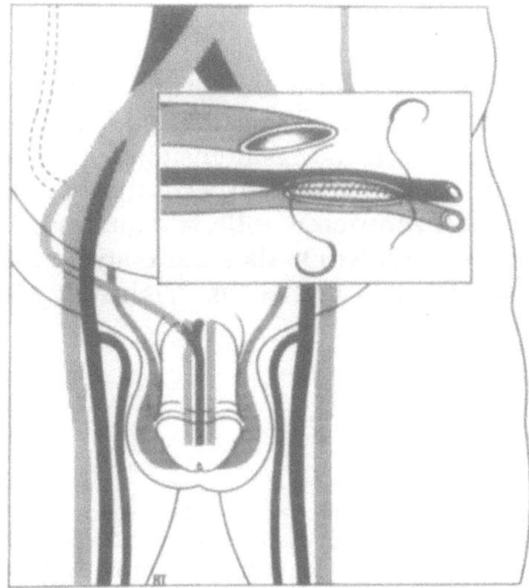

Abb. 1. Unser operatives Konzept
Eine Dorsalarterie und die V. dorsalis profunda werden auf ca. 2 cm längs inzidiert und ihre medianen Wandränder mittels einer nicht-resorbierbaren 7/0-Naht anastomosiert. Dann wird die gleichseitige A. epigastrica inferior mittels Pararectalschnitt freipräpariert, auf Nabelhöhe abgesetzt, inguinal durchgeführt, 2 cm längs inzidiert und maulförmig auf das gemeinsame arteriovenöse Gefäßlumen mit demselben Nahtmaterial anastomosiert. Die Operation wird unter dem Mikroskop oder mit der Lupenbrille mit 4-6facher Vergrößerung durchgeführt

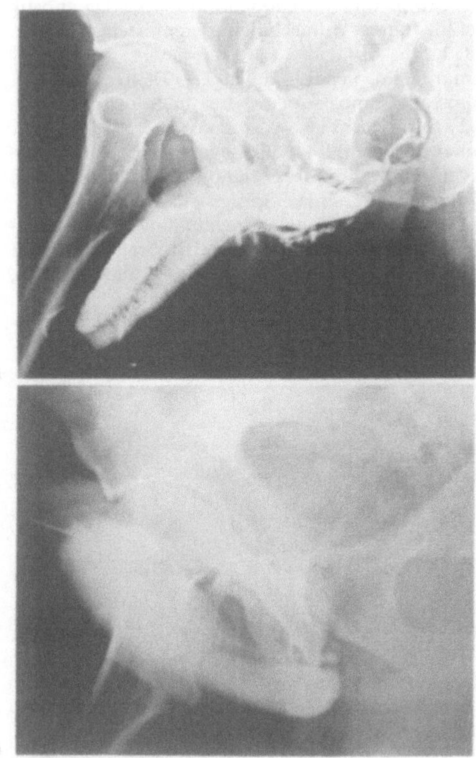

Abb. 2. a Arteriell-venöse erektile Dysfunktion: das venöse Leakage präoperativ. **b** Gleicher Patient wie in **a**: Durch alleinige arterielle Revascularisationsoperation ist das venöse Leakage verschwunden und funktionstaugliche Rigidität erreicht worden

Tabelle 1. Unsere Operationsstatistik: Januar 1983-September 1988

Arteriell-vaskuläre Impotenz	n	Erfolg	Mißerfolg
Idiopathisch	45	37	8
Diabetes mellitus	17	13	4
Nikotinabusus	28	25	3
Stat. N. Beckentrauma	8	6	2
Stat. N. Radiotherapie	1	1	-
Stat. N. Rectumamputation	1	1	-
Stat. N. Rad. Prostatovesikulektomie	3	1	2
Stat. N. Nierentransplantation	1	1	-
Stat. N. Aortenaneurysma	1	-	1
	105	85 = 81%	20

Erfolgschancen durch Revaskularisation zu heilen sind (Tabelle 1).

Kombinierte arteriell-venöse erektile Dysfunktion

Anhand gut dokumentierter, sauberer Grundlagenforschung [5] können wir annehmen, daß infolge zunehmender Tumeszenz und Erweiterung der Kavernen die in den Trabekel ziehenden Venen sukzessive mechanisch gedrosselt werden. Gelingt die Drosselung ungenügend, kommt es zur insuffizienten Rigidität und zum radiologisch nachweisbaren venösen Leakage. Ist dieses Leakage nicht sehr ausgeprägt und läßt sich synchron eine periphere arterielle Verschlußkrankheit der Penisgefäße dokumentieren, gelingt es durch alleinige arterielle Revaskularisation eine suffiziente venöse Drosselung und damit funktionell taugliche Erektion zu erreichen (Abb. 2a, b).

Venös bedingte erektile Dysfunktion

Das venöse Leakage ist gut bekannt und läßt sich mittels Kavernosographie und gleichzeitiger Druck- und Durchflußmessungen sowie unter pharmakologischer Stimulierung (Papaverin intrakavernös) ohne weiteres dokumentieren und quantifizieren. Kurative chirurgische Ansätze bestehen entweder in der selektiven Resektion der insuffizienten Venen [1, 2, 9] oder im - allerdings unphysiologischen - Versuch einer Arterialisierung der Dorsalvenen [8]. Wenn man jedoch ehrliche Verlaufsstatistiken über einige Jahre verfolgt, und wenn diese nüchtern mit den eigenen Resultaten verglichen werden, so schwindet der ursprünglich geäußerte Enthusiasmus: Die Spätresultate sind ausgesprochen schlecht.

In unseren elektronenmikroskopischen Studien von Corpora cavernosa mit venösem Leakage fanden wir immer wieder typische Läsionen (Abb. 3a, b)[1]. Wir sind deshalb der Auffassung, daß

[1] Für die Überlassung der elektronenmikroskopischen Bilder bin ich Herrn Dr. M. Spycher, Elektronenmikroskopische Abteilung, Pathologisches Institut, Universität Zürich, zu großem Dank verpflichtet.

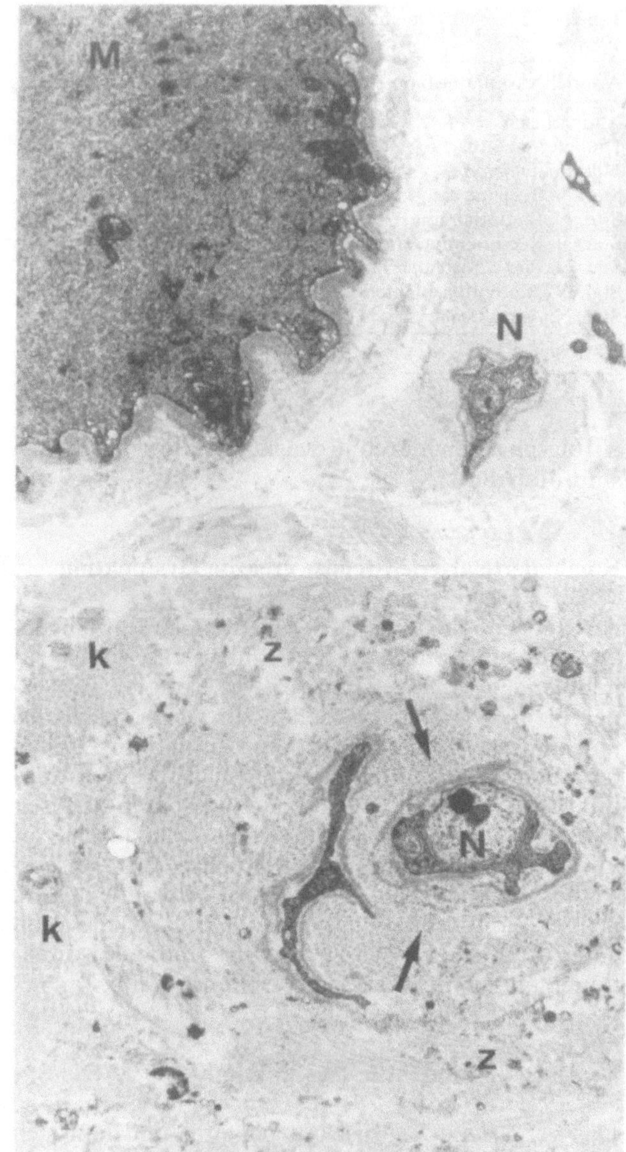

Abb. 3a, b. Elektronenmikroskopische Bilder von Schwellgewebe: **a** Normal (13500 X): *M* Glatte Muskelzelle, *N* unmyelisierte Nervenfaser. **b** Bei venösem Leakage (17000 X): *N* unmyelisierte Nervenfaser, pathologischerweise mit Collagen umscheidet *(Pfeile)*. *z* Zelldetritus, der ohne venöses Leakage nicht beobachtet wird, *k* Mikrokalzifikationen, ebenfalls nur bei venösem Leakage zu finden

man bei erektiler Dysfunktion wegen venösem Leakage mit der Venenchirurgie der Erkrankung hintennachrennt; daß der primäre Grund dazu in den Corpora cavernosa liegt. Es ist unsere Überzeugung, daß sich unsere Forschungsintensitäten konsequenterweise auf die Schwellkörpermorphologie und -physiologie konzentrieren sollten – analog zu Goethes Erkenntnis: „Willst Du dich am Ganzen erquicken, so mußt Du das Ganze im Kleinsten erblicken."

Literatur

1. Ebbehøj J, Wagner G (1986) Abnormal drainage of the corpus cavernosum causing erectile dysfunction. In: Zorgniotti AW, Rossi G (eds) Vasculogenic impotence. Thomas, Springfield, IL
2. Gilbert P (1988) Chirurgie der venösen Insuffizienz; ein neues Verfahren zum Verschluß des distalen Lecks. In: Bähren W, Altwein JE (Hrsg) Impotenz, Diagnostik und Therapie in Klinik und Praxis. Thieme, Stuttgart
3. Hauri D (1986) A new operative technique in vasculogenic erectile impotence. World J Urol 4: 237
4. Leriche R (1923) Les oblitérations arterielles hautes (oblitrération de la termination de l'aorte) comme cause insuffisance circulatoire des membres inférieures. Bull Soc Chir Paris 49: 1404
5. Lue RF, Müller SC, Jünemann KP, Fournier GR jr, Tanagho EA (1987) Haemodynamische Veränderungen während der Erektion und funktionelle klinische Diagnostik der penilen Gefäße mittels Ultraschall und gepulstem Doppler. Aktuel Urol 18: 115
6. Michal V, Kramar R, Pospichal J, Heikal L (1977) Arterial epicastico-cavernous anastomosis for the treatment of sexual impotence. World J Surg 1: 515
7. Michal V, Kramar R, Heikal L (1980) Revascularization procedures of the cavernous bodies. In: Zorgniotti AW, Rossi G (eds) Vasculogenic impotence. Thomas, Springfield
8. Virag R (1986) Principles and longterm evaluation of revascularisation and venous surgery for impotence. In: Virag R, Virag H (eds) Proceeding of the first world meeting, Editions CERI, Paris
9. Wespes E, Schulman CC (1985) Venous leakage: surgicul treatment as a curable cause of impotence. J Urol 133: 796

Prof. Dr. D. Hauri
Urologische Universitätsklinik
Kantonsspital
Rämistr. 100
CH-8006 Zürich

Postersitzung 1: Gefäßchirurgie

Revaskularisation bei erektiler Dysfunktion

D. Hauri

Beitrag nicht eingereicht

Der Epigastrica-Bypass nach Hauri: Eine sinnvolle Therapie der arteriell bedingten Erektionsstörung

J. Denil, W. Böttger und F. Schreiter

Frühere Revaskularisationsverfahren des Penis, zur Behandlung der arteriell bedingten erektilen Dysfunktion, waren mit einer hohen Komplikationsrate von Thrombosierungen oder Priapismus behaftet.

1984 stellte Hauri aus Zürich ein neues Revaskularisationsverfahren der penilen Gefäße vor. Er anastomosierte die Arteria epigastrica inferior mit einem Shunt zwischen Arteria und Vena dorsalis penis. Dadurch wird eine zu hohe Blutzufuhr und Priapismus vermieden, aber die Anastomose wird ständig mit genügendem Flow durchblutet, so daß eine Thrombosierung selten auftritt.

Nach der Publikation dieser Methode haben wir sie 1985 zunächst an 3 Patienten ausgetestet und diese nach etwa einem Jahr nachuntersucht. Von diesen Patienten hatten 2 rigide Erektionen. Durch diese Ergebnisse stimuliert, haben wir dann ab Anfang 1987 die weiteren 9 Patienten mit dieser Operationsmethode behandelt. Das Durchschnittsalter der Patienten lag bei 46 Jahren. Die Ätiologie ist in Tabelle 1 aufgeführt.

Alle Patienten wurden nach den heute allgemein akzeptierten diagnostischen Kriterien abgeklärt mit Einbegriff der selektiven penilen Pharmacoangiographie und der dynamischen Pharmacocavernosographie.

Neben dem Alterslimit von 60 Jahren stellten generalisierte Gefäßkrankheit, labiler Diabetes mellitus, neurologische Störungen und venöses Leakage weitere Ausschlußkriterien dar. Wir operierten nach der Originalmethode von Hauri ohne zusätzliche proximale Unterbindung der Vene. Mikrochirurgisches Instrumentarium und Nahtmaterial sowie eine Lupenbrille wurden verwendet. Bei einem Patienten, der nicht in der Statistik erfaßt wurde, mußte intraoperativ wegen ausgesprochener Hypoplasie der dorsalen Penisgefäße auf die geplante Anastomose verzichtet werden. Alle Patienten erhielten eine Thromboseprophylaxe, zunächst in Form einer kontinuierlichen hochdosierten Heparin-Perfusion für durchschnittlich eine Woche und danach durch Marcumargabe per os (Tabelle 2).

Alle Patienten wurden in regelmäßigen Zeitabständen dopplersonographisch nachuntersucht, und etwa die Hälfte konnte auch zu einer postoperativen Angiographie motiviert werden. Von dem kleinen Krankengut hatten nach einem Beobachtungszeitraum bis zu $3^1/_2$ Jahren 75% der Patienten nach der

Tabelle 1. Epigastrica-Bypass nach Hauri. 12 Patienten (Alter: 19–56 Jahre)

Ätiologie	
Primär, arteriell und venös	1
Arterielle Verschlußkrankheit	8
Diabetes mellitus	2
Posttraumatisch (Beckenfraktur)	1

Tabelle 2. Ergebnisse (n = 12)

Kohabitationsfähige Erektionen	10
nach Hauri-Bypass	9
nach zusätzl. Venenligatur	1
Keine Verbesserung trotz durchgängiger Anastomose	2

reinen Revaskularisation kohabitationsfähige Erektionen. Bei einem jugendlichen Patienten mußte in einer zweiten OP-Zeit eine zusätzliche Venenligatur durchgeführt werden, um eine vollständige Rigidität zu erreichen. Später wurden Patienten mit venösem Leakage nicht mehr mit dieser Methode behandelt. Die Patienten ohne Erektionsverbesserung bekamen eine hydraulische Penisprothese.

Die unmittelbar postoperativen Komplikationen waren gering: 2 Sekundärheilungen und 1 Hämatom der pararektalen Wunde. Eine Spätkomplikation mußte operativ nachbehandelt werden. Der Patient stellte sich 5 Monate p.o. vor mit einer Hypervaskularisation der Eichel mit Superinfektion. Nach distaler Ligatur der dorsalen Penisvene blieb eine Verhärtung der Glans penis bestehen, aber der Patient war schmerzfrei und hat bis heute rigide Erektionen.

75% unseres kleinen Patientengutes wurde mit der Epigastrica Bypass-Technik nach Hauri erfolgreich behandelt. Die Komplikationsrate war gering, und insbesondere wurde weder eine Thrombosierung der Anastomose noch prolongierte Erektionen gesehen. Bei strenger Indikationsstellung ist diese Methode eine sichere und wirksame Behandlungsmethode der arteriell bedingten Erektionsstörungen.

Dr. J. Denil
Urologische Abteilung
Verbandskrankenhaus Schwelm
Dr. Moeller-Str. 15
D-5830 Schwelm

Differenziertes mikrochirurgisches Vorgehen bei arteriell bedingter erektiler Impotenz

M. Sohn, R. Sikora, F.-J. Deutz, K. Bohndorf und W. Lutzeyer

Die Zahl der operativen Methoden zur Penisrevaskularisation hat in den letzten 8 Jahren erheblich zugenommen [1–8]. Die meisten Autoren beschränken sich auf *eine*, häufig von ihnen inaugurierte Methode. In Anbetracht der Vielzahl von Stenoselokalisationen, die zu einer arteriell bedingten Erektionsstörung führen können, erscheint es jedoch sinnvoll, mehrere Methoden ins operative Repertoire einzuschließen.

Material und Methode

Von Februar 1987 bis Juni 1988 wurden 135 Patienten einem streng gestaffelten diagnostischen Procedere unterworfen (s. Tabelle 1).

Nur 13,3% aller Patienten mit erektiler Dysfunktion erfüllten die Selektionskriterien für eine periphere Revaskularisation (Tabelle 2).

Operative Techniken

In allen 5 Fällen, die angiographisch signifikante Stenosen der proximalen Strombahn (A. iliaca communis oder interna) aufwiesen, wurde während der Angiographie eine Ballondilatation durchgeführt. Obwohl die Dopplersonographie nach Dilatation eine deutliche Flow-Verbesserung der penilen Gefäße zeigte, reichte diese Maßnahme in keinem Fall zur Wiedererlangung der erektilen Potenz aus. Nach Isolierung der dorsalen penilen Gefäße über eine infrapubische Inzision wurden die Doppler- und angiographischen Befunde in-situ überprüft. Die geeignete A. epigastrica wurde über einen Pararektalschnitt freigelegt und durch einen subkutanen Tunnel zur Penisbasis geleitet. Je nach Gefäßsituation erfolgte die Auswahl zwischen den folgenden operativen Methoden:

1. OP nach Hauri
2. Modifizierte OP nach Hauri unter Interposition eines 2–3 cm langen Segmentes der *Vena* epigastrica inferior
3. OP nach Virag I oder II.

Tabelle 1

Diagnostik der erektilen Impotenz
1. Anamnese (kompletter Data-Sheet mit Erfassung aller Medikamente und Noxen)
2. Körperliche Untersuchung incl. kleiner neurologischer Status
3. Komplette Labordiagnostik
4. Doppler-Scan der penilen Gefäße mit und ohne Papaverin
5. NPT-Messung in 3 Nächten
6. SKAT-Testung (Papaverin und Prostaglandin E)
Bei SKAT-Versagen und OP-Willigkeit des Patienten
7. Großer neurologischer Status incl. BCR und SSEP
8. Dynamische-Pharmako-Cavernosographie mit und ohne Pudendus-Stimulation
9. Pharmako-Phallo-Angiographie

Tabelle 2. Selektionskriterien für operative Revaskularisation

1. Keine neurologische Komponente
2. Patientenalter ≤ 60 Jahre
3. Eindeutige OP-Willigkeit des Patienten
4. Keine generalisierte progressive Arteriosklerose
5. Kein Diabetes mellitus
6. Ausschluß chronischer Noxenexposition (Verzicht auf Nikotinabusus)

Tabelle 3. Operatives Vorgehen und Ergebnisse bei 18 Revaskularisationen

Pat. n[a]	Lokalisation der Stenosen		präop. Ballon-Dilatation	OP-Methode	postop. Doppler	postop. Erektionen	Follow-Up 3-Monats	Follow-Up 12-Monats (befriedig.-GV)
1	dorsalis	L+R	0	Hauri mod. R	++	++	+	(+)
	prof.	R						
2	dorsalis	R		Hauri R	++	++	+	+
	prof.	L+R	Interna R					
3	dorsalis	R	0	Hauri mod. R	++	++	+	+
	prof.	L+R						
4	dorsalis	L+R	0	Virag	++	+	+	+
	prof.	L						
5	dorsalis	L+R	Interna R	Hauri L	++	(+)	+	+
	prof.	R						
6	dorsalis	R	0	Virag	++	+	+	+
	prof.	L+R						
7	dorsalis	R	0	Hauri R	++	(+)	+	+
	prof.	R						
8	prof.	L+R	0	Virag	++	+	+	+
9	dorsalis	R	Interna L	Hauri R	++	+	+	+
	prof.	L+R						
10	dorsalis	L	Iliaca. comm.-L	Hauri L	++	++	–	(+)
	prof.	L+R						
11	dorsalis	L	0	Virag	++	++	+	?
	prof.	L						
12	dorsalis	L	0	Virag	++	+	+	?
	prof.	L						
13	dorsalis	L+R	0	Hauri R	++	++	++	?
	prof.	R						
14	dorsalis	L+R	0	Hauri L	++	+	+	?
	prof.	L						
15	dorsalis	L+R	Interna R	Hauri R	++	+	+	?
	prof.	R						
16	dorsalis	L+R	0	Hauri R	++	++	+	?
	prof.	L+R						
17	dorsalis	L+R	0	Hauri L	++	+	+	?
	prof.	L+R						
18	dorsalis	L	0	Virag	++	+	+	?

[a] n 11–18 < 1 Jahr Follow Up.

Tabelle 4. Resultate der penilen Revaskularisation in Aachen

Operative Methode	Sofortige postop. Erektion		3-Monats	Follow-Up[a] 6-Monats	Follow-Up[a] 12-Monats
Hauri	10/10		9/10 90%	5/7	4/5
Modifizierter Hauri	2/2	100%	2/2 100%	2/2	1/2
Virag	6/6		6/6 100%	5/5	3/3
Gesamt	18/18	100%	17/18 (94%)	12/14 (86%)	8/10 (80%)

[a] Befriedigender GV ohne SKAT.

Die Verschlußlokalisationen, die gewählte operative Technik und die Ergebnisse sind in Tabelle 3 dargestellt.

Ergebnisse

Nach 3,6 und 12 Monaten wurde das postoperative Ergebnis kontrolliert. Als subjektiver Erfolgsparameter wurde ein befriedigender Geschlechtsverkehr *ohne* auxiliäre Maßnahmen (SKAT) gewertet. Objektiv konnten die Ergebnisse durch deutlich gebesserte Flow-Raten im Doppler Scan bzw. in der Farbdoppler-Sonographie in allen Fällen verifiziert werden (Tabelle 4).

Bisher liegen Langzeitergebnisse (mindestens 1 Jahr Follow-up) bei 10 von 18 Patienten vor: Die subjektive und objektive Erfolgsrate liegt bei 80%. Dopplersonographisch zeigten beide Patienten mit rückläufiger Rigidität einen partiellen Verschluß der Anastomose nach Absetzen der medikamentösen Antikoagulation. Als Komplikationen sind zwei Fälle von Glans-Hyperämie, eine Cavernosum-Induration mit Deviation und eine postoperative Nachblutung zu verzeichnen.

Diskussion

Intraoperativer Doppler-Scan und makroskopische Bewertung der penilen Arterien widersprechen

Tabelle 5. Algorhythmus zur penilen Revaskularisation

OP nach Virag I oder II	OP nach Hauri	Modif. OP nach Hauri
(Arterialisation der V. dorsalis penis profunda mit oder ohne proximale Ligatur)	(End-zu-Seit-zu-Seit-Anastomose zwischen einer dorsalen Penisarterie, der tiefen Penisvene und der A. epigstrica)	(Hauri-OP mit Interponat der *Vena* epigastrica inferior)
wenn	wenn	wenn
1. normale Flow-Raten und Durchmesser beider dorsalen Penisarterien. Verschluß der profunden Penisarterien	1. Beidseitiger oder einseitiger Verschluß der Ae. dorsales penis (0 > 0,6 mm)	1. Enges distales Lumen der A. epigastrica
2. Bilateraler Verschluß oder Stenose der dorsalen Penisarterien 0 < 0,6 mm	2. Offene Kommunikation zur A. profunda penis	2. Frühe Ramifikation der A. epigastrica

häufig dem angiographischen Befund, besonders, wenn Stenosen oder Verschlüsse im Gebiet der A. pudenda interna oder der A. penis eine Passage des Kontrastmittels in die peripheren penilen Gefäße verhindern. Eine in der Angiographie nicht dargestellte A. dorsalis penis kann durchaus ein für eine Mikroanastomose ausreichendes Lumen und eine offene Kommunikation zur A. profunda penis haben. Die Revaskularisation normalkalibriger dorsaler Arterien mit *normalen* Flow-Raten erscheint jedoch nicht sinnvoll. Wenn der Durchmesser (> 0,6 mm) es erlaubt, beziehen wir die *schlechtere* Dorsalarterie in die Anastomose nach Hauri mit ein.

Bei fehlender Kommunikation zu den profunden Arterien oder einem beidseits geringeren Durchmesser als 0,6 mm, führten wir die Revaskularisation der profunden Dorsalvene nach Virag durch. Nach Anlegen einer proximalen Klemme läßt sich die Steigerung der Glans-Durchblutung messen. Bei Flow-Raten über 20 cm/sec wird auf eine proximale Ligatur verzichtet. Bei zu früher Ramifikation (oder distal zu engem Lumen) der A. epigastrica inferior, modifizierten wir die originale Hauri-Methode durch ein 2-3 cm langes Interponat aus *Vena* epigastrica inferior. Ein weiterer Hautschnitt zur Entnahme von Venenmaterial entfällt somit, da die Vene leicht in ausreichender Länge bei der Präparation der A. epigastrica inferior entnommen werden kann. Unter Beachtung dieser Überlegungen ergab sich ein Algorhythmus zur operativen Penisrevaskularisation, der bisher allen Patienten an unserer Klinik gerecht wurde (Tabelle 5).

Lediglich bei zwei Patienten kam es zu einer Verschlechterung der penilen Flow-Werte und entsprechendem Nachlassen der Erektionsqualität. In beiden Fällen war einige Wochen zuvor die von uns routinemäßig verordnete medikamentöse Antikoagulation abgesetzt worden. Alle übrigen 8 Patienten, bei denen bisher ein 1-Jahres-Follow-up vorliegt, zeigten anhaltend gute Flow-Raten über den penilen Gefäßen und gleichbleibende Erektionsqualität. Der zu empfehlende Modus und die Dauer der postoperativen Antikoagulation bleibt zur Zeit noch offen.

Literatur

1. Bennet AH (1988) Venous arterialization for erectile impotence. Urol Clin North Am 15 (1): 111-113
2. Carmigniani G, Pirozzi F, Spano G, Corbu C, Stefani S (1987) Cavernous artery revascularization in vasculogenic impotence: New simplified technique. Urology 30: 23-26
3. Casey WC (1979) Revascularization of corpus cavernosum for erectile failure. Urology 24: 135-139
4. Crespo E, Soltanik E, Bove D, Farrell G (1982) Treatment of vasculogenic sexual impotence by revascularizing cavernous and dorsal arteries using microvascular techniques. Urology 20: 271-275
5. Goldstein I (1986) Arterial Revascularization Procedures. Semin Urol 4: 252-257
6. Hauri D (1984) Therapiemöglichkeiten bei der vasculär bedingten erektilen Impotenz. Aktuel Urol 15: 350-354
7. Scott McDougal W, Jeffery RF (1983) Microscopic penile revascularization. J Urol 129: 517-521
8. Shaw WW, Zorgniotti AW (1984) Surgical techniques in penile revascularization. Urology 23: 76-78

Dr. M. Sohn
Urologische Abteilung
Klinikum der RWTH Aachen
Pauwelsstr. 1
D-5100 Aachen

Operative Korrektur der pathologischen venösen Schwellkörperdrainage (Leakage-Faktor) unter besonderer Berücksichtigung adjuvanter Maßnahmen

W. Weidner, H.-W. Weiske und H. Scheld

Einleitung

Die Erfolge bei dorsaler peniler Venenchirurgie zur Korrektur eines Leakagefaktors sind strittig. Nach dorsaler Ligatur und Resektion der Vena dorsalis penis profunda wird eine Erektionsfähigkeit in 55-70% der Fälle angegeben. Der zeitliche Verlauf limitiert die Erfolgsrate.

Wir berichten in der Langzeitbeobachtung (12-42 Monate) über unsere Ergebnisse der kompletten Resektion der Vena dorsalis profunda bei Leakagefaktor.

Patienten

Es wurden 48 Patienten (Alter 47,4: 30-61 Jahre) einer reinen venenchirurgischen Versorgung unterzogen. Folgende Patienten wurden ausgewählt:

1. Erektile Dysfunktion von über 2 Jahren,
2. erfolgreiche interdisziplinäre Abklärung ohne Kontraindikation,
3. negativer Papaverin-Test,
4. erhöhte Flußraten bei artifizieller Erektion,
5. pathologisches Pharmakokavernosogramm,
6. normaler Pharmakodoppler.

Für die zusätzliche Arterialisierung wurden 11 Patienten (53,2: 38-66 Jahre) ausgewählt, wobei in diesen Fällen die tiefen Schwellkörperarterien weder pharmakodopplermäßig noch phalloarteriographisch nachgewiesen werden konnten.

Methodik

Die komplette Resektion der Vena dorsalis penis profunda über 5-7 cm erfolgte vom infrapubischen Schnitt vom Sulcus coronarius bis zum Ligament. Als Erfolg wurde ein postoperativer Fluß von ca. 100 ml pro Minute mit Erzielung einer deutlichen Tumeszenz angesehen. Die zusätzliche Arterialisierung wurde mit der linken Art. epigastrica inferior durch End-zu-Seit-Anastomose durchgeführt.

Ergebnisse

Von den *venenchirurgisch* therapierten 48 Patienten war in der präoperativen Phase in 13 Fällen ein diskreter arterieller, bei 3 Patienten ein lokaler, bei 4 Patienten ein psychogener und bei 1 Patienten ein endokriner Cofaktor aufgefallen. Der Mindestbeobachtungszeitraum betrug 12, der maximale Nachbeobachtungszeitraum 42 Monate. Tabelle 1 gibt die Ergebnisse des postoperativen Erektionsverhaltens in Abhängigkeit von Leakagelokalisation, präoperativem Erhaltungsfluß und Cofaktoren wieder.

Die Fehleranalyse der 23 Patienten mit nachlassender (8 ×) bzw. fehlender Erektion (15 ×) zeigte bei 21 Patienten, die einer weiterführenden Diagnostik unterzogen waren, die in Tabelle 2 wiedergegebenen Ergebnisse.

14 der Patienten sind jetzt Papaverin-positiv und können SKAT anwenden. Bei den 7 Patienten mit negativem Papaverin-Test war in allen Fällen eine persistierende venöse Insuffizienz (lokalisiert, global, Strömungsumkehr) nachzuweisen.

Bei den 11 *zusätzlich arterialisierten* Patienten mit einem maximalen Beobachtungszeitraum von 18 Monaten war nach 6 Monaten bei 9, nach 12 Monaten bei 8 eine volle Erektion nachzuweisen.

Tabelle 1. Ergebnisse der Leakage-Korrektur (Nachbeobachtung > 12 Monate)

	Präoperative Leakage-Lokalisation					Präoperativer Erhaltungsfluß (ml/min)		Cofaktoren			
	n	Dorsum	+ Vv. prof.	+ Ektop	+ Corpus sp.	v. PAP	n. PAP	Art.	Lokal	Psych.	End
Erektion mit voller Rigidität	25	16	4	8	3	175 (120-260) *8 Mal* kein Erhaltungsfluß	75 (40-160)	2	2	2	1
Nachlassende Erektion	8	3	5	3	-	180 (160-220)	45 (40- 50)	4	-	-	-
ohne Erfolg	15	11	4	5	1	130 (110-220) *1 Mal* kein Erhaltungsfluß	80 (40-120)	7	1	2	-

Tabelle 2. Postoperative Fehleranalyse

PAP/SKAT Test	Cofaktor	Therapie
Positiv 14	Arteriell 10 × Psychogen 2 ×	SKAT 7 × (1 ×) Prothese 1 ×
Negativ 7	Arteriell 1 ×	Re-Leakage-OP 3 × SKAT (1 ×) Prothese 1 × (3 ×)
Nicht untersucht 2		Prothese 1 ×

Einen sicheren Verschluß der Anastomose beobachteten wir nach 18 Monaten.

Diskussion

Die Erfolgsrate der dorsalen Venenchirurgie lag kurzfristig in unserem Patientengut bei 69%, langfristig bei einem Nachbeobachtungszeitraum von 12 Monaten bei 52% (25 von 48 Männern). Limitiert werden die Ergebnisse durch einen bestehenden diskreten arteriellen Cofaktor und durch nicht ausreichende Unterbrechung des venösen Abflusses.

Schlußfolgerung

Aus diesen Gründen empfehlen wir 1. keine reinen venenchirurgischen Maßnahmen bei arteriellem Cofaktor und 2. eine bessere Selektion derartiger Patienten zur frühzeitigen Arterialisierung.

Literatur

1. Weidner W, Krause W, Kauß EL (Hrsg) (1988) Erektionsstörungen, Organbefund und Psychodynamik. Karger, Basel Livingstone Edinburgh

Prof. Dr. W. Weidner
Urologische Klinik
Klinikstr. 29
D-6300 Gießen

Spongiosographie - Ein neues Untersuchungsverfahren in der operativen Andrologie

R. Beckert, P. Gilbert und R. A. Pust

Zusammenfassung

1. Bei 30 männlichen Patienten mit Harnröhrenstriktur und 12 Patienten mit persistierender erektiler Dysfunktion (ED) nach dorsaler Penisvenenligatur (DPVL) wurde eine *Spongiosographie* durchgeführt.

2. Die Spongiosographie erwies sich als hilfreiches radiologisches Verfahren neben der Urethrographie in der Diagnostik der Harnröhrenstriktur. Die Prognose nach einer Urethrotomie und die Wahl der geeigneten Operationsmethode, z. B. Urethrotomie oder offene Harnröhrenoperation, wird erleichtert.

3. Die Spongiosographie ist als zusätzliches radiologisches Verfahren hilfreich in der Diagnostik bei Patienten mit persistierender ED nach DPVL. Sie erlaubt vor einer Re-DPVL in Ergänzung zu einer Re-Cavernosographie zur Operationsplanung eine genauere Lokalisation der Venae circumflexae und ektoper Venen.

Problemstellung

1. Die konventionelle Urethrographie erlaubt die Diagnose einer Harnröhrenstriktur und zeigt die Lokalisation der Striktur. Die Schädigung des spongiösen Gewebes kann hierbei nicht beurteilt werden.

2. Bei persistierender ED aufgrund venöser Insuffizienz nach erfolgter DPVL ist eine Re-Cavernosographie unbedingt erforderlich zum Nachweis der pathologischen Drainage. Die Cavernosographie erlaubt jedoch nicht immer eine genaue Lokalisation ektoper und circumflexer Venen.

Material und Methode

1. Bei 12 Patienten mit persistierender ED nach DPVL und 30 männlichen Patienten mit Harnröhrenstriktur erfolgte eine Spongiosographie, d. h. die Darstellung des Corpus spongiosum der Harnröhre mit Kontrastmittel.

2. Unter sterilen Bedingungen wird auf der Ventralseite des Penis eine 22 G Nadel neben dem Frenulum in das Corpus spongiosum eingebracht. Unter Monitorkontrolle werden 10–30 ccm Kontrastmittel (Iopromid-300 bzw. 370 mg I/ml - Ultravist - Schering AG, Berlin, Bergkamen) injiziert. Nach Entfernung der Nadel wird zur Verhinderung einer möglichen Nachblutung die Glans penis ca. 2 Minuten komprimiert.

Ergebnisse

1. 20 Spongiosographien bei Harnröhrenstriktur und 12 Spongiosographien bei persistierender ED nach DPVL konnten ausgewertet werden.

2. Eine Aussage über die Schädigung des spongiösen Gewebes bei Harnröhrenstriktur ist aufgrund des Kontrastmittelabbruches oder Kontrastmittelflusses im Corpus spongiosum in allen Fällen möglich.

3. Bei persistierender ED nach DPVL kann mit der Spongiosographie in allen Fällen eine genauere Lokalisation der Venae circumflexae und ektoper Venen erfolgen.

Diskussion

1. Bei Harnröhrenstrikturen besteht eine Rezidivgefahr von 20%. Wenn eine Schädigung des spongiösen Gewebes mit völliger Vernarbung vorliegt, erscheint eine mehrmalige Urethrotomie jedoch weniger sinnvoll, da in diesen Fällen die Rezidivgefahr erhöht ist.

Die Spongiosographie erlaubt im Gegensatz zur konventionellen Urethrographie eine Aussage über das Ausmaß der Zerstörung des spongiösen Gewebes. Eine Prognose bezüglich eines Rezidivs erscheint somit leichter möglich, und die Wahl des geeigneten Operationsverfahrens wird erleichtert.

2. Nach einer tiefen dorsalen Penisvenenligatur zur operativen Behandlung der erektilen Dysfunktion kommt es in ca. 20-30% der Fälle zu einer Persistenz oder einem Rezidiv des sog. „venösen Lecks“. Bei einer Re-DPVL genügt nicht allein die Cavernosographie zum Nachweis der pathologischen venösen Drainage, da hier häufig ektope Venen oder Venae circumflexae nicht zur Darstellung kommen oder der genaue Ursprung nicht lokalisiert werden kann.

Die Spongiosographie ermöglicht in diesen Fällen eine genauere Lokalisation und damit eine bessere Operationsplanung.

Schlußfolgerung

Die *Spongiosographie* zeigt bei *Harnröhrenstrikturen* das Ausmaß der Schädigung des spongiösen Gewebes. Eine bessere Prognose und die Wahl des geeigneten Operationsverfahrens wird somit ermöglicht. Bei persistierender *ED* nach DPVL erlaubt die Spongiosographie eine genauere Lokalisation ektoper Venen und der Venae circumflexae, die in einer Cavernosographie übersehen werden können.

Literatur

1. Asklin B, Nilsson A, Pettasson S (1984) Functional evaluation of anterior urethral strictures with combined antegrade and retrograde urethrography. Scand J Urol Nephrol 18 (1): 1-7
2. Porst H (1987) Dynamische Cavernosographie und artifizielle Erektion. Erektile Impotenz. Enke, Stuttgart
3. Reiss H (1987) The role of spongiosography in study of penile veins. Urology 29 (2): 146-149

Dr. R. Beckert
Urologische Abteilung
Bundeswehrkrankenhaus Ulm
Oberer Eselsberg 40
D-7900 Ulm

Ergebnisse der perkutanen Verödungsbehandlung bei Varikozelen sowie Auswertung und Deutung der hierbei angefertigten Phlebogramme

H. U. Braedel und J. Steffens

In Europa hat sich seit 1980 zur nichtoperativen Behandlung der idiopathischen Varicocele die perkutane, transfemorale Sklerotherapie als komplikationsarmes, effektives und ambulant durchführbares Verfahren erwiesen.

Ziel der vorgestellten Arbeit ist es, Vorgehen und Ergebnisse des von uns angewandten Sklerosierungsverfahrens zu schildern und insbesondere die phlebographisch dargestellten anatomischen Verhältnisse mit der Ontogenese des entsprechenden Venensystems zu erklären.

Material und Methodik

Von 10/83 bis 9/88 wurden 279 Patienten im Alter von 9-39 Jahren behandelt. In Lokalanästhesie wurde über die V. femoralis ein individuell vorbereiteter Spermatica-Katheter in die linke Spermatica-Vene bis in Höhe L3/4 eingeführt, nachdem zuvor eine Preßphlebographie durchgeführt wurde. Stellte sich hierbei ein suffizienter Klappenapparat, aber nicht die V. spermatica dar, wurde der Katheter in das intrarenale Venensystem vorgeschoben und

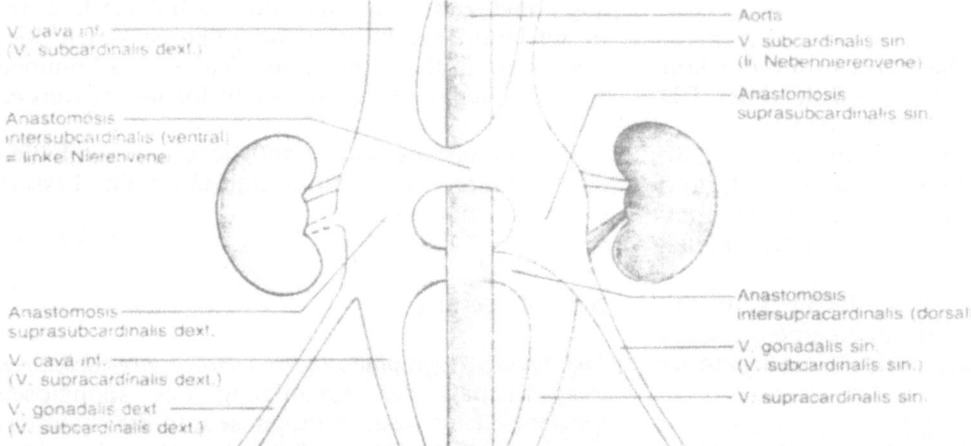

Abb. 1

erneut eine Preßphlebographie vorgenommen. Zeigte sich ein Blutreflux über eine Kollaterale, wurde diese, wenn möglich sondiert, andernfalls wurde versucht, die suffiziente Klappe der V. spermatica zu überwinden und den Katheter in die genannte Position zu bringen. Injiziert wurden 1-3 ml Varicocid 5% unter Valsalva-Bedingungen, in Kopfhochlagerung und in sog. Air-bloc-Technik.

Ergebnisse

Bei 222 Patienten (79,6%) war eine Sklerotherapie problemlos durchführbar, während sie in 36 (12,9%) Fällen wegen atypischer Anastomosen nicht möglich war. Bei 21 (7,5%) Fällen konnte ein klinisch erhobener Rezidiv-Verdacht phlebographisch nicht bestätigt werden, so daß keine Verödung erfolgen konnte. Lediglich bei 115 der 279 (41,2%) Patienten fanden sich vor der Verödung phlebographisch keine Kollateral-Kreisläufe.

Diskussion

Das überwiegende Auftreten einer Varicocele auf der linken Seite ist u. E. Folge der Ontogenese, insbesondere der Rückbildung der linken Supracardinalvene, bei deren Persistieren es zur Ausbildung der linken V. cava inferior kommt (Abb. 1).

Durch die Rückbildung der V. supracardinalis entfällt die Sogwirkung, welche in der rechten Testicularvene bei direkter Einmündung in die V. cava wirksam werden kann. Durch das Fehlen der Sogwirkung einer linksseitigen V. cava inferior (V. supracardinalis) einerseits und beginnende Druckerhöhung im verbleibenden Cardinalvenensystem andererseits, welche nur über die quer verlaufende Anastomosis intersubcardinalis (= präaortale linke Nierenvene) cranialwärts ableiten kann, werden erstens der antegrade Abfluß des venösen Blutes und damit die Rückbildung des primären Cardinalvenensystems und ihrer Anastomosen untereinander behindert sowie zweitens der retrograde kaudalwärts gerichtete Blutstrom als zusätzliche Abflußbahn induziert und der Grundstock zur Ausbildung der Varicocele gelegt.

Schlußfolgerung

Störungen in der Rückbildung des Cardinalvenensystems der linken Seite (Ontogenese) bei Obliteration der linken Supracardinalvene im Zuge der Ausbildung des bleibenden Venensystems bilden wahrscheinlich die Grundlage der idiopathischen Varicocele links und erklären die hierbei gefundenen anatomischen und hämodynamischen Verhältnisse.

Prof. Dr. H. U. Braedel
Leiter der Röntgenabteilung der
Urologischen und HNO-Klinik der
Universität des Saarlandes
D-6650 Homburg/Saar

Die antegrade Sklerosierung der Vena spermatica zur Therapie der Varikozele: Eine randomisierte, kontrollierte prospektive Studie

R. Tauber, P. Weizert, K. J. Pfeiffer und R. Huber

Problemstellung

Die retrograde Sklerosierung ist eines der am häufigsten angewandten Verfahren zur Therapie der Varikozele. Unter dem Eingriff stellt sich aber in 25-30% [1] heraus, daß aufgrund unpassierbarer Venenklappen oder weitreichender Verästelungen der V. spermatica eine wirksame Sklerosierung der Varikozele nicht möglich ist und stattdessen die V. spermatica unterbunden werden muß. Aber auch nach zunächst scheinbar gelungener retrograder Sklerosierung treten bis zu 30% Rezidive auf oder die Varikozelen persistieren [2]. Seit 1983 haben wir ca. 1600 retrograde Sklerosierungen durchgeführt. Seit 1 Jahr (1987) führen wir zur Therapie der Varikozele alternativ zur retrograden auch die antegrade Sklerosierung der refluxiven V. spermatica durch, wobei wir einen skrotalen Zugang wählen. Die einfache Durchführbarkeit und die Verläßlichkeit der antegraden Sklerosierung veranlaßte uns, nach 120 erfolgreichen derartigen Eingriffen in einer prospektiven, kontrollierten, randomisierten Studie die Behandlungserfolge beider Methoden miteinander zu vergleichen.

Material und Methoden

Insgesamt wurden 65 Varikozelen verödet, 34 Varikozelen retrograd, 31 Varikozelen antegrad (Tabelle 1).

Tabelle 1. Patientengut n = 65. Verteilung des präoperativen Grades der Varikozelen

Varikozele Grad	Retrograde Sklerosierung			Antegrade Sklerosierung		
	re	li	gesamt	re	li	gesamt
II	11	9	20	10	6	16
III	2	12	14	0	15	15
Gesamt	13	21	34	10	21	31

Retrograde Sklerosierung (Abb. 1)

Linksseitig wird ein Kobra-Katheter transfemoral über die V. cava bis in die V. spermatica unter Durchleuchtungskontrolle und gleichzeitiger Injektion eines nichtjonischen Röntgenkontrastmittels vorgeschoben. Rechtsseitig wird ein Side-winder-Katheter verwendet. In die refluxive V. spermatica werden 2-3 ml Varicocid (Natriummorrhuat + Benzylalkohol) injiziert. Die Operationszeit beträgt bei einseitiger Varikozele ca. 15 Min., bei doppelseitiger Varikozele ca. 20 Min.

Strahlenbelastung: Bleiabdeckung der Hoden, deshalb nur geringe, zu vernachlässigende Strahlenbelastung der Gonaden. Flächendosisprodukt: (Abdomen nicht abgedeckt) 247 R/cm^2 Durchleuchtungszeit 4 Min. Materialkosten ca. DM 170,- (Führungsdraht, Katheter, Abdeckungsmaterial, Kontrastmittel, Varicocid etc.)

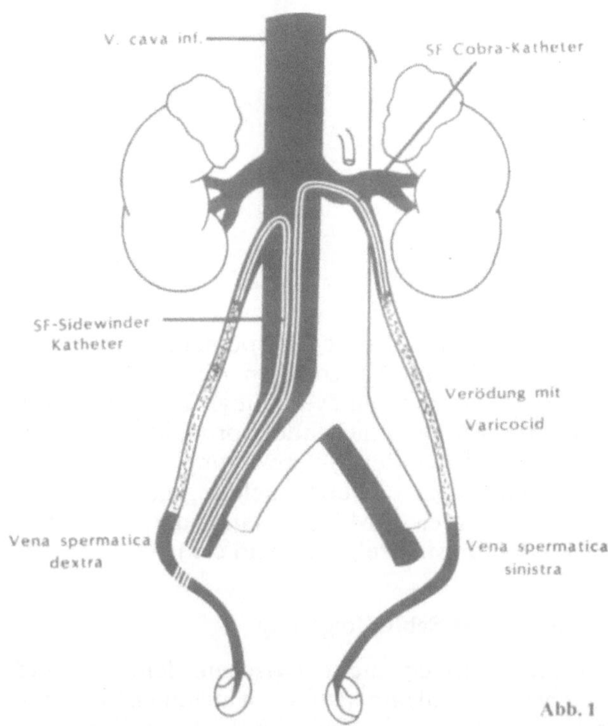

Abb. 1

Antegrade Sklerosierung (Abb. 2)

In Lokalanästhesie (15-20 ml 1% Scandicain) 1,5 cm lange Inzision im Bereich der Skrotalwurzel und Anschlingen des Funiculus spermaticus, Freipräparieren einer oder zweier Venen des Plexus pampiniformis, distales Unterbinden der freipräparierten Vene(n), Inzision der Vene proximal der Unterbindung, Einführung und Einknoten einer Abbocath-Kanüle ohne Punktionsnadel (Abbocath-T, 20 G, Fa. Abbott). Injektion von 2-5 ml eines nichtjonischen Kontrastmittels, Beobachtung derAbflußrichtung des Kontrastmittels unter Bildwandlerkontrolle, evtl. Röntgendokumentation.

Cave! Fließt das Kontrastmittel nicht anatomiegerecht links in die V. renalis, rechts in die V. cava ab, wird nicht verödet.

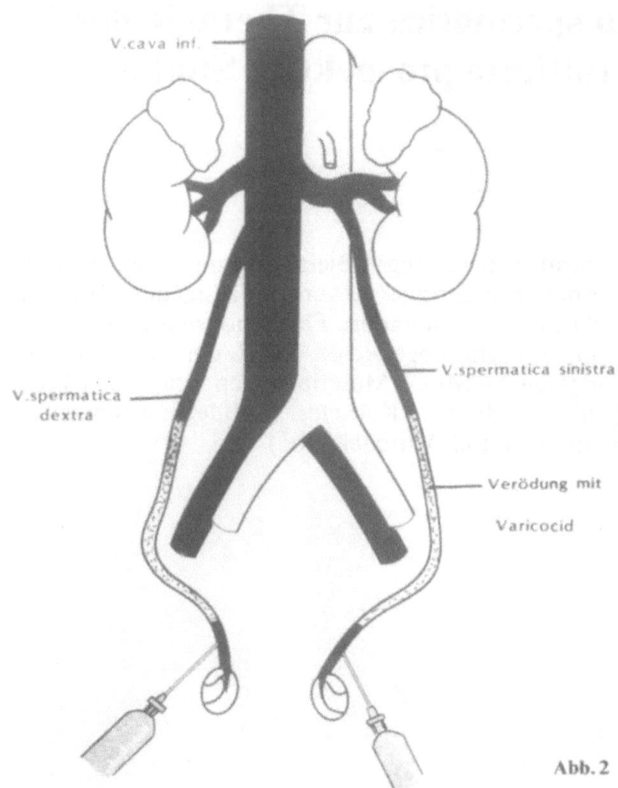

Abb. 2

Verödung der refluxiven V. spermatica durch Injektion von 2-3 ml Varicocid in Air-Block-Technik unter Valsalva-Preßmanöver. Eingriffsdauer 6 Min. Strahlenbelastung: Flächendosisprodukt $^2/_3$-$^1/_2$ der Dosis der retrograden Sklerosierung, aber Hoden nicht abdeckbar. Durchleuchtungsdauer < 3 sec. Materialkosten ca. DM 54,- (Nahtmaterial, nichtjonischen Kontrastmittel, Varicocid etc.).

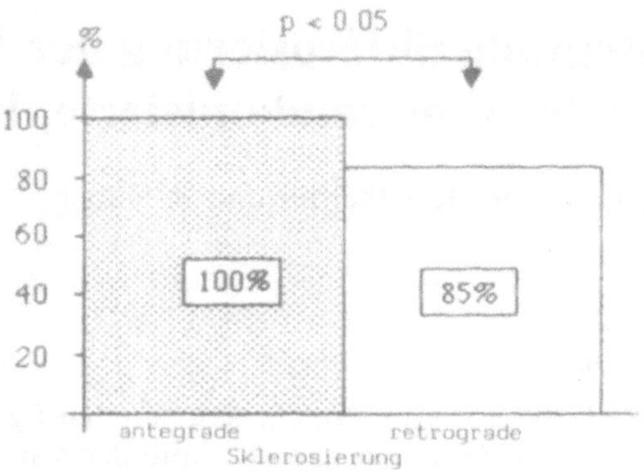

1. Verödung technisch durchführbar

Antegrade Sklerosierung
Eine Verödung war technisch *immer* durchführbar

Retrograde Sklerosierung
Bei 5 der 34 Patienten war eine Verödung technisch *nicht* durchführbar.

Diese 5 Patienten wurden stattdessen alternativ mit Erfolg antegrad sklerosiert.

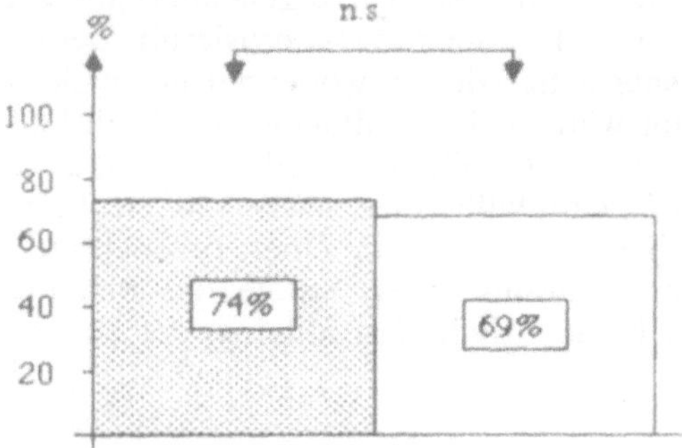

2. Therapieerfolg

Persistenz der Varikozele: 6 Wochen nach antegrader Sklerosierung waren 26%, nach retrograder Sklerosierung 31% der Varikozelen bidirektional dopplersonographisch nachweisbar.

In keinem Fall Nachweis einer Verschlechterung des Ausgangsbefundes.

Diskussion und Schlußfolgerung

Varikozelen treten meist zwischen dem 15. und 25. Lebensjahr auf, am häufigsten im linken Skrotum. Bei Beschwerden und Infertilität ist eine Therapie notwendig. Derzeit ist die retrograde Sklerosierung der V. spermatica das gebräuchlichste Therapieverfahren. Technisch ist der Eingriff jedoch, z. B. wegen unpassierbarer Venenklappen nicht immer durchführbar. Die Versagerquote beträgt bis zu 30% [1]. In unserer Studie mußte die retrograde Sklerosierung nur in 15% abgebrochen werden, wobei aber zu berücksichtigen ist, daß nur ausgeprägte Varikozelen der Grade II und III behandelt wurden.

Die antegrade Sklerosierung war hingegen bei einfacher Handhabung, kürzerer Operationszeit, geringerer Strahlenbelastung und niedrigeren Materialkosten in allen Fällen technisch durchführbar, auch dann, wenn sie im Anschluß an einen technisch mißglückten retrograden Sklerosierungsversuch angeschlossen wurde. Auch der Therapieerfolg, 6 Wochen nach dem Eingriff, scheint für die antegrade Sklerosierung zu sprechen. 74% der antegrad sklerosierten Varikozelen waren nicht mehr nachweisbar gegenüber 69% der retrograd sklerosierten Varikozelen. Die antegrade Sklerosierung kann von jedem Urologen durchgeführt werden, die retrograde Sklerosierung hingegen erfordert die Zusammenarbeit mit einem Röntgenologen. Gelingt bei wenig ausgeprägten Varikozelen, z. B. Grad 0 oder Grad I, die antegrade Verödung nicht, so kann wie bei der Kocher'schen Operation lokal die Unterbindung der Venen erfolgen.

Literatur

1. Porst H et al. (1983) Therapiewoche 33: 3892-3894
2. Rassweiler J et al. (1986) Akt Uro 17: 124-128

Prof. Dr. R. Tauber
Urologische Abteilung, Allgemeines Krankenhaus Barmbek, Rübenkamp 148, D-2000 Hamburg 60

Arteriovenöse Fisteln als Komplikation des perkutanen Eingriffs an der Niere

W. Kramer, D. Liermann, W. W. Meyer, J. Kollath und D. Jonas

Problem

Der perkutane Eingriff an der Niere ist integraler Bestandteil des operativen Repertoires der Urologie. Zusammen mit der ESWL haben seine Komplikationsarmut sowie das geringe resultierende Trauma für das Organ und den Patienten zu einem Rückgang der offenen Nierenoperationen geführt. Dennoch wurden vereinzelt schwere Komplikationen perkutaner Nierenoperationen berichtet [1-5].

Retrospektiv wurden anhand des eigenen Krankengutes die Inzidenz, Ursache, Diagnostik und Therapie arteriovenöser Fisteln (AV-Fisteln) der Niere nach perkutaner Nephrostomie (PCN) und perkutaner Nephrolitholapaxie (PNL) untersucht.

Material und Methode

Vom 1. Januar 1987 bis zum 31. August 1988 wurden in der Urologischen Abteilung der Universitätsklinik Frankfurt a. M. 206 Nieren perkutan mit 7 oder 8 Charr. messenden Kathetern nephrostomiert; im gleichen Zeitraum wurde bei 106 Patienten mit Urolithiasis eine perkutane Nephrolitholapaxie durchgeführt. Bei 4 Patienten (1 × PCN; 3 × PNL) mit den Symptomen einer protrahierten Hämaturie und/oder Hb-Abfall wurde angiographisch (digitale Subtraktionsanalyse) die Verdachtsdiagnose einer iatrogenen AV-Fistel bestätigt.

Der Verschluß der AV-Fistel gelang in gleicher Sitzung durch selektive Embolisation mittels Gianturco-Spiralen. Eine offene Operation war nicht erforderlich; bei einem Patienten mußten bei der angiographischen Kontrolle 24 Stunden später Kollateralgefäße embolisiert werden.

Die Lage des Punktionskanals durch die Niere wurde anhand vorliegender Röntgendarstellungen sowie der Angiographiebilder beurteilt.

Ergebnisse und Diskussion

AV-Fisteln der Niere nach perkutanen Eingriffen sind selten. Ihre Inzidenz wird mit 0,4–3% beschrieben [1-4]. Kleinere AV-Fisteln können sich spontan verschließen [4].

Beim Anfänger, der die Technik der perkutanen Nierenpunktion erlernt, ist die Inzidenz bis zu sechsmal höher [4] als jenseits der 20. Punktion. In rund 50% ist der anatomisch falsche Zugang Ursache für die intrarenale Gefäßläsion [4]. Auch in unseren Händen ist die Inzidenz von 4 therapiebedürftigen AV-Fisteln bei 312 Eingriffen (1,3%) als Komplikation der perkutanen Nierenchirurgie selten; meist trat die AV-Fistel nach einer perkutanen Litholapa-

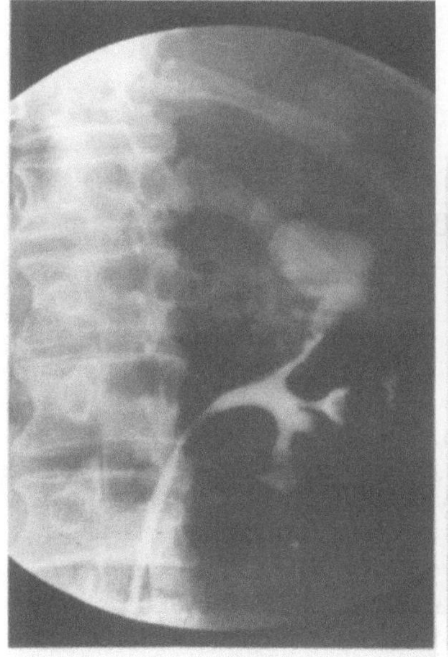

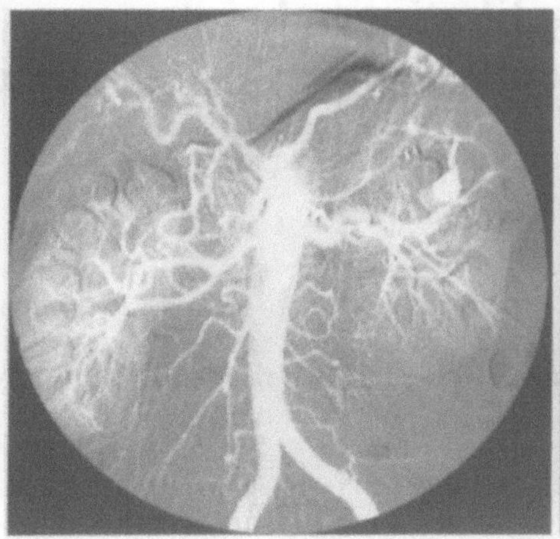

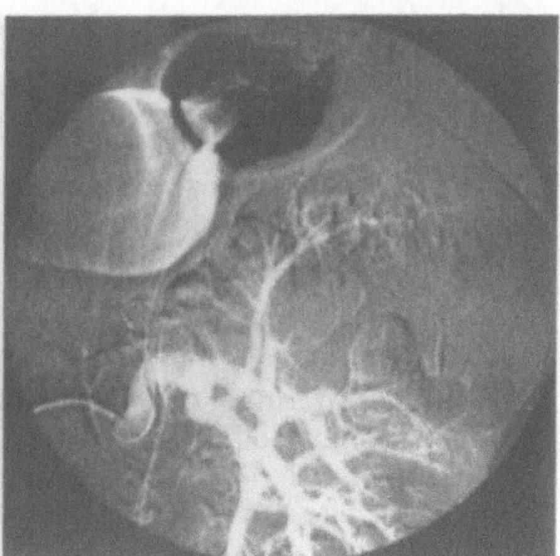

Abb. 1. a Patient M. A., 52 Jahre; PNL oberer Kelchsteine links, **b** AV-Fistel der linken Niere, **c** nach Embolisation

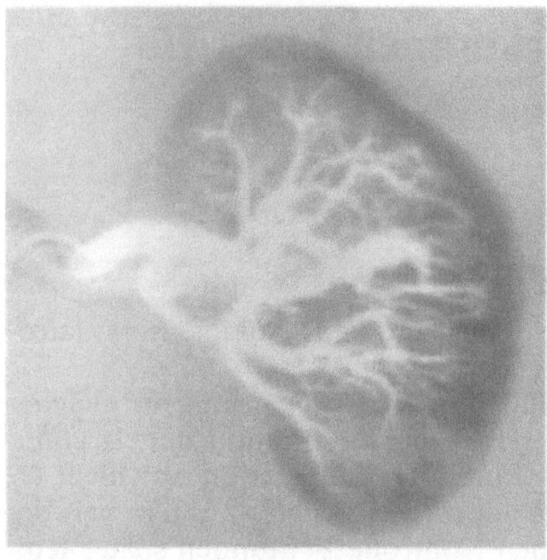

a

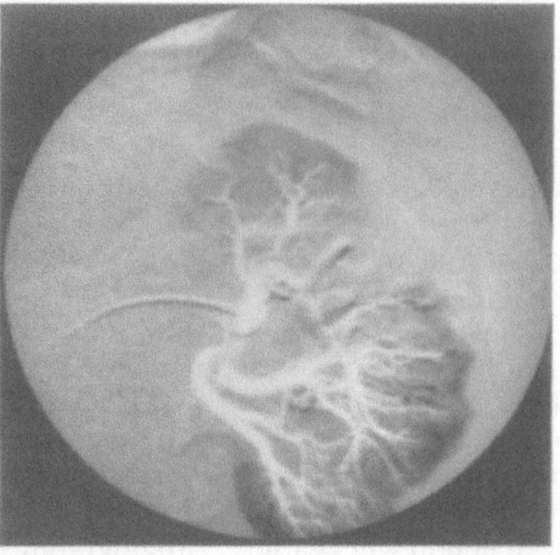

b

Abb. 2. a Patient H. K., 50 Jahre; AV-Fistel nach PNL links, **b** nach Embolisation

xie auf, einem Eingriff, der im Vergleich zur PCN mit einer vermehrten Traumatisierung der Niere verbunden sein kann (Abb. 1 a–c, 2 a, b). In 3 von 4 Fällen mag die anatomisch suboptimale Lage des Punktionskanals zur Genese der AV-Fistel beigetragen haben.

Die aufgrund einer protrahierten Hämaturie und/oder Hb-Abfall veranlaßte selektive Angiographie (DSA) gestattete neben der Visualisation der arteriovenösen Fistel deren erfolgreiche selektive Embolisation mit Gianturco-Spiralen. Bei einem Patienten erforderten die bei der 24 Stunden später durchgeführten Kontroll-DSA dargestellten Kollateralen eine weitere Embolisation. Eine offene operative Revision war nicht nötig und gilt als extrem selten [3].

Arteriovenöse Fisteln als Komplikation des perkutanen Eingriffs an der Niere

- sind selten
- lassen sich durch Wahl eines dorsolateralen statt dorsalen Zugangs zur Niere in ihrer avaskulären Zone transpapillär, parallel zu den Aa. interlobares und interlobulares weitgehend vermeiden
- und können nach selektiver angiographischer Visualisation und Embolisation aufgrund neuer Kollateralen eine weitere Embolisation erfordern.

Literatur

1. Clayman RV, Surya V, Hunter DW, Castaneda-Zuniga WR, Miller RP, Coleman C, Amplatz K, Lange PH (1984) J Urol 132: 228–231
2. Cope C, Zeit RM (1982) Am J R 139: 255–261
3. Dunnick NR, Carson CC, Braun SD, Miller GA, Cohan R, Degesys GE, Illescas FF, Newman GE, Weinerth JL (1985) Radiology 157: 51–55
4. Lang EK (1987) Radiology 162: 25–30
5. Lingeman JE (1987) World J Urol 5 (4): 229–236

Dr. W. Kramer
Urologische Abteilung, ZChir
Klinikum der Johann Wolfgang Goethe-Universität
Theodor-Stern-Kai 7
D-6000 Frankfurt 70

Gefäßchirurgische Komplikationen bei der Salvage-Lymphadenektomie fortgeschrittener Hodentumoren

M. Wiesel, M. Beer, G. Staehler, L. Lauterjung und H. Berger

Bei fortgeschrittenen Hodentumoren der Stadien II c–IV stellt die induktive Chemotherapie mit operativer Entfernung des Residualtumors die Standardbehandlung dar. Tumorinfiltration und Ummauerung von Gefäßen sowie durch Polychemotherapie induzierte Fibrosierung führten intraoperativ nicht selten zu Gefäßläsionen, die rekonstruktive Eingriffe erforderten.

Bei 68 Patienten, die in den Jahren 1978–1988 einer Salvage-RLA unterzogen wurden, erfolgte eine retrospektive Analyse der vaskulären Komplikationen.

Kleinere Gefäßverletzungen an Aorta und Vena cava konnten meist durch primäre Gefäßnaht versorgt werden. Bei 19 (26%) von 68 Patienten kam es zu gravierenden vaskulären Komplikationen, wobei

Tabelle 1. Ergebnisse I. Gravierende vaskuläre Komplikationen

4 × Aortenein- bzw. Abriß
1 × Kompletter Verschluß der Vena cava
2 × Cavaeinriß
1 × Postoperative Nierenarterienthrombose
11 × Nierenstielgefäßläsion
7 × Vena renalis-Läsion
4 × Arteria renalis-Läsion

Tabelle 2. Ergebnisse II. Therapie vaskulärer Komplikationen

Synthetischer Gefäßersatz (8/68)
4 × Aorteninterponat
1 × mit Neueinpflanzung der A. renalis
2 × Cavainterponat
1 × Nierenarterienthrombektomie mit Dacronstreifenerweiterungsplastik
1 × Cavathrombektomie mit partiellem Venenwandersatz
Nierenstielgefäßläsionen (11/68)
9 × Nephrektomie
1 × Partielle Resektion der V. renalis
1 × Aortale Neuimplantation der Nierenarterie

Nierenstielgefäßläsionen mit 16% am häufigsten auftraten (Tabelle 1).

Bei Verletzungen des Nierengefäßstieles standen Läsionen der Vena renalis bei insgesamt 7 Patienten gegenüber 4 Patienten mit Verletzung der Arteria renalis im Vordergrund. Die Therapie dieser gravierenden Gefäßverletzungen machte in 8 Fällen einen synthetischen Gefäßersatz notwendig (Tabelle 2).

Die bei 11 Patienten aufgetretene Nierenstielgefäßläsion konnte nur in 2 Fällen erfolgreich durch Gefäßrekonstruktion korrigiert werden. Bei 9 Patienten war die Gefäßläsion nur durch Organentfernung (Nephrektomie) zu versorgen.

Die peri- und postoperative Mortalität betrug 0%. Bei 2 Patienten kam es 3 bzw. 5 Monate nach Salvage-RLA zu einer vollständigen Thrombosierung des Cavainterponates, was jedoch ohne klinische Konsequenz blieb.

Andere prothesenspezifische Komplikationen wie Thromboembolieverschluß infolge Intimadissektion, Infektionen sowie partieller bzw. totaler Nahtausriß sahen wir in unserem Krankengut nicht.

Die Salvage-RLA verlangt in Abwandlung von der standardisierten gefäßchirurgischen Operationstechnik oftmals spezielle Variationen. Das Risiko vaskulärer Komplikationen ist beträchtlich höher einzuschätzen als nach primärer uni- oder bilateraler Lymphadenektomie. Patienten mit Gefäßrekonstruktionen, speziell solche mit Gefäßersatz, bedürfen einer gezielten Nachsorge.

Bei einem durchschnittlichen Beobachtungszeitraum von 34 Monaten beträgt die Rezidivfreiheit des Gesamtkollektivs 75%. Dies rechtfertigt trotz der hohen Komplikationsrate den Einsatz der Salvage-RLA im Behandlungskonzept fortgeschrittener Hodentumoren.

Literatur beim Verfasser

Dr. M. Wiesel
Urologische Klinik der Ludwig Maximilians-Universität
Klinikum Großhadern
Marchioninistr. 10
D-8000 München 70

Obstruktive Uropathie bei infrarenalem Aortenaneurysma

M. Schaefer, P. Brühl und L. Orellano

Zusammenfassung

Nach aortenchirurgischem Eingriff und späterer Diureseeinschränkung bzw. Anurie muß an die Möglichkeit der bilateralen Ureterkompression als Spätkomplikation durch ein Aneurysma gedacht werden. Klinik, Diagnostik und Therapie werden anhand einer Kasuistik dargestellt.

Einleitung

Für die postrenale, supravesikal bedingte Anurie kommen endo- und periureterale Obstruktionen sowie Ureterverletzungen in Frage. Am häufigsten führt bei funktioneller oder echter Einzelniere der unilaterale Ureterprozeß zur Anurie. Bilaterale Ureterobstruktionen sind seltener zu beobachten.

Wir beobachteten ein akutes Nierenversagen bei falschem infrarenalem Aneurysma.

Kasuistik

64-jähriger Patient mit generalisierter Gefäßsklerose; 1974 Endarteriektomie mit Patch-Erweiterungsplastik wegen einer umschriebenen Stenose der linken A. iliaca communis; seitdem regelmäßige Marcumareinnahme. 1987 zunehmende Obstipation und abdominelle Beschwerden; Coloskopie und Kolon-Kontrast-Aufnahmen in einem auswärtigen Krankenhaus zeigten eine intakte Darmschleimhaut. Es bestand der Eindruck einer Impression des colon descendens und des Sigmas. Kurze Zeit danach akuter Hämoglobin-Abfall mit erforderlicher Transfusion. Wegen ansteigender Kreatininwerte und Diureseeinschränkung erfolgte die Verlegung zur Dialysebehandlung. Hier konnte ein Tumor im mittleren und rechten Unterbauch palpiert werden. Bei der rektal-digitalen Untersuchung erschien die Rektumschleimhaut glatt, das Rektum von außen komprimiert. Eine zunehmende Umfangsvermehrung der rechten unteren Extremität ergab den Verdacht auf eine venöse Abflußbehinderung. Hämoglobin 7,9 g%, Leukozyten 19300, Kreatinin 12,2 mg%, Harnstoff 200 mg%, Quick-Wert 46% (nach fünftägiger Marcumarpause). Zum Ausschluß eines postrenalen Nierenversagens Vorstellung in unserer Klinik. Nephrosonographie: beidseitige Harnstauung Grad I–II (Emmett). Zystoskopie: Impression des Blasendaches, Verdacht auf einen großen supravesikalen Tumor. Computertomographie: großes infrarenales Aortenaneurysma mit Kompression beider Ureteren. Die Angiographie bestätigte die Diagnose.

Therapie

Notfallmäßige perkutane Nephropyelostomie rechts. Nach Abfall des Kreatinins auf 2,5 mg% Freilegung des Aneurysmas. Dabei zeigte sich ein großer bifurkaler Prozeß, der die ganze Aorta umschloß und ein gemustertes, zwiebelschalenartiges Wandhämatom aufwies. Nach Resektion und Interposition einer Gefäßprothese normalisierten sich die harnpflichtigen Substanzen. Sonographisch waren dann beide Nierenbeckenkelchsysteme entstaut, die postoperative angiographische Kontrolluntersuchung zeigt einen regelrechten Befund.

Diskussion

Über eine Ureterobstruktion beim Aortenaneurysma und als Spätkomplikation nach gefäßchirurgischen Eingriffen an Aorta und A. iliaca wurde mehrfach berichtet.

Aortenaneurysmen müssen bei der heutigen höheren Lebenserwartung mit entsprechend höherer Inzidenz differentialdiagnostisch bei an- oder oligurischen Patienten in Erwägung gezogen werden. Die heute häufiger durchgeführten gefäßchirurgischen Eingriffe können als Komplikation falsche Aneurysmen zur Folge haben.

Einige Autoren machen dabei weniger die Kompression, als das Auftreten der retroperitonealen perianeurysmalen Fibrose für eine folgende Ureterobstruktion verantwortlich.

Histologisch fanden sich fibrosierende Prozesse periureteral und perianeurysmal. Es wird angenommen, daß nach operativen Maßnahmen die perianeurysmale Fibrose durch geringe Mengen austretenden Blutes induziert wird.

In vorliegendem Fall lag der primäre gefäßchirurgische Eingriff bereits 13 Jahre zurück, die Harnabflußverhältnisse waren bis zum akuten Ereignis ungestört. Eine retroperitoneale Fibrose als Ursache der Obstruktion ist demnach auszuschließen. Das falsche Aneurysma war durch partielle Nahtdehiscenz der Patch-Erweiterungsplastik entstanden. Es kam offensichtlich zu wiederholten Einblutungen in das kleine Becken. Dabei wurden die Einblutungen in die Aneurysmawand durch die Markumarisierung unterstützt. Diese Annahme wird durch das schalenförmig konfigurierte Hämatom im resezierten Gefäßprozeß bestätigt. Auch wenn dieser durch die laufende Medikation unterhalten wurde, so darf jedoch insbesondere bei Thrombo-Emboliegefährdung auf eine indizierte Prophylaxe nicht verzichtet werden. Auch unabhängig davon kann es zu Spätkomplikationen eines gefäßchirurgischen Eingriffs mit folgender Ureterkompression kommen. Eine aktuelle urologische Komplikation wie die Oligo-Anurie erfordert immer die gezielte problemorientierte Anamneseerhebung. Das „daran denken“ erleichtert die Diagnose und Therapieplanung.

Literatur

1. Bergqvist D, Takolander R (1983) Ureteral obstruction as a complication in aorto-iliac reconstructive surgery. Scand J Urol Nephrol 17: 391–393
2. Bouterie RL, Harbach LB (1979) Ureteral obstruction after aorto-femoral bypass surgery. Urology 14: 273–275
3. Brühl P (1987) Obstruktive Nierenerkrankungen. Therapie-Handbuch, 2. Aufl. Urban & Schwarzenberg, München Wien Baltimore, S 501–506
4. Fourcroy JL, Azoury B, Miller HC (1980) Bilateral ureteral obstruction as a complication of vascular graft surgery. Urology 15: 556–558
5. O'Reilly PH (1986) Complications of aortic surgery: ureteric obstruction in obstructive uropathy. In: O'Reilly PH (ed) Springer, Berlin Heidelberg New York Tokyo, p 161
6. Sant GR, Heaney JA, Parkhurst EC, Blaivas JG (1983) Obstructive uropathy – a potentially serious complication of reconstructive vascular surgery. J Urol 129: 16–21

Dr. M. Schaefer
Urologische Klinik der Universität Bonn
Sigmund-Freud-Str. 25
D-5300 Bonn 1

Postersitzung 2: Gefäßchirurgie

Chirurgie des Vaisseaux

J. M. Dubernard

Beitrag nicht eingereicht

Operationsstrategien beim Nierenkarzinom mit Tumorthrombus der Vena cava („Cavazapfen")

G. Staehler, B. Liedl und H. Denecke

Beitrag nicht eingereicht

Klinische Wertigkeit der NMR-Tomographie in der Therapieplanung des Vena-cava-Zapfens

B. Liedl, H. Schmidt, B. Mayr, M. Beer und G. Staehler

Problemstellung

Einer exakten präoperativen Darstellung der Ausbreitung eines Tumorthrombus in der Vena cava kommt große Bedeutung zu, da die Größe des Zapfens und seine Ausdehnung nach kranial Einfluß auf die zu wählende Operationstechnik und mögliche intra- und postoperative Komplikationen hat [2]. Untersucht wurden die Möglichkeiten der NMR-Tomographie in der Diagnostik von Venenzapfen beim Nierenkarzinom.

Methode und Krankengut

NMR-Tomographien von operativ behandelten Patienten mit größeren Nierentumoren (T-Stadium ≥ 2) wurden einem erfahrenen Radiologen vorgelegt. Anhand eines Fragebogens sollte unabhängig von Vorbefunden beurteilt werden, ob ein Nierenvenenzapfen (V_1) und/oder ein Vena-cava-Zapfen (V_2) vorliegt. Die Größe des Zapfens und dessen Lagebeziehung zu Leber und Herzvorhof waren anzugeben. Diese Befunde wurden sodann mit intraoperativen und pathologischen Befunden korreliert:

Von den 28 untersuchten Patienten, die von September 1983 bis August 1988 einer Tumornephrektomie, ggf. mit Cavazapfenausräumung, unterzogen wurden, wiesen 6 Kranke einen Tumorzapfen in der V. renalis, 10 Kranke einen Tumorzapfen in der Vena cava auf: 1mal reichte der Zapfen bis in den rechten Vorhof (Stadium IV), 5mal bis in Höhe der Lebervenen (Stadium III), und bei weiteren 4 Kranken lagen kleinere Zapfen unterhalb der Einmündung der Lebervenen vor (Stadium I und II).

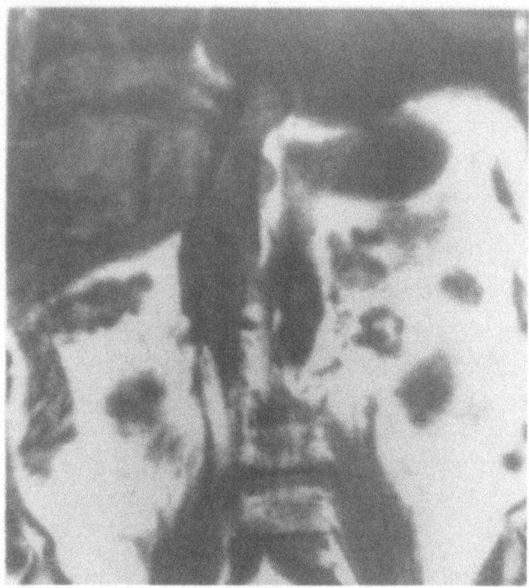

Abb. 1. NMR-Tomogramm eines bis in den Herzvorhof reichenden Cavazapfens

Die NMR-Tomographie erfolgte in sagittaler, coronarer und transversaler Aufnahmetechnik mit dem Siemens-Magnetom (1,0 Tesla, SE: TR = 1,0–1,6 sec, TE = 28–90 msec).

Ergebnisse

Durch die Möglichkeit der lotgerechten, multiplanaren Darstellung in drei Raumebenen erlaubt die NMR-Tomographie eine exzellente Beschreibung der Ausdehnung des Vena-cava-Zapfens in Bezug zu operationstechnisch relevanten Strukturen wie der Einmündung der Lebervenen und des rechten Vorhofs (Abb. 1). Nicht invasiv gelingt eine Unterscheidung zwischen Tumorthrombus und Gefäßanteilen mit freiem Blutdurchfluß. Appositionelle Thromben können bis in die Beckenvenen verfolgt werden.

Tabelle 1 beschreibt die Korrelation von NMR und intraoperativen Befunden zur Erkennung von Nierenvenen (V_1) bzw. Vena-cava-Befall (V_2). V_2 ist mit einer Sensitivität und Spezifität von jeweils 100% nachzuweisen. Die Ausdehnung des Zapfens wurde präoperativ bei allen 10 operierten Kranken mit Vena-cava-Zapfen mittels der NMR-Tomographie richtig beschrieben.

Tabelle 1. Korrelation von NMR- und intraoperativen Befunden bei Nierenkarzinomen mit unterschiedlichem Venenbefall (n = 28)

		Intraoperativer Befund		
	Venenbefall	V_0	V_1	V_2
NMR-Befund	V_0	10	2	
	V_1	2	4	
	V_2			10

Schlußfolgerung

Alternativ zur Sonographie [1], Computertomographie [3] und Cavographie erlaubt die NMR-Tomographie nicht invasiv eine exzellente Darstellung von Tumorthromben in allen Abschnitten der Vena cava vom rechten Herzvorhof bis zu den Beckenvenen. Gleichzeitig läßt sich ohne Gabe von Kontrastmittel der Tumorthrombus von Gefäßanteilen mit freiem Blutfluß abgrenzen. Bei Untersuchungszeiten zwischen 30 und 45 Minuten ist allerdings ein kooperativer Patient erforderlich. Insbesondere die coronare Schnittführung gestattet eine exzellente Beurteilung der Zapfenausdehnung zu operationstechnisch wichtigen Strukturen (Einmündung der Lebervenen, rechter Herzvorhof).

Literatur

1. Meyer-Schwickerath M, Ringert RH, Körpfl D (1985) Präoperative Diagnostik bei Nierenkarzinomen mit Befall der Vena cava. Urol Int 40: 88–92
2. Staehler G, Liedl B, Kreuzer E, Sturm W, Schmiedt E (1987) Nierenkarzinom mit Cavazapfen: Einteilung, Operationsstrategie und Behandlungsergebnisse. Urologe A 26: 46
3. Te Strake L, Bloem JL, Falke THM et al. (1988) Magnetic resonance imaging in the diagnosis and staging of renal masses: a critical appraisal and comparison with computed tomography. World J Urol 6: 35–43

Dr. med. B. Liedl
Urologische Klinik der Ludwig Maximilians-Universität
Klinikum Großhadern
Marchioninistr. 15
D-8000 München 70

Recherche de l'Envahissement Veineux dans le Cancer du Rein-Intérét de l'Echo-Doppler et de I. R. M.

C. Coulange, A. Elias, H. Leremboure, P. Albert, F. Hernandez, E. Lechavallier, A. Serradimigni et M. Rampal

Beitrag nicht eingereicht

Complications de la Chirurgie de la Veine Cave pour Cancer de Rein-Analyse d'une Série de 47 Cas

D. Jacqmin, G. Perrot, M. Weber, G. Fiuza, M. Zeisser, J. Cinqualbre et C. Bollack

Beitrag nicht eingereicht

Right Renal Vein Reconstruction using Vena cava in Kidney Transplantation

D. Chopin, C. C. Abbou, Z. Popov and J. Auvert

A short or damaged right renal vein can make renal transplantation a difficult procedure. In some extreme situation the renal vein has been prolongated using autologous saphenous graft [1], bovine arterial heterograft [2], and polytetrafluorethylene vascular prosthesis [3]. In the case of kidneys harvested from cadaveric donors the veina cava is a providential material to prolongate the right renal vein. This procedure has been utilized before in case of grafts damaged during their removal [4] or systematically to extend the right renal vein [5, 6]. We report the use of veina cava to prolongate right renal vein successfully in 100 grafts in a series of 304 renal transplantations.

Operative Techniques and Results

During graft procurement on cadaveric donors the left renal vein is divided at its origin on the veina cava and an entire segment of veina cava is left attached at the right renal vein. During renal transplantation several techniques of veinoplasty have been used depending upon the way the veinous system has been harvested and anatomical variations. Four types of veinoplasty have been used in the study depending upon the way the graft was harvested and the anatomical variations (Fig. 1). The veinoplasty was always performed ex vivo with constant cooling of the graft to reduce warm ischaemic time. Prolongation of renal vein was performed in 100 renal transplantations. There were no post-operative veinous complications, all the grafts being tested by renal scintigraphy or angiography with a follow-up from 10 to 1 year.

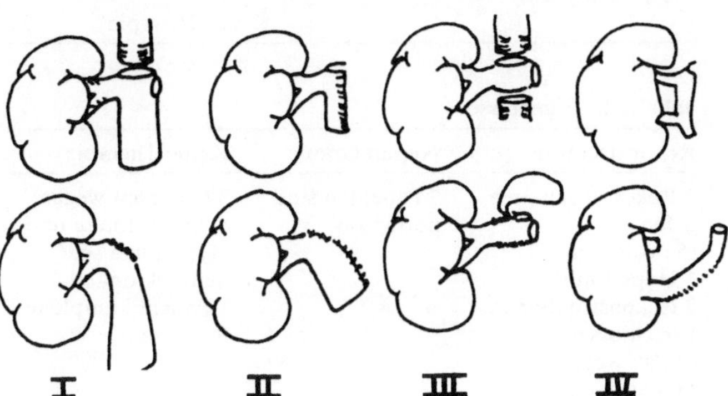

Fig. 1. Four main types, successfully utilized, note that in case of duplex veinous system a single vein is necessary and sufficient (*IV*)

Comment

Veinous complications have been reported in as many as 18% [1] but in the range of 1% in more recent series. They are usually related to trauma sustained during graft nephrectomy or transplantation. Difficulties are more likely to occur with right kidneys since the right renal vein is shorter and anatomical variation more frequent than on the left side. Renal vein thrombosis is the main complication leading to graft-nephrectomy in many cases despite of medical or surgical therapy. In addition to the risk to the kidney iliac vein thrombosis may occur with the dangers of pulmonary embolus. Attempts to join a renal vein of inadequate lenght to the iliac vein will likely result in an anastomosis which is angulated or under tension. Extensive mobilisation of the iliac vein exposes to the risk of lymphocele because of unnecessary dissection. All this technical factors may predispose to veinous hemorrage or thrombosis. Complications are less likely to occur when the donor vein is of sufficient lenght.

The use of a long segment of vein makes the veinous anastomosis an easy well defined procedure and eliminates unnecessary dissections of the recipient vessels. Elongation of the right renal vein with the veina cava is the most simple, economic, physiologic procedure. Therefore we suggest that an entire segment of veina cava should be harvested with any right cadaveric kidney, without any patch on the left side, in order to perform a veinoplasty if necessary.

References

1. Nerstrøm B, Ladefoged J, Lund FL (1972) Vascular complications in 155 consecutive kidney transplantations. Scand J Urol Nephrol 6 (Suppl 15): 55-74
2. Santiago-Delpin EA, Conzalez A (1985) Successful renal vein reconstruction with a polytetrafluoroethylene vascular graft in kidney transplantation. Am J Surg 149: 310-311
3. Spees EK, Oakes DD, Light JA, Perloff LJ, Reckard CR (1977) Successful renal vein reconstruction with bovine arterial heterografts. Ann Surg 186: 749-751
4. Salaman R, Clarke AG, Croby DL (1974) The management of kidney transplants damaged during their removal from the donor. Br J Urol 46: 173-177
5. Taylor RJ, Hakala TR, Rosenthal JT (1985) Use of veina cava to extend the right renal vein in cadaveric transplants. Surg Gynecol Obstet 160: 279-280
6. Barry JM, Fuchs EF (1978) Right renal vein extension in cadaveric kidney transplantation. Arch Surg 113: 300

Dr. D. Chopin
Faculté de Médecine
8, Rue du Général Sarrail
F-94010 Créteil

Primäre und sekundäre Rekonstruktion beim traumatischen Nierenarterienverschluß

G. Janetschek, S. Weimann, G. Flora und G. Bartsch

Einleitung

Durch Überdehnung oder Quetschung der Nierenarterie kann es zum Einreißen der Intima kommen. Es bildet sich ein subintimales Hämatom und ein Ansatzthrombus, welcher das Gefäß vollständig obliterieren kann [1].

Ein traumatischer Verschluß der Nierenarterie kann völlig asymptomatisch verlaufen, das einzige typische Symptom ist der Flankenschmerz. Dieser tritt aber häufig erst später auf, wird auch bei vielen Patienten durch Begleitverletzungen überlagert. Die in über 70% nachweisbare Mikro- oder Makrohämaturie ist nicht durch die Läsion der Arterie, sondern durch eine zusätzliche Verletzung des Nierenparenchyms zu erklären und ist daher nicht pathognomonisch.

Der Befund im Urogramm ist typisch: Die Ausscheidung ist verzögert und abgeschwächt, oder die Niere ist stumm. Differentialdiagnostisch muß an eine schwere Nierenkontusion gedacht werden. Zur weiteren Abklärung ist eine rasch durchführbare, nicht invasive Methode sinnvoll: Perfusionsszintigraphie mit 99^{m} TC-Pertechnetat, venöse DSA und CT mit Kontrastmittelgabe.

Diese Methoden können jederzeit wiederholt werden und ermöglichen daher auch Verlaufskontrollen. Das ist deshalb wichtig, da es sich bei der Intimaläsion um ein dynamisches Geschehen handelt; ein durch die primäre Läsion partiell verschlossenes Gefäß kann einige Stunden später durch einen Ansatzthrombus vollständig verschlossen sein. Das Ausmaß der Verletzung wird am besten durch eine selektive Katheter-Angiographie beurteilt.

Operationstechnik

Der Funktionsverlust des Nierenparenchyms ist bei vollständigem Verschluß der Nierenarterie direkt proportional zur Ischämie. Das Intervall bis zur Re-

Tabelle 1. Therapie

Rekonstruktion	11	Nephrektomie	5
Sofort: 10, spät: 1			
VSM Bypass	3		
VSM Interposition	3		
VSM Patch	3		
Prothesenbypass	2		
		Keine Therapie	5

Tabelle 2. Ergebnisse

Rekonstruktion	Nephrektomie	Keine Therapie
6 Rekonstruktionen offen (5 normoton, 1 Hypertonie) 3 Rekonstruktionen verschlossen (2 Pat. wegen Hypertonie, 1 Pat. wegen Sepsis nephrektomiert) 1 Pat. verstorben	3 Patienten sind normoton	3 Patienten wegen Schrumpfniere und Hypertonie später nephrektomiert, 1 Patient komplette Remission

konstruktion ist daher der entscheidende prognostische Faktor.

Nach Längsincision der Arterie erfolgt die Thrombektomie. Die geschädigte Arterienwand wird circulär reseziert; bei kurzstreckigen Läsionen ist eine primäre Anastomose möglich. Die ventrale Längsincision wird durch einen Patch (Vene, Prothese) gedeckt. Bei längeren Defekten wird ein Interponat (Vene, Prothese) eingesetzt.

Alternativ dazu kann die Durchblutung durch einen Bypass zwischen Aorta und Nierenarterie hergestellt werden [1] (Tabelle 1, 2).

Späte Rekonstruktion

Eine späte Rekonstruktion mehrere Monate nach dem arteriellen Verschluß ist ausnahmsweise dann möglich, wenn durch Kollateralgefäße ein ausreichender nutritiver Kreislauf aufrechterhalten wurde [3, 4].

Fallbericht

Ein 31jähriger Patient hatte vor mehreren Jahren ein Flankentrauma links mit Makrohämaturie erlitten. Eine genaue Abklärung unterblieb. Wegen einer Hypertonie und Niereninsuffizienz (Kreatinin 6,6 mg/ml) wurde er an der medizinischen Klinik stationär aufgenommen.

In der Sonographie und im CT zeigte die linke Niere ein normales Volumen; rechts bestand eine hydronephrotische Schrumpfniere. 6 Wochen später wurde der Patient dialysiert (Kreatinin 10 mg/ml). Wegen einer hypertonen Krise während der Dialyse wurde er erstmals von einem Urologen gesehen. Im Perfusionsszintigramm war die linke Niere nur mäßig durchblutet. Die Katheter-Angiographie zeigte einen kompletten Verschluß der linken Nierenarterie, es fanden sich aber zahlreiche Kollateralgefäße. Intraoperativ fand sich eine traumatisch verschlossene Nierenarterie links. Ein Bypass (Goretex TW-Prothese) zwischen Aorta und distaler Nierenarterie wurde angelegt. Die Hypertonie besserte sich, der Kreatininwert sank auf 1,6 mg/ml.

Konservative Therapie

In das Therapiekonzept muß das Ausmaß der Begleitverletzungen mit einfließen. Es ist deshalb im Einzelfall zu überlegen, ob einem polytraumatisierten Patienten die Rekonstruktion der Nierenarterie zugemutet werden kann. Beim kompletten Verschluß ist der Untergang der Niere vorhersehbar, wenn eine Rekonstruktion unterbleibt. Es kann sehr schwer abgeschätzt werden, ob eine durch eine nur minimale Läsion nur partiell verschlossene Arterie offenbleibt oder später vollständig thrombosiert (Tabelle 1, 2).

Zusammenfassung

Eine Verletzung der Nierenarterie kann bei Patienten mit stumpfem Bauchtrauma sehr leicht übersehen werden. Ein unauffälliger Sonographiebefund und ein normaler Harnstatus schließen eine solche Läsion nicht aus. Der stumme Verlauf führt dazu, daß ein Verschluß der Arterie häufig zu spät diagnostiziert wird. Die Prognose nach früher Rekonstruktion ist gut. Es ist daher zu fordern, daß bei Patienten mit stumpfem Bauchtrauma ein Urogramm bzw. eine Computertomographie mit Kontrastmittel oder eine Perfusionsszintigraphie durchgeführt wird.

Literatur

1. Von Recklinghausen F (1861) Hämorrhagische Niereninfarkte. Virchow Arch Pathol Anat 20: 205
2. Bartsch G, Flora G, Buchsteiner R, Neuerer G, Riedler L, Marberger H (1980) Successful renal revascularisation of unilateral traumatic renal artery thrombosis. J Urol 124: 115
3. Stables DP, Pouche RF, de Villiers van Niekerk JP, Cremin BJ, Holt SA, Peterson NE (1976) Traumatic renal artery occlusion: 21 cases. J Urol 115: 229
4. Zinman L, Libertino JA (1977) Revascularization of the chronic totally occluded renal artery with restoration of renal function. J Urol 118: 517

Univ. Doz. Dr. G. Janetschek
Urologische Universitätsklinik Innsbruck
Anichstr. 45
A-6020 Innsbruck

Mikrochirurgische Korrektur einer Segmentarterienstenose durch extrakorporale Nierenchirurgie mit nachfolgender Autotransplantation

K. Dreikorn, R. Richter und F. Al-Shukfeh

Kasuistik

Bei einem 19jährigen Patienten mit exzessiver renovaskulärer Hypertonie (RR bis 230/140 mm Hg) wurde angiographisch eine filiforme intrarenale Stenose einer Segmentarterie der linken Niere diagnostiziert (Abb. 1). Die periphere Reninaktivität war mit 4,0 µg/1/Std. erhöht; Reninaktivität in der linken Nierenvene 33,8 µg/1/Std. Bei der nuklearmedizinischen Untersuchung war die Nierenperfusion links stark reduziert und die linksseitige Nierenfunktion eingeschränkt: Der Anteil an der Gesamtnierenleistung betrug links 23, rechts 77%, bei einer Gesamtclearance von 538 ml/min/1,73 m^2 Körperoberfläche. Mit der Regions-of-Interest-Technik (ROI) ergaben sich für den linken unteren Nierenpol nur 4% der Gesamtnierenleistung.

Wegen der intrarenalen Lokalisation der Stenose (Abb. 2a) wurde die Niere nach einem erfolglosen Dilatationsversuch der Stenose exstirpiert und mit 800 ml abgekühlter Euro-Collins-Lösung perfundiert. Auf der work-bench erfolgte anschließend die extrakorporale Resektion der 2 mm langen Segmentarterienstenose (Histologie: Fibromuskuläre Hyperplasie) und Neoanastomose der Segmentarterie mit dem Hauptast der Arterie renalis (Abb. 2b). Die Niere wurde danach in die kontralaterale Fossa iliaca retransplantiert unter Durchführung einer End-zu-Seit-Anastomose der Nierenvene mit der Vena iliaca externa und einer End-zu-End-Anastomose der Nierenarterie mit der Arteria iliaca interna. Die Wiederherstellung der ableitenden Harnwege erfolgte mittels Ureteroneozystostomie.

Der postoperative Verlauf war unauffällig und komplikationsfrei. Es kam zur Normalisierung des Blutdruckes (RR 120/60 ohne antihypertensive Therapie).

Nuklearmedizinische Untersuchungen zeigten bei einer Beobachtungszeit von einem Jahr eine Normalisierung der Perfusion und Funktion der autotransplantierten Niere mit einer Beteiligung der linken Niere von 46% an der Gesamtnierenfunktion (Serumkreatinin 1,3 mg/dl).

Diskussion

Während sich die meisten rekonstruktiv-organerhaltenden Eingriffe an der Niere in situ durchführen lassen, stellt das extrakorporale Vorgehen in besonderen Situationen eine Bereicherung der operationstechnischen Möglichkeiten dar. Dieses gilt insbesondere für intrarenale Gefäßstenosen, die weder der perkutanen, transfemoralen arteriellen Dilatation noch der In-situ-Rekonstruktion zugänglich sind. Das extrakorporale Vorgehen und die work-bench-Chirurgie erlauben intrarenale Dissektionen in Blutleere und eine optimale Anwendung mikrochirurgischer Techniken. Durch die Möglichkeit der extrakorporalen Perfusionskühlung ist die für die Rekonstruktion benötigte Zeitdauer von untergeordneter Bedeutung, so daß auch ausgedehnte intrarenale Gefäßrekonstruktionen, evtl. mit Gefäßinterponaten, möglich sind.

Voraussetzungen für diese Form der Nierenchirurgie sind Erfahrungen auf dem Gebiete der Nierentransplantation und Organkonservierung.

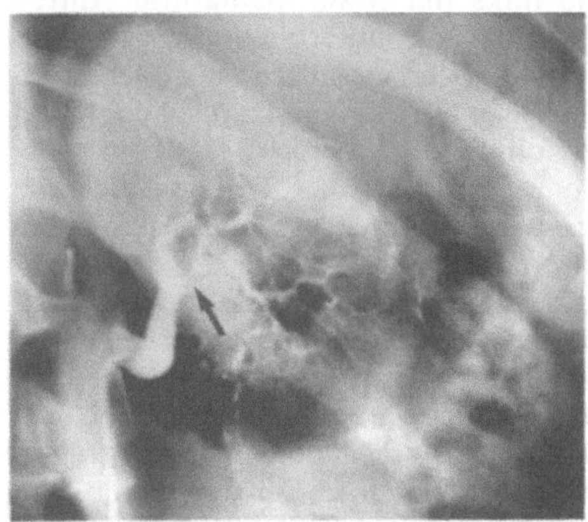

Abb. 1. Selektive Arteriographie links mit hochgradiger intrarenaler Stenose der mittleren Segmentarterie

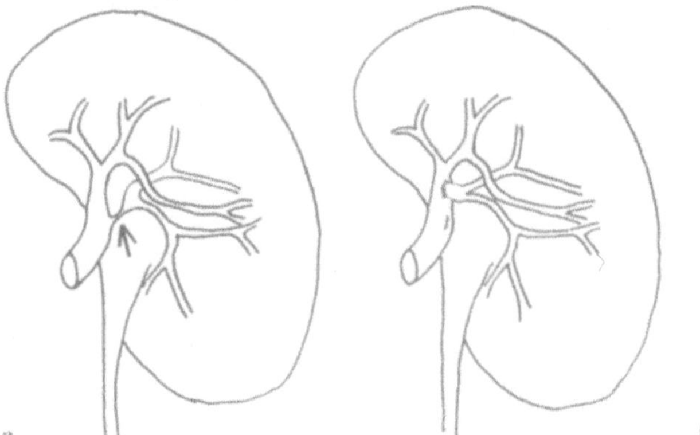

Abb. 2. **a** Operationsskizze mit Segmentarterienstenose **b** Zustand nach Stenosenresektion und Anastomose der Segmentarterie mit der Arteria renalis

Literatur

1. Flechner SM (1984) Percutaneous transluminal dilatation. A realistic appraisal in patients with stenosing lesions of the renal artery. Urol Clin North Am 11: 515-527
2. Novick AC, Straffon RA, Stewart BH (1980) Surgical management of branch renal artery disease: In situ versus extracorporeal methods of repair. J Urol 123: 311-316
3. Novick AC, Textor SC, Bodie B, Khauli RB (1984) Revascularisation to preserve renal function in patients with atherosclerotic renovascular disease. Urol Clin North Am 11: 477-490
4. Novick AC (1984) Microvascular reconstruction of complex branch renal artery disease. Urol Clin North Am 11: 465-475
5. Novick AC (1987) Partial nephrectomy for renal cell carcinoma. Urol Clin North Am 14: 419-433
6. Röhl LK, Dreikorn K, Möhring K, Penzholz H (1976) Behandlung eines hypernephroiden Karzinoms einer Solitärniere durch extrakorporale Tumorexstirpation und Autotransplantation. Aktuel Urol 7: 203-207
7. Röhl L, Dreikorn K, Horsch R (1980) Erfahrungen und Ergebnisse der In-situ- und extrakorporalen Exstirpation von Tumoren in Solitärnieren und bei Patienten mit bilateralen Tumoren. Verhandlb Dtsch Ges Urol 32: 281-287
8. Salvatierra O jr, Olcott C, Stoney RJ (1978) Ex vivo renal artery reconstruction using perfusion preservation. J Urol 119: 16-19

Prof. Dr. med. K. Dreikorn
Direktor der Urologischen Klinik
Zentralkrankenhaus St.-Jürgen-Straße
Krankenhausbetrieb der Freien Hansestadt Bremen
D-2800 Bremen 1

Die chirurgische, transmurale Gefäßwandrekonstruktion arteriosklerotischer Nierengefäße

G. Konrad, C. P. Fornefeld und K. Peters

Beitrag nicht eingereicht

Ischämietoleranz der Niere nach akutem Nierenarterienverschluß - Fallbericht

B. Kopper, V. Moll und R. Schwaiger

Einleitung

Wegen der geringen Ischämietoleranz der Niere ist die rechtzeitige Diagnose eines akuten Nierenarterienverschlusses und der unverzügliche Therapiebeginn für die Erhaltung der Nierenfunktion entscheidend.

Eine Ischämie von mehr als zwei Stunden führt in der Regel zum irreversiblen Funktionsverlust der Nieren.

Verlängerte Ischämiezeiten sind auf eine Restperfusion des Organs zurückzuführen, was anhand einer Kasuistik belegt werden soll.

Kasuistik

Es handelt sich um einen 50jährigen Patienten, der 1969 wegen einer Schrumpfniere rechtsseitig nephrektomiert wurde. Wegen einer malignen Hypertonie wurde 1980 eine Nierenarterienstenose der linken Restniere reseziert und der Defekt mit einem Goretex-Interponat überbrückt. Postoperativ lagen die Serumkreatininwerte um 1,25 mg% (Abb. 1, 2).

1981 kam es zu einem akuten Arterienverschluß der linken Einzelniere. Nach 16stündiger Latenz wurde eine Embolektomie durchgeführt. Das präoperative Angiogramm (Abb. 3) zeigte deutlich den Embolus sowie eine Kollateralisation über Lumbalarterien.

Die 1987 angefertigte Kontrollangiographie war unauffällig (Abb. 4); die Serumkreatininwerte des Patienten liegen konstant bei 2,5 mg%.

Diskussion

Tierexperimentelle Untersuchungen und die klinische Erfahrung haben gezeigt, daß die Ischämietoleranz der Niere bei maximal zwei Stunden anzusetzen ist [4]. Kasuistische Mitteilungen über längere Ischä-

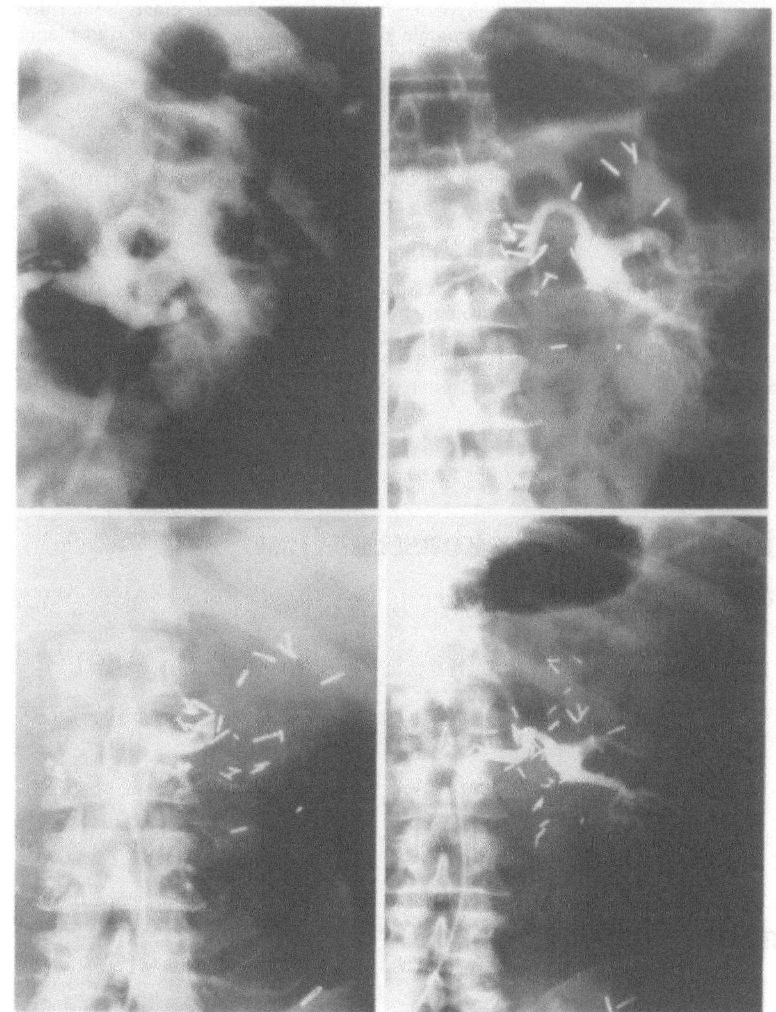

Abb. 1. Hochgradige Nierenarterienstenose links mit Darstellung von Kollateralen

Abb. 2. Zustand nach Stenoseresektion mit Goretex-Interponat

Abb. 3. Kompletter Nierenarterienverschluß durch Embolus; Kollateralisation über Lumbalarterien

Abb. 4. Kontrollangiographie 6 Jahre nach Embolektomie

mietoleranz nach arteriellem Verschluß [2, 3] beruhen auf:

1. einem inkompletten Verschluß [5]
2. einer retrograden venösen Perfusion [1] oder
3. dem Vorhandensein eines arteriellen Kollateralkreislaufs - wie im demonstrierten Fall - durch vorausgegangene länger bestehende Nierenarterienstenose.

Zusammenfassung

Die Kasuistik eines akuten Arterienverschlusses einer Einzelniere mit Reperfusion nach 16stündiger Ischämie zeigt, daß die Ischämietoleranz der Niere durch eine Restperfusion über kleine Kollateralen verbessert wird.

Literatur

1. Brest AN, Bower R, Heider C (1964) Renal functional recovery following anuria secondary to renal artery embolism. JAMA 187: 540-542
2. Karnik R, Slany J, Hanslik R, Leitner H, Marberger M (1985) Der akute Nierenarterienverschluß - lokale Fibrinolysetherapie. Aktuel Urol 16: 313-316
3. Lacombe M (1977) Surgical versus medical treatment of renal artery embolism. J Cardiovasc Surg 18: 281-290
4. Marberger M (1978) Ischämietoleranz der Niere. Fortschr Urol Nephrol 10: 2-5
5. Morris GC, Heider CF, Moyer JH (1956) The protective effect of subfiltration arterial pressure on the kidney. Surg Forum 6: 623-627

Prof. Dr. B. Kopper
Chefarzt der Urologischen Klinik
des Städtischen Krankenhauses
D-6750 Kaiserslautern

Zusammenfassung des Rundtischgespräches über Gefäßchirurgie in der Urologie

K. Dreikorn

Nach drei gefäßchirurgischen Grundsatzreferaten (*G. Mast-*/Homburg-Saar: Arterielle Revaskularisation, *G. Staehler*/München: Chirurgie der Vena cava bei Nierenzellkarzinomen und *D. Hauri*/Zürich: Operative Therapie der vaskulären erektilen Dysfunktion) fand unter dem Vorsitz von *K. Dreikorn*/Bremen nach einer Zusammenfassung der vorgestellten Poster über Gefäßchirurgie in der Urologie ein Rundtischgespräch statt.

Hierbei wurde deutlich, daß die renale und penile Gefäßchirurgie auch für den Urologen ein wichtiges und operativ attraktives Gebiet darstellt. Voraussetzungen sind allerdings eingehende gefäßchirurgische Kenntnisse und Erfahrungen.

Das Problem der Hochdruckdiagnostik besteht vor allem darin, daß ca. 80% der Hypertoniker an einem essentiellen Hochdruck leiden, dessen Nachweis nur per exclusionem geführt werden kann. Unter den sekundären Ursachen stellt der renale Hochdruck die häufigste Form dar. Diagnostisch wichtig sind seitengetrennte Plasma-Renin-Bestimmungen in den Nierenvenen, eventuell superselektiv in den renalen Etagenvenen. Ein Quotient zwischen erkrankter und kontralateraler Niere von $>1{,}5$ gilt dabei als signifikant und kann als Zeichen der funktionellen Wirksamkeit einer arteriosklerotischen bzw. fibromuskulären Stenose bewertet werden. Aufschluß über die Lokalisation und Ausdehnung gibt die selektive Arteriographie. Von großem diagnostischem Stellenwert bei der Diagnostik der renovaskulären Hypertonie ist der Captopril-Test, wobei es nach oraler Verabreichung des Converting-Enzyme-Inhibitors zu einem Anstieg der peripheren Reninaktivität kommt. Dieser, von Case, Laragh und Vaughan beschriebene Test, hat eine hohe Sensibilität und Spezifität. Bei nachgewiesener Nierenarterienstenose und erhaltungswürdiger Nierenfunktion wird meist ein perkutaner transluminaler Dilatationsversuch durchgeführt. Die „offene" operative Revaskularisation sollte in Hypothermie erfolgen. Ist eine In-situ-Korrektur nicht möglich (z.B. bei intrarenaler Segmentarterienstenose oder bei multiplen Stenosen), kann die Revaskularisation auch extrakorporal mit nachfolgender Autotransplantation der Niere erfolgen. Die verschiedenen Operationstechniken (Resektion der Stenose mit End-zu-End-Anastomose, Thrombendarteriektomie mit oder ohne Patch-Erweiterungsplastik, Bypass-Technik, aortorenaler Bypass, splenorenaler Bypass, mikrochirurgische Techniken) und deren Indikationen wurden demonstriert. Der Zugangsweg kann retroperitoneal oder transperitoneal erfolgen. Für das extrakorporale Vorgehen sind Erfahrungen auf dem Gebiete der Transplantationschirurgie erforderlich.

Gefäßchirurgische Eingriffe sind für den Urologen auch dann von Bedeutung, wenn bei Operationen von Nierenzellkarzinomen Tumorzapfen aus der Vena cava entfernt werden müssen. Zur Abgrenzung der Indikation und Planung des operativen Vorgehens ist – orientiert an der Operationstechnik – eine Einteilung in vier Stadien sinnvoll. Stadium I: Tumorzapfen ragt aus der Nierenvene heraus und springt knopfartig in die Vena cava vor; Stadium II: Tumorzapfen reicht bis unmittelbar unterhalb des Einmündungsbereiches der Lebervenen; Stadium III: Einmündungsgebiet der Lebervenen erreicht oder überschritten; Stadium IV: Tumorthrombus hat den Vorhof erreicht.

Die Erfahrungen der Münchner Arbeitsgruppe haben gezeigt, daß radikal-operative Maßnahmen nur bei Patienten ohne Fernmetastasen sinnvoll sind. Erstaunlicherweise überlebten auch 10% der nicht operierten Patienten mit kleineren Tumorzapfen die 5-Jahres-Grenze. Bei ausgedehnten Cavazapfen sollte ein herzchirurgisches Team bereitstehen, um bei Abschwemmung eines Thrombus sofort embolektomieren zu können. Die Komplikationsraten steigen in Abhängigkeit vom Stadium: 20% im Stadium I, 39% im Stadium II, 64% im Stadium III.

Bei der Diskussion über die operative Behandlung gefäßbedingter erektiler Dysfunktionen wurden die Diagnostik und die Indikationen zu einzelnen Revaskularisationsmethoden erörtert. Arterielle Prozesse sind die häufigsten Ursachen vaskulärbedingter Erektionsstörungen (bis zu 70%, z.B. bei Diabetes mellitus, nach Beckentraumen, Rektumoperationen und radikaler Prostatovesikolektomie).

Nach Hauri kommt bei der penilen Arterialisation dem arteriovenösen Shunt eine große Bedeutung für den Langzeiterfolg zu. Hierdurch wird der Fluß in die Penisperipherie gesteigert und das Thromboserisiko gesenkt. Die Venenchirurgie ergibt vor allem langfristig unbefriedigende Resultate. Der Grund hierfür liegt wahrscheinlich darin, daß die Primärerkrankung nicht in den Venen, sondern im Schwellkörper selbst liegt. Dieses konnte aufgrund elektronenmikroskopischer Studien gezeigt werden.

Die rege Beteiligung des Auditoriums am Rundtischgespräch unterstrich die Bedeutung und das Interesse an den abgehandelten Gebieten der Gefäßchirurgie.

Prof. Dr. med. K. Dreikorn
Direktor der Urologischen Klinik
Zentralkrankenhaus St.-Jürgen-Straße
Krankenhausbetrieb der Freien Hansestadt Bremen
D-2800 Bremen 1

Zusammenfassung der Postersitzungen 1 und 2: Gefäßchirurgie

K. Dreikorn

Beitrag nicht eingereicht

Freie Themen

Freie Themen

Erste Erfahrungen bei der Behandlung von Harnsteinen mit dem Multi-Purpose-Lithotripter (MPL 9000)

R. Werner, M. Wiesel, D. Jocham, E. Schmiedt, T. Sauerbruch und G. Paumgartner

Mit dem MPL 9000 steht seit September 1987 ein Vielzwecklithotripter zur Behandlung von Harsteinen zur Verfügung, der seine Bewährungsprobe bei der Behandlung von Gallensteinen bereits bestanden hat. Im Gegensatz zu den bisherigen Lithotriptern der Fa. Dornier basiert das Ortungskonzept des MPL 9000 auf einer Ultraschalldarstellung. Dieses besteht aus zwei Komponenten: Mit einem schwenkbaren Ortungsarm, dem besondere Bedeutung in der Lernphase zukommt, wird die Lage des Steines erfaßt und mit Hilfe eines Lichtgriffels auf dem Bildschirm markiert. Der Patient bzw. der markierte Stein wird dann rechnergestützt in den fokusnahen Bereich (91 mm) gebracht, wobei mit Hilfe des im Ellipsoid integrierten zweiten Ultraschallschwingers die endgültige Feinpositionierung vorgenommen werden kann. Durch die Verwendung eines Ellipsoids mit dem Durchmesser von 220 mm ist eine anästhesiefreie Behandlung möglich, da an der Hauteintrittsstelle nur sehr geringe Drucke entstehen. Die Stoßwelleneinleitung in den Körper erfolgt wie beim HM4 über eine Wasserkissenankoppelung.

Ergebnisse

Im Zeitraum von September 1987 bis 15. September 1988 wurden 103 Patienten einer Behandlung am MPL 9000 unterzogen. Eine Zweitbehandlung war in 9% der Fälle notwendig, eine Dritt- bzw. Viertbehandlung mußte bei 3 bzw. 1 Patienten vorgenommen werden. Die Gesamt-Re-ESWL-Rate betrug 13%. Die Nierensteine waren überwiegend in der unteren Kelchgruppe lokalisiert und hatten eine Größe von durchschnittlich 10-20 mm. Es kamen aber auch partielle und komplette Ausgußsteine zur Behandlung.

Mit Einführung des Lichtgriffels zur Positionierung der Steine und einer gewissen Lernphase konnte die anfänglich lange Ortungszeit stark verkürzt werden und dauert jetzt nicht länger als mit der herkömmlichen Röntgenortung, d. h. ca. 3-5 Minuten.

Harnleitersteine, die zu keiner ausgeprägten Harnstauung des Ureters führen, sind nur suboptimal oder gar nicht zu orten, da hier die sonographischen Kriterien einer genauen Positionierung, nämlich Steinreflex und Schallschatten, nicht deutlich ausgeprägt sind.

Die durchschnittliche Stoßwellenzahl lag bei 1600, die Behandlungsdauer im Durchschnitt bei 49 Minuten und die durchschnittliche Generatorspannung bei 17 kV. Bei allen Patienten wurde nach der Behandlung eine Röntgenaufnahme angefertigt. Die Ergebnisse zeigt Tabelle 1.

Als besonderer Vorteil des MPL ist die schmerzfreie bzw. schmerzarme Applikation der ESWL bei großer Variabilität der Stoßwellenenergie zu sehen.

Bei einer Spannungsenergie von 14-16 kV verspürten $^2/_3$ der Steinträger keine bzw. nur sehr leichte Schmerzen, gut tolerierbar ohne jegliche Medikamente. Wurde die Energie auf 18 bis 22 kV gesteigert, gab ca. $^1/_3$ der Patienten Schmerzen an, die entweder durch Änderung der Hauteintrittsstelle der Stoßwelle oder durch Gabe eines Analgetikums i. v. auf ein gut tolerables Maß reduziert werden konnten. Insgesamt war nur bei 25% aller Patienten eine Analgesie notwendig, die mit Alfentanyl oder Tramal i. v. durchgeführt wurde.

Nebenwirkungen wie Hämatome der Niere oder Leber wurden bei Stoßwelleneinleitung von dorsal noch bei Einleitung von ventral beobachtet. Ebenso wurden bisher keine Veränderungen der blutchemischen Werte und der Blutdrucke festgestellt.

Tabelle 1. Ergebnisse des MPL 9000

Radiologische Desintegration nach ESWL		
Gut desintegriert	81	79%
Restkonkremente > 3 mm	22	21%
Steinfrei nach 3 Monaten		83,8%

Dr. R. Werner
Urologische Klinik der Ludwig Maximilians-Universität
Klinikum Großhadern
Marchioninistr. 15
D-8000 München 70

Interdisziplinäres Stoßwellenzentrum – Anästhesiefreie ESWL mit dem Dornier MPL 9000

J. Seibold, A. Schmidt, J. Rassweiler und R. Heinzl

Beitrag nicht eingereicht

Die schmerzfreie ESWL mit dem Dornier-Lithotripter HM 4 – Umfang und Auswirkung auf Re-ESWL-Rate und Stoßwellenzahl

D. Jocham, B. Liedl, C. Schuster und E. Schmiedt

Von August 1986 bis Juli 1987 wurden mit dem Dornier Lithotripter HM 4 mit 80-nFarad-Generator und 156 mm Ellipsoid Durchmesser 228 Kranke mit 235 Behandlungen entsprechend einer systembereinigten Re-ESWL-Rate von 5,7% therapiert. Hierbei sind 40 Patienten, bei denen hausintern eine Re-ESWL nicht am HM 4, sondern an anderen parallel betriebenen Dornier-Lithotriptoren durchgeführt wurde, nicht berücksichtigt.

Ab Juli 1987 wurde der Dornier-Lithotripter HM 4 technisch modifiziert, um eine schmerzfreie oder -arme Therapie zu ermöglichen. Hierzu wurde die Generatorkapazität von 80 auf 40 nano-Farad gesenkt und der Ellipsoid-Durchmesser des Stoßwellenerzeugungssystems auf 172 mm erweitert (Tabelle 1).

Im Verlauf eines Jahres, d.h. bis Juli 1988, konnten 340 Kranke mit dem neu ausgelegten HM 4 behandelt werden. Hierzu waren 370 Behandlungen erforderlich. In der Folge soll berichtet werden, inwieweit der Einsatz des technisch veränderten Systems die Stoßwellenzahl, die Re-ESWL-Rate und die Notwendigkeit medikamentöser bzw. anästhesiologischer Maßnahmen zur Schmerzausschaltung beeinflußt hat.

Beim modifizierten HM 4 steigt die Re-ESWL-Rate auf 12,9%.

Die Analyse der HM-4-Re-ESWL-Rate in Abhängigkeit von der Steinfläche (Abb. 1) als grobem Maß der Steinmasse verdeutlicht, daß insbesondere bei großen Steinen ein Anstieg der Re-ESWL-Rate gegenüber dem HM 4 mit 80-nFarad-Generator gegeben ist, wohl Ausdruck des höheren mittleren Energiebedarfs zur Desintegration dieser Steine.

Analysiert man die Abhängigkeit der Re-ESWL-Rate von der Steinkonstellation, so finden sich keine wesentlichen Unterschiede der Re-ESWL-Rate in Abhängigkeit von der Steinlokalisation. Weitgehend gleichmäßig ist auch für alle Steinlokalisationen der Anstieg der Re-ESWL-Rate bei Einsatz des 40-nFarad-Generators festzustellen, indirekt ein Hinweis für die unveränderte Indikationsbreite des Lithotripters.

Tabelle 1. Patientenkollektive am HM 4 (80- und 40-nFarad-Generator)

HM 4 - 80-nF-Generator 22.8. 1986-1.7. 1987		HM 4 - 40 nF-Generator 17.7. 1987-22.7. 1988	
Behandlungen	235	Behandlungen	370
Patienten	228	Patienten	340
Wiederholer	13	Wiederholer	44
Re-ESWL-Rate	5,7%	Re-ESWL-Rate	12,9%

Stoßwellenzahl

Der modifizierte Dornier Lithotripter HM 4 erfordert durchschnittlich nahezu doppelt so viele Stoßwellen (2080) wie der HM 4 mit 80-nFarad-Generator (1194). Dies ist der klinisch gut vertretbare Preis für die deutlich reduzierte Schmerzbelastung des Patienten.

Während beim alten HM 4 in allen Fällen eine Schmerzausschaltung erforderlich war, kann beim

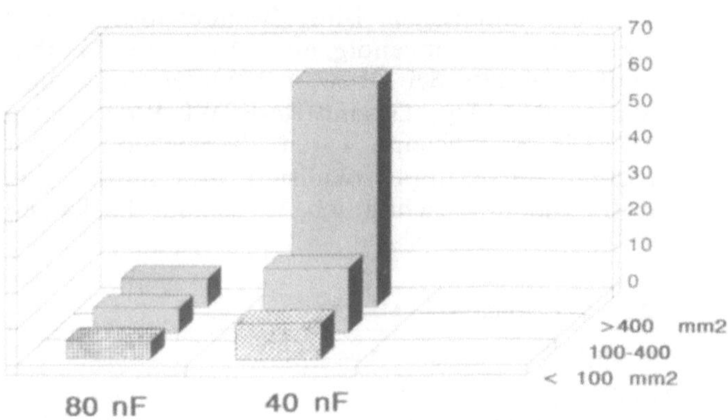

Abb. 1. Re-ESWL-Rate in Abhängigkeit zur Steinfläche

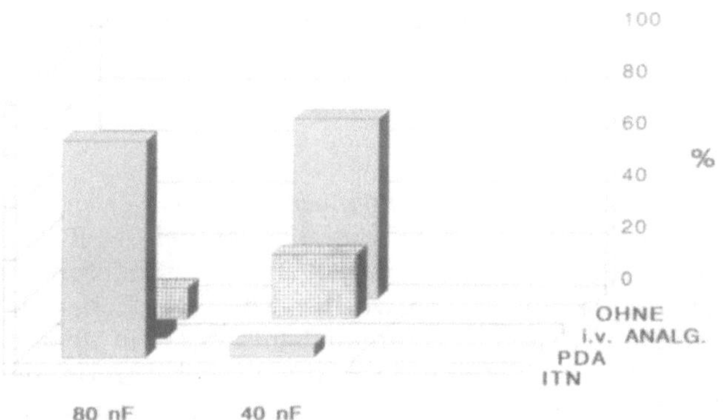

Abb. 2. Schmerztherapie am HM 4 (80 und 40 nFarad)

modifizierten System unter Verzicht auf jegliche Medikation in 70% der Fälle die ESWL problemlos durchgeführt werden. Bei den verbleibenden 30%, die weitgehend die Kranken mit Auxiliärmaßnahmen einschließen, konnte nahezu immer eine i. v. Analgesie eingesetzt werden. Die Periduralanästhesie wurde nicht mehr verwendet, die ITN blieb speziellen Erfordernissen, z. B. der Therapie von Kleinkindern, vorbehalten (Abb. 2).

Erfreulicherweise führt der Einsatz des modifizierten HM 4 zu klinisch guten Ergebnissen. Lediglich in 29% waren Steinreste von mehr als 2 mm Größe nachweisbar.

Bei hohem Anteil schmerzfreier Behandlungen lag die Re-ESWL-Rate bei nur 13%. Nach eigener Einschätzung stellt die technische Modifizierung am HM 4 eine klinisch sinnvolle Bereicherung dar.

Literatur

1. Jocham D, Liedl B, Chaussy Ch, Schmiedt E (1987) Preliminary clinical experience with the HM 4 bathfree Dornier lithotripter. World J Urol 5: 208–212

Prof. Dr. med. D. Jocham
Urologische Klinik und Poliklinik
der Ludwig Maximilians-Universität
Klinikum Großhadern
Marchioninistr. 15
D-8000 München 70

Gibt es noch eine Indikation zur Periduralanästhesie beim anästhesiearmen Dornier HM-3-Lithotripter?

L. Rohrmoser, B. Ulshöfer und G. Rodeck

Ein Hauptziel der Weiterentwicklung der ESWL-Behandlung nach Einführung der ersten Gerätegeneration war die Vermeidung eines invasiven Verfahrens der Schmerzausschaltung wie Vollnarkose oder Periduralanästhesie (PDA). Zu diesem Zweck wurde auch unser Dornier-Lithotripter HM 3 im Oktober 1987 auf die sogenannte anästhesiearme Technik durch Einbau eines Niederdruckgenerators und eines größeren Ellipsoids umgerüstet. Seither ist bei uns wie an anderen Zentren die Effektivität und damit die Erfolgsrate der Stoßwellenbehandlung gesunken:

Waren vorher bei 1572 Patienten in 17% Mehrfachbehandlungen erforderlich, so erhöhte sich diese Rate seit der Umrüstung auf 39% aller Patienten. Diese beiden Prozentzahlen erscheinen im Vergleich mit anderen Zentren hoch, es ist aber zu berücksichtigen, daß wir auch bereits früher einen hohen Anteil von partiellen und kompletten Ausgußsteinen mit ESWL-Monotherapie behandelten. Diese Fälle geplanter Mehrfachbehandlung sind hier eingeschlossen. Ursache der schlechteren Desintegration sind die niedrigeren Druckwerte des neuen Generators bei gleicher kV-Zahl. Eine Erhöhung der Generatorspannung wird aber von Patienten unter Analgosedierung nicht problemlos toleriert. Es kommt zu Schmerzreaktionen mit Unruhe und Lageveränderungen, damit wird die bei dem vergrößerten Ellipsoid nötige exakte Fokussierung des Konkrements erschwert bis unmöglich. Lagekorrekturen wiederum erhöhen die Strahlenbelastung. Eine zusätzliche Gabe von Analgetika birgt die Gefahr der Ateminsuffizienz in sich. Wir mußten zwei Patienten deshalb notfallmäßig intubieren. Bei stärkerer Sedierung treten vermehrt unwillkürliche Bewegungen der schlafenden Patienten auf. Wir waren aus diesen Gründen mehrfach gezwungen, die Behandlung abzubrechen.

Folgende Methoden der Schmerzausschaltung benutzten wir an unserer Klinik bei 622 Behandlungen seit der Umrüstung auf das anästhesiearme Verfahren: Analgosedierung mit Pethidin und Promethazin sowie gegebenenfalls Midazolam in 89%, Periduralanästhesie in 8%, nur in 1,7% kam eine i. v.-Narkose mit Ketamine und in 1,3% bei Kindern eine Intubationsnarkose zur Anwendung. Man sieht, daß die Periduralanästhesie bei uns durchaus ihren Stellenwert besitzt. Wir haben 50 ESWL-Behandlungen bei 40 Patienten in Periduralanästhesie vorgenommen, die Gründe dafür zeigt die Tabelle 1.

Tabelle 1. Indikation für Periduralanästhesie (PDA) bei ESWL

Primär (n = 18)		Sekundär (n = 22)	
Harter Stein vermutet	8	Schmerzen	10
Ureterstein	7	Unruhe	6
ESWL-Erfahrung	1	Harter Stein	4
Drogen-Abusus	1	Lagerungsprobleme	2
Nach URS mit PDA	1		

Bei 18 Patienten haben wir uns primär zur ESWL in PDA entschlossen. Dabei handelt es sich in 8 Fällen um Konkremente, die klinisch-röntgenologisch oder bei bekannter Apatitsteinanamnese als sehr hart eingeschätzt wurden. Tiefe oder nicht reponible hohe Uretersteine lagen 7mal vor. Ein Patient wünschte aufgrund früherer ESWL-Erfahrungen die Periduralanästhesie. Eine Patientin sollte wegen eines bekannten Drogenabusus keine systemisch wirksamen Analgetika erhalten. Bei einer anderen Patientin lag noch ein Periduralkatheter nach vorangegangener Ureteroskopie.

Bei 22 Patienten entschlossen wir uns nach vorangegangener erfolgloser ESWL in Analgosedierung zur PDA aufgrund von Schmerzen, starker Unruhe oder bei sehr harten Steinen. Besonders erwähnenswert scheint uns, daß es in zwei Fällen erst in Periduralanästhesie möglich war, die stark verspannten Patienten so zu lagern, daß die wirbelsäulennahen, nicht reponiblen Uretersteine suffizient geortet werden konnten.

Es soll aber nicht verschwiegen werden, daß trotz unserer Bemühungen in 6 Fällen kein zufriedenstellendes Lithotripsieergebnis erzielt wurde. Dabei ist zu berücksichtigen, daß es sich hierbei durchwegs um die Negativ-Auslese der Problemsteine aller 379 im fraglichen Zeitraum behandelten Patienten handelt.

Zusammenfassend möchten wir feststellen:
Obwohl es auch unser Bestreben ist, bei der ESWL mit möglichst wenig invasiven Anästhesieformen auszukommen, nutzen wir in besonderen Fällen die Möglichkeit der Periduralanästhesie. Denn übergeordnetes Ziel bleibt doch die Desintegration der Konkremente. Die Periduralanästhesie ist dabei eine Möglichkeit, die Zahl der Mehrfachbehandlungen zu reduzieren und den stationären Aufenthalt zu verkürzen, was letztlich auch dem Patienten zugute kommt.

Wir konnten aber in unserem Krankengut auch beobachten, daß die Schmerztoleranz der Patienten sehr unterschiedlich ist. Während vielfach unter Analgosedierung Generatorspannungen bis 24 kV problemlos toleriert werden, liegt bei anderen die Grenze schon bei 18 kV. Die psychische Disposition scheint hier eine entscheidende Rolle zu spielen. Es wäre zu prüfen, inwieweit sich durch eine verbesserte Vorbereitung der Patienten im Rahmen der Aufklärung eine Erhöhung der Schmerzschwelle erreichen läßt.

Dr. med. L. Rohrmoser
Urologische Klinik und Poliklinik
der Philipps-Universität
Baldingerstraße
D-3550 Marburg/Lahn

Ergebnisse und Komplikationen der Niederdruck-ESWL mit Doppelschuß

T. Sauter, K. Miller und R. Hautmann

Einleitung

Die extrakorporale Stoßwellenlithotripsie (ESWL) wurde in den ersten Jahren der klinischen Anwendung routinemäßig unter Regionalanästhesie oder Vollnarkose durchgeführt [1, 3]. Als im Jahre 1986 erstmals Lithotriptoren der zweiten Generation vorgestellt wurden, zeigte sich, daß bei Verwendung alternativer Technologien zur Stoßwellenerzeugung [7, 8] die Schmerzbelastung so reduziert wird, daß auf eine Teil- oder Vollnarkose verzichtet werden konnte. Die Reduktion der Schmerzbelastung wird auf zwei technische Veränderungen zurückgeführt: eine vergrößerte Apertur der Stoßwellenquelle sowie ein verringerter Druck im Stoßwellenfokus. In Anbetracht der Attraktivität der narkosefreien Behandlung wurden entsprechende Veränderungen auch am Dornier HM 3 vorgenommen: Die Apertur des Ellipsoids wurde von 15,6 cm auf 17 cm erweitert, die im Fokus erzeugten Drücke von 700–1100 bar auf 600–900 bar reduziert. Erste klinische Erfahrungen bestätigten, daß damit eine Behandlung in Analgo-Sedierung bei der überwiegenden Mehrzahl der Patienten möglich ist [4, 6]. Als Nebeneffekte zeigten sich eine Erhöhung der Stoßwellenzahl pro Behandlung mit entsprechend verlängerter Behandlungszeit sowie eine erhöhte Rate an Mehrfachbehandlung [2, 4, 5]. Um die längere Behandlungszeit zu kompensieren, wurde eine weitere technische Modifikation am HM-3-Lithotripter vorgenommen: Die bei diesem Gerät verwendete EKG-Triggerung löst statt einer nunmehr zwei Stoßwellen pro R-Zacke aus.

Durch die genannten technischen Umstellungen ergaben sich Fragen nach Wirkungen und Nebenwirkungen: Behandlungszeiten, Mehrfachbehandlung, renale (Hämatome) und kardiale (Rhythmusstörungen) Komplikationen?

Material und Methode

Der seit Dezember 1985 an unserer Klinik installierte Dornier HM-3-Lithotripter wurde im Mai 1987 in der beschriebenen Weise modifiziert. Die Ergebnisse der Patienten (Behandlungszeiten, Mehrfachbehandlungen) von Januar 1986 bis Juni 1988 wurden fortlaufend dokumentiert. Zusätzlich wurden in den Monaten September und Oktober bei 100 konsekutiven Patienten (entsprechend 132 Behandlungen) Blutdruck und EKG während der ESWL aufgezeichnet und die mit dem Doppelschuß verbundenen Nebenwirkungen an Herz und Kreislauf ausgewertet.

Ergebnisse

Die Dokumentation der Behandlungen vor und nach Einführung der narkosefreien ESWL zeigte einen Anstieg der Mehrfachbehandlungen von durchschnittlich 18% auf durchschnittlich 32%, die Stoßwellenzahl pro Behandlungssitzung stieg von 1457 auf 2444 an. Dabei ging, bedingt durch die Doppelschußeinrichtung, die durchschnittliche Behandlungszeit von 40 auf 35 Minuten zurück.

Die Auswertung der kardialen Nebenwirkungen bei 132 konsekutiven Behandlungen ergab 22% supraventrikuläre Extrasystolen, 6% supraventrikuläre Salven sowie 10% ventrikuläre Extrasystolen. Ventrikuläre Salven traten nicht auf.

Bei einem angenommenen Normbereich der Herzfrequenz von 60–90 Schlägen pro Minute traten Tachykardien in 17% und Bradykardien in 29% auf. Während die Tachykardien nicht therapiebedürftig waren, wurde zur Antagonisierung der Bradykardien in 18 von 38 Fällen (=47%) die Gabe eines Parasympathikolytikums (Atropin) erforderlich.

Ein Anstieg des Blutdrucks über 160 mm Hg systolisch bzw. 95 mm/Hg diastolisch fand sich in 19%, in 6 von 25 Fällen (=24%) wurde eine medikamentöse Korrektur erforderlich. Zu einem Blutdruckabfall unter 100 mm/Hg systolisch kam es in 6%, 4 von 8 dieser Fälle (=50%) waren behandlungsbedürftig.

Insgesamt wurde wegen der Herz-Kreislauf-Nebenwirkungen zweimal (=1,5%) eine Umschaltung von Doppel- auf Einzelschuß erforderlich, dreimal (=2,3%) mußte die Stoßwellentherapie abgebrochen werden. Sonstige Abbrüche der Behandlung erfolgten wegen Schmerzen (dreimal, 2,3%), Steinortungsproblemen (zweimal, 1,5%) und technischer Defekte (einmal, 0,8%).

Nach Maßgabe der routinemäßigen posttherapeutischen Sonographiekontrollen am 1. Tag nach Behandlung waren bei dieser Serie keine intra- oder perirenalen Hämatome nachweisbar.

Diskussion

Der Schritt von der ESWL unter Narkose zur Stoßwellenlithotripsie unter Analgosedierung war eine folgerichtige Nutzung des technischen Fortschritts, um das objektive Behandlungsrisiko und die subjektive Belastung des Patienten weiter zu minimieren. Dieser Fortschritt muß jedoch mit einigen Nachteilen erkauft werden: Durch die reduzierte Stoßwellenenergie mindert sich trotz Erhöhung der Stoßwellenzahl pro Sitzung die Effektivität der Therapie, was sich an der gestiegenen Rate an Mehrfachbehandlungen gut ablesen läßt. Der Anstieg um 10–14% entspricht der Erfahrung anderer Zentren [2, 4, 5]. Um bei erhöhter Stoßwellenzahl pro Behandlung nicht eine entsprechend verlängerte Behandlungszeit in Kauf nehmen zu müssen, werden durch den Doppelschuß im Abstand von 50 Millisekunden zwei Stoßwellen pro R-Zacke im EKG ausgelöst, beide fallen in die refraktäre Phase der Herzaktion. Auffallend war bei der klinischen Anwendung dieses Systems vor allem die hohe Rate (29%) an Bradykardien, von denen fast die Hälfte (13%) behandlungsbedürftig war. Die medikamentöse Gegensteuerung hat sich dabei als unproblematisch erwiesen, ein Umstellen auf Einzelschuß (1,5%) oder ein Abbruch der Behandlung (2,3%) war nur selten erforderlich. Die Pathogenese der Bradykardien im Rahmen der Stoßwellentherapie mit Doppelschuß ist ungeklärt und bedarf sicherlich der weiteren Analyse.

Literatur

1. Chaussy C, Schmiedt E, Jocham D, Brendel W, Forssmann B, Walther V (1982) First clinical experience with extracorporeally induced destruction of kidneystones by shockwaves. J Urol 127: 417
2. Chaussy C: Persönliche Mitteilung
3. Fuchs G, Miller K, Raßweiler J, Eisenberge F (1985) One year experience with the Dornier Lithotripter. Eur Urol 11: 145
4. Graff J, Pastor J, Herberhold D, Hankemeier U, Senge T (1987) Technical modifications of the Dornier HM 3 lithotripter with an improved anesthesia technique. World J Urol 5: 202
5. Miller K, Bachor R, Wenderoth UK, Hautmann R (1988) Anesthesia-free ESWL – does it alter the approach to ureteral calculi? J Urol 139: 265
6. Rassweiler J, Schmidt A, Eisenberger F, Gumpinger R (1987) ESWL – practical hints and future aspects. J Urol 137: 141
7. Wilbert DM, Hutschenreiter G, Schärfe T, Riedmiller H, Alken P, Hohenfellner R (1988) Zweite Generation der berührungslosen Nierensteinzertrümmerung – Klinische Ergebnisse der lokalen Stoßwellenlithotripsie. Aktuel Urol 19: 93
8. Zwergel U, Neisius D, Zwergel T, Ziegler M (1987) Results and clinical management of extracorporeal piezoelectric lithotripsy (EPL) in 1321 consecutive treatments. World J Urol 5: 213

Priv.-Doz. Dr. med. K. Miller
Urologische Universitätsklinik
Prittwitzstr. 43
D-7900 Ulm

Langzeitergebnisse nach primärer Behandlung von Ausgußkonkrementen

M. Wirth, M. Theiß und H. Frohmüller

Einleitung

Die Behandlung von Ausgußkonkrementen der Niere basiert heute im wesentlichen auf der extracorporalen Stoßwellenlithotripsie (ESWL) und der perkutanen Lithotripsie. In Einzelfällen sind noch offene Operationen erforderlich. Gegenstand der wissenschaftlichen Überprüfung ist z. Zt. die Wertigkeit der ESWL und der perkutanen Lithotripsie in der Therapie der Ausgußkonkremente [1, 3-6]. Während beispielsweise Eisenberger et al. [2] die primäre percutane Lithotripsie vorschlagen, wird von der eigenen Arbeitsgruppe der primären ESWL der Vorzug gegeben. Um die für den Patienten vorteilhafteste Behandlungsmethode erkennen zu können, sind neben den Komplikationen der verschiedenen Verfahren auch die längerfristigen Ergebnisse von wesentlicher Bedeutung.

Methodik

In der Urologischen Klinik der Universität Würzburg wurden vom 5. Dezember 1984 bis Februar 1988 149 Patienten mit partiellen und 41 Patienten mit kompletten Ausgußsteinen primär mit der ESWL behandelt. Die Therapie erfolgte mit dem Dornier HM-3-System. Seit September 1987 standen der modifizierte Stoßwellengenerator und das vergrößerte Ellipsoid zur anästhesiefreien Technik zur Verfügung. Seit diesem Zeitpunkt erfolgte die ESWL stets in Sedoanalgesie. Der größte Durchmesser der partiellen Ausgußsteine lag im Schnitt bei 3 cm mit einer Standardabweichung von ± 1 cm. Die mittlere Größe der kompletten Ausgußsteine lag bei 6,2 cm mit einer Standardabweichung von ± 17 mm.

Ergebnisse

Partielle Ausgußkonkremente konnten in 70% durch eine ESWL-Behandlung ausreichend desintegriert werden. 26% dieser Fälle benötigten zwei und 4% drei ESWL-Sitzungen. Bei 44% der kompletten Ausgußsteine war nur eine ESWL-Behandlung notwendig, um das gesamte Konkrement zu desintegrieren. Bei 32% dieser Patienten wurden zwei, in 12% drei, in 10% vier und in 2% 5 ESWL-Sitzungen durchgeführt. Auxiliäre Maßnahmen vor der ESWL wurden in 7% der Patienten mit partiellen und in 22% der Patienten mit kompletten Ausgußsteinen vorgenommen. Nach der ESWL waren in 26% der Patienten mit partiellen und in 51% der Patienten mit kompletten Ausgußsteinen auxiliäre Verfahren notwendig. Nur bei 2 der 41 Patienten mit kompletten Ausgußsteinen wurde nach der ESWL eine percutane Lithotripsie durchgeführt. Da Patienten, die einen Harnstau und septische Symptome vor oder nach der ESWL boten, sofort mit auxiliären Methoden behandelt wurden, kam es zu keinen schweren Komplikationen. Bluttransfusionen waren in keinem dieser Fälle notwendig.

3 Monate nach der ESWL konnten 108 der 190 Patienten, das entspricht 57%, nachuntersucht werden. 53% dieser nachuntersuchten Patienten mit Ausgußsteinen waren komplett frei von Konkrementen. In 20% aller Fälle wurden Steinfragmente < 3 mm nachgewiesen. In 19% waren die Desintegrate zwischen 4 und 10 mm im Durchmesser, und in 8% waren Residualfragmente mit einer Größe von > 1 cm nachweisbar. 1 Jahr nach der ESWL wurden 54 Patienten nachuntersucht. Bei 61% dieser Patienten mit Ausgußsteinen konnten keine Konkremente mehr nachgewiesen werden. In 19% waren die verbliebenen Konkremente < 3 mm im Durchmesser, in 5% waren die Desintegrate zwischen 4 und 10 mm im Durchmesser, und in 15% wurden Konkremente > 1 cm nachgewiesen.

Diskussion

Die hier vorgestellten Ergebnisse zeigen, daß die primäre ESWL als eine sichere und erfolgreiche Behandlungsmethode für Patienten mit Ausgußsteinen angesehen werden kann. Wird auf diese Weise vorgegangen, können die in der Literatur beschriebenen, teilweise schweren Komplikationen der percutanen Lithotripsie in der Mehrzahl der Fälle vermieden werden [2, 5]. In der Gruppe der Patienten mit nicht spontan abgangsfähigen Restfragmenten nach der ESWL, bei denen eine komplette Entfernung aller Desintegrate indiziert erscheint, kann die percutane Lithotripsie nach der ESWL durchgeführt werden. Unseres Erachtens sollte deshalb die ESWL das primäre Verfahren bei Patienten mit Ausgußsteinen sein, ohne vorher eine komplikationsträchtigere invasive percutane Lithotripsie vorzunehmen.

Literatur

1. Eisenberger F, Rassweiler J (1986) Extrakorporale Stoßwellenlithotripsie im Wandel. Aktuel Urol 17: 229-232
2. Kalash SS, Young JD jr (1987) Serious complications associated with percutaneous nephrolithotomy. Urology 29: 290-293

3. Schulze H, Hertle L, Graff J, Funke P-J, Senge Th (1986) Combined treatment of branched calculi by percutaneous nephrolithotomy and extracorporeal shock wave lithotripsy. J Urol 135: 1138-1141
4. Webb DR, Payne SR, Wickham JEA (1986) Extracorporeal shock wave lithotripsy and percutaneous renal surgery. Br J Urol 58: 1-5
5. White EC, Smith AD (1984) Percutaneous stone extraction from 200 patients. J Urol 132: 437-438
6. Winfield HN, Clayman RV, Chaussy CG, Weyman PJ, Fuchs GJ, Lupu A (1988) Monotherapy of staghorn renal calculi: A comparative study between percutaneous nephrolithotomy and extracorporeal shock wave lithotripsy. J Urol 139: 895-899

Priv.-Doz. Dr. med. M. Wirth
Urologische Klinik und Poliklinik der
Universität Würzburg
Josef-Schneider-Str. 2
D-8700 Würzburg

Zwei Jahre ESWL-Monotherapie bei großen Nierensteinen - Gemeinsamer Erfahrungsbericht der Urologischen Universitätskliniken Bern und Berlin-Charlottenburg

W. v. Waldthausen, Ch. Zehntner, R. Nagel und E. Zingg

In den Anfangszeiten der ESWL wurde auch versucht, große Steine mit der ESWL-Monotherapie zu behandeln. Dies hatte zu schwerwiegenden Komplikationen und langwierigen Verläufen infolge der Ausbildung großer Steinstrecken geführt. Von Libby und Griffith aus Houston wurde auf dem Kongreß der AUA 1986 über die alleinige ESWL-Behandlung großer Nierensteine nach vorheriger Einlage eines Double-J-Katheters berichtet. Diese Behandlungsart wurde seit dem *März 1986 an der Berner Klinik erfolgreich* angewandt und auf dem Kongreß in Würzburg im Herbst 1986 vorgestellt. Wir haben dann dieses Verfahren ab Oktober 1986 prospektiv bei unseren Patienten mit Nierensteinen über 2 cm Durchmesser konsequent angewandt.

Die Ergebnisse beider Kliniken mit 276 Steinbehandlungen werden nun zusammengefaßt vorgestellt.

Bei der Auswertung wurde in Bern das Augenmerk mehr auf die Steinfreiheit nach *drei Monaten*, in Berlin mehr auf die Kontrolle der *Nierenfunktion* nach Behandlung gerichtet.

Insgesamt wurden - in Bern ab März, in Berlin ab Oktober 1986 - bis Ende Juli 1988 an beiden Kliniken 59 komplette und 89 partielle Ausgußsteine - worunter wir den Ausguß des Nierenbeckens und mindestens eines Kelches verstehen - sowie 128 Steine über 2 cm Durchmesser nach Einlage eines 7 Charr. Double-J-Katheters mit dem Dornier-Lithotripter HM 3 (ab Herbst vergangenen Jahres mit der umgebauten Version) behandelt.

Die Behandlung erfolgte in einer bis zu sechs Sitzungen mit insgesamt 700-13 500 Schuß, wobei höhere Stoßwellenzahlen bzw. die häufigeren Sitzungen der Berliner Klinik - z. B. durchschnittlich 3 statt 1,7 bei kompletten Ausgußsteinen - aus ESWL-Behandlungen größerer Steinfragmente im Harnleiter resultieren (Tabelle 1).

Der stationäre Aufenthalt nach 1. ESWL lag zwischen 2 und 46 Tagen. Zwischen den einzelnen Behandlungen wurden die Patienten z. T. entlassen und ambulant betreut, bis sich z. B. Steinansammlungen im Harnleiter abgebaut hatten. Davon wurde in Bern allerdings häufiger Gebrauch gemacht als in Berlin, was die kürzeren durchschnittlichen Liegezeiten in Bern - z. B. 9 gegenüber 23 Tagen - bei Patienten mit kompletten Ausgußsteinen erklärt. Die Patienten mit den *längsten* Liegezeiten in Berlin waren mehrfach voroperiert, oft Ausländer und sollten deshalb steinfrei entlassen werden.

Der Double-J-Katheter wurde gezogen, wenn der Harnleiter steinfrei war und sich in der Niere nur noch spontan abgangsfähig erscheinendes Steinmaterial befand.

Auxiliäre Maßnahmen nach ESWL (Tabelle 2) waren in insgesamt fast 18% der Steinbehandlungen

Tabelle 1. Behandlungsdaten

	Komplette Ausguß-Steine 59	Partielle Ausguß-Steine 89	Steine über 2 cm 128
Stoßwellen/Stein	2500-13 500 (4680)	1400-12 500 (3765)	700-10 000 (3330)
ESWL-Behandlung	1-6 (1,7/3)	1-4 (1,3/2)	1-5 (1,3/2)
Stat. Verweildauer (Tage)	4-46 (9/23)	3-33 (8/13)	2-23 (6/12)

Tabelle 2. Auxiliäre Maßnahmen

	Komplette Ausgußsteine 59		Partielle Ausgußsteine 89		Steine über 2 cm 128		276	
	n	%	n	%	n	%	n	%
Aux. Eingriffe nach ESWL	11	18,6	17	19,1	21	16,6	49	17,9
PNS	8	13,5	12	13,6	11	8,6	31	11,2
DJ-Wechsel	2	3,4	3	3,3	1	0,8	6	2,2
PNL	1	1,7	2	2,2	4	3,3	7	2,5
URS/Schlinge	-		-		3	2,4	3	1,1
Ureterolithotomie	-		-		2	1,6	2	0,8

nötig und erfolgten meist wegen Verstopfung des Double-J-Katheters oder des Harnleiters durch große Steindesintegrate neben dem Katheter. Waren große Steinmassen im Harnleiter Ursache der Stauung, so wurde die Niere perkutan entlastet und der Steinabgang abgewartet. Der Double-J-Katheter wurde bei Harnstauungen nur dann gewechselt, wenn der Harnleiter steinfrei war, so daß ein problemloses Wechseln des verstopften Katheters eine perkutane Nephrostomie überflüssig machte.

Bei sieben Patienten erfolgte zusätzlich eine PNL, bei dreien eine ureteroskopische bzw. Schlingenextraktion prävesikalen Steinmaterials, in zwei Fällen eine Ureterolithotomie.

21 Patienten, entsprechend 7,6%, entwickelten Temperaturen über 38 Grad C, zwei Patienten mit kompletten Ausgußsteinen mußten wegen Urosepsis nephrektomiert werden. *Renale Hämatome* sahen wir nicht.

Steinfrei bei Entlassung waren in Berlin 48% der Patienten, in den übrigen Fällen fanden sich kleine, jedoch spontan abgangsfähige Restkonkremente.

In Bern konnte nahezu die Hälfte der Patienten nach drei Monaten bezüglich der Steinfreiheit nachuntersucht werden. 46% der untersuchten Patienten waren steinfrei, weitere 46% hatten nur noch feines bzw. spontan abgangsfähig erscheinendes Steinmaterial, was insgesamt eine Summe von *92%* ausmacht.

In Berlin konnte die Nierenfunktion bei der Hälfte der Patienten auch nach Abschluß der ESWL durch ein *Nierensequenzszintigramm* mit seitengetrennter Clearance überprüft werden. Dabei ergab sich in *keinem* Fall im Vergleich mit dem NSS *vor* der Behandlung - insbesondere nicht bei den 29 nachuntersuchten von insgesamt 31 Nieren mit kompletten Ausgußsteinen - eine Verschlechterung der Nierenfunktion.

Schlußfolgerung

Die prospektive Studie an den beiden Kliniken mit der Behandlung von 276 Steinen bei 270 Patienten hat gezeigt, daß die ESWL-Monotherapie nach vorheriger Einlage eines Double-J-Katheters auch bei kompletten Ausgußsteinen - zumindest mit dem HM-3-Lithotripter - eine komplikationsarme, nicht invasive Behandlungsmöglichkeit darstellt, die in einigen Fällen allerdings recht zeitaufwendig war.

Nach Umbau der Geräte mit dem neuen Generator und Veränderung des Ellipsoids haben auch bei kleineren Steinen die Mehrfachbehandlungen zugenommen, die allerdings durch die kaum noch notwendige Anästhesie nicht mehr so belastend sind wie früher.

Wir haben die Erfahrung gemacht, daß dies selbstverständlich auch für große Steine gilt und daraus in letzter Zeit die Konsequenz gezogen, bei großen Steinen - insbesondere Ausgußsteinen - die zentrale Steinmasse durch PNL auszuräumen und anschließend dann die ESWL-Behandlung verbliebener Restkonkremente durchzuführen.

Wir sind allerdings auch der Ansicht, daß bei Patienten mit hohen Risikofaktoren die reine ESWL-Behandlung weiterhin empfohlen werden kann.

Dr. med. W. von Waldthausen
Urologische Klinik und Poliklinik
Klinikum Rudolf Virchow der FU Berlin
- Standort Charlottenburg -
Spandauer Damm 130
D-1000 Berlin 19

ESWL-Monotherapie bei großer Steinmasse - Eine sinnvolle Therapie?

K. Miller, R. Bachor, T. Sauter und R. Hautmann

Einleitung

Die Morbidität nach extrakorporaler Stoßwellenlithotripsie kann bei Zertrümmerung großer Steine durch prätherapeutisches Einsetzen eines Doppel-J-Harnleiterkatheters signifikant gesenkt werden [5]. Angesichts dieser Erkenntnis galt es, die Indikationsgrenzen (hinsichtlich der Steingröße) der ESWL-Monotherapie erneut zu überdenken. Dieser Prozeß wurde zusätzlich durch die Möglichkeit der narkosefreien ESWL [3, 8] intensiviert.

Material und Methode

Von Dezember 1986 bis Februar 1988 wurden 49 Patienten mit 52 steintragenden renouretralen Einheiten (RUE) durch ESWL-Monotherapie behandelt. Das Selektionskriterium waren Steine von > 2,5 cm Durchmesser, partielle Ausgußsteine (Nierenbecken und mindestens 2 Kelche), sowie partielle Ausgußsteine (Nierenbecken und alle bis auf wenigstens 2 Kelche). Bei allen Patienten wurde vor der Stoßwellentherapie ein 7 Charr. Doppel-J-Harnleiter-Katheter ins steintragende Hohlsystem eingelegt. 41 Patienten (43 steintragende RUE) wurden mit Hilfe der behandelnden Urologen nachuntersucht. Eine Steinanalyse lag bei 32 Patienten (33 RUE) vor. Die mittlere Nachbeobachtungszeit zum Zeitpunkt der Nachuntersuchung betrug 8,4 Monate.

Ergebnisse

Die Steinmasse der einzelnen renoureteralen Einheiten wurde als Fläche (mm × mm) ausgedrückt und in 3 Kategorien eingeteilt: Bei 33% der nachuntersuchten Patienten war die Steinmasse unter 500 mm × mm, bei 51% 500-1000 mm × mm und bei 16% > 1000 mm × mm.

Bei der Steinanalyse fanden sich in 21% reine Calcium-Oxalat-Steine (Monohydrat und Dihydrat nicht differenziert), 25% reine Struvit-Steine und in 54% gemischte Steine (Ca-Oxalat, Phosphat, Magnesium-Ammonium-Phosphat).

Nach Maßgabe des Ultraschalls und der Leeraufnahme waren zum Zeitpunkt der Nachuntersuchung 54% der untersuchten Patienten steinfrei. Die Aufschlüsselung nach der Steinmasse ergab bei Steinen unter 500 mm^2 64%, bei Steinen von 500-1000 mm^2 63% und bei Steinen über 1000 mm^2 keinen steinfreien Patienten.

Komplikationen waren insgesamt selten. Bei 14% der Patienten mußte der Ureterkatheter wegen Obstruktion gezogen werden, bei 18% war eine perkutane Nephrostomie erforderlich, 4% mußten ureteroskopiert werden. Bei der Nachuntersuchung gaben 18% der Patienten gelegentliche Beschwerden an, immerhin 13% mußten wegen dieser Beschwerden Analgetika einnehmen. Bei 34% der Patienten war zum Zeitpunkt der Nachuntersuchung ein Harnwegsinfekt diagnostiziert worden.

Diskussion

Die Vielfalt an Therapievorschlägen für große Nierensteine und Nierenausgußsteine ist verwirrend und reicht von der offenen Operation [1] bis zur ESWL-Monotherapie ohne jede auxiliäre Maßnahme [4]. Die in den letzten Jahren favorisierte Technik der Kombination von PNL und ESWL hat hinsichtlich der Ergebnisse nicht völlig überzeugt, der Anteil steinfreier Patienten liegt zwischen 50 und 70% [2, 6, 7]. Damit ist diese Therapieform der ESWL-Monotherapie mit Ureterschiene nicht signifikant überlegen. Die Indikationsstellung sollte dabei jedoch differenziert werden: Bei Patienten mit nicht oder nur geringfügig morphologisch veränderten Hohlsystemen kann die ESWL-Monotherapie gute Erfolge erzielen, da offensichtlich hierbei eine suffiziente Austreibungskraft des Hohlsystems für einen (wenn auch langwierigen) kompletten Steinabgang gewährleistet ist. Da die Steinmasse mit der Morphologie des Hohlsystems korrelieren muß, umfaßt der genannte Indikationsbereich damit auch Patienten mit nicht „zu großer" Steinmasse. Eine genaue Indikationsgrenze hinsichtlich der Steinmasse läßt sich mit den in der klinischen Praxis durchführbaren Meßmethoden derzeit nicht angeben. Bei dilatierten Hohlsystemen und „sehr großer" Steinmasse ist weiterhin eine perkutane Operation indiziert, wobei hier vor allem die flexiblen Nephroskopien in Zusammenarbeit mit der Laserlithotripsie in der Zukunft möglicherweise für bessere Ergebnisse sorgen können.

Literatur

1. Alken P, Schärfe Th, Rorig J, Thuroff J (1987) Staghorn stones: surgery or ESWL and PNL? V. World Congress on Endourology and ESWL, Cairo
2. Eisenberger F, Rassweiler J, Bub P, Kallert K, Miller K (1987)

Differentiated approach to staghorn calculi using extracorporeal shock wave lithotripsy and percutaneous nephrolithotripsy: an analysis of 151 consecutive cases. World J Urol 5: 248
3. Graff J, Pastor J, Herberhold D, Hankemeier U, Senge T (1987) Technical modifications of the Dornier HM 3 lithotripter with an improved anesthesia technique. World J Urol 5: 202
4. Groenveld AE (1987) ESWL monotherapy in large stone burdens. V. World Congress on Endourology and ESWL, Cairo
5. Libby J, Griffith DG (1986) Large calculi and ESWL: is morbidity minimized by ureteral stents? J Urol 135: 182
6. Lingeman JE (1987) Current concepts on the relative efficacy of percutaneous nephrostomlithotomy and extracorporeal shockwave lithotripsy. World J Urol 5: 229
7. Miller K, Bachor R, Hautmann R (1988) PNL/ESWL versus ureteral stent/ESWL for the treamtent of large renal calculi and staghorn stones: a prospective randomized study. ESWL state-of-the-art symposium Indianapolis
8. Zwergel U, Neisius D, Zwergel T, Ziegler M (1987) Results and clinical management of extracorporeal piezoelectric lithotripsy (EPL) in 1321 consecutive treatments. World J Urol 5: 213

Prov.-Doz. Dr. med. K. Miller
Urologische Universitätsklinik
Prittwitzstr. 43
D-7900 Ulm

ESWL-Erfahrungsbericht des UCLA Stone Center

G.J. Fuchs

Seit der Eröffnung des Nierensteinzentrums an der Abteilung für Urologie der Universität von Californien in Los Angeles sind nunmehr dreieinhalb Jahre vergangen. Während das UCLA-Zentrum ursprünglich das einzige Steinzentrum für die amerikanische Westküste war, sind mittlerweile mehr als 20 ESWL-Einheiten in der unmittelbaren Nähe installiert. Dies drückt sich zum einen in einer deutlichen Reduktion der jährlichen Behandlungen aus (1400 in 1985 gegenüber 650 in 1987), zum anderen in der Zusammensetzung des Patientenkollektivs mit einer prozentualen Zunahme von komplizierten Steinen in Niere und Ureter, Patienten mit zusätzlichen medizinischen Risikofaktoren und Patienten, die zuvor andernorts anbehandelt wurden (Tabellen 1-4). Wie aus Tabelle 2 ersichtlich ist, ist die ESWL immer noch Therapie der ersten Wahl beim Nierenstein. Steine ab 2,5 cm Durchmesser, Cystinsteine ab 2,0 cm und nach erfolgloser ESWL sowie Steine, bei denen eine retrograde Abklärung der Abflußverhältnisse ein behandlungsbedürftiges Hindernis ergab, werden gezielt perkutan entfernt. In Einzelfällen kommt die retrograde Ureterorenoskopie zum Einsatz; dies vorwiegend im Zuge einer diagnostischen URS (Ureteroskopie) bei kleineren Nierensteinen. Aufgrund der großen Anzahl von Überweisungen von zuvor erfolglos mit der URS behandelter Uretersteinpatienten und der Selektierungstendenz zum großen impaktierten Stein ist die ESWL bei der Behandlung des Uretersteines an unserem Zentrum in den Hintergrund getreten (Tabelle 3). Die Strategie bei der Behandlung des unbehandelten Uretersteines hat sich jedoch nicht geändert. Mit der geplanten Steinmanipulation und nachfolgender ESWL können 85% eines unselektionierten Patientengutes erfolgreich in einer Sitzung behandelt werden (UCLA-Ergebnisse 1985), der Rest wird ureteroskopisch in derselben Sitzung angegangen, wodurch eine 97prozentige Erfolgsrate in einer

Tabelle 1. Behandlungsmix und Ergebnisse (1/88-7/88, n = 257)

Niere	100/257	(39%)
Harnleiter	84/257	(31%)
Ausgußstein	82/257	(30%)

Tabelle 2. Behandlungsmix und Ergebnisse beim Nierenstein (1/88-7/88, n = 100)

Methode			*Steinfreiheit (%)*
ESWL	80/100	(80%)	64
Retrogr. URS/L	6/100	(6%)	100
PCNL	14/100	(14%)	91

ESWL, extrakorporale Stoßwellenlithotripsie; PCN, perkutane Nephrostomie; PCNL, perkutane Nephrolitholapaxy; URS, Ureteroskopie; URS/L, Ureterolithotripsie

Tabelle 3. Behandlungsmix und Ergebnisse beim Ureterstein (1/88-7/88, n = 84)

Methode			*Steinfreiheit (%)*
ESWL (push-bang)	22/84	(24%)	98
URS/L + antegr. URS/L	62/84	(76%)	100

Tabelle 4. Behandlungsmix und Ergebnisse bei Ausgußstein und Steinstraße (1/88-7/88, n = 82)

Methode			*Steinfreiheit (%)*
ESWL	10/82	(17%)	64
Kombination	40/82	(49%)	87
PCNL-Mono	11/82	(14%)	91
PCNL + antegr. URS/L (Steinstraße)	21/82	(24%)	85

Tabelle 5. Ergebnisse bei ESWL als initialer Monotherapie (n = 48)

		(%)
Steinfrei (nach 8 Mon.)	30/48	61
Fragmente <4 mm		29
Fragmente >4 mm		10
Auxiliärmaßnahmen (innerhalb 8 Mon.)		
ESWL-Mehrfachsitzung		50
PCN-Drainage		40
URS, URS/L		13
Ostiendachschlitzung		6

Tabelle 6. Ergebnisse

Fragmente nach 8 Mon.	18/48	39%
Asymptomatisch	8/18	
Symptomatisch	10/18	
Symptome bei 10 Residualsteinen:		
Infekt mit Wachstum (+/− Schmerz)	4	
Infekt mit Obstruktion (+/− Schmerz)	3	
Obstruktion mit Schmerz	1	
Obstruktion ohne Schmerz	2	
Behandlung bei symptomatischen Residualsteinen:		
PCNL mit URS/L	5	
PCN mit retrogr. URS	3	
URS-Lithotripsie	1	
URSL mit ESWL	1	

Tabelle 7. Bestandsaufnahme 3 Jahre nach ESWL-Monotherapie bei Ausgußsteinen (n = 48)

Steinfrei	40/48	84%
Auxiliärmaßnahmen	62/48	2,3 Beh./Pt.
Operationsdauer	6,9 Std.	
Hospitalzeit	14 Tage	

Sitzung erzielt wird (100% nach re-URS, keine offene Operation zur Steinentfernung oder wegen Komplikationen). Diese Erfahrung bildet die Basis für unsere Therapieempfehlung beim primären Harnleiterstein; wenn push back möglich, ESWL als Methode der 1. Wahl, ansonsten ist die URS/L vorzuziehen, insbesondere nach erfolgloser Erstbehandlung. Die Behandlungsfrequenz von Ausgußsteinen sowie zur Behandlung von Komplikationen nach Anbehandlung von Ausgußsteinen mit der ESWL (Steinstraßenbildung) oder nach versuchter PCNL nimmt an unserem Zentrum immer noch zu (Tabelle 4).

Nachfolgend wollen wir aus der Vielzahl der komplexen Behandlungsprobleme, mit denen wir in den letzten 3 Jahren konfrontiert waren, eine Gruppe von 48 Patienten herausgreifen, die 1985 mit der ESWL als initialer Monotherapie behandelt wurden und seitdem engmaschig über 3 Jahre kontrolliert wurden. Wie Tabelle 5 zeigt, erlaubt die ESWL-Monotherapie lediglich eine primäre Steinfreiheitsrate von 61% bei einer durchschnittlichen Behandlungszahl von 3,3 Eingriffen pro Patient während der ersten 8 Monate nach der Erstbehandlung. Die Mehrzahl der Sekundäreingriffe war indiziert wegen der Steinmasse, persistierender Harnstauung (Steinstraße) und Harnwegsinfektion. Die Rezidivrate der steinfreien Patienten betrug 6,6% (3 Jahre); diese Patienten wurden wieder behandelt mit der ESWL und sind steinfrei. 18 der 48 Patienten wurden nicht steinfrei während der ersten 8 Monate; 8 blieben symptomlos während des Beobachtungszeitraumes von 3 Jahren, und in 10 Fällen wurde eine Intervention notwendig mit Steinsanierung in 9 Fällen (Tabelle 6). In Tabelle 7 ist die Bestandsaufnahme mindestens 3 Jahre nach der Erstbehandlung dargestellt. Aufgrund dieser Ergebnisse und insbesondere in Berücksichtigung des langen und unvorhersehbaren Verlaufes bis zur Steinfreiheit empfehlen wir heute das Vorgehen wie in Schema 1 dargestellt. Die Ergebnisse der letzten 24 Fälle, die zwischen Januar und April 1988 behandelt wurden, ergeben deutliche Vorteile für die geplante perkutane Steinverkleinerung und die der ESWL unmittelbar in derselben Sitzung folgende perkutane Entfernung von Restkonkrementen (Sandwichtechnik) (Tabelle 8). Zusammenfassend läßt sich feststellen, daß sich die dominierende Rolle der ESWL beim unkomplizierten Nieren- und Ureterstein bestätigt hat. Bei komplizierten Steinen erlaubt der gezielte Einsatz der ESWL als Auxiliärmaßnahme eine deutliche Reduzierung von Invasivität und Morbidität.

Tabelle 8. Ergebnisse Sandwichtechnik PCNL - ESWL - PCN/L (n = 24)

Steinfrei nach 3 Mon.	20/24	83%
Auxiliärmaßnahmen (antegr. URS, PCNL)	4/24	16,6%
Operationsdauer	9,0 Std.	
Hospitalzeit	7 Tage	

Schema 1. Behandlungsstrategie beim Ausgußstein

A. ESWL-Monotherapie
Bei kleiner Steinmasse im nicht-dilatierten Hohlsystem
Keine Abflußbehinderung (anatomisch oder funktionell)
Kooperativer Patient bei notwendiger Langzeitkontrolle

B. Kombination PCNL und ESWL
Bei Zunahme der Steinmasse mit dilatiertem Hohlsystem
Bei Abflußbehinderung (anatomisch oder funktionell)
Wenig kooperativer Patient
Management von Steinstraße

Dr. G. J. Fuchs
Associate Professor of Surgery/Urology
Division of Urology, CHS BU 183
University of California
Los Angeles, CA 90024
USA

ESWL des prävesikalen Harnleitersteines

R. Bickeböller, W. W. Meyer, S. Sabel, B. Eberhardt und D. Jonas

Einleitung

Seit der Einführung des Dornier-HM-3-Lithotripters mit 40 nF Stoßwellengenerator, kann aufgrund der niedrigeren Druckspitzen im Fokusbereich [1] auf eine Anästhesie weitestgehend verzichtet werden. Dies gereicht insbesondere beim prävesikalen Harnleiterstein dem gesamten Arbeitsablauf zum Vorteil, da der Patient im Verlauf der Stoßwellenapplikation mitarbeiten kann.

Während der Behandlung ist eine ausreichende Analgesie zu gewährleisten, um letztlich genügend hohe Drücke am Konkrement zu erwirken. Ziel der vorliegenden Arbeit ist es, den Einfluß zweier Analgetikamedikationen auf das ESWL-Ergebnis beim prävesikalen Harnleiterstein darzustellen.

Material und Methode

Von Oktober 1987 bis Juni 1988 wurden an den Universitätskliniken Frankfurt am Main 109 Patienten mit dem modifizierten Dornier-HM-3-Lithotripter (40-nF-Stoßwellengenerator) wegen eines prävesikalen Harnleitersteines behandelt. Die Lagerung des Patienten erfolgte in sitzender Position [3]. Zwei Patientengruppen wurden untersucht:

1. 38 Patienten erhielten unmittelbar vor der Lagerung als Medikation Tramadol (Tramal) 1 mg-1,5 mg/kg Körpergewicht i.v.
2. 71 Patienten wurden mit Piritramid (Dipidolor) 0,1 mg-0,2 mg pro kg Körpergewicht i.v. mediziert.

In Abhängigkeit vom Analgetikum wurde der Behandlungserfolg nach ESWL untersucht.

Ergebnisse

Die mittels Tramadol medizierten Patienten wiesen eine Re-ESWL-Rate von 26% (10/38) auf, dagegen die mittels Piritramid nur eine von 18% (13/71). In Gruppe 1 wurde eine durchschnittliche Schußzahl von 2174 appliziert, in Gruppe 2 eine von 2376. Die je Schuß erreichten Drücke betrugen in Gruppe 1 durchschnittlich 748×10^5 Pa und in Gruppe 2 803×10^5 Pa. Die adjunktiven Maßnahmen vor der Behandlung mittels ESWL wiesen sich wie folgt aus: In Gruppe 1 wurde zur besseren Röntgenlokalisation in 34% (13/38) ein Ureterkatheter gelegt, bei 3% (1/38) eine Doppel-J-Schiene und bei 5% (2/38) eine percutane Nephrostomie. In Gruppe 2 wurden in 39% (28/71) der Fälle Ureterkatheter, in 3% (2/71) Doppel-J-Schienen und in 4% (3/71) perkutane Nephrostomien angelegt. Unter der ESWL gaben bei Gruppe 1 34% der Patienten und bei Gruppe 2 45% der Patienten erhebliche Schmerzen an, was zur zusätzlichen Analgetikaapplikation führte. Die Patienten der Gruppe 1 benötigten nach durchgeführter ESWL keine auxiliären Maßnahmen. In Gruppe 2 mußten 3 prävesikale Harnleitersteine mittels Ureterorenoskopie saniert werden, was einer Rate von 4,2% entspricht. Fünf Patienten mußten wegen postoperativ aufgetretener Harnstauung percutan nephrostomiert werden. Wesentliche Nebenwirkungen bezüglich der Analgetikamedikation sahen wir nicht. Die Patienten berichteten über Übelkeit oder Schweißausbrüche.

Diskussion

Es konnte gezeigt werden, daß die Erfolgsaussichten bei der ESWL des prävesikalen Harnleitersteins mit dem modifizierten Dornier-HM-3-Lithotripter durch die Medikation mit einem starken Analgetikum wie Piritramid gegenüber einem schwächeren Analgetikum wie Tramadol deutlich steigen.

Insgesamt weist sich die ESWL wegen ihrer im Vergleich insbesondere mit endoskopischen Verfahren [2] geringen Komplikationsrate als das zur Zeit am geringsten invasive Verfahren zur Sanierung des prävesikalen Harnleitersteines aus.

Literatur

1. Graff J, Pastor J, Herberhold D, Hankemeier U, Senge Th (1987) Technical modifications of the Dornier HM 3 lithotriptor with an improved anesthesia technique. World J Urol 5: 202
2. Huffmann JL, Baglex DH, Schoenberg HW, Lyon ES (1983) Transureteral removal of large ureteral and renal calculi using ureteroscopic ultrasonic lithotripsy. J Urol 130: 31
3. Miller K, Bubeck JR, Hartmann R (1987) Extrakorporale Stoßwellenlithotripsie beim tiefen Harnleiterstein. Urologe A 26: 36

Dr. R. Bickeböller
Abteilung für Urologie
Universitätsklinikum Frankfurt/Main
Theodor-Stern-Kai 7
D-6000 Frankfurt 70

Forcierte Diurese mit Furosemid während der extrakorporalen Stoßwellen-Lithotripsie

M. Kriegmair, R. Muschter, J. Kaduk und A. Hofstetter

Einleitung

In vitro erfolgt eine suffiziente Steinzertrümmerung nur bei flüssigkeitsumspülten Konkrementen [1]. Ein in Gelantine eingebettetes Kalziumkonkrement zeigt nach Stoßwellentherapie lediglich Absprengungen feiner Fragmente aus der Außenschale des Steines. Wird ein solches Konkrement einer erneuten ESWL-Behandlung in einem flüssigkeitsgefüllten Latexhandschuh unterzogen, dann läßt sich eine vollständige und feine Fragmentation erreichen.

Die 3monatigen Steinfreiheitsraten nach ESWL liegen in der Literatur in der Größenordnung zwischen 50 und 90% [2, 3]. Problemsteine sind dabei der hohe Harnleiterstein sowie inkarzerierte untere Nierenkelchsteine. Patienten mit solchen Konkrementlokalisationen haben daher in unserer Klinik während der ESWL Furosemid erhalten. Zur Verifizierung unserer positiven empirischen Erfahrungen haben wir eine randomisierte prospektive Studie ESWL versus ESWL + Lasix begonnen.

Methodik

Verwendet wurde der modifizierte Dornier-HM-3-Lithotripter. Die Behandlungen erfolgten jeweils durch den gleichen Arzt. Die ESWL wurde narkosefrei, gegebenenfalls in Analgosedierung durchgeführt. Die Randomisierung erfolgte nach dem Geburtsdatum. Ausgeschlossen waren Patienten, bei denen zuvor Auxiliärmaßnahmen durchgeführt worden waren, Patienten, deren HK unter 0,48, deren Kalium unter 3,0 mmol/l und deren Blutdruck unter 95/60 mm Hg lag. Furosemid wurde in einer Dosierung von 10 mg intravenös 5 min vor Beginn der ESWL durch den Anästhesisten verabreicht. Bis zu Beginn der ESWL hatten die nüchternen Patienten 500 ml NACL 0,9% erhalten. Bei 20 Patienten wurde der Anstieg des Harnvolumens nach intravenöser Lasix-Gabe gemessen. Das Urinvolumen bei den nüchternen Patienten vor Lasix-Gabe lag zwischen 0 und 2,6 ml/min. 10 Minuten nach Lasix fand sich ein Anstieg der Harnausscheidung auf 8-32 ml/min. Innerhalb der ersten 15 Minuten nach Lasix-Applikation kann mit einem Anstieg des Urinvolumens um das 4- bis 10fache gerechnet werden.

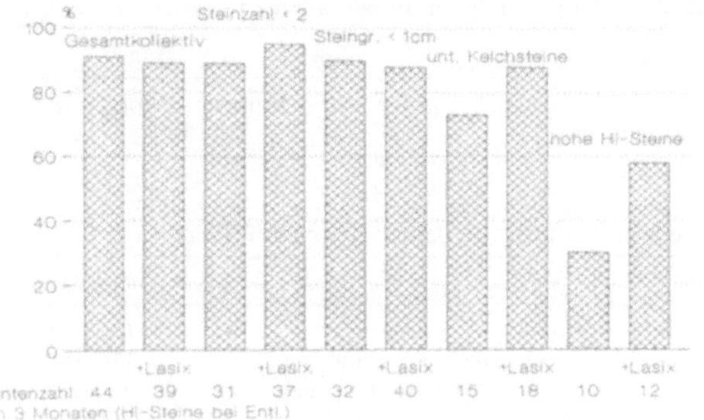

Abb. 1. Steinfreiheitsraten ESWL versus ESWL und Lasix

Ergebnisse

Bei insgesamt 179 randomisierten Patienten konnte weder bei Entlassung noch nach 3 Monaten ein signifikanter Unterschied in der Steinfreiheitsrate festgestellt werden. Wird das Patientengut nach Steinzahl, Größe und Lokalisation aufgeschlüsselt, so zeigten sich lediglich Unterschiede bei den unteren Nierenkelchsteinen sowie bei der Behandlung der oberen Harnleitersteine in situ. Bei 33 Patienten mit unteren Kelchsteinen fand sich eine Differenz von 15% zugunsten der Patienten, die Lasix erhalten hatten. Bei der Behandlung der hohen Harnleitersteine in situ (n = 22) fand sich eine Zunahme der Steinfreiheitsrate um 28% in der Lasix-Gruppe (Abb. 1).

Diskussion

Eine generelle Furosemid-Applikation während der extrakorporalen Stoßwellenlithotripsie erscheint nicht sinnvoll. Die In-vitro-Experimente und empirischen Erfahrungen ließen sich im randomisierten klinischen Vergleich nicht bestätigen. Es zeigten sich keine signifikanten Unterschiede bei den Steinfreiheitsraten. Die Zahl der zwei- und mehrfachen ESWL-Behandlungen war in beiden Gruppen mit 17% (ESWL mit Lasix) und 19% (ESWL ohne Lasix) nahezu identisch. Eine tendenzielle Steigerung der Effektivität kann bei unteren Nierenkelchsteinen und bei hohen Harnleitersteinen in situ festgestellt werden. Aufgrund der geringen Patientenzahlen sind diese Unterschiede bisher jedoch nicht signifikant. Gegenstand weiterer Untersuchungen wird sein, ob sich die Effektivität der ESWL verbessern läßt durch eine Dosissteigerung des Furosemids.

Literatur

1. Müller SC, van Haverbeke J, El Seweifi, Alken P (1985) Der hohe Harnleiterstein - ein Problem trotz extrakorporaler Stoßwellenlithotripsie. Aktuel Urol 16: 294-298
2. Palfrey ELM, Bultitude MJ, Challah S, Pemberton J, Shuttleworth KED (1986) Report on first 1000 patients treated at St Thomas Hospital by extracorporeal shockwave lithotripsy. Br J Urol 58: 573-577
3. Riehle RA, Fair WR, Darracott Vaughan E (1986) Extracorporeal shockwave lithotripsy for upper urinary tract calculi. JAMA 255: 2043-2048

Dr. M. Kriegmair
Klinik für Urologie der
Medizinischen Universität zu Lübeck
Ratzeburger Allee 160
D-2400 Lübeck 1

Ist eine Antibiotikaprophylaxe bei ESWL notwendig?

F. Michaelis, M. W. Kühn und L. Weißbach

Einleitung

Ob eine Antibiotikaprophylaxe bei ESWL notwendig ist, wird kontrovers diskutiert. Verschiedene Untersuchungen [1, 3, 5] belegen eine Keimbesiedelung des Harnsteines - auch des nicht infektinduzierten -, ohne daß gleichzeitig eine Bakteriurie nachweisbar wäre. In einer prospektiven Studie sollte geklärt werden, wie groß die Gefahr einer klinisch relevanten Infektion durch die Freisetzung dieser Bakterien nach der Lithotripsie ist.

Patienten und Methode

In die Studie wurden 40 männliche Patienten aufgenommen, die keine Antibiotikaprophylaxe erhalten sollten. *Einschlußkriterien* waren ein präoperativ steriler Urin sowie eine ausreichende Kooperationsfähigkeit für die Abgabe des Mittelstrahlurins. Frauen wurden nicht protokolliert, da zur Gewinnung von nicht kontaminierten Urinkulturen evtl. ein wiederholter Katheterismus erforderlich gewesen wäre.

Ausgeschlossen wurden Patienten, die innerhalb der letzten zehn Tage antibiotisch behandelt worden waren. Perioperative auxiliäre Maßnahmen führten zum Ausschluß. Klinische Zeichen einer Infektion durften bei den ausgewählten Patienten ebensowenig bestehen wie Risikofaktoren (Vitium cordis, Alkoholkrankheit).

Der Zeitpunkt der Urinabnahme wurde in einem Sequentialplan festgelegt (Tabelle 1).

Untersucht wurde *jeder* Spontanurin bis 24 Stunden nach ESWL sowie jeweils der Morgenurin des ersten, zweiten und dritten postoperativen Tages. Bei signifikanter Bakteriurie wurde der Keim identifiziert.

Zeichen einer Infektion wurden zusätzlich erfaßt.

Das Alter der protokollierten Patienten lag zwischen 12 und 75 Jahren mit Harnsteinen unterschiedlicher Größe und Lokalisation. Daß der Stein wirklich desintegriert war, wurde durch die abgegangenen Fragmente oder radiologisch dokumentiert. Insgesamt wurden 288 Urinproben auf Keimwachstum untersucht.

Ergebnisse

Bei fünf (=12,5%) der 40 Protokollpatienten fand sich eine Bakteriurie (Tabelle 2).

Dabei ließ sich der Keim jeweils in einer einzigen Urinprobe nachweisen. Ausnahme war Patient 3, bei dem sich in zwei aufeinanderfolgenden Urinproben am 1. postoperativen Tag der gleiche Keim fand. Eine Mehrfachbesiedelung lag in keinem Fall vor. Klinische Zeichen einer Infektion wurden bei keinem Patienten beobachtet. Dieses Ergebnis war auch unabhängig davon, ob primär oder konsekutiv eine Harnstauung bestand.

Diskussion und Schlußfolgerungen

In der Literatur [1-6] finden sich Angaben darüber, daß bei präoperativ sterilem Urin in 16-35% der operativ entfernten Steine Keime eingeschlos-

Tabelle 1. Sequentialplan für 40 Patienten

OP-Tag	Tag 1	Tag 2	Tag 3
Jeder Spontanurin	Morgenurin	Morgenurin	Morgenurin

Tabelle 2. Signifikante Bakteriurie nach ESWL

Pat.	Keim	Nachweis am
1	E. coli	OP-Tag
2	Staphylokokken koag. neg	OP-Tag
3	Staphylokokken koag. neg	1. Tag
4	Streptokokken d. Gr. D	2. Tag
5	Staphylokokken koag. neg	3. Tag

sen waren. Das bedeutet, daß Bakterien mit relativ hoher Wahrscheinlichkeit aus dem ESWL-zertrümmerten Stein freigesetzt werden. Da postoperativ häufig eine Harnstauung ausgelöst wird, wurde ein hohes Infektionsrisiko angenommen.

Nach unseren Untersuchungen ist jedoch die Gefahr einer Infektion gering. Unter Berücksichtigung des ermittelten Keimspektrums wurden nur bei 2 der 40 Patienten (5%) Bakterien nach der Lithotripsie freigesetzt, was lediglich zu einer flüchtigen, passageren Bakteriurie führte.

Im Zeitraum von zehn Monaten wurden 300 ESWL-Behandlungen durchgeführt, davon 175 ohne Antibiotikaprophylaxe. Infektbedingte Komplikationen traten nicht auf.

Die Ergebnisse lassen den Schluß zu, daß eine Antibiotikaprophylaxe bei der ESWL in der Regel nicht erforderlich ist. Eine Prophylaxe ist u. E. dann einzuleiten, wenn

- bei dem Patienten Risikofaktoren bestehen,
- auxiliäre Maßnahmen erforderlich werden.

Literatur

1. Dajani MD, Shehabi AA (1983) Bacteriology and composition of infected stones. Urology XXI (4): 351
2. Fowler JE jr (1984) Bacteriology of branched renal calculi and accompanying urinary tract infection. J Urol 131: 213
3. Jonitz H, Heinz A (1987) Bakterielle Besiedelung von Harnsteinen bei negativer Urinbakteriologie. Aktuel Urol 18: 28
4. Lewi HJE, White A, Hutchinson AG, Scott R (1984) The bacteriology of the urine and renal calculi. Urol Res 12: 107
5. McCartney AC, Clark J, Lewi HJE (1985) Bacteriological study of renal calculi. Eur J Clin Microbiol 4 (6): 553
6. Thompson RG, Stamey TA (1973) Bacteriology of infected stones. Urology 1: 627

F. Michaelis
Urologische Abteilung
Krankenhaus Am Urban
Dieffenbachstr. 1
D-1000 Berlin 61

Die Beurteilung der Nierenfunktion vor und nach ESWL mittels Nierenperfusionsszintigraphie und MRI

P. Jaeger, R. Wüthrich, G. Alund und G. K. v. Schulthess

Das MRI als heute etabliertes bildgebendes Verfahren liefert neben hervorragender Darstellung der Morphologie von Weichteilen auch einen Beitrag in der Funktionsdiagnostik.

Methode

Bei 8 Patienten mit Nephrolithiasis wurde nach der ESWL eine Magnetresonanz-Tomographie durchgeführt mit Gd-DTPA als Funktionsmarker und paramagnetischem Tracer. Als Referenz und Vergleich diente die vor und nach ESWL durchgeführte Nierenperfusions-Szintigraphie mit Tc-DTPA.

Gradienten-Echo-Technik und Bolus-Injektion von Gd-DTPA ermöglichen, im MRI dynamische Abläufe zu erfassen. Durch die hohe räumliche Auflösung werden einzelne Pyramiden abgrenzbar, so daß die regionale Nierenfunktion auf koronaren Schnittbildern sequentiell studiert werden kann. Mittels Korrektur der physiologischen Nierenbewegung mit Computeralgorhythmen und der „Region-of-interest"-Technik können Funktionskurven verschiedener Nierenregionen erhalten werden. Die Datenaquisition erfolgt mit 5 Sek. Meßzeit, im MR alternierend mit 5 Sek. Pause zur Atmung.

Resultate

Die Auswertung der Nierenszintigraphie ergab bei 6 Patienten eine normale Seitenverteilung der GFR vor und nach ESWL. 2 Patienten zeigten eine reduzierte GFR auf der Steinseite vor ESWL, welche

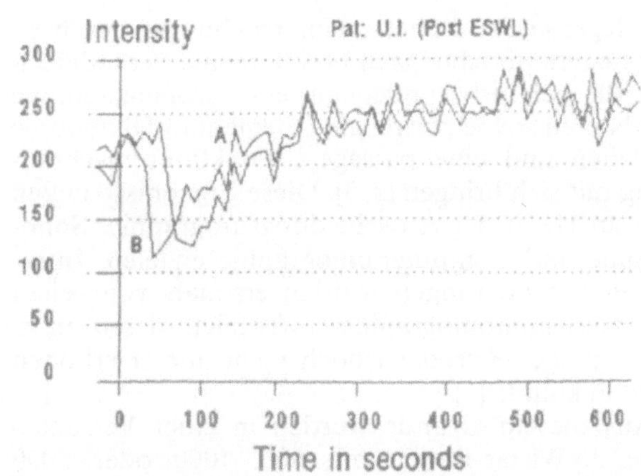

Abb. 1. Signalintensität versus Zeit Kurven von Kortex und Medulla. Die medulläre Signalintensität *(Kurve A)* fällt zirka 30 Sekunden nach derjenigen des Kortex *(Kurve B)* ab. Dies entspricht der renalen Durchgangszeit von den Glomeruli zu den Papillen

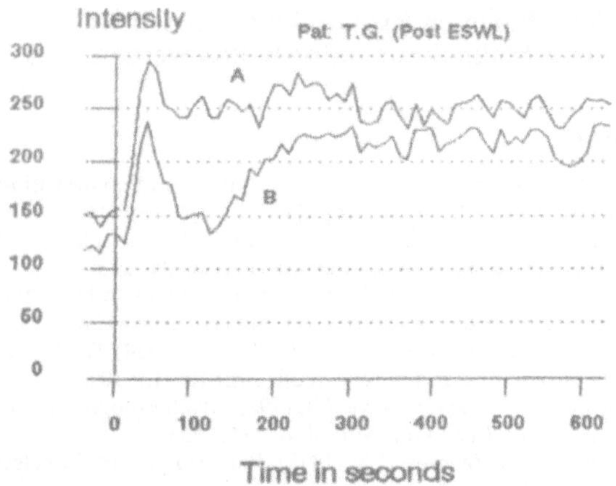

Abb. 2. Korrespondierende Funktionskurve mit Vergleich einer Papillenregion im Oberpol der linken Niere mit einer im Unterpol. Während im Oberpol nach dem initialen Anstieg der charakteristische Signalabfall zu beobachten ist *(Kurve B)*, fehlt dieser im ESWL exponierten Unterpol *(Kurve A)*

sich bei einem Patienten wieder normalisierte. Die MR-Kurven zeigen dank dem nichtlinearen Kontrastmittelverhalten zwischen Signalintensität und Konzentration semiquantitativ an, in welchen Regionen eine Einschränkung der Nierenfunktion vorliegt.

Schlußfolgerung

Eine quantitative regionale Funktionsbeurteilung mittels MRI erscheint aufgrund dieser Studie möglich. Das MRI bietet die Vorteile einer hervorragenden Darstellung der Morphologie, einer adäquaten zeitlichen Auflösung und einer fehlenden Strahlenbelastung, was eine mehrfache Aquisition der gleichen Schicht und damit ein „Funktions-MRI" erlaubt.

Literatur

1. Fiegler W, Felix R, Schörner W, Köhler D (1985) Diagnostik von Nierenerkrankungen mit der Magnet-Resonanz-Tomographie (MRT) einschließlich Anwendung kernspintomographischer Kontrastmittel. Urologe A 24: 264–269
2. Förster EC, Bino M, Jaeger P, Schulthess GK (1987) Renal morphology and function before and after shock wave therapy at 1.5 T with Gadolinium-DTPA. Contrib Nephrol 56: 135–140
3. Kikinis R, Schulthess GK, Jaeger P, Durr R, Bino M, Kuoni W, Kubler O (1987) Normal and hydronephrotic kidney evaluation of renal function with contrast-enhanced MR imaging. Radiology 165 (3): 837–842
4. Schulthess GK, Förster EC, Jaeger P (1986) Magnetic resonance imaging at 1.5 T with Gadolinium-DTPA for the study of renal morphology and function after extracorporeal shock wave lithotripsy. J Nucl Med 27 (4): 577

Dr. P. Jaeger
Urologische Klinik, Universitätsspital
CH-8091 Zürich

Kernspintomographische Akut- und Langzeitveränderungen der Nieren nach ESWL und ihr morphologisches Korrelat

F. Recker, H. J. Daus, A. Bex, P. Jaeger und K. Konstantinidis

Im Gegensatz zu früheren Untersuchungen beschreiben neuere Berichte nach ESWL renale Veränderungen, die sich insbesondere auf eine Größenzunahme der Nieren sowie perirenale Ödeme und Hämatome beziehen und eine passagere Funktionseinschränkung mit sich bringen [2, 3]. Diese Ergebnisse ließen sich an Hand der Ausscheidungsurographie, Sonographie und Computertomographie erzielen. Intrarenale Veränderungen wurden erstmals von seiten der Kernspintomographie aufgezeigt, deren morphologisches Korrelat jedoch nicht immer erhoben werden konnte [1].

Aus diesem Grunde wurden in einer Versuchsserie 36 Wistar-Ratten mit 500, 1000 oder 2000 Stoßwellen unter dem Lithotriptor HM3 mit modifiziertem Stoßgenerator bei 15 KV behandelt, nachdem die Nieren mittels i. v. P. geortet worden waren. Nach 24 Std., 14 Tagen bzw. 28 Tagen wurden die Tiere seziert. Die kernspintomographischen Aufnahmen wurden sofort im Anschluß an die ESWL sowie vor der jeweiligen Sektion durchgeführt.

Wir benutzten den Siemens Magnetom 1,5T mit einer Oberflächenspule ∅ 12,5 cm. Es wurden T1 und T2 gewichtete Aufnahmen in coronarer und axialer Schnittführung angefertigt.

Ca. 80% der Nieren zeigten subcapsuläre Hämatome, deren Ausmaß abhängig war von der Dosis der applizierten Stoßwellen. Sowohl in T1 wie auch in T2 gewichteten Aufnahmen stellten sich diese Hämatome als eine Verminderung der Signalintensität dar, entsprechend einem dunklen Randsaum.

Ein häufig in der Literatur beschriebener Verlust des kortikomedullären Überganges in T1 und T2 gewichteten Bildern zeigte sich histologisch als ein interstitielles Ödem im Bereich des Cortex. Wesentlicher waren jedoch intrarenale Veränderungen. Auf T1 und T2 betonten Aufnahmen zeigten sich Verminderungen der Signalintensitäten akut nach ESWL, die bei Sektion Hämatomen im Bereich des kortikomedullären Überganges entsprachen. In der subakuten Phase (also 24 Std. nach ESWL) stellten sich diese Hämatome nicht mehr als Verminderung der Signalintensität dar, sondern als eine Verstärkung, d.h. Aufhellung, ein Phänomen, das bisher schwer interpretierbar war. Diese Intensivierung der Signalintensität war auf T1 und T2 gewichteten Bildern zu erkennen. Das Ausmaß dieses Phänomens war ebenfalls proportional zur Stoßwellenapplikation.

In der Langzeitgruppe kam es zu einer Organisation mit Fibrose dieser Hämatome und Einziehung der Nierenrinde. Auch dieses Phänomen stellt sich in T1 und T2 gewichteten Bildern als Einkerbung dar mit einer Verminderung der Signalintensität der fibrotischen Zone.

Innerhalb der Niere sind die entscheidenden Läsionen interstitielle Hämatome mit anschließender Fibrose, die ihrerseits zu einer Tubulus- und Glomerulumatrophie in den umgebenden Strukturen führt.

Die Kernspintomographie ist in der Lage, diese Veränderungen darzustellen.

Subcapsuläre, akute intrarenale Hämatome und Segmentfibrosen zeigen auf T1 und T2 gewichteten Bildern eine Verringerung der Signalintensität, während subakute Hämatome sich als Erhöhung der Signalintensität darstellen.

Literatur

1. Baumgartner BR, Dickney KW, Ambrose SS, Walton KN, Nelson RC, Bernadino ME (1987) Kidney changes after extracoporeal shock wave lithotripsy: appearing on MR imaging. Radiology 163: 531-534
2. Newman R, Hackett R, Senoir D (1987) Pathological effects of ESWL on canine renal tissue. Urology XXXIX (2): 194-200
3. Waldthausen VW, Schuldes M (1987) Renale Hämatome nach ESWL. Verlaufsbeobachtung. Aktuel Urol 18: 193-197

Dr. F. Recker
Urologische Klinik
Universitätsspital Zürich
CH-8000 Zürich

Urinproteine als Parameter funktioneller Nierenveränderungen nach ESWL

D. M. Wilbert, W. L. Strohmaier, St. H. Flüchter und K.-H. Bichler

Die extrakorporale Stoßwellenlithotripsie ist zwischenzeitlich als Methode der Wahl zur Behandlung von Nieren- und Harnleitersteinen weltweit etabliert. Aus verschiedensten Tierexperimenten her weiß man jedoch, daß erhebliche Nierenschäden entstehen können, wenn hohe Dosen von Stoßwellen appliziert werden. Auf der anderen Seite scheint die Behandlung in ihrer routinemäßigen Anwendung keine Beeinträchtigung der Nierenfunktion nachsichzuziehen. Lediglich in cirka 1% der Patienten wird ein perirenales Hämatom gefunden, das zu entsprechenden klinischen Symptomen führt.

Es ist bisher schwierig gewesen, Nierenfunktionseinschränkungen nach ESWL zu quantifizieren. Bildgebende Verfahren können morphologische Veränderungen in der Frühphase nach ESWL in ca. 30-50% zeigen. Diese Studie wurde durchgeführt um die Veränderungen der Elektrolyt- und Proteinausscheidung nach ESWL von Nierensteinen als mögliche Parameter der Nierenfunktionsbelastung auszuwerten.

Material und Methoden

Bei 20 Patienten mit Nierenbecken- oder Kelchsteinen wurden 24h-Sammelurine vor und bis 5 Tage nach ESWL asserviert. Tubulotoxische Substanzen wie Kontrastmittel oder entsprechende Antibiotika wurden zu dieser Zeit nicht verabreicht. Die Stoßwellenapplikation variierte von 700 bis 2200 Einzelimpulsen bei einer mittleren Generatorspannung von 20,7 kV. Die Behandlungen wurden auf einem Dornier HM4 Lithotripter mit Niederdruckgenerator durchgeführt.

Um die glomeruläre Funktion zu überwachen wurde IgM,. Alpha-2-Makroglobulin und IgG und für die tubuläre Funktion Beta-2-Microglobulin, TAMM-HORSFALL-Protein (THP) und Albumin in 24h Urinen mittels radialer Immundiffusion gemessen und auf die Kreatininausscheidung bezogen. Darüberhinaus erfolgte die photometrische Bestimmung der Elektrolyte Calcium und Magnesium sowie Phosphat zur weiteren Beurteilung der tubulären Funktion.

Ergebnisse

Die Elektrolyte Calcium und Magnesium zeigen nach ESWL einen gleichsinnigen Anstieg ihrer 24h-Urinspiegel (s. Abb. 1). Phosphat und Citrat ergeben keine signifikanten Veränderungen.

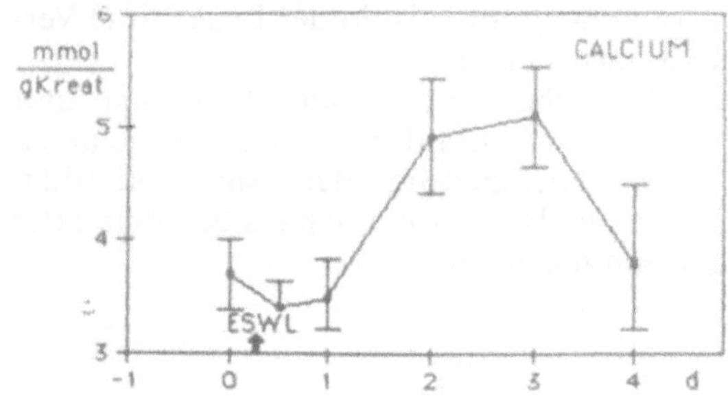

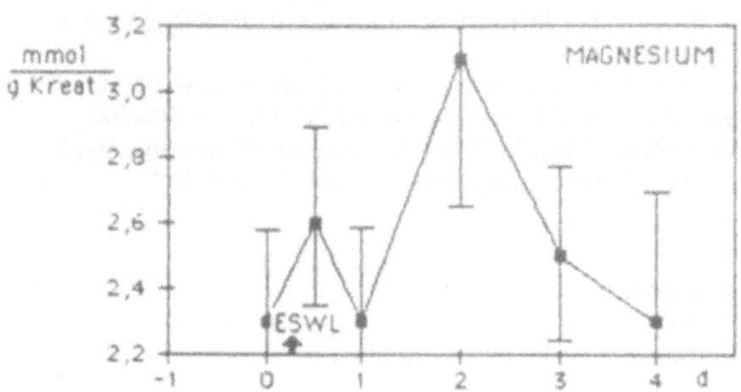

Abb. 1. Calcium- und Magnesiumspiegel vor und nach ESWL, gemessen in 24 h-Sammelurinen und bezogen auf die Kreatininausscheidung. Mittelwerte ± SEM aus n = 20

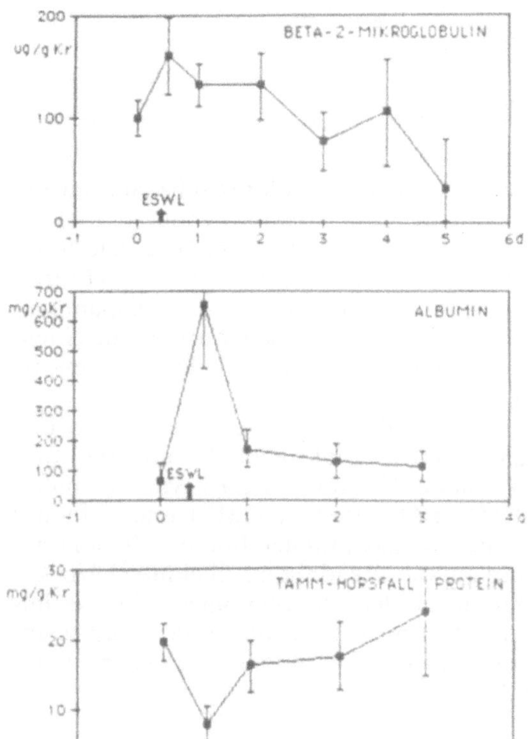

Abb. 2. Beta-2-Microglobulin-Albumin und TAMM-HORSFALL-Proteinspiegel vor und nach ESWL, gemessen in 24 h-Sammelurinen und bezogen auf die Kreatininausscheidung. Mittelwerte ± SEM aus n = 20

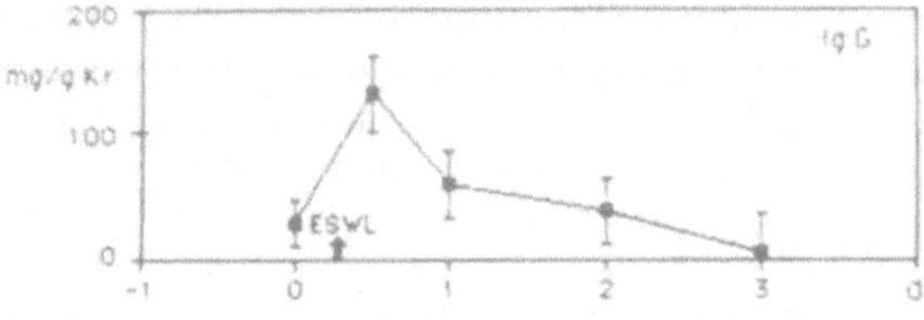

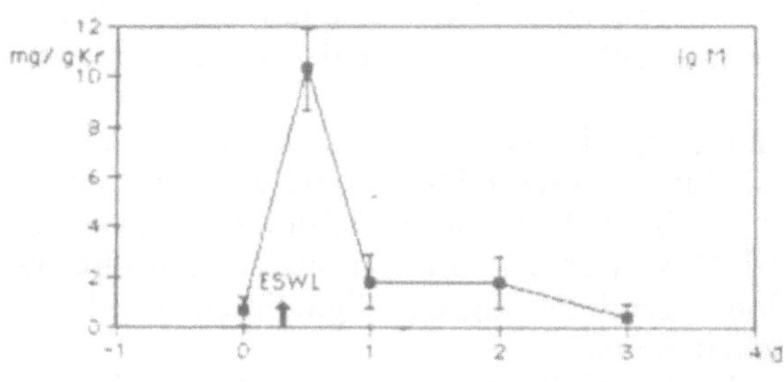

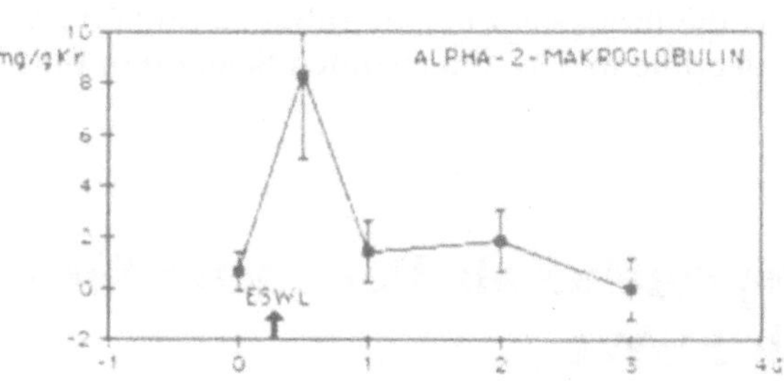

Abb. 3. IgG-IgM- und Alpha-2-Macroglobulinspiegel vor und nach ESWL, gemessen in 24 h-Sammelurinen und bezogen auf die Kreatininausscheidung. Mittelwerte ± SEM aus n = 20

Direkt nach ESWL findet sich ein deutlicher Anstieg des Albumins und des Beta-2-Microglobulins mit Rückkehr zu Normwerten nach 2–4 Tagen. THP zeigt einen ebenso deutlichen Abfall unmittelbar nach ESWL (s. Abb. 2). Die großmolekularen Proteine IgM und Alpha-2-Makroglobulin steigen auf das Zehnfache, IgG auf das Zweifache der Norm an mit Rückkehr zu Normalwerten nach 3 Tagen (s. Abb. 3).

Diskussion

Der Anstieg der großmolekularen Proteine kann als Veränderung der glomerulären Membranpermeabilität interpretiert werden. Der deutliche Anstieg der kleineren Proteine im Urin wird durch ihre mangelnde tubuläre Rückresorption erklärt. Gleiches gilt für Calcium und Magnesium, die im proximalen Tubulus aus dem Primärharn resorbiert werden. Das Absinken der Spiegel des THP kann durch verminderte Produktion in den Tubuluszellen erklärt werden. Soweit diese Untersuchungen zeigen, ist diese pathologische Urinausscheidung zeitlich limitiert. Die tubulären Parameter waren jedoch über längere Zeit verändert als die glomerulären Proteine.

Wenn auch, insbesondere unter Berücksichtigung der vielen Variablen keine signifikante Korrelation zwischen Anzahl der Impulse und dem Anstieg der Proteine gefunden werden konnte, so gab es doch keinen Patienten, bei dem nicht die Mehrzahl der Proteine nach ESWL signifikant über die Norm erhöht war.

Somit erscheint die Messung von Urinproteinspiegeln als feinfühliger Parameter der in erster Linie funktionellen renalen Veränderungen nach ESWL. Aufgrund der Dauer der Proteinausscheidung sind die tubulären Funktionen wahrscheinlich stärker betroffen als die glomeruläre Permeabilität. Als klinische Information läßt sich aufgrund der nach drei bis vier Tagen wieder vorliegenden Normalwerte schlußfolgern, daß eine eventuell notwendige Zweitbehandlung nach dieser Zeit ohne zusätzliche Belastung der Nierenfunktion durchgeführt werden kann.

Dr. med. D. M. Wilbert
Abteilung Urologie der Eberhard-Karls-Universität Tübingen
Calwer Str. 7
D-7400 Tübingen

Veränderungen des Erythropoetin-Serumspiegels durch extrakorporale Stoßwellenlithotripsie (ESWL)

T. Vögeli, B. Schmitz-Dräger, H.-E. Mellin und R. Ackermann

Eine Veränderung des Erythropoietin-Serumspiegels konnte bei urologischen Krankheitsbildern wie dem Nierenzellcarcinom sowie der obstruktiven Nephropathie oder dem renalen Hypertonus, festgestellt werden. Über die Wechselwirkungen zwischen Hormon-produzierendem System der Niere und Stoßwellen liegen derzeit keine gesicherten Erkenntnisse vor. Das Ziel der vorliegenden Studie war die Erfassung von Veränderung des Erythropoietin-Serumspiegels (EPO) durch die Stoßwellenlithotripsie.

Material und Methode

Bei 30 Patienten, welche wegen einer einseitigen Nephrolithiasis durch ESWL behandelt wurden, wurde direkt vor der ESWL-Behandlung sowie 30 Minuten nach ESWL-Behandlung peripher-venöses Blut entnommen. Alle Patienten wurden zwischen 8.00 Uhr und 12.00 Uhr vormittags behandelt. Das Serum wurde abzentrifugiert und die Proben bei minus 20° bis zur Messung gelagert.

Ausschlußkriterien waren das Vorliegen einer Hypertonie, postrenale Obstruktion, Harnwegsinfektion, permanente Medikation, Veränderungen der Leberfunktion sowie Veränderungen des Serum-Kreatininspiegels und des roten Blutbildes. Das Serumerythropoietin wurde durch einen Enzym Immuno-Assay der Firma JCL Corporation gemessen.

Ergebnisse

Von den 30 Patienten, welche in die Studie eingingen, waren 18 Männer und 12 Frauen. Das Alter reichte von 24 bis 28 Jahre mit einem Durchschnitt von 52 Jahren. Alle Patienten erfüllten die eingangs genannten Kriterien und wurden im Dornier-Lithotripter HM3 unter Standardbedingungen mit einer konstanten Spannung von 18 KV behandelt. Die Anzahl der applizierten Stoßwellen reichte von 500 bis 2500 Impulsen für jeden Patienten.

Von den untersuchten 30 Patienten wiesen 16 Patienten nach Behandlung einen erhöhten Serum-Erythropoeitinspiegel von mehr als 10 mU/l auf. Ein Abfall des Serum-Erythropoeitinspiegels fand sich bei keinem Patienten. Veränderungen des Serum-Erythropoeitinspiegels, welche bis 10 mU/l betrugen, wurden nicht als Veränderung gewertet, da sie der Intraassayvarianz des benutzten Testsystemes entsprachen. Der Anstieg des Serum-Erythropoietinspiegels reichte von 11 mU/l bis 50 mU/l. Zwischen dem Alter der Patienten, der behandelten Seite, sowie der Steinlokalisation fand sich keine Korrelation zu der Differenz des Serum-Erythropoietinspiegels vor und nach Behandlung. Erhöhte Serum-Erythropoietinkonzentrationen im Serum wurden gefunden bei einer Behandlung mit bis zu 1000 und mit mehr als 1000 Impulsen. Die geringe Fallzahl erlaubt hier jedoch keine statistische Korrelation von einer erhöhten Stoßwellenanzahl zu einer erhöhten Differenz des prä- und postoperativen Serum-Erythropoietinspiegels. In 9 der 16 Patienten mit erhöhtem Erythropoeitin-Serumspiegel nach Behandlung lag der nach der Behandlung gemessene Wert oberhalb des physiologischen Grenzwertes von 54 mU/l.

Diskussion

Das Erythropoietin produzierende hormonelle System der Niere bietet sich zur Untersuchung der Wechselwirkung zwischen Stoßwellen und Hormon produzierendem System der Niere an. Eine große Anzahl von Patienten, welche durch ESWL behandelt werden sind abgesehen von der Nephrolithiasis gesund. Eine alleinige, nicht obstruktive Nephrolithiasis bedingt jedoch keine Veränderung des basalen Erythropoietin-Serumspiegels wie Murphy und Mitarbeiter bereits 1976 zeigen konnten. Veränderungen des Serum-Erythropoietinspiegels finden sich in der Regel nur bei einigen klar definierten Erkrankungen. Diese Erkrankungen können durch relativ einfache Untersuchungen ausgeschlossen werden. Dies ist ein erheblicher Vorteil gegenüber dem Angiotensin-/Renin-System, wo physiologische Veränderungen schon durch das Vorliegen einer Streßsituation gegeben sein können.

Ein Problempunkt ist die Bestimmungsmethode des EPO. Bisherige Messungen wurden im Bioasseysystem durchgeführt. Dieses Meßsystem dient jedoch zur Feststellung von Veränderung im physiologischen Bereich in der Regel zu insensitiv wie Dunn und Mitarbeiter 1978 zeigen konnte. Die von uns hier verwendete Bestimmungsmethode erscheint zur Zeit die beste Methode zur Erkennung von Schwankungen des EPO-Serumspiegels. Eine Veränderung des Erythropoietin-Serumspiegels, wie wir sie bei 16 Patienten durch die Stoßwellenlithotripsie beobachten konnten, könnte verursacht sein durch:

1. Freisetzung des Hormons durch Zellzerstörung
2. Veränderungen des Gewebedrucks durch die Stoßwelle
3. Veränderungen der Mikrozirkulation der Niere durch die Stoßwellen.

Eine Veränderung des Serum-Erythropoeitinspiegels konnte in der hier untersuchten Patientengruppe nicht bei allen Patienten nachgewiesen werden. Weitere Untersuchungen sind daher notwendig, um die Umstände und das Ausmaß der hormonellen Veränderung durch die Stoßwellen genauer bestimmen zu können.

Dr. T. Vögeli
Urologische Universitätsklinik
Moorenstr. 5
D-4000 Düsseldorf

In vitro-Versuche an zwei Steinmodellen zur Schlagkraft von Lithotriptoren der zweiten Generation

J. Rassweiler, A. Westhauser, P. Bub und F. Eisenberger

Einleitung

Mit Einführung der Lithotriptoren der zweiten Generation werden vergleichende Untersuchungen bedeutsam [1, 2, 5, 6]. Während eine Klassifikation der verschiedenen Geräte aufgrund der Stoßwellenerzeugung (elektrohydraulisch, elektromagnetisch, piezoelektrisch), des Fokussierungsprinzips (Ellipsoid, akustische Linse, spherisches Element), der Ankopplung (partielles/komplettes Wasserbad, Wasserkissen) und des Ortungssystems (Ultraschall, Röntgendurchleuchtung) relativ einfach ist [2, 4], stellt die Bestimmung der desintegrativen Effektivität oder „Schlagkraft" ein Problem dar.

Zwar kann die Stoßwelle physikalisch durch Steilheit der Anstiegsflanke, Maximaldruck, Unterdruckanteil, Frequenzspektrum, Impulsdauer und Fokusgröße definiert werden, ein Meßstandard liegt jedoch noch nicht vor [3, 4]. Dies spiegelt sich vor allem in den unterschiedlichen Angaben des Herstellers über den Maximaldruck (200-1600 bar) im Fokusbereich wieder. Einzig von Coleman et al. [1] sind vergleichende Druckmessungen an verschiedenen Geräten der zweiten Generation durchgeführt worden. Darüberhinaus ist bisher noch unklar in welchem Umfang die verschiedenen physikalischen Parameter für die Steindesintegration verantwortlich sind.

Tabelle 1. Anzahl der Stoßwellen bis zur vollständigen Desintegration standardisierter Kreidequader. Fokusgröße nach Angaben der Hersteller

Lithotriptor	Stoßwellenzahl	Fokusgröße (mm)
Dornier		
HM3	80- 100	90 × 15
HM3+/HM4	350- 400	50 × 13
MPL 9000	480- 560	30 × 3
Technomed		
Sonolith	320- 380	30 × 10
Siemens		
Lithostar	420- 470	60 × 11
Wolf		
Piezolith	830- 850	12 × 4
Edap		
LT01	1500-3000	20 × 5

Wir haben aus diesem Grund zwei Steinmodelle zur Charakterisierung der Schlagkraft im Rahmen einer Vergleichsstudie der Geräte der zweiten Generation verwendet.

Material und Methode

Folgende Lithotriptoren wurden getestet: Dornier HM3, HM3 modifiziert, HM4, MPL 9000; Sonolith 3000 (Technomed); Wolf Piezolith 2300; Siemens Lithostar; Edap LT01. Die technischen Einzelheiten der Geräte sind an anderer Stelle ausführlich beschrieben worden [5, 6].

Steinmodell 1 waren standardisierte Kreidequader einer Kantenlänge von 1,2 cm, die in einem mit normalem Wasser gefüllten Latexkondom der Stoßwelle ausgesetzt werden. Bestimmt wurde die Anzahl der Stoßwellen bis zur vollständigen Desintegration (Pulverisierung) der Kreide bei mittlerer Behandlungsenergie jedes Lithotripters.

Steinmodell 2 stellten standardisierte Gipsquader (30 × 30 × 15 mm) dar, die senkrecht zur Stoßwelle mit einer Klammer im Wasserbad fixiert wurden. Es wurden dabei jeweils 100 Stoßwellen mit aufsteigender Energie appliziert und der entstandene Krater (Volumendefekt) vermessen.

Ergebnisse

In Tabelle 1 sind die Resultate des *Modell 1* zusammengestellt. Es fällt die deutliche Differenz sämtlicher Geräte gegenüber dem Standard Dornier HM3-Lithotriptor mit dem 80 nF-Generator und dem 14 cm Ellipsoid auf, wobei die piezoelektrischen Lithotriptoren am ungünstigsten abschneiden. Dies ist sicher nicht nur durch die begrenzte Schlagkraft der Geräte, sondern auch durch die wesentlich geringere Fokusgröße bedingt.

Abbildung 1 stellt die Ergebnisse von Modell 2 dar. Erneut zeigt sich die begrenzte desintegrative Effektivität der piezoelektrischen Geräte, sowohl was das absolute Abtragungsvolumen als auch den Volumenbereich anbelangt. Hier fällt die hohe Spannweite des MPL 9000 auf (von 25 mm^3 bei 14 kV bis 300 mm^3 bei 30 kV). Der Lithostar mit elektromagnetischer Stoßwellenerzeugung liegt dazwischen.

Interessant ist die Korrelation des Volumenabtrags mit der bei unterschiedlichen Energiestufen ermittelten Schmerzhaftigkeit im Selbstversuch [5, 6]. Unabhängig vom Gerätetyp findet sich schmerzfreie bis tolerable Schmerzbelastung durch die Stoßwelle bis zu einem Energiebereich, der einem Volumenabtrag von etwa 80 mm^3 im Gipsmodell entspricht (Abb. 1).

a

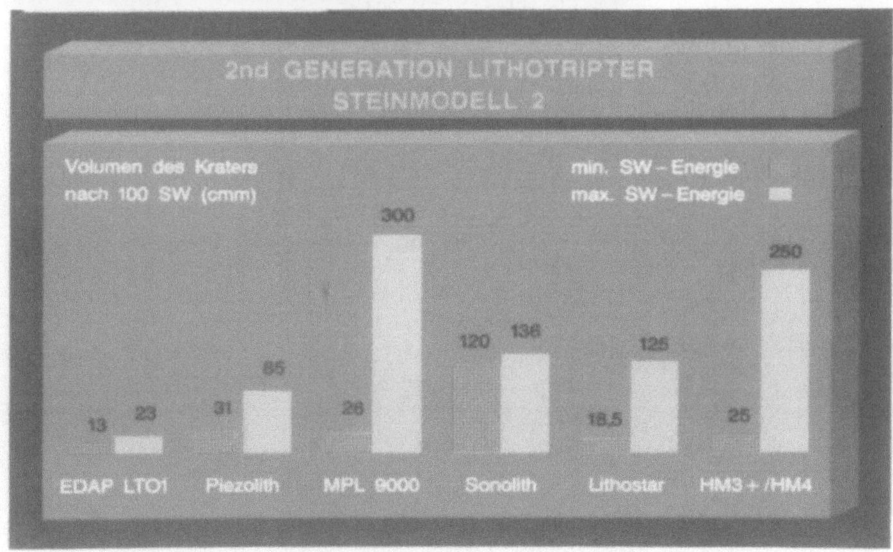

b

Abb. 1 a, b. Desintegrativer Effekt von Lithotriptoren der 2. Generation im Gipsmodell. **a** Teststeine, **b** graphische Darstellung des gemessenen Volumendefekts.

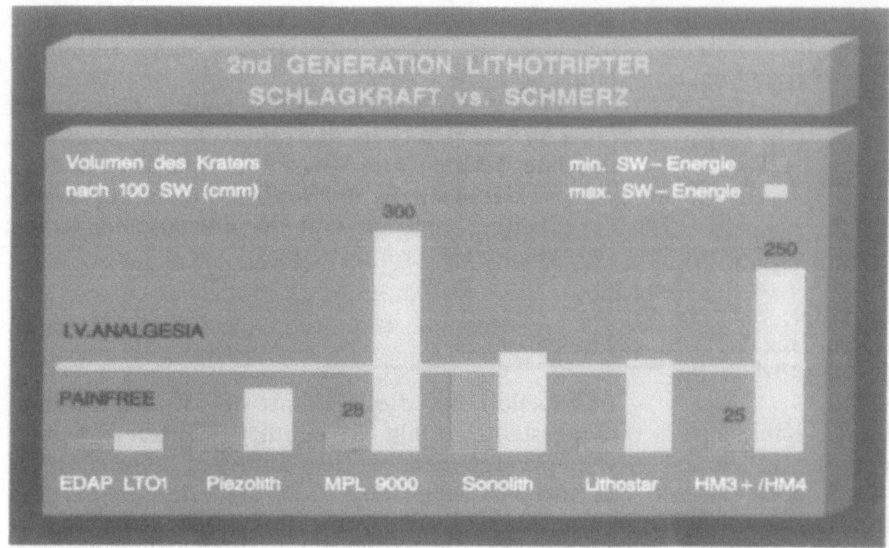

Abb. 2. Korrelation zwischen Volumenabtrag und Schmerzempfindung im Selbstversuch

Diskussion

Entscheidend für die exakte Beurteilung der Schlagkraft unterschiedlicher Lithotriptoren ist die Einführung eines Meßstandards. Dieser sollte einerseits aus definierten Hydrophonen bestehen, die auch bei kleiner Fokusgröße valide Daten liefern. Andererseits scheinen jedoch auch standardisierte Steinmodelle sinnvoll, insbesondere, da der Desintegrationsmechanismus noch nicht vollständig geklärt ist. In diesem Zusammenhang stellen die vorgestellten Modelle nur einen ersten Schritt dar. Wünschenswert wären Modellsteine unterschiedlicher Härte (Stoßwellenresistenz), womit die Obergrenze der desintegrativen Effektivität jedes Lithotriptors bestimmt werden könnte.

Allerdings haben sich beide Modelle im Rahmen unserer Vergleichsstudie als sehr praktikabel erwiesen. Darüberhinaus korrelieren sie in zwei wesentlichen Punkten mit der klinischen Erfahrung:

1. Die geringe Effizienz der piezoelektrischen Systeme am Steinmodell spiegelt sich in der hohen Stoßwellenzahl und Mehrfachbehandlungsrate im Vergleich zu elektrohydraulischen Systemen wieder [2, 6].
2. Ein geringer Volumenabtrag im Steinmodell korreliert mit einer geringen Schmerzempfindung im Selbstversuch (Abb. 2).

Literatur

1. Coleman AJ, Saunders JE (1987) Comparison of extracorporeal shockwave lithotripters based on measurements in the acoustic field. In: Coptcoat MJ, Miller RA, Wickham JE (eds) Lithotripsy II. BDJ Publishing, London, pp 121-132
2. Eisenberger F, Miller K (Hrsg) (1987) Urologische Steintherapie. Thieme, Stuttgart
3. Eisenmenger W (1988) Physikalisch-medizinische Aspekte selbstfokussierter elektromagnetisch erzeugter Stoßwellen. Verhandlb Dtsch Ges Urol 39: 69-70
4. Ison K (1987) Physical and technical introduction to lithotripsy. In: Coptcoat MJ, Miller RA, Wickham JEA (eds) Lithotripsy II. BDI Publishing, London, pp 7-14
5. Rassweiler J, Bub P, Eisenberger F (1988) „Stiftung Warentest" - Lithotripter der 2. Generation. Verhandlb Dtsch Ges Urol 39: 98-101
6. Rassweiler J, Westhauser A, Bub P, Eisenberger F (1988) J Endourology 2: 193-204

Dr. med. J. Rassweiler
Klinikum Mannheim
Fakultät für klinische Medizin der Universität Heidelberg
Theodor-Kutzer-Ufer, D-6800 Mannheim

Erste Erfahrungen mit einem Lithotriptor der zweiten Generation in einer urologischen Praxis

C. Theisen

Seit Januar 88 betreibe ich in meiner Praxis einen Nierenlithotriptor der zweiten Generation. Hierbei fiel meine Wahl auf das Multifunktionsgerät der Fa. Siemens, Typ Lithostar. Gerade dieses Gerät erschien mir aufgrund seiner Multifunktionalität für den Einsatz in einer Praxis besonders geeignet, da eine alleinige Vollauslastung durch die ESWL heutzutage nicht mehr möglich ist. So kann das Gerät die übrige Zeit zur Zystoskopie oder Röntgendiagnostik eingesetzt werden, ohne daß hier weitere Räumlichkeiten oder Gerätschaften notwendig sind.

In dem Zeitraum von Januar bis einschließlich August diesen Jahres habe ich mit dem Lithostar 500 Behandlungen durchgeführt. Es konnte ein Modell geschaffen werden, das eine ambulante ESWL-Therapie in der Praxis ermöglicht, gleichzeitig jedoch die stationäre Vor- und Nachsorge gewährleistet. Hierbei werden die präoperativen diagnostischen Maßnahmen durch die niedergelassenen Urologen übernommen, gegebenenfalls zusätzliche präoperative Auxiliarmaßnahmen (Ureterschienung, Steinreposition) in den urologischen Kliniken durchgeführt. Nach Terminabsprache, wobei sich keine Wartezeiten ergeben, wird die Lithotripsie in der urologischen Praxis durchgeführt. Nach kurzer postoperativer Beobachtungszeit geht der Patient am gleichen Tage in die stationäre Nachsorge zurück. Postoperative Auxiliarmaßnahmen werden, sofern nötig, stationär vorgenommen. Ergeben sich keine Komplikationen, so wird der Patient durch die niedergelassenen Urologen weiter betreut.

Die zuweisenden Kliniken liegen im gesamten Großbereich Ostwestfalen-Lippe (Bielefeld, Herford, Lübbecke, Gütersloh, Rheda-Wiedenbrück, Paderborn, Beckum, Büren, Warendorf). Die Vorzüge dieser Cooperation liegen auf der Hand:

- Betreuung der Steinpatienten im Heimatkrankenhaus.
- Verringerungen der Wartezeiten an den vorhandenen Steinzentren.
- Geringere Kosten durch Verminderung der Transportkosten.
- Wirtschaftlicher Einsatz durch kostengünstige ambulante Behandlungsweise.

In dem Zeitraum 01.01. 88 bis 31.07. 88 wurden 500 Behandlungen durchgeführt entsprechend 405 Patienten. Das Durchschnittsalter betrug 51 Jahre (Verhältnis M/W: 59/41). Es handelte sich in 40, 49% um Kelchsteine, in 25,19% um Nierenbeckensteine, in 34,32% um Harnleitersteine und in 3,70% um komplette Ausgußsteine. Darüber hinaus wurden 5 Gallengangssteine lithotripsiert. Die durchschnittliche Stoßwellenanzahl betrug 1843 pro Behandlung (Max. 2400). Die durchschnittliche Durchleuchtungszeit betrug 2,51 min bei 5,04 Snap shots pro Behandlung.

Komplikationen unter der ESWL wie Rhythmusstörungen (7,41%, vereinzelt ventrikuläre Extrasystolen, supraventrikuläre Extrasystolen), Koliken (1,23%) oder Blutdruckveränderungen (4,45%) waren allesamt ambulant therapierbar. In 9,88% ergab sich eine Doppelbehandlung, in 2,96% eine Dreifachbehandlung, in 1,73% eine Vierfachbehandlung und in 0,25% eine Fünf- bzw. Sechsfachbehandlung. Die Rate an Doppel-, Mehrfachbehandlungen liegt unter der anderer Steinzentren. In diesem Zusammenhang sei darauf hingewiesen, daß in 14,07% der Behandlungsfälle mehr als 1 Stein pro Niere und in 2,96% Steine in beiden Nieren vorhanden war.

Mit dem Lithostar ist in den meisten Fällen eine analgosedierungsfreie Therapie möglich. In 13,36% wurden leichte, in 11,85% mittelstarke und in 2,22% starke Schmerzsensationen angegeben. Dementsprechend mußte in 5,68% eine Lokalanästhesie (10 ml 1%iges Xylokain) vorgenommen werden. In 24,20% wurde eine Analgesie (Fortral/Dormicum 1 Amp) angewandt und in 10,62% war die zusätzliche Gabe eines Sedativums (Dormicum 1 Amp) notwendig. Die Angaben sind bedingt durch die Tatsache verfälscht, daß bei Beginn der ambulanten Lithotripsie grundsätzlich eine Analgosedierung gegeben wurde. Dies ist seit März '88 nicht mehr routinemäßig der Fall. Eine Schmerzsensation wird in erster Linie durch eine druckwellenbedingte Reizung des Rippenperiostes provoziert. Hierbei kann der Patient normalerweise durch eine Rotationsbewegung aus der Rippendeckung herausgebracht werden. In einigen Fällen ist jedoch zusätzlich die Lokalanästhesie mit Xylocain notwendig.

In dem bis jetzt ausgewerteten Follow-up in einem Zeitraum vom 01.01. 88 bis 15.06. 88 (267 Patienten) konnte die Nachsorge bei 121 Patienten (45,69%) ausgewertet werden. In 84,30% lag Steinfreiheit vor, Reststeine waren in 10,76% der Fälle vorhanden. Bei 4,96% ließ sich keine Desintegration erreichen. Die schwerwiegendste Komplikation nach ESWL betrifft die Ausbildung eines perirenalen Hämatomes. Dies wurde in 0,74% der behandelten Patienten gesehen. Nierenstauungen, Hämaturien, Fieber bis hin zur Urosepsis entstanden in 21,49% und machten gegebenenfalls aktive postoperative therapeutische

Maßnahmen (Nierenentlastung via Ureterkatheter, Doppel-J-Einlage, perkutane Fistelung) unter stationärer Kontrolle notwendig.

Nicht nur aufgrund der kostengünstigen und patientenorientierten Steintherapie sondern auch aufgrund der sicherlich guten Ergebnisse, die wahrscheinlich in dem Grund zu suchen sind, daß das Gerät ausschließlich von einer Person betrieben wird, hat das Modell, das sich in Ostwestfalen-Lippe etabliert hat, seine Bewährungsprobe bestanden.

Dr. C. Theisen
Obernstr. 27/Altstadtcarré
D-4800 Bielefeld 1

Anästhesie- und analgesiefreie ESWL mit Lithostar contra ESWL in Periduralanästhesie (PDA)

K. U. Rüdiger, R. George und K. PlanzK. U. Rüdiger et al.

Von Anfang Mai bis Ende Juni 1987 erfolgte die Extrakorporale Stoßwellenlithotripsie ausschließlich in Periduralanästhesie (Gruppe A = 100 Behandlungen) und von Juli 1987 bis Mai 1988 anästhesie- und analgesiefrei (Gruppe B = 400 Behandlungen).

Die Ankopplung des Stoßkopfes erfolgte bei beiden Gruppen je nach Lage des Konkrementes in der Flanke, gluteal oder abdominal. Auf diese Weise konnten Konkremente jeder Lokalisation behandelt werden. Die Stoßwellenapplikation erfolgte bei Steinen, die kleiner als 2 cm im Durchmesser waren, mit Atmungstriggerung, kardiale Risikopatienten wurden zusätzlich EKG-getriggert behandelt. Bei Konkrementen größer als 2 cm wurde auf die Atmungstriggerung verzichtet.

Die Rate auxiliärer Maßnahmen war mit 22,0% in beiden Gruppen gleich und entsprach im Durchschnitt der anderer Kliniken [1]. Die Steinverteilung, die Impulse pro Stein, die Rate der Mehrfachbehandlung, die Steinfreiheitsrate sowie die Dauer des stationären Aufenthaltes der Patienten beider Gruppen werden vergleichend untersucht und diskutiert (Tabelle 1).

Die angegebene Impulszahl pro Stein ist der Mittelwert der bis zur Desintegration notwendigen Stöße, einschließlich der Mehrfachbehandlungen. Impulse pro Stein und Mehrfachbehandlungen sind in Gruppe A wesentlich geringer. Bei der Generatorspannung besteht in der Wirkung kein wesentlicher Unterschied. Die Steinfreiheitsrate nach 3 Monaten ist in Gruppe A geringer bei längerem stationären Aufenthalt. Aus der Tabelle wird deutlich, daß die niedrigere Steinfreiheit in Gruppe A aus der geringeren Anzahl der Impulse sowie der niedrigeren Rate an Mehrfachbehandlungen resultiert. Die höhere Anzahl von Mehrfachbehandlungen in Gruppe B ist darauf zurückzuführen, daß die Indikation zur erneuten Behandlung ohne Anästhesie und Analgesie leichter gestellt wird als zur Behandlung in Periduralanästhesie.

Tabelle 1. ESWL mit Lithostar in PDA (Gruppe A) contra Anästhesie- und analgesiefreie ESWL (Gruppe B)

	Gruppe A	Gruppe B
Impulse pro Stein	1955	2802
Mehrfachbehandlungen	22,0%	36,0%
Generatorspannung	18,7 kV	18,2 kV
Steinfreiheit (3 Monate)	55,0%	64,0%
Stat. Aufenthalt	6,8 Tage	4,2 Tage

16% unserer Patienten berichteten über Schmerzen während der Behandlung, die in 2% als nicht tolerabel bezeichnet wurden. 98% der Befragten wären bereit, sich einer erneuten anästhesie- und analgesiefreien Therapie zu unterziehen. Die schmerzarme Therapie ohne Anästhesie und Analgesie läßt sich durch technische Besonderheiten des Lithostars erklären:

1. Bei dem Lithostar steilt sich erst mit zunehmender Entfernung von der Erzeugungsquelle die Wellenfront zur Schockwelle auf [4]. Dies bedeutet, daß eine wirksame Stoßwelle erst nach Durchtritt durch die Haut im Körper des Patienten entsteht. Punktquellen, z. B. Unterwasserfunkenentladungen, erzeugen eine explosionsartige Stoßwelle [2], die mit hohen Druckamplituden in den Körper eintritt.
2. Die im Vergleich zu anderen Systemen [3] geringere Energie führt trotz kleiner Apertur zu einer niedrigeren Energiedichte an der Hautoberfläche.
3. Die im Fokus gemessenen negativen Drücke (Kavitation) sind für die Gewebsschädigung verantwortlich und liegen mit 28 bar unter denen anderer Maschinen.

Neben diesen technischen Details spielt die psychische Komponente der Schmerzbewältigung für die Patienten eine große Rolle. Daher bedarf es einer ausführlichen Erklärung des Behandlungsablaufes und der Gerätetechnik. Außerdem kann der Schmerz besser bewältigt werden, wenn zu Beginnder Behandlung die Generatorspannung langsam bis zum tolerierten Maximum gesteigert und auf Wunsch über Kopfhörer Musik gehört wird. Die anästhesie- und analgesiefreie Stoßwellenapplikation hat sich in der beschriebenen Form in unserer Klinik bewährt. Wir halten sie im Hinblick auf die gewonnenen Ergebnisse und Erfahrungen für die Therapie der Wahl mit Lithostar.

Literatur

1. Chaussy C, Fuchs G (1985) Erfahrungen der Extrakorporalen Stoßwellenlithotripsie nach fünf Jahren klinischer Anwendung. Urologe [A] 24: 305
2. Hunter PT, Finlayson B, Hirko RJ, Vorbeck WC, Walker R, Walck S, Nasr M (1986) Measurement of shock wave pressures used for lithotripsy. J Urol 136: 733
3. Rasseiler J, Gumpinger R, Mayer R, Kohl H, Schmidt A, Eisenberger F (1987) Extracorporeal piezoelectric lithotripsy using Wolf-lithotriptor versus low energy lithotripsy with the modified Dornier HM-3: a cooperative study. World J Urol 5: 218
4. Reichenberger H, Naser G (1986) Electromagnetic acoustic source for extracorporeal generation of shock waves in lithotripsy. Siemens Forsch- und Entwickl-Ber, Bd 15, Nr. 4

Dr. K. U. Rüdiger
Urologische Klinik der
Städtischen Kliniken Fulda
Pacelliallee 4
D-6400 Fulda

Erfahrungen mit einem neuen Stoßwellenlithotripter (Tripter X1)

K. Henning, E. Girsch, R. Vincek, P. Dollezal, U. Urlesberger und G. Lunglmayr

Der von der Firma Direx, Israel entwickelte, 1987 mit der Bezeichnung Tripter X1 auf den Markt gekommene Lithotripter eröffnet durch seinen niedrigen Preis interessante Aspekte im Sinne einer „low cost-Lithotripsie". Aufgrund positiver Erfahrungsberichte israelischer Untersucher [1] installierten wir an den Urologischen Abteilungen Klagenfurt und Mistelbach einen Probebetrieb. Ziel war es, klinische Brauchbarkeit und Effektivität kritisch zu untersuchen.

Material

Der Tripter X1 hat folgende technische Konzeption:

1. Stoßwellenerzeugung durch Funkenstrecke; 2 Elektroden; Halbellipsoid mit 14 cm ∅; Fokusabstand 12,5 cm; verstellbarer Energiebereich von 18–22 kV.
2. EKG - getriggerte Auslösung des Stoßwellenimpulses.
3. Kein festes Ortungssystem; ein konventioneller Röntgen-C-Bogen wird zum Gerät zugefahren; Justierung und fixe Arretierung des C-Bogens in der ap-Projektion und in der 30°-Projektion, so daß eine Punktmarkierung auf dem Bildschirm dem Fokus in beiden Ebenen entspricht.
4. Feste Position des Halbellipsoides; Patientenankoppelung mittels eines mit Wasser gefüllten Latex-Gummiballons.
5. Einfacher Patiententisch aus Metall, in der Höhe elektrisch verstellbar, mit seitlichen Fensterungen zur Ballonankoppelung; Steinortung in der ap-Ebene durch händisches Verrücken, in der 30°-Ebene durch elektrische Höhenverstellung.

Krankengut

Steinarten und Impulsraten sind in Tabelle 1 aufgeschlüsselt.

Ergebnisse

Die Handhabung des Gerätes erwies sich als einfach; ein qualitativ hochwertiger C-Bogen ist Voraussetzung. Die Ortung kleinerer, bzw. wenig kontrastdichter Steine war jedoch bisweilen schwierig bis unmöglich, da der mit Wasser gefüllte Ballon einen relativ intensiven Schatten am Bildschirm

Tabelle 1. Krankengut. Urolog. Abt. Klagenfurt und Mistelbach an 208 Patienten 220 ESWL

	Nierensteine	Uretersteine
Steingröße	155	53
< 1 cm	69	52
1–2 cm	60	1
> 2 cm	26	0
Impulsrate	300–3000 I	500–2200 I
	$\overline{m}$ = 1703 I/Pat.	$\overline{m}$ = 1804

Tabelle 2. Nierensteine n = 155

	(%)
Adjuvante Behandlungen vor ESWL (DJ 32, PCN 8, PCL 4)	15,4
Desintegrationsrate	96,3
Steinfrei (3 Monate, 84/140 KO.)	60,1
Zweit-ESWL	12,9
Adjuvante Behandlungen nach ESWL	16,1

Tabelle 3. Uretersteine n = 53

	„push back" n = 12 (%)	in situ n = 41 (%)
Desintegrationsrate	92	75,0
Zweit-ESWL		9,7
Steinfrei (3 Mon.)	92	70,0
Adjuvante Behand.	0	24,4

In 5/53 Fällen mit Uretersteinen mußte die Ureterotomie durchgeführt werden.

Tabelle 4. Nebenwirkungen 208 Pat., ESWL Tripter X1

	(%)
Hauthämatome (blutende 75%)	100
Perirenale Hämatome	3,4
Urosepsis	0,5

ergibt. Bei Harnleitersteinen wurde dieses Problem durch Einlegen eines Markierungs-UK gelöst. Der relativ leichte Tisch und die einigermaßen instabile Patientenankoppelung bedingt, daß sich die Steinfokussierung verstellen kann, was Kontrolle der Fokusierung und Nachfokussieren erforderlich macht. Daraus resultieren nicht unerhebliche Durchleuchtungszeiten.

Zusammenfassung

1. Allgemeinanästhesie oder Periduralanästhesie ist erforderlich; die z.T. erheblichen Hauthämatome und lokalen Schmerzen nach ESWL belasten die Patienten. Die Rate von 3,4% perirenaler Hämatome liegt über dem internationalen Erfahrungswert und mahnt zur Vorsicht.
2. Die primär günstige Steindesintegrationsrate von 96,3% bei Nierensteinen und 75% der in situ ESWL bei Uretersteinen wird durch die als eher niedrig zu wertende Rate der Steinfreiheit nach 3 Monaten von 60,1% bei Nierensteinen relativiert. Die Qualität der Steindesintegration muß als nicht zufriedenstellend bezeichnet werden.
3. Das instabile Ortungssystem mit Röntgen-C-Bogen in Kombination mit der Ballonankoppelung bedingt eine nicht tolerable Strahlenbelastung für Patient und Personal. Der hohe Lärmpegel erfordert besondere Lärmschutzmaßnahmen.

Die angeführten Nachteile des Tripter X1 bei vergleichsweise relativ niedrigem therapeutischem Erfolg läßt zum derzeitigen Stand der Technologie diesen für eine „low cost Lithotripsie" uns wenig geeignet erscheinen.

Literatur

1. Servadio C, Livne P, Winkler H (1988) Extracorporeal shock wave Lithotripsy using a new, compact and portable unit. J Urol 139: 685-688

Dr. K. Henning
Urologische Abteilung
Landeskrankenhaus, St. Veiterstr. 47
A-9020 Klagenfurt

Notre Experience du Lithotripteur Direx (Tripter X1) pour le Traitement Extracorporel des Calculs du Haut Appareil Urinaire [Unsere Erfahrung mit dem Direx-Lithotriptor (Tripter X1) bei der Behandlung von Steinen der oberen Harnwege]

R. Andrianne, G. Jerusalem und J. de Leval

Von Dezember 1987 bis August 1988 wurden 200 vorher nicht ausgesuchte Patienten, bei denen Harnsteine diagnostiziert wurden, mit extrakorporalen Stoßwellen behandelt. Zur Steinzertrümmerung benutzten wir den Tripter X1 von Direx, der am besten den von uns gestellten Ansprüchen entsprach. Ende des Jahres 1987 waren bereits fünfzehn Geräte in dem 10 Millionen Einwohner zählenden Belgien in Betrieb. Von den 4000 Personen, die jährlich an Harnsteinen in unserem Land erkranken, werden ungefähr 400 an der Lütticher Universitätsklinik behandelt.

Ausstattung

Der Tripter X1 besteht aus vier leichten, mobilen Elementen:

- einem Stoßwellengerät mit einem Metallhalbellipsoid und zwei Elektroden sowie einem Wasserkissen zum Einleiten der Stoßwellen in den Körper.
- einer Kontrolleinheit, die entweder den Herz- oder den Atmungsrhythmus anzeigt.
- ein Behandlungstisch, der die Bewegungen in drei Richtungen erlaubt.

- ein C-Bogen Fluoroskopiesystem, das die Lokalisation der Steine erlaubt (dieses System gehört normalerweise sowieso zur Grundausstattung einer jeden Klinik).

Arbeitstechnik

Die Bedienung des Tripter X1 ist äußerst einfach und stellt dem behandelnden Arzt keine Probleme.

Die Behandlungsdauer beträgt durchschnittlich 53 Minuten, wobei im Schnitt 1540 Stoßwellen benötigt werden.

Eine Narkose des Patienten ist notwendig: Vollnarkose (58% der Patienten), peridurale Narkose (23%) oder beruhigende und schmerzlindernde Medikamente (19%) werden je nach dem Allgemeinzustand des Patienten verabreicht.

Die behandelte Bevölkerung setzte sich wie folgt zusammen:

Durchschnittsalter: 52 Jahre
Geschlecht: 59% M 41% F
Durchschnittlicher Durchmesser der Harnsteine: 13 mm

Lokalisierung:	Nierenbecken	34%
	Nierenkelche	44%
	Auguststeine	4%
	Ureter (in situ)	17%

Resultate

Eine zufriedenstellende Steinzertrümmerung (d.h. verbleibende Steine kleiner als 4 mm) wurde bei 84% der behandelten Patienten beobachtet. Ein Patient von acht mußte zweimal behandelt werden, um dieses Ergebnis zu erreichen.

Die biologischen und ultrasonographischen Kontrollergebnisse sowie die IVP beweisen, daß keine unerwünschten Nebenwirkungen auftreten.

Eine Langzeitstudie, die wir zur Zeit durchführen, soll dies noch weiter verdeutlichen. Ebenfalls soll eine Studie durch Scanner am Tage vor und nach der Behandlung die Ungefährlichkeit untermauern.

Drei Monate nach der Behandlung waren 84% der Patienten steinfrei.

Schlußfolgerung

Die Erfolgsrate bei einer Behandlung mit dem DIREX-TRIPTER X1 ist vergleichbar mit den Ergebnissen, die mit anderen, wesentlich komplizierteren Lithotriptoren erreicht werden.

Unsere Wahl zu Gunsten dieses Geräts wurde im Wesentlichen durch die niedrigeren Behandlungskosten beeinflußt, da bereits nach 210 Behandlungen pro Jahr die Anschaffungskosten amortisiert waren. Während der ersten zehn Monate haben wir keine Panne beklagen müssen, so daß wir mit diesem System vollauf zufrieden sind.

Den Urologen, die in Krankenhäusern der mittleren Größenordnung arbeiten, bietet der Tripter X1 einen leichten Zugang zu einer billigen und erfolgreichen Behandlung von Harnsteinen mittels extrakorporaler Stoßwellen.

Dr. R. Andrianne
Sce d'Urologie
CHU Liège
B-4000 Liège

Lithotripsie Extracorporelle Piezo-électrique a Basse Frequence avec l'EDAP LT 01. (Niedrigfrequenzstoßwellentherapie mit dem EDAP LT 01)

J. M. Ferrière, G. Brunier, P. Brucher und M. Le Guillou

Der Lithotripter EDAP funktioniert durch piezoelektrisch erzeugte Stoßwellen. Die Steinsuche und Überwachung erfolgt durch Ultraschallkontrolle [4].

Behandlungsmethoden

497 Patienten wurden für Nieren- oder Uretersteine innerhalb 18 Monaten behandelt. Die Steine lagen zu 33% im Nierenbecken und zu 56% im Kelch. Die Uretersteine wurden dann in situ behandelt (5%), wenn sie leicht sonographisch ortbar waren. Sonst wurden sie durch Flushmethoden in die Niere zurückgebracht und dort zertrümmert. Eine Ureterschiene wurde vor der Behandlung großer Steine eingelegt.

Stoßwellen niedriger Frequenz konnten bei voller Intensität in den meisten Fällen unter einfacher oraler Prämedikation angewandt werden (diazepam - atropin). Selten war eine Neuroleptanalgesie nötig.

Tabelle 1. Ergebnisse nach 3 Monaten (352 EDAP)

	N	Steinfrei (%)	Teilerfolg (%)	Mißerfolg (%)
Becken	118	58	19	23
Kelch	194	65	21	14
Teilausguß	7	43	57	
Lumbarer Ureter	18	72	6	22
Pelviner Ureter	15	47	13	40
		218 (62%)	71 (20%)	63 (18%)

Tabelle 2.

	N	Steinfrei (%)	Teilerfolg (%)	Mißerfolg (%)
< 10 mm	150	76	14	10
10-20 mm	175	57	20	23
> 20 mm	27	26	33	40

Nur 1% der Patienten, meist kleine Kinder, bekamen eine Vollnarkose. Die Behandlung dauerte zwischen 15 und 90 Minuten (im Durchschnitt 49 min).

Folgende Komplikationen traten auf: vagaler Schock (0,6%), Angina-pectoris Krise (0,2%), Bakteriämie (2,7%) einmal mit Niereninsuffizienz durch Tubulopathie; 15% Nierenkoliken, 4% Ureterverschlüsse die durch Ureteralschiene, Ureteroskopie, oder durch erneute Stoßwellentherapie auf die Steinstraße behandelt wurden.

Ergebnisse

352 Patienten wurden mit einem follow-up von drei Monaten beobachtet. Unsere globalen Resultate sind: Steinfreiheit 62%, Teilerfolge 20% (Steintrümmer unter 5 mm) und 18% Mißerfolge.

Die Lokalisierung der Steine beeinflußte die Ergebnisse: 65% Steinfreiheit bei Kelchsteinen gegenüber 58% bei Nierenbeckensteinen. Weiche Teilausgußsteine wurden problemlos zerkleinert (Tabelle 1).

Die Erfolgsrate im Hinblick auf die Steingröße ist in Tabelle 2 aufgelistet.

Bei der ersten Behandlung wurden in 51% ein Erfolg erzielt. Eine zusätzliche Behandlung erhöhte das Erfolgsergebnis um weitere 10%, während eine dritte Behandlung praktisch keine weitere Verbesserung erzielte, und deshalb aufgegeben werden sollte.

Diskussion

Unsere Ergebnisse sind mit der der französischen Multizenterstudie vergleichbar [7]. Diese sammelte 2173 Fälle von Nieren- oder Ureteralsteinen.

Die piezo-elektrische Lithotripsie bietet mehrere Vorteile: kleiner Focus, der das Trauma des umliegenden Nierengewebes verringert, gleichbleibende Energie der Stoßwellen, kein Materialverbrauch (außer dem Gel für die Ultraschallsonde), eine praktisch schmerzlose Behandlung, die in den meisten Fällen ohne Anästhesie auskommt.

Zwei Nachteile verhindern die Verbesserung der Behandlungsergebnisse:

1. unsichere Zertrümmerung harter Steine sowie großer Steine, die wir wieder durch perkutane Nephrolithotomie behandeln;
2. kein absoluter Nachweis der erfolgreichen Zertrümmerung möglich.

Schlußfolgerung

Die piezo-elektrischen Stoßwellen sind ein Fortschritt in der Behandlung der Steine unter 20 mm mit 57 bis 76% stone free-Resultaten, je nach Steingröße [1-4, 7]. Die enttäuschenden Ergebnisse bei der Behandlung größerer Steine müssen einer anderen Methode den Vorzug geben.

Literatur

1. Coulange C, Hernandez F, Rampal M (1988) Lithotripsie extracorporelle avec le EDAP LT 01 dans la lithiase urinaire. Ann Urol 22: 180-184
2. Dufeuil P, Ratajczak A, Lobel B (1987) Traitement des calculs rénaux par lithotritie extra-corporelle. Ann Urol 21: 235-239
3. Ferrière JM, Gaston R, Piechaud T, Brucher P, Le Guillou M (1988) Stratégie actuelle dans le traitement des lithiases urinaires depuis l'implantation du lithotripteur EDAP. Ann Urol 22: 169-173
4. Kahn RI, Turbow AM (1988) Initial Experience with the EDAP LT 01 extracorporeal shockwave lithotripter. J Urol 139: 382 A
5. Miller HC (1988) EDAP ultrasonic extracorporeal lithotripsy. J Urol 139: 228 A
6. Thibault Ph, Dory J, Vallancien G, André-Bougaran J (1986) Lithotipsie à impulsions ultra-courtes. Etude expérimentale sur une lithiase rénale chez le chien. Ann Urol 20: 20-25
7. Thibault Ph, Vallancien G, Brisset JM (1987) Clinical résults with piezo electric second generation LT 01 lithotriptor. J Urol 137: 144 A

Dr. J. M. Ferrière
C. H. R. Pellegrin Tripode
F-33076 Bordeaux

Ergebnisse mit dem Piezolith bei Spezialindikationen zur EPL

A. Frankenschmidt und G. Sünder

Der Piezolith 2300 ist seit Ende November 1987 an der Freiburger Univ. Klinik in Betrieb. Eine Nachbeobachtung von wenigstens drei Monaten liegt uns daher für das erste Betriebshalbjahr bzw. 206 Patienten vor. Die computergestützte Auswertung der Nachsorgedokumentation weist dabei nur die Hälfte unserer Patienten nach drei Monaten als völlig steinfrei aus, während in über 40% der Fälle noch (teilweise durchaus spontanabgangsfähige) Restkonkremente vorliegen. Bei 8,5% der Patienten war die EPL erfolglos.

Diese Ergebnisse liegen deutlich unter den aus Homburg und Wien referierten Erfolgsquoten [2]. Die Lernkurve des Anwenders und das nicht selektionierte Krankengut mit hohem Anteil an großen Nierensteinen und hohen Harnleitersteinen mögen diese Diskrepanz teilweise erklären.

Schon früh erwies sich der Piezolith jedoch als Segen für solche Patienten, die aus technischen Gründen oder wegen zu hoher Risiken für die ESWL nicht geeignet sind. So hat die Homburger Klinik bereits vor einem Jahr eine Liste von Spezialindikationen zur EPL aufgestellt [1]: Harnsäuresteine, Nierensteine nach Herzinfarkt, Einzelnieren, Reststeine nach ESWL, Spina bifida/Querschnitt und Kinder.

Diese Spezialindikationen haben derzeit an unserem EPL-Klientel einen Anteil von 5 bis 10%. Der Therapieerfolg bei diesen Patienten war mit Ausnahme der ESWL-vorbehandelten Fälle mit nahezu 100% Steinfreiheit durchweg günstiger als nach der obigen Gesamtanalyse zu erwarten. Von den 7 bei 6 Kindern behandelten Steineinheiten wurden 6 erfolgreich behandelt; in allen übrigen Spezialindikationen war die Erfolgsrate 100%.

Die Homburger Liste der Spezialindikationen wurde um 3 zusätzliche Spezifikationen bereichert, wie folgende Beispiele zeigen: Ein 6 mm großer Stein in einer seit 7 Jahren funktionstüchtigen Transplantatniere mit konsekutiven rezidivierenden Harnwegsinfekten, ein 20 mm großer obturierender hoher Harnleiterstein bei einer im 5. Monat schwangeren Patientin, der sich retrograd weder luxieren noch passieren ließ, und ein eingeklemmter, obturierender Harnröhrenstein wurden sämtlich per EPL in einer Sitzung erfolgreich entfernt.

Die klinische Erprobung des Piezolith an 10 Gallenblasen- und 8 Gallengangssteinen lieferte folgendes vorläufige Ergebnis: Von 18 Patienten sind 11 nach 3 Monaten steinfrei, 3 zeigen noch größere Reststeine und 4 sind bei unvollständiger Nachbeobachtungszeit noch nicht auswertbar.

Zusammenfassung

1. Die anfänglich schlechten Erfolgsraten von 50% Steinfreiheit nach 3 Monaten werden sich durch optimierte Einarbeitung und Indikationsstellung verbessern.
2. Für die gezeigten Spezialindikationen ist der Piezolith als risikoärmstes und schonendstes Zertrümmerungsverfahren aus dem aktuellen Maschinenpark von Lithotriptoren nicht wegzudenken und hat sich diesbezüglich an unserer Klinik hervorragend bewährt.
3. Gallensteine sind mit der Piezotechnik grundsätzlich ebenso schonend und schmerzfrei zu zerkleinern wie Harnsteine. Der Therapieerfolg wird hier aber in größerem Maße von nicht apparativen Faktoren bestimmt werden.

Literatur

1. Neisius D, Kopper B, Ziegler M (1987) Die Zertrümmerung von Nierensteinen mit dem Piezolith - Klinische Erfahrungen. In: Ziegler M (1987) Stoßwellenlithotripsie bei Harn- und Gallensteinen. Springer, Berlin Heidelberg New York Tokyo, pp 50-52
2. Wurster H, Ziegler M, Marberger M (1987) Piezolith 2200. In: Coptcoat MJ, Miller RA, Wickham JEA (eds) Lithotripsy II. B. D. I. Publishing, London, pp 91-107

Dr. A. Frankenschmidt
Universitäts-Klinik Freiburg
Abteilung Urologie
Hugstetterstr. 55
D-7800 Freiburg

Beeinflussung der Körpergewebe durch piezoelektrische Stoßwellen

W. Vahlensieck jr., A. Frankenschmidt, G. Sünder, H. Steinhauer und H. Sommerkamp

Seit 1985 können Harnsteinpatienten durch piezoelektrisch erzeugte extrakorporale Stoßwellen (EPL) behandelt werden [2]. Wir benutzen den „Piezolith 2300" (Richard Wolf GmbH, Knittlingen) seit 11/1987, um Harn- und Gallensteine zu zerstören. Piezoelektrisch erzeugte Schockwellen zerstören den Stein innerhalb eines Focusbereiches von 4×4×8 mm [2]. Der focussierende Ultraschallkopf und der Schockwellengenerator können dreidimensional bewegt werden, um eine optimale Einstellung des Steines zu erreichen [2]. In dieser Studie sollten mögliche Nebenwirkungen auf von Schockwellen durchdrungene Gewebe untersucht werden.

Material und Methode

Bei der Behandlung von 150 Nierensteinpatienten mit EPL wurde auf die Erfassung von Nebenwirkungen besonderer Wert gelegt. Klinische Beschwerden (n=80), Auxiliarmaßnahmen (n=80), Urinkultur (n=60), Sonographie (n=80) und Kernspintomographie (n=10) wurden vor und am 1. Tag nach EPL registriert. Laborwerte (GOT, n=54; LDH, n=54; CK, n=49; Gesamt-Bilirubin, n=51 und Kreatinin, n=55) wurden vor und jeweils am 1. und 7. Tag nach EPL bestimmt. In einer 24-Stunden-Urin-Probe vor, einer 6-Stunden-Urin-Probe am Tag nach und einer 24-Stunden-Urin-Probe am 7. Tag nach EPL wurden Albumin (n=39) und Beta-2-Microglobulin (n=36) bestimmt.

CK (Myolyse, Leberzellschaden), GOT (Myolyse, Leberzellschaden - beonders Mitochondrien), LDH (Hämolyse, Milzschaden, Leberzellschaden, Myolyse), Kreatinin (Myolyse, reduzierte Nierenfunktion) und Gesamt-Bilirubin (Hämolyse, Leberschaden) wurden als Screening-Methoden zum Nachweis möglicher Gewebsschaden durch Schockwellen verwendet [1].

Ergebnisse

Die Ergebnisse sind in den Tabellen 1 und 2 zusammengefaßt.

Tabelle 1. Nebenwirkungen und Auxiliarmaßnahmen bei EPL

Klinische Beschwerden	(n=80):	Koliken	14 (18%)
		prolongierte Makrohämaturie	2 (3%)
		Todesfälle	0
Auxiliarmaßnahmen	(n=80):	Doppel-J Harnleiterschienen	23 (29%)
		Analgetika	2 (3%)
		Anästhesie	0
Sonographie	(n=80)	Hämatom	0
		Obstruktion	7 (9%)
Kernspintomographie	(n=10)	Hämatom	0
Urinkultur	(n=60)	behandelter HWI vor EPL	4 (5%)
		HWI nach EPL	0

Tabelle 2. Laborwertveränderungen durch EPL

Laborwerte (±SEM)	Vor	1. Tag nach	7. Tag nach EPL
GOT U/l (n=54)	11,3± 3,0	10,6± 2,7	11,0± 4,3
CK U/l (n=49)	39,4±20,3	33,0± 18,4	36,0±20,3
Bilirubin mg/dl (n=51)	0,6± 0,3	0,7± 0,4	0,5± 0,3
Kreatinin mg/dl (n=55)	1,0± 0,3	1,0± 0,3	1,0± 0,3
LDH U/l (n=54)	164,5±39,3	167,6± 42,6	169,9±43,3
Urin-Albumin mg/d (n=39)	66,5±23,6	476,8±111,8	84,8±20,8
Urin-Beta-2-Microglobulin mg/d (n=36)	75,2±12,2	164,0± 32,8	92,2±12,8

Diskussion

Aufgrund aufwendiger Untersuchungsmethoden und von Complianceproblemen wurden nicht alle 150 Patienten mit allen Untersuchungsmethoden nachuntersucht. Obwohl Albumin und Beta-2-Microglobulin nach EPL anstiegen, gab es nur 6 Patienten mit ausgeprägtem Anstieg von Albumin und keinen mit ausgeprägtem Anstieg von Beta-2-Mikroglobulin ohne begleitende Mikrohämaturie, was einen glomerulären bzw. tubulären Schaden anzeigt. Bei den Patienten mit Mikrohämaturie und Anstieg der Urinproteine muß von einer Urothelläsion nach EPL als Ursache des Anstiegs ausgegangen werden. Nicht alle Patienten mit Obstruktion nach EPL hatten entsprechende klinische Symptome, so daß nach EPL alle Patienten bis zur Steinfreiheit engmaschig nachuntersucht werden sollten.

Schlußfolgerungen

1. An den von piezoelektrischen Schockwellen durchdrungenen Geweben sind keine ernsthaften Nebenwirkungen zu erwarten.
2. Tubuläre Nierenschäden wurden nicht, glomeruläre nur z. T. und temporär beobachtet.
3. EPL-Patienten müssen bis zur Steinfreiheit engmaschig kontrolliert werden, um mögliche Schäden durch Obstruktion zu verhindern.

Literatur

1. Thomas L (1984) Labor und Diagnose. Medizinische Verlagsges, Marburg
2. Ziegler M (1987) Stoßwellenlithotripsie bei Harn- und Gallensteinen. Springer, Berlin Heidelberg New York Tokyo

Dr. med. W. Vahlensieck jr.
Urologische Abteilung der Universität
Hugstetter Str. 55
D-7800 Freiburg

Der große Nierenstein - EPL ohne Auxiliärmaßnahmen?

R. Mayer, R. Gumpinger und H. J. Scholz

Seit Einführen der EPL im Januar 1987 wurden an der Urologie Kempten insgesamt 952 Kranke mit dem Piezolith 2200 behandelt. Wenngleich die Gruppe der großen, partiellen und kompletten Ausgußsteine mit einer Gesamtzahl von 40 entsprechend 4% ein relativ kleines Kollektiv ist, bildet sie eine besondere Herausforderung für Therapeut und Infrastruktur. Trotz der außerordentlichen morphologischen und funktionellen Unterschiede, der häufigen Kombination anatomischer Veränderungen und begleitender Harnwegsinfekte hat sich die Therapie der Wahl von der anfänglichen Indikation der PCN-Monotherapie zunehmend zu einer Kombinationsbehandlung verlagert. Die konsequente Fortsetzung dieser Entwicklung muß das therapeutische Idealziel einer berührungsfreien Behandlung auch der komplizierten Steine sein.

Bauseitige Merkmale des Piezolith 2200 bieten hierfür besonders günstige Voraussetzungen, wozu zweifelsfrei die schmerzfreie Stoßwellenapplikation gehört, die eine prolongierte Behandlungsstrategie in Mehrfachsitzungen mit gehäufter Stoßwellenapplikation erlaubt und die ultraschallkontrollierte partielle Steindesintegration in mehreren Schritten. Die mehrstufige Therapiefolge, beginnend im Nierenbecken und über die obere und mittlere Kelchgruppe fortgesetzt und die abschließende Desintegration des als Platzhalter fungierenden unteren Kelchsteines gewährleisten einen meist störungsfreien Konkrementabfluß ohne Überlastung der unteren Kelchgruppe durch Abtropfen der Desintegrate (Abb. 1). Unter konsequenter Verfolgung dieser Strategie ist es durchaus möglich, ein sich über mehrere Wochen hinziehendes Therapiekonzept ambulanter Behandlungen zu verfolgen.

Unsere Ergebnisse zeigen (Abb. 2), daß in der Hälfte der Fälle tatsächlich eine EPL-Monotherapie durchgeführt werden kann, die auch ein sehr großes Kollektiv kompletter Ausgußsteine und die überwiegende Zahl der partiellen Ausgußsteine einschließt (Abb. 3). Die adjuvanten Maßnahmen beschränken sich auf perkutane Steinmassenreduktion und eine deutlich geringere Zahl interventioneller Maßnahmen nach Stoßwellenbehandlung.

Die relativ hohe Zahl von EPL-Monotherapien war nur durch konsequente Vermeidung routinemäßiger, im wesentlichen prophylaktischer Maßnahmen wie Double-J-Plazierungen oder perkutane Nephrostomien zu erreichen. Der Behandlungserfolg (Abb. 4), der sich am Ziel der Steindesintegration und Steinfreiheit orientiert, zeigte einen Reststeinbestand in einem nur geringen Prozentsatz, der sich im übrigen ganz unwesentlich von dem der Kombinationstherapie unterscheidet. Die Komplikationen ergeben sich zwangsläufig aus den unterschiedlichen Therapiearten, wobei die Hb-wirksame Hämaturie und die gehäufte Infektrate als Folge der

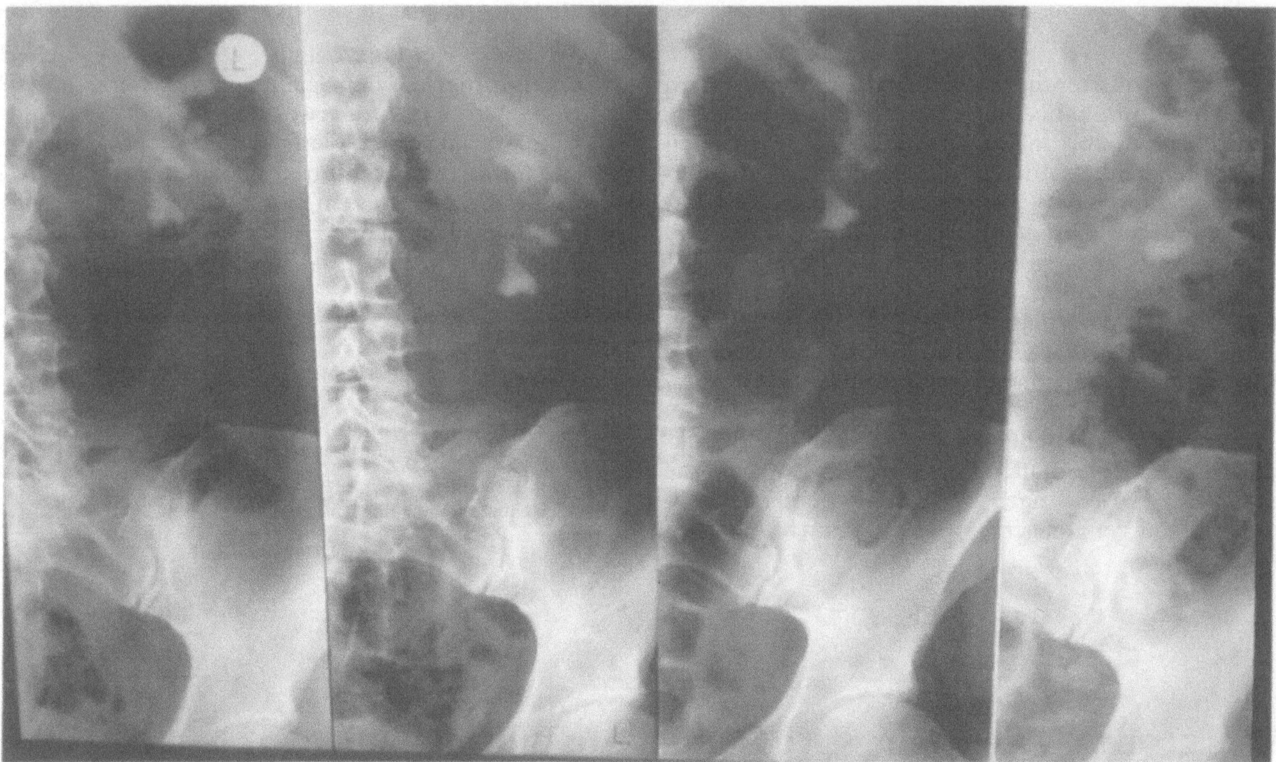

Abb. 1

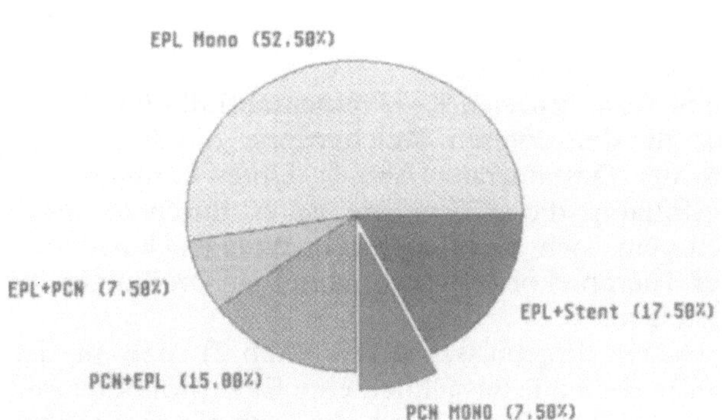

Abb. 2. Therapie (n = 40)

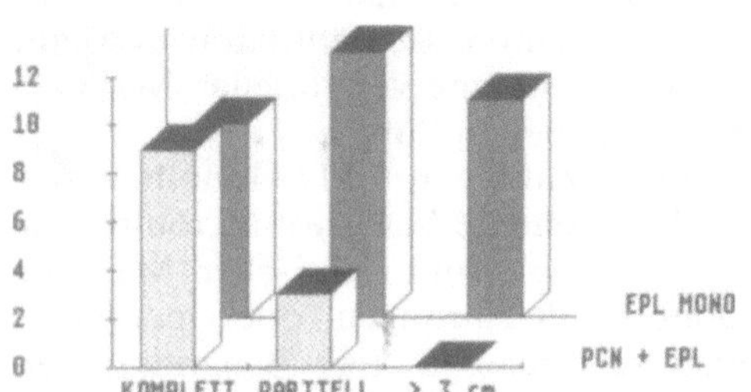

Abb. 3. Therapie/Steingröße (n = 40)

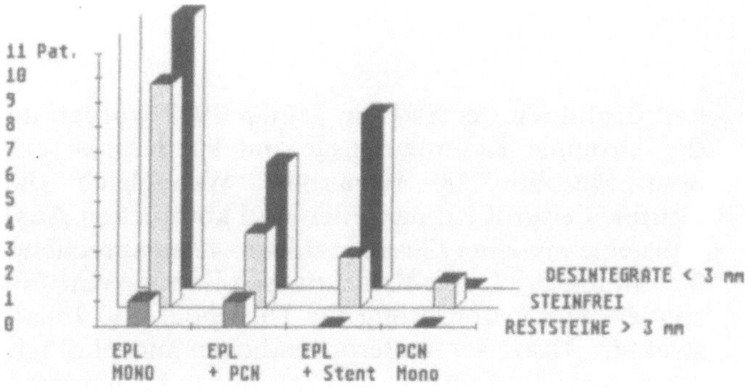

Abb. 4. Ergebnisse (n = 40)

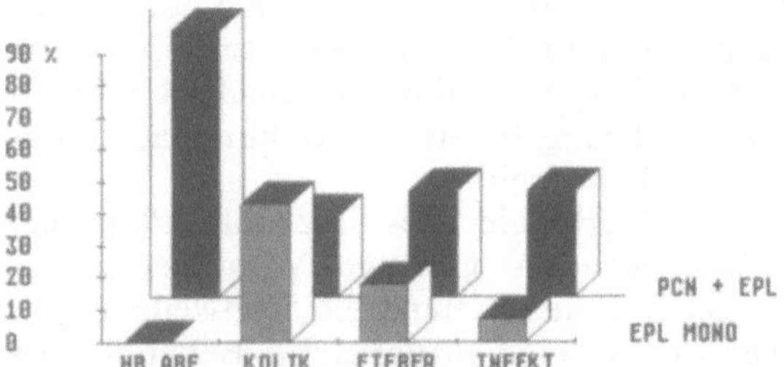

Abb. 5. Komplikationen (n = 40)

Invasivität bei der Kombinationstherapie und die okklusionsbedingte erhöhte Kolikrate bei der EPL-Monotherapie durch Steinstraßenbildung hervorzuheben sind (Abb. 5).

Die geringe Häufigkeit der interventionellen Maßnahmen nach EPL-Therapie - im Wesentlichen Folgen der temporären Okklusion durch Desintegrate - und der insgesamt günstige Verlauf ohne einen einzigen lebensgefährlichen Zwischenfall lassen ein außerordentlich zurückhaltendes Vorgehen bei der Indikationsstellung adjuvanter Maßnahmen auch beim Problemstein der Niere gerechtfertigt erscheinen. Konsequenterweise bezieht sich dies auch und vor allem auf prophylaktische Maßnahmen, da aufgrund unserer Erfahrungen auch ungünstige Parameter nicht unbedingt einen komplizierten Verlauf nach EPL-Therapie mit Piezolith nach sich zieht. Erkauft wird dieser Vorteil allerdings durch die Notwendigkeit gehäufter Stoßwellenapplikationen und Mehrfachsitzungen, die sich bei der EPL-Monotherapie immerhin auf 5 Sitzungen mit einer Stoßwellenzahl von > 17000 belaufen und bemerkenswerterweise auch bei der Kombinationstherapie mit PCN nur unwesentlich reduziert werden können. Die Komplikationsprophylaxe sollte eine gezielte Antibiose, ggf. über einen längeren Zeitraum, die gezielte partielle Steindesintegration in konsequenter Behandlungsfolge und die engmaschige Kontrolle des Pat. unter Inanspruchnahme seiner Mitwirkungsbereitschaft berücksichtigen.

Dr. R. Mayer
Chefarzt Urologische Abteilung
Krankenhaus-Zweckverband Kempten-Oberallgäu
Klinik Memminger Straße
D-8960 Kempten

EPL in Wien

Ch. Türk, I. Steinkogler und M. Marberger

Einleitung

Unter den extrakorporalen Stoßwellenlithotriptoren zweiter Generation stellen die Piezo-elektrischen Lithotriptoren (EPL) eine besonders interessante Weiterentwicklung dar. Nach zweijähriger Erfahrung mit einem derartigen Gerät wurde die Effektivität, Praktikabilität und das Indikationsspektrum dieses Gerätes untersucht.

Material und Methode

Vom 1.9. 1986 bis 8.2. 1988 stand an unserer Abteilung ein Piezolith 2000 (Fa. Wolf, Knittlingen, BRD) und ab diesem Zeitpunkt ein Piezolith 2300 in Verwendung. Bis September 1988 wurden insgesamt 1434 Patienteneinheiten im Alter von 4 Monaten bis 92 Jahre behandelt (Tabelle 1). Die Daten von 1023 Patienten mit komplettem mindestens 3-monatigem follow up standen zur Bewertung zur Verfügung. Alle Daten wurden computermäßig erfaßt.

Patienten mit Gallengangsteinen wurden im wesentlichen nur nach vorangegangener endoskopischer Papillotomie und frustranem Steinextraktionsversuch zur Behandlung akzeptiert. Die Indikation zur EPL von Gallenblasensteinen wurde auf Patienten mit nicht schattengebenden Konkrementen mit einem Gesamtdurchmesser bis 30 mm mit gut kontraktiler Gallenblase beschränkt.

Ergebnisse

97,6% aller Behandlungen konnten ohne jegliche schmerzlindernde Medikation durchgeführt werden. Lediglich bei Kindern unter 3 Jahren mußte Vollnarkose verwendet werden (Tabelle 2). Niemals konnte nach EPL ein peri- oder intrarenales Hämatom oder Hautpetechien nachgewiesen werden. Intraoperative cardiale oder pulmonale Komplikationen traten nie auf, in einem Fall (0,04%) trat am 4. postoperativen Tag ein Herzinfarkt auf, der ohne weitere Komplikationen blieb. Die Steinfreirate nach 3 Monaten liegt zwischen 91% und 57% der Patienten mit Harnsteinen. 83% der Patienten mit solitärem Nierenstein bis 5 mm Durchmesser bedurften nur einer EPL-Therapie. Die Ergebnisse je nach Steingröße und Lokalisation sind in Tabelle 3 angeführt. Auf die Angabe von Nachbehandlungen bei Gallensteinpatienten wurde wegen relativ kurzer Nachbeobachtungszeit verzichtet.

Tabelle 1. EPL – Rudolfstiftung Wien 9/1986–9/1988

Pat. Einheiten			1434
Lokalisation:	Niere	79,0%	
	Ureter	17,0%	
	Gallenblase	2,0%	
	Gallengang	2,0%	
	Speicheldrüsen	1,4‰	
Behandlungen:			2420
Alter (in Jahren) 0,3–92			

Tabelle 2. Intraoperative Analgesien

	(%)
Keine Medikation	97,6
Spasmoanalgetika	1,2
Chloräthylspray	0,2
Sedoanalgesie	0,2
Vollnarkose[a]	1,0

n = 2420 Behandlungen
[a] Kinder jünger als 3 Jahre

Tabelle 3. Ergebnisse

Lok. u. DM cm	durchschn. Impulse	mehrf. EPL (%)	aux. Maßn. postop. (%)	steinfrei n. 3 Mon. (%)
Niere – 0,5 sol.	3720	17	1,0	91
Niere – 0,5 mul.	4030	29	1,6	79
Niere 0,5–1,5	4720	32	3,7	62
Niere 1,5–2,5	6855	49	17,3	67
Niere <2,5	7840	73	25,0	57
Ureter	5310	21	22,7	81
Gallenstein	5635	-	Chemolyse	44
Gallengangsstein	4110	-	58,0	79

Diskussion

EPL erwies sich als minimal invasive und komplikationsarme ESWL-Form. Zusammen mit der Schmerzfreiheit der Behandlung können EPL-Therapien auch bei internen Risikofällen und Kleinkindern angewandt werden. Bei einem Großteil der Fälle ist eine ambulante Therapie möglich.

Die höhere Nachbehandlungsrate ist einerseits durch den kleinen Brennpunktbereich von wenigen Millimetern Durchmesser erklärbar, andererseits wird die Indikation zur Nachbehandlung auf Grund der einfachen Durchführbarkeit und minimalen Invasivität der EPL-Therapie wesentlich großzügiger gestellt, z. B. geplante fraktionierte EPL oder Mobilisation lagestabiler Desintegrate (untere Kelchgruppe).

Extrakorporale Piezo-elektrische Stoßwellenlithotripsie erlaubt eine Behandlung aller Nierensteine, eines Großteils der Uretersteine im oberen und unteren Ureterdrittel sowie von Gallen-, Gallengang-, und Speichelsteinen.

Literatur beim Verfasser

Dr. Ch. Türk
Urologische Abteilung
Krankenanstalt Rudolfstiftung
Juchgasse 25
A-1030 Wien

Extrakorporale piezoelektrische Stoßwellenlithotripsie (EPL) in Homburg

D. Neisius, Th. Zwergel, V. Moll und Th. Gebhardt

Seit Frühjahr 1986 konnte die extrakorporale piezoelektrische Lithotripsie (EPL) in ihrer klinischen Anwendung so weiterentwickelt werden, daß heute mit *einem* Gerät Harn- und Gallensteine jeder Lokalisation behandelt werden können.

Patienten

Bis Ende August 1988 wurden 1583 Erwachsene und 25 Kinder mit Steinen im Harntrakt behandelt. Darunter befanden sich auch 63 Patienten mit partiellen und 31 Patienten mit totalen Ausgußsteinen, welche mittels einer EPL-Monotherapie nach vorherigem Einlegen einer Doppel-J-Schiene behandelt wurden. 143 Harnleitersteine konnten in situ lokalisiert und lithotripsiert werden, 96 Steine befanden sich im oberen Harnleiterdrittel, 22 Steine unmittelbar über dem Beckenkamm im mittleren Harnleiter und 25 Steine im distalen Drittel des Harnleiters.

Kleiner Energiefokus und große Apertur des Wolf-Piezolith führen einerseits zur schmerzfreien und parenchymschonenden Behandlung, andererseits sind für größere Steine Mehrfach-Behandlungen zur vollständigen Desintegration notwendig (Tabelle 1). Die meisten Steine (Steine bis zu einem Durchmesser von 15 mm) können jedoch in 92 bzw. 82% aller Fälle in nur einer Sitzung ausreichend desintegriert werden. Die besondere Methodik, große Steine vom Nierenbecken beginnend bis in die Kelchgruppen hin aufzuarbeiten, führt zusätzlich zu höheren Schußzahlen und zum Anstieg der Mehrfachsitzungen für Steine über 15 mm im Durchmesser. Auch Uretersteine sind nur selten (10%) in der ersten Sitzung vollständig zu desintegrieren. An-

Tabelle 1. Anzahl der Behandlungen in Korrelation zur Steingröße und Lokalisation

Steingröße [mm]	1. Behandlung (%)	2. Behandlung (%)	3 und mehr (%)
0– 5	92	8	-
6–15	82	12	6
16–25	58	20	22
>26	46	28	26
Uretersteine	10	44	46

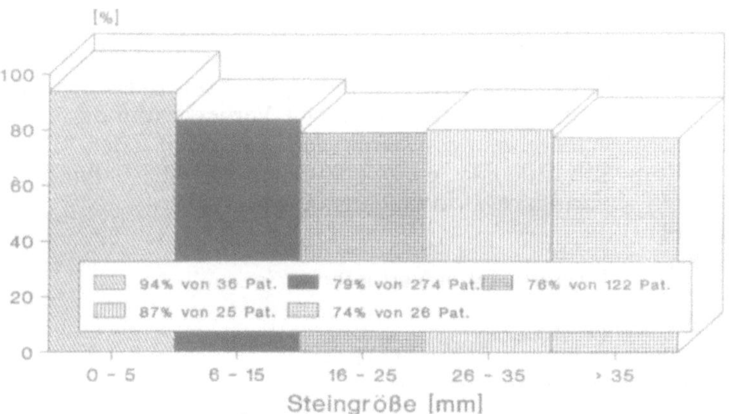

Abb. 1. Steinfreiheit 3 Monate nach Behandlung in Korrelation zur Steingröße (367/483 Pat. = 76%)

ästhesiefreiheit und die routinemäßige Doppel-J-Splintung für größere Steine erlauben jedoch vermehrt ambulante Behandlungen.

483 Patienten konnten im 3-Monate-Follow-up nachuntersucht werden (Abb. 1). 76% der Patienten waren steinfrei, abhängig von der Steingröße variierte die Steinfreiheit von 94% bis 74%. In der Steingruppe der meisten Patienten (Steindurchmesser 6-15 mm, 274 Patienten) waren 79% der Patienten 3 Monate nach Behandlung steinfrei.

EPL bei Kindern

25 Kinder im Alter von 6 Monaten bis 14 Jahren wurden mit Steinen im gesamten Harntrakt behandelt (Tabelle 2). Nur bei zwei Kindern wurde wegen relativer Abflußbehinderungen als praeauxiliäre Maßnahme eine Doppel-J-Schiene eingelegt. 19 Kinder konnten ohne Anästhesie und Medikation behandelt werden, 6 Kinder, alle unter 4 Jahre alt, erhielten je viermal eine Ketamin-HCL (Ketanest)- und zweimal eine Droperidol/Fentanyldihydrogencitrat(Thalamonal)-Narkose. Für eine ausreichende Desintegration waren 1-2 Sitzungen (im Schnitt 1,5 Sitzungen) für 18 Kinder notwendig, 7 Kinder mit größeren Steinmassen oder multiplen Steinen benötigten 3 und mehr Sitzungen. Während Erwachsene in der Regel mit einer Energie von 900 bis 1000 Bar pro einzelne Schockwelle behandelt wurden, betrug die maximal verwendete Energie bei Kindern 400 bis 600 Bar pro Schockwelle.

Bei 24 von 25 Kindern konnte eine gute Desintegration der Steine erreicht werden, nur bei einem Kind mit einem großen Stein in einer Beckenniere war trotz Mehrfachbehandlung eine Desintegration nicht möglich.

Zum Zeitpunkt der Entlassung waren 16 Kinder bei einem durchschnittlichen 4tägigen stationären Aufenthalt steinfrei (Tabelle 3). 6 weitere Kinder waren steinfrei im 3-Monate-Follow-up. Bei zwei Kindern waren Reststeine nach 3 Monaten vorhanden: bei einem Kind bestand ursprünglich ein totaler Ausgußstein, ein zweites Kind besaß ein großes Nierenbeckenkonkrement bei gleichzeitig bestehender massiver Kyphoskoliose, welche zu Ortungsproblemen führte.

Bei keinem Kind waren postauxiliäre Maßnahmen notwendig, Komplikationen nach EPL wurden nicht beobachtet.

EPL von Gallensteinen

Nach erfolgreich durchgeführten experimentellen Untersuchungen zur Behandlung von Gallensteinen wurden in Zusammenarbeit mit der Abteilung für Gastro-Enterologie der Inneren Medizin und der Chirurgischen Klinik der Universität Homburg/Saar seit Dezember 1987 31 Patienten mit Gallenwegssteinen behandelt. Im Durchschnitt waren zwei im Abstand von 2-3 Tagen durchgeführte Behandlungen zur ausreichenden Desintegration der Steine notwendig. Alle Patienten erhielten eine adjuvante orale Chemolitholyse. Ernsthafte Komplikationen mit Ausnahme einer akuten Pankreatitis wegen frag-

Tabelle 2. 25 Kinder im Alter von 6 Monaten bis 14 Jahre, *PAS*, partieller Ausgußstein; *AS*, totaler Ausgußstein

Steinlokalisation	19 × NB/NK-Steine
	3 × PAS
	1 × AS
	2 × mult. K.-Steine und präves. Steine
Präaux. Maßnahmen	2 × DJ
Anästhesie	19 × ohne Anästhesie und Medikation
	4 × Ketanest
	2 × Thalamonal
Desintegration	18 Kinder mit 1-2 Sitz.
	7 Kinder mit 3 u. mehr Sitz.

Tabelle 3. Ergebnisse bei 25 behandelten Kindern nach EPL

16 Steinfrei bei Entlassung
6 Steinfrei im 3 Mon. Follow-up
2 Reststeine im 3 Mon. Follow-up (AS; Kind mit großem NB-Stein und Kyphoskoliose)
Keine postaux. Maßnahmen
Keine Komplikationen nach EPL

mentbedingter Obstruktion traten nicht auf. Nach endoskopischer Papillotomie bildete sich die akute Pankreatitis rasch zurück.

Zusammenfassung

Anästhesiefreie Behandlung selbst für die Mehrzahl der Kinder mit Harnsteinen sowie parenchymschonende Lithotripsie mit daraus resultierenden geringen Komplikationen sind beispielhafte Entwicklungen und gehören zur Grundausstattung des idealen Lithotriptors der Zukunft. Erhöhte Mehrfachbehandlungen bei größeren Steinmassen sind einerseits systembedingt, andererseits gewollte Strategie für eine erfolgreiche Lithotripsie von partiellen und totalen Ausgußsteinen. Mit Verbesserung des Ultraschall-Ortungssystems erweist sich der Piezolith 2300 als Vielzweck-Gerät für die Behandlung von Harn- und Gallensteinen.

Literatur beim Verfasser

Dr. D. Neisius
Urologische Universitätsklinik
D-6650 Homburg/Saar

Das erste Stoßwellenjahr in der Biosan-Out-Patient-Clinic

M. Tolon, M. Diren, J. Tolon, H. Erol und M. Akinci

Methodik und Ergebnisse: Im ersten Jahr des rein ambulant geführten Lithotrypsie-Zentrums wurden Steinbehandlungen von 485 Niereneinheiten mit ESWL (EPL-Piezolith 2200) durchgeführt. Diese waren gleichzeitig die ersten Lithotrypsien in der Türkei. Ein besonderes System des „follow-up" zur Berechnung der Steinfrei-Raten war nicht notwendig, da die Patienten von uns bis zu einem definitiven Ergebnis betreut wurden. Patienten, die die Therapie abgebrochen haben, sind aus Tabelle 1 ersichtlich; die Hauptgründe für die Unterbrechung der Therapie waren soziale Problematik, ferner Compliance vor allem bei vier Ausgußstein-Patienten oder andere vorliegende Erkrankungen (wie Tumor, LWS-Syndrom). War eine Stationierung des Patienten erforderlich, geschah dies in einem der umliegenden Krankenhäuser. Die Steinklassifikation erfolgte nach der Los Angeles-Wiener Klassifikation [1].

Aus Tabelle 2 ist die Lokalisation der Steine wie auch die Zusammensetzung der analysierten Steine ersichtlich. Die Häufigkeit von Mischsteinen mit Harnsäureanteil könnte mit der kohlehydrat- und fettreichen Ernährung erklärt werden. Aus Tabelle 3 sind die Auxiliarmaßnahmen ersichtlich. Bei Uretersteinen sind wir zu „smash and push only if necessary" übergegangen. Auch bei Steinstraßen führt ein „Abwarten" häufiger zum Erfolg.

In Tabelle 4 ist auffällig der hohe Anteil an größeren Steinmassen vielleicht als Hinweis für die mangelhafte medizinische Versorgung der Bevölkerung, ferner der Anteil an „Restsand" bei größeren Steinmassen. Kriterien für Steinfreiheit waren sowohl der sonographische als auch der radiologische Befund. Bei Patienten mit Restsand war immer ein Grund auffindbar: so bei den meisten Patienten dieser Gruppe der Zustand nach mehrfachen OP bzw. chr. deformierender Pyelonephritis, ein Patient mit Nephrocalcinose, der zur Reduktion der Steinmasse behandelt wurde, sowie ein Pat. mit einem Kelchdivertikel gehören zu dieser Gruppe. 3 Patienten (2 davon mit Uretersteinen) wurden trotz ESWL offen

Tabelle 1. Die ersten ESWL(EPL)-Fälle in der Türkei

Behandelte Niereneinheiten	=485	Patientenzahl:	454
Therapie abgebrochen	= 11	männlich:	353
Therapie dauert an	= 5	weiblich:	101
n = 469		Alter = 5-87 J.	
		Anteil der Kollegen:	3,7%
Bilaterale Therapie	=31	Anteil Urologen/Neph.	1,1%!!
Einzelnieren	=19	Übergewichtig:*	74,74%
Hufeisennieren	= 3	Normalgewichtig:	25,3%

* = über (Körpergröße in cm – 100)

Tabelle 2. Lokalisation, Steinzahl (n = 474) und Steinanalysen

Pelvis	191	(40,3%)	Multiple[a]	127	(26,8%)
Kelch	68	(14,3%)	Blase	1	(0,2%)
Ausguß	35	(7,4%)	Ureter[b]	52	(11,7%)
Steinanalysen (n = 220)					
49 Harnsäure		(22%)	2 Cystin		(0,9%)
191 Calcium-Oxalat		(86%)	103 Amm. Mg. Phosphat		(46,8%)

[a] 17 Niereneinheiten mit gleichzeitigen Ureter- und Nierensteinen.
[b] Ureterlokalisation: 55 proximal, 8 mittlerer, 6 distaler Ureter

Tabelle 3. Endoskopische Hilfsmaßnahmen (n = 99/469)

% des Gesamtkollektivs	21,1%
% der letzten 200 Patienten	16,5%

Endoskopie Prä-ESWL (DJ) = 83, Post-ESWL (Zeiss, Lavage, DJ) = 24 (davon 2 PCN und 5 URS). Bei 8 Pat. Prä- und Post-ESWL Endoskopie.

Tabelle 4. Steingrößen, Therapieerfolg und Stoßwellenzahl (EPL)

Steingröße	n = 469	Steinfrei	Restsand	OP
< 15 mm	198	195 (98,5%)	2	1
15-25 mm	148	146	2	-
25-35 mm	62	53	8	1
> 35 mm	61	52	8	1

Ambulant = 92,1%, Hospitalisations-Rate 7,9%, Steinfrei-Rate 95,1%

Fälle mit mehr als 15000 „Schuß“ oder 5 und mehr EPL-Sitzungen:

Steingröße	Fallzahl	%	Davon Uretersteine (Fallzahl)
< 15 mm	9/198	4,5	6
15-25 mm	17/148	11,2	5
25-35 mm	28/ 62	45,2	1
> 35 mm	32/ 61	52,5	1

86/469 Niereneinheiten 18,3%
Fälle mit weniger als 5000 „Schuß“ oder 1 EPL-Sitzung 29,6%

operiert. Im Vergleich dazu ist zu bemerken, daß uns 5 Patienten nach der OP wegen verbliebener Reststeine zur ESWL überwiesen wurden. In Abb. 1 ist eine der „upside-down“ Biosan-Positionierungen zu sehen, in welcher die Patienten mit Vibrationsmassage behandelt werden.

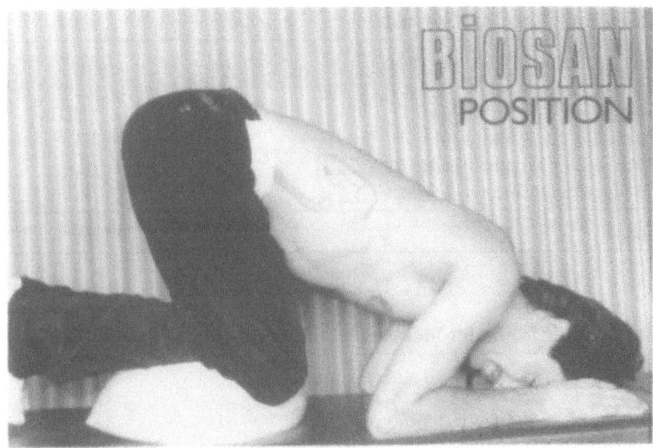

Abb. 1. Biosan-Position: Unterer Nierenkelch oben!

Schlußfolgerungen

Ein sehr hoher Anteil der Patienten des ersten Jahres waren Kollegen. Diese Zahl könnte den Anfang der Anerkennung der ESWL in einem neuen Land verdeutlichen. Die Gesamtzahl von 485 Behandlungen in einem Jahr hingegen könnte als ein Hinweis für die zurückhaltende Überweisung von Nierensteinpatienten zur ESWL gedeutet werden. Die guten Gesamtergebnisse führen wir zu einem wichtigen Teil auf die konsequente Durchführung der genannten Biosan-Position zurück. Den Patienten wird ferner die Durchführung von „upside-down“ Leibesübungen zu Hause nahegelegt. Restsand in unteren Kelchen sehen wir nach ESWL fast ausschließlich bei Zuständen nach mehrfachen Steinoperationen bzw. chr. deformierenden Pyelonephritiden.

Literatur

1. Schmidtbauer CP, Fuchs G, Chaussy CH, Kaufman J (1985) ESWL-angepaßte Nierensteinklassifikation. Verhandlb Dtsch Ges Urol 38: 296-297

Dr. med. M. Tolon/Biosan
Büyükdere Cad. 15a
TR Şişli Istanbul

Extrakorporale piezoelektrische Lithotripsie (EPL): Unsere Erfahrung beim H. S. Raffaele Institut

F. Francesca, V. Di Girolamo, A. Bocciardi und P. Rigatti

Die Urolithiasis hat in Italien eine Prävalenz von 1,19% [2, 3]. Seit vier Jahren sind in unserem Land die modernsten endourologischen und extrakorporalen Techniken für die Behandlung des Harnsteinleidens zur Verfügung. Aufgabe dieser Arbeit ist es, über unsere Erfahrung mit der piezoelektrischen Lithotripsie zu berichten.

Material und Methodik

Mit dem neuen piezoelektrischen Lithotripter Wolf Piezolith 2200/2300 haben wir seit 1. 4. 87 bis 31. 8. 88 1241 Nieren von 1170 Patienten in Mailand behandelt. Dieses Gerät gehört zu der zweiten Generation der Lithotriptoren und seine Eigentümlichkeiten sind die Ultraschallortung und die piezoelektrische Stoßwellenerzeugung. Da die Behandlung mit diesem Lithotripter wirklich schmerzfrei ist, ist keine Analgesie noch Sedation auch bei Kindern nötig. In den Tabellen 1 und 2 sind Lage und Größe der behandelten Steine gezeigt. Die meisten waren Nierenbecken- und Kelchsteine unterschiedlicher Größe von 5 bis 20 mm Durchmesser. In der Tabelle 3 sind die auxiliären prä- und post-EPL Maßnahmen verzeichnet.

Tabelle 1. Lage der Steine

Nierenbecken und Kelchen	947
Harnleiterabgang	45
Harnleiter (prox. u. präv.)	72
Partielle Ausgußsteine	20
Komplette Ausgußsteine	12
Beiderseitige Steine	74
Total	1170

Tabelle 2. Größe der Steine (Durchmesser)

Kleiner	als 5 mm	195
6	bis 10 mm	508
11	bis 20 mm	328
21	bis 30 mm	83
Größer	als 30 mm	56
Total		1170

Tabelle 3. Prä- und Post-EPL auxiliäre Maßnahmen und Operationen (1241 behandelte Nieren)

		(%)
Push-up	10	(0,80)
Doppel J	49	(3,94)
PCN	10	(0,80)
URS	12	(0,97)
PNL	20	(1,62)
ESWL	46	(3,76)
OP-SUR	4	(0,32)
Total	151	(12,16)
		(%)
ESWL	22	(1,77)
URS	3	(9,24)
PCN	4	(9,32)
Total	29	(2,33)

PCN: perkutane Nephrostomie; PNL, perkutane Nephrolithotomie; URS, Ureteroskopie; OP-SUR, Schnittoperation

Ergebnisse

Nach 3 Monaten wurden 620 von den 1170 Patienten (53%) kontrolliert. In der Tabelle 4 sind die Ergebnisse zusammengefaßt - 72,9% waren komplett steinfrei, 18,8% hatten spontan abgangsfähige Steinreste im Hohlsystem (3-4 mm Durchmesser nicht infizierte Fragmente) und nur 8,3% brauchten weitere Behandlungen.

Komplikationen

Wir unterscheiden leichte bzw. schwere Komplikationen (Tabelle 5). Das erste, asymptomatische Hämatom wurde von der 48 Stunden später durchgeführten Ultraschallkontrolle entdeckt. Nach einem Monat war es nicht mehr echographisch sichtbar. Das zweite Hämatom wurde bei einer Einzelniere beobachtet. Der Patient hatte 24 Stunden vorher 3500 Stoßwellen der Stufe 4 wegen einer mehrfachen Lithiasis bekommen. Er hatte keine Gerinnungsstörung noch Ipertone vor der Behandlung. Einige Stunden nach der Behandlung bekam er Flankschmerz, Fieber, Niereninsuffizienz und die Abnahme des Hämoglobins. Ultraschall und CT haben die Nierenbeschädigung deutlich demonstriert (Abb. 1, 2). Transfusionen und eine Schnittoperation, um das Hämatom zu dränieren, wurden erforderlich.

Tabelle 4. Ergebnisse nach 3 Monaten (620 von 1170 Patienten)

		(%)
- Steinfrei	452	(72,9)
- Steinreste		
Nicht behandlungsbedürftig	117	(18,8)
Behandlungsbedürftig	54	(8,7)

Tabelle 5. EPL - Komplikationen (1241 behandelte Nieren)

Leicht		(%)	Schwer		(%)
Flankschmerz	38	(3,06)	Fieber 38° 5C	7	(0,56)
Koliken	62	(4,99)	Harnstauung	14	(1,12)
Erbrechen	7	(0,56)	Subcapsuläres Hämatom	2	(0,16)
Andauernde Makrohämaturie (mehr als 24 Stunden)	2	(0,16)	Sepsis	0	
Total	109	(8,78)	Total	23	(1,85)

Diskussion

Die extrakorporale piezoelektrische Lithotripsie ist heute die Therapie der Wahl für die Nieren- und Harnleitersteine in unserem Zentrum (I). Ungefähr 80-90% der berührungsfrei behandelten Steine werden mit dem Piezolith zertrümmert. Da wir zwei verschiedene Lithotriptoren (Dornier HM3 und Piezolith 2300) zur Verfügung haben, um die Ergebnisse zu verbessern, wählen wir für EPL die folgenden Fälle aus:

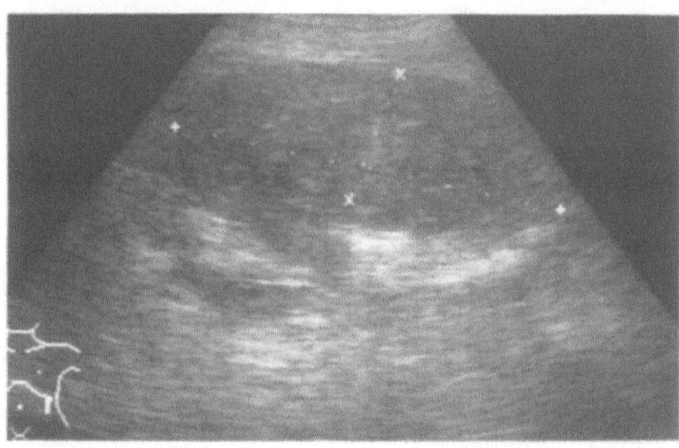

Abb. 1. Subkapsuläres Hämatom in einer Einzelniere: Ultraschallbild

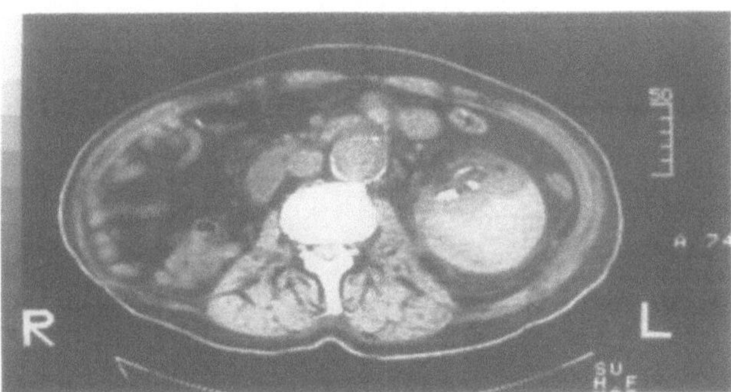

Abb. 2. Derselbe Fall: CT scan

- alle Nierensteine kleiner als 2 cm Durchmesser und alle proximalen und prävesikalen Harnleitersteine;
- nicht schattengebende Steine aller Größen;
- alle nicht für ESWL angezeigten Harnsteine (Patienten mit Herzkrankheiten, Körpergröße unter 100 cm, etc.)

Diese bestimmte Auswahl der Kasuistik ist der Grund der kleineren Rate von auxiliären Maßnahmen gegenüber anderen Kasuistiken [4]. Einige Patienten (5,8%) wurden mit beiden Lithotriptoren behandelt. Das bedeutet, daß die verschiedenen Eigenarten der zwei Geräte in Einzelfällen benutzt werden können. Die Ultraschallfokussierung der Harnleitersteine ist kein Problem mehr und deshalb ist die in situ Behandlung dieser Steine möglich. Die Komplikationsrate der EPL ist nach unseren Erfahrung geringer bezüglich der Komplikationsrate der ESWL [1]. Das sollte im Teil von unserer Patientenselektion und im Teil auch von der geringeren Invasivität der EPL kommen. Die subcapsuläre Hämatomrate der EPL ist zehnmal kleiner als jene der ESWL [1]. Wir meinen am Schluß, daß EPL wegen ihrer geringen Nebenwirkungs- bzw. Komplikationsrate auch eine erfolgreiche Alternative der medikamentösen Prophylaxe der Urolithiasis darstellen kann. In der Tat ist es heute zulässig, die kleinen nicht symptomatischen Steine zu behandeln, bevor diese Konkremente ostruierende bzw. infizierte Komplikationen geben können.

Literatur

1. Francesca F, Di Girolamo V, Bellinzoni P et al (1987) Litotrissia extracorporea con onde d'urto: due generazioni di Litotritori a confronto: Dornier HM3 vs. Wolf Piezolith 2200. Atti 60 Congresso SIU Palermo (in press)
2. Minetti L, Colussi G, Surian M (1986) Nefrolitiasi: Fisiopatologia e clinica. Acta Medica Edizioni e Congressi, Roma
3. Pavone-Macaluso M, Miano L (1979) Epidemiology of urolithiasis in Italy. XVIII Congres Societè Internationale d'Urologie, Paris, Atti Vol 1: 113
4. Ziegler M, Mast G, Neisius D et al (1987) Ergebnisse der extrakorporalen piezoelektrischen Lithotripsie (EPL) von Harnsteinen. Dtsch Ärztebl B 38: 1704

Dr. F. Francesca
Istituto Scientifico S. Raffaele
Divisione di Urologia
Via Olgettina, 60
I-20132 Milano

Mobiler Piezolith 2300, Pilotprojekt von zwei Urologischen Kliniken

K. Oumari, P. B. Lenz, U. Tunn und W. Weiglein

Zwischen der Urologischen Klinik Bad Soden am Taunus und der Urologischen Klinik Offenbach am Main wird seit dem 23. 3. 88 im Rahmen eines Pilotprojektes des Hessischen Sozialministers ein mobiler Lithotryptor Piezolith 2300 von der Firma Wolf benutzt. Hier soll kurz auf das Transportproblem, die Organisation und die Frühergebnisse eingegangen werden.

Transport

Für den Transport wurde ein kleiner LKW von einem Transportunternehmer umgerüstet.

Dazu mußten unter Berücksichtigung der technischen Daten der Maschine folgende Änderungen erfolgen:

1. Luftfederung
2. Standheizung
3. Bodenverstärkung
4. Stützen
5. Rollbühne

Die Umrüstung kostete rund DM 14000,-.

Die Maschine wird komplett (Behandlungstisch und Pult) sowie unfraktioniert transportiert.

Die durchschnittliche Transportdauer inclusive Einladen, Fahrzeit, Ausladen und Anschließen beträgt 1,7 Std.

Das Gerät ist innerhalb von 20 Minuten nach der Ankunft einsatzfähig.

Transportbedingte Gerätefehler tauchten lediglich einmal auf, da die Tischplatte nicht arretiert war.

Seitdem die Transportvorschriften genau beachtet werden, traten keine transportbedingten Fehler mehr auf.

Transportvorschriften

1. Wasserbehälter entleeren
2. Wandlerstellung auf Position „NULL VERTIKAL“
3. Tischplatte in Ausgangsposition
4. Beinauflegeplatte abnehmen und mit Stoff polstern

Organisation

Das Gerät wird wöchentlich nach einem Jahresplan transportiert, so daß jede Klinik das Gerät im Wechsel von Mittwoch bis Dienstag benutzen kann. Die Patientenbestellung wird so geplant, daß Steinpatienten, die auxiliäre Maßnahmen benötigen oder größere Steine haben, die mehr als eine Behandlung brauchen, bereits vor Eintreffen des Gerätes vorbereitet sind. Akute Steine werden bis zum Eintreffen des Gerätes auxiliär behandelt.

Da vom Hessischen Sozialminister nach drei Jahren eine Pilotstudie gewünscht wird, werden prospektiv Patientendaten, Anamnese, Steinlage, Steingröße, Alter des Steines sowie Früh- und Spätbefunde nach EPL mit einem speziellen EDV-Programm erfaßt.

Frühergebnisse

Lediglich bezogen auf die Urologische Klinik Bad Soden wurden bis zum 15.8.88

154 Patienten
189 Steineinheiten
292 Behandlungen

durchgeführt.

Die auxiliären Maßnahmen betrugen bei 189 Steinen

22 von 37 Nierenbeckensteinen = 16% und
19 von 22 Harnleitersteinen = 36,5%.

Eine vollständige Desintegration sowie Steinfreiheit wurde bei 123 Steinen = 65% nach einer Sitzung erzielt. 61 Steine = 32,2% brauchten mehr als eine Sitzung, im Durchschnitt 2,8%. 5 Ausgußsteine = 2,6% brauchten mehr als 5 Sitzungen.

Es soll betont werden, daß die piezoelektrische Lithotrypsie, auch bei Ausgußsteinen, als Monotherapie erfolgt.

Seit ca. $1^1/_2$ Monaten führen wir mit den Internisten im Hause die Lithotrypsie von Gallensteinen durch.

Dr. med. K. Oumari
Kliniken des Main-Taunus-Kreises
Kronberger Str. 36
D-6233 Bad Soden

Erfahrungen mit einem mobilen Stoßwellentherapiegerät

Th. M. de Reyke, H. J. de Voogt, A. A. B. Lycklama à Nijeholt, S. Rep, D. A. Kalhorn und K. H. Kurth

Seit Juni 1987 steht uns in den Niederlanden als erstem Zentrum ein mobiles Piezolith 2200-, später 2300-, Gerät zur Verfügung. Neben der Möglichkeit zum mobilen Einsatz waren schmerzfreie Behandlung, und die Steinortung durch Schallwelle statt durch Röntgen, Gründe zur Anschaffung des Gerätes. In den Anschaffungskosten teilten wir uns mit vier Zentren. In der Erprobungsphase setzten wir das Gerät zunächst in den beiden Universitätskliniken von Amsterdam ein, später stießen die Universitätsklinik Leiden und das Medizinische Zentrum Alkmaar hinzu. Der Transport des Gerätes erfolgt mit einem hierfür speziell umgebauten Fahrzeug. Die Aufstellung in den verschiedenen Behandlungszentren und die Überprüfung der Gerätefunktionen erfordern ungefähr 90 Minuten. Jedes Zentrum stellt einen eigenen Urologen, der für die Behandlung verantwortlich ist. Registration der Patienten, Anamnese, die Behandlungsdaten, werden zentral erfaßt und computerisiert verarbeitet. Der Piezolith Typ 2300 steht uns seit Februar 1988 zur Verfügung. Wie bekannt, wurden bei diesem Gerät die Möglichkeiten zur Steinortung verbessert durch den Einbau von

Tabelle 1. Steinlokalisation – Piezolith 2200

	<15 mm	15–25	>25 mm	Total
Pyelum	22	20	4	46
Calix Sup./Med.	28	9	2	39
Calix Inferior	51	13	2	66
Proximaler Ureter	8	–	–	8
Distaler Ureter	3	–	–	3
Gesamt	112	42	8	162

Tabelle 2. Steinlokalisation - Piezolith 2300

	< 15 mm	15-25	> 25 mm	Total
Pyelum	56	27	14	97
Calix Sup./Med.	70	14	4	88
Calix Inferior	124	23	3	150
Proximaler Ureter	15	-	-	15
Distaler Ureter	6	-	-	6
Gesamt	271	64	21	356

Tabelle 3. Resultate der EPL mit dem Piezolith 2200

	Gesamt		< 15 mm		15-25		> 25 mm	
	%	N[1]	%	N[2]				
Pyelum	34	46	41	1,94	33	2,07	0[b]	3,6
Calix Sup./Med.	62	39	68	1,32	20	2,00	50	2,0
Calix Inferior	45	66	50	1,21	33	1,77	0[b]	4,3
Proximaler Ureter	29	8[a]	29	1,43	-	-	-	-
Distaler Ureter	50	3[a]	50	2,0	-	-	-	-
Gesamt	44	162						

%, Behandlungserfolg
N[1], Anzahl der Steine
N[2], mittlere Anzahl Behandlungen
[a] 1 Stein nicht lokalisiert
[b] weitere EPL-Behandlungen geplant

Tabelle 4. Resultate der EPL mit dem Piezolith 2300

	Gesamt		< 15 mm		15-25		> 25 mm	
	%	N[1]	%	N[2]	%	N[2]	%	N[2]
Pyelum	72	97	87	2,04	54	2,13	43	2,03
Calix Sup./Med.	87	88	87	1,07	71	1,28	0[a]	5,25
Calix Inferior	78	150	80	1,24	70	1,6	100	6,0
Proximaler Ureter	60	15	60	1,30	-	-	-	-
Distaler Ureter	25	6[a]	25	1,0	-	-	-	-
Gesamt	77	356						

%, Behandlungserfolg
N[1], Anzahl der Steine
N[2], mittlere Anzahl Behandlungen
[a] 1 Stein nicht lokalisiert

zwei Schallköpfen. Durch Einbau eines neuen piezokeramischen Wandlers wurde die Energieabgabe erhöht, die Wasserentgasung wurde verbessert.

In Tabelle 1 und 2 sind getrennt nach Steinlokalisation die Patienten, behandelt mit Gerätetyp 2200 und 2300, aufgeführt. Alle Patienten hatten ein minimales Follow-up von drei Monaten.

Der überwiegende Teil der Patienten wurde mit dem Piezolith 2300 behandelt. Zum Zeitpunkt des Einsatzes der verbesserten Version war in allen Zentren genügend Erfahrung aufgebaut, um täglich bis zu 8 Patienten zu behandeln. Tabelle 3 und 4 zeigen die Behandlungsresultate.

Die Häufigkeit von Mehrfachbehandlungen lag mit dem Typ 2200 beträchtlich höher, mit anderen Worten, es wurden wesentlich bessere Behandlungsergebnisse mit dem Typ 2300 erreicht. Ein Behandlungserfolg wurde definiert als steinfrei bei der Kontrolle drei Monate nach Therapie oder Restkonkremente ≤ 2 mm. Nach diesen Kriterien wurden 44% erfolgreich mit dem Typ 2200 und 77% mit dem Typ 2300 behandelt. Die Anzahl von Mehrbehandlungen mit dem Typ 2200 betrug 52,5%, mit dem Typ 2300 jedoch nur noch 19,5%. Sicherlich spiegelt sich in der höheren Erfolgsrate mit dem Typ 2300 nicht nur die verbesserte Wirkung dieses Gerätes wieder, sondern darf ebenfalls größere Erfahrung bei dem Umgang mit dem Gerät unterstellt werden.

Die Analyse der Behandlungsergebnisse zeigt, daß Harnleitersteine problematisch bleiben. Schwierigkeiten tauchen sowohl bei distalen Harnleitersteinen auf, hier ist es vornehmlich die Lagerung des Patienten, während bei Harnleitersteinen im mittleren Drittel sich Probleme ergeben mit der Lokalisation des Steines, solang keine Stauung der oberen Harnwege besteht. Anfangs erfolgte die Therapie klinisch (2200 - 95% der Patienten, 2300 - 26%). Wegen des völligen Fehlens von Komplikationen gingen wir jedoch schnell auf poliklinische Therapie über. Das galt auch für Patienten mit einem Harnwegsinfekt, die Stoßwellentherapie erfolgte dann nach Vorbehandlung unter Antibiotikaschutz (bei 141/821 Behandlungen). Wir entschlossen uns im allgemeinen schnell zur Introduktion eines Pigtail-Katheters, hieraus erklärt sich der relativ hohe Wert von 20% (164/821). Gelegentlich erforderte die Piezoliththerapie die Verabreichung von Spasmolytika (8/821), allgemeine Narkose oder lokale Anaesthesie waren nicht erforderlich. Zu den Komplikationen zählten leichtes Fieber (Temperatur über 38,5° C.) bei ungefähr 1,5%. Koliken die mit Spasmolytika behandelt wurden und nicht zur Aufnahme führten, sahen wir bei 3,5% der Patienten. 16 Patienten wurden wegen erfolgloser Piezolithlithotripsie operativ behandelt. Nahezu alle Patienten stammten aus der ersten Behandlungsserie mit dem Typ 2200.

Die mittlere Anzahl der Schockwellen lag bei dem Typ 2300 (3257) unter der, die mit dem Typ 2200 (3658) erforderlich waren.

Von der Analyse der Behandlungsergebnisse in Abhängigkeit von Steingröße und Steintyp und der Anzahl Schockwellen die zur Desintegration des Steins erforderlich waren, erwarten wir Hinweise für die jeweils erforderliche Anzahl Schockwellen. Möglicherweise kann so vorab die Anzahl der Stoßwellen festgelegt werden. In die Analyse wurden ebenfalls mögliche Transportschäden des intensiv genutzten Gerätes aufgenommen. Nach dem Umbau des Typ's 2200 konnte an insgesamt 5 Tagen das Gerät nicht verwendet werden, vor dem Umbau erreichte die Ausfallquote 14 Tage, während derer Reparaturen erfolgten. In dieser Periode wurde das Gerät sowohl weniger intensiv genutzt, und lediglich zwischen zwei Zentren transportiert. Der Transport des Gerätes hat deshalb vermutlich keinen Einfluß auf die Funktion des piezoelektrischen Lithotriptors. Unsere Schlußfolgerung lautet dann auch:

Der Wolf Piezolith Lithotriptor eignet sich für den

mobilen Einsatz. Bei adäquatem Transport ist kein nachteiliger Einfluß auf die Behandlugnsresultate durch den mobilen Einsatz zu erwarten. Der Umbau zum Typ 2300 führte zu einer deutlichen Verbesserung der Behandlungsresultate, die sich aus dem Prozentsatz steinfrei 77% für den Typ 2300 versus steinfrei 44% mit dem Typ Piezolith 2200 und der Verminderung von Mehrfachbehandlungen von 52,5% nach 19,5% eindeutig ablesen läßt.

Prof. Dr. K. H. Kurth
Urologische Universitätsklinik
Universität von Amsterdam
Meibergdreef 9
NL-1105 AZ Amsterdam

Mobiler Lithotriptor in den Niederlanden – Erfahrungen

J. W. van Capelle, J. J. M. Kums, P. Vos und E. Gulyas

Seit November 1987 haben wir in Zwolle, Niederlande, das Projekt eines mobilen Nierensteinzertrümmerers angewandt. Wir benutzten den Wolff-Piezolith 2300, der auf einem Spezialtransporter in einem modifizierten mit stoßdämpfendem Boden versehenen Renault Master T35 Diesel-Fahrzeug transportiert wird. 16 Kliniken in 12 Städten, im Westen, Osten und im Zentrum Hollands nahmen an diesem Projekt teil.

Ein Projektleiter und ein Assistent begleiteten den Piezolith, unterstützt durch ein Team von Technikern.

Wöchentlich wurden durchschnittlich 30 Behandlungen durchgeführt.

Jedes Krankenhaus wurde pro Jahr 3- bis 4mal aufgesucht.

Akut anfallende Patienten wurden an das Krankenhaus überwiesen, an dem gerade der Piezolith installiert war. Ergebnisse:
die Patienten empfanden es als angenehm, nicht mehr zu weit entfernten Krankenhäusern reisen zu müssen und von ihrem eigenen Urologen behandelt zu werden.

Insgesamt sind bisher 1200 Patienten behandelt, von diesen sind 61% nach 3 Monaten steinfrei.

Zusammenfassung

Als Vorteile des mobilen Piezolith 2300 werden gesehen:

1. leichte Transportabilität des Apparats
2. leichte Bedienung mit hoher Erfolgsquote
3. sichere Lokalisation sowohl von kontrastarmen wie auch kontrastreichen Steinen mit einem Durchmesser von größer als 2 mm.

Permanente Kontrolle während des Zertrümmerungsvorgangs. Absolut schmerzlose Behandlung ohne Verabreichung von schmerzlindernden Mitteln.

Als *Nachteil* des Apparats muß angemerkt werden, daß nur Nierensteine und Harnleitersteine unmittelbar nach dem Nierenbeckenabgang sowie im kleinen Becken unmittelbar prävesikal gelegene Harnleitersteine lokalisierbar und behandelbar sind.

Ein weiterer Nachteil ist, daß Steine, die mehr als 1,5 cm Durchmesser haben, mehrere Behandlungen brauchen.

Dr. J. W. van Capelle
Sophia Ziekenhuis
Dr. van Heesweg 2
NL-8025 AB Zwolle

Praktikabilität der Laserlithotripsie bei Harnleitersteinen

J. Weißmüller, K. M. Schrott, J. Hochberger und Ch. Ell

In Erlangen wird in Zusammenarbeit von Urologen und Gastroenterologen der Prototyp eines Laserlithotripsiegerätes der Schweizer Firma Lasag AG/Thun erprobt. Es handelt sich dabei um einen gepulsten Neodym Yag-Laser der Wellenlänge 1064 nm, der zwei Betriebsarten in sich vereinigt. Mit der Einstellung Freerun wurden bereits einige Erfahrungen in der Behandlung von Choledochussteinen gesammelt. Hierbei werden thermische Pulse von einer Dauer bis 4 msec. und Energien bis zu 5 J bei bis zu 20 Hertz genutzt. Für Harnsteine ist die Betriebsart Q-switch erforderlich mit Pulsdauern bis zu 20 nsec., Pulsenergien bis 40 mJoule bei Frequenzen bis 20 Hertz. Als Lichtleitsystem dient eine Quarzglasfa-

Tabelle 1. Steinfragmentationsrate in vitro. Laserlithotripsie: 20 Hz/20 ns/15 mJ

Calciumoxalat	0,0227 g/min	(0,0096–0,0477)
Phosphat	0,0368 g/min	(0,0242–0,1755)
Harnsäure	0,0176 g/min	(0,0037–0,0380)
Cystin	0,1467 g/min	

ser von nur 300 µ Durchmesser, deren Spitze so geformt ist, daß es durch Fokussierung zum optischen Durchbruch und dadurch zu Stoßwellen für die Steinzerstörung kommt. Für die Applikation verwenden wir ein Ureteroskop (11,5 Charr.) und die Absaug-Einrichtung der Fa. Wolf/Knittlingen mit einem eigens entwickelten Zusatzinstrument, welches einen in Bezug auf die Faser konzentrischen Spülstrom sowie periphere Absaugung gewährleistet.

Mehrere Faktoren sind entscheidend für Effektivität und Sicherheit des Systems, die wir möglichst ausgewogen berücksichtigt haben.

1. Der erreichbare Maximaldruck ist entscheidend abhängig von der Ausformung der Quarzglasfaserspitze.
2. Der erreichbare Maximaldruck verhält sich nahezu proportional zur Höhe der Pulsenergie; d.h. die Energie sollte so hoch gewählt werden, daß es gerade noch nicht zur Faserschädigung oder Zerstörung etwa an der Einkopplung kommt.
3. Der außerordentlich rasche Druckabfall mit zunehmender Entfernung vom Druchbruchsort minimiert druckabhängige Nebenwirkungen, die etwa auch im Bereich der iliacalen Gefäßkreuzung des Harnleiters zu befürchten wären.
4. Da der erreichbare Maximaldruck zwar zunächst mit zunehmender Frequenz ansteigt, aber etwa ab 20 Hz Pulsfolgerate wieder abnimmt, muß eine optimale Kombination der Einstellungen für Energie und Frequenz gefunden werden, um die bestmögliche Steinabtragungsrate zu erzielen.
5. Eine effektive Spülung ist wichtig als Voraussetzung für gute Sicht, zur Verhinderung von steinbedingten Beschädigungen der Faserspitze, und nicht zuletzt zur Verhütung größerer Gewebsschäden bei unbeabsichtigtem direktem Harnleiterwandbeschuß. Wird nämlich frisch entnommener Harnleiter im 90°-Winkel ohne Spülung beschossen, so kommt es zu einem transmuralen Wanddefekt von knapp 600 µm Durchmesser (Beschuß 30 sec. lang mit 15 mJ, 20 Hz). Wird dagegen bei laufender Spülung der Harnleiter 60 sec. lang beschossen, kommt es nur zu einem umschriebenen Epitheldefekt mit hydropischer Auflockerung von Submucosa und innerster Muskelschicht. Beim Beschuß im 45°-Winkel kommt es selbst bei höherer Energie von 20 mJ bei 20 Hz über 60 sec. äußerstenfalls zu letzt genannten Läsionen.

Als Beleg für die Effektivität unseres Systems sollen die Daten einer Steinfragmentationsserie dienen, bei der in vitro zum Teil an einer Harnleiterattrappe unter Einsatz der endoskopischen Ausrüstung Steine mit den Pulsraten 20 Hz/20 nsec/15 mJ fragmentiert wurden. Die Steinfragmentationsraten zeigt Tabelle 1, wobei der Wert für Zystinsteine durch geringe Steinzahl bedingt zu hoch liegen dürfte. Die Abb. 1–3 zeigen die relative Korngrößenverteilung für Calcium-Oxalat-Steine, Phosphat-Steine und Harnsäure-Steine. Die überwiegend staubförmige Fragmentation wird hierdruch belegt. Bei den Harnsäure-Steinen ergibt sich allerdings eine breitere Verteilung auch zu größeren Korngrößen; als Grenzgröße ist dabei auch hier ein Durchmesser von 2 mm anzusehen.

Nachdem nunmehr für den eingesetzten Laser die Genehmigung nach der Medizin-Geräteverordnung vorliegt, steht der baldige klinische Einsatz bevor.

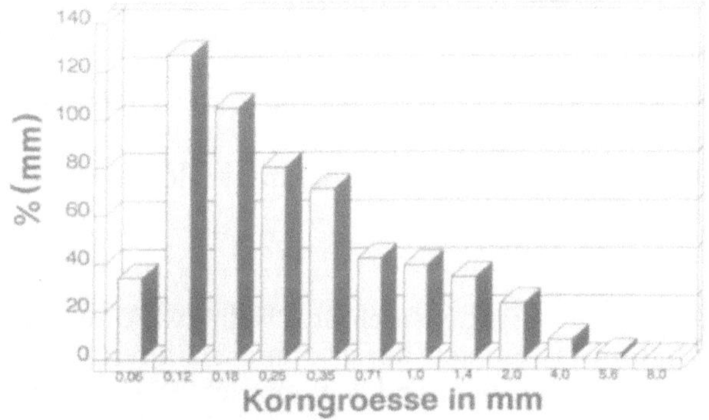

Abb. 1. Relative Korngrößenverteilung bei Calciumoxalatsteinen

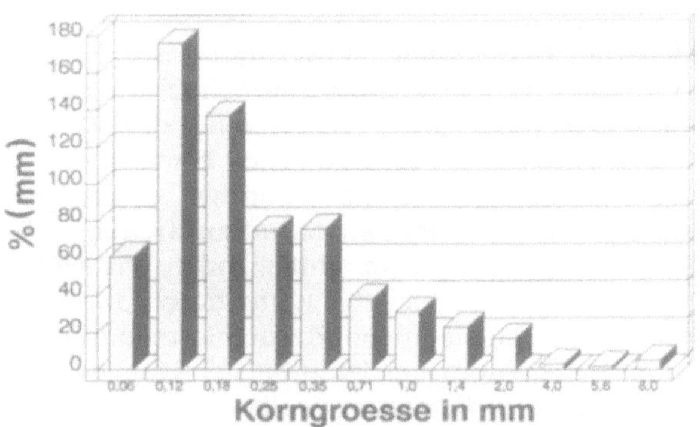

Abb. 2. Relative Korngrößenverteilung bei Phosphatsteinen

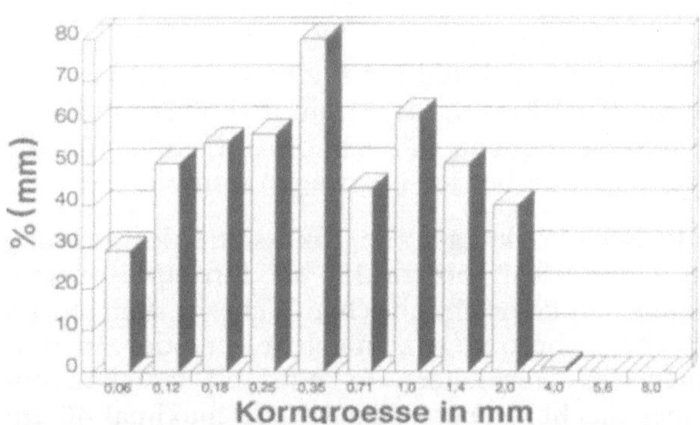

Abb. 3. Relative Korngrößenverteilung bei Harnsäuresteinen

Dr. J. Weißmüller, Oberarzt der Urologischen Universitätsklinik Maximiliansplatz, D-8520 Erlangen

Klinische Erfahrungen mit der intrakorporalen laserinduzierten Stoßwellenlithotripsie bei Harnleitersteinen

R. Hofmann, R. Hartung, H. Schmidt-Kloiber, E. Reichel und H. Schöffmann

Mechanische Effekte durch Stoßwellenwirkung und Cavitation lassen sich durch Nanosekunden-Laserpulse erreichen, während Dauerstrichlaser und gepulste Laser bis zum Mikrosekundenbereich hauptsächlich durch Absorption der Laserenergie im Stein und somit thermischen Effekten wirken.

Technische Entwicklung: Laser-induzierte Schockwellen mit einer Anstiegszeit der Schockwellen von etwa 4 nsek und einer Abklingzeit von 300 nsec lassen sich durch einen Q-switched Neodym-YAG-Laser erzeugen. (Pulsdauer 8 nanosek, Einzelpulsenergie bis 70 mJ, Pulswiederholungsfrequenz bis 50 Hz) In der den Stein umgebenden Flüssigkeit entsteht ein laser-induzierter Durchbruch durch Erzeugung einer pulsierenden Plasmablase. Durch Zusammenziehen und Ausdehnung der kleinen Plasmablase werden Kavitationswellen abgestrahlt, die Harnsteine in feine Partikel desintegrieren können. Die gepulste Laserenergie wird in einer speziellen „Einkoppelküvette" in das plane Ende einer Quartzfaser eingekoppelt (200-, 320-, 400- oder 600 μm Fasern) und am Ende der Faser optisch fokussiert. Bis zu 70 mJ Einzelpulsenergie und 50 Hz Pulswiederholungsfrequenz können ohne Gefahr für die Faser im Dauerbetrieb übertragen werden.

Biologische Wirkungen: Bei fokussierter Bestrahlung von Urothel mit bis zu 180 mJ Einzelpulsenergie zeigten sich keine thermischen Nebenwirkungen im Gewebe, insbesondere keine Nekrosen oder Perforationen des Harnleiters. Es entstand lediglich ein kleiner mechanischer Rißkegel von maximal 40 μm Tiefe, der sich ausschließlich auf die Mucosa beschränkte und bereits wenige Minuten nach der Bestrahlung nicht mehr nachweisbar war [1, 2].

Klinische Ergebnisse: Von Juni 1987 bis August 1988 wurden 65 Patienten mit 67 Harnleitersteinen behandelt. Es wurden ausschließlich Steine mit der laser-induzierten Stoßwellenlithotripsie (LISL) desintegriert, die nicht für ESWL geeignet waren (Lage in Knochendeckung, nicht desintegriert nach ESWL).

Ergebnisse LISL

65 Patienten mit 67 Steinen
obstruierende Harnleitersteine n = 48
Steingröße: 3 × 5 mm bis 10 × 35 mm
Steine durchschnittlich seit 2,7 Monaten im Harnleiter impaktiert

Bei 41 Patienten erfolgte die Ureteroskopie mit einem starren Endoskop (11,6 oder 9 Char) in Allgemeinnarkose, bei 24 Patienten in örtlicher Betäubung der Blase mit Pantocain.

Desintegration LISL

56 Steine	komplette Fragmentation
6 Steine	Verkleinerung des Steines und Entfernung mit Zängchen, um ein Hochspülen im Harnleiter zu vermeiden
5 Steine	Fragmentation zu langsam

Steinanalyse:	Calcium-oxalat-monohydrat	n = 39
	Calcium-oxalat-dihydrat	n = 17
	Struvit	n = 4
	Harnsäure	n = 7

Desintegrationszeit (Laserbestrahlung)
20 sek bis 5 min (durchschnittl. 2,6 min)

Gesamtoperationszeit
Pat 1–10: 36,7 min
11–65: 19,9 min ----- Lerneffekt
Postoperative Splintung des Harnleiters nach LISL bei keinem Patienten notwendig.

Effektivität von LISL in der Patientenanwendung

LISL ist grundsätzlich in allen Spüllösungen im Harnleiter oder Nierenbecken möglich, jedoch läßt sich der Schockwellendruck in hochverdünnten, me-

Vergleich zwischen Neodym-YAG Laser und Farbstofflaser in der Steindesintegration

	Nd-YAG	Dyelaser
Pulsdauer	Nanosek	Mikrosek
Pulsfolgefrequenz	bis 50 Hz	bis 10 Hz
Physikal. Effekte	Stoßwellen	Photofragmentation
Gewebeeffekte	keine thermischen Wirkungen	thermische Wirkungen
Steindesintegration	kleine Bruchstücke (bis 1 mm)	größere Bruchstücke
Laserenergiewandler	Flüssigkeit am Stein	Stein
Faserspitze	empfindlich	weniger empfindlich
Fasern (Kerndurchmesser)	200-, 320-, 400-, 600 μm	200-, 320 μm
Preis	preisgünstiger	teurer
Lasersystem	einfacher	komplex

tallischen Lösungen steigern (NaCl 800–1000 bar). Besonders Eisen-III-dextran (1 mg/1 Fe^{3+}) und Magnesiumchloridlösungen (Mg^{2+} 50 mmol/l) steigern die Druckamplitude stark (1000–10000 bar – im Vergleich Schockwellendruck ESWL 150–800 bar). Die Steigerung der Druckamplitude beruht wahrscheinlich auf einem Selbstfokussierungseffekt des Laserstrahls in metallischen Lösungen.

Mit einem Q-switched Nd-YAG-Laser lassen sich Schockwellen in einer Flüssigkeit vor dem Stein erzeugen, wobei der Stein in kleinste Steinteilchen oder „Steinstaub" desintegriert wird, so daß LISL mit kleinen flexiblen Fasern (Universalfaser 0,32 mm Durchmesser) gut in Kombination mit flexiblen, aktiv steuerbaren Endoskopen anwendbar sein wird [3]. Ein Instrumentier- und Spülkanal von 2 Char ist für das Einbringen der Faser und eine zusätzliche Spülung ausreichend. Andere Lasersysteme – wie Alexandrit (gepulst 250 us, Q-Switched 60–100 nsek) oder Titan-Sapphir sind in Erprobung, jedoch zeigt sich ein der Photofragmentation des Farbstofflasers ähnlicher Effekt, ohne daß eine hohe Schockwellendruckamplitude erreicht werden kann.

Literatur

1. Hofmann R, Hartung R, Schmidt-Kloiber H, Reichel E (1988) Laser induced shock wave lithotripsy-biologic effects of nanosecond pulses. J Urol 139: 1077–1079
2. Hofmann R, Hartung R (1988) Use of pulsed Nd-YAG laser in the ureter. The Urologic Clinics of North America. Endourology 369–375
3. Hofmann R, Hartung R, Schmidt-Kloiber H, Reichel E (1989) First clinical experience with a Q-switched Nd-YAG laser for urinary calculi. J Urol (in press)

Dr. R. Hofmann
Urologische Klinik und Poliklinik
der Technischen Universität München
Klinikum rechts der Isar
Ismaningerstr. 22
D-8000 München 80

Nierentransplantation

Gentechnologischer Virusnachweis bei nierentransplantierten Patienten - Eine neue Perspektive in der Differentialdiagnostik Virusinfektion versus Rejektion

R. Arndt, H. Heinzer, M. Weiß, R. Dittmer, P. Harfmann und R. Busch

Beitrag nicht eingereicht

Zytomegalie-Virus-Infektionen nach Nierentransplantationen: Häufigkeit und Therapie

R. A. Zink, R. Götz, E. Heidbreder und A. Heidland

Cytomegalie-Virus (CMV)-Infektionen führen bei immunkompromittierten Patienten nicht selten zu bedrohlichen Situationen [2, 3, 7]. Erst durch den Einsatz von CMV-Hyperimmunglobulinen (HIG) ist es möglich geworden, eine spezifische Prophylaxe und/oder Therapie durchzuführen [1, 5, 6]. Die Häufigkeit des Auftretens von CMV-Infektionen und die Wirksamkeit der HIG-Therapie sollte im Rahmen der vorliegenden Studie untersucht werden.

Von 69 Patienten, denen in Würzburg zwischen Januar 1985 und März 1988 eine Niere transplantiert wurde, wiesen 64% einen positiven CMV-Titer auf. Dies entsprach in etwa dem Anteil der Vergleichsgruppe in Würzburg explantierter Organspender (61%). Bei Kontrolluntersuchungen nach der Transplantation zeigten 75% der Transplantierten positive CMV-Titer. Bei 2 der serokonvertierten Patienten muß hierfür ein CMV-positives Transplantat als Ursache gesehen werden, bei ihnen wurde noch keine HIG-Prophylaxe durchgeführt.

Wir unterscheiden 3 Schweregrade der CMV-Infektion:

Grad I: Die „klinische Manifestation", als leichteste Form zeigt: Temperaturanstieg über 38,5° C, Leukozytenabfall auf unter 4000/μl, Thrombopenie unter 140000/μl, sowie um mehr als das Dreifache ansteigende KBR-Titer und neu auftretende IGM-Antikörper gegen CMV.

Grad II zeigt die Befunde der „klinischen Manifestation" und zusätzlich einen extrapulmonalen Organbefall z. B. an der Leber oder an der Retina.

Grad III ist durch den pulmonalen Befall in Kombination mit der „klinischen und/oder extrapulmonalen Manifestation" gekennzeichnet. Typisch sind hier in der Lungenbiopsie die sog. „Eulenaugenzellen".

Von 16 Patienten mit CMV-Infektion nach Nierentransplantation zeigten 5 eine „klinische", 7 eine extrapulmonale und 4 eine pulmonale Manifestation.

Bei seronegativen Empfängern, die das Organ eines CMV-positiven Spenders erhalten, führen wir jetzt immer eine CMV-HIG-Prophylaxe mit Cytotect durch. Hierbei beträgt die Dosierung, wie bei der „klinischen Manifestation" (Grad I) 2 ml/kg, verabreicht an den Tagen 1, 3 und 5.

Liegt ein Infekt mit extrapulmonalem Befall (Grad II) vor, so werden 3 ml/kg an den Tagen 1-3, 5 und 7 verabreicht.

Bei pulmonaler Beteiligung (Grad III) applizieren wir 4 ml/kg und setzen die 2-tägigen Gaben zumindest bis zum 11. Tag ggfs. auch darüber hinaus fort [4].

Die so behandelten Patienten unterschieden sich weder in Bezug auf ihr Alter noch auf ihre Geschlechtsverteilung von den unbehandelten Patienten. Die Infektionen traten zwischen 1 und 12 Monaten nach der Transplantation auf (im Mittel nach 4,7 Monaten). Bei allen Patienten der Gruppe I genügte die dreimalige Gabe von CMV-Immunglobulin in der angeführten Dosierung, um eine Ausbreitung zu verhindern und den Infekt zum Abklingen zu bringen. Bei Patienten mit retinalem Befall wurde die Therapie so lange fortgesetzt, bis sich die retinalen Veränderungen zurückgebildet hatten.

In der Gruppe III bildeten sich die pulmonalen Veränderungen bei 3 Patienten unter der HIG-Therapie rasch zurück. Ein Patient verstarb allerdings trotz der Therapie an den Folgen einer Superinfektion.

Zusammenfassung

Der Therapieerfolg mit Hyperimmunglobulin muß bei nierentransplantierten Patienten mit CMV-Infekt als sehr gut bewertet werden. Die reduzierte Morbidität und die so gewonnene Sicherheit in Bezug auf das Patientenüberleben rechtfertigen zweifelsohne die, mit 4000,- bis 8000,- DM pro Zyklus, relativ hohen Therapiekosten.

Wegen der guten Ergebnisse und der guten Verträglichkeit des Präparates sollte bereits beim Verdacht auf einen CMV-Infekt eine Hyperimmunglobulin-Therapie eingeleitet werden, auch wenn er, derzeit wegen noch zu lange dauernden serologischen Nachweismethoden nur auf die klinischen Parameter gegründet ist. Es bleibt zu hoffen, daß sich in absehbarer Zeit durch eine routinemäßige Bestimmung des „Early-Antigens" mit monoklonalen Antikörpern oder die in situ Hybridisierung bereits wesentlich früher ein spezifischer Nachweis führen läßt.

Literatur

1. Balfour HH, Bean B, Mitchell CD (1982) Acyclovir in immunocompromized patients with cytomegalovirus disease. Am J Med 73: 241
2. Brando B, Civati G, Burnach G, Broggi MC, Belli LS, Seveso M (1985) Clinical and immunological features of cytomegalovirusinfection in cyclosporine-treated renal transplant recipients. Transplant Proc 17 (6): 2683
3. Castro LA, Schleibner S, Hillebrand G, Land W (1985) Zytomegalievirusinfektion nach Nierentransplantation - die Bedeutung der primären Infektion. Immun Infekt 13 (5): 210
4. Meyers JD, Leszynski J, Zaia JA (1983) Prevention of cytomegalovirusinfection by cytomegalovirus immune globulin after marrow transplantation. Ann Int Med 98: 442
5. Snydman DR, and Multicenter Study Group (1987) Use of cytomegalovirus immune globuline to prevent cytomegalovirus disease in renal transplant recipients. N Engl J Med 317: 1049
6. Wienand P, Grundmann R, Runde A, Zippel C (1985) Zytomegalievirusinfektionen nach Nierentransplantationen und passive Immunisierung. Immun Infekt 13 (5): 203
7. Willms H, Kirste G, Neumann-Häfelin D (1985) Häufigkeit und klinische Relevanz von CMV-Erkrankungen unter Cyclosporin im Gegensatz zur konventionellen Immunsuppression. Immun Infekt 13 (5): 220

Priv.-Doz. Dr. R. A. Zink
Urologische Klinik der Ludwig-Maximilians-Universität
Marchioninistr. 15
D-8000 München 70

Monitoring der spontanen B-Lymphozyten-Antwort nach Nierentransplantation

R. Weimer, S. Pomer und G. Opelz

Nach Nierentransplantation kommt es zu einer polyklonalen B-Zell-Stimulation. Ein Zusammenhang zwischen dieser spontanen B-Lymphozyten-Antwort und dem Auftreten akuter Abstoßungsepisoden wurde bei 30 bzw. 8 vorwiegend mit Azathioprin und Corticoiden behandelten Transplantatempfängern beschrieben [1, 2]. Wir untersuchten in einer prospektiven Studie an 62 nierentransplantierten Patienten die Sensitivität und Spezifität der spontanen B-Lymphozyten-Antwort im Vergleich zu anderen Abstoßungsparametern (Plasma-Neopterin, CD4/CD8-Quotient).

Material und Methoden

Patienten und Kontrollpersonen

62 von Januar bis Dezember 1987 transplantierten Patienten wurde vor und alle 48-72 Std. nach Transplantation je 10 ml Heparinblut entnommen. Die immunsuppressive Behandlung der Patienten erfolgte überwiegend mit Ciclosporin A und Methylprednisolon, z. T. in der initialen Phase mit Azathioprin, Methylprednisolon und ATG. 54 Abstoßungsepisoden wurden durch typische klinische Zeichen, Krea-

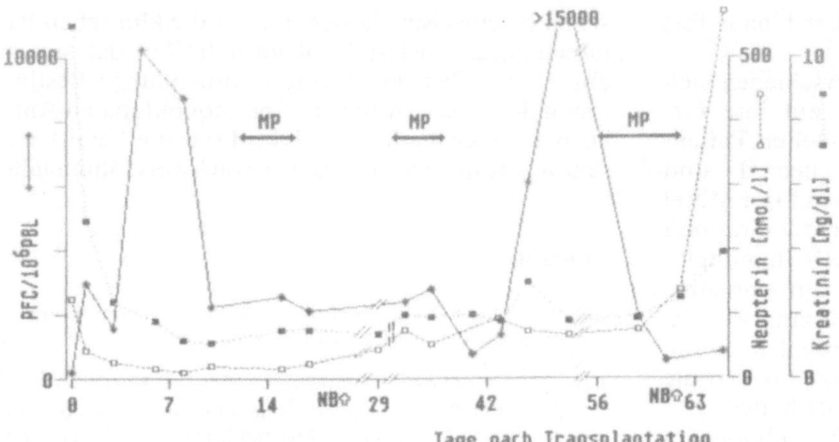

Abb. 1. Spontane PFC-Antwort, Plasma-Neopterinspiegel und Serumkreatinin bei einem Patienten mit 3 Abstoßungsepisoden nach Nierentransplantation. An den Tagen 12, 35 und 56 wurde eine Abstoßungsreaktion diagnostiziert (*NB*, Nierenbiopsie) und mit Methylprednisolon *(MP)* behandelt

tininanstieg, Nierenszintigraphie, Nierensonographie und in 14 Fällen durch Nierenbiopsie diagnostiziert. 51 gesunde Blutspender und 55 Hämodialysepatienten dienten als Kontrollgruppen.

Protein-A-Plaque-Assay

Die spontane B-Lymphozyten-Antwort peripherer Blut-Lymphozyten (PBL) wurde mit Hilfe eines Protein-A-Plaque-Assays bestimmt. Die Ergebnisse sind als Plaque-bildende Zellen (PFC) pro 10^6 PBL angegeben. Ein signifikanter Anstieg der PFC-Antwort wurde aufgrund der Kontrollgruppenergebnisse als Anstieg über 20% auf Werte über 2500 PFC/10^6 PBL definiert.

Neopterin-Assay

Plasma-Neopterinspiegel wurden mit Hilfe eines Radioimmunoassays (Henning, Berlin) bestimmt. Ein über 20%-iger Anstieg auf Werte über 15 nmol/l wurde als signifikant definiert.

Durchflußzytometrie

Die Konzentration CD4- und CD8-positiver Lymphozyten im peripheren Blut wurde mittels indirekter Immunfluoreszenz und Durchflußzytometrie bestimmt. Ein Anstieg des CD4/CD8-Quotienten über 0,3 wurde als signifikant definiert.

Ergebnisse

1. Ein signifikanter Anstieg der spontanen B-Lymphozyten-Antwort erfolgte in 96% (52/54) der Abstoßungsepisoden, ein signifikanter Anstieg des Neopterinspiegels in 89% (48/54) und des CD4/CD8-Quotienten in 54% (29/54) der Fälle. 2. Der Anstieg der PFC-Antwort erfolgte $1{,}6 \pm 2{,}9$ Tage ($\bar{x} \pm SD$) vor Kreatininanstieg, in 16/54 Fällen vor und in 13/54 Fällen nach dem Neopterinanstieg. 3. Eine Beziehung der Serum-Immunglobulinspiegel zu den Ergebnissen des Plaque-Assays konnte nicht gezeigt werden. 4. Die PFC-Antwort wurde nicht beeinflußt durch den Grad der HLA-Übereinstimmung, die Anzahl präoperativer Bluttransfusionen und die Nierenfunktion. 5. Unabhängig von einer Abstoßungsepisode kam es zu einem signifikanten Anstieg der spontanen B-Lymphozyten-Antwort im Verlauf von Infektionen (n = 10) und in der initialen Phase nach Transplantation (4.–9. Tag). 6. Die PFC-Antwort stieg in dieser Phase signifikant höher an bei Patienten mit lymphozytotoxischen Antikörpern ($p < 0{,}001$) und im Falle einer beginnenden Abstoßungskrise ($p < 0{,}001$).

Schlußfolgerung

Ein Vergleich mit anderen Abstoßungsmarkern (Plasma-Neopterin, CD4/CD8-Quotient) zeigt, daß ein Monitoring der spontanen B-Lymphozyten-Antwort nach Nierentransplantation eine sensitive Methode in der Abstoßungsdiagnostik darstellt, die in einem Teil der Fälle früher als die Serum-Neopterin-Bestimmung anspricht.

Literatur

1. Horsburgh T, Hall H, Wood RFM (1983) Spontaneous plaque-forming cells in renal transplant patients: possible correlation with antibody-mediated rejection. Transplantation 35: 511–513
2. Satomi S, Tanimura S, Kunori T, Taguchi Y, Kasai M (1983) Monitoring of B lymphocyte response with the protein-A plaque assay in kidney transplant patients. Transplantation 35: 324–328

Dr. R. Weimer
Institut für Immunologie der Universität Heidelberg
Abteilung Transplantationsimmunologie
Im Neuenheimer Feld 305
D-6900 Heidelberg

Erfahrungen mit der Schneidbiopsiekanüle in der perkutanen Biopsie des Nierentransplantats

D. Stolz, R. El-Saadi, G. Mast und G. A. Jutzler

Trotz der Einführung zahlreicher neuer diagnostischer Methoden in das Monitoring nierentransplantierter Patienten in den letzten Jahren wurde der Stellenwert der histologischen Untersuchung des Transplantats nicht geschmälert [3]. Es ist wichtig, hierzu eine Technik zu verwenden, die bei geringem Aufwand und perkutaner Anwendung verläßlich eine für die histologische Begutachtung ausreichende Gewebemenge zur Verfügung stellt mit möglichst geringer Transplantatläsion und entsprechend niedrigem Komplikationsrisiko für Patient und Transplantat.

Nachdem Otto 1983 erstmals den Einsatz einer neuen Schneidbiopsiekanüle zur ultraschallgesteuerten Gewebeentnahme aus verschiedenen Organen beschrieb und diese Technik auch bei Nierentransplantaten mit gutem Erfolg eingesetzt wurde [1], verwenden wir in unserem Zentrum seit Herbst 85 ausschließlich diese Schneidbiopsiekanüle zur Gewebeentnahme bei Nierentransplantaten. Wir berichten über insgesamt 40 perkutane Transplantatbiopsien, die bei 30 Patienten zwischen Oktober 1985 und August 1988 durchgeführt wurden.

Tabelle 1. Histologische Diagnose (n = 40)

Akute Abstoßung	14
Cyclosporin-Toxizität	10
Akutes Nierenversagen	1
Glomerulopathie	3
Fibrose	6
Ischäm. Veränderungen	2
„Normalbefund“	2
Unzureichend (1 × Fibrose, 1 × Mark)	2

Methodik

Indikation zur Gewebeentnahme war in allen Fällen eine Funktionsverschlechterung oder das Nicht-Funktionieren des Transplantates, kein Eingriff wurde als Routinebiopsie bei stabilem Verlauf durchgeführt. Das Organ wurde vor Punktion sonografisch dargestellt zur Festlegung der günstigsten Punktionsstelle und der Stichrichtung. Eine sonografisch geführte Punktionstechnik, wie von den Voruntersuchern beschrieben [1, 2], wurde nicht angewandt.

Wir verwendeten für alle Eingriffe die bereits an anderer Stelle [1, 2] beschriebene Schneidbiopsiekanüle[1] in einer Länge von 10 cm und einem Durchmesser von 12 mm. Um eine ausreichende Gewebe-

[1] Fa. Angiomed, Karlsruhe.

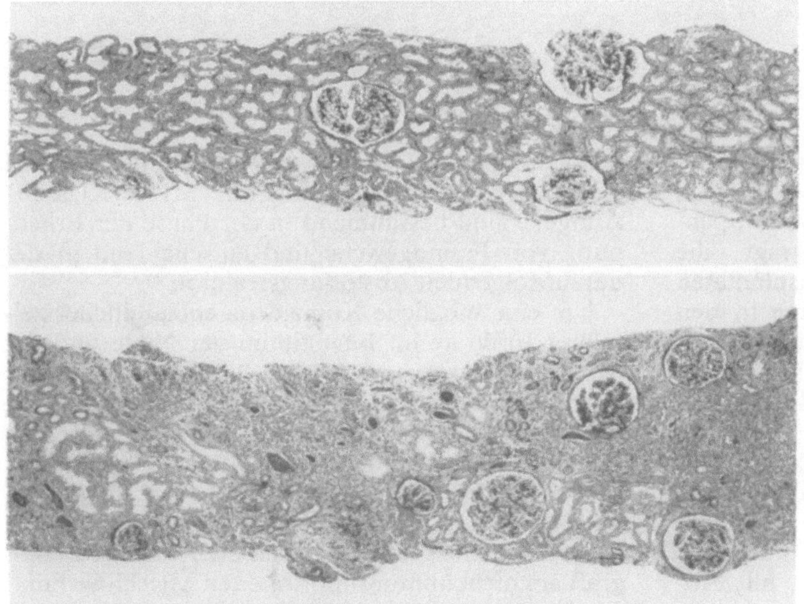

Abb. 1 a, b. Beide Gewebszylinder wurden zum selben Zeitpunkt vom selben Transplantat entnommen. **a** Weitgehend unverändertes Nierengewebe. **b** Schwere fibrotische Veränderungen und dichte Infiltrate. Die Aufnahmen wurden freundlicherweise zur Verfügung gestellt von Herrn Prof. Mihatsch, Institut für Pathologie der Universität Basel

menge zu erhalten erwies es sich als sinnvoll, routinemäßig mehrere Zylinder zu entnehmen.

Ergebnisse

Bei allen 40 Biopsien wurde Nierengewebe gewonnen, das nur in den ersten beiden Fällen vom Pathologen als unzureichend zur Beurteilung eingestuft wurde. Die folgenden Eingriffe mit Entnahme jeweils mehrerer Gewebszylinder erbrachten in allen Fällen ausreichend Material zur histologischen Diagnostik (Tabelle 1). Schwerwiegende Komplikationen wurden nicht beobachtet, wir sahen in 3 Fällen eine Makrohämaturie, ansonsten keine der aus der Literatur [4] bekannten möglichen Komplikationen.

In mehreren Fällen fanden sich differierende Befunde in verschiedenen Gewebszylindern aus einem Transplantat (Abb. 1), so daß Befundungen nach einem einzigen Zylinder möglicherweise zu Fehldeutungen geführt hätten.

Diskussion

Die Entnahme mehrerer Gewebszylinder vorausgesetzt ermöglicht die Schneidbiopsiekanüle verläßlich eine ausreichende Gewebeausbeute, wobei sowohl Aufwand als auch Nebenwirkungen denen der Feinnadelaspirationstechnik nahekommen. Nebenwirkungen in einem Maße wie bei der herkömmlichen Tru-Cut[2]-Technik sind kaum zu erwarten. Die routinemäßige Entnahme mehrerer Gewebszylinder mittels der Schneidbiopsie erscheint problemlos und vorteilhaft, der „sample error" kann so reduziert werden. Unseres Erachtens bedeutet diese Technik durch die einfache Handhabung und das verringerte Komplikationsrisiko bei gleichzeitig hoher Effektivität einen Fortschritt in der Nachbetreuung nierentransplantierter Patienten.

[2] Fa. Travenol, Deerfield, IL.

Literatur

1. Horsch R, Kreusser W, Waldherr R, Dreikorn K (1984) Erfahrungen mit einer neuen Schneid-Biopsie Kanüle. Nieren Hochdruckkr 13: 444-446
2. Otto R (1983) Indikationen zur ultraschallgezielten Feinnadelpunktion unter permanenter Sicht. 1. Diagnostische Punktionen. Ultraschall in der Medizin 4: 72-76
3. Parfrey PS (1984) The diagnostic and prognostic value of renal allograft biopsy. Transplantation 38: 586-590
4. Rao KV (1986) Urological complications associated with a kidney transplantat biopsy: Report of 3 cases and review of the literature. J Urol 135: 768-770

Dr. med. D. Stolz
Abteilung für Nephrologie
Medizinische Universitätsklinik und Poliklinik
D-6650 Homburg/Saar

MHC Klasse II Antigen-Veränderungen im renalen Gewebe nach Nierentransplantation

S. M. Miller, P. Belitsky und R. Gupta

Trotz standardisierter Operationsverfahren, optimierter prophylaktischer immunsuppressiver Therapie und superselektiver Auswahl von Spenderorganen für die Empfänger beträgt die 2 Jahres-Überlebenszeit von Nierentransplantaten ca. 78%. Vornehmlich werden die Organe in den ersten 3 Monaten nach Transplantation verloren. Zelluläre Infiltrate im Transplantat (Tx) kennzeichnen diese frühen Veränderungen und sind das Äquivalent einer zellulären Abstoßung.

Seit 1984 deuten Berichte auf einen Zusammenhang zwischen den Abstoßungskrisen und einer ansteigenden Ausprägung der MHC Klasse II Antigene der Tubuluszellen insofern hin, als daß diese Zellen die Antigene im Zusammenhang mit Abstoßungskrisen ausprägen. Antigene der ‚mayor histocompatibility complex' (MHC) sind wichtige Regulatoren der Immunantwort. MHC Klasse II Antigene sind bestimmend in der Phase der Erkennung von Fremdgewebe und entscheidend in der darauf folgenden Abstoßungsreaktion.

Um eine mögliche Koinzidenz entzündlicher zellulärer Infiltrate im Interstitium der Niere und der MHC Antigen Ausprägung an Parenchymzellen der Niere darzustellen und zu untersuchen, inwieweit die Abstoßung eines Tx die Antigen Ausprägung an Antigen negativen Gewebe beeinflußt, wurden Nierentx ohne Immunsuppression in einem Tiermodell durchgeführt.

Abdominelle Nieren wurden als Auto- und Allograft am nicht immunsupprimierten Mischlingshund zu den Halsgefäßen transplantiert. Gewebe wurde perkutan mit der Feinnadel-Aspirations-Biopsie täglich entnommen. In dem gewonnenen Material wurden die zellulären Infiltrate in den Nieren mit einer morphologischen Unterscheidung qualitativ und mit einer prozentualen Auszählung ähnlich dem Differential-Blutbild quantitativ als Differenz zum peripheren Blutbild erfaßt. Aus Gründen der Praktikabilität wurden hier Plasmazellen, Plasmablasten, Lymphoblasten als blastogene Zellen und Monozyten und Makrophagen als monozytäre Zellen zusammengefaßt.

MHC Klasse II Antigene wurden an den Tubulus- und Endothel-Zellen repräsentativ für die „DR"-Untergruppe nachgewiesen. Eine indirekte Immunoperoxidase Färbung mit lichtmikroskopischer Beurteilung der DR-Antigen Ausprägung wurde benutzt.

8 Nieren wurden als Autografte transplantiert und zeigten weder zelluläre Infiltrate noch eine DR-Antigen Ausprägung. Dies verdeutlicht, daß die Tx als solche sowie die Nephrektomie, Perfusion mit kalter Eurocollins-Lösung und Abkühlung auf 4°C keine Veränderung hervorrufen. 14 Tage nach der Autograft-Tx wurde in demselben Tier zusätzlich eine Nierentx als Allograft vorgenommen. 2 Tage nach Tx infiltrieren blastogene Lymphozyten und 4–5 Tage nach Tx monozytäre Zellen das Tx. 6 Tage nach Tx war das Organ abgestoßen und mußte entfernt werden. Zelluläre Infiltrate traten in derselben Zeit im Autograft nicht auf.

DR-Antigen war an allen Nieren negativ bis zum 4ten Tag posttx und wurde in Auto- und Allograften parallel und synchron positiv. Nach Entfernung des Allograftes blieb das Autograft für bis zu 5 Tage weiterhin Antigen positiv. Zu diesem Zeitpunkt waren auch zelluläre Infiltrate von blastogenen und monozytären Zellen im Autograft erstmalig zu verzeichnen. Ca. 8–10 Tage nach Abstoßung des Allograftes waren DR-Antigene und zelluläre Zellen im Autograft wieder normalisiert. In 4 Tieren erfolgte 14 Tage nach Abstoßung des ersten Allograftes eine erneute Nierentx als wiederholtes Allograft. Die o. b. Veränderungen konnten wiederum erzeugt werden, allerdings in einer verkürzten Zeit von 4 Tagen für die Abstoßung des Tx. Normale Werte für zelluläre Infiltrate und DR-Antigen Ausprägung konnten 8–10 Tage nach Abstoßung des erneuten Allograftes nachgewiesen werden.

Ein potenter Stimulus zur Ausprägung der DR-Antigene an den Tubuluszellen ist die Abstoßung. Dies konnte durch den parallelen Nachweis von DR-Antigen und zellulären Infiltraten sowohl im ersten als auch im wiederholten Allograft nachgewiesen werden. Während zelluläre Infiltrate auf das transplantierte Gewebe beschränkt bleiben, exprimierten unter einer Abstoßung allogenes und autogenes Gewebe parallel und synchron MHC Antigene.

Der enge Zusammenhang von zellulären Infiltraten und Antigen Ausprägung und der Nachweis einer organüberschreitenden, systemischen Wirkung der Transplantatabstoßung deutet auf eine grundlegende Rolle der zellulären Infiltrate hin. Die Frage nach Ursache oder Wirkung der induzierbaren, „de-novo" Antigen Ausprägung konnte jedoch nicht mit Sicherheit beantwortet werden.

Dr. S. M. Miller
Urologische Universitätsklinik Düsseldorf
Moorenstr. 5
D-4000 Düsseldorf

Einfluß von Donorspezifischen- (DST) und Fremdbluttransfusionen (FT) auf das Ergebnis der Nierentransplantationen bei haploid- und nichtidentischen Ratten

P. Hanke, P. Frankenau, S. Tullius, M. Balducci, G. Falk, W. Faßbinder und D. Jonas

Einleitung

Die Wertigkeit der Bluttransfusion zur Verbesserung der Transplantationsergebnisse ist unbestritten. Salvatierra [3] konnte 1980 zeigen, daß im Rahmen der Verwandten-Nierentransplantation durch donorspezifische Vortransfusion bei haploid identischen Spender-Empfängerkombinationen verblüffend gute Ergebnisse zu erzielen sind. Auch in späteren Publikationen [4] gibt der gleiche Autor weiterhin die bereits initial publizierten exzellenten Ergebnisse mit dieser Methode an. Inzwischen liegen jedoch klinische Beobachtungen vor, die am Wert der donorspezifischen Bluttransfusion zweifeln lassen. Wir verweisen hierbei auf die CTS-Studie [2].

Im Rahmen des Deutschen Urologen Kongresses in Würzburg (1986) haben wir bereits über unsere diesbezüglichen klinischen Ergebnisse berichtet [1]. Unseres Wissens existiert jedoch bisher kein aussagekräftiges Tiermodell, das den schlüssigen Beweis

Tabelle 1. Verwandtennierentransplantation, haploide Identität/(LEW-BN)F_1→LEW

Gruppe 1 (n = 16)	donorspezifische Vortransfusion
Gruppe 2 (n = 16)	Random-Blut-Vortransfusion
Gruppe 3 (n = 16)	keine Vortransfusion

Tabelle 2. Vergleichsgruppen, nicht verwandt/BN→LEW

Gruppe 4 (n = 16)	donorspezifische Vortransfusion
Gruppe 5 (n = 16)	Random-Blut-Vortransfusion
Gruppe 6 (n = 16)	keine Vortransfusion
Scheinoperationen, volle Identität/LEW→LEW	
Gruppe 7 (n = 10)	keine Vortransfusion keine Immunsuppression

in Form einer prospektiven randomisierten Doppelblindstudie liefert.

Material und Methode

Zur Beantwortung der Frage haben wir daher drei Gruppen von je 16 haploid identischen Ratten (Spender: BN-LEW F1/Empfänger: LEW) jeweils donorspezifisch und mit Fremdblut vorbehandelt. Die dritte Gruppe wurde nicht transfundiert (Tabelle 1). Zur Kontrolle wurden in derselben Weise jeweils drei gleichgroße Gruppen nicht identischer Tiere (Spender: BN/Empfänger: LEW) vorbereitet (Tabelle 2). Die Tiere wurden konventionell immunsupprimiert (Imurek 10 mg/kg/Tag, Prednisolon 5 mg/kg/Tag). Zum Ausschluß reiner Operationseffekte wurden 10 vollidentische Tiere einer „Scheinoperation" unterzogen, wobei präoperativ kein Blut gegeben und postoperativ keine Immunsuppression durchgeführt wurde. Der Beobachtungszeitraum betrug 100 Tage. Danach wurden die

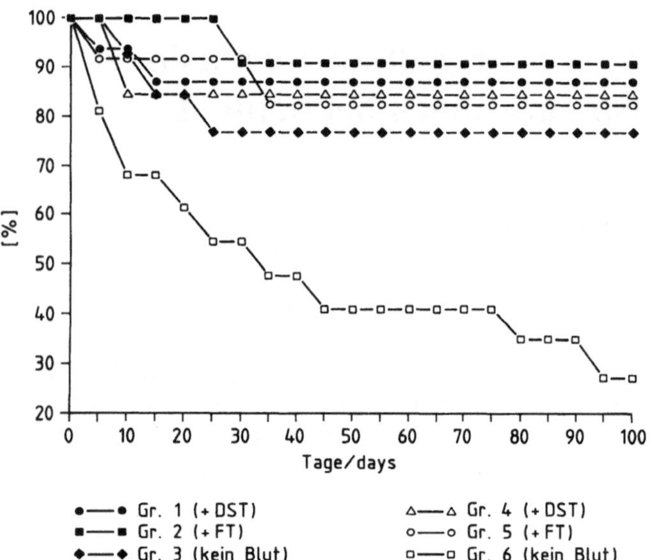

Abb. 1. Kumulative Überlebensrate, haploide Identität, Nicht-Verwandte

überlebenden Tiere getötet. Abstoßungsreaktionen wurden nicht behandelt. Wichtigster Parameter war die durch die Abstoßung limitierte Überlebenszeit. Nach Ablauf der 100-tägigen Beobachtungszeit wurden die Transplantatnieren entnommen, histologisch aufgearbeitet und bezüglich der Abstoßungszeichen semiquantitativ ausgewertet. Wegen diesbezüglicher unzureichender Literaturangaben haben wir einen Abstoßungsscore entwickelt und in 4 Schweregrade eingeteilt:

Grad I	Keine mikroskopischen Zeichen der Organabstoßung.
Grad II	Mäßige Zeichen der Transplantatabstoßung
Grad III	Ausgeprägte Zeichen der Transplantatabstoßung
Grad IV	Schwere Zeichen der Transplantatabstoßung (klinisch einhergehend mit Transplantatverlust)

Ergebnisse und Diskussion

Bei der Auswertung der kumulativen Überlebensrate nach Kaplan Meier (Abb. 1) zeigte sich, daß in der Gruppe der Verwandtennierentransplantationen bei haploid identischen Spender-/Empfängerkombinationen keine auffälligen Unterschiede gemacht werden können zwischen donorspezifischer Vortransfusion und Fremdblutvortransfusion. Die Überlebensrate der nicht vortransfundierten Tiere war schlechter als die der transfundierten – allerdings war dieser Unterschied nicht signifikant.

Bei den nichtidentischen Ratten (Abb. 1) war ein Unterschied zwischen donorspezifischer Bluttransfusion und Fremdbluttransfusion ebenfalls nicht nachweisbar – jedoch war bei den nicht vortransfundierten Tieren eine signifikant höhere Zahl an Todesfällen durch Abstoßung feststellbar.

Die Interpretation dieser Ergebnisse zeigt, daß die donorspezifische Vortransfusion der Fremdtransfusion nicht überlegen ist, jedoch der Stellenwert der präoperativen Transfusion – gleichgültig ob donorspezifisch oder fremd – unbestritten bleibt.

Die pathologisch/histologische Untersuchung der explantierten Nieren bestätigte die klinisch ermittelten Ergebnisse zweifelsfrei. Da die mikroskopisch sichtbare Abstoßungsreaktion immer der klinisch faßbaren vorauseilt, konnten die klinischen Ergebnisse weiter differenziert und erhärtet werden. So zeigte sich folgendes (Abb. 2):

1. Bei den Scheinoperationen (Organaustausch zwischen vollidentischen Tieren) war histologisch nie eine Abstoßung zu sehen (Gruppe 7).
2. In den Gruppen 1 bis 3 – hierbei handelte es sich um die Situation der Verwandten-Nierentransplantation – waren die histologischen Zeichen der Transplantatabstoßung durchweg weniger häufig nachweisbar als bei den Fremdtransplantationen der Gruppen 4 bis 6.

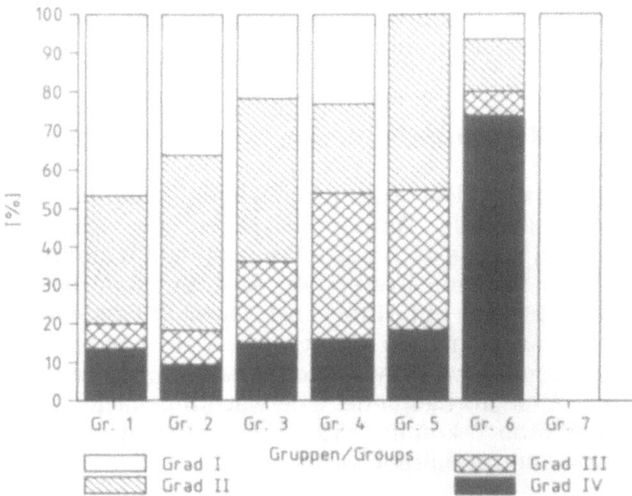

Abb. 2. Histologische Nierenveränderungen

3. Innerhalb der haploid identischen Spender-/Empfängerkombinationen mit Vortransfusion (Gruppe 1 und 2) fanden sich schwere Abstoßungszeichen der Grade III und IV in 20%, bei den nicht vortransfundierten (Gruppe 3) in 36% der Fälle.
4. In der Situation der Fremdtransplantationen mit Vortransfusion (Gruppe 4 und 5) konnten wir Abstoßungszeichen der Schweregrade III und IV in 54% der Fälle nachweisen. Ohne Vortransfusion (Gruppe 6) waren schwere Abstoßungsreaktionen sogar in 73% der Fälle nachzuweisen, wobei allein der Grad IV hierbei einen Raum von 67% einnahm.

Schlußfolgerung

Wir glauben, damit gezeigt zu haben, daß die donorspezifische Vortransfusion keinen Vorteil gegenüber der Fremdbluttransfusion sowohl in der Situation der Verwandtennieren - wie auch in der Nichtverwandten-Nierentransplantation aufweist. Der hohe Stellenwert der Bluttransfusion schlechthin ist nicht anzuzweifeln.

Literatur

1. Hanke P, Faßbinder W, Balducci M, Weber W (1986) Ergebnisse der Verwandtennierentransplantation am Zentrum Frankfurt/Main unter Berücksichtigung der donorspezifischen Vortransfusion. Verhandlb Dtsch Ges Urol 38: 509
2. Opelz G (1985) Comparison of random transfusions with donorspecific transfusions for pretreatment of HLA one-haplotype-matched related donor kidney transplant recipients. Transplant Proc 17: 2357
3. Salvatierra O jr, Vicenti F, Amed W, Potter D, Iwaki Y, Opelz G, Terasaki P, Duca R, Cochrum K, Hanes D, Stoney RJ, Feduska N (1980) Deliberate donorspecific blood transfusion prior to living related renal transplantation. A new approach. Ann Surg 192: 543
4. Salvatierra O jr, Melzer J, Vincenti F, Amend WJC jr, Tomhanovich S, Potter D, Husing R, Garovoy M, Feduska MJ (1987) Donor-specific blood transfusion versus Cyclosporine - the DST-story. Transplant Proc 19: 160

Priv.-Doz. Dr. med. P. Hanke
Abteilung Urologie im ZChir
Klinikum der Johann Wolfgang Goethe-Universität
Theodor-Stern-Kai 7
D-6000 Frankfurt

Nicht-komplementfixierende Antikörper vor Transplantation stellen ein großes Risiko für eine Transplantatabstoßung dar

V. Daniel, A. Berteli, L. Röhl, S. Pomer und G. Opelz

Seren von nierentransplantierten Patienten werden routinemäßig vor Transplantation auf komplementfixierende lymphozytotoxische Antikörper gegen den Spender (Kreuzprobe) untersucht. Kürzlich wurde berichtet, daß Kreuzproben, die mit immunfluoreszenzoptischen Methoden (Durchflußzytometrie) durchgeführt wurden, empfindlicher seien [1-4]. Diese Methode erfaßt auch nicht-komplementfixierende Antikörper.

Material und Methode

Wir untersuchten retrospektiv die Seren von 64 nierentransplantierten Patienten auf nicht-komplementfixierende Antikörper gegen den Spender. Alle Patienten hatten präoperativ negative lymphozytotoxische Kreuzproben. Es wurde 1 Serum, das unmittelbar vor Transplantation und 2 Seren, die 27,6 ± 10,3 Tage sowie 89,3 ± 64,7 Tage nach Transplantation gewonnen worden waren, untersucht.

10^5 aufgetaute Milzzellen des Transplantatspenders wurden mit 10 ul anti-CD3 monoklonalem Antikörper (OKT3, alle T Lymphozyten, Ortho, Raritan, N.J.) und 40 ul Serum des Transplantatempfängers für 30 min bei 37°C inkubiert. Die Zellen wurden anschließend mit Phosphat-gepufferter Kochsalzlösung (PBS) gewaschen und mit 25 ul Phycoerythrin-konjugiertem Ziege-anti-Maus-Immunglobulin (dianova, Hamburg, West-Germany) sowie 25 ul FITC-konjugiertem Kaninchen-anti-

Tabelle 1. Kreuzprobe mit Serum vor Transplantation und 2-Monate-Transplantatfunktion

	irreversible/ chronische Abstoßung	keine Abstoßung
Negative Kreuzprobe (N = 54)	8	46
Fraglich positive Kreuzprobe (N = 2)	1	1
Positive Kreuzprobe (N = 8)	5	3

Human-Immunglobulin (medac, Hamburg, West-Germany) für 30 min bei 37°C inkubiert. Nach 2 weiteren Waschschritten mit PBS wurde der Anteil CD3 + Ig + Lymphozyten mit Hilfe eines Durchflußzytometers bestimmt.

Ein Testergebnis galt als positiv, wenn der Anteil von CD3 + Ig + T Lymphozyten, die mit Patientenserum inkubiert worden waren, den Anteil von CD3 + Ig + T Lymphozyten, die mit negativem Kontrollserum inkubiert wurden, um mehr als 20% überstieg. Die Ergebnisse der durchflußzytometrisch durchgeführten Kreuzproben wurden mit der Transplantatfunktion während der ersten beiden postoperativen Monate korreliert.

Ergebnisse

8 von 64 Patienten hatten vor Transplantation nichtkomplementfixierende Antikörper gegen Spenderzellen, 2 Patienten hatten fraglich positive Befunde und 54 Patienten waren eindeutig negativ (Tabelle 1). Von den 8 Patienten mit positiver Kreuzprobe hatten 4 Patienten irreversible Abstoßungen und 1 Patient eine chronische Abstoßung. Von den 2 Patienten mit fraglich positivem Befund hatte 1 Patient eine irreversible Abstoßung. Von den 54 Patienten mit negativer Kreuzprobe verloren 8 ihr Transplantat. 3 Patienten mit negativer Kreuzprobe vor Transplantation entwickelten positive Kreuzproben nach Transplantation. Alle 3 Patienten verloren ihr Transplantat infolge irreversibler Abstoßung.

Schlußfolgerung

Aus unseren Daten schließen wir, daß nicht-komplementfixierende Antikörper gegen den Spender sowohl vor als auch nach Transplantation ein hohes Risiko für eine irreversible Abstoßung darstellen. Kreuzproben mit Hilfe eines Durchflußzytometers vor Transplantation könnten die Zahl von antikörpervermittelten irreversiblen Abstoßungen reduzieren. Eine fortlaufende Überwachung nach Transplantation könnte für die Diagnose von Abstoßungen hilfreich sein.

Literatur

1. Chapman JR, Deierhoi MH, Carter NP, Ting A, Morris PJ (1985) Analysis of flow cytometry and cytotoxicity crossmatches in renal transplantation. Transplant Proc 17: 2480-2481
2. Garovoy MR, Rheinschmidt MA, Bigos M, Perkins H, Colombe B, Feduska N, Salvatierre O (1983) Flow cytometry analysis: a high technology crossmatch technique facilitating transplantation. Transplant Proc 15: 1939-1944
3. Iwaki Y, Cook DJ, Terasaki PI, Lau M, Terashita GY, Danovitch G, Fine R, Ettenger R, Mendez R, Kavalich A, Martin D, Soderblom R, Ward H, Berne T, Lieberman E, Strauss F (1987) Flow cytometry crossmatching in human cadaver kidney transplantation. Transplant Proc 19: 764-766
4. Thistlethwaite JR jr, Buckingham MR, Gaber AO, Stuart JK, Stuart FP (1986) Correlation of the outcome of renal transplantation with T cell flow cytometric immunofluorescence crossmatch results. Transplant Proc 18: 440-442

Dr. V. Daniel
Institut für Immunologie
Abteilung Transplantationsimmunologie
Im Neuenheimer Feld 305
D-6900 Heidelberg

„RFLP“ - Ein molekularbiologisches Verfahren zur HLA-Typisierung

J. Mytilineos, S. Scherer, J. Schenkel, B. Hansen und G. Opelz

Einleitung

Die Bedeutung der HLA-DR Merkmale in der Nierentransplantation ist seit einigen Jahren bekannt und weltweit von der Mehrheit der Transplantationszentren akzeptiert.

Die standard HLA-Typisierungsmethode, der Mikrolymphozytotoxizitätstest, ist für die Bestimmung der HLA-DR Merkmale oft nicht zuverlässig genug. Die Subjektivität bei der Auswertung, der oftmals erhöhte Background, das Fehlen reiner, monospezifischer Typisierungsreagenzien und schließlich die bei bestimmten Krankheitsbildern abgeschwächte Ausprägung der Klasse II Antigene (z. B. bei Leukämien), machen diese Methode anfällig. In den letzten Jahren hat man nach anderen Verfahren, die die Zuverlässig-

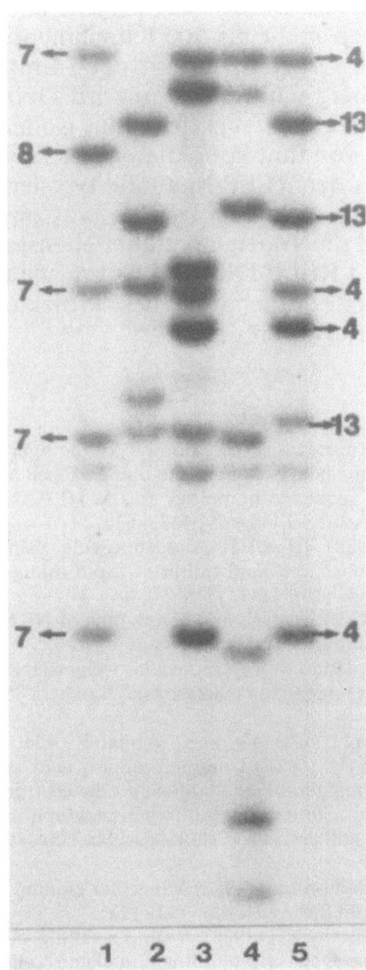

Abb. 1. Das Individuum auf Spur Nr. 1 trägt die Merkmale DR7 und DR8, das auf der Spur Nr. 5 die Merkmale DR4 und DR13

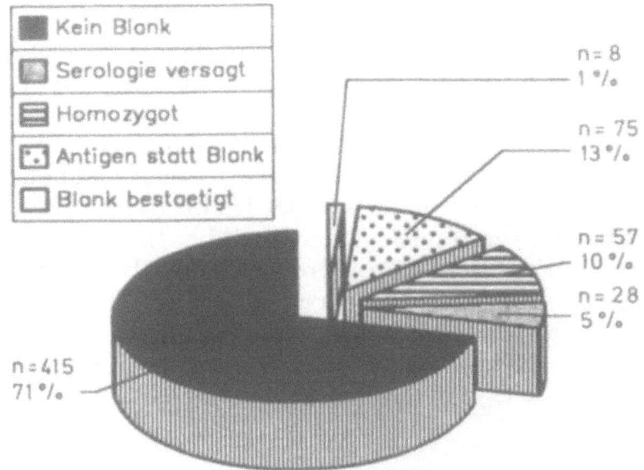

Abb. 2. Typisierungen bei denen ein Blank aufgedeckt werden konnte

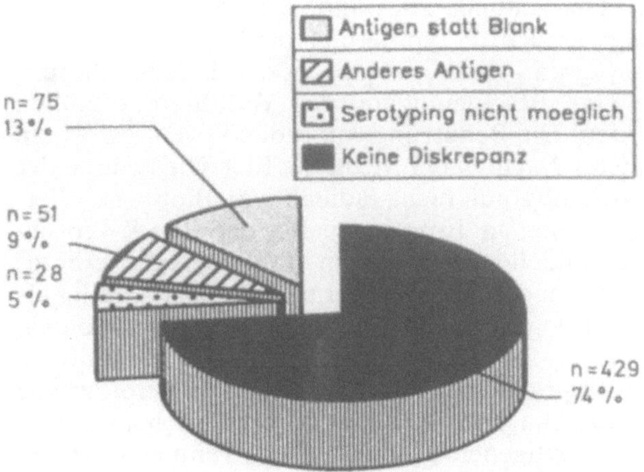

Abb. 3. Diskrepanzen zwischen Serologie und RFLP

keit der HLA-DR Typisierung gewährleisten, gesucht. Ein solches Verfahren ist die RFLP (Restriction Fragment Length Polymorphism)-Methode.

Methodenbeschreibung

Genomische DNA wird aus 10–15 ml EDTA-Blut extrahiert [4, 7] und mit Isopropanol präzipitiert. Die präzipitierte DNA wird in einer wässrigen Lösung (1 mM Tris, 0,1 mM EDTA) aufgelöst. Durch eine Messung im UV-Spektralphotometer wird die Konzentration und die Reinheit der DNA bestimmt.

Mit Hilfe der Restriktionsendonuklease Taq 1, einem Enzym, das aus dem Bakterium Thermophilus aquaticus isoliert wurde, wird die DNA in mehrere, unterschiedlich große Fragmente geschnitten. Das Enzym erkennt dabei eine bestimmte Nukleotidsequenz; jedesmal wenn diese Sequenz sich wiederholt schneidet Taq 1 die DNA an dieser Stelle. Die entstandenen Fragmente werden in einem 0,7% Agarose Gel, elektrophoretisch, getrennt. Große Fragmente wandern nur wenig in das Gel hinein, kleinere Fragmente dagegen können schneller die Agaroseporen passieren und wandern daher viel weiter in das Gel hinein.

Die aufgetrennten Fragmente werden auf eine Membran übertragen (geblottet) [6]. Diese Membran wird mit einer ^{32}P-markierten, einzelstrangig gemachten DNA-Sonde hybridisiert. Die Sonde erkennt auf der Membran jene Fragmente, die Teile aus der DR- oder DQ-Region beinhalten [2, 5, 7] und komplementär zu ihr sind. Ist so ein Fragment auf der Membran vorhanden, bindet sich die Sonde daran. Durch anschließendes Waschen der Membran wird die nicht gebundene Radioaktivität herausgespült. Die Membran kann dann autoradiographiert werden. Der am darauffolgenden Tag entwickelte Röntgenfilm ist an den Stellen, an denen die Sonde gebunden hat, geschwärzt. Das entstandene Muster wird dann interpretiert (Abb. 1).

Ergebnisse

Bei 583 Personen wurden sowohl eine serologische als auch eine RFLP-Typisierung durchgeführt. Bei 28 dieser Personen war eine serologische HLA-DR-Typisierung nicht möglich (Leukämie Patienten, zuviele Granulozyten, unklare Reaktionen). Alle diese Personen konnten mit der RFLP-Methode typisiert werden. Bei weiteren 140 Personen konnte serologisch nur ein HLA-DR Antigen bestimmt werden. Durch die RFLP-Typisierung war es uns möglich bei 132 dieser Personen ein zweites Antigen zu bestimmen. Demnach konnte bei 57 der Personen (10%) eine Homozygotie und bei 75 (13%) ein weiteres DR-Antigen festgelegt werden (Abb. 2).

Bei 51 Personen (9%) wurde mit der RFLP ein anderes Antigen als bei der serologischen Typisierung festgestellt. Meist handelte es sich dabei um Antigene, die serologisch schwer zu typisieren sind (DR 14, DR 12, DR 8) (Abb. 3).

Diskussion

Die oben beschriebene Methode kann zum heutigen Zeitpunkt die konventionelle Serologie nicht ersetzen. Der zeitliche Aufwand, der zur Vervollständigung der RFLP-Typisierung benötigt wird, ist der Hauptgrund dafür. Es gibt jedoch bereits Ansätze, die eine Beschleunigung des Verfahrens erlauben werden. Die Benutzung von radioaktivem ^{32}P ist ein weiterer Nachteil der Methode. Eine Umstellung der Markierung auf nicht radioaktives Biotin ist allerdings schon in Erprobung. Bei der RFLP-Typisierung handelt es sich um ein 100% reproduzierbares Verfahren, das zuverlässiger und weniger anfällig als die Serologie ist. Eine Unterstützung der Serologie durch die RFLP ist daher schon heute sinnvoll. Dafür spricht die Tatsache, daß viele serologische „Blanks" nach der RFLP-Typisierung sich als unentdeckte Antigene entpuppt haben. Wenn eine RFLP-Typisierung bei Transplantationskandidaten routinemäßig durchgeführt werden könnte, wäre dies ein Vorteil bei der Vergabe von HLA verträglichen Nieren. Auch die, im Vergleich zur Serologie, stärkere Aufsplittung der DR-Merkmale, die mit dem RFLP-Verfahren gelungen ist, könnte, nach den neueren Erkenntnissen der Forschung [8], für die Nierentransplantation von Bedeutung sein. Für diesen Zweck wurde innerhalb der internationalen „Collaborative Transplant Study" ein Projekt initiiert, in dessen Rahmen mehr als 100 teilnehmende Zentren Gewebe von Organ-Spendern und -Empfängern nach Heidelberg schicken. Dort wird DNA aus den Gewebestücken bzw. aus dem Blut isoliert und sodann in einem von fünf kooperierenden Typisierungslabors mittels der RFLP-Methode typisiert. Die Ergebnisse der Typisierungen werden im Computer gespeichert und die Transplantatüberlebensraten in Relation zu den RFLP-DR- und DQ-mismatches ausgewertet. Erste Ergebnisse des Projektes werden in etwa 1 Jahr erwartet.

Literatur

1. Auffray C, Korman A, Roux-Dosseto M, Bono R, Strominger J (1982) cDNA clone for the heavy chain of the human B cell alloantigen DC1: Strong sequence homology to the HLA-DR heavy chain. Proc Natl Acad Sci USA 79: 6337-6341
2. Bidwell J, Jarrold E (1986) HLA-DR Allogenotyping using exon-specific cDNA probes and application of rapid minigel methods. Mol Immunol 23 (10): 1111-1116
3. Bidwell J (1988) DNA-RFLP analysis and genotyping of HLA-DR and DQ antigens. Immunol Today 9 (1): 1-6
4. Graham D (1978) The isolation of high molecular weight DNA from whole organisms or large tissue masses. Anal Biochem 85: 609-613
5. Larhammar D, Schenning L, Gustafsson K, Wiman K, Claesson L, Rask L, Peterson PA (1982) Complete amino acid sequence of an HLA-DR antigen-like β-chain as predicted from the nucleotide sequence: Similarities with immunoglobulins and HLA-A, -B, and -C antigens. Proc Natl Acad Sci USA 79: 3687-3691
6. Maniatis T, Fritsch EF, Sambrook J (1982) Molecular cloning - A laboratory manual. Cold Spring Harbor Lab, NY
7. Miller SI, Dykes DD, Polesky HF (1988) A simple salting out procedure for extracting DNA from human nuclated cells. Nucleic Acids Res 16 (3): 1215
8. Opelz G for the Colaborative Transplant Study (1988) Importance of HLA antigen splits for kidney transplant matching. Lancet 2: 61-64

Dr. med. J. Mytilineos
Abteilung Transplantationsimmunologie
Institut für Immunologie der Universität Heidelberg
Im Neuenheimer Feld 305
D-6900 Heidelberg

3-Jahres-Ergebnisse nach Transplantation vorwiegend AB0-kompatibler Nieren

W.-D. Miersch, D. Molitor, H.-U. Klehr und N. Spannbrucker

Einleitung

Vor einem Jahr wurden erstmals die Ergebnisse nach ABO-kompatibler Nierentransplantation in Bonn vorgestellt. Die Gründe, die zu diesem Entschluß geführt hatten, wurden ausführlich erläutert [3]. An dem Hauptkritikpunkt einer zu unausgeglichenen Bilanz zwischen Organentnahmen und Organangeboten hat sich bisher wenig geändert. So stehen in unserem Zentrum seit 1983 244 von 128 Spendern entnommene Nieren 19 von Eurotransplant erhaltene Nieren gegenüber (Tabelle 1).

Tabelle 1. Bilanz des Organaustausches Bonn mit Eurotransplant bis September 1988

Gewonnene Transplantate:	244 von 128 Spendern
Erhaltene Transplantate:	19
Abgegeben:	178 Transplantatnieren
Rücklaufquote:	10,7%

Tabelle 2. Ergebnisse nach mindestens 3 Jahren ABO-kompatibler Nierentransplantation (7 von 24 Patienten haben zum Stichtag die 4-Jahresgrenze schon erreicht und überschritten)

Patientenüberlebensrate	100%
Transplantatfunktionsrate	87,5%
Mittleres Kreatinin	1,35 mg%

Eigenes Krankengut

Bis einschließlich 1987 führten wir 72 Transplantationen hauptsächlich ABO-kompatibel durch. Über 28 Transplantationen, die von 1983–1985 durchgeführt wurden, soll hier berichtet werden. Die Routine-Immunsuppression bestand in der Gabe von Cyclosporin A, kontrolliert durch Serummonitoring, wie einer geringen Dosis von Cortison. Diese Patienten haben jetzt die 3-Jahresgrenze erreicht und überschritten. 24 dieser Patienten wurden ABO-kompatibel nach Reihenfolge der Meldung im Bonner Zentrum transplantiert. Das HLA-Matching blieb hierbei ohne jegliche Berücksichtigung.

Ergebnisse

Alle in diesem Zeitraum ABO-kompatibel transplantierten Patienten leben noch. 3 Transplantate mußten vor Ablauf von 3 Jahren wegen eines Funktionsverlustes im Rahmen einer akuten oder chronischen Abstoßung wieder entfernt werden. Das entspricht einer Transplantatfunktionsrate über 3 Jahre von 87,5% (Tabelle 2). 7 Patienten aus dieser Gruppe haben zum Stichtag die 4-Jahresfunktionszeit schon erreicht oder überschritten. Bei einem Patienten wurde mit Ablauf des 4. Jahres eine Austauschtransplantation durchgeführt, so daß zur Zeit noch 20 Transplantate einwandfrei funktionieren. Nimmt man die 4 im gleichen Zeitraum in gleicher Technik transplantierten über ET nach HLA-Matching vermittelten Nieren mit in die Auswertung, so ändert sich die Patientenüberlebenszeit und beträgt 96,4%. Bei dem verstorbenen Patienten handelte es sich allerdings um einen von der Transplantation unabhängigen Suizid nach einem Jahr Transplantatfunktion mit einem Kreatinin von 1,7 mg%. Die Transplantatfunktionsrate nach über 3 Jahren beträgt dann anstelle von 87,5% noch 81,4%, da nur noch eine dieser Nieren ihrer Funktion nachkommt.

Das mittlere Kreatinin ist bei diesen Nieren mit 1,35 mg% als gutes, mit den in der Literatur angegebenen Werten vergleichbares Ergebnis anzusehen. Es hat sich nicht wesentlich von dem vor einem Jahr angegebenen mittleren Kreatinin von 1,4 mg% geändert. Die ET-Niere liegt mit 1,46 mg% auch in diesem Bereich. Die Abstoßungskrisen in diesem Klientel haben 1,5 pro Patient nicht überschritten. Die Therapie bestand zunächst in der Gabe von Cortisonstößen (3 × 500 mg), ATG-Therapien, ggf. Plasmapheresen. In neuerer Zeit wurden Therapien mit monoklonalen Antikörpern (OKT3) durchgeführt. An chirurgischen Komplikationen wurde schon über 2 Lymphozelen, eine Transplantatruptur am 6. postoperativen Tag und eine Revisionsoperation in Folge eines Harnstaues wegen einer Ureterabknikkung berichtet.

Diskussion und Schlußfolgerungen

Es soll an dieser Stelle noch einmal betont werden, daß die Zahl der in diesem Zeitraum bei uns transplantierten, über ET vermittelten Nieren mit n = 4 leider nur gering ist. Wir wollen nicht den Eindruck erwecken, daß HLA-kompatibel transplantierte Nieren eine schlechtere Funktion haben als lokal ABO-kompatibel transplantierte Nieren. Allerdings darf in der Cyclosporin-A Ära die Wichtigkeit anderer Faktoren für die Transplantatfunktion nicht unterschätzt werden. Die Diskussion in der Literatur hierzu ist kontrovers. Im Gegensatz zu Opelz [4] fanden Alexander et al. [1] in einem Bericht aus der South-Eastern Organ Procurement Foundation keinen Unterschied zwischen HLA- und ABO-kompatibel transplantierten Nieren. Ein wichtiger Faktor scheint neben der kurzen Kaltischämiezeit die immunsuppressive Therapie zu sein. So erreichen einige Autoren [2, 5, 6, 7] mit einer „Sequenztherapie" mit einer kurzfristigen ATG-Therapie und einschleichender, niedrig dosierter Cyclosporin-A Applikation auch bei Nieren mit geringer Übereinstimmung Ergebnisse, die den Kurven der Nieren ohne ein Mißmatch von Opelz entsprechen. Wir benutzen dieses Schema seit 1988 und haben bisher einen positiven Eindruck. Unter Berücksichtigung der Literatur und unserer Ergebnisse sollte eine größere randomisierte, prospektive Studie die auf Grund der kleinen Zahlen noch bestehenden Unklarheiten ausräumen. Weiterhin sollte aus den schon vorliegenden Hinweisen die Konsequenz gezogen werden, auch bei ET-vermittelten Nieren mehr Mühe auf die Verkürzung der Kaltischämiezeit zu verwenden. Eventuell sollte auch die Explantationstechnik stärker als bisher beachtet werden. Wir halten die schlagartige Abkühlung der Nieren durch in Situ Perfusion der schon vorher aus der Fettkapsel gelösten Nieren für einen wichtigen Faktor.

Literatur

1. Alexander JW, Vaughn WK, Pfaff WW (1987) Local use of kidneys with poor HLA matches is a good as shared use with good matches in the cyclosporine era: an analysis at one and two years. Transplant Proc 19: 672–674

2. Milgrom M, Esquenazi V, Olson L, Roth D, Condie R, Miller J (1986) Cyclosporine therapy and other adjuncts in the perioperative period with cadaveric and living related donor kidney transplantation. Transplant Proc 18: 8-11
3. Molitor D, Miersch W-D, Klehr H-U, Spannbrucker N (1988) Erste Ergebnisse nach Transplantation vorwiegend ABO-kompatibler Nieren. Verhandlb Dtsch Ges Urol 39: 575-576
4. Opelz G (1988) The benefit of exchanging donor kidneys among transplant centers. N Engl J Med 318: 1289-1292
5. Simmons RL, Canafax DM, Fryd DS, Ascher NL, Payne WD (1986) New immunosuppressive drug combinations for mismatched related and cadaveric renal transplantation. Transplant Proc 28: 76-81
6. Sollinger HW, Deierhoi M, Kalayoglu M, Belzer FO (1986) Sequential antilymphocyte globolin cyclosporine therapy in cadaver renal transplantation. Transplant Proc 28: 16-18
7. Sommer BG, Henry M, Ferguson RM (1987) Sequential antilymphoblast globulin and cyclosporine for renal transplantation. Transplantation 43: 85-90

Dr. med. W.-D. Miersch
Urologische Universitätsklinik Bonn
Sigmund-Freud-Str. 25
D-5300 Bonn 1

Wert der HLA-Typisierung für die Nierentransplantation unter der immunsuppressiven Therapie von Cyclosporin A

R. Dittmer, P. Harfmann, H. Krämer-Hansen und H. Huland

Die Diskussion um die Wertigkeit des HLA-Matching für die Nierentransplantation wird kontrovers geführt. Opeltz et al. [1, 2] messen aufgrund ihrer Multicenterstudien der möglichst hohen Deckungsgleichheit von HLA-Antigen bei Organspender und Empfänger große Bedeutung bei. Andererseits kommt Alexander et al. [8] in seiner unizentrischen Untersuchung zu dem Ergebnis, daß die Erfolgsrate bei lokaler Transplantation von Spendernieren auch bei schlechtem HLA-A und B-Match nicht ungünstiger zu sehen ist als bei der, um des besseren Matching Willen, überregionalen Verwendung.

Vor diesem Hintergrund haben wir an der Urologischen Universitätsklinik Hamburg Eppendorf im Jahre 1986 eine prospektive Studie begonnen, in die wir insgesamt 57 konsekutive Rezipienten einer Kadaverniere aufgenommen haben. Diese Patienten wurden in 2 Gruppen unterteilt:

In Gruppe 1 waren 24 randomisierte Patienten, die ohne Berücksichtigung des HLA-Matchings transplantiert wurden. In der Gruppe 2 erhielten 33 Patienten entsprechend den ET-Kriterien überregionale Spenderorgane.

Es bestanden keine statistisch signifikanten Differenzen im Bezug auf Alter und Transplantationsanzahl unter Berücksichtigung der Gruppengrößen. Die kalte Ischämiezeit war länger in Gruppe 2. Die Immunsuppression bestand in beiden Gruppen gleich aus Cyclosporin A mit einem Zielspiegel von 200 bis 400 ng/ml, zusätzlich Prednison 3 bis 4 mg/kg in sinkender Dosierung bis auf 0,5 mg/kg in den ersten 14 Tagen nach Transplantation. Auftretende Rejektionsepisoden wurden durch Feinnadelaspirationsbiopsie und/oder Stanzbiopsie in beiden Gruppen gleichermaßen diagnostiziert. Die Therapie erfolgte ebenfalls nach gleichen Kriterien mit Antithymozytenglobulin (ATG Fresenius) oder hochdosierter 6 Methylprednisolon-Gabe über 3 Tage mit je 500 mg.

Die HLA Antigene wurden in beiden Gruppen sowohl für Empfänger als auch Spender bestimmt. Tabelle 1 zeigt die Differenzen der beiden Gruppen im Hinblick auf die Mismatchhäufigkeiten für HLA-A, -B und DR-Loci.

Tabelle 1. Mismatchhäufigkeiten der Gruppen 1 und 2

Locus/Nr.	Gruppe 1		Gruppe 2	
	(%)	n	(%)	n
A/0	21	5	45	15
A/1	63	15	55	18
A/2	17	4	0	0
B/0	4	1	36	12
B/1	46	11	61	20
B/2	50	12	3	1
DR/0	8	2	67	22
DR/1	58	14	33	11
DR/2	33	8	0	0

Tabelle 2. Einfluß des HLA-Matchings auf die Transplantatfunktion

	Gruppe 1	Gruppe 2	Signifikanz
Verzögerte Funktionsaufnahme	61%	67%	$p>0,2$
Funktionsbeginn (Tage post Tx)	16	11	$p>0,2$
1-Jahres-Transplantat-überlebensrate	75%	69%	$p>0,2$
2-Jahres-Transplantat-überlebensrate	71%	63%	$p>0,2$
Rejektionsepisoden p. Patient im 1. Jahr	0,95	0,97	$p>0,2$
Rejektionsepisoden p. Patient im 1. + 2. Jahr	1,15	1,05	$p>0,2$

Tabelle 3. Serumkreatininspiegel nach Transplantation

Monate nach Tx	Kreatinin (mg/dl) ± Standardabweichung	
	Gruppe 1	Gruppe 2
3	2,0 ± 0,21	2,2 ± 0,23
6	2,2 ± 0,21	2,1 ± 0,24
12	2,2 ± 0,22	2,1 ± 0,21
18	2,2 ± 0,20	2,2 ± 0,19
24	2,1 ± 0,19	1,9 ± 0,19

Über eine durchschnittliche Verlaufsbeobachtung von 40 Monaten, im einzelnen mindestens 21 Monaten, wurden in gleichem Maße Daten wie Aufnahme der Organfunktion, Organüberlebensraten nach 1 und 2 Jahren sowie Rejektionshäufigkeiten und Serum-Kreatininwerte nach 3, 6, 12, 18 und 24 Monaten registriert (Tabellen 2, 3).

Unsere Ergebnisse

Ein verzögerter Funktionsbeginn, definiert als Dialysepflichtigkeit länger als 1 Woche nach Transplantation, wurde bei 61% der Patienten aus der Gruppe 1 gegenüber 67% der Gruppe 2 beobachtet. Der Transplantationfunktionsbeginn, definiert als Tag nach der letzten Hämodialyse, war in der Gruppe 1 nach 16 Tagen, in der 2. Gruppe nach 11 Tagen zu verzeichnen. Die Einjahrestransplantatüberlebensrate betrug 75% für Gruppe 1, 69% für Gruppe 2. Die entsprechenden Zahlen nach 2 Jahren lagen bei 71% und 63%. Die Anzahl der Rejektionsepisoden sind nach 1 Jahr und als Summe nach 1 und 2 Jahren in beiden Gruppen nahezu identisch. Der Vergleich der Nierenfunktion gemessen am Serum-Kreatinin im zeitlichen Verlauf über 2 Jahre zeigt ebenfalls keine signifikanten Unterschiede.

Nach unseren prospektiven Untersuchungen ist unter standardisierter Cyclosporin-Immunsuppression die Erfolgsrate von am Entnahmeort transplantierten Spendernieren ohne Berücksichtigung der HLA Klasse 1 und 2 Antigene prognostisch nicht ungünstiger zu sehen als bei der Verwendung überregionaler Spenderorgane mit gutem HLA-Match.

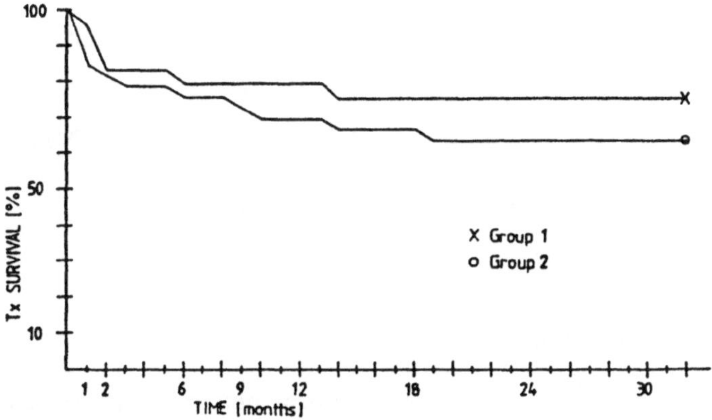

Abb. 1. Transplantatüberlebensraten in Abhängigkeit vom HLA-Matching

Unsere Untersuchungen bestätigten die Resultate von Alexander et al. [8], stehen aber in Widerspruch zu den Ergebnissen der Multicenterstudien von Opeltz et al. [1] und Ciciarelli [2]. Wir sind uns unserer vergleichbar geringen Fallzahl bewußt, meinen aber, aufgrund unserer prospektiv geführten Studie mit sehr engem Monitoring Denkanstöße geben zu dürfen. So könnte hier beispielsweise diskutiert werden, ob insbesondere die lange Wartezeit von Patienten mit seltener HLA-Konstellation nicht durch Vernachlässigung des Matches gekürzt werden könnte.

Figur 1 zeigt für beide Patientengruppen parallel die Transplantatüberlebensraten. Die trotz schlechten Cross-Matches günstigeren Transplantatüberlebensraten in der Gruppe 1, lassen sich wohl durch die geringe Fallzahl erklären, möglicherweise spielt hier aber kürzere kalte Ischämiezeit eine Rolle. Es sollten weitere prospektive Untersuchungen folgen, um diese Daten weiter zu erhärten.

Literatur beim Verfasser

Dr. R. Dittmer
Urologische Klinik
der Universität Hamburg
Martinistr. 52
D-2000 Hamburg 20

Kaliumefflux Cyclosporin-assoziierender Erythrozyten: Ein ätiologischer Faktor der Hyperkaliämie bei Cyclosporin behandelten Nierentransplantaten

H. Ihara, M. Arima und F. Ikoma

Einleitung

Im Gegensatz zu Azathioprin behandelten Nierentransplantatempfängern treten Hyperkaliämien bei Ciclosporin (CsA) immunsupprimierten Patienten signifikant häufiger auf [1, 2]. Sowohl eine gestörte renale Ionenbalance als auch ein Hypoaldosteronismus wurden in diesem Zusammenhang als kausale Faktoren diskutiert. Der Einfluß von CsA auf die Hyperkaliämie ist bislang jedoch noch unbekannt. Aus diesem Grunde führten wir in vitro Experimente durch, die den Stellenwert eines Kaliumeffluxes aus Erythrozyten bei CsA behandelten Transplantatrezipienten für die Entwicklung einer Hyperkaliämie klären sollten.

Methoden

Heparinisiertes Frischblut von gesunden Freiwilligen wurde entweder als Vollblut oder nach 3maligem Waschen als in physiologischer Kochsalzlösung suspendierte Erythrozytenlösung mit CsA (250 ng/ml bis 50 µg/ml) bei 37°C inkubiert. Nach Zentrifugation bestimmten wir die Kaliumkonzentration im Überstand nach der Atomabsorptionsmethode. Der Grad der Hämolyse wurde an Hand der Hämoglobinkonzentration im Überstand durch spektrometrische Analyse, Absorbation bei 430 nm, ermittelt. Anschließend wurde der pH der Lösung gemessen. In einigen Experimenten inkubierten wir mit Ouabain (10^{-5} M), einem spezifischen Inhibitor der Na-K ATPase, um eine Hemmung des aktiven Na-K Transportes an der erythrozytären Zellmembran zu erreichen.

Ergebnisse

Die Kaliumkonzentratin im Überstand stieg in Abhängigkeit zur CsA Konzentration der Inkubationslösung und erreichte ein signifikantes Niveau nach Inkubation mit CsA ab einer Konzentration von 2500 ng/ml (s. Abb. 1). Wie aus Abb. 2 hervorgeht, war dieser Effekt ebenfalls abhängig von der Inkubationszeit. Nach Inkubation mit hohen CsA-Dosen (über 50 µg/ml) kam es zum Auftreten einer Hämolyse, die aber keine signifikante Korrelation zum Kaliumefflux besaß. PH-Wert-Änderungen beobachteten wir nicht. Eine Behandlung mit Ouabain resultierte in einem deutlichen Kaliumefflux, der jedoch durch zusätzliche Inkubation mit CsA noch weiter gesteigert werden konnte.

Diskussion

Bei Nierentransplantatempfängern können verschiedene wichtige Faktoren wie Azidose, Oligo-Anurie und gestörte renale Ionenausscheidungsbalancen eine Hyperkaliämie hervorrufen. Auf Grund unserer Ergebnisse ist hierzu auch der Kaliumefflux aus Erythrozyten nach CsA Behandlung zu rechnen. Diese Komponente fällt insbesondere dann ins Gewicht, wenn sich die therapeutische CsA-Konzentration nahe toxischer Dosierungen bewegt. Es scheint, daß dem Kaliumefflux eine Hemmung der Na-K-Pumpe (Na-K-ATPase)

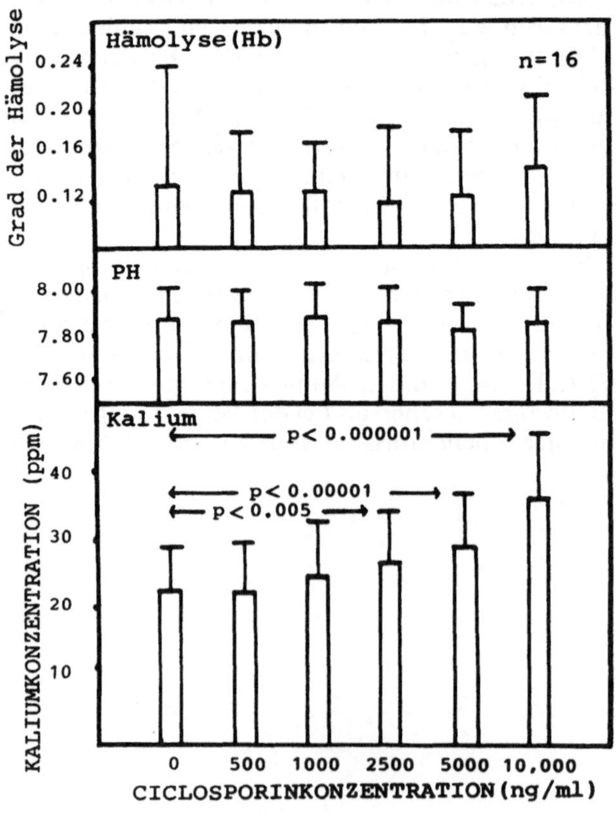

Abb. 1. Kaliumefflux, pH und Hämolysegrad in Abhängigkeit zur CsA-Konzentration

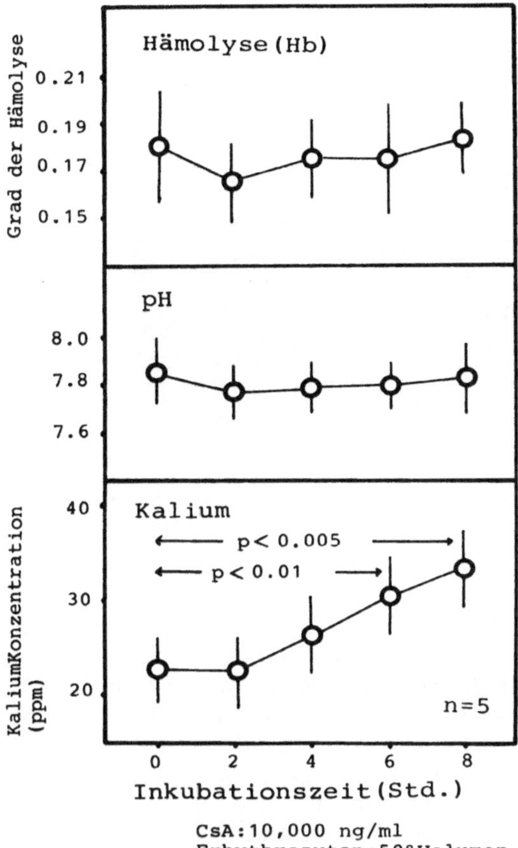

Abb. 2. Kaliumefflux, pH und Hämolysegrad in Abhängigkeit zur Inkubationszeit

der Erythrozytenmembran durch CsA zugrunde liegt. Solch eine Inhibition wurde ebenfalls in einem Tierversuch für Nierenzellen bei Ratten beschrieben [3].

Schlußfolgerung

CsA steigert den Kaliumefflux aus Erythrozyten und scheint daher als kausaler Faktor der Hyperkaliämie bei Nierentransplantaten betrachtet werden zu können.

Literatur

1. Adu D, Turney J, Michael J, McMaster P (1983) Hyperkalemia in cyclosporin-treated renal allograft recipients. Lancet 2: 370–371
2. Foley RJ, Hammer RW, Weinman EJ (1985) Serum potassium concentration in cyclosporin- and azathioprine-treated renal transplant patients. Nephron 40: 280–285
3. Suzuki S, Oka T, Ohkuma S, Kuriyama K (1987) Biochemical mechanisms underlying cyclosporine-induced nephrotoxicity. Transplantation 44: 363–368

Dr. H. Ihara
Department of Urology
Hyogo College of Medicine
Mukogawa-cho 1-1
Nishinomiya, Hyogo, 663
Japan

Duplexsonographische Untersuchungen bei nierentransplantierten Patienten mit normaler und gestörter Nierenfunktion

J. Riehl, S. Roskamp, A. Homburg, F. J. Deutz und H. G. Sieberth

Einleitung

Mit Hilfe der Duplexsonographie (Kombination der B-Bild-Sonographie und gepulster Dopplersonographie) können nach Nierentransplantation qualitative und quantitative Parameter der Transplantatdurchblutung gewonnen werden. Die Analyse der Doppler-Shiftkurven ermöglicht die Beurteilung des Gefäßwiderstands der Transplantatstrombahn. Bisher vorliegende Erfahrungen zeigen, daß die Duplexsonographie als nicht invasive Methode zur Erfassung von Transplantatrejektionen dienen kann.

Patienten und Methode

Es wurden 46 Patienten mit allogenen Nierentransplantaten mittels Duplexsonographie untersucht (mittleres Lebensalter: 48,4 Jahre, Zeit nach Transplantation: 4,5 Jahre). Bei 36 Patienten bestand eine stabile Nierenfunktion (Kreatinin: 150+/−52 μmol/l). 10 Patienten zeigten eine Transplantatdysfunktion, die histomorphologisch abgeklärt wurde (akute vaskuläre Abstoßung: n = 3, akute interstitielle Rejektion: n = 2, akutes Nierenversagen + interstitielle Rejektion: n = 3, chronische Rejektion: n = 2). Bei allen Patienten erfolgte die Duplexsonographie der Arteria renalis im hilusnahen Abschnitt (SONOLINE SL2 mit FFT-Dopplerzusatz, Fa. Siemens). Das Meßvolumen wurde so gewählt, daß nach optischer und akustischer Kontrolle eine optimale Signalregistrierung erreicht wurde. Bei der Untersuchung wurde ein Einstrahlwinkel des Dopplerschalls zur Blutströmung von 60 Grad angestrebt. Aus der Doppler-Shift-Kurve während eines Herzzyklus wurden die maximalen Frequenzen in Systole

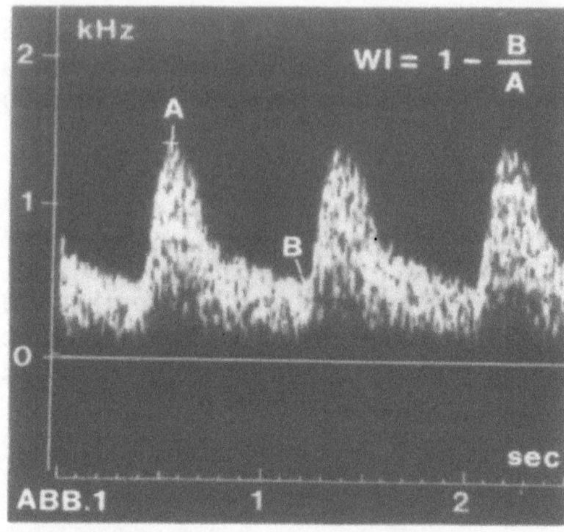

Abb. 1. Dopplersonogramm der Art. renalis bei normaler Transplantatfunktion (WI = 0,68). Der Widerstandsindex *(WI)* wird nach der angegebenen Vorschrift bestimmt

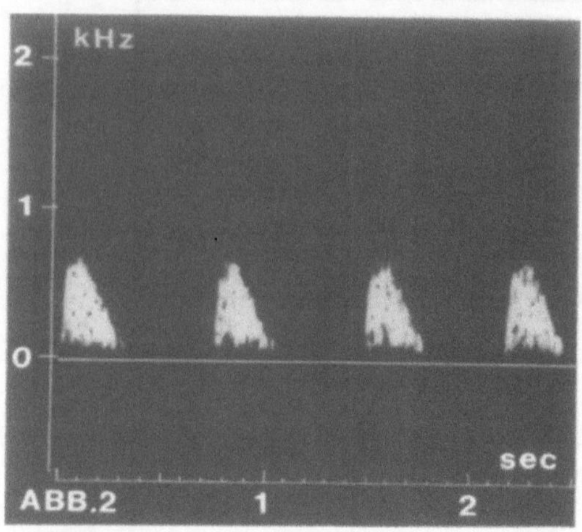

Abb. 2. Dopplersonogramm der Art. renalis bei akuter vaskulärer Rejektion (WI = 1). Während der Diastole ist kein Doppler-Signal ableitbar

(A) und am Ende der Diastole (B) bestimmt. Als winkelunabhängige Größe wurde der Widerstandsindex WI (WI = 1 − B/A) berechnet (Abb. 1).

Ergebnisse

Bei Patienten mit stabiler Transplantatfunktion (n = 36) war in allen Fällen die Doppler-Shift-Kurve mit formanalytischen Charakteristika eines widerstandsarmen Versorgungsgebietes abzuleiten (Abb. 2). Der Widerstandsindex dieses Kollektivs wurde mit 0,65 +/− 0,08 bestimmt (Maximum: 0,75, Minimum: 0,46, Variabilitätskoeffizient: 10,8%). Tabelle 1 zeigt die Untersuchungsergebnisse bei histologisch verifizierten Transplantatdysfunktionen.

Diskussion

Bei allen Patienten mit stabiler Transplantatfunktion lagen die dopplersonographisch ermittelten Widerstandsindizes unter 0,76. Bei gestörter Transplantatfunktion, bei der primär oder sekundär vaskuläre Veränderungen mit erhöhtem Gefäßwiderstand bestehen (akute vaskuläre Rejektion, chronische Rejektion), wurden erhöhte Widerstandsindizes bestimmt. Nach den vorliegenden Beobachtungen ergeben sich die am wenigsten ausgeprägten Veränderungen bei interstitiellen Rejektionen. Die Auswirkungen auf den Widerstandsindex werden bei akutem Nierenversagen und interstitieller Rejektion wahrscheinlich durch das Ausmaß des interstitiellen Oedems auf die Transplantatperfusion bestimmt.

Die hier vorgestellten Ergebnisse bestätigen die Befunde anderer Autoren [1-5]. Trotz eingeschränkter Spezifität der Methode ergänzt die Duplexsonographie das diagnostische Spektrum beim Transplantatmonitoring.

Tabelle 1. Histologische Biopsiebefunde und korrespondierende Widerstandsindizes *(WI)* bei Patienten mit gestörter Transplantatfunktion (*LA*, Lebensalter der Patienten; *TA*, Zeit nach Transplantation in Monaten; *CR*, chronische Rejektion; *AIR*, akute interstitielle Rejektion; *AVR*, akute vaskuläre Rejektion; *ARF*, akutes Nierenversagen)

NR	LA	TA	Histol.	WI
1	54	36	CR	1,00
2	51	2	AIR + ARF	1,00
3	51	7	AIR	0,84
4	50	1	AIR + ARF	1,00
5	51	1	AVR	1,00
6	29	1	AIR + ARF	1,00
7	30	3	CR	1,00
8	31	1	AVR	0,94
9	35	2	AVR	1,00
10	42	1	AIR	0,68

Literatur

1. Needleman L, Kurtz AB (1987) Doppler evaluation of the renal transplant. JCU 15 (9): 661-673
2. Rigsby CM, Taylor KJW, Weltin GG, Burns PN, Bia M, Princenthal A, Kashgarian M, Flye MW (1986) Renal allografts in acute rejection: Evaluation using duplexsonography. Radiology 158: 375-378
3. Rigsby CM, Burns PN, Weltin GG, Chen B, Bia M, Taylor KJW (1987) Doppler signal quantitation in renal allografts: Comaprison in normal and rejecting transplants with pathologic correlation. Radiology 162: 39-47
4. Sampson D (1976) Ultrasonic method for detecting rejection of human renal allotransplants. Lancet 2: 976-978
5. Schwaighofer B, Kainberger F, Stiglbauer R, Hübsch P, Traindl O, Barton P (1987) Duplex-Sonographie zur Beurteilung der normalen Strömungsverhältnisse am Nierentransplantat. Ultraschall 8: 178-179

Dr. J. Riehl
Abteilung Innere Medizin II
Klinikum der RWTH Aachen
Pauwelsstraße
D-5100 Aachen

Die endourologische Behandlung von Ureterstenosen nach Nierentransplantation

F. M. J. Debruyne, G. O. N. Oosterhof, A. J. Hoitsma und P. J. M. Kil

Einleitung

Eine Ureterobstruktion nach Nierentransplantation tritt in einer Häufigkeit zwischen 1 und 10,7% auf [5, 6, 7], meist als Folge einer retroperitonealen Fibrose oder eine Striktur des Ureter-Blasenübergangs. Die operative Standardtherapie besteht in einer Anastomosierung des autologen Ureters in das Pyelum der Transplantatniere [1, 9]. Um diese potentiell komplizierte Operation zu vermeiden, wird die perkutane transluminale endoskopische Dilatation der Striktur als geeignete Alternative beschrieben.

Patienten und Methode

Wir sahen in unserem Patientengut von 880 Transplantationen in 29 Fällen (3,4%) Obstruktionen. Bei 5 Patienten bestand eine Stenose im Niveau des Ureter-Blasenübergangs. Eine generalisierte retroperitoneale Fibrose lag bei 24 Patienten der Obstruktion zu Grunde. Die Obstruktion entstand in einem Zeitraum zwischen 2 und 44 Monaten nach Transplantation. Seit Januar 1985 haben wir bei 6 Patienten die Stenose mit der antegraden perkutanen Dilatation behandelt. Vier Strikturen befanden sich am Ureter-Blasenübergang, eine Striktur in der Mitte und eine weitere im proximalen Anteil des Ureters (wobei die letztgenannte an der Stelle einer früheren Pyeloureterostomie entstanden war).

Nach der Diagnosestellung Obstruktion, meistens initiiert durch einen Kreatininanstieg oder einer echografisch nachgewiesenen Dilatation, wurde bei allen Patienten ein Nephrostomiekatheter angelegt. Danach konnte die Diagnose Striktur bestätigt werden: Abnahme des Kreatininspiegels antegrade Röntgenkontrastaufnahmen, Whitakertest oder Isotopenscan.

Die Dilatation der Striktur erfolgte über den Nephrostomiekanal. Nach dessen Dilatation wurden das Pyelum und der proximale Ureter mit einem flexiblen Nephroskop inspiziert. Es wurde ein Führungsdraht durch die Stenose und dieser entweder unter Sicht oder unter Durchleuchtung aus der Harnblase herausgeführt. Mit Hilfe semirigider Fasziendilatatoren wurde die Striktur über den Führungsdraht bis auf Charrière 14 auf dilatiert. Ein 12 Charrière Silikonplatzhalter wurde in der Stenose zurückgelassen und aus der Niere herausgeführt. Dieser Platzhalter wurde nach 24 Stunden abgeklemmt, so daß eine Urinpassage durch den Platzhalter zur Blase möglich wurde. Er wurde nach 6 Wochen entfernt und durch einen Nephrostomiekatheter ersetzt.

Ergebnisse

Diese Art der Dilatation führte bei 4 Patienten mit einer Stenose im Ureterblasenübergang zu einem anatomisch und funktionell befriedigenden Ergebnis, so daß eine weitere Therapie nicht mehr notwendig war. Zwei proximal gelegene Ureterstrikturen konnten allerdings nicht erfolgreich dilatiert werden. Bei einem Patienten rezidivierte die Striktur nach 5 Monaten, und es mußte eine Pyeloureterostomie angelegt werden. Bei einem anderen Patienten bestand die Striktur auch nach Entfernung des Platzhalters und eine Drainage erfolgte über Double-J-Katheter.

Nach erfolgreicher Dilatation war ein deutliches Abfallen des Kreatininspiegels bei 3 der 4 Patienten zu beobachten, bei dem 4. Patient konnte ein progressiver Kreatininanstieg nach der Dilattion abgefangen werden. Im IVP trat bei allen Patienten eine Besserung auf. Diese Methode wies keine Mortalität auf, die Komplikationen blieben beschränkt: bei einem Patienten brach der Platzhalter während der Extraktion und mußte transurethral entfernt werden. Eine Transplantatniere ging an einer chronischen vaskulären Abstoßungsreaktion verloren.

Schlußfolgerung

Die transluminale Dilatation von lokalisierten Strikturen nach Nierentransplantation stellt eine Alternative zur offenen chirurgischen Therapie dar [2, 3, 4, 8]. Am besten eignen sich dafür Patienten mit kurzen Strikturen, die am Ureter-Blasenübergang lokalisiert sind.

Vorteile des antegraden perkutanen Zugangsweges sind:

1. Nach dem Anlagen eines Nephrostomiekatheters wird eine Verbesserung der Nierenfunktion festgestellt, diagnostische Untersuchungen werden möglich. Mit der antegraden Pyelographie können Lokalisation und Länge der Striktur festgelegt werden. Der Whitaker-Perfusionstest zur Einteilung des funktionellen Obstruktionsgrades kann durchgeführt werden.
2. Nach Verbesserung der Nierenfunktion, dank der perkutanen Drainage, kann auf demselben Wege die definitive Therapie stattfinden.
3. Eine offene operative Therapie wird vermieden.

Literatur

1. Debruyne FMJ, Hoitsma AJ, Arendsen EH, Oosterhof GON (1988) Surgical treatment of urological complications in kidney transplantation. World J Urol 6: 75-77
2. Lewi HJE, McMillan I, Bramwell S, Kyle KF (1985) Percutaneous pyelolysis: a new approach to posttransplant ureteric obstruction. Br J Urol 57: 354-355
3. Lieberman SF, Keller FS, Barry JM, Rösch J (1982) Percutaneous antegrade transluminal ureteroplasty for renal allograft ureteral stenosis. J Urol 128: 122-124
4. List AR, Blohmé I, Brynger H, Nilson AE (1983) Balloon dilation for ureteral strictures in graft kidneys. Transplantation 135: 105
5. Löbermann H, Dotal G, Schreiber B, Eigler FW (1979) Frühe Ureterkomplikationen nach Nierentransplantation. Langenbecks Arch Chir 348: 269-275
6. Mundy AR, Podesta ML, Bewick M, Rudge CJ, Ellis FG (1981) The urological complications of 1000 renal transplants. Br J Urol 53: 397-402
7. Smith RB, Ehrlich RM (1979) The surgical complications of renal transplantation. Urol Clin North Am 3: 621-646
8. Streem SB, Novick AC, Steinmuller DR, Musselman W (1986) Percutaneous techniques for the management of urological renal transplant complications. J Urol 135: 456-459
9. Waltzer WC, Zincke H, Learly FJ et al. (1980) Urinary tract reconstruction in renal transplantation. Urology 26: 233-241

Prof. Dr. F. M. J. Debruyne
Kliniek voor Urologie
Katholieke Universiteit Nijmegen
Postbus 9101
NL-6500 HB Nijmegen

Die Rekonstruktion von subtotalen Nierenarterienstenosen im akuten Transplantatversagen

K. Möhring, S. Pomer und M. Rambausek

Problemstellung

Das akute Nierenversagen auf dem Boden einer subtotalen Transplantat-Arterienstenose ist durch ein hohes Risiko des Transplantatverlustes gekennzeichnet. Es wird über zwei derartige Fälle mit jeweils manifester lebensbedrohlicher Hochdruckkrise und bereits eingetretener Anurie berichtet, wo unter notfallmäßigen Bedingungen eine arterielle Rekonstruktion durchgeführt wurde.

Fallbeschreibung I

Bei dem dreiundzwanzigjährigen Patienten kam es Mitte 1987, fünf Jahre nach der Transplantation einer Säuglingsniere zur Entwicklung eines therapieresistenten Hochdruckes. Die Blutdrucke von bis zu 230 mm Hg syst. und 140 mm Hg diastolisch waren trotz massiver antihypertensiver Therapie unbeeinflußbar. Mit Kopfschmerzen und Schwindelanfällen und mit bereits eingetretener Anurie wurde der Patient stationär aufgenommen. Bei der nuklearmedizinischen Untersuchung war die Nierenperfusion stark vermindert. Eine intraarterielle digitale Subtraktionsangiographie ergab zwölf Stunden nach Eintreten der Anurie eine filiforme Stenose der Transplantatniere (Abb. 1). Bei der am Aufnahmetag vorgenommenen Transplantatfreilegung wurde die Arterie mit Hilfe eines Vena-Saphena-Interponates rekonstruiert (postoperatives Angiogramm s. Abb. 2). Postoperativ kam es zur anhaltenden Erholung der Nierenfunktion und Normalisierung des Blutdruckes.

Fallbeschreibung II

Ein zweiundvierzigjähriger Empfänger ebenfalls einer Säuglingsniere entwickelte Anfang 1987, im neunten postoperativen Jahr, einen subtotalen langstreckigen Verschluß der Transplantatarterie. Der herzinsuffiziente Patient stimmte einer operativen

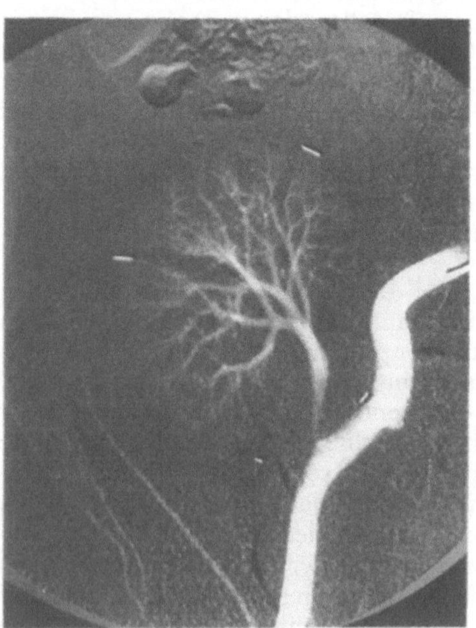

Abb. 1. Digitale Subtraktionsangiographie mit Darstellung einer filiformen Stenose der Transplantatarterie. Zustand vor operativer Korrektur

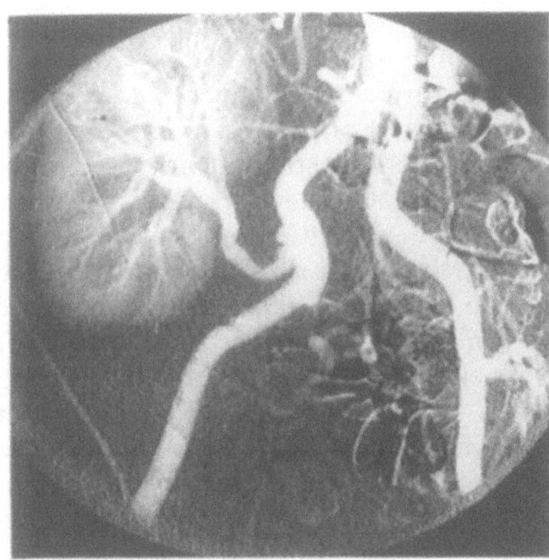

Abb. 2. Digitale Subtraktions-Re-Angiographie: unauffällige Darstellung der Transplantatarterie. Gute Perfusion der Transplantatniere

Korrektur erst zu, nachdem eine Anurie eingetreten und bereits vier Dialysebehandlungen ohne entscheidenden Einfluß auf die Hypertonie (Abb. 3) durchgeführt waren. Bei einer operativen Revision wurde unter Zuhilfenahme eines PTFE-Patches die langstreckig subtotal stenotische Arterie erweitert. Auf der postoperativ angefertigten digitalen Subtraktionsangiographie erschien die Stenose behoben.

Beide Patienten sind im zweiten postoperativen Jahr normoton und weisen normale Serum-Kreatininwerte auf.

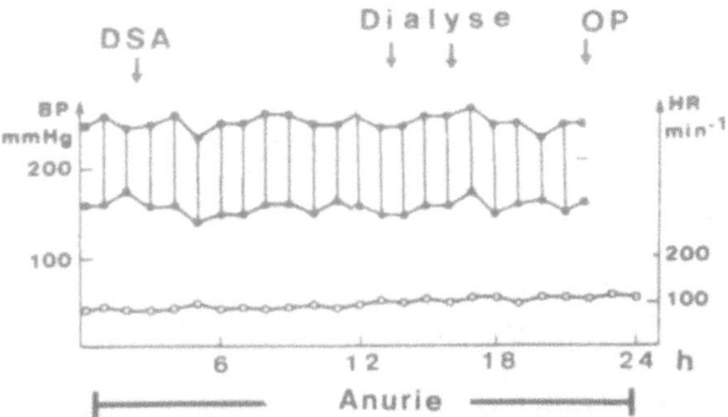

Abb. 3. Verlaufskurve des Patienten II: therapieresistenter Hochdruck, Anurie als Merkmale während der Beobachtung in der praeoperativen Phase

Schlußfolgerung

Auch unter den Bedingungen des bereits eingetretenen akuten Nierenversagens auf dem Boden einer subtotalen Transplantatarterienstenose kann eine Spätkorrektur die Patienten vor drohendem Transplantatverlust bewahren.

Prof. Dr. K. Möhring
Oberarzt der Urologischen Abteilung
des Chirurgischen Zentrums der Universität Heidelberg
Im Neuenheimer Feld 110
D-6900 Heidelberg

Rekonstruktion des oberen Harntraktes bei Komplikationen nach Nierentransplantation

N. Schmeller, J. Hoyer und M. Horn

Komplikationen am oberen Harntrakt einer Transplantatniere sind relativ selten und werden primär sonographisch (Harnstauung), teils auch bei einer Isotopennephrographie oder Computertomographie diagnostiziert. Vor rekonstruktiven Eingriffen muß die Anatomie des harnableitenden Systems genau dargestellt werden. Dies geschah in der Regel durch retrograde Ureteropyelographie. Bei dilatiertem Nierenbeckenkelchsystem hat die Feinnadelpunktion des Nierenbeckens unter Ultraschallkontrolle, mit Urinaspiration und antegrader Ureteropyelographie entscheidende Vorteile: 1. Bei Männern ist die transrenale Punktion (denervierte Niere) mit der Chibanadel (0,7 mm) deutlich weniger schmerzhaft als eine Zystoskopie. 2. Eine bakterielle Kontamination (Immunsuppression!) ist hierbei nahezu ausgeschlossen. 3. Bei chronischem Harnwegsinfekt kann durch Urinaspiration aus dem Nierenbecken eine Lokalisation des Infektes durchgeführt werden. Bei Harnleiternekrose oder -stenose nach Nierentransplantation ist das Hohlraumsystem nahezu immer dilatiert. Die Feinnadelpunktion unter kontinuierlicher Ultraschallkontrolle war stets problemlos. Nur in 3 von 23 Feinnadelpunktionen trat eine geringe, nicht Hb-wirksame Hämaturie auf.

Bei 11 Patienten traten *Harnleiternekrosen* zwischen 2 und 101 Tage nach Nierentransplantation auf (Tabelle 1) und lagen bei 5 Patienten distal, so daß der Harnleiter in die ventrale Blasenwand (nach Röhl) reimplantiert werden konnte, allerdings in 2 Fällen ohne Refluxschutz. Von diesen Transplantaten mußte nur eines 3 Monate später wegen vasku-

Tabelle 1. Operative Versorgung bei ischämischer Harnleiternekrose (n = 11)
Diagnose: 2-101 Tage nach Transplant.

n	Technik	Organfunktion
Ohne Refluxschutz		
2	UCN End-zu-Seit	2 × gut (8 Mon.)
1	Boari	gut (35 Mon.)
1	UCN mit Zipfelblase	gut (2 Mon.)
1	Vesicopyelostomie	gut (10 Mon.)
Antirefluxiv		
3	UCN nach Röhl	2 × gut (11 Mon.) 1 × vask. Abstoßung
1	Ureteropyelostomie Eigen-HL→T-NB	Organverlust wegen Nachblutung
Andere		
1	Urinomdrainage	gut (36 Mon.)
1	Übernähung und Schienung	+ Abszeß

Tabelle 2. Versorgung von Harnleiterstenosen

		Organfunktion
Am pyeloureteralen Übergang		
1	perkutane Schlitzung	gut (4 Mon.)
An der Harnleiterimplantationsstelle		
1	antegrade Dilatation und Schienung	gut (6 Mon.)
1	retrograde Schlitzung →Rezidiv→UCN (Röhl)	gut (10 Mon.)

Folgerungen
Die Anwendung endourologischer Techniken erscheint vor der offenen Operation gerechtfertigt

lärer Abstoßung entfernt werden. Die anderen arbeiten nach im Mittel 10 Monaten einwandfrei. Bei 4 ausgedehnten ischämischen Harnleiternekrosen wurde in einem Fall eine Boari-Plastik durchgeführt (gute Funktion nach 35 Monaten), im zweiten Fall eine Vesikopyelostomie, ebenfalls ohne Refluxschutz (gute Funktion nach 10 Monaten), im dritten Fall die Ureteropyelostomie des Eigenharnleiters zum Transplantatnierenbecken (Transplantatverlust wegen schwerer Nachblutung) und im letzten die Bildung einer Zipfelblase zum Harnleiterstumpf mit Ureterocystoneostomie und Fixation des Blasenzipfels im narbigen paraureteralen Gewebe (gute Funktion nach 2 Monaten). Somit war zumindest die kurz- bzw. mittelfristige Transplantatfunktion unabhängig von der Implantationstechnik mit oder ohne Refluxschutz. Bei einem Patienten wurde wegen akutem Herzinfarkt lediglich das Urinom drainiert. Erstaunlicherweise liegt hier 3 Jahre später eine gute Organfunktion vor. In dem ältesten Fall wurde vor Jahren lediglich eine Übernähung und Schienung des nekrotischen Harnleiters durchgeführt. Der Patient erlag einem ausgedehnten Abszeß, der vom Transplantatharnleiter ausging. Nach unserer Erfahrung ergeben sich folgende *Folgerungen* für die operative Versorgung der Harnleiternekrose nach Transplantation: 1. Der nekrotische Harnleiter muß bis in sicher gut durchblutetes Gewebe reseziert werden. 2. Die Uretero-Cysto-Neostomie ist meist möglich. Der Defekt kann in der Regel durch Mobilisation der Blase mit Bildung einer Zipfelblase überbrückt werden. 3. Die antirefluxive Harnleiterreimplantation ist von sekundärer Bedeutung. Bei mangelnder Harnleiterlänge kann darauf verzichtet werden.

Die *Harnleiterstenosen* lagen in 2 Fällen an der Harnleiter-Blasen-Anastomose und in einem Fall am pyeloureteralen Übergang (Tabelle 2). Im letzteren Fall führte eine perkutane Schlitzung des Harnleiterabganges zum Erfolg. Bei einer distalen Stenose führte die antegrade Ballondilatation und Schienung zu bleibendem Erfolg und im letzten Fall mußte nach erfolgloser retrograder Harnleiterschlitzung eine Reimplantation in die Blasenvorderwand durchgeführt werden. Bei der Harnleiterstenose nach Transplantation erscheint die *Anwendung endourologischer Techniken gerechtfertigt.* Nur bei deren Versagen kommt die operative Intervention in Betracht.

Priv.-Doz. Dr. med. N. Schmeller
Klinik für Urologie der Medizinischen Universität zu Lübeck
Ratzeburger Allee 160
D-2400 Lübeck 1

20 Jahre Nierentransplantation

L. Röhl

Beitrag nicht eingereicht

Urologische und chirurgische Komplikationen bei 284 konsekutiven Nierentransplantationen

M. Balducci, W. Kramer, C. Franzen, W. Ernst, P. Hanke und D. Jonas

Am Klinikum Frankfurt/Main wurden seit 1968 596 Nierentransplantationen durchgeführt. Die 284 konsekutiven Nierentransplantationen der Jahre 1982 bis 1986 wurden bezüglich ihrer urologisch/chirurgischen Komplikationen im Rahmen einer retrospektiven Studie analysiert. Das Kollektiv beinhaltet 34 Verwandtennieren und 33 Zweit- oder Dritttransplantationen.

Das Durchschnittsalter der Patienten betrug 36,3 Jahre, der älteste war 84, der Jüngste 8 Jahre alt. 37% der Patienten waren weiblichen, 63% männlichen Geschlechts. Die kumulative Transplantfunktionsrate bezogen auf ein Jahr, betrug 90%.

Im Beobachtungszeitraum zwischen 12 und 60 Monaten, verloren 14,4% (n=41) der Patienten ihr Transplantat (Abb. 1). In 66% der Fälle war die Ursache eine nicht beherrschbare Abstoßungsreaktion. Lediglich in 8 von 41 Fällen (19%) waren chirurgische Komplikationen für den Transplantatverlust verantwortlich zu machen.

19 Patienten verstarben, davon 16 bei noch funktionierendem Organ, meist wegen septischer oder kardio-vaskulärer Komplikationen (Abb. 2). Die Einjahresüberlebensrate der Patienten liegt für die untersuchten Jahre bei 96 - 91,8 - 98,2 und 94,7%. Die 5-Jahresüberlebensrate beträgt für das Jahr 1982 88,2%.

In der unmittelbar postoperativen Phase waren revisionsbedürftige Nachblutungen, die mit einer Kompression des Nierenparenchyms, des Ureters und der Gefäße einhergingen, die häufigste Komplikation. Die Ursachen waren wenige aufgegangene Ligaturen und undichte Gefäßanastomosen oder diffuse Blutungen vermutlich infolge der präoperativen ASS-Medikation.

Eine spontane Nierentransplantatruptur beobachteten wir bei 4 Patienten (1,4%). Alle Rupturen waren vergesellschaftet mit einer akuten vasculären Abstoßung. Eine rupturierte Niere mußte entfernt werden, die übrigen konnten chirurgischerseits durch Versorgung mit Fibrinkleber in Kombination mit Collagenfließ beherrscht werden [2].

Bei 24 Patienten (8,4%) wurde während des postoperativen Verlaufes eine Nierenarterienstenose diagnostiziert. 6 dieser Stenosen fanden sich im Anastomosenbereich, 18 weiter hiluswärts. Diese Lokalisation deutet darauf hin, daß die meisten Stenosen offenbar bedingt sind durch Intimaläsionen, die im Rahmen der Entnahme oder Perfusion oder auch durch Knickbildung oder abstoßungsbedingte Epithelproliferation verursacht sein können. Die Therapie der Wahl bestand in einer ein- oder mehrmaligen transluminalen Angioplastie, die in 87% der Fälle erfolgreich war [4, 5, 6]. Die Lokalisation der Stenose spielte hierbei keine entscheidende Rolle.

Bei 10 Patienten (0,4%) entwickelte sich eine operationswürdige Lymphocele, in 6 Fällen vergesellschaftet mit einer Harnabflußstörung. Die innere Marsupialisation war immer erfolgreich [1] - lediglich in einem Fall war ein Zweiteingriff erforderlich.

19 Patienten (6,7%) entwickelten eine behandlungsbedürftige Ureterobstruktion, meist bedingt durch Verwachsungen im paravesikalen Raume [3]. 14 Revisionsoperationen verliefen erfolgreich, 2 führten jedoch zum Transplantatverlust.

Urinome sahen wir bei 4 Patienten (1,4%). Als Ursachen konnten wir eine Anastomoseninsuffizienz,

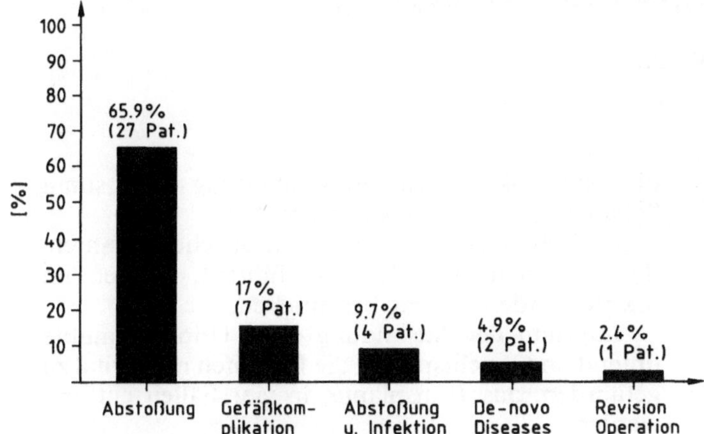

Abb. 1. Nierentransplantationen 1982-1986. Ursachen der Transplantatverluste (n=284), Inzidenz: 14,4%

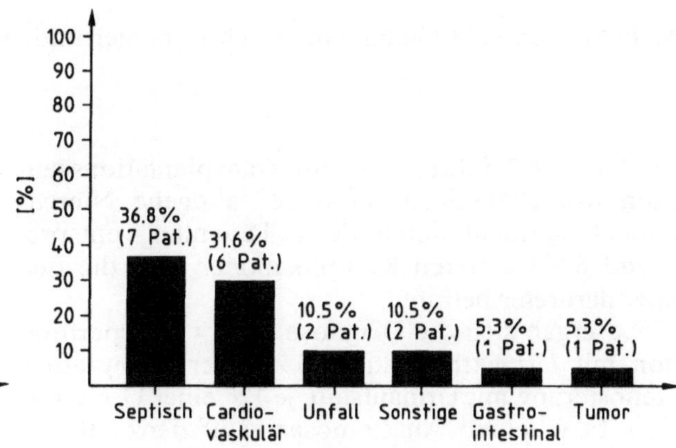

Abb. 2. Nierentransplantationen 1982-1986. Todesursachen transplantierter Patienten (n=284), Inzidenz: 6,7%

Tabelle 1. Nierentransplantation 1982-1986 (n = 284). Chirurgische Komplikationen

	(n)	(%)
Revisionsbedürftige Nachblutung	13	4,6
Transplantatruptur	4	1,4
Lymphocele	10	3,5
Transplantatarterienstenose	24	8,4
Transplantatgefäßstenose	4	1,4
Wundinfektion	6	2,1
Wunddehiszenz	3	1,1
Peptisches Ulcus	3	1,1
Ipsilaterale Inguinalhernie	7	2,5
Tiefe Beinvenenthrombose	13	4,6
Lungenembolie	3	1,1

Tabelle 2. Nierentransplantation 1982-1986 (n = 284). Urologische Komplikationen

	(n)	(%)
Urinom	4	1,4
Ureterobstruktion	19	6,7
Blasentamponade	17	6,0
Urethrastriktur	2	0,7
Meatusstenose	3	1,1
Prostataadenom	6	3,4
Urolithiasis	2	0,7
Ipsilaterale Hydrocele	27	15,1

eine Harnleiterwandnekrose sowie ein iatrogenes Leck, entstanden bei der Explantation ermitteln.

17 Patienten (6%) hatten Harnblasentamponaden, die in den meisten Fällen durch Blutungen aus der A. ureterica bedingt waren. 12 Patienten mußten daraufhin koaguliert werden, bei den übrigen genügte eine alleinige Spülbehandlung.

15,1% der männlichen Patienten entwickelten - zumeist nach totaler oder partieller Durchtrennung des Funiculus spermaticus - eine ipsilaterale Hydrocele testis, die in 3% der Fälle operativ versorgt werden mußte.

Die Zahl der aufgeführten Komplikationen (Zusammenfassung Tabelle 1, 2) zeigt wieder einmal mehr, daß chirurgischerseits die Nierentransplantation ein recht problemfreies Verfahren zur Therapie der terminalen Niereninsuffizienz geworden ist. Grundsätzlich muß jedoch gesagt werden, daß viele Komplikationen bereits bei der Organentnahme induziert werden und somit diesem Eingriff eine zumindest ebenso große Bedeutung wie der eigentlichen Transplantation zukommt.

Literatur

1. Burleson RL, Marbarger PD (1982) Prevention of lymphocele formation following renal allotransplantation. J Urol 127: 18
2. Hanke P, Faßbinger W, Brox G (1986) Treatment of kidney allograft rupture by maens of Fibrin sealant and collagen fleece: Experimental and Clinical Studies. Transplant Proc 18: 1029
3. Kinnaert P, Hall M, Janssen F, Vereerstraeten P, Toussaint C, van Geertruyden J (1985) Ureteral stenosis after kidney transplantation: True incidence and long-term followup after surgical correction. J Urol 133: 17
4. Laasonen L, Edgren J, Forslund T, Eklund B (1985) Renal transplant artery stenosis and percutaneous transluminal angioplasty. Acta Radiol (Diagn) 26: 609
5. Oesterwitz H, Strobelt V, Blank W, Müller P (1985) Methoden der extrakorporalen Nierenarterienrekonstruktion bei der Leichennierenallotransplantation unter besonderer Berücksichtigung der Mikrochirurgie. Z Urol Nephrol 78: 433
6. Starck E, Faßbinder W (1984) Angiographische Diagnostik und Therapie der Transplantatniere. In: Praxis der Nierentransplantation (II). Schattauer, Stuttgart New York, S 259

Dr. med. M. Balducci
Abteilung Urologie im Zentrum Chirurgie
Klinikum der Johann Wolfgang Goethe-Universität
Theodor-Stern-Kai 7
D-6000 Frankfurt 70

Ureterkomplikationen nach Nierentransplantation - Möglichkeiten der plastisch-chirurgischen Versorgung

M. Prosinger, H.-J. Cullmann, H. Schneeberger und W. Land

Im Jahr 1987 führten wir am Transplantationszentrum München-Großhadern 182 allogene Nierentransplantationen durch. Bei 12 Patienten - entsprechend 6,5% - traten Komplikationen auf, die den Spenderureter betrafen.

5 × ergab sich die Diagnose einer Ureterperforation mit Urinextravasation, 5 × einer hochgradige Stenosierung mit Urinaufstau, je 1 × einer Uretertorsion bzw. einer Anastomoseninsuffizienz. Retrospektiv *stehen technische Ursachen* sowohl bei Explantation wie bei Transplantation im Vordergrund, die eine lokale Minderdurchblutung und somit Schädigung des Ureters hervorriefen.

Klinische Zeichen sowie diagnostische Verfahren, die zur operativen Revision führten, werden im nachfolgenden Vortrag beschrieben.

Aufgrund der Ausbildung eines Urinoms mußte unter dem Gesichtspunkt, die Patienten nicht vital zu gefährden, das Transplantat in vier Fällen entfernt werden.

Die Anastomoseninsuffizienz sowie drei Fälle von distaler Ureterschädigung konnten versorgt werden durch eine Ureterreimplantation sowie entsprechende Drainierung.

War nach dem intraoperativen Befund der Spenderureter für eine erneute Blasenanastomose nicht mehr zu verwenden, wurde in drei von den 12 geschilderten Fällen die Anastomose zwischen Eigenureter und Spenderpyelon durchgeführt. Zur Anwendung kam eine End-zu-End-Technik in Art einer Nierenbeckenplastik unter gleichzeitiger Anlage einer Nierenfistel meist auch einer zusätzlichen Ureterschienung.

1 × erfolgte die Versorgung mittels Cystopyelostomie unter Verwendung eines Boari-Flaps.

Zwei ausgewählte Fallbeispiele sollen die Möglichkeiten plastisch rekonstruktiver Operationsverfahren bei der Nierentransplantation mit Ureterkomplikationen aufzeigen:

Ein bei der Explantation denudierter Harnleiter kam für eine übliche Blasenimplantation nicht in Frage, *so daß vielmehr die Implantation des Eigenureters in das Spenderpyelon* erfolgte. Auf eine Schienung wurde verzichtet. Unter Fistelschutz nahm das Transplantat seine Funktion sofort auf. Die nach einigen Tagen durchgeführte Fistelfüllung erbrachte den Befund einer totalen distalen Obstruktion des Eigenureters, wobei aetiologisch wohl eine alte Tbc. in Betracht kam. Um keine weitere Einschränkung der Blutversorgung des Eigenureters in Kauf zu nehmen, führten wir bei der Revision eine Seit-zu-Seit-Anastomose zwischen dem längsinzidierten mittleren Ureteranteil und der Blasenseitenwand ohne Resektion des distalen Anteils durch. Nach Entfernung der Schiene konnten ungestörte Abflußverhältnisse nachgewiesen werden.

Bei Zustand nach mehrfachen Voroperationen im kleinen Becken und bei Zustand nach beidseitiger Nephroureterektomie wegen Refluxes erfolgte bei einer weiteren Patientin die Zweit-Nierentransplantation in der rechten Fossa iliaca. Wegen Funktionseinbruchs wurde eine antegrade Pyelografie durchgeführt, die eine Ureterstenose im mittleren Anteil *mit beginnender Perforation* erbrachte. Die Rekonstruktion erfolgte in Anlehnung an das Verfahren von Boari: Ein gestielter Blasenflap wurde aus der Wandung gebildet, zum Rohr umgewandelt und in End-zu-Seit-Technik mit dem pyeloureteralen Übergang des Spenderorganes anastomosiert. Die postoperative Fistelfüllung zeigt ungestörte Abflußverhältnisse.

Sämtliche geschilderten Operationsverfahren zeigen bei einer Nachbeobachtungszeit von 10 bis 18 Monaten eine stabile Transplantatfunktion mit Kreatininwerten unter 2 mg%.

Literatur beim Verfasser

Dr. M. Prosinger
Urologische Klinik und Poliklinik
der Ludwig Maximilians-Universität München
Marchioninistr. 15
D-8000 München 70

Chirurgische Komplikationen nach Nierentransplantationen und ihre Behandlung

G. J. Mast, V. Moll, Sch. Alloussi und D. Stolz

Im Transplantationszentrum Homburg wurden von März 1984 bis September 1988 74 Leichennierentransplantationen durchgeführt. In 2 Fällen handelte es sich um Zweittransplantationen. In 10 Fällen wurde gleichzeitig mit der Transplantation die ipsilaterale Niere entweder durch einen separaten lumbalen Zugang oder über den Transplantationszugang selbst nephrektomiert. Das Alter der Patienten lag zwischen 13 und 65 Jahren, das Durchschnittsalter betrug 39 Jahre (Tabelle 1). Die exakte Altersverteilung ergibt Abb. 1. 14 Patienten waren über 50 Jahre und 3 Patienten über 60 Jahre alt.

Bei 13 der 74 Patienten (17,6%) traten postoperativ Komplikationen auf, welche in 3 Fällen (4%) zu einem Transplantatverlust führten (Tabelle 2). In 4 Fällen traten postoperativ Blutungen auf, welche eine operative Revision erforderlich machten. Bei 2 Patienten kam es postoperativ zu einer Transplantatruptur, wobei in dem einen Fall wenige Tage nach der Erstruptur 2 weitere Transplantatrupturen auftraten, die schließlich zum Organverlust führten. Im anderen Fall konnte die Ruptur durch Parenchymnähte und durch Aufsteppen und Aufkleben von lyophilisierter Dura erfolgreich versorgt werden. In 2 weiteren Fällen war der Transplantatverlust Folge unklarer peripherer arterieller Thrombosen (Abb. 2). Drei persistierende Lymphfisteln konnten durch Klebung mit Fibrinkleber zum Versiegen gebracht

Tabelle 1. Transplantationszentrum Homburg/Saar

Zeitraum:		6.3. 84–4.9. 88
Anzahl Transplantationen:		74
davon Zweittransplantationen		2
davon mit Nephrektomie		10
Geschlecht:	männlich	42
	weiblich	32
Durchschnittsalter:		39,1 J. (13–65 J.)

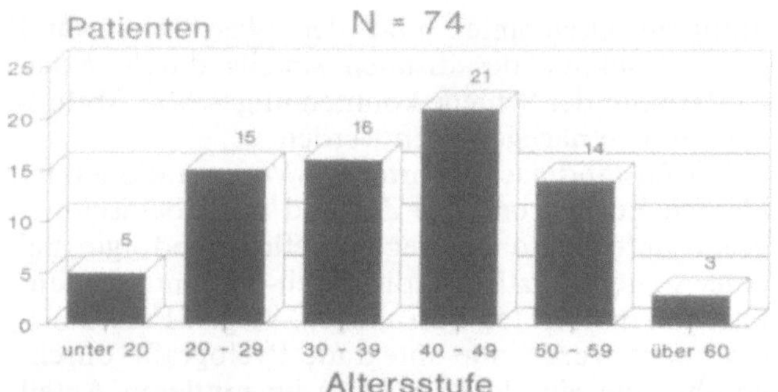

Abb. 1. Altersverteilung (Patienten n = 74)

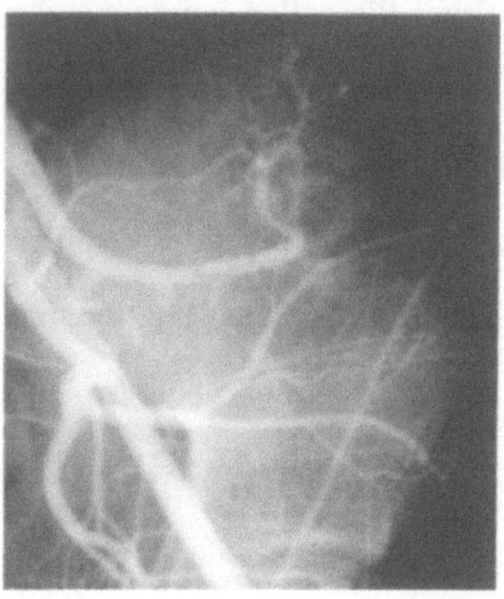

Abb. 2. Arteriogramm einer linksseitig transplantierten Leichenniere 3 Wochen nach Transplantation. Kompletter Verschluß zweier Segmentarterien und partieller Verschluß einer dritten Segmentarterie. Transplantatverlust nach erfolgloser Lysetherapie und nach erfolglosem operativem Revaskularisationsversuch

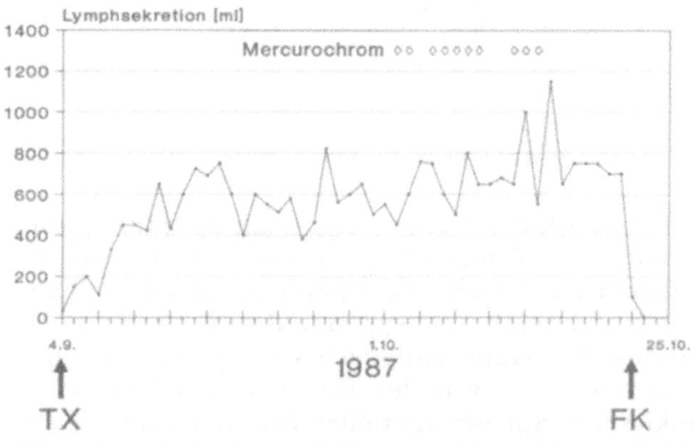

Abb. 3. Lymphsekretion nach Nierentransplantation von 400 bis 1000 ml pro Tag über ca. 8 Wochen. Therapieversuch durch lokale Mercurochromanwendung erfolglos. Sofortiges Sistieren des Lymphflusses nach einmaliger Fibrinklebung (*TX*, Transplantation FK; *FK*, Fibrinklebung)

werden, wobei in einem besonders gravierenden Fall über mehr als 8 Wochen eine tägliche Lymphsekretion aus dem Drainagekanal zwischen 400 und 1000 ml bestand. Nach Einbringen von Fibrinkleber durch einen über den Drainagekanal eingeführten Katheter unter Druck kam es zu einem sofortigen

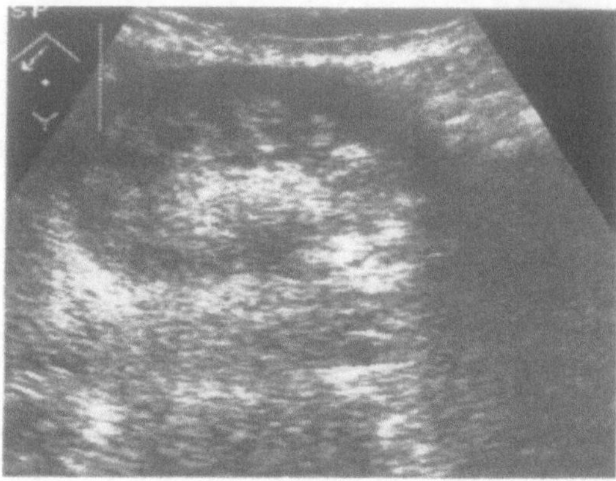

Abb. 4. Sonogramm der transplantierten Niere 1 Jahr nach Transplantation ohne Nachweis einer Lymphocele (vergleiche Abb. 3)

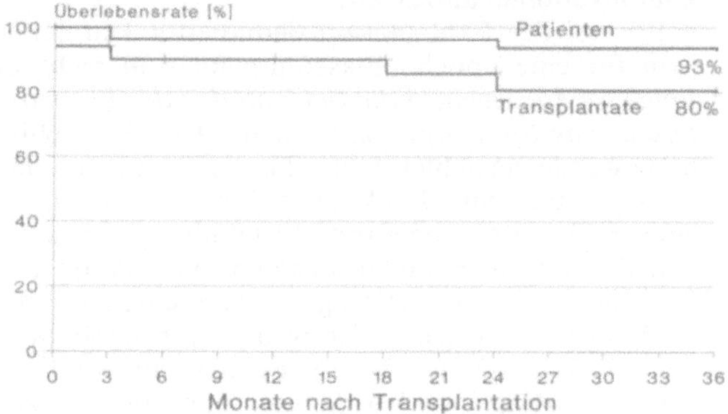

Abb. 5. Patientenüberlebensrate und Transplantatfunktionsrate

Tabelle 2. Chirurgische Komplikationen nach Nierentransplantation

Komplikationsrate:		13/74 = 17,6%
Transplantatverlust:		3/74 = 4%
• Blutungen		4
- Nahtinsuffizienz	1	
- Heparinblutung	1	
- unklarer Ursache	2	
• Rupturen		2
• Arterielle Thrombosen		2
• Lymphfisteln		3
• Wundheilungsstörungen		2

Versiegen des Lymphflusses (Abb. 3). Eine Lymphocele ist nach Fibrinklebung in keinem der 3 Fälle aufgetreten (Abb. 4). Bei 2 Patienten trat postoperativ eine schwere Wundheilungsstörung auf, die eine nochmalige operative Revision notwendig machte. Die Patientenüberlebensrate nach 3 Jahren beträgt 93%, die Transplantatfunktionsrate 80% (Abb. 5).

Aufgrund unserer bisherigen Erfahrungen in der Behandlung von lang andauernden Lymphfisteln nach Nierentransplantation scheint die Fibrinklebung ein einfaches und erfolgreiches Verfahren zur Lösung dieses Problems zu sein und dürfte in den meisten Fällen eine operative Revision erübrigen.

Priv.-Doz. Dr. G. J. Mast
Urologische Klinik und Poliklinik
der Universität des Saarlandes, D-6650 Homburg/Saar

Die Nekrose des Transplantatureters – Wertigkeit verschiedener Untersuchungsmethoden in der Frühdiagnose

H.-J. Cullmann, M. Prosinger, S. Schleibner, W.-D. Illner und W. Land

Einleitung

Die Nekrose des Transplantatureters ist zwar eine seltene, jedoch für die weitere Transplantatfunktion schwerwiegende Komplikation mit vitaler Gefährdung des Patienten durch drohende Urosepsis. In der Literatur schwanken die Angaben über die Häufigkeit des Auftretens zwischen 0,4 und 2,5%.

Krankengut

In unserer Abteilung wurden im Zeitraum Januar 1981 bis Januar 1988 bei 1109 durchgeführten allogenen Nierentransplantationen 16 Ureternekrosen gesehen, dies entspricht einer Inzidenz von 1,5%. 7 × war der distale Harnleiterabschnitt, 5 × der gesamte Harnleiter betroffen. Bei weiteren 4 Patienten waren sowohl der Harnleiter wie auch das Nierenbecken nekrotisch. Die Diagnose „Transplantatureternekrose" wurde zwischen dem 4. und 50. Tag postoperativ gestellt, im Durchschnitt waren es 20,3 Tage.

Befunde

Klinik

Bei funktionierendem Transplantat stand meist ein drastischer Diureserückgang mit parallelem Anstieg der Retentionswerte im Vordergrund (n = 9). Weitere Hinweise waren lokaler Schmerz in der Transplantatregion bei 7/16 sowie Fieber bei 4/16 Patienten. Zweimal kam es über noch liegende Wunddrainagen zu Urinabgang.

Sonographie

Bei allen Patienten wurde regelmäßig eine Sonographie durchgeführt, dementsprechend lieferte sie in 13/16 Fällen den ersten Hinweis auf eine urologische Komplikation. Dabei ergab sich bei 9/16 Patienten der Verdacht auf eine Obstruktion bei Nachweis einer Harnstauung, die einmal solitär, 8 × in Kombination mit einer liquiden Raumforderung vorlag. Eine liquide Raumforderung allein war bei 4/16 Patienten sichtbar.

Perfusionsszintigraphie (DTPA)

Bei 10/16 Patienten wurde vor der Diagnosestellung nochmals eine Perfusionsszintigraphie durchgeführt. Immerhin bei 4 Patienten kam es dabei in den statischen Aufnahmen zu einer urinomverdächtigen paravesikalen Aktivitätsanreicherung.

Radiologische Diagnostik

Von den verschiedenen Untersuchungsverfahren kam die antegrade Pyelographie 9 × zur Anwendung. In 4 Fällen ließ sich die Diagnose Ureternekrose direkt sichern durch Nachweis eines Kontrastmittelextravasates. Bei weiteren 3 Patienten fand sich zum Zeitpunkt der Untersuchung lediglich eine Dilatation des Nierenhohlraumsystems bei fehlender Harnleiterdarstellung bzw. distaler Harnleiterstenosierung. 2 × mißlang die antegrade Darstellung. Zystogramm und Computertomographie, die jeweils 1 × durchgeführt wurden, ergaben keine neueren Erkenntnisse.

Diskussion und Schlußfolgerung

Die Nekrose des Transplantatureters ist eine Frühkomplikation und manifestiert sich in den ersten 8 Wochen. Klinisch muß sie gegenüber einer akuten Transplantatabstoßung abgegrenzt werden. Als jederzeit durchführbare, von der Transplantatfunktion unabhängige Untersuchungsmethode deutet die Sonographie bereits frühzeitig auf eine urologische Komplikation hin. Bei beginnender Ureternekrose mit noch erhaltener Wandkontinuität ist häufig das Bild einer Harnstauung der Erstbefund. Die nicht-invasive Perfusionsszintigraphie gestattet bei sonographischem Nachweis einer liquiden Raumforderung vielfach die Unterscheidung zwischen Urinom, Lymphozele und Hämatom. Die Indikation zur antegraden Pyelographie sollte großzügiger gestellt werden, sie ist anderen röntgenologischen Untersuchungen in der Aussagekraft bei relativ geringer Komplikationsrate überlegen. Der Nachweis eines Kontrastmittelextravasates ist beweisend für eine komplette Ureternekrose. Die für die Harnstauung ursächliche Harnleiterstenose kann lokalisiert und das Ausmaß der beginnenden Nekrose abgeschätzt werden. Eine in gleicher Sitzung durchgeführte perkutane Nephrostomie sichert die Urindrainage und erlaubt eine aufgeschobene, endgültige Versorgung der Harnleiterläsion nach Stabilisierung der Wundverhältnisse im infektfreien Intervall.

Literatur

1. Beer M et al. (1987) Stellenwert perkutaner Diagnostik- und Therapieverfahren bei obstruktiver Uropathie nach Nierentransplantation. Urologe A 26: 137-141
2. Gianello P et al. (1984) Ischemic necrosis of the allograft ureter. Transplant Proc XVI: 1301-1303
3. Goldstein I, Cho SI, Olsson CA (1981) Nephrostomy drainage for renal transplant complications. J Urol 126: 159-163
4. Sagalowsky AI et al. (1983) Urologic complications in 505 renal transplants with early catheter removal. J Urol 129: 929-932
5. Salvatierra O et al. (1977) Urological complications of renal transplantation can be prevented or controlled. J Urol 117: 421-424
6. Visser et al. (1987) Chirurgische Behandlung urologischer Komplikationen nach Nierentransplantation. Aktuel Urol 18: 182-184

Dr. H.-J. Cullmann
Urologische Klinik der Ludwig-Maximilians-Universität
München
Klinikum Großhadern
Marchioninistr. 15
D-8000 München 70

Die sekundäre Ureterozystoneostomie nach Nierentransplantation - Indikation, Technik, Ergebnisse

R. de Petriconi, D. Frohneberg, G. Egghart und K. Miller

Harnleiternekrosen nach Nierentransplantation, sowie Obstruktionen bzw. Leckagen an der Harnleiteranastomose, sind klinisch durch eine Oligoanurie, evtl. Fieber, Schmerzen im Wundbereich oder eine Urinparavasation unmittelbar postoperativ charakterisiert.

Bei spät auftretender Harnleiterobstruktion ist eine progressive Nierenfunktionseinbuße meist das einzig klinische Anzeichen. Die Differentialdiagnose einer akuten bzw. chronischen Abstoßung beruht auf der Histologie des Transplantates. Die frühzeitige Funktionseinbuße kann Folge einer akuten Abstoßung sein und ist von rein stauungsbedingtem Funktionsverlust in Abhängigkeit von der Konfiguration des Nierenhohlsystemes manchmal nur schwer zu unterscheiden. In allen Fällen ist eine percutane Nephrostomie in Lokalanästhesie als gering belastender Eingriff sinnvoll, um die Erholungsfähigkeit des Organs vor einem möglichen Zweiteingriff zu evaluieren.

Patienten

Im eigenen Krankengut der Jahre 1983 bis 1988 war die Funktion des Transplantats - akut oder chronisch - bei 28 Patienten gefährdet (Tabelle 1).
Die Diagnose wurde durch Sonographie des Transplantats, sowie durch Nierenhistologie, zum Ausschluß der akuten oder chronischen Abstoßung gesichert. Alle Patienten wurden für 3-4 Wochen mit einer percutanen Nephrostomie entlastet.

Ergebnisse

Bei 2 von 16 Fisteln war ein sekundärer Eingriff nicht mehr erforderlich, da ein spontaner Verschluß unter Ableitung mittels Nephrostomie erfolgt war. Nach einer Beobachtungszeit von 3-4 Wochen und erkennbarer Erholung der Nierenfunktion, wurde anhand eines Cystogramms sowie einer antegraden Darstellung der Zustand der Harnleiteranastomose überprüft. Komplikationen infolge der percutanen Nephrostomie waren insgesamt gut beherrschbar (Tabelle 2).

Bei 26 von 28 Patienten war eine sekundäre Uretecystoneostomie erforderlich. Die Operationstechnik erfolgte in 19 Fällen nach Leadbetter-Politano, wobei durch die lokalen Begebenheiten, Vernarbungen, entzündliche Veränderungen sowie die Länge des vorhandenen vitalen Harnleiters, die Technik unter Umständen variiert werden mußte, z. B. nach Boari-Küss (n = 2) bzw. „Psoas hitch" (n = 5). In einem Fall wurde eine direkte Anastomose des Nierenbeckens an der Blase erforderlich. Postoperativ erfolgte grundsätzlich eine interne Schienung mittels

Tabelle 1. Komplikationen nach Nierentransplantation

Fistel	n = 16
Harnleiterstenose bzw. -nekrose (2 × Spät-)	n = 10
Reflux (Spät)	n = 12

Tabelle 2. Komplikationen der percutanen Nephrostomie

Persistierende Makrohaematurien	n = 4
Nierenbecken-Tamponade	n = 3
Nierenverlust	kein

Tabelle 3. Erfolgreiche Sekundäreingriffe an der Harnleiteranastomose (UCN)

Fistelverschluß (UCN) (2 × Spontanheilung)	n = 14
Harnleiterstenose (UCN)	n = 10
Reflux (UCN)	n = 2

Pigtail-Katheter für 3-4 Wochen - bei gleichzeitig belassener suprapubischer Cystostomie. Bei diesen Reinterventionen trat kein Organverlust auf (Tabelle 3).

Komplikationen

Die direkte Anastomose des Nierenbeckens mit der Blase führte postoperativ zu einem Reflux, und bei einem zweiten Patienten ist nach Revision eine Harnleiterstenose mittels Ureterocystoneostomie ebenfalls ein Reflux aufgetreten. Eine Beeinträchtigung des Transplantates bei beiden Patienten war in der Folgezeit nicht feststellbar. Eine Niere wurde wegen Abstoßung mit sekundärer Septikämie nach UCN 2 Wochen postoperativ entfernt. Ein Patient verstarb an einer ausgeprägten haemorrhagischen Diathese nach UCN in der 5. postoperativen Woche bei lokal unauffälligen Verhältnissen.

Zusammenfassung

Die percutane Nephrostomie ermöglicht bei akuten oder chronischen Abflußstörungen, die Funktionserholung des Transplantates und die Indikation zur operativen Revision einzuschätzen. Die sekundäre Ureterocystoneostomie mit Schienung der Anastomose ergibt gute Ergebnisse, wobei in nur zwei Fällen ein bestehender postoperativer Reflux festgestellt wurde. Die Nachbeobachtungszeit von maximal 4 Jahren und mindestens 5 Monaten (im Mittel 20 Mon.) zeigt, daß eine sekundäre Ureterocystoneostomie die Funktion des Transplantates bei vorangegangener optimaler Harndrainage nicht beeinträchtigt. Die Problematik der primär ungeschienten Harnleiteranastomose nach Transplantation liegt in der Unsicherheit der Funktionseinschätzung des Transplantates. Die Differenzierung zwischen akuter Abstoßung und abstoßungsbedingter Funktionseinbuße ist erschwert und häufig erst nach percutaner Nephrostomie möglich. Eine primäre Schienung der Harnleiteranastomose könnte diese Komplikationen vermeiden helfen.

Bei Spätstenosen ist die passagere Nephrostomie zur Funktionsbeurteilung des Transplantates vor operativer Revision wertvoll. Im eigenen Krankengut sind damit schwerwiegende Komplikationen vermeidbar gewesen.

Dr. med. R. de Petriconi
Urologische Universitätsklinik
Prittwitzstr. 43
D-7900 Ulm

Inzidenz maligner Tumoren nach Nierentransplantation und bei Dialysepatienten

J.-C. Pecqueux, A. Schwarz, K.-P. Dieckmann und G. Offermann

Einleitung

Die ersten Berichte über die erhöhte Inzidenz maligner Tumoren bei immunsupprimierten Transplantatempfängern wurden 1968 von DOAK und 1969 von PENN veröffentlicht und konnten bislang von verschiedenen Autoren bestätigt werden. Doch gibt es bis jetzt nur wenige Daten über einen Vergleich dieser Patienten-Klientel mit Dialysepatienten, bei denen ebenfalls eine erhöhte Tumorinzidenz beschrieben wurde. Im folgenden soll untersucht werden, ob für den terminal niereninsuffizienten Patienten, der vor der Alternative Dialyse oder Nierentransplantation steht, die Nierentransplantation ein zusätzliches Malignom-Risiko bedeutet.

Eigenes Krankengut, Methode

In Form einer retrospektiven Studie haben wir anhand unserer Transplantations- und Dialysepatienten aus den Jahren 1972-1988 die Tumorprävalenz und -art analysiert und verglichen. Das Durchschnittsalter zum Zeitpunkt der Transplantation betrug bei unseren 669 Transplantierten 46 Jahre und bei unseren 317 Dialysepatienten zu Beginn der Dialyse 61 Jahre.

Ergebnisse

In unserer Transplantationsgruppe erkrankten 15 Patienten, entsprechend 2,2%, an einem malignen Tumor (Tabelle 1). Es handelte sich bei allen Patienten um eine Erstmanifestation und alle Tumoren sind „de novo“ entstanden. Bei der Übersicht der verschiedenen Tumoren fällt die hohe Rate an Hauttumoren (6/15) sowie der vergleichsweise niedrige Prozentsatz an Lymphomen (1 Non Hodgkin Lymphom) auf. Die restlichen Tumoren traten genauso häufig auf wie in der Normalbevölkerung.

In unserer Dialysegruppe traten 31 Tumoren, entsprechend 9,1%, bei 29 Patienten auf (Tabelle 2).

Tabelle 1. Übersicht über die Tumoren in der Transplantationsgruppe (n = 669)

	n	%	% Erwartet
Tumoren	15	2,2	
Haut (Basaliome)	6	0,9	0,02
Blase	1	0,15	0,17
Prostata	1	0,15	0,04
Hoden (Seminom)	1	0,15	0,02
Niere	1	0,15	0,03
Hämatolog.	1	0,15	0,1
HNO	2	0,3	0,08
Gyn.	2	0,3	0,5

Tabelle 2. Übersicht über die Tumoren in der Dialysegruppe (n = 317)

	n	%	% Erwartet
Tumoren	31		
Patienten	29	9,1	
Urothel	7	2,2	0,17
Hämatol.	6	1,9	0,1
Darm	6	1,9	0,15
Gyn.	5	1,6	0,4
Niere	3	0,9	0,03
Prostata	2	0,6	0,04
Haut	1	0,3	0,02

Aufgrund des unterschiedlichen Durchschnittsalters lassen sich die Tumorraten der Transplantations- und der Dialysegruppe nicht ohne Weiteres vergleichen. In der Normalbevölkerung erhöht sich die Tumorrate in den entsprechenden Altersgruppen jedoch vergleichsweise geringfügig um 0,13% (von 0,65% auf 0,78%).

Auffallend ist, daß unter Dialyse ein Großteil der Tumoren den Urogenitaltrakt befällt (18/31). Die häufigste Tumorart ist das Urothelkarzinom (7/31), dessen Prävalenz bei 2,5% liegt. Die Häufigkeit in der Normalbevölkerung wird mit 0,17% angegeben und unterscheidet sich damit wesentlich. Das Durchschnittsalter der Patienten bei der Diagnosestellung war mit 54 Jahren niedrig für diesen Tumortyp (Tabelle 3). Zum Zeitpunkt der Tumordiagnose betrug die Dialysedauer durchschnittlich 36 Monate. Bei der Suche nach Risikofaktoren fanden wir einen Analgetika-Abusus bei 6 von 7 Patienten. Die erste Patientin wurde transplantiert und ist bis jetzt rezidivfrei, die anderen Patienten sind an den Folgen ihres Tumorleidens oder an cardiovasculären Komplikationen innerhalb von 5 Jahren gestorben.

Tabelle 3. Urothelkarzinome unter Dialyse

Pat.	Alter (J.)	Latenzzeit (Mon.)	Grundkrankheit[a]	Tumor Loc.	TNM	Verlauf/Todesalter	(J.)
F	50	2	AN	B TA	G1	T.U.R., Transpl.	
F	67	30	AN	B TA	G1	Cardio-vasc.	71
M	54	60	AN	B T1	G2	Cardio-vasc.	59
F	49	24	AN	NB T2	G3	Tumor	52
M	68	24	AN	B	?	Cardio-vasc.	75
F	46	108	AN	B T2	G3	Tumor	58
M	56	0	GN	B TA	G1	Plasmozytom	60

[a] AN, Analgetika-Abusus; GN, Glomerulonephritis.

Diskussion und Folgerung

Auch in unserem Krankengut ist die Tumorrate bei Dialyse- und Transplantationspatienten im Vergleich zur Normalbevölkerung erhöht.

Anhand unserer Daten scheint jedoch die Nierentransplantation kein zusätzliches Malignom-Risiko für den terminal niereninsuffizienten Patienten zu bedeuten. Auffallend ist weiterhin die Häufigkeit der Urotheltumoren in der Dialysegruppe, wobei der Analgetika-Abusus eine wichtige Rolle spielt.

Literatur beim Verfasser

Dr. med. J.-C. Pecqueux
Urologische Klinik und Poliklinik
im Klinikum Steglitz der FU Berlin
Hindenburgdamm 30
D-1000 Berlin 45

Urotheltumoren im Rahmen der Immunsuppression nach Nierentransplantation

F. Recker, P. Jaeger und M. Decurtins

Beitrag nicht eingereicht

Zur Klinik der Transplantat-Urolithiasis

K.-P. Dieckmann, A. Schwarz, R. Fitzner, R. Klän und G. Offermann

Seit 1969 wurden im Transplantationszentrum Berlin 635 Nierentransplantationen durchgeführt. Urologische Komplikationen traten in 16,9% auf, eine Steinbildung im Transplantat wurde dreimal (0,47%) beobachtet. Zwei repräsentative Fälle werden im folgenden geschildert.

1. Patient: Bei dem 21 Jahre alten Patienten kam es drei Jahre nach Verwandtentransplantation bei Immunsuppression mit Azathioprin und Cyclosporin A zu einer plötzlichen Anurie, die mit dumpfen Unterbauchschmerzen verbunden war. Nach notfallmäßiger perkutaner Nephrostomie wurde durch antegrade Pyelographie ein röntgennegativer bohnengroßer Stein im Ureterabgang gesichert. Durch perorale Harnalkalisierung wurde der Stein verkleinert. Ein kleines Restkonkrement ging spontan ab. Als Ursache der Harnsäuresteinbildung in dem gut funktionierenden Transplantat wurde eine konstante Hyperurikämie gefunden, die lediglich auf die CyA Therapie zurückgeführt werden kann.

2. Patient: Zwei Jahre nach komplikationsloser Leichen-Nierentransplantation traten bei dem 28 Jahre alten Patienten schmerzlose Makrohämaturien auf, v.a. nach Jogging. Durch Ausscheidungsurographie wurde in dem gut funktionierenden Transplantat ein Nierenbeckenausgußstein gefunden (Abb. 1). Die Analyse des durch Pyelotomie entfernten Steines erbrachte ausschließlich Kalziumphosphat. Bei einer eingehenden Stoffwechseluntersuchung wurde eine konstante Hyperurikämie gefunden, ein Hyperparathyreoidismus sowie eine Hyperkalziurie anderer Genese konnte ausgeschlossen werden. Bei steriler Urinkultur und normalen Abflußverhältnissen blieb die Steinursache ungeklärt.

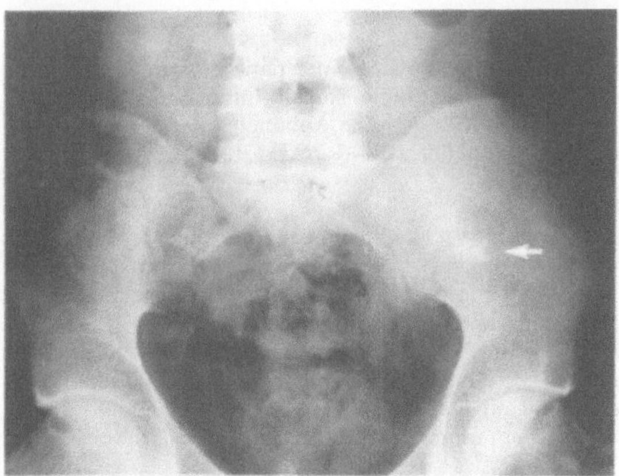

Abb. 1

Weltweit sind bisher 141 Fälle einer Transplantat-Urolithiasis beschrieben worden [2, 3]. Die relative *Inzidenz* schwankt in den Zentren zwischen 0,47% (Klinikum Steglitz) und 3,6% [1]. Die Häufigkeit der Steinbildung in der allgemeinen Bevölkerung ist mit 4,1-4,8% [4] nur scheinbar höher. Stellt man die Paarigkeit der gesunden Organe und die begrenzte Lebensdauer der Transplantate in Rechnung, so ist die Häufigkeit der Urolithiasis bei Transplantat-Empfängern und Nierengesunden kaum unterschiedlich. Die *Symptomatik* der Transplantat-Urolithiasis ist vieldeutig, da infolge fehlender Innervation des Transplantates der typische Kolikschmerz fehlt. Bei Übergang des Steines in die Blase können dumpfe Unterbauchschmerzen auftreten. Die Symptomatik der geschilderten Patienten (schmerzlose Makrohämaturie und plötzliche Anurie) sind daher als typisch zu bezeichnen. Weitere häufige Befunde sind anhaltende Bakteriurie und konstant ansteigendes Kreatinin bei partiell obturierendem Stein. Als *Ursachen* der Steinbildung im Transplantat kommen in Betracht: primärer oder sekundärer Hyperparathyreoidismus, konstante Bakteriurie sowie Harnabflußstörungen. Präexistente, mittransplantierte Steine sowie Inkrustationen an Nahtmaterialien, Hyperoxalurie und renale tubuläre Azidose sind weitere Ursachen. Wie oben gezeigt, bleiben einige Fälle ungeklärt, und in seltenen Fällen kann Cyclosporin A über die bekannte Hyperurikämie [5] Anlaß für eine Steinbildung sein.

Literatur

1. Casati S, DeVecchi A, Montagnino G, Graziani G, Tarantino A, Cantaluppi A, Ponticelli C (1981) La litiasi calcica dopo trapianto renale. Minerva Nefrol 28: 85-88
2. Dieckmann KP, Schwarz A, Klän R, Offermann G (1988) Uric acid calculus complicating renal transplantation. Clin Transplant 2: 211-213
3. Fahlenkamp D, Oesterwitz H, Althaus P, Schöpke WD, Brien G (1988) Percutaneous management of urolithiasis after kidney transplantation. Eur Urol 14: 330-332
4. Vahlensieck W (1987) Das Harnsteinleiden. Springer, Berlin Heidelberg New York Tokyo, S 1-35
5. West C, Carpenter BJ, Hakala TR (1987) The incidence of gout in renal transplant recipients. Am J Kidney Dis 10: 369-372

Dr. K.-P. Dieckmann
Urologische Klinik und Poliklinik
im Klinikum Steglitz der FU Berlin
Hindenburgdamm 30
D-1000 Berlin 45

Nierenprotektion in situ mit der HTK-Lösung nach Bretschneider

M. Kallerhoff, M. Blech, G. Kehrer, U. Helmchen, H. J. Bretschneider und W. Knipper

Für eine Nierenprotektion gegenüber einer länger dauernden Ischämie in situ stehen bisher zwei Verfahren zur Verfügung: 1. die Oberflächenkühlung mit Eis und 2. die Perfusionskühlung mit einer wässrigen Elektrolytlösung. Beide Verfahren haben nicht restlos befriedigt, da die Temperaturabhängigkeit des ischämischen Stoffwechsels der Niere erstaunlich groß ist. So verlängert die Temperaturerniedrigung von 35 auf 25° C eine kritische Gewebsazidose um den Faktor 4, von 25 auf 15° C um den Faktor 3,5 und um den Faktor 2,8 von 15 auf 5° C [1]. Dadurch wird verständlich, daß einfache Kühlungsmaßnahmen zwar theoretisch sehr effektiv sein können und Ischämiezeiten von bis zu 2 Stunden ermöglichen, aber dadurch wird auch erklärt, daß der Ischämieschutz bei Erwärmung der Niere während einer in situ Operation leicht wieder verloren gehen kann. Aus diesem Grunde kann man von protektiven Maßnahmen nur sprechen, wenn sie auch über den Temperatureffekt hinaus eine Verlängerung der Ischämietoleranz bewirken.

Die *H*istidin-*T*ryptophan-*K*etoglutarat-Lösung (HTK) ist für die Myokardprotektion beim künstlichen *Herz*stillstand in der offenen Herzchirurgie entwickelt worden [1] und hat dort Eingang in die klinische Routine gefunden.

Der *aerobe* Myokardstoffwechsel ist deutlich unterschiedlich zum Metabolismus und Funktion der Niere. Für den *ischämischen* Stoffwechsel gelten aber ähnliche Bedingungen: Die Glykolyse ist der einzig bekannte Weg der anaeroben Energiegewinnung. Allerdings reicht die dabei gewonnene Energie nur zur Funktionsbereitstellung aus und es kommt zum Abfall von ATP und pH und zum Anstieg von Laktat. Der wesentliche Energiebedarf der Niere wird nach Untersuchungen von Deetjen und Kramer aus den 60er Jahren durch die Natrium-Rückresorption verursacht [2]. Die organprotektive Lösung HTK enthält deshalb nur eine Natrium-Konzentration von 15 mM. Außerdem bewirkt die Calcium-Freiheit und die Erhöhung der Magnesium-Konzentration auf 4 mM in der HTK-Lösung eine Senkung des Energiebedarfes. Einer ischämischen Gewebeazidose wird durch eine effektive Pufferung durch den Aminosäure-Puffer Histidin/His-HCl entgegen gewirkt [1].

Während der Ischämie verhindert die HTK-Lösung ein Absinken des intrarenalen pH unter 6,7 und ein normaler pH-Wert ist bereits nach kurzer Reperfusion wieder erreicht. Auch der glykolytisch bedingte Laktat-Anstieg während der Ischämie wird schnell ausgeschwemmt. Der ATP-Gehalt sinkt auf Werte von unter 1 μM und ist nach 3 Stunden Reperfusion auf 2/3 des Ausgangswertes zurückgekehrt. Nach 6 Tagen liegt auch dieser Wert im Normbereich. Die GFR erreicht innerhalb von 3 Stunden Reperfusion 20 mL/Min/100 $g_{(Niere)}$. Nach 6 Tagen ist dieser Parameter ebenfalls wieder im Normbereich. Die Struktur der Glomerula sowie von proximalen und distalen Tubuli ist nach zwei Stunden langer Ischämie in situ gut erhalten. Nach diesen experimentellen Untersuchungen sind damit Operationen an der ischämischen Niere bis zu 2 Stunden bei normaler Körpertemperatur möglich [3, 4].

Die Applikation der protektiven Lösung erfolgte bei den ersten 6 Anwendungen über einen präoperativ über die A. femoralis in Seldinger Technik in die Nierenarterie gelegten 7 Charr. Angiographiekatheter. Bei den beiden letzten Anwendungen benutzten wir die A. mesenterica inf. intraoperativ und konnten einen 9 Charr. Katheter benutzen. Man erhält sich dadurch die intraoperative Entscheidung über eine organprotektive Maßnahme und vermeidet eine unnötige und gefährliche Minderperfusion der Niere während der Freilegung der Niere.

1. Bisher wurden in der Urologischen Universitätsklinik Göttingen 8 klinische Anwendungen durchgeführt. Die Ischämiezeit betrug bis zu 113 Minuten. Die Serumkreatininwerte lagen am 6. postoperativen Tag immer unter 2 mg%. Mit einer Ausnahme fand sich eine gute seitengetrennte Nierenfunktion.
2. Durch zusätzliche Temperaturerniedrigung während der Ischämie kann diese Lösung auch für die Transplantationsprotektion von Nieren benutzt werden.

Literatur

1. Bretschneider HJ (1983) Wege einer patientenorientierten Forschung in der Anästhesiologie. Anästh Intensivmed 24: 91-98
2. Deetjen P, Kramer K (1961) Die Abhängigkeit des O_2-Verbrauches der Niere von der Na^+-Rückresorption. Pflügers Arch 273: 636-650
3. Kallerhoff M, Blech M, Kehrer G, Kleinert H, Langheinrich M, Siekmann W, Helmchen U, Bretschneider HJ (1987) Nierenfunktionsparameter nach Ischämiebelastung unter der Euro-Collins-Lösung oder unter der kardioplegischen Lösung HTK nach Bretschneider. Urologe A 26: 96-103
4. Kallerhoff M, Blech M, Isemer FE, Kehrer G, Kleinert H, Langheinrich M, Helmchen U, Bretschneider HJ (1988) Metabolic, energetic and structural changes in protected and unprotected kidneys at temperatures of 1° C and 25° C. Urol Res 16: 57-62

Priv.-Doz. Dr. M. Kallerhoff
Klinik und Poliklinik für Urologie
Robert-Koch-Str. 40
D-3400 Göttingen

Die Untersuchung der Lebensfähigkeit menschlicher Nieren vor der Transplantation mittels ^{31}Phosphor-Magnetresonanzspektroskopie

S. Pomer, W. E. Hull, K. Möhring und L. Röhl

Problemstellung

Unter Verwendung der Magnetresonanzspektroskopie ließen sich über Messungen der ^{31}Phosphorresonanz aussagekräftige Daten über den Zustand isolierter, unter Konservierungsbedingungen gelagerte Organe ermitteln [1]. In den ersten ^{31}P-MRS-Experimenten an Rattennieren wurden beispielsweise die zeitlichen Änderungen des ^{31}P-Spektrums während der warmen und kalten Ischämie charakterisiert [1, 2]. Experimentelle Untersuchungen untermauern andererseits den engen Zusammenhang der Transplantatfunktion mit dem präoperativen intrazellulären Energiestatus konservierter Nieren [3]. Unter Zuhilfenahme der ^{31}Phosphor-MRS wurden auch leicht meßbare Spektrumparameter gefunden, die sich im Tierexperiment als zuverlässige Prädiktoren der postoperativen Nierenfunktion erwiesen haben [1]. Das Ziel dieser Arbeit war die Entwicklung der für den klinischen Einsatz geeigneten standardisierten Untersuchungsmethodik.

Methodik

Während der Konservierung werden die Organe in einem eisgekühlten sterilen Behälter untergebracht und untersucht. Das AM-310SWB-Spektrometer (Fa. Bruker) ermöglicht die Anwendung eines speziellen zylindrischen auf ^{31}Phosphor abgestimmten Resonator-Meßkopfes IVMI 120/70. In das Proberöhrchen wird neben der Niere eine 2 mm Kapillare eingeführt, die die Referenzsubstanz MDP (Methylendiphosphonat) enthält. Die rohen MRS-Daten werden auf Diskplatte gespeichert und können zu jeder Zeit nach Fourier-Transformation zu Frequenzspektren ausgewertet, geplottet und integriert werden.

Durch die Lage der verschiedenen Signale auf der chemischen Verschiebungsskala können diese den einzelnen Metaboliten zugeordnet werden. Die Verschiebung des intrazellulären Phosphats dient als Indikator des intrazellulären pH. Die Spektren werden direkt auf dem Bildschirm des Spektrometers mit

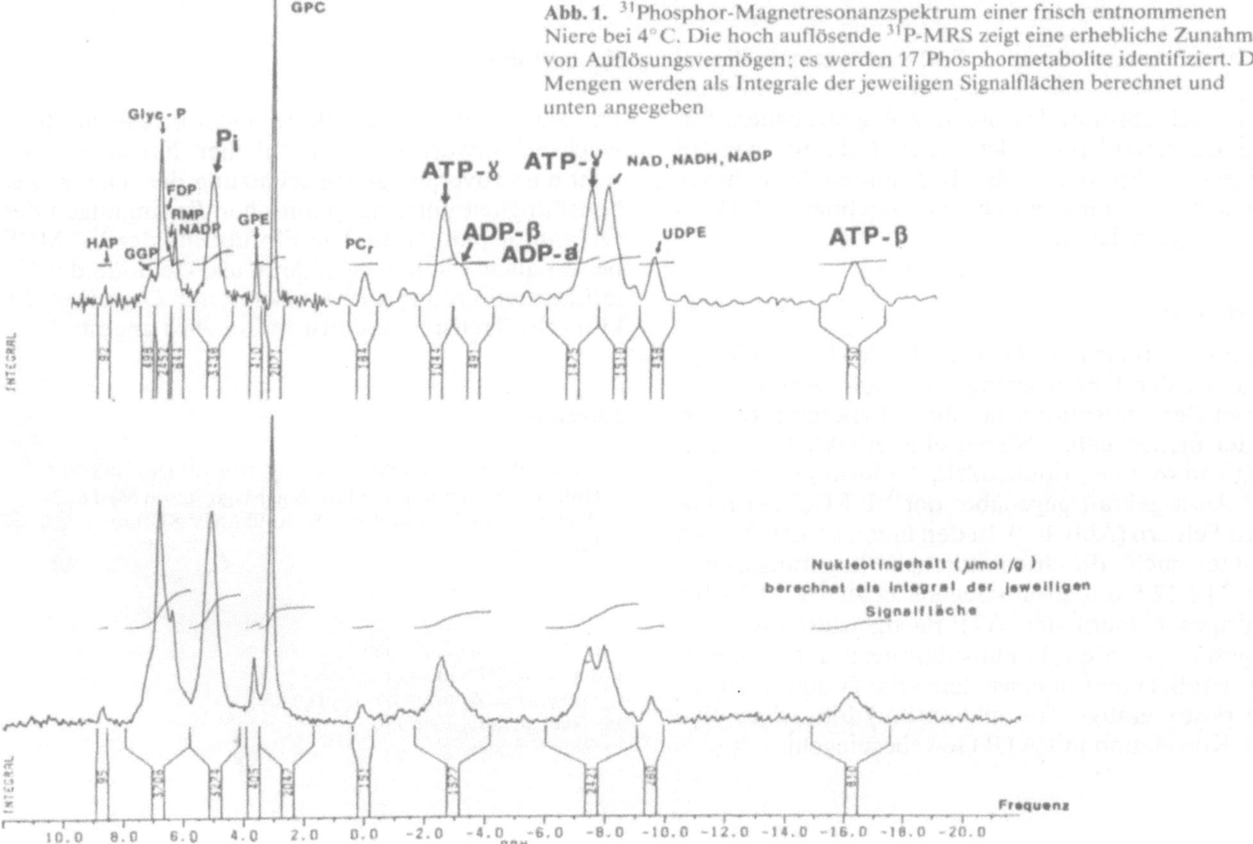

Abb. 1. ^{31}Phosphor-Magnetresonanzspektrum einer frisch entnommenen Niere bei 4°C. Die hoch auflösende ^{31}P-MRS zeigt eine erhebliche Zunahme von Auflösungsvermögen; es werden 17 Phosphormetabolite identifiziert. Die Mengen werden als Integrale der jeweiligen Signalflächen berechnet und unten angegeben

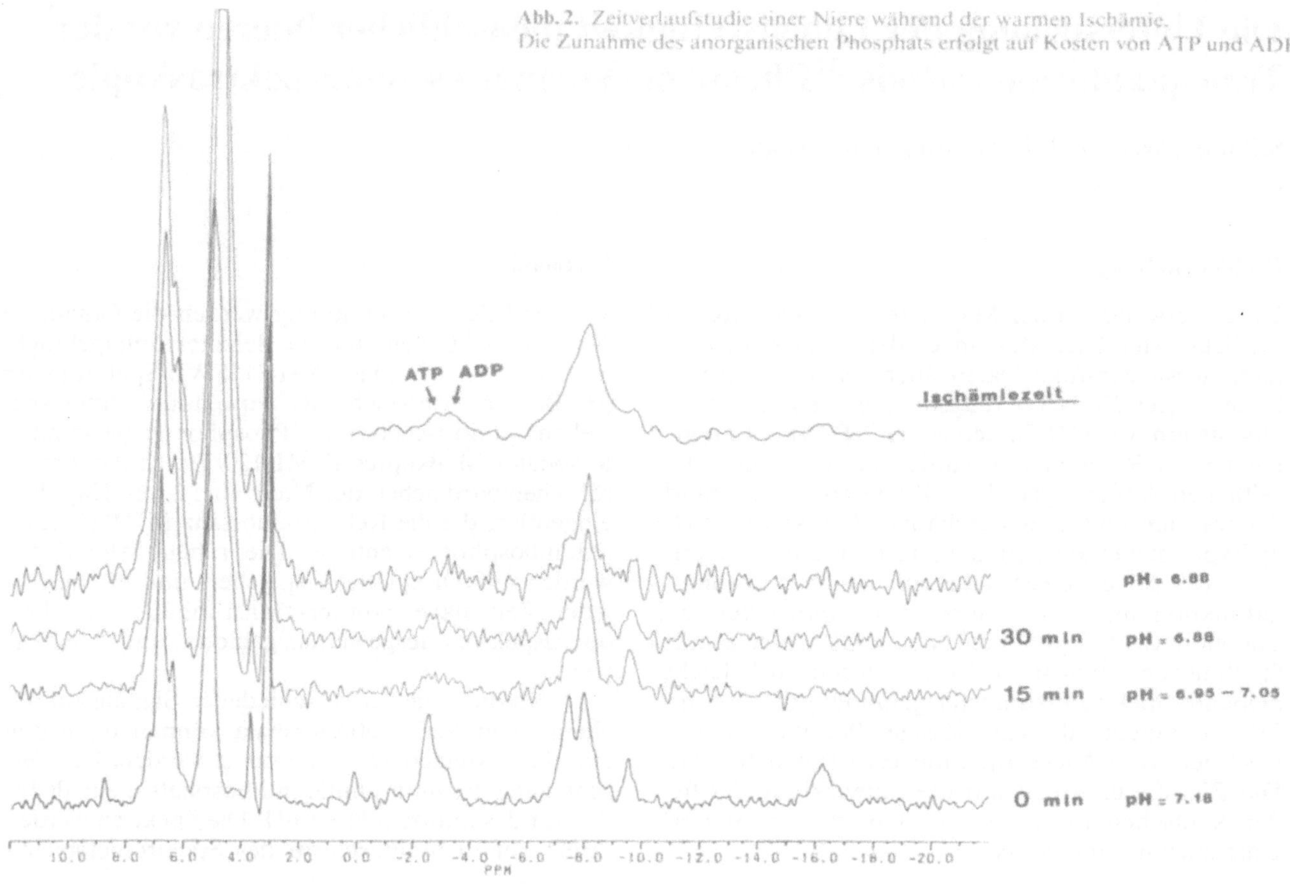

Abb. 2. Zeitverlaufstudie einer Niere während der warmen Ischämie. Die Zunahme des anorganischen Phosphats erfolgt auf Kosten von ATP und ADP

Hilfe der entsprechenden Softwareroutinen digital integriert. Wenn das Gewicht der Niere bekannt ist, lassen sich absolute Inhalte in mol/g errechnen. Für eine Zeitverlaufstudie der kalten Ischämie werden sukzessive Spektren als 10-Minuten-Aufnahmen gemacht und automatisch vom Rechner auf Diskplatte abgespeichert.

Ergebnisse

Die hochauflösende ^{31}P-MRS (121 MHz bei 7 Tesla) zeigt bei der Überwachung der Gewebekonzentrationen der Phosphormetaboliten hypoterm konservierter menschlicher Nieren eine erhebliche Steigerung von Meßempfindlichkeit, Auflösungsvermögen und Aussagekraft gegenüber der ^{31}P-MRS bei niedrigen Feldern (Abb. 1, 2). In den untersuchten Nieren konnte nach durchschnittlichen Lagerungszeiten von 24 ± 12 Stunden im Gegensatz zu ^{31}P-MRS bei niedrigen Feldern stets ATP nachgewiesen werden. Insgesamt wurden 17 Phosphormetabolite identifiziert (Abb. 1) und in einer Zeitverlaufstudie verfolgt. Die postoperative Transplantatfunktion zeigte eine gute Korrelation mit ATP-Gewebespiegeln.

Schlußfolgerung

Die entwickelte Methodik der nicht invasiven Stoffwechselüberwachung menschlicher Nieren ermöglicht eine zuverlässige Einschätzung der renalen Lebensfähigkeit unter den klinischen Bedingungen der Organtransplantation. Die Einführung der ^{31}P-MRS bei möglichst hoher Feldstärke als Methode der Vitalitätsbestimmung aller konservierten Organe in die klinische Transplantationsroutine wird angestrebt.

Literatur

1. Bretan PN, Vigneron DB, James TL (1986) J Urol 135: 866
2. Hull WE, Pomer S (1987) Proc Soc Magn Reson Med 6: 281
3. Pomer S, Hull WE, Möhring K, Röhl L (1988) Transplant Proc im Druck

Priv.-Doz. Dr. med. S. Pomer
Urologische Abteilung
Chirurgisches Zentrum der Universität
Im Neuenheimer Feld 110
D-6900 Heidelberg

Erfolgreiche simultane Herz-Nierentransplantation

P. Hanke, E. Krause, I. Hauser, M. Balducci, D. Jonas und W. Faßbinder

Unseres Wissens wurden bisher weltweit nur drei kombinierte Herz-Nieren-Transplantationen durchgeführt. Bei unserer 48-jährigen Patientin (Tabelle 1) lag ein kombiniertes Mitralvitium rheumatischer Genese vor, das bereits 1977 durch Einsetzen einer Bioprothese korrigiert wurde. Seit 1978 bestand eine terminale, dialysepflichtige Niereninsuffizienz auf der Basis pyelonephritischer Schrumpfnieren, die eine intermittierende Dialysebehandlung erforderlich machte. Im Jahre 1987 entwickelte sich eine zunehmende Herzinsuffizienz, die letztlich das Stadium NYHA IV erreichte, einhergehend mit einer kardialen Kachexie, verbunden mit einem Gewichtsverlust von 11 kg in einem Jahr. Die Patientin wies eine extreme Hypotonie auf, wobei die systolischen Blutdruckwerte maximal 60 mm Hg erreichten. Die Ejektionsfraktion betrug 12%. Eine Hepato-Splenomegalie und eine Aszitesbildung waren Ausdruck einer drohenden Rechtsherzdekompensation. Die weitere Abklärung der Herzinsuffizienz ergab eine Kardiomyopathie bei Mitralklappendestruktion. Die Patientin konnte weder Stehen noch Gehen, war nicht mehr dialysierbar, weder konservative Maßnahmen noch eine kardio-chirurgische Korrekturoperation waren möglich.

Obwohl bisher in der Transplantationsmedizin ein Zweitorganversagen als Kontraindikation für eine Herztransplantation gilt, wurde bei der aussichtslosen Situation der Patientin - die geschätzte Lebenserwartung war kleiner als 4 Wochen - der Entschluß zur simultanen Herz-Nieren-Transplantation gefaßt. Donor war ein blutgruppenkompatibler 41-jähriger Multiorganspender aus dem eigenen Zentrum (Tabelle 2).

Am 14. Januar 1988 entnahmen wir die Organe - unmittelbar danach wurde das Herz transplantiert (Tabelle 3). Die kalte Ischämiezeit betrug 61 Min., die warme 65 Min. Stabile Herz-Kreislaufverhältnisse waren nicht sofort erreichbar. Die Stabilisierungsphase belief sich auf etwa 8 Stunden. Danach wurde die linke Niere desselben Spenders in die rechte Fossa iliaca implantiert. Die kalte Ischämiezeit betrug 12 Std. 55 Min., die relative lange warme Ischämiezeit von 46 Min. war zurückzuführen auf die stark ausgeprägte Arteriosklerose, die die Gefäßanastomosierung nicht ganz problemfrei gestaltete.

Der postoperative Verlauf war gekennzeichnet durch ein 14-tägiges akutes Nierenversagen, das auf die hypotonen Kreislaufsituationen zurückzuführen war. Am 20. postoperativen Tage mußte eine Ureterrevision durchgeführt werden. Abstoßungsreaktio-

Tabelle 1. Simultane Herz-Nierentransplantation (präoperative Situation)

Herz	
- Kardomyopathie bei komb. Mitalvitium mit überwiegender Insuff., Mitralklappendestr.	
- Zunehmende kardiale Kachexie	
	Gewicht: 55 kg→44 kg
	RR: 120/80→60/40 mm Hg
	Ascites
	Hepatosplenomegalie
- Klassifikation: NYHA IV	
	Ejektionsfraktion: 12%
	Lebenserwartung: 4 Wochen
Niere:	
- terminale Niereninsuffizienz bei pyelonephritischen Schrumpfnieren	
- Pat. kaum dialysierbar	

Tabelle 2. Simultane Herz-Nierentransplantation (Spenderauswahl)

Alter 40 J	
Gewicht 80 kg	
Größe 175 cm	
Geschlecht männlich	
Rö.-Thorax, EKG, UKG, CPK: o.B.	
Diurese 8000 ml/12 Std	
Kreatinin 0,8 mg/dl	
HLA-Kompatibilität	1 A
	1 DR

Tabelle 3. Simultane Herz-Nierentransplantation

Operativer Ablauf	
14.01. 1988 20 Uhr HTX	Kalte Ischämie 65 min.
	Warme Ischämie 61 min.
15.01. 1988 08 Uhr HTX	Kalte Ischämie 12 Std 55 min
	Warme Ischämie 46 min
Postoperativer Verlauf	
Katecholaminabhängigkeit	bis zum 7. Tag
Akutes Nierenversagen	bis zum 14. Tag
Ureterrevision am 20. Tag	

Tabelle 4. Simultane Herz-Nierentransplantation (Zustand heute)

Herz	
RR: 120/80 mm Hg	
Belastungs-EKG: 75 W - 6 min - o.B.	
Ejektionsfraktion: 60%	
Pat. treibt wieder Sport	
Niere	
Kreatinin: 0,9 mg/dl	
endogene Kreatininclearance: 63 ml/min	
Immunsuppression:	CSA - 3 × 1,0 ml = 6 mg/kg/die
	Decortin - 10 mg/die

nen traten nicht auf. Am 50. postoperativen Tage wurde die Patientin mit stabiler Herz-Kreislauf- und Nierentransplantatfunktion unter einer Immunsuppression von Cyclosporin A und Steroiden entlassen.

Zum jetzigen Zeitpunkt, d.h. 8 Monate postoperativ, ist die Patientin voll rehabilitiert (Tabelle 4). Die Immunsuppression von dreimal 1 ml Cyclosporin A und 10 mg Decortin wird problemfrei toleriert. Die endogene Kreatininclearance beträgt 63 ml/Min, das Kreatinin liegt im Normbereich. Seitens des Herzens zeigt das Belastungs-EKG bei einer 6-minütigen Belastung mit 75 Watt keinerlei pathologische Zeichen. Die Ejektionsfraktion beträgt jetzt 60%. Der Blutdruck liegt mit 120/80 Hg im Normbereich.

Priv.-Doz. Dr. med. P. Hanke
Abteilung Urologie im Zentrum Chirurgie
Klinikum der Johann Wolfgang Goethe-Universität
Theodor-Stern-Kai 7
D-6000 Frankfurt 70

Ergebnisse der Transplantation alter Spendernieren

W. Kramer, P. Hanke, M. Balducci, W. Faßbinder und D. Jonas

Physiologischerweise nimmt die glomeruläre Filtrationsrate (GFR) bei steigendem Lebensalter ab. Zwischen dem 30. und 90. Lebensjahr sinkt die GFR um 30–45%; diese Funktionsminderung ist ab dem 65. Lebensjahr besonders ausgeprägt.

Im Kollektiv der an der Universitätsklinik Frankfurt/M. nierentransplantierten Patienten wurde der Einfluß des Nierenspenderalters auf die Transplantatfunktion kasuistisch untersucht.

Vom 1.1. 1983 bis zum 31.12. 1987 wurden an der Urologischen und Nephrologischen Abteilung der Universitätsklinik Frankfurt/M. insgesamt 325 Nierentransplantationen durchgeführt (Tabelle 1).

Bei 20 Patienten war der Nierenspender über 55 Jahre alt (55–67 Jahre; × 59,55 Jahre). Die mittlere Nachbeobachtungszeit beträgt 18,8 Monate.

Von den 20 Empfängern verstarb 1 Patient zwei Monate nach der Transplantation an einer zytomegaliebedingten Sepsis (Tabelle 2, Pat. 15). Vor Einsetzen der septischen Symptomatik funktionierte sein Transplantat normal. Zwei Patienten verloren ihr Transplantat früh aufgrund einer irreversiblen Abstoßung (Tabelle 2, Pat. 1 + 4), bei einem Patienten wurde das Transplantat wegen einer irreversiblen vaskulären Abstoßung und bei begleitender Stauung nach 29 Monaten entfernt (Tabelle 2, Pat. 2). Über ein gut funktionierendes Transplantat verfügen 7 Patienten (Tabelle 2, Pat. 3, 5, 9, 12, 16, 18, 20), darunter 2 mit einem bis zu drei Wochen währenden initialen Nierenversagen; bei einem Patienten ist als Ursache des leicht erhöhten Plasmakreatinins eine Cyclosporintoxizität möglich.

Bei insgesamt 9 Empfängern funktioniert das Transplantat nur eingeschränkt (Plasmakreatinin 2,0–3,6 mg/100 ml). Ursächlich kommen hier im Sinne eines multifaktoriellen Geschehens mehrere Einflüsse zugleich in Betracht; neben einer Cyclosporin A – Nephrotoxizität bei drei Patienten und einer chronischen Abstoßung bei einem Patienten kombiniert mit lymphozelenbedingter Abflußbehinderung könnte eine reduzierte Transplantatfunktion bei drei Patienten auf das Alter des Spenderorgans zusätzlich zurückgeführt werden. Ein Patient (Tabelle 2, Pat. 8) erhielt eine nach Biopsie als transplantabel beurteilte Niere eines 65 Jahre alten Spenders, dessen Plasmakreatinin vom Eintreffen in der Klinik bis zur Organentnahme von 1,0 bis 2,5 mg/100 ml gestiegen war; außer einer Cyclosporin A-Toxizität trat hier komplizierend postoperativ ein fast drei Monate langes Nierenversagen auf.

Drei Empfänger zeigten im Verlauf Transplantatarterienstenosen, die zum Teil mehrfach eine transluminale Angioplastie erforderten.

Zusammenfassend kehrten 3 von 19 Patienten an die Dialyse zurück (Tabelle 3).

Angesichts zahlreicher wirksamer Faktoren, die beim nierentransplantierten Patienten zu einem Untergang von Nephronen mit Funktionseinschränkung des Transplantats führen, wie fehlende Gewebekompatibilität, Cyclosporin-A-Nephrotoxizität, langes initiales Nierenversagen, rezidivierende Nierenarterienstenosen, Episoden von Rejektionen oder

Tabelle 1. Nierentransplantationen Universitätsklinik Frankfurt/Main

Jahr	Zahl der Nierentransplantationen	Zahl der Spendernieren über 55 Jahre
1983	49	1
1984	56	2
1985	57	2
1986	71	4
1987	92	11
	325	20 (6,2%)

Tabelle 2. Ergebnisse

Patient	Aktuelles Plasmakreatinin (mg/100 ml) 9/88	Funktion	Ursache	Alter des Spenders (Jahre)	Plasmakreatinin des Spenders (mg/100 ml)	Zeitpunkt der NTX
3	1,9	Gut	ANV	55	1,1	5/84
5	1,7	Gut	ANV	57	1,4	7/85
9	1,5	Gut	-	64	0,8	11/86
12	1,0	Gut	-	62	1,0	3/87
16	1,6	Gut	-	57	1,0	6/87
18	1,9	Gut	CSA-TOX	55	1,0	7/87
20	1,2	Gut	-	57	0,9	11/87
15	1,3	Tod durch	CMV-Sepsis 6/87	62	1,0	4/87
2	-	Später Verlust	Vaskuläre Abstoßung, Stau, Explantation n. 29 Monaten	56	-	3/84
4	-	Früher Verlust	Abstoßung; Explantation nach 2 Monaten	64	1,2	4/85
15	-	Früher Verlust (Plasmakreatinin 1,3 mg/100 ml)	Tod durch CMV-Sepsis 6/87	62	1,0	4/87
1	-	Früher Verlust	Abstoßung nach 1 Monat	56	0,6	2/83
6	2,8	Eingeschränkt	NAS 1 Dilatation Spendernierenbedingt	64	1,2	4/85
7	2,1	Eingeschränkt	ANV; 1 Abstoßung	57	1,2	9/86
8	3,6	Eingeschränkt	ANV (3 Monate) CSA-TOX Spendernierenbed.	65	1,0	11/86
10	2,0	Eingeschränkt	CSA-TOX	57	1,0	1/87
11	2,8	Eingeschränkt	Stau (Lymphozele) chron. Abstoßung	67	1,1	2/87
13	2,7	Eingeschränkt	ANV Spendernierenbedingt	57	1,8	3/87
14	2,2	Eingeschränkt	Stau (Ureterstenose) NAS (1 Dilatation)	60	1,5	3/87
17	2,8	Eingeschränkt	NAS (2 × Dilatation) 2. NTx	58	0,7	7/87
19	2,1	Eingeschränkt	CSA-TOX	61	0,9	8/87

NAS, Nierenarterienstenose; CSA, Cyclosporin A-Nephrotoxizität; ANV, Primäres akutes Nierenversagen.

Tabelle 3. Ergebnisse

3 × frühe Verluste
1 × später Verlust
9 × eingeschränkte Funktion - 3 × Spendernierenbedingt
7 × gute Funktion

postrenale Ostruktionen ist ein Einfluß des Spenderalters auf die Transplantatfunktion zumindest in den ersten 18 Monaten nicht sicher zu erkennen.

Möglicherweise können Langzeitbeobachtungen an einem größeren Krankengut hier einen marginalen Effekt des Spenderalters aufdecken.

Ein Verzicht auf die Organe von über 55 Jahre alten Nierenspendern ist anhand der vorliegenden Daten unseres Erachtens keinesfalls gerechtfertigt.

Dr. med. W. Kramer
Urologische Abteilung, Zentrum der Chirurgie
Universitätsklinik Frankfurt
Theodor-Stern-Kai 7
D-6000 Frankfurt 70

Angiodynographie bei nierentransplantierten Patienten

W. L. Strohmaier, K.-H. Bichler, D. M. Wilbert, St. H. Flüchter und T. Risler

Einleitung

Die Angiodynographie ist eine Fortentwicklung der Duplex-Sonographie. Bei beiden Verfahren handelt es sich vereinfacht ausgedrückt um eine real-time-Sonographie mit simultaner Doppler-Sonographie. Während bei der Duplex-Sonographie die dopplersonographische Messung des Blutflusses nur von einem Punkt innerhalb des Bildes möglich ist, erlaubt die Angiodynographie semiquantitativ die simultane Messung der Frequenz- und Phasenverschiebung von allen reflektierten Schallwellen. Die

Größe der Frequenzverschiebung und damit Durchblutung wird durch die Farbintensität auf dem realtime-Bild dargestellt, wobei die Richtung des Blutflusses durch rot bzw. blau widergegeben wird. Bei entsprechender Einstellung des Schallkopfes werden Arterien daher rot, Venen blau angezeigt.

Zusätzlich zu dieser semiquantitativen Durchblutungsmessung besteht die Möglichkeit, an einzelnen Punkten exakt die Flußrate zu messen. Das Gerät ist mit einem 7,5-, 5- und 3 MHz-Schallkopf ausgerüstet. Im Rahmen der Diagnostik postoperativer Transplantatfunktionsstörung ist differentialdiagnostisch neben Abstoßungsreaktionen auch an vaskuläre Komplikationen wie Nierenarterienthrombosen, Stenosen bzw. Nierenvenenthrombosen zu denken. Zur Diagnostik dieser Gefäßkomplikationen waren bisher invasive Untersuchungen wie die Angiographie erforderlich. In der vorliegenden Pilotstudie sollte geprüft werden, ob die Angiodynographie die Gefäßverhältnisse am Transplantat ausreichend darstellt und damit invasive Untersuchungen ersetzen kann.

Material und Methoden

5 nierentransplantierte Patienten wurden mit Hilfe der Angiodynographie untersucht. Wir verwendeten das Angiodynographiegerät Quantum der Firma Philips. Die Messungen wurden mit dem 3 MHz-Schallkopf vorgenommen. Untersucht wurden die Arteria iliaca externa und interna, Arteria renalis sowie die Segment- und Interlobärarterien der Transplantatniere.

Ergebnisse

Bei allen untersuchten Patienten gelang es, die oben genannten Arterien mit der Angiodynographie morphologisch darzustellen. Zusätzlich war es möglich, an allen dargestellten Arterien die Blutflußrate zu messen.

Diskussion

Wie unsere ersten Ergebnisse an einem kleinen Krankengut zeigen, lassen sich mit Hilfe der Angiodynographie die Durchblutungsverhältnisse an Transplantatnieren gut und nicht invasiv darstellen. Da das Gerät nur kurze Zeit leihweise zur Verfügung stand, war es jedoch nicht möglich, einen Patienten mit Transplantatfunktionsstörung zu untersuchen. Jedoch ist bei einer Nierenarterienthrombose mit dem völligen Fehlen von intrarenalen Flußsignalen zu rechnen. Fobbe und Wolf [1] beobachteten bei einem Patienten mit Nierenvenenthrombosen ebenfalls ein Fehlen von Flußsignalen in der Niere. Die Untersuchungen von Rigsby u. a. [3] zeigen, daß sich mit der Duplex-Sonographie auch Abstoßungsreaktionen erkennen lassen: Bei diesen Patienten kommt es zu einem Anstieg des Gefäßwiderstandes im Hilus bzw. Parenchymbereich.

Die Angiodynographie dürfte daher als nicht-invasives Verfahren künftig eine große Rolle in der Diagnostik von Transplantatfunktionsstörungen spielen. Erfahrungen an größeren Patientenzahlen müssen zeigen, ob sie nuklearmedizinische Techniken wie die Nierenfunktionsszintigraphie bzw. invasive Methoden wie die Angiographie ersetzen kann.

Literatur

1. Fobbe F, Wolf KJ (1988) Erste klinische Erfahrungen mit der Angiodynographie. Fortschr Röntgenstr 148: 259-264
2. Powis RL (1986) Angiodynography: A new real-time look at the vascular system. Appl Radiol 12: 55-59
3. Rigsby CM, Burns PN, Weltin GG, Chen B, Bia M, Taylor KJW (1987) Doppler signal quantitation in renal allografts: Comparison in normal and rejecting transplants with pathologic correlation. Radiology 162: 39-42

Dr. med. W. L. Strohmaier
Urologische Abteilung der Universität
Calwer Str. 7
D-7400 Tübingen

Tamm-Horsfall-Proteinausscheidung bei Niereninsuffizienz und nach Nierentransplantation

W. L. Strohmaier, K.-H. Bichler, D. M. Wilbert und M. Kalchthaler

Einleitung

Das Tamm-Horsfall-Glykoprotein (THG) wird von den Zellen des distalen Tubulus und des dicken aufsteigenden Schenkels der Henle'schen Schleife synthetisiert und in den Urin abgegeben [5]. Seine Funktion ist letztlich ungeklärt, es wird ihm Bedeutung für den Elektrolyttransport [5] und die Harnsteinbildung [3] zugesprochen. Möglicherweise ist es auch nur eine Markersubstanz für den distalen

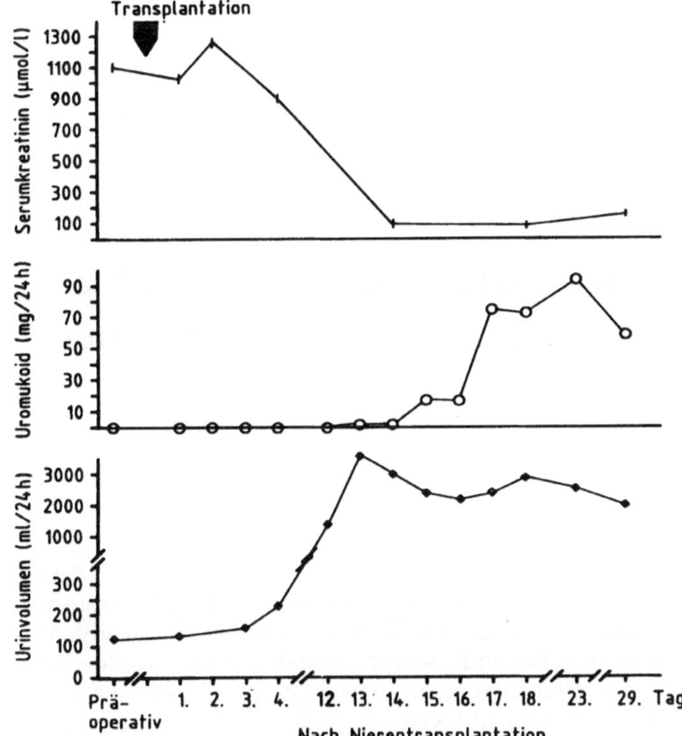

Abb. 1. Serumkreatinin, THG- und Urinausscheidung bei einem Patienten vor und nach Nierentransplantation (S. E., 54 Jahre)

Tubulus. Pathogenetische Bedeutung besitzt es für die Entstehung der chronischen Pyelonephritis und der Refluxnephropathie [1]. Bei Abstoßungsreaktionen des Nierentransplantats läßt sich THG immunhistologisch im Interstitium nachweisen, wo es normalerweise nicht vorkommt [4]. Zur Prüfung der Frage, ob die Messung des THG bei Nierentransplantierten zum Monitoring eingesetzt werden kann, führten wir die folgende Studie durch.

Material und Methoden

Die THG-Ausscheidung im 24-Stunden-Urin wurde bei n = 13 Patienten mit terminaler Niereninsuffizienz und Restdiurese gemessen. Ferner untersuchten wir n = 5 Patienten vor und nach Nierentransplantation. Die THG-Messung erfolgte mittels Elektroimmundiffusion nach Laurell [2].

Ergebnisse

Die niereninsuffizienten Patienten zeigten eine signifikant erniedrigte THG-Ausscheidung im Urin (Mittelwert 9,31 ± 9,2 mg/24 Stunden; Normalwert: > 40 mg/24 h. Bei den Transplantationspatienten fanden wir präoperativ ebenfalls signifikant erniedrigte Werte (Mittelwert 1,4 ± 0,1 mg/24 Stunden). Nach der Transplantation kam es erst nach dem Kreatininabfall und Wiederanstieg der Urinausscheidung zu einer Normalisierung der Uromukoid-Werte (Mittelwert 63,3 ± 20,6 mg/24 Stunden). Abbildung 1 zeigt beispielhaft den Verlauf bei einem Patienten vor und nach Nierentransplantation.

Diskussion

Unsere Ergebnisse zeigen, daß terminal niereninsuffiziente Patienten eine signifikant erniedrigte Uromukoidausscheidung aufweisen. Erst zwei Wochen nach erfolgreicher Nierentransplantation kommt es zu einem Wiederanstieg der Werte in den Normbereich, während sich Serumkreatinin und Urinausscheidung bereits mehrere Tage zuvor normalisieren. Dies bedeutet, daß die distale Tubulusfunktion wesentlich später als die Glomerulusfunktion in Gang kommt. Die Ergebnisse zeigen weiterhin, daß die THG-Messung nicht zum Monitoring für frühe Abstoßungsreaktionen geeignet ist, jedoch eine Möglichkeit zur Beurteilung der tubulären Partialfunktion der Nieren bietet.

Literatur

1. Andriole VT (1985) The role of Tamm-Horsfall protein in the pathogenesis of reflux nephropathy ad chronic pyelonephritis. Yale J Biol Med 58: 91-100
2. Bichler KH, Haupt H, Uhlemann G, Schwick HG (1973) Human uromucoid. Urol Res 1: 50-59
3. Bichler KH, Kirchner CH, Ideler V (1976) Uromucoid excretion of normal individuals and stone formers. Br J Urol 47: 733-738
4. Cohen AH, Border WA, Rajfer J, Dumke A, Glassock RJ (1984) Interstitial Tamm-Horsfall protein in rejecting renal allografts. Lab Invest 50: 519-525
5. Alexander DP, Foster CL, Tan CB (1985) Tamm-Horsfall glycoprotein - its localisation and possible role in the mammalian kidney. IRCS Med Sci 13: 574-576

Dr. med. W. L. Strohmaier
Urologische Abteilung der Universität
Calwer Str. 7
D-7400 Tübingen

Kinderurologie

Die intravesikale Elektrotherapie in Kombination mit Biofeedback - Eine wertvolle Hilfe zur (Re)Edukation bei Kindern mit funktionellen Miktionsstörungen

H. Madersbacher und A. Ebner

In den letzten 3 Jahren wurde die intravesicale Elektrotherapie mittels transurethraler Elektrostimulation (TES) [2] - während vieler Jahre bei neurogenen Blasenentleerungsstörungen mit gutem Erfolg angewandt - in Kombination mit Biofeedback auch bei Kindern mit hartnäckigen funktionellen Blasenentleerungsstörungen, die wir heute bei sicherem Ausschluß einer neurogenen Ursache als Störung der Miktionsreifung und des Miktionsverhaltens verstehen, eingesetzt.

Technik

Die Technik der transurethralen Elektrostimulation wurde bereits an anderer Stelle ausführlich beschrieben [3]. Es handelt sich dabei um eine Rezeptorstimulation, durch die eine fehlende Depolarisierung der Rezeptoren induziert bzw. eine schwache verstärkt wird. Durch die Aktivierung dieser Rezeptoren gelangen in der ersten Phase letztlich so starke Impulse zum Cortex, daß die Blasenfüllung bewußt wird (sog. Afferentierung) und in einer zweiten, sensomotorischen Phase eine kontrollierte Miktion in Gang kommt. Die urodynamische Überwachung während der Dauer der Stimulation (ca. 90 min. pro Tag) durch simultane, kontinuierliche Aufzeichnung des intravesicalen und intrarektalen Druckes informiert über die aktuelle Reaktion des Detrusors. Zusätzlich wird ein *Biofeedback* (s. Abb. 1) eingesetzt: durch Beobachtung eines zugeschaltenen Steigrohrmanometers kann das Kind auftretende Detrusorkontraktionen beobachten, das dabei auftretende Gefühl als das der Blase identifizieren und den Erfolg seiner Mitarbeit, etwa die Induktion einer Miktion bei entsprechender Blasenfüllung, kontrollieren.

Krankengut

Bisher wurden 12 Kinder bzw. Jugendliche im Alter zwischen 4 und 18 Jahren (11 Mädchen, 1 Bub) mit dieser Methode behandelt. Überwiegend handelt es sich dabei um junge Patienten mit einem sog. „dysfunctional lazy bladder syndrome" [1]. Leitsymptom waren rezidivierende Harnwegsinfekte, die urodynamischen Befunde waren charakterisiert durch eine große Blasenkapazität, herabgesetzte Blasensensibilität, schwachen Detrusor, fehlende oder mangelhafte Relaxation des Beckenbodens bei häufig durch Bauchpresse unterstützter Blasenentleerung sowie pathologischem Flow und wechselnd Restharn (s. Tabelle 1).

Bei allen Patienten hatten die üblichen Maßnahmen wie Blasentraining, Medikamente und gegebenenfalls intermittierender Katheterismus zu keiner Besserung geführt.

Ergebnisse

Die bisherigen Ergebnisse, inkl. Auswertung der urodynamischen Befunde vor und nach der Behandlung zeigen, daß nach durchschnittlich 20-30 TES

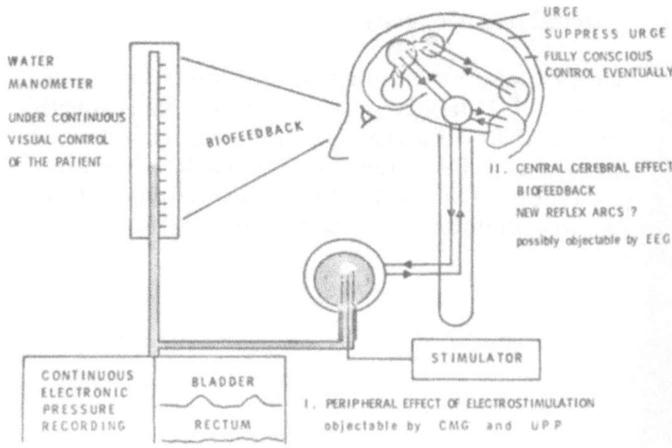

Abb. 1. Schematische Darstellung der Therapieanordnung und der Therapiekontrolle bei transurethraler Elektrostimulation der Blase

Tabelle 1. Urodynamischer Befund vor und nach intravesicaler Elektrotherapie bei Kindern/Jugendlichen mit funktioneller Blasenentleerungsstörung

	Pat.	Alter	Blasenkapazität in cc		max. Detrusordruck cm H_2O		Restharn cc		Anzahl
			vorher	nachher	vorher	nachher	vorher	nachher	d. TES
1.	B.S.	♀ 13	450	250	Keiner	76	100	0-10	30
2.	L.P.	♀ 18	675	380	Keiner	45	350	0-30	15
3.	Sch.C.	♀ 9	360	200	20	50	60-200	20-60	20
4.	G.T.	♀ 11	350	250	20	60	175	10-50	20
5.	R.M.	♀ 17	800	300	12	70	200	0-20	38
6.	W.M.	♀ 8	320	260	20	35	bis 200	0-20	32
7.	E.M.	♀ 9	350	280	35	60	10-175	10-50	20
8.	T.B.	♀ 11	400	300	12	25	bis 320	0-20	39
9.	C.B.	♀ 6	300	250	25	43	200	0-10	16
10.	P.S.	♀ 4	70	150	25	30	5	0	30
11.	M.P.	♂ 10	100	120	65	70	50	0-25	35
12.	G.M.	♀ 6	200	115	20	32	bis 100	0-20	8

bei allen Patienten der Detrusor gekräftigt, in Verbindung mit Biofeedback die Sensibilität der Blase bzw. die Aufmerksamkeit für die Blase verbessert und die mitunter hohen Restharnmengen drastisch reduziert werden konnten (s. Tabelle 1). Gleichzeitig wurde im Rahmen dieser Behanldung ein falsches Miktionsverhalten infolge mangelhafter Erschlaffung des Beckenbodens (wie dies besonders ausgeprägt bei Pat. Nr. 10 und 11 der Fall war) beseitigt und somit auch der Harnfluß weitgehend normalisiert.

Zusammenfassung

Die intravesicale Elektrotherapie mittels transurethraler Elektrostimulation ist eine wertvolle Hilfe bei der Blasen-(re)habilitation von Kindern mit funktionellen Blasenentleerungsstörungen, inbes. bei solchen mit einem sog. „dysfunctional lazy bladder-syndrome". Die Behandlung wird dann empfohlen, wenn die üblichen konservativen Maßnahmen nicht zu Erfolg führen.

Literatur

1. DeLuca FG, Swenson O, Fisher JH, Loutfi AH (1962) The dysfunctional lazy bladder syndrome in children. Arch Dis Child 37: 117-121
2. Katona F (1975) Stages of vegetative afferentation in reorganisation of bladder control during electrotherapy. Urol Int 30: 19-27
3. Madersbacher H (1984) Blasen(re)habilitation bei Kindern mit neurogener Harnentleerungsstörung mittels Biofeedback unter Verwendung der transurethralen Elektrostimulation. Aktuel Urol 15: 248-253

Prof. Dr. H. Madersbacher
Urologische Universitätsklinik Innsbruck
Anichstr. 35
A-6020 Innsbruck

Behandlung nervenbedingter Blasenentleerungsstörungen bei Spina-Bifida-Kindern

G. Zöller, H. Behrendt, R. Röntgen und R.-H. Ringert

Spaltbildungen des Achsenskeletts treten bei 3 von 1000 Geburten auf. Sie gehören damit zu den häufigsten Mißbildungen überhaupt. In der Sprechstunde für neurogene Blasenentleerungsstörungen der Urologischen Universitätsklinik Essen wurden in Zusammenarbeit mit der Kinderklinik, der Orthopädie und der Neurochirurgie seit 12 Jahren ca. 320 Spina-bifida-Kinder regelmäßig betreut.

Neurogene Störungen der Blase bei Myelomeningocelen betreffen dabei sowohl die Urinspeicherung als auch die Blasenentleerung. Als Folge dieser Störung ist bei fehlender Therapie mit einer zunehmenden Nierenschädigung bei 50% der Spina-bifida-Kinder zu rechnen. Ziel der Therapie neurogener Blasenentleerungsstörungen muß deshalb im Kindesalter der Schutz des oberen Harntraktes sein. Dies wird erreicht durch Sicherstellung einer restharnfreien Blasenentleerung bei gleichzeitiger Normalisierung der intravesikalen Druckverhältnisse in Ruhe und während der Miktion.

Die restharnfreie Blasenentleerung kann durch mehrere Maßnahmen erreicht werden. Dabei treten heute das Ausdrücken der Harnblase bei Kindern ohne vesikorenalen Reflux und die pharmakologische Senkung des Blasenauslaßwiderstandes etwas zurück gegenüber dem sauberen intermittierenden Katheterismus. An der Urologischen Universitätsklinik Essen wird inzwischen bei 40 Kindern dieser intermittierende Katheterismus durchgeführt.

Es wird dazu ein Einmalkatheter verwandt, der mit Polyvinylpyrolidon beschichtet ist. Dieser Katheter erhält seine Gleitfähigkeit durch Anfeuchten mit Wasser vor Gebrauch. Damit kann auf die Verwendung von sterilen Handschuhen, Desinfektionsmitteln und zusätzlichem Gleitmittel verzichtet werden, was wesentlich zur guten Patientencompliance beiträgt.

Hinter den Therapiebestrebungen zum Schutze des oberen Harntraktes steht das Problem der Harninkontinenz zunächst zurück. Abhängig von der persönlichen Situation des Kindes wird eine soziale Kontinenz im Grundschulalter, spätestens zum Ende der Pubertät angestrebt. Primär werden konservative Behandlungskonzepte wie die Spasmolyse hypertoner Blasen, z.B. mit Oxybutynin, mit oder ohne nachfolgenden intermittierenden Katheterismus versucht. Operative Maßnahmen sind selten und umfassen die subtotale Blasenresektion spastischer Blasen mit anschließender Blasenaugmentation, die Anlage kontinenter Ersatzblasen oder die Implantation allogener Sphinkterprothesen.

Unter den in der Urologischen Universitätsklinik Essen betreuten 320 Kindern finden sich 15, bei denen eine supravesikale Harnableitung besteht. Die Harnableitung erfolgte dabei 12-mal durch andere Kliniken, in der Regel durch Anlage eines Ileumconduits. Das Durchschnittsalter der Kinder betrug zum Zeitpunkt der Operation 6 Jahre.

Wir haben uns in Essen 3-mal zur supravesikalen Harnableitung entschlossen. Bei einem 16-jährigen Jungen, der uns mit dekompensierter Niereninsuffizienz vorgestellt wurde, blieb nur noch die druckfreie Harnableitung mittels Ileum conduit.

Ein anderer 16-jähriger, rollstuhlgebundener Junge erhielt eine kontinente Ileumersatzblase. Bei einem 11-jährigen, gehfähigen Jungen führten wir nach subtotaler Blasenresektion eine Blasenaugmentationsplastik durch.

Insgesamt läßt sich feststellen, daß wir durch eine konsequente Betreuung der Kinder mit konservativen Maßnahmen in den meisten Fällen eine gute Protektion der oberen Harnwege gewährleisten können. Ebenso ist es häufig möglich, durch konservative Therapie eine soziale Kontinenz zu erreichen. Wir waren deshalb nur in seltenen Fällen zur supravesikalen Harnableitung gezwungen, die bei diesen älteren Jugendlichen dann in differenzierter Form erfolgen kann.

Dr. med. G. Zöller
Urologische Universitätsklinik Göttingen
Robert-Koch-Str. 40
D-3400 Göttingen

Spontane Rückbildung und operative Intervention bei gravierender infravesikaler Obstruktion

G. Schott, W. Rösch und K.-M. Schrott

An der Urologischen Universitätsklinik Erlangen wurden in der Zeit von Januar 1980 bis August 1988 29 Kinder mit gravierender infravesikaler Obstruktion und sekundär renalem Aufstau therapiert. Die Diagnose wurde bei ungefähr der Hälfte aller Knaben im 1. Lebensmonat gestellt. Als Leitsymptom überwiegen hier Harninfekte oder Urosepsis, im späteren Alter häufiger obstruktive Miktionsstörungen. Insgesamt wurden 53 renale Einheiten behandelt. Der konservative Anteil betrug in dieser Serie 15 ureterorenale Einheiten. 38 Einheiten wurden 56mal operiert, 6 Nieren wurden bei primär funktionslosem Organ entfernt, 1 Niere als Komplikationsfolge ektomiert. Ursächlich für die infravesikale Obstruktion waren gravierende Klappen- oder Ringbefunde. Die Harnröhren der 29 Kinder wurden mit 47 Eingriffen saniert.

Nach unserem postnatalen, abgestuften Behandlungskonzept (Abb. 1) steht primär eine transurethrale Sondenableitung, respektive ein initialer Cystofix-Katheter als vesikale Drainage im Vordergrund. Die causale Klappentherapie ist von der Harnröhre abhängig, jedoch auch bei Säuglingen meist nach einem Vierteljahr möglich. Die Klappenincision erfolgt transurethral mit dem eigenen Hakenmesser.

Bei normalem oder rascher Normalisierung des Serumkreatinins sowie eher mittelgradigem Aufstau und klinisch günstigem Verlauf ist ein konservativer Therapieversuch gerechtfertigt.

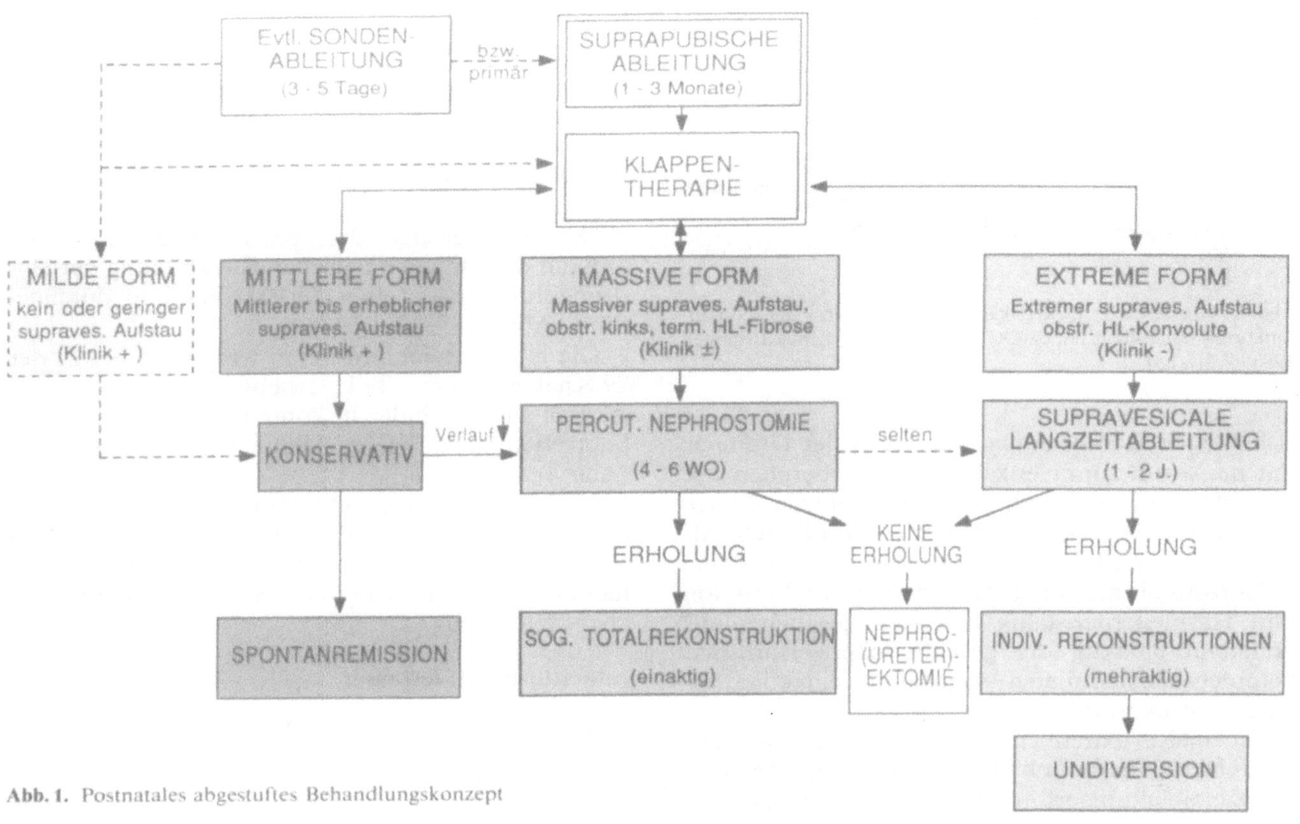

Abb. 1. Postnatales abgestuftes Behandlungskonzept

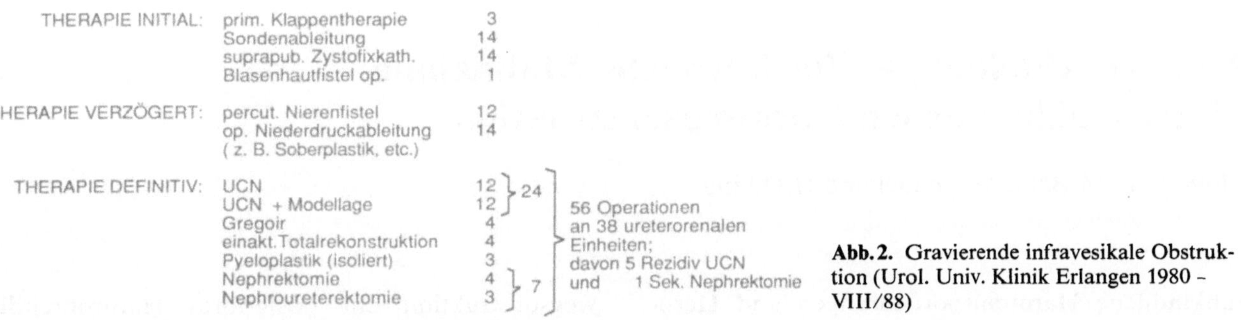

THERAPIE INITIAL:	prim. Klappentherapie	3
	Sondenableitung	14
	suprapub. Zystofixkath.	14
	Blasenhautfistel op.	1
THERAPIE VERZÖGERT:	percut. Nierenfistel	12
	op. Niederdruckableitung (z. B. Soberplastik, etc.)	14
THERAPIE DEFINITIV:	UCN	12 } 24
	UCN + Modellage	12
	Gregoir	4
	einakt. Totalrekonstruktion	4
	Pyeloplastik (isoliert)	3
	Nephrektomie	4 } 7
	Nephroureterektomie	3

56 Operationen an 38 ureterorenalen Einheiten; davon 5 Rezidiv UCN und 1 Sek. Nephrektomie

Abb. 2. Gravierende infravesikale Obstruktion (Urol. Univ. Klinik Erlangen 1980 - VIII/88)

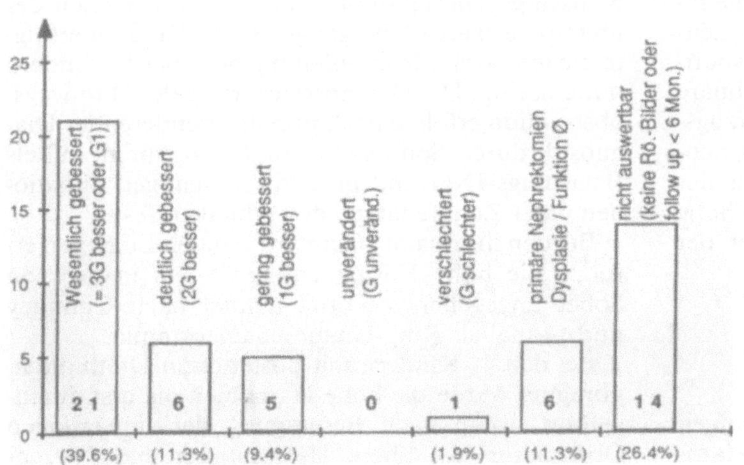

Abb. 3. Gravierende infravesikale Obstruktion Ergebnisse (53 renale E.) Hydronephrose-/Megauretergraduierung G_1-G_5 (Urol. Univ. Klinik Erlangen 1980 - VIII/88)

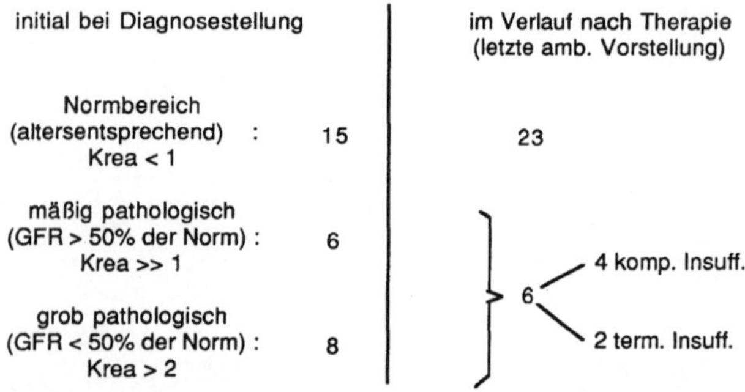

Abb. 4. Gravierende infravesikale Obstruktion (n = 29). Nierenfunktion (Serumkreatinin bzw. GFR (Urol. Univ. Klinik Erlangen 1980 – VIII/88)

Fehlende Stabilisierung unter vesikaler Drainage mit massivem supravesikalen Aufstau beruhen auf obstruktiven Harnleiterkinks oder terminalen Fibrosen. Eine hohe Ableitung wird hier erforderlich. Als kurzfristige Entlastung bietet sich die perkutane Nephrostomie an. Nach Stabilisierung von Funktion und Harnleiterperistaltik läßt sich gegebenenfalls unilateral einaktig der gesamte obere Harntrakt komplett rekonstruieren (sogenannte einaktige Totalrekonstruktion).

Bei meist extrem megasierten Konvolut bzw. schlechter Nierenfunktion ist eine supravesikale Langzeitableitung erforderlich. Hier bevorzugen wir je nach Morphologie überwiegend die modifizierte Sober-Plastik, fallweise auch tiefe Schlitz-Ureterocutaneostomien. Spätere individuelle Rekonstruktionen sind erforderlich, jedoch in der Regel dann ohne aufwendige Modellagen.

Einen Überblick über die operative Versorgung der 38 ureterorenalen Einheiten ergibt nebenstehende Abb. 2.

Die Auswertung der gesamten Serie wurde anhand der röntgenologischen Rückbildung der Hydronephrose nach einer 5er-Graduierung durchgeführt (Abb. 3).

Die globale Nierenfunktion war initial bei 14 der 29 Knaben zum Teil erheblich eingeschränkt. Aktuell sind 4 Kinder in kompensierter, derzeit stabiler Niereninsuffizienz, 2 Patienten dialysepflichtig (Abb. 4).

Jeder Patient mit persistierender Weitstellung des oberen Harntraktes bedarf einer individuellen, am Verlauf orientierten Therapie. Unser abgestuftes Behandlungskonzept läßt jedoch eine primäre Weichenstellung zu.

Literatur beim Verfasser

Dr. med. G. Schott
Urologische Universitätsklinik
Maximiliansplatz 1
D-8520 Erlangen

Die hohe Ableitung – Eine hilfreiche Maßnahme bei der frühkindlichen Harnwegsobstruktion

H. Behrendt, M. Bähr, M. Goepel und H. Olbing

Frühkindliche Harntransportstörungen und Harnstauungen werden heute in zunehmendem Maße pränatal diagnostiziert und werden in aller Regel direkt postnatal therapierelevant. Aus unterschiedlichen Gründen ist in vielen Fällen zu diesem Zeitpunkt eine definitive Korrektur der Harntransportstörung nicht indiziert, so daß sich als primäre Maßnahme eine temporäre Harnableitung, vorzugsweise in nicht intubierter Form anbietet. Wir berichten im folgenden über unsere Erfahrungen aus der Zeit von 1977 bis 1986 über die nicht intubierte hohe Harnableitung als temporäre Maßnahme bei der frühkindlichen Harnwegsobstruktion.

Patientengut und Methodik

Im genannten Zeitraum erfolgte bei 25 Säuglingen (22 Knaben, 3 Mädchen) eine temporäre hohe Harnableitung. 11 Knaben wiesen als Ursache der Harnwegsobstruktion ein posteriores Harnröhrendiaphragma auf, bei 14 Kindern bestand bei Ausschluß einer subvesikalen Obstruktion eine einseitige oder beidseitige Harnabflußbehinderung im Bereich des uretero-vesikalen Übergangs. Bei 15 Kindern erfolgte die temporäre Harnableitung bds., bei 10 Kindern nur einseitig. Die Diagnosesicherung der Harnwegsobstruktion erfolgte nach primär orientierender Diagnostik durch Sonogramm und Urogramm, mittels Belastungs-ING und in nicht eindeutigen Situationen unter Zuhilfenahme des Whitaker-Testes.

Bei den insgesamt 40 uretero-renalen Einheiten erfolgte die hohe Harnableitung 25-mal in der von Sober angegebenen Form, einmal nach Chimney und 14-mal als Ring-Ureterocutaneostomie.

Bei den 11 Kindern mit posteriorem Urethraldiaphragma wurde die hohe Harnableitung erst durchgeführt, wenn nach Beseitigung der subvesikalen Obstruktion die obere Harnstauung und Nierenfunktionseinschränkung persistierten. Das durchschnittliche Alter dieser Kinder zum Zeitpunkt der Durchführung der temporären Harnableitung betrug 6,7 Monate. Die Harnableitung wurde im Mittel 13,9 Monate beibehalten.

Bei 14 Kindern ohne subvesikale Obstruktion erfolgte die temporäre hohe Harnableitung 8-mal einseitig, 6-mal beidseitig. Das Durchschnittsalter dieser Kinder zum Zeitpunkt der Ableitung betrug 2,7 Monate; die Ableitung wurde im Mittel 12,1 Monate beibehalten.

Ergebnisse

Kinder mit subvesikaler Obstruktion (n = 11): bei 2 Kindern war die Progredienz der bestehenden Niereninsuffizienz durch die hohe Ableitung nicht beeinflußbar; eines dieser Kinder starb wenige Wochen nach der Operation, bei einem anderen Kind wurde mit einer Dialysebehandlung begonnen. Bei einem dritten Kind wurde die sich als funktionslos erweisende rechte Niere entfernt, links erfolgte bei Fortbestand der Obstruktion im uretero-vesikalen Übergangsbereich die Uretero-Zysto-Neostomie. Bei den übrigen 8 Kindern kam es nach Beseitigung des posterioren Urethraldiaphragmas zur Kompensierung des Detrusors und damit zum spontanen Verschwinden der Obstruktion am uretero-vesikalen Übergang. Dies wurde bei allen Kindern durch Perfusionsdruckmessungen nach Whitaker bewiesen. In direktem Anschluß an die Untersuchung wurde das cutane Urostoma wieder verschlossen. Nennenswerte postoperative Komplikationen ergaben sich nicht. Der Serumkreatininspiegel von 7 dieser Kinder liegt im Normbereich.

Kinder ohne subvesikale Obstruktion (n = 14): in der Gruppe der Kinder mit einseitiger Obstruktion (n = 8) konnte bei 3 Kindern durch Druckflußmessung gesichert werden, daß sich unter den Bedingungen der hohen Ableitung die Abflußverhältnisse spontan normalisiert hatten. Hier wurde lediglich das Stoma wieder verschlossen. Bei weiterhin nachweisbarer Obstruktion erfolgte bei 4 Kindern der Verschluß des Stomas bei gleichzeitiger Uretero-Zysto-Neostomie; eine abgeleitete Niere erwies sich als funktionslos und wurde entfernt.

Bei den Kindern aus dieser Gruppe mit beidseitiger Obstruktion (n = 6) konnte die weitere Therapie 2-mal auf einen Verschluß des Stomas beschränkt werden, 4-mal erfolgten Stomaverschluß und Uretero-Zysto-Neostomie; auch in dieser Gruppe wurde eine funktionslose Niere entfernt.

Diskussion

Die temporäre hohe Harnableitung hat sich in unseren Händen als eine komplikationsarme, leicht durchführbare Operation erwiesen. Insbesondere, wenn die Ableitung über 6–12 Monate aufrecht erhalten werden soll, fällt der Vorteil der nicht notwendigen Intubation ins Gewicht. Bei den Kindern mit posteriorem Urethraldiaphragma hat diese Operation bisher dazu gedient, die Zeit bis zur retrograden Klappenschlitzung und anschließenden Detrusorkompensation zu überbrücken. Bei diesen Kindern streben wir allerdings heute eine frühzeitige, innerhalb der ersten ein bis zwei Lebenswochen stattfindende Klappenkerbung an. Kommt es dann nicht zur sehr raschen Detrusorkompensation, so ist wiederum die hohe Ableitung angezeigt. Bei nahezu allen Kindern kommt es bei genügender Geduld des Arztes zur spontanen Normalisierung der Abflußverhältnisse, so daß sich später die noch notwendige Korrektur auf den alleinigen Verschluß der hohen Ableitung reduziert. Dieser Verschluß ist sehr einfach durchzuführen und bringt keine Probleme mit sich.

Beim primär obstruktiven einseitigen oder beidseitigen Megaureter ermöglicht die hohe Ableitung den primären Verzicht auf den im Säuglingsalter relativ großen Eingriff der Uretero-Zysto-Neostomie mit Harnleitermodellage; dieser Eingriff kann dann später als Elektivoperation in aller Regel mit gleichzeitigem Verschluß der hohen Ableitung erfolgen. Erstaunlich ist, daß auch in dieser Gruppe bei 5 Kindern eine spontane Normalisierung der Harnabflußverhältnisse zu verzeichnen war. So ist auch beim primär obstruktiven Megaureter unter Ableitungsbedingungen eine zunächst abwartende Einstellung gerechtfertigt und erspart dem Kleinkind möglicherweise unnötige große Operationen.

Prof. Dr. H. Behrendt
Urologische Klinik
Medizinische Einrichtung der Universität
Gesamthochschule Essen
Hufelandstr. 55
D-4300 Essen 1

Renale Endstadien aus kinderurologischer Herkunft in altersspezifisch-morphometrischer Abhängigkeit – Erhebung an 42 Fällen unserer Klinik

A. Sigel, C. Grohmann und G. Schott

Unabhängig von der zugrundeliegenden Erkrankung tolerieren die Nieren des Erwachsenen einen Parenchymverlust von 75–80%. Dieses große Ausmaß an Substanzverlust ist möglich, weil gesunde Nieren mit ihrer innewohnenden Reservefunktion den Normbedarf an Clearance um das 4–5fache überschreiten [1]. Daraus läßt sich umgekehrt schließen, daß 1/4 bis max. 1/5 der gesamten Nierensubstanz zu einer ausreichenden Nierenfunktion imstande ist. So weiß man aus Tierversuchen, daß 20% Restgewebe noch einen Serum-Kreatininwert (1,5 mg%) zulassen, der als Obergrenze der Norm gilt. Das zugehörige klinische Modell am erwachsenen Menschen sehen wir an der gesunden Doppelniere, deren untere Anlage komplett ausfällt und operativ entfernt wird, nachdem die Niere der anderen Seite vorher schon entfernt werden mußte [2].

Dieser an sich bekannte, obgleich selten beschriebene Ablauf ist charakteristischerweise an den *ausgewachsenen Organismus* gebunden. Öfter als bei Erwachsenen sehen wir vergleichbare renale Substanzverluste bei Kindern, hier jedoch ohne hilfreichen Reserve-Mechanismus. Die quantitativ vergleichbar vorgeschädigten Nieren der Kinder (obstruktive, refluxive, dysplastische Nephropathie, einzeln oder kombiniert) geraten viel mehr in ein zerstörendes funktionelles Dilemma, auch dann, wenn Defektheilung der Niere bereits eingetreten ist, mithin frei von Infektion, von Hypertonie, ausgestattet mit normalem oder fast normalem Serum-Kreatinin.

Das Verhängnis kommt formal nicht aus der reduzierten Niere heraus, sondern aus dem Zwiespalt, wonach das allgemeine Körperwachstum normal oder weitgehend normal vor sich geht (weil diskreter renaler Minderwuchs immer teil hat). Die Nieren ihrerseits sind – dies das Verhängnis – morphologisch außerstande körperparallel mitzuwachsen. Alle drei Bestandteile der urologischen Nephropathie des Kindesalters, der erwähnte obstruktive, reflux-bakterielle und dysplastische, schränken den arteriellen Gefäßbaum über Intimafibrosen organisch ein, so daß er nicht mitwachsen kann. Die erforderliche steigende Durchblutungsgröße als Voraussetzung eines Organwachstums bleibt aus. Der Zwiespalt wird im Organisationsplan eine zeitlang toleriert, eben so lange, bis die inhärente im Grunde verschwenderische Reservefunktion der Nieren aufgebraucht ist (s. o.), was dann eintrifft, wenn das angestiegene Körpergewicht (mehr als 45 kg) stoffwechselhaft die Leistungsfähigkeit des zurückgebliebenen Nierenparenchyms übertrifft. Die endgültige Insuffizienz ist nicht aufzuhalten. Die Mehrheit der urologisch kranken Kinder mit hohem renalen Parenchymverlust erleidet dieses Schicksal fast erwartungsgemäß im Verlaufe des 2. Jahrzehnts, weil sich darin das Körperwachstum vollzogen hat [3].

Es handelt sich also formal weniger um ein progredientes Nierenleiden per se, sondern um eine Überforderung durch den physiologisch ansteigenden Körperstoffwechsel. Das zurückgebliebene vom Wachstum ausgeschlossene Nierenparenchym entspricht nicht mehr dem vorangeschrittenen Körpergewicht. Der experimentelle Nachweis von Hyperfiltration und Glomerulosklerose kann formale Denkweise befriedigen, eine pathogenetische benötigt es nicht.

Literatur

1. Chantler C, Holliday M (1987) Progressive loss of renal function. In: Holliday MA, Barratt TM, Vernier RL (eds) Pediatric nephrology II. Williams & Wilkins, Baltimore, London
2. Löfgren F (1949) Das topographische System des malpiphischen Pyramiden der Menschenniere. Berlingska Boktryckerich, Lund
3. Warshaw BL, Edelbrock HD, Ettenger RB et al (1982) Progression the end stage renal disease in children with obstructive uropathy. J Pediatr 100: 183–187

Prof. Dr. A. Sigel
Urologische Universitätsklinik
Maximiliansplatz
D-8520 Erlangen

Therapiekonzept bei kindlichen Doppelnieren

H. v. Wallenberg-Pachaly, G. Voges, H. Riedmiller und R. Hohenfellner

Im folgenden soll unser Therapiekonzept bei Doppelnieren mit Reflux, ektopem Harnleiter und ektoper Ureterozele aufgezeigt werden.

Patientengut

In der Mainzer Klinik wurden von 1967 bis 1987 172 Kinder (78% Mädchen, 22% Jungen) mit insgesamt 185 renoureteralen Doppeleinheiten operativ behandelt.

Ergebnisse

Bei *Doppelnieren mit Reflux* sind die Rückwirkungen auf die Niere gering und fast ausschließlich auf die untere Nierenhälfte beschränkt, daher ist in der Regel ein organerhaltendes Vorgehen möglich, wobei beide Harnleiter gemeinsam in einem Tunnel versenkt werden (Tabelle 1).
Bei *Doppelnieren mit ektopem Ureter* war die zum ektopen Harnleiter gehörende obere Doppelnierenhälfte in 90% funktionslos. Therapie der Wahl war daher die Heminephroureterektomie des oberen Doppelnierenanteils. Bei guter Funktion beider Doppelnierenanteile ist die Neuimplantation beider Harnleiter gerechtfertigt (Tabelle 2).
Bei *Doppelnieren mit ektoper Ureterozele* ist der zugehörige Doppelnierenanteil fast immer schwer geschädigt. Histologisch zeigt sich eine renale Dysplasie mit pyelonephritischen Veränderungen. Therapie der Wahl war daher ein einzeitiges kombiniertes Vorgehen mit Heminephroureterektomie, Zelenresektion, „muscular support" und Neuimplantation des ipsilateralen Harnleiters (Tabelle 3).

Diskussion

Bei einer refluxiven Doppelniere ist mit einer Maturation und spontanen Ausheilung nicht zu rechnen und somit der Reflux immer eine Operationsindikation [4]. Als Standardverfahren führten wir die Antirefluxplastik nach Lich-Gregoir durch, wobei beide Harnleiter gemeinsam in einem Tunnel versenkt werden [7].

Im Gegensatz hierzu ist der craniale, zum ektopen Harnleiter gehörende Doppelnierenanteil, meist atrophisch und dysplastisch und daher ein organerhaltenes Vorgehen nicht sinnvoll [5, 6]. Therapie der Wahl ist die Heminephroureterektomie, ggf. mit Neuimplantation des ipsilateralen Harnleiters. Die Behandlung der ektopen Ureterozele wird hingegen sehr kontrovers diskutiert [2, 3]. Da die ektope Ureterozele jedoch eine komplexe Anomalie ist, sollte ein Therapiekonzept folgende 3 Punkte berücksichtigen:

1. Eine alleinige Zelenresektion ist nicht ausreichend, da der zugehörige Doppelnierenanteil meist zerstört ist und somit die Heminephroureterektomie des oberen Anteils unumgänglich ist.
2. Der obstruktive bzw. refluxive untere Doppelnierenanteil muß neu implantiert werden.
3. In jedem Falle ist eine Rekonstruktion der Blasenwand durch ein sog. „muscular support" notwendig, um die Entstehung eines Blasendivertikels zu vermeiden.

Dieses Verfahren sollte einzeitig durchgeführt werden [5, 6]. Seit Einführung des einzeitigen kombi-

Tabelle 1. Therapie bei Doppelnieren mit Reflux (n=97)

	n	Erfolgsrate (%)
Lich-Gregoir	67	99
Politano-Leadbetter	3	100
Psoas-Hitch	13	92
Heminephroureterektomie	10	100
+ Psoas-Hitch	4	100

Tabelle 2. Therapie bei Doppelnieren mit ektopem Ureter (n=23)

	n	Erfolgsrate (%)
Heminephroureterektomie	19	100
Nephrektomie	2	100
Psoas-Hitch beider Harnleiter	2	100

Tabelle 3. Therapie bei Doppelnieren mit ektoper Ureterozele (n=65)

	n	Erfolgsrate (%)
Heminephroureterektomie, Zelenresektion und Ureterneuimplantation:		
Psoas-Hitch	20	95
Andere Implantationsverfahren	15	67
Nephroureterektomie und Zelenresektion	5	100
Heminephroureterektomie und Zelenresektion		
Ohne Ureterneuimplantation	15	53
Ureterneuimplantation und Zelenresektion		
Ohne Heminephroureterektomie	9	56
Einfache Nephrektomie	1	100

nierten Operationsverfahrens mit Harnleiterneuimplantation in der Psoas-Hitch-Technik [1] ist in unserem Patientengut die Komplikationsrate annähernd auf 0% gesunken.

Literatur

1. Hertle L, Becht E, Jacobi GH, Riedmiller H, Hohenfellner R (1983) Universelle Ureterozystoneostomie nach der Psoas-Hitch-Technik. Indikation-Operationstechnik. Aktuel Urol 14: 167-174
2. Huisman TK, Kaplan GW, Brock WA, Packer MG (1987) Ipsilateral ureteroureterostomy and pyeloureterostomy: A review of 15 years of experience with 25 patients. J Urol 138: 1207-1210
3. Mandell J, Colodny AH, Lebowitz R, Bauer SB, Retik AB (1980) Ureteroceles in infants and children. J Urol 123: 921-926
4. Ringert RH, Koskinas S, Hartung R (1985) Ergebnisse operativer Therapie der Doppelniere. Urologe A 24: 87-93
5. Westenfelder M (1983) Diagnostik und Therapie ektoper Harnleiter und ektoper Ureterozelen bei Doppelnieren. Urologe A 22: 414-424
6. Williams DI (1982) Ureteric duplications and ectopia. In: Williams DI, Johnson JH (eds) Pediatric urology, 2nd edn. Butterworth, London, pp 167-187
7. Wulff HD, Ivancevic L, Hohenfellner R, Jonas U, Straub E, Greinacher I (1971) Zur operativen Behandlung von Doppelnieren mit Doppelureteren im Kindesalter. Aktuel Urol 2: 251-259

Dr. med. H. v. Wallenberg-Pachaly
Urologische Klinik und Poliklinik
der Johannes Gutenberg-Universität Mainz
Langenbeckstr. 1
D-6500 Mainz

Grenzen der perkutanen Steintherapie im Kindesalter

D. Weckermann und R. Harzmann

Harnsteine treten im Kindesalter mit einer Häufigkeit von 2 bis 5% auf. 40 bis 75% der Erkrankungsfälle fallen in die Altersgruppe bis zum 5. Lebensjahr. Anders als im Erwachsenenalter ist die Symptomatik oft uncharakteristisch; bei Diagnosestellung liegen daher häufig schon partielle oder komplette Ausgußsteine vor, so daß die Steinsanierung unumgänglich ist. Durch extrakorporale Stoßwellenlithotripsie und perkutane Nephrolithotomie (PNL) treten die sog. offenen Operationen immer mehr in den Hintergrund und bleiben speziellen Indikationen vorbehalten.

Anhand einer Kasuistik sollen die Gefahren der PNL im Kindesalter demonstriert und die Indikationen bzw. Kontraindikationen dieses Verfahrens erläutert werden.

Bei dem zum Zeitpunkt des auswärtigen Ersteingriffes neunjährigen Jungen wiesen rezidivierende Harnwegsinfekte, Mikrohämaturie und rechtsseitige Flankenschmerzen auf eine Urolithiasis hin. Leeraufnahme und Ausscheidungsurogramm zeigten mehrere, bis zu 2 cm messende, schattengebende Konkremente in Projektion auf die mittlere und untere Kelchgruppe rechts bei verzögerter KM-Ausscheidung (Abb. 1 a). Perkutane Nephrostomie, Fistelkanaldilatation und Steinextraktion wurden in einer Sitzung durchgeführt (Abb. 1 b). Wegen starker Blutung aus dem Nierenbecken war die vollständige Steinentfernung nicht möglich. Auf eine zweite Sitzung wurde wegen Beschwerdefreiheit des Patienten und unauffälligem Urinbefund verzichtet. Drei Jahre nach dem Ersteingriff angefertigte radiologische Kontrolluntersuchungen zeigten Restkonkremente, die in einer traumatisch entstandenen kalikogenen Cyste lagen (Abb. 2 a, b). Bei hydronephrotisch veränderter unterer Kelchgruppe wurde schließlich die Polresektion mit Hilfe eines Cousa-Gerätes durchgeführt.

Indikationen zur PNL im Kindesalter sind Reststeine nach vorausgegangener offener Operation, die nach Form, Größe und Lage nicht spontan abgangsfähig sind, ferner multiple, besonders kleine Konkremente und obstruktive Steine, insbesondere bei komplizierter Pyelonephritis [1]. Bei Verwendung kinderadaptierter Instrumente ist der Eingriff in Allgemeinanästhesie durchführbar, wobei die perkutane Nephrostomie, Fistelkanaldilatation und Steinextraktion in einer Sitzung vorgenommen werden

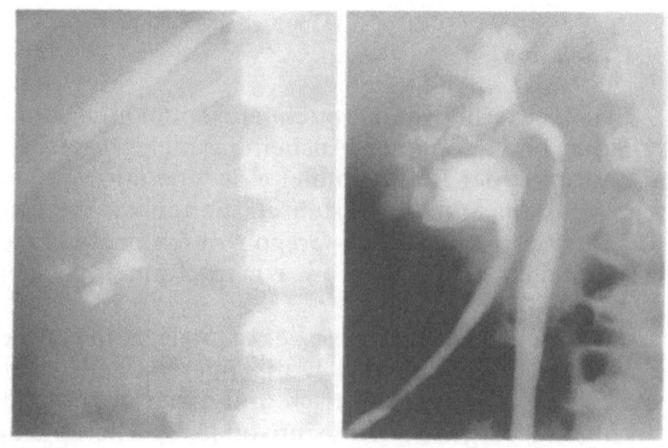

Abb. 1. Leeraufnahme vor (**a**) und Nierenfisteldarstellung nach PNL (**b**)

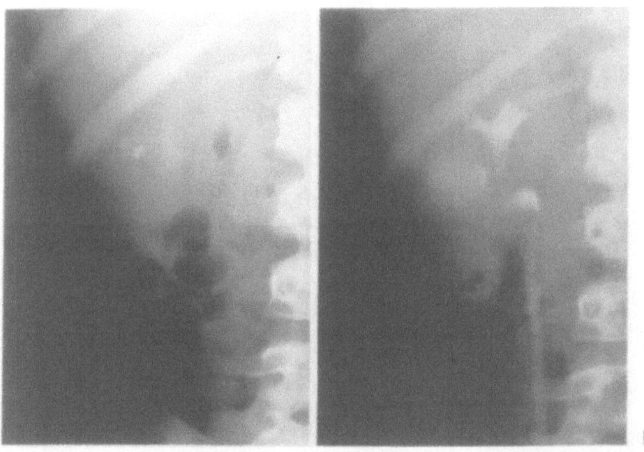

Abb. 2. Leeraufnahme (**a**) und retrograde Darstellung nach PNL (**b**), wobei die Restkonkremente in einer kalikogenen Cyste liegen

können [2, 3]. In Einzelfällen, d.h. bei Kreatininanstieg bzw. septischem Krankheitsbild, sollte das Hohlsystem vor der PNL einige Tage entlastet werden. Wie im Erwachsenenalter können bei Kindern während bzw. nach der PNL Blutungen aus Nierenbecken bzw. Fistelkanal, Perforationen des Hohlsystems und Urinome auftreten. In seltenen Fällen kann es zur Nierenfisteldislokation kommen. Bei strenger Indikationsstellung, ausreichender Erfahrung des Operateurs sowie unter Verwendung geeigneter, d.h. kinderadaptierter Instrumente stellt die PNL eine wertvolle Bereicherung in der Behandlung der Nephrolithiasis im Kindesalter dar, wobei auf kurze Durchleuchtungszeiten und ausreichenden Gonadenschutz geachtet werden sollte.

Literatur

1. Brühl P, Hesse A, Gu KR (1987) Harnsteinerkrankungen im Kindesalter. Wissenschaftliche Verlagsgesellschaft mbH Stuttgart, S 91-95
2. Schäfer RM, Brühl P (1986) Perkutane Nephrolithotomie beim Harnsteinleiden im Kindesalter. Ärztin 33: 4-8
3. Schäfer RM, Brühl P (1987) Ist die Indikation zur PCN bei Kindern anders zu stellen als im Erwachsenenalter? In: Vahlensieck W, Gasser G (Hrsg) Pathogenese und Klinik der Harnsteine XII. Steinkopff, Darmstadt, S 365-368

Dr. D. Weckermann
Urologische Klinik
Zentralklinikum Augsburg
Stenglinstraße
D-8900 Augsburg

Nephrolithiasis bei Osteogenesis imperfecta - Offene oder perkutane Operation?

U. K. Wenderoth, R. de Petriconi, U. Vetter und D. Frohneberg

Einleitung

Die Osteogenesis imperfecta ist eine seltene Bindegewebserkrankung, die mit erhöhter Frakturbereitschaft und Minderwuchs einhergeht. Sie tritt mit einer Häufigkeit von 4-7 pro 100000 auf. In der BRD gibt es zur Zeit 3000 bis 4000 Betroffene. Über den Vererbungsmodus besteht keine eindeutige Klarheit, es wird neben einem autosomal rezessiven auch ein autosomal dominanter Erbgang angenommen. Ursache der Knochenentwicklungsstörung ist ein bisher nicht weiter geklärter quantitativer und qualitativer Kollagensynthesedefekt.

Die bisher gebräuchlichste Nomenklatur unterscheidet eine Osteogenesis imperfecta tarda (Typ Lobstein) mit einem milden Verlauf von der Osteogenesis imperfecta congenita (Typ Vrolik), die die schwere Form mit einer hohen Frakturrate von bis zu 30 pro Jahr darstellt. Neben der erhöhten Knochenbrüchigkeit treten bei beiden Formen blaue Skleren, eine Dentinogenesis imperfecta, Überstreckbarkeit der Gelenke und Otosklerose in unterschiedlicher Häufigkeit auf. Neuerdings erfolgt die Einteilung der Osteogenesis imperfecta nach einer genetisch orientierten Klassifikation in 4 Untergruppen [2]. Eine Koinzidenz von Osteogenesis imperfecta und Urolithiasis wurde bisher nur in einem Fallbericht beschrieben [1], ein kausaler Zusammenhang verneint.

Patienten

Im Krankengut der Universitätskinderklinik Ulm sind 58 Kinder mit Osteogenesis imperfecta in Betreuung, 18 sind der leichteren Tarda-Gruppe, 40 der schweren Verlaufsform zuzuordnen. Bei einem Erwachsenen mit einer Osteogenesis imperfecta tarda und 4 Kindern wurde eine Urolithiasis nachgewiesen. Bei einem Kind ging ein Harnleiterstein spontan ab. Bei einem 10-jährigen Mädchen wurde die Behandlung eines linksseitigen Nierenbeckensteines mit erheblicher Dilatation des Nierenhohlsystems wegen der Schmerzsymptomatik und rezidivierender Harnwegsinfekte erforderlich (Abb. 1). Aufgrund der mehr als 120 vorausgegangenen Frakturen, die

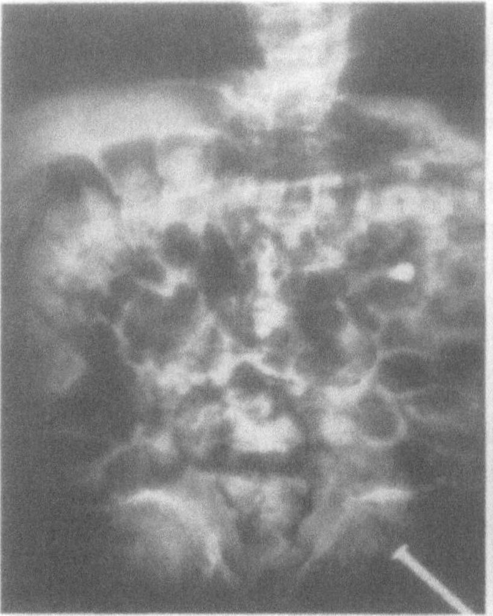

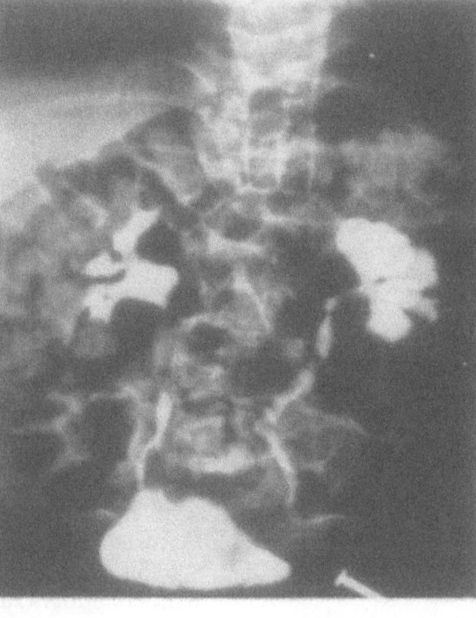

1

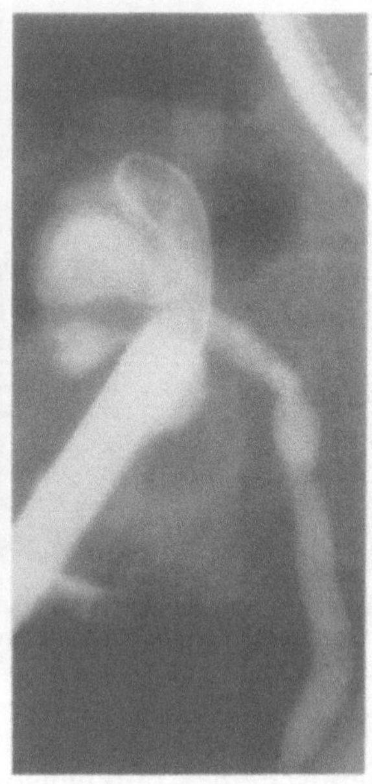

2

Abb. 1. 10-jähriges Mädchen mit symptomatischem Nierenbekkenstein links und Z. n. multiplen Frakturen

Abb. 2. Gleiche Patientin wie Abb. 1. Perkutane Nephrolithotomie des Nierenbeckensteines

teilweise operativ versorgt werden mußten, war das Lagerungsproblem bei dem lediglich 65 cm großen Mädchen in der ESWL nicht sicher zu lösen, die vollständig fehlende Mobilität ein zusätzliches Risiko für den Desintegratabgang. Eine Seitenlagerung für eine Pyelolithotomie mußte als Risiko für Frakturen, vor allem der Wirbelsäule, betrachtet werden. Daher erfolgte nach Lagerung des Kindes auf einer Schaumstoffunterlage die perkutane Nephrolithotomie (Abb. 2).

Ein 15 Monate alter Knabe mußte nach – aufgrund der Größenverhältnisse – mißlungenem Litholapaxie-Versuch pyelolithotomiert werden. Bei einem 18 Monate alten Kind, das seit Geburt nur in einer Gipsschale mit entsprechender Polsterung zu lagern ist, wurde bei asymptomatischem Nierenbekkenstein auf eine Therapie bisher verzichtet.

Der Harnleiterstein eines 37-jährigen Patienten mit Osteogenesis imperfecta tarda, der bis zum Ende seiner Pubertät ca. 30 Frakturen erlitten hatte, wurde mit ESWL erfolgreich behandelt.

Diskussion und Zusammenfassung

Die Inzidenz von 5 Steinträgern unter 59 Patienten mit Osteogenesis imperfecta erscheint überzufällig häufig. Die Genese der Steinbildung ist unbekannt, zu diskutieren sind Immobilisation, eine bekannte erhöhte Transpirationsneigung und metabolische Ursachen. Bei allen analysierten Konkrementen handelte es sich um Kalzium-Oxalat- und -Phosphatsteine. Serum-Kalzium und -Phosphat sowie das Parathormon waren bei allen Patienten normal.

Bei Kindern mit Osteogenesis imperfecta sind operative und nicht operative Steintherapie im Hinblick auf die ausgeprägte Frakturgefährdung bei der Lagerung und die Größenverhältnisse problematisch, das Vorgehen ist individuell zu planen. Zukünftig ist bei diesen Patienten eine gezielte Steinabklärung und konservative Steinmeta- bzw. -prophylaxe vordringlich.

Literatur

1. Danilevicz-Wytrychowska T, Zajac J, Smolik K (1977) Congenital bone fragility complicated with urolithiasis vs. accidental co-existence of two independent disease entities. Pol Przegl Radiol 44: 71–73
2. Sillence DO (1981) Osteogenesis imperfecta: an expanding panorama of variants. Clin Orthop 159: 11–25

Dr. med. U. K. Wenderoth
Urologische Universitätsklinik
Prittwitzstr. 43
D-7900 Ulm

Antirefluxplastik mittels endoskopischer Kollageninjektion

H.-U. Eickenberg und R.-H. Ringert

Bei Vorliegen eines operationsbedürftigen Refluxes standen bislang die klassischen offen-operativen Verfahren in extravesicaler und intravesicaler Technik zur Verfügung. Hierbei war es operatives und damit therapeutisches Ziel, eine Verlängerung des intramuralen Uretersegmentes zu erreichen, um den Reflux zu beheben.

Entwicklungen unter Berücksichtigung moderner endo-urologischer Techniken führten zur endoskopischen Umspritzung refluxiver Ostien mit Teflon, was dazu führte, daß der Reflux der behandelten Seite nicht mehr nachweisbar war [5]. Indes waren neben örtlichen Granulombildungen Teflonpartikel in Lunge, Hirn, Milz, Nieren und locoregionäre Lymphknoten abgewandert, was dazu führte, daß andere Substanzen zur endourologischen Behandlung des Refluxes gesucht wurden. Dabei wurde zurückgegriffen auf bovines Kollagen (Zyplast), was bereits in der kosmetischen Chirurgie seit Jahren verabfolgt wird [7]. Intracorporeal wurde Kollagen schon bei der Stimmbandlähmung [2], beim gastroösophagealen Reflux [4] und bei der Harninkontinenz [6] eingesetzt. In tierexperimentellen Untersuchungen wurde bovines Kollagen, welches mit Glutaraldehyd kreuzverbunden war, 4 weiblichen Kaninchen in die Blasenwand injiziert und die Blase nach Entnahme untersucht [1]:

Makroskopisch fanden sich keine Entzündungszeichen der Blase; bei der pathohistologischen Untersuchung fand sich das Kollagenimplantat von neutrofilen Granulozyten demarkiert. Daneben fanden sich Eosinophile, Lymphozyten und Plasmazellen. Eine Pilotstudie zur endoskopischen Behandlung des Refluxes mittels Kollagenumspritzung wurde 1987 begonnen. Hiermit präsentieren wir unsere Langzeitergebnisse.

Patient und Methode

Wir haben uns bei 10 Patientinnen mit 13 Refluxiveinheiten zur Durchführung einer transurethral vorgenommenen endourologischen Kollageninjektion des refluxiven Ostiums entschlossen. Das Alter lag zwischen 12 und 19 Jahren. Bei älteren Kindern wurde der Eingriff in Lokalanästhesie vorgenommen.

Hierbei verfahren wir so: In einem Operationssaal mit Röntgen-Durchleuchtungsmöglichkeit wird in Steinschnittlage zunächst ein präoperatives Refluxcystogramm durchgeführt: Bei erneutem Nachweis des Refluxes dann Einlage eines 21 Charr. Cystoskopes mit Inspektion und Einstellung des refluxiven Ostiums. Vorführen der flexiblen Nadel durch den Arbeitskanal und Setzen eines Kollagen-Depots bei 3.00, 6.00, 9.00 und 12.00 Uhr in Form einer Quaddelbildung im Ostiummündungsbereich.

Nach Entfernung des Instrumentes schließt dann die postoperative Refluxprüfung zur Überprüfung des operativen Ergebnisses den Eingriff ab.

Ergebnisse

In unserer Klinik wurden bis jetzt 10 Patienten mit 13 refluxiven Einheiten der endourologischen transurethralen Refluxplastik mittels Kollagenunterspritzung des refluxiven Ostiums unterzogen.

In allen Fällen sahen wir bei der unmittelbar postoperativ durchgeführten Refluxprüfung keinen Reflux mehr. Erste Nachkontrollen nach 3 Monaten zeigten kein Refluxrezidiv [3]. Nach 6 Monaten sahen wir 2 Rezidive, eines davon beim Reflux Grad V. Dieser kann auch nach nochmaliger Umspritzung bei der 12-Monatskontrolle wieder zum Vorschein kommen. Zusätzlich sahen wir 1 Rezidiv in der Gruppe, die bis 6 Monate refluxfrei war.

Diskussion

Im Vergleich zu den klassischen offen-operativen Verfahren der Antirefluxplastik, in extra- oder intravesicaler Technik gibt es durch Weiterentwicklung der endourologischen Techniken eine Methode, die

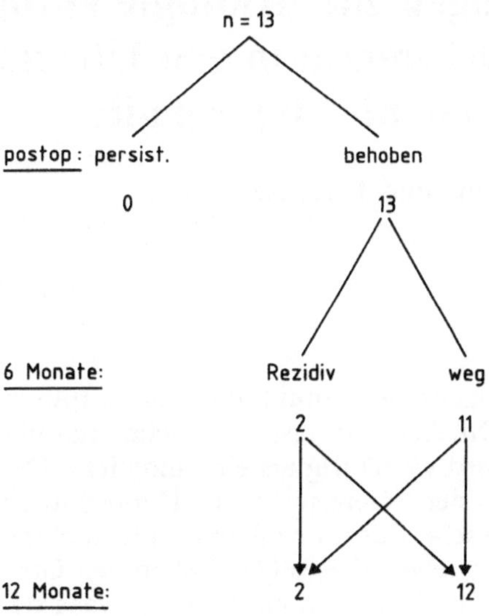

Abb. 1. Endoskopische Antirefluxplastik (12-Monatskontrolle)

Antirefluxplastik durch transurethrale endoskopisch kontrollierte Kollagenumspritzung des refluxiven Ostiums durchzuführen. Es ist dieses ein Eingriff, der in Lokalanästhesie durchgeführt werden kann, wodurch die Belastung des Patienten minimal ist. Jeffs führte 1986 zum ersten Mal die Ostiumumspritzung zur Behebung des Refluxes beim Kind durch. Mit dem Kollagen steht eine Substanz zur Unterspritzung zur Verfügung, die bereits seit Jahren in der kosmetischen Chirurgie seinen festen Platz inne hat. Im Falle eines Wiederauftreten des Refluxes auf der operierten Seite kann der Eingriff wiederholt werden oder gar - wenn nötig - ein offen operativer Eingriff angeschlossen werden, da die vorangegangene Punktionstechnik die Lokalsituation nicht schwerwiegend verändert. Intrakorporale Injektionen wurden bisher bei der Refluxösophagitis [4], bei der Stimmbandlähmung [2] und bei der Harninkontinenz [6] durchgeführt.

Die vorgetragene Technik stellt ein Verfahren dar, das zur endourologisch operativen Korrektur des operationsbedürftigen Refluxes bei minimalem Aufwand in hervorragendem Maße geeignet ist. Das Verfahren sollte prospektiv gegen die bestehende operative Behandlung geprüft werden.

Zusammenfassung

Es wird eine moderne Technik zur Behebung des operationsbedürftigen Refluxes mittels transurethral endoskopisch kontrollierter Kollagenunterspritzung eines refluxiven Ostiums vorgestellt.

Zu diesem operativen Ziel standen bislang im wesentlichen die klassisch offen-operativen Verfahren in extra- und intravesicaler Technik zur Verfügung, die aber eine erhebliche Belastung des Patienten bedingten.

Die von uns bei 10 Patienten behandelten 13 Refluxeinheiten waren in der vorgestellten Technik sowohl unmittelbar postoperativ als auch in den Verlaufskontrollen 3 Monate nach dem Eingriff rezidivfrei. 12 Einheiten sind auch bei der 1-Jahreskontrolle refluxfrei (Abb. 1).

Literatur

1. Bergner S, Mlynek M, Zöller G, Ringert R-H (1988) Intravesikale Collagen-Implantationen beim Kaninchen. Experimentelle Urologie, 9. Symposium, Aachen 17./18. Juni 1988
2. Ford CN, Martin DW, Warner TF (1984) Injectable collagen in laryngeal rehabilitation. Laryngoscope 94: 513-8
3. Gellhaar H-G (1988) Antirefluxplastik mittels endoskopischer Kollageninjektion. 30. Tagung d. Vereinigung Norddeutscher Urologen, Hamburg, 21.-22. April 1988
4. O'Connor KW, Lehmann GA (1988) Endoscopic placement of collagen at the lower esophageal sphincter to inhibit gastroesophageal reflux: a pilot study of 10 medically intractable patients. Gastrointest Endosc 3432: 106-112
5. Puri P, O'Donnell B (1987) Endoscopic correction of grades IV and V primary vesicoureteric reflux: six to 30 month follow-up in 42 ureters. J Pediatr Surg 22: 1087-1091
6. Shortliffe LD, Constantinou C (To be published) Treatment of urinary incontinence by implantation of Glutaraldehyde crosslinked collagen into the urinary sphincter
7. Watson W, Kave R, Klein A, Stegman S (1983) Injectable collagens: a clinical overview. Cutis 31: 543-6

Prof. Dr. med. H.-U. Eickenberg
Urologische Klinik
St. Franziskus-Hospital
Kiskerstr. 26
D-4800 Bielefeld 1

Betrachtungen zur Ätiologie ektopischer Einmündungen der Vasa deferentia in den Utriculus prostaticus bei Patienten mit Hypospadie

F. Ikoma, H. Shima und T. Terakawa

Einleitung

Eine Androgeninsuffizienz zum kritischen Zeitpunkt der genitalen Differenzierungsphase beim männlichen Embryo wird weitläufig als eine mögliche Determinante in der Genese von Hypospadien erwähnt. In diesem Zusammenhang untersuchten wir die Frage in wieweit dieses Geschehen den Utriculus prostaticus und die Einmündung der Vasa deferentia beeinflußt.

Patienten

Bei 485 hypospadischen Patienten wurden die unteren Harnwege durch Miktionszystographie oder Urethrozystographie dargestellt und vorhandene Utrikel röntgenologisch klassifiziert [1]. Bei 99 Jungen im Alter von 2-8 Jahren mit vergrößertem Utriculus prostaticus wurde dann ein HCG Stimulationstest zur Bestimmung der maximalen Testosteronausscheidung durchgeführt. In insge-

Tabelle 1. Utriculus prostaticus in Korrelation zur Hypospadie

Schweregrad der Hypospadie	Anzahl	Grad des Utrikels		Gesamt (%)
		G 0 + G I	G II + G III	
Glandular + Penil	272	70	4	74 (27.2)
Penoscrotal	106	30	9	39 (36.8)
Scrotal + Perineal	107	33	27	60 (56.0)
Gesamt	485	133	40	173 (35.7)

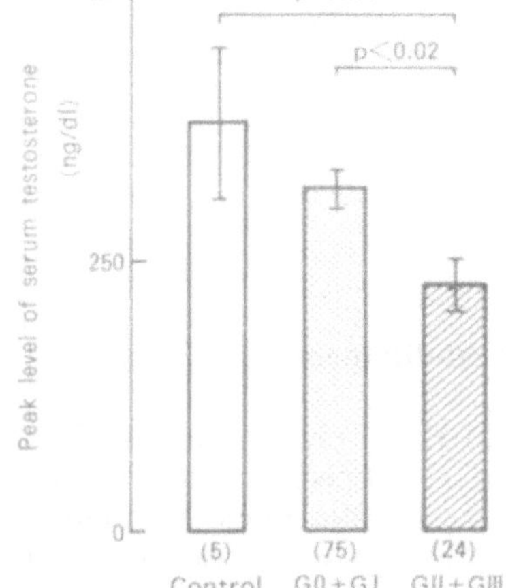

Abb. 1

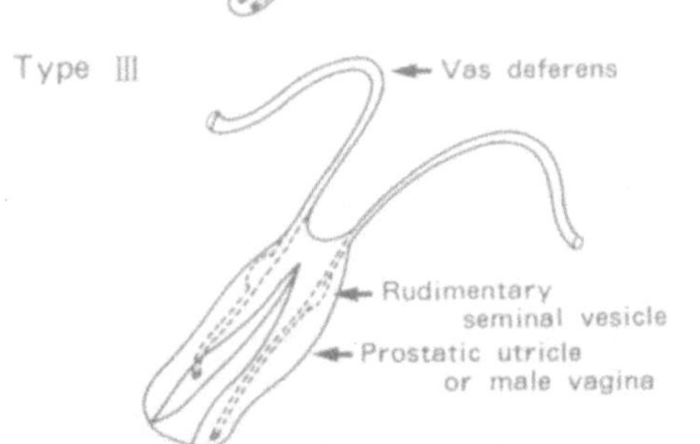

Abb. 2

samt 16 Fällen wurde der Utriculus reseziert oder plikatiert.

Ergebnisse

1. Korrelation zur Hypospadie: Ein im allgemeinen selten zu beobachtender vergrößerter Utriculus findet sich jedoch häufig bei Hypospadien und dies mit einer um so größeren Inzidenz je stärker die penile Deformität zunimmt, wobei auch die Häufigkeit hochgradig veränderter Utrikel ansteigt (s. Tabelle 1). 2. Androsteronabhängigkeit: Bei steigendem Ausmaß der Utrikelvergrößerung findet sich eine signifikant herabgesetzte Testosteron Ausscheidungsreserve (s. Abb. 1). 3. Typen interner männli-

Tabelle 2. Grad des Utrikels und Typen interner Geschlechtsorgane

Fall	Diagnose	Alter bei Extirpation oder Plikation	Mündung des Meatus	Uterus und Tuben	Gonaden		radiologischer Grad des Utrikels	Typus der inneren Geschlechtsorgane
					rechts	links		
S.K.	GGD*	2	Scrotal	+	Testis	Streak	0**	III
T.F.	GGD*	22	Penoscrotal	+	Streak	Testis	0**	III
M.M.	GGD*	4	Scrotal	+	Testis	Streak	III	III
R.K.	GGD*	5	Perineal	+	Testis	Streak	III	III
M.Y.	GGD*	2	Scrotal	+	Testis	Streak	0**	III
K.S.	GGD*	12	Scrotal	+	Testis	Streak	II	III
T.I.	GGD*	4	Penoscrotal	+	Testis	Streak	0**	III
R.H.	Hypospadie	5	Scrotal	−	Testis	Testis	II	I
Y.I.	Hypospadie	6	Scrotal	−	Testis	Testis	III	III
H.I.	Hypospadie	13	Perineal	−	Testis	Testis	II	III
D.W.	Hypospadie	3	Penile	−	Testis	Testis	II	III
M.F.	Hypospadie	4	Scrotal	−	Testis	Testis	II	I
M.S.	Hypospadie	28	Perineal	−	Testis	Testis	II	I
S.Y.	Hypospadie	5	Scrotal	−	Testis	Testis	II	III
M.K.	Hypospadie	10	Unknown	−	Testis	Testis	II	II
H.I.	männl. Pseudohermaphroditismus	3	Scrotal	+	Testis	Testis	III	III

* GGD: Gemischte Gonadendysgenesie

** Wegen engen Introitus zur Urethra füllte sich der Utriculus nur unvollständig mit Kontrastmittel.

cher Geschlechtsorgane: Auf Grund unserer Erfahrungen bei der Resektion oder Plikation vergrößerter Utrikel und deren nachfolgender histologischer Untersuchung konnten wir drei ineinander übergehende Typen interner männlicher Geschlechtsorgane definieren, die in Abb. 2 und Tabelle 2 resümiert sind.

Schlußfolgerung

An Hand eigener radiologischer, histologischer, endokrinologischer und operativer Befunde glauben wir, daß die Rück- und Umbildung von Teilen der Müllerschen Gänge und des Urogenitalsinus durch einen Androgenmangel in der genitalen Differenzierungsphase behindert wird. Als Residuum würde ein vergrößerter Utriculus mit inkompletter Trennung und ektoper Einmündung der Vasa deferentia verbleiben. Die beschriebene Androgeninsuffizienz könnte somit als übergeordnetes ätiologisches Agens der Hypospadie und korrelierender Mißbildungen betrachtet werden.

Literatur

1. Ikoma F, Shima H, Yabumoto H (1985) Classification of enlarged prostatic utricle in patients with hypospadias. Br J Urol 57: 334

Prof. Dr. F. Ikoma
Department of Urology
Hyogo College of Medicine
Mukogawa-cho 1-1
Nishinomiya, Hyogo, 663
Japan

Andrologie

Acetylcholin als postganglionär-parasympatischer Neurotransmitter der penilen Erektion

C. G. Stief, F. Benard, U. Wetterauer und E. A. Tanagho

Schon 1863 beschrieb Eckhardt beim Hund, daß die Stimulation der nn. erigentes eine Erektion hervorrufe [5]. Gemäß der klassischen Theorie autonomer Neurotransmission wurde Acetylcholin (ACh) als postganglionär parasympatischer Neurotransmitter, d. h. als Überträgerstoff zwischen nn. erigentes und glatten cavernösen Muskelzellen, angenommen. Entsprechend dieser Auffassung zeigte Nikolsky 1879, daß die Erektion durch Atropin blockierbar sei [7]. Doch schon 1884 veröffentlichten Anrep und Cybulsky, die Erektion sei atropinresistent.

Die Frage, ob die Erektion atropinsensibel ist oder nicht, konnte auch in jüngsten in vitro- und in vivo-Studien nicht beantwortet werden [2-4, 6, 8]. Da die Antwort hierauf nicht nur wissenschaftlich, sondern auch urologisch-praktisch von Bedeutung ist (Neurotransmitter zur intracavernösen Injektion, um Nebenwirkungen zu vermindern), injezierten wir bei 10 Affen ACh (0,5 µg bis 0,5 mg) intracavernös. Diese Injektion induzierte dosisabhängig eine dreiphasige Erektionsantwort: Tumeszenz mit Rigidität, Kontraktion und erneute Tumeszenz konnten nacheinander beobachtet werden. Eine deutliche Steigerung des arteriellen Einstroms wurde mittels eines gepulsten Dopplers nachgewiesen.

Nach der intracavernösen Gabe von Atropin (0,1 mg) induzierte ACh immer noch eine Erektionsantwort, die erst nach der zusätzlichen Gabe eines Ganglionblockers (Trimethapan 1 mg) vollständig aufgehoben war. Die Erektion durch Stimulation der nn. erigentes wurde nach intracavernöser Gabe von Atropin lediglich abgeschwächt, aber nicht aufgehoben. Bei 4 Affen fand sich in der penilen Histologie eine reiche ACh-Esterase-Anfärbung in der Wand der aa. cavernosae (Abb. 1) und innerhalb der cavernösen glatten Muskelzellen (Abb. 2).

Unsere Ergebnisse beim Affen zeigen, daß ACh ein möglicher postganglionär-parasympatischer Neurotransmitter ist. Da die Erektionsantwort auf

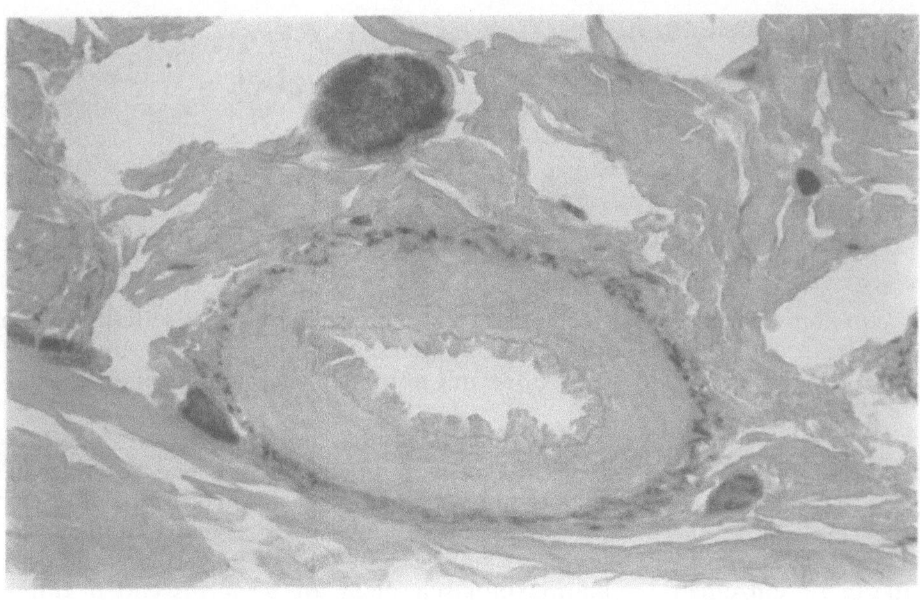

Abb. 1

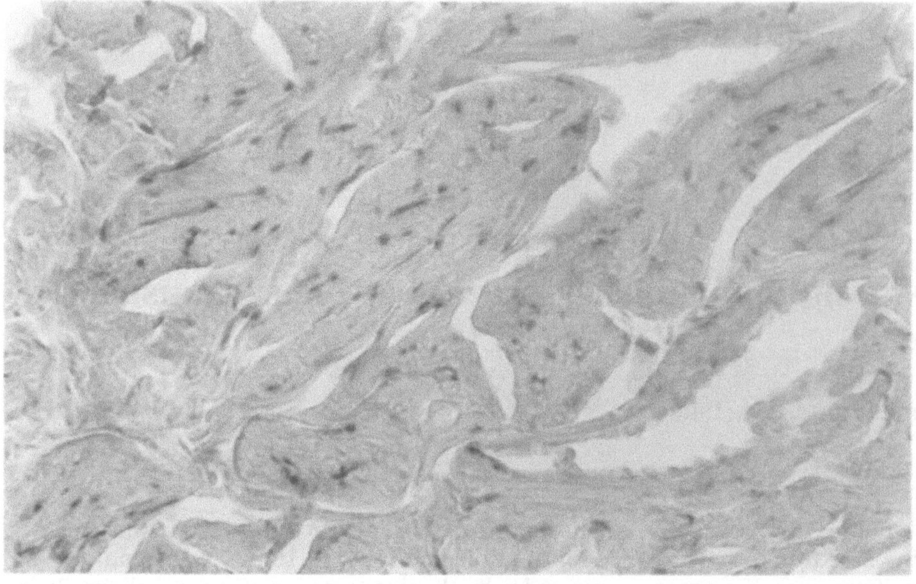

Abb. 2

die Stimulation der nn. cavernosae jedoch überwiegend atropinresistent ist, ist nach weiteren Neurotransmittern zu forschen.

Literatur

1. Anrep B, Cybulsky N (1884) Zur Physiologie der gefäßerweiternden und gefäßverengenden Nerven. St Petersburger Med Wochenschr 20: 215-221
2. Benson GS, McConnell J, Lipshultz LI, Corriere JN jr, Wood J (1980) Neuromorphology and neuropharmacology of the human penis: an in vitro study. J Clin Invest 65: 506-513
3. Brindley GS (1986) Pilot experiments on the actions of drugs injected into the human corpus cavernosum penis. Br J Pharmacol 87: 495-500
4. Carati CJ, Goldie RG, Warton A, Henry PJ, Keogh EJ (1985) Pharmacology of the erectile tissue of the canine penis. Pharmacol Res Commun 17: 951-966
5. Eckhardt C (1863) Untersuchungen über die Erektion des Hundes. Beitr Anat Physiol 3: 123-166
6. Hedlund H, Andersson KE (1984) Contraction and relaxation induced by some prostanoids in isolated human penile erectile tissue and caavernous artery. J Urol 134: 1245-1250
7. Nikolsky W (1879) Ein Beitrag zur Physiologie der Nervi Erigentes. Arch Anat Physiol: 209-221
8. Shirai M, Sasaki K, Rikimaru A (1972) Histochemical investigation on the distribution of adrenergic and cholinergic nerves in human penis. Tohoku J Exp Med 107: 403-404

Dr. C. G. Stief
Abteilung Urologie, Universitätskliniken
Hugstetterstr. 55
D-7800 Freiburg

Ultrastrukturelle Veränderungen des kavernösen Gewebes und der Tunica albuginea bei erektiler Impotenz

U. Wetterauer, C. G. Stief, F. Kulvelis, J. Staubesand und H. Sommerkamp

Ursachen einer erektilen Dysfunktion können sein:

- ein reduzierter arterieller Zufluß
- eine mangelnde Relaxation der glatten Muskulatur der Sinusoide
- eine fehlende Drosselung des venösen Abflusses oder
- eine Texturstörung der Tunica albuginea.

Unsere Untersuchung wurde mit dem Ziel durchgeführt, das morphologische Substrat dieser einzelnen Mechanismen zu untersuchen und die Befunde von organisch impotenten Männern denen einer Kontrollgruppe mit normaler Erektion gegenüberzustellen.

Im Bereich der Rankenarterien, der Arteriae helicinae erkennt man milde bis schwerste Veränderungen bis hin zu einem vollständigen Verschluß der Gefäßlichtung. Abbildung 1a zeigt die Rankenarterie eines 38jährigen juvenilen Diabetikers mit einer pharmakologisch nicht zu beeinflussenden Impo-

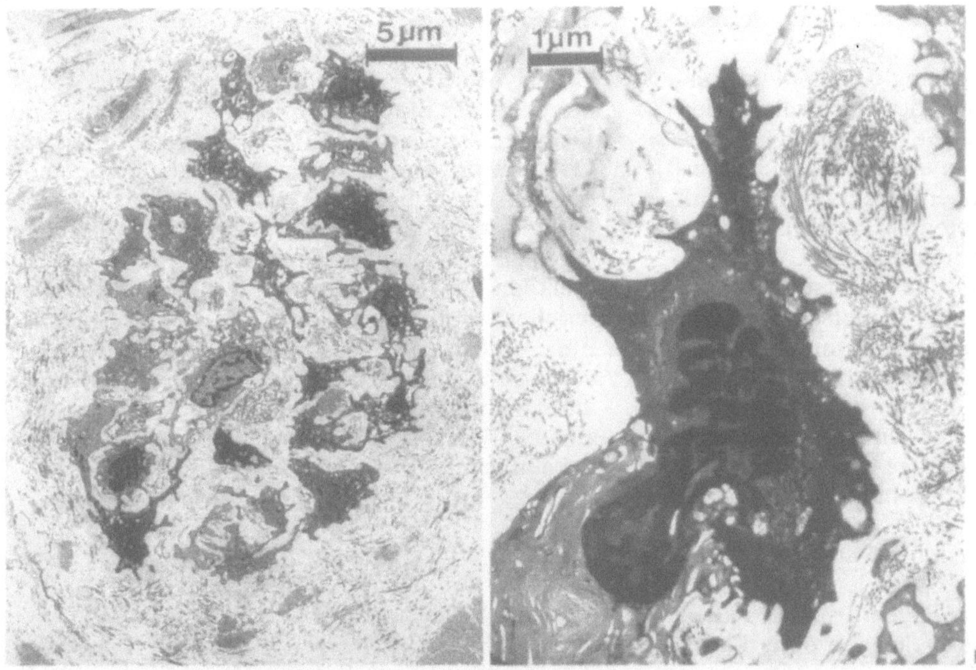

Abb. 1. a Rankenarterie eines juvenilen Diabetikers: „Angiolyse" mit Obliteration des Gefäßlumens und Ersatz durch Bindegewebe. **b** Myozyten-Degeneration (osmophile Degeneration) einer glatten Muskelzelle des Schwellkörpergewebes bei einem insulinpflichtigen Diabetiker

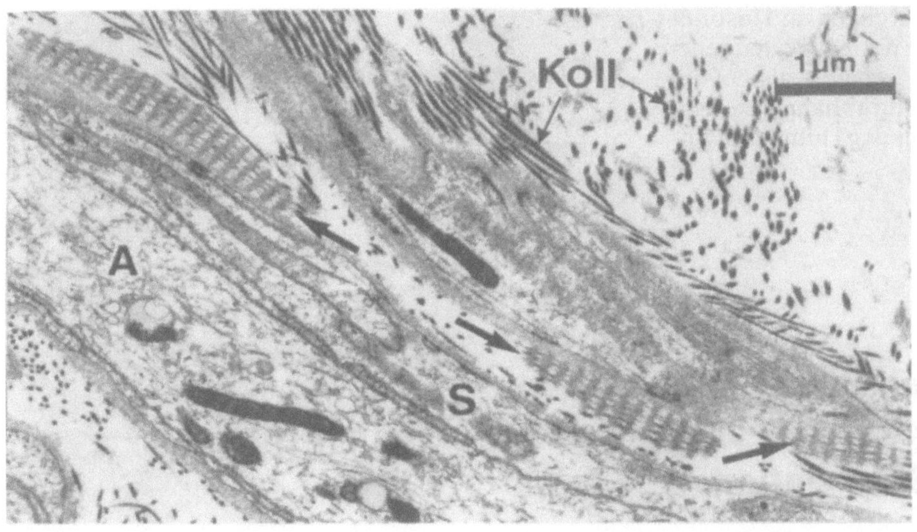

Abb. 2. Längsgetroffenes Axon *(A)* mit Schwann'scher Zelle *(S)*. Neben der Basalmembran der Schwann'schen Zelle Ablagerung von long-spacing collagen. Am oberen Bildrand rechts normale Kollagenfasern *(Koll)*

tenz. Das Gefäßlumen ist ersetzt durch Myozyten und Kollagengewebe. Die Myozyten selbst sind spinnenartig, gezackt und zeigen eine Vakuolenbildung. Diese hochgradige Gefäßdegeneration bezeichnen wir als „Angiolyse".

Abbildung 1b zeigt bei einem Patienten mit Hypertonie und hochgradiger arterieller Verschlußkrankheit eine völlig degenerierte glatte Muskelzelle, die einer Biopsie aus einem Trabekel entstammt. Diese Muskelzelle hat spinnenartige Ausläufer und ist osmophil. Neben dieser Zelle sieht man im Bild links unten pathologische Myelinfiguren. Diese komplette Degeneration der glatten Muskulatur der Sinusoide bezeichnen wir als „Myolyse".

In Abb. 2 sieht man einen quer angeschnittenen Nerv, der die Tunica albuginea durchbricht, also das cavernöse Gewebe versorgt. Es ist ein peripherer vegetativer Nerv ohne Myelinscheide.

Das Präparat stammt von einem juvenilen Diabetiker, der unter einer schweren peripheren Neuropathie leidet. Das Axon wird von einer Schwann'schen Zelle begleitet. Man sieht neben normalen Kollagenfasern direkt neben der Schwann'schen Zelle Kollagenfasern völlig anderer Struktur, sog. „long-spacing collagen". Dieses long-spacing collagen wird niemals im Axon selbst gesehen, sondern ist direkt neben der Schwann'schen Zelle, also perineuritisch abgelagert.

Long-spacing collagen weist eine Periodizität von 125 bis 130 nm auf und unterscheidet sich somit eindeutig von normalem Kollagen mit einer Periode von 64 nm.

Wir deuten dieses long-spacing collagen als Ausdruck einer Degeneration der Schwann'schen Zellen, die dann ihrer Aufgabe als Schutz der Axone nicht mehr nachkommen können und möglicherweise für Nervenleitungsstörungen verantwortlich sind. Bei jedem zweiten der impotenten Patienten finden wir dieses pathologische perineuritische Kollagen.

Die elektronenmikroskopische Untersuchung der Tunica albuginea ergab keine Unterschiede zwischen Kontrollgruppe, Impotenten und Patienten mit venösem Leck. Somit scheint nicht eine Texturstörung der Tunica albuginea, wie von Tudoriu et al. [2] vermutet wurde, für das sog. venöse Leck verantwortlich zu sein; das sog. leakage scheint vielmehr seine Ursache im Schwellkörpergewebe selbst zu haben.

In der Kontrollgruppe, bestehend aus 5 Patienten mit kongenitaler Penisdeviation, fanden wir lediglich in einem Fall long-spacing collagen. In allen Fällen waren Rankenarterien und Myelozyten ohne Degenerationszeichen. Dagegen fand sich bei 10 Patienten mit erektiler Impotenz in allen Fällen eine Myolyse. Eine Angiolyse sah man bei 3 Patienten mit schwersten arteriosklerotischen Veränderungen und insulinpflichtigem Diabetes. Der Grad der Myozytendegenerationen im Schwellkörper scheint also vom Ausmaß der Durchblutungsstörung abhängig zu sein.

Long-spacing collagen war bei der Hälfte der Impotenten nachweisbar [1].

Schlußfolgerungen

1. Die Myolyse, die Degeneration der glatten Muskelzellen der Sinusoide und die „Angiolyse", die Degeneration und Lyse der Rankenarterien mit Obliteration bilden das zugrundeliegende morphologische Substrat der gestörten Erektion.
2. Perineuritisch abgelagertes long-spacing collagen ist ein Hinweis auf eine gestörte Innervation des erektilen Gewebes bei Patienten mit schwerer arterieller Insuffizienz.
3. Ein „venöses oder cavernöses Leck" wird nicht verursacht durch eine Texturstörung der Tunica albuginea, sondern scheint Ausdruck einer insuffizienten Relaxation der (degenierten) glatten Trabekelmuskulatur zu sein.

Literatur

1. Staubesand J, Kulvelis F, Wetterauer U (1988) Das Corpus cavernosum penis bei Patienten mit Erektionsstörungen - eine ultrastrukturelle Studie. Vortrag auf der 83. Versammlung der Anatomischen Gesellschaft, Zürich, März 1988
2. Tudoriu T, Bourmer H (1983) The hemodynamics of erection at the level of the penis and its local deterioration. J Urol 129: 741

Priv.-Doz. Dr. U. Wetterauer
Urologische Abteilung
Universitätsklinikum
Hugstetter Str. 55
D-7800 Freiburg

Ultrastruktur des erektilen Gewebes: Morphologische Veränderungen bei erektiler Dysfunktion und deren klinische Korrelation

Ch. Persson-Jünemann und T. F. Lue

Das morphologische Korrelat arteriogener Impotenz ist unbekannt. Uns interessierte welche Art von ultrastrukturellen Veränderungen in den Corpora cavernosa auftreten und inwieweit eine Korrelation mit den klinischen Befunden besteht.

Methodik

32 Patienten (33-79 J.) mit >2 Jahre bestehender erektiler Dysfunktion wurden einer klinischen Impotenzdiagnostik mittels kombiniertem Ultraschall (US) und gepulstem Doppler und intrakavernösen Papaverin-Injektionen zugeführt. Anschließend wurde ohne Kenntnis der klinischen Ergebnisse eine transmissionselektronenmikroskopische (EM) Analyse bioptisch gewonnenen Schwellkörpermaterials durchgeführt.

Ergebnisse

Aufgrund der präoperativen Diagnostik ließen sich 3 Gruppen unterscheiden: Die 1. psychogen-neurogene Gruppe (n = 3) mit normaler, rigider Erektion nach Papaverin und regelrechtem US-gepulstem

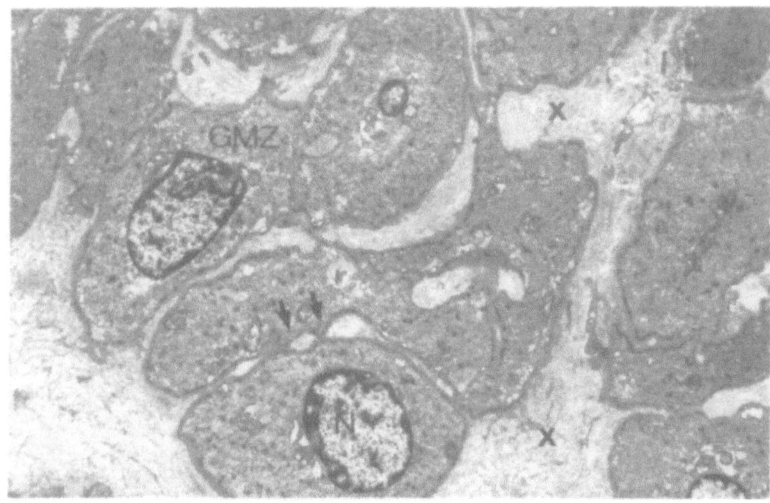

Abb. 1. Kontrollgruppe: Glatte Muskelzelle *(GMZ)*; Zellkern *(N)*; Bindegewebe *(X)*; Zellmembrankontakte *(Pfeile)*; (2480 ×)

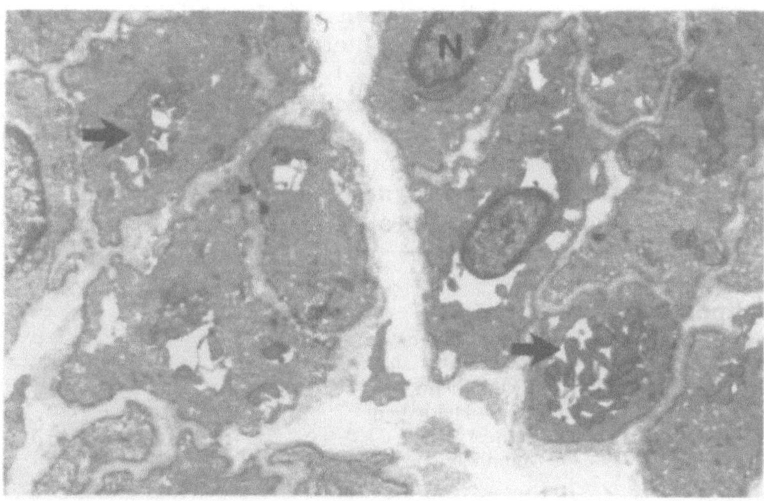

Abb. 2. Mäßiggradige arteriogene Impotenz: Zellkern *(N)*; Mitochondrienaggregation *(Pfeile)*; (2490 ×)

Dopplerbefund. Eine 2. Gruppe (n = 19) mit mäßiger Tumeszenz und eingeschränkter arterieller Kapabilität (mäßiggradige arteriogene Impotenz); eine 3. Gruppe (n = 10) mit lediglich peniler Elongation bei hochpathologischen Ultraschall- und Dopplerbefunden (hochgradige arteriogene Impotenz).

Die EM Ultrastruktur des Corpus cavernosum korrelierte mit der klinischen Gradeinteilung der Impotenz. Patienten der 1. Gruppe zeigten ein regelrechtes, dreidimensionales Netzwerk bestehend aus Bindegewebe und reichlich Bündeln von glatten Muskelzellen (GMZ). Diese glatten Muskelzellen weisen einen zentral gelegenen, ovalen Zellkern mit homogen verteiltem Chromatin auf. Das Zytoplasma wird von den kontraktilen Myofilamenten: Aktin und Myosin bestimmt, wobei Zellorganellen perinukleär begrenzt sind. Die einzelnen Muskelzellen werden von einer vollständigen Zellmembran begrenzt. Benachbarte Muskelzellen stehen über Membranverbindungen in Kontakt, die der interzellulären Erregungsleitung dienen (Abb. 1).

Das trabekuläre Grundgerüst wird allseits von zusammenfließenden sinusoidalen Hohlräumen mit kompletter endothelialer Auskleidung begrenzt. Die langgestreckten Endothelzellen liegen auf einer kompletten Basalmembran. Im Bindegewebsgerüst finden sich kleinere Arteriolen sowie die nervalen Strukturen.

Die strukturellen Veränderungen der 2. Gruppe waren intrazellulär, in den GMZ zu finden: Zellorganellenvermehrung (Mitochondrien) mit Aggregation und Distorsion, hochgradige Vakuolenbildung in der Peripherie (Abb. 2). Nerven, Endothel und Arterien zeigten *keine* Veränderungen.

In der 3. Gruppe fand sich eine totale Umverteilung der ultramorphologischen Elemente mit Abnahme der glatten Muskelzellen und deren Ersatz durch Bindegewebe. Intrazelluläre Veränderungen umfaßten Zellkerndeformationen, zytoplasmatischen Verlust von Myofilamenten durch Einschluß von Zellabbauprodukten sowie eine Fragmentation bis hin zum vollständigen Verlust der Zellmembran. Durch Bindegewebsvermehrung zwischen den ein-

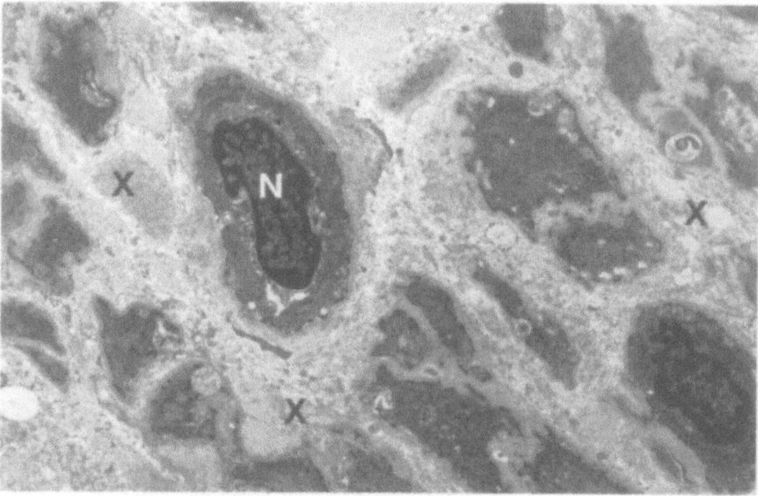

Abb. 3. Hochgradig arteriogene Impotenz: Zellkern *(N)*; Bindegewebe *(X)*; (2480 ×)

zelnen Zellen und Destruktion der Zellmembran waren die Zellkontakte verloren gegangen (Abb. 3). In dieser Gruppe traten ferner Endothelalterationen auf, wobei qualitative Veränderungen der nervalen und vaskulären Strukturen nicht nachweisbar waren, jedoch eine Rarefizierung festzustellen war.

Folgerungen

Als morphologisches Korrelat arteriogener Impotenz fanden sich ultrastrukturelle Veränderungen in erster Linie an der glatten Schwellkörpermuskulatur. Derartige intra- wie extrazelluläre Umwandlungen führen zum Verlust der glattmuskulären Relaxationsfähigkeit und resultieren im Erektionsverlust, wobei eine Korrelation zwischen klinischem Impotenzgrad und pathomorphologischem Bild festzustellen war.

Als klinische Konsequenz sollten Schwellkörperbiopsien bzw. Duplex-Ultraschall-Untersuchungen zur obligaten präoperativen Diagnostik vor geplanter chirurgischer Intervention gehören. Ferner muß die Pathogenese des sog. „venösen Lecks" neu überdacht werden.

Dr. Ch. Persson-Jünemann
Urologische Klinik
Klinikum Mannheim
der Universität Heidelberg
Theodor Kutzer Ufer 1
D-6800 Mannheim 1

Applikation vasoaktiver Substanzen bei erektiler Dysfunktion (ED) - Standortbestimmung in der Deutschen Urologie

H. Porst, S. Weller, M. Hermanns und W. Vahlensieck

Die Applikation vasoaktiver Substanzen ist mittlerweile auch in der Hand des niedergelassenen Kollegen zu einem Routinediagnostikum und -therapeutikum bei erektiler Dysfunktion geworden, obgleich auch auf internationaler Ebene Erfahrungszeiträume von über 5 Jahren noch nicht vorliegen. Das zunehmende Auftreten von Komplikationen bei dieser sehr elektiven Indikationsstellung bis hin zu mindestens 3 bekannt gewordenen Todesfällen [1, 5] gab Anlaß Akzeptanz und Sicherheit der zur Debatte stehenden vasoaktiven Substanzen in der Hand des niedergelassenen Kollegen anhand einer Umfrage zu überprüfen.

Material und Methodik

1220 Urologen, 95% davon mit Kassenzulassung, wurden mittels eines ausführlichen Fragebogens bezüglich des ambulanten Einsatzes vasoaktiver Substanzen bei ED befragt, wobei der komplette Fragebogen in Heft 1 des Urologen B, Jahrgang 1988 abgedruckt war.

Ergebnisse

Die wichtigsten Ergebnisse lassen sich wie folgt zusammenfassen:

Auswertbare Antworten lagen von 700 (57,4%) der 1220 angeschriebenen Kollegen vor. 328 (46,8%) gaben hierbei Erfahrungen im ambulanten Umgang mit vasoaktiven Substanzen, 372 (53,2%) hingegen nicht an, meist aus Furcht vor möglichen Komplikationen (84,4%) oder haftpflichtrechtlichen Konsequenzen (67,7%), da die Substanzen vom BGA zur intracavernösen Injektion noch nicht zugelassen sind.

36,3% verwendeten ausschließlich Papaverin als Monosubstanz, 16,8% hingegen ausschließlich die sogenannte SKAT-lösung aus Papaverin und Phentolamin. 40,2% wandten sowohl Papaverin als Monosubstanz als auch die SKAT-lösung an und 6,7% hatten auch Erfahrungen mit Prostaglandin E_1.

Insgesamt kamen vasoaktive Substanzen bei 5588 Patienten mit ED aus diagnostischen oder therapeutischen Zwecken zum Einsatz. Als Hauptkomplikation imponierte der behandlungsbedürftige Priapismus mit 352 (6,3%) Fällen, gefolgt von Hämatomen (2,3%) und Fibrosen (0,3%). Die vielerorts gefürchtete Cavernitis spielte mit 2 von 5588 Fällen (0,04%) hingegen keine Rolle. Die Differenzierung des Priapismusrisikos im Hinblick auf die verwendeten Substanzen zeigte ein signifikant besseres Abschneiden von Papaverin als Monosubstanz (Priapismusrisiko 4,9%) gegenüber der SKAT-lösung (Priapismusrisiko 7,7%). Wegen der noch nicht verbreiteten Applikation von PGE_1 ist bezüglich dieser Substanz hierzu keine Aussage möglich gewesen.

Als häufigstes Therapiekonzept beim Priapismus wurde die Einweisung in die nächste Urologische Klinik (42,2%), gefolgt von der alleinigen Metaraminolinjektion (40,2%) bzw. Evakuation und Metaraminolinjektion (23,5%) angegeben. Die Gesamtkomplikationsrate nach Metaraminolinjektion war mit 8,2% auffallend hoch, wobei schwere Hypertoniekrisen (22/352 behandelten Priapismen, entspr. 6,3%), gefolgt von zerebralen Symptomen (4/352 Fällen, entspr. 1,1%) dominierten, welche auch dann oftmals Anlaß zur stationären Einweisung gaben.

Bezüglich des therapeutischen Einsatzes vasoaktiver Substanzen wandten 32% der Kollegen diese ausschließlich zur Autoinjektionstherapie (SKAT) und 26,8% ausschließlich zur Intervalltherapie (SKIT), weitere 34,1% hingegen für beide Therapiemodalitäten an. 7% machten hierzu keine Angaben.

74,4% der Kollegen schätzten den Einsatz vasoaktiver Substanzen bei ED als gut und hilfreich ein, 53% berichteten über eine gute Patientenakzeptanz, 28% wünschten sich nebenwirkungsärmere Medikamente.

Bezüglich der Aufklärungsmodalitäten sicherten sich nur 53,4% der Kollegen durch schriftliche Aufklärung über die bekannten Komplikationsmöglichkeiten ab.

Diskussion

Die Umfrage mit auswertbaren Ergebnissen anhand einer in der Literatur bislang einmaligen Fallzahl von 5588 Patienten zeigte, daß das Hauptproblem des Einsatzes vasoaktiver Substanzen bei der Indikationsstellung ED das Priapismusrisiko darstellt, welches bei Papaverin mit 4,7% gegenüber der SKAT-lösung mit 7,7% zwar deutlich niedriger aber immer noch relativ hoch ausfiel. Unter Berücksichtigung der bereits zitierten 3 Todesfälle in der Literatur als Folge der Behandlung iatrogen induzierter Priapismen sowie der hohen Komplikationsrate der intracavernösen Metaraminolapplikation ist die Suche nach sichereren Substanzen auf diesem Gebiet geradezu zwingend. Hierbei hat sich sowohl in eigener Hand an über 440 Patienten als auch in der Literatur [2-4] Prostaglandin E_1 mit geringer Priapismogenität bei gleichzeitig höherer Effektivität in letzter Zeit außerordentlich bewährt. Aus diesem Grunde sollte gerade im ambulanten Einsatz bei nicht bekannter Patientenkompliance bei der Ersttestung Prostaglandin E_1 immer der Vorzug gegeben werden.

Literatur

1. Hashmat AI, Abraham J (1987) Papaverine induced priapism, a letal complication. J Urol 137 No 4, Part 2: 201 A
2. Porst H (1988) Stellenwert von Prostaglandin E_1 (PGE_1) in der Diagnostik der erektilen Dysfunktion (ED) im Vergleich zu Papaverin und Papaverin/Phentolamin bei 61 Patienten mit ED. Urologe A 27: 22-26
3. Stackl W, Hasun R, Marberger M (1988) Intracavernous injection of prostaglandin E_1 in impotent men. J Urol 140: 66-68
4. Virag R, Adaikan PG (1987) Effects of prostaglandin E_1 on penile erection and erectile failure. Letters to the editor. J Urol 137: 1010
5. Watters GR, Keogh EJ, Carati CJ, Earle CM, Wisniewski ZS, Tulloch AGS, Lord DJ (1988) Prolonged erections following intracorporeal injection of medications to overcome impotence. Br J Urol 62: 173-175

Priv.-Doz. Dr. H. Porst
Urologische Abteilung
Allgemeines Krankenhaus Harburg
Eißendorfer Pferdeweg 52
D-2100 Hamburg 90

Der Stellenwert des Papaverintests (PT) bei Patienten mit erektiler Dysfunktion (ED)

E.J.H.Meuleman und K.P.J.Delaere

Die Erektionsfähigkeit beruht auf einem komplizierten Zusammenspiel von endokrinologischen, neurogenen, vaskulären und psychogenen Mechanismen. Bei der fundamentellen und klinischen Impotenzforschung hat sich erwiesen, daß ED oft ein multifaktorielles Geschehen ist und daß bei 30-50% der Fälle eine organische Ursache beteiligt ist [2, 7]. Demzufolge enthält die heutige ED-Diagnostik eine Skala von Untersuchungen, die in Kombination zur Diagnose führen. Bei der Organisation der Diagnostik soll man möglichst einfache, rationelle, kostengünstige, wenig invasive und für den Patienten schonende Verfahren einsetzen [1]. Auf Grund der Erfahrungen bei 41 Patienten mit ED wird unser diagnostisches Vorgehen geschildert. Hierin nimmt der Papaverintest (PT) eine Schlüsselfunktion als Screening-Test ein [5, 6]: Auf Grund des Ergebnisses des PT werden die Patienten spezifischen Testen unterworfen. Seiner Schlüsselfunktion wegen soll eine wichtige Frage beantwortet werden: Ist der PT reproduzierbar?

Patienten

41 Pt mit ED unterzogen sich einem PT, acht waren jünger als 40 Jahre, 21 waren zwischen 40 und 60 Jahre und 12 waren älter als 60 Jahre. Das Durchschnittsalter betrug 50 Jahre (24-65), die durchschnittliche Dauer der Beschwerden 48 Monate (2-240). Bei dem PT betrug die Papaverin-Dosis 50 mgr. Das Ergebnis des PT wurde nach 10 Minuten abgelesen an Hand des Erektionswinkels [8]. Wenn der Erektionswinkel innerhalb von 10 Minuten größer als 90° war, wurde der PT als positiv gewertet. Ein negativer PT wurde wiederholt (zweiter PT).

Ergebnisse

23 Pt (56%) zeigten nach Papaverin-Injektion eine gute Erektion (PT positiv). 18 Pt zeigten keine Erektion und wurden einem zweiten Test unterworfen. Bei 8 Pt war das Ergebnis *nachträglich* positiv! Bei 10 Pt (24%) war der PT zweimal negativ, womit eine vaskuläre Ursache annehmbar wurde. Diese Pt wurden weiter spezifisch vaskulär untersucht [4]. Die Pt mit einem positiven PT wurden weiter psychologisch, neurophysiologisch und endokrinologisch abgeklärt. Die Diagnose psychogene ED wurde bei 15 (37%), neurogene ED bei 6 (15%), und endokrine ED bei 1 (2%) Pt gestellt. 9 (22%) Pt entzogen sich der weiteren Diagnostik.

Schlußfolgerung

Durch die Verwendung des PT in der ED Diagnostik ergibt sich eine einfache und kostengünstige Möglichkeit zur Abklärung von Patienten mit ED. Der PT sollte in einem frühen Stadium der ED Diagnostik verwendet werden, da ein positives Ergebnis des PT weitere (invasive) Diagnostik überflüssig macht, hingegen ein bei Wiederholung negatives Ergebnis weitere (invasive) Diagnostik rechtfertigt. In unserem Patientengut hatten 8 (20%) Patienten erst im zweiten Versuch einen positiven PT. Psychische Beeinflussung und eine technisch unvollkommene Injektion können die Sensitivität des Testes beeinträchtigen. Deshalb sollte *ein einziger* negativer Papaverintest als unzuverlässig gelten und wiederholt werden.

Literatur

1. Bähren W, Altwein JE (1988) Impotenz, 1. Aufl. Thieme, Stuttgart New York
2. Bennett AH (1982) Management of male impotence, 1 st edn. Wiliams & Wilkins, Baltimore London
3. Lue TF, Tanagho EA (1987) Physiology of erection and pharmacological management of impotence. J Urol 137: 829-36
4. Virag R (1982) Intracavernous injection of papaverine for erectile failure. Lancet ii: 938
5. Virag R, Frydman D, Legman M, Virag H (1984) Intracavernous injection of papaverine as a diagnostic and therapeutic method in erectile dysfunction. Angiology 35: 79-87
6. Wagner G, Green R (1981) Impotence. In: Physiological, psychological, surgical diagnosis and treatment, 1 st edn. Plenum, New York
7. Wespes E, Delcour C, Rondeux C, Struyven J, Schulman CC (1987) Erectile angle: objective criterion to evaluate papaverine test in impotence. J Urol 138: 1171-73

Dr. E.J.H. Meuleman
Abteilung für Urologie
Universitäts-Krankenhaus St. Radboud
P.O. Box 9101
NL-6500 HB Nijmegen

Stellenwert der artifiziellen Erektion für die Diagnostik der erektilen Dysfunktion

J. Rudnick, J. Prinz und W. Weidner

Einleitung

Flußratenmessungen bilden nach den Untersuchungen von VIRAG die Standarddiagnostik der erektilen Dysfunktion. Unsere Untersuchungen analysieren den Stellenwert dieser Technik im Rahmen eines standardisierten Untersuchungsprogrammes. Ziel der Untersuchung ist es, inwieweit die bei einer artifiziellen Erektion ermittelten Flußraten zur Induktion und Erhaltung einer Erektion zur Abklärung einer venösen Ursache einer erektilen Dysfunktion diagnostisch auswertbar sind.

Patienten und Methodik

Im Rahmen unseres standardisierten multidisziplinären Untersuchungsprogrammes der ED haben wir von März 1987 bis August 1988 im Rahmen einer prospektiven Studie 162 Patienten einem erweiterten diagnostischen Programm unterzogen. Das Durchschnittsalter der Patienten beträgt 49 Jahre (20,4–69,6 Jahre). Dabei wurden alle Patienten neben der üblichen interdisziplinären Abklärung einem Papaverin-Test mit Ermittlung des Erektionswinkels (< oder > 90°), Pharmakodopplersonographie, artifizieller Erektion und dynamischer Pharmacocavernosographie unterzogen.

Für die Untersuchung vergleichen wir das Ergebnis des Papaverin-Testes mit Messung des Erektionswinkels mit den an einem anderen Tag während der artifiziellen Erektion ermittelten Flußraten.

Unter kontinuierlichem EKG-Monitoring sowie RR-Kontrollen wird ein Corpus cavernosum dorso lateral im sulcus coronarius punktiert.

Die Perfusion einer verdünnten Kontrastmittellösung (Ultravist 300 mit 0,9%iger NaCl im Verhältnis 1:1) erfolgt über eine stufenlos regulierbare Rollenpumpe BP 742[1]. Nach Lagekontrolle der Punktionskanüle erfolgt die Cavernosographie mit Dokumentation im ap-Strahlengang. Anschließend Ermittlung der Flußraten zur Induktion und Erhaltung einer Erektion. Nach pharmakologischer Provokation mit 40 mg Papaverin wird dann erneut die Cavernosographie (Pharmacocavernosographie) durchgeführt mit Ermittlung der Flußraten (dynamische Pharmacocavernosographie).

[1] Fa. Fresenius AG, Apparatebau, Bad Homburg.

Ergebnisse

Bei nur 5 Patienten konnte die artifizielle Erektion wegen Schmerzhaftigkeit nicht lege artis durchgeführt werden. Bei weiteren 20 Patienten können im weiteren die Flußraten nach pharmakologischer Provokation wegen zu hoher Volumenbelastung nicht ermittelt werden, so daß insgesamt die Flußraten von 140 Patienten statistisch ausgewertet wurden.

Die ermittelten Flußratenwerte von 73 Patienten aus der Papaverin-Test-positiven Gruppe (Erektionswinkel > 90°) werden der Gruppe mit 67 Patienten bei einem negativen Papaverin-Test (Erektionswinkel < 90°) gegenübergestellt (s. Tabelle 1, 2).

In der Tabelle 1 sind jeweils die Flußraten zur Induktion und Erhaltung einer Erektion vor pharmakologischer Provokation mit den Parametern Minimum, Maximum, Medianwert, 10% und 90% Perzentile dargestellt. Die Tabelle 2 gibt die Flußraten nach pharmakologischer Provokation wieder.

Vergleicht man die Medianwerte zur Induktion und Erhaltung einer Erektion zeigen sich signifikante Unterschiede. Die Flußraten zeigen jedoch eine individualspezifische Streuung mit Überlappung der Perzentilenbereiche auf. Gleiches gilt auch für die Flußraten nach pharmakologischer Provokation.

Tabelle 1. Flußraten zur Induktion und Erhaltung einer Erektion in Abhängigkeit des Papaverin-Testes (Erektionswinkel) vor pharmakologischer Provokation

n	Papaverin Test	Flow ml/min	Minimum	Maximum	Median	10% Perzentile	90% Perzentile
67	Negativ	Induktion	84	398	251	183	389
		Erhaltung	28	389	140	60	365
73	Positiv	Induktion	50	389	168	120	251
		Erhaltung	18	389	72	40	124

Tabelle 2. Induktions- und Erhaltungsflußraten in Abhängigkeit des Papaverin-Testes (Erektionswinkel) nach pharmakologischer Provokation

n	Papaverin Test	Flow ml/min	Minimum	Maximum	Median	10% Perzentile	90% Perzentile
67	Negativ	Induktion	28	389	140	84	300
		Erhaltung	10	389	57	28	251
73	Positiv	Induktion	1	220	72	1	124
		Erhaltung	1	200	18	1	42

Diskussion

Die Flußraten zur Induktion und Erhaltung einer Erektion vor und nach pharmakologischer Provokation zeigen die zu erwartenden statistisch signifikanten Unterschiede. Bei recht deutlichen Unterschieden der Medianwerte weisen die 10% und 90% Perzentilen für alle Flußraten eine individualspezifische Streuung auf.

Obwohl die für ein „Leakage" als pathognomonisch angesehenen erhöhten Flußraten vor und nach pharmakologischer Provokation statistisch unterschiedliche Medianwerte zeigen, verbietet die Auswertung der Perzentilenbereiche im Einzelfall eine differentialdiagnostische Aussage.

Literatur

1. Weidner W, Krause W, Kauß EL (1988) Erektionsstörungen - Organbefund und Psychodynamik, Bd 5. Karger, Basel, S 123-127

Dr. J. Rudnick
Urologische Universitätsklinik
Klinikstr. 37
D-6300 Gießen

Therapie der erektilen Dysfunktion mit Papaverin - Resultate und Nebenwirkungen

M. Schnyder v. W., A. Sieber und U. E. Studer

Die Einführung der intrakavernösen Papaverininjektionen hat diagnostische und therapeutische Möglichkeiten bei erektiler Dysfunktion wesentlich erweitert.

Methode und Patienten

Anamnese, Körperstatus, Labordiagnostik und Papaverintest gehören zu den Basisuntersuchungen der erektilen Dysfunktion. Im weiteren legen wir Wert darauf, möglichst alle Patienten Selbstinjektionen zu Hause vornehmen zu lassen.

115 Patienten mit vollständigem Follow-up, die von September 1985 bis März 1988 behandelt wurden, stehen für die Auswertung zur Verfügung. Insgesamt erfolgten 2250 Injektionen von reinem Papaverinhydrochlorid.

Resultate

Wirksamkeit

Bei 70/115 Patienten (61%) konnten suffiziente Erektionen ausgelöst werden. Bei 32/70 Patienten sind die Erektionen allerdings nicht in der Sprechstunde, sondern erst nach Selbstinjektion zu Hause aufgetreten. Bei 24/115 Patienten (21%) haben sich die Erektionsverhältnisse nach durchschnittlich 12 Injektionen normalisiert. Es handelt sich dabei um Patienten mit psychogenen Impotenzformen, in einigen Fällen kombiniert mit einer leichtgradigen arteriellen Insuffizienz.

Bei 46/115 Patienten (40%) wurde eine Dauerselbstinjektionstherapie eingeleitet: 27 Patienten führen diese zur vollen Zufriedenheit weiter (max. 31 Monate), 19 haben sie aus folgenden Gründen aufgegeben: 8 × fehlende Akzeptanz (z. T. der Partnerin), 4 × andere Therapie eingeleitet, 3 × Nebenwirkungen, 4 × diverse Gründe. Diese 46 Patienten leiden an neurogenen und/oder arteriellen Impotenzen.

45/115 Patienten (39%) haben nicht auf Papaverin angesprochen, allerdings konnten nur bei 10/45 Patienten Selbstinjektionen durchgeführt werden.

Nebenwirkungen

Bei 2250 Injektionen sind 24 verlängerte Erektionen bei 11 Patienten aufgetreten. In 23 Fällen konnten die „Priapismen" mit 0,01-0,02 mg Noradrenalin beherrscht werden. Die übrigen Nebenwirkungen: 14× größere lokale Hämatome, 6× Flushsymptomatik, 1 reversibles Knötchen, 1 Induratio penis plastica.

Diskussion

Eine *Normalisierung* der Erektionsverhältnisse kann etwa bei *20%* der Patienten mit vorwiegend psychogenen Störungen erwartet werden. Durch den Wiederaufbau des Selbstvertrauens kann offensichtlich der Circulus vitiosus der Versagensangst (Streß - Katecholaminausschüttung - Vasokonstriktion - Erektionsstörung) unterbrochen werden.

Bei etwa *40%* der Patienten bietet sich die *Dauerselbstinjektionstherapie* an. Es handelt sich um Patienten mit neurogenen Impotenzen oder mit mäßiggradigen arteriellen Läsionen. Das relativ kleine Risiko einer Fibrosierung der Corpora cavernosa bei der Langzeitanwendung von Papaverin wird dadurch relativiert, daß bei einem Großteil dieser Patienten die Penisprothese die einzige Alternative darstellt oder eine vaskulär-chirurgische Sanierung nicht möglich ist, resp. vom Patienten primär abgelehnt wird.

Bei 40% der Patienten konnten *keine Erektionen ausgelöst* werden. Nur knapp ein Viertel dieser Patienten hat allerdings Selbstinjektionen vorgenommen. Von den verbleibenden drei Vierteln hätten vielleicht noch einige Patienten auf Selbstinjektionen angesprochen, wissen wir doch, daß bei einem Teil der Patienten infolge der Streßsituation in der Sprechstunde keine Erektionen ausgelöst werden können. Deshalb sollten nach Möglichkeit alle Patienten Selbstinjektionen zu Hause vor dem Geschlechtsverkehr vornehmen. Nur so besteht die Gewähr, die Papaverinwirkung optimal zu nutzen.

Dr. M. Schnyder v. W.
Alpenstr. 1
CH-6004 Luzern

Etilefrin (Effortil) zur Behandlung prolongierter Erektionen nach intrakavernöser Gabe von vasoaktiven Substanzen

Th. Dann, K.-R. Kutscher, P. Renner und A. G. Hofstetter

Die Behandlung der erektilen Dysfunktion durch intracavernöse Injektion vasoaktiver Substanzen ist mittlerweile weit verbreitet. Nach entspr. Diagnostik und Patientenaufklärung eingesetzt, ist die Schwellkörperinjektionstherapie ein gutes Therapieverfahren. Nebenwirkungen sind die prolongierte Erektion, Fibrosen des Schwellkörpergewebes und Infektionen. Die häufigste Nebenwirkung der intracavernösen Injektionstherapie ist die prolongierte Erektion. Die Inzidenz wird mit bis zu 10% angegeben [8], wobei festzustellen ist, daß die Mehrzahl der Patienten prolongierte Erektionen bei der Dosiseinstellung zeigen [5, 8]. Prolongierte Erektionen sollten spätestens nach 6 Stunden Dauer behandelt werden [1, 3], da sonst durch die Ischämie und der sich daraus ergebenden Hypercapnie, Hypoxie und Acidose irreversible Schäden am Schwellkörpergewebe auftreten.

Von Brindley [2] wurde das Metaraminol zur Behandlung prolongierter Erektionen eingeführt. In der deutschen Literatur stellt es das am verbreitetste Medikament zur Behandlung der prolongierten Erektion nach intracavernöser Gabe vasoaktiver Substanzen dar. Weitere mögliche Substanzen zeigt die Tabelle 1.

Allen Substanzen sind die möglichen cardiovaskulären Nebenwirkungen durch Stimulation der alpha-Rezeptoren mit peripherer und cardialer Vasokonstriktion und der daraus folgenden Hypertonie gemeinsam. Über Metaraminol liegen Berichte über z. T. gravierende Nebenwirkungen vor [6, 9]. Metaraminol ist in der Bundesrepublik nicht im Handel und kann nur über Auslandsapotheken bezogen werden.

An der Klinik f. Urologie der MUL verwenden wir zur Therapie prolongierter Erektionen Etilefrin (Effortil). Etilefrin ist ein direkt wirkendes Sympathomimeticum mit alpha-1 und beta-1 Rezeptoren stimulierender Wirkung. Es beeinflußt vorwiegend den systolischen Blutdruck, während der dyastolische Wert meist konstant bleibt.

Wir behandelten bisher 10 Patienten im Alter von 28 bis 59 Jahren mit einer durch intracavernöse Injektion vasoaktiver Substanzen hervorgerufenen

Tabelle 1. Medikamente zur Behandlung der prolongierten Erektion

Metaraminol	1-3 mg	Brindley 1984
Ephedrin	50-100 mg	Lue, Tanaghoe 1987
Epinephrin	15 µg	Sidi et al. 1986
Norepinephrin	15 µg	Lue et al. 1986
Dopamin		Zorgniotti, Lefleur 1985
Phenylephrin	10 mg/500 ml NaCl 10-15 ml	Sidi et al. 1986
Etilefrin	10-30 mg	

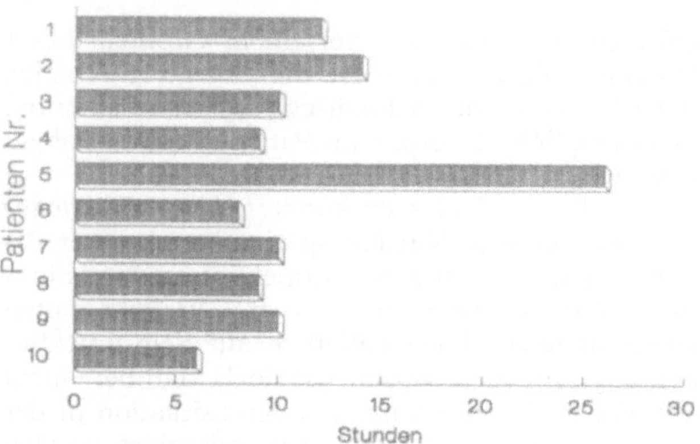

Abb. 1. Dauer der prolongierten Erektion (n = 10 Patienten)

prolongierten Erektion. Die Erektionsdauer reichte von 6–26 Stunden, durchschnittlich 11,1 Stunden (Abb. 1). Wie auch von anderen Autoren berichtet [5, 8], traten die meisten prolongierten Erektionen bei den 6 Patienten unserer Klinik im Stadium der Pharmakontestung auf. 4 Patienten waren vor Behandlung der prolongierten Erektion nicht in unserer Klinik bekannt.

Ergebnisse

Bei allen Patienten wurde Staseblut (ca. 50–100 ml) abpunktiert. Alle Patienten zeigten nach der anschließenden intracavernösen Injektion von Etilefrin in einer Dosierung von 10–25 mg und einer mittleren Dosis von 15 mg eine anhaltende Detumeszenz. Wir sahen keine cardiovaskulären Nebenwirkungen, die über einen systolischen Blutdruckanstieg über 15 mmHg und einen Pulsanstieg über 10 Schläge/min. hinausgingen. Keiner unserer Patienten mußte intensivmedizinisch betreut werden. Operativ mußten wir bisher in keinem Fall einer prolongierten Erektion nach intracavernöser Injektion vasoaktiver Substanzen vorgehen.

Etilefrin hat sich somit als ein nebenwirkungsarmes, gut wirksames Medikament zur Behandlung prolongierter Erektionen nach intracavernöser Applikation vasoaktiver Substanzen herausgestellt.

Bemerkenswert erscheint uns auch die Behandlung eines idiopathischen Priapismus von 7 Stunden Dauer durch die intracavernöse Injektion von 15 mg Etilefrin. Bei einer Nachuntersuchung 3 Wochen später berichtet der Patient über normale Erektionen. Bei zwei weiteren Patienten mit Priapismus, einem Dialysepatienten sowie einem jugendlichen Patienten mit akuter lymphatischer Leukämie versagte die konservative Therapie mit Effortil.

Störende intraoperative Erektionen im Rahmen transurethraler Eingriffe können ebenfalls durch eine intracavernöse Etilefrin-Injektion behandelt werden. Allerdings sahen wir Blutdruckanstiege von bis zu 40 mmHg und Pulsanstiege von bis zu 15 Schlägen/min.

Zusammenfassend sehen wir die Indikation zur intracavernösen Injektion von Etilefrin

1. bei der prolongierten Erektion nach Gabe vasoaktiver Substanzen
2. bei störenden Erektionen im Rahmen transurethraler Eingriffe.

Bei Priapismus sollte eine Behandlung durch intracavernöse Injektion von Etilefrin versucht werden.

Literatur

1. Block T, Sturm W, Staehler G, Schmiedt E (1988) Metaraminol in der Therapie verschiedener Priapismusformen. Urologe A 27: 225–229
2. Brindley GS (1984) New treatment for priapismus. Lancet 2: 220–221
3. Lue TF, Hellstrom JG, McAnich JW, Tanagho EA (1986) Priapism: A refined approach to diagnosis and treatment. J Urol 136: 104–108
4. Lue TF, Tanagho EA (1987) Physiology of erection and pharmacological management of impotence. J Urol 137: 829–836
5. Porst H (1987) Erektile Impotenz. Enke, Stuttgart, S 186
6. Schneider AW, Busch R, Meyer WH (1988) Erfahrungen bei der Therapie des papaverininduzierten Priapismus. Seminartagung „Erektile Dysfunktion – Diagnostik und Therapie", Hamburg, 24.4. 1988
7. Sidi AA, Cameron JS, Duffy LM, Lange PH (1986) Intracavernous drug-induced erections in the management of male erectile dysfunction: experience with 100 patients. J Urol 135: 704–706
8. Stief CG, Gilbert P, Wetterhauer U, Bähren W, Thon W, Altwein JE (1986) Metaraminol – Ein Antidot bei SKAT-bedingter prolongierter Erektion. Urologe A 25: 164–165
9. Watters GR, Keogh EJ, Corati CJ, Earle CM, Whisniewski ZS, Tulloch AGS, Lord DJ (1988) Prolonged erections following intracorporeal injection of medications to overcome impotence. Br J Urol 62: 173–175
10. Zorgniotti AW, Lefleur RS (1986) Auto-injection of the corpus cavernosum with a vasoactive drug combination for vasalogenic impotence. J Urol 133: 39–41

Dr. med. Th. Dann
Klinik für Urologie der
Medizinischen Universität Lübeck
Ratzeburger Allee 160
D-2400 Lübeck

Vergleich von Beckenangiographie, gepulster Dopplersonographie und penobrachialem Index in der Abklärung der erektilen Impotenz

H.v. Wallenberg-Pachaly, G. Voges, H. Schild, S.C. Müller und R. Hohenfellner

Die Beckenangiographie galt bisher in der Abklärung der erektilen Dysfunktion zur Beurteilung der Penisgefäße als Methode der Wahl [3]. Als Screening-Untersuchung wird der penobrachiale Index (PBI) als nicht invasives diagnostisches Verfahren durchgeführt.

Mit Hilfe der Duplexsonographie und gepulstem Doppler vor und nach Injektion vasoaktiver Substanzen ist eine visuelle Darstellung der Gefäße möglich [2].

Im folgenden sollen die Untersuchungsmethoden hinsichtlich ihrer Aussagekraft in der Abklärung des arteriellen Gefäßsystems verglichen werden.

Material und Methodik

Von Juli 1987 bis Februar 1988 wurde bei 43 Patienten eine selektive Beckenangiographie durchgeführt. 23 von 43 Patienten wurden zusätzlich einer Bestimmung des PBI und einer Duplexsonographie mit einem 7,5 MHz B-Scanner und einem in den Schallkopf integrierten gepulsten 4,5 MHz Doppler unterzogen. Beckenangiographie und Duplexsonographie wurden vor und nach intracavernöser Gabe von Papaverin/Regitin (15 mg Papaverin/ml, 0,5 mg Regitin/ml) durchgeführt.

Ergebnisse

Bei 27 von 43 Patienten (63%) wurde angiographisch ein Verschluß der tiefen Penisarterien bzw. der A. pudenda diagnostiziert.

Während mit Hilfe des PBI nur in 2 Fällen ein pathologischer Gefäßbefund festgestellt werden konnte (Tabelle 1a), korrelierten gepulste Dopplersonographie und Angiographie in über 90% (Tabelle 1b).

Tabelle 1a. Korrelation Angiographie - PBI

gut	9/23	39%	(7 Normalbefunde)
schlecht	14/23	61%	

Tabelle 1b. Korrelation Angiographie - gepulste Dopplersonographie

gut	21/23	91%
schlecht[a]	2/23	9%

[a] 1 × unauffällige Angiographie bei nachgewiesener Gefäßsklerose, 1 × atypische Gefäßversorgung.

Einmal mußte die radiologische Aussage wegen einer atypischen Gefäßversorgung korrigiert werden, im zweiten Fall war die gepulste Dopplersonographie exakter, da der Patient auch nach Injektion vasoaktiver Substanzen eine schwache Erektion zeigte, d.h. die gepulste Dopplersonographie war in allen Fällen korrekt.

Diskussion

Eine adäquate Beurteilung des penilen Gefäßsystems mit Hilfe der Beckenangiographie ist nur nach intracavernöser Gabe vasoaktiver Substanzen möglich (Abb. 1). Ansonsten wird ein Verschluß im Beckenbodenbereich vorgetäuscht, da aufgrund des hohen peripheren Widerstandes die Gefäße kontrahiert und somit nicht mit Kontrastmittel gefüllt sind.

Nachteil des PBI ist die ungenaue Erfassung der tiefen, für die Erektion verantwortlichen Schwellkörperarterien. Da die Dorsalarterien im erschlafften Zustand des Penis den höchsten Blutdurchfluß haben, stammen die meisten PBI-Werte sicherlich von dort [2]. Daher sollte der PBI als Screening-Verfahren immer mit der intracavernösen Gabe eines Muskelrelaxans kombiniert werden [4].

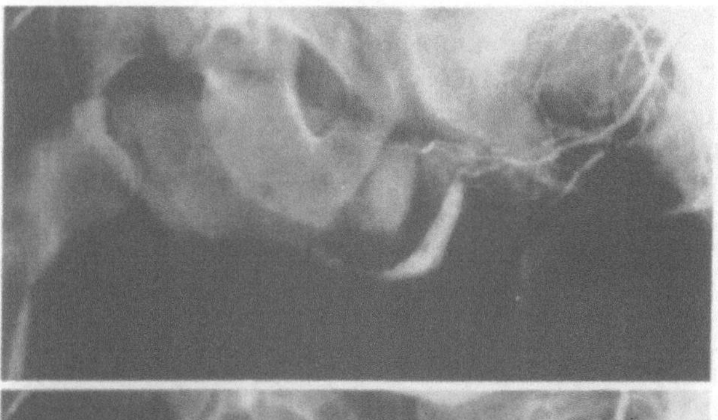

a

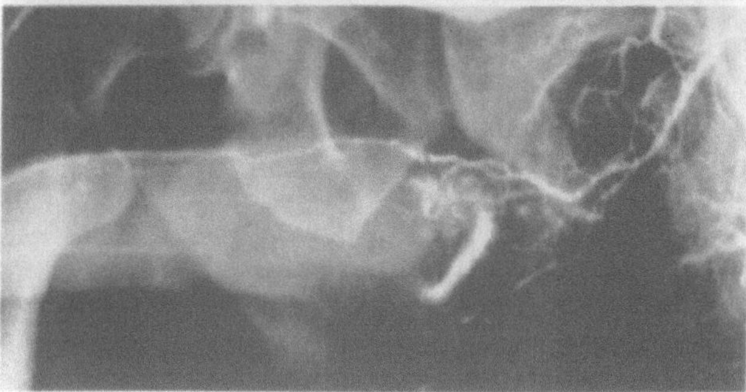

b

Abb. 1. Normale Beckenangiographie, **a** ohne Papaverin/Regitin, **b** nach Papaverin/Regitin

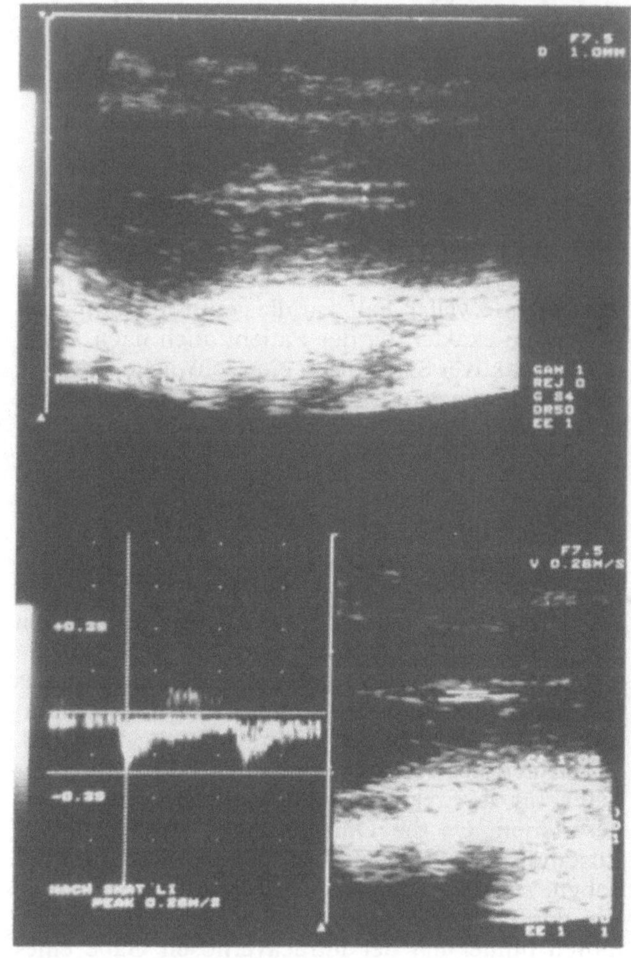

Abb. 2. Duplexsonographie mit gepulstem Doppler mit Papaverin/Regitin (Normalbefund), a Durchmesser, b Flow

Mit Hilfe der Duplexsonographie mit gepulstem Doppler ist erstmals eine Beurteilung der Morphologie der Penisgefäße und des Schwellkörpergewebes möglich [1]. Nach Injektion vasoaktiver Substanzen verdoppelt sich bei intaktem arteriellem Gefäßsystem initial der Gefäßdurchmesser und der Flow nimmt um den Faktor 2-3 zu (Abb. 2). Bei voller Erektion und Rigidität nimmt jedoch der Flow infolge einer Kompression der tiefen Penisarterien durch das Schwellkörpergewebe ab. Die Messung sollte daher in der Tumeszenzphase erfolgen, um nicht falsch-pathologische Werte zu erhalten. Anhand unserer Untersuchungen zeigt sich, daß die Duplexsonographie mit gepulstem Doppler der Beckenangiographie in ihrer Aussagekraft überlegen ist, da sie gleichzeitig eine Beurteilung der Morphologie und der funktionellen Komponente erlaubt. Desweiteren ist sie nicht invasiv, zudem ist eine gleichzeitige Beurteilbarkeit von Gefäßkaliber, Gefäßwanddynamik, Blutfluß und Schwellkörperechogenität möglich. Die perkutane Dopplersonographie mit PBI hingegen ist als Untersuchungsmethode wenig aussagekräftig, denn im nicht erigierten Zustand ist die Blutdruckübertragung in die tiefen Penisarterien gering. Allenfalls in Kombination mit Papaverin/Regitin kann der PBI als grobes Screening-Verfahren angesehen werden.

Literatur

1. Lue TF, Hricak H, Marich KW, Tanagho EA (1985) Vasculogenic impotence evaluated by high-resolution ultrasonography and pulsed Doppler spectrum analysis. Radiology 155: 777-781
2. Müller SC, Lue TF (1988) Evaluation of vasculogenic impotence. Urol Clin North Am 15 (1): 65-76
3. Porst H, Lenz M, Bähren W, Altwein JE (1983) Gefäßveränderungen bei primärer und sekundärer Impotenz. Aktuel Urol 14: 281-285
4. Porst H, van Ahlen H, Köster O, Schlolaut KH (1988) Vergleich von Papaverin-induzierter Dopplersonographie und Angiographie in der Diagnostik der erektilen Dysfunktion. Urologe A 27: 8-13

Dr. med. H. v. Wallenberg-Pachaly
Urologische Klinik und Poliklinik
der Johannes Gutenberg-Universität Mainz
Langenbeckstr. 1
D-6500 Mainz

Prostaglandin E1 (PGE1): Komplikationslose intrakavernöse Selbstinjektion

W. Stackl, R. Hasun und M. Marberger

Die intrakavernöse Injektion gefäßaktiver Substanzen hat die Diagnostik und die Therapie der Erektionsstörungen revolutioniert. Medikamente, die bisher für die intrakavernöse Injektion beim impotenten Mann verwendet werden, verursachen Fibrosen, Priapismus und systemische Reaktionen [4]. Nach Papavarininjektion wurde sogar kürzlich ein Todesfall berichtet [3]. In der Hoffnung, eine Substanz zu finden, welche wirksam und sicher ist, begannen wir im Juli 1986 Prostaglandin E1 in der Diagnostik und Therapie der Impotenz einzusetzen [5].

PGE1 relaxiert die glatte Muskelzelle und bewirkt eine arterielle Vasodilatation. Physiologischerweise wird es in hoher Konzentration in der Samenflüssigkeit gefunden. Die genaue physiologische Bedeutung ist unbekannt; bisher wird es lediglich bei Neugeborenen mit kongenitalen Herzmißbildungen angewandt, um den Ductus arteriosus bis zur operativen Sanierung offen zu halten [1].

Patienten und Methode

Bei 350 Patienten mit erektiler Dysfunktion wurde als erster diagnostischer Schritt 20 microgramm Prostaglandin E1 intrakavernös injiziert. Das Alter lag zwischen 16 und 83 Jahren (durchschnittlich 52,5 Jahre). PGE1 (Minprog, Upjohn, Crawly, Großbritannien) 0,5 mg/ml wurde mit 24 ml physiologischer Kochsalzlösung verdünnt. Dadurch ergibt sich eine Verdünnung von 20 microgramm Prostaglandin E1/ml Lösung. Die intrakavernöse Injektion erfolgte mit einer 26 G Nadel. Dieser Prostaglandintest wurde als positiv definiert, wenn eine volle Erektion länger als eine halbe Stunde auftrat. 196 von 259 Patienten mit einem positiven Prostaglandintest akzeptierten die Selbstinjektion als Therapie der Impotenz. Sie oder ihre Partner wurden in der Injektionstechnik unterwiesen. Die Dosierung betrug zwischen 5 und 40 microgramm, abhängig vom sexuellen Verlangen. Die Injektionsfrequenz lag zwischen 1 × im Monat und 4 × pro Woche. Die längste Beobachtungsdauer beträgt bisher 28 Monate, die größte Anzahl der Injektionen beträgt 200.

Ergebnisse

PGE1 Test: 259 Patienten (74%) hatten einen positiven Prostaglandintest, wobei die Erektionen zwischen 0,5 und 7 Stunden dauerten (durchschnittlich 2,3 Std.). Bei 5 Patienten mit neurologischen Erkrankungen dauerte die Erektion länger als 5 Stunden. Schmerzen traten bei 9% der Patienten während der Injektion, bei 8,2% während der Erektion und bei 4,8% während Injektion und Erektion auf.

Selbstinjektion von Prostaglandin: 196 Patienten akzeptierten die Autoinjektion als Therapie der erektilen Dysfunktion. Die Dauer der Erektion in dieser Gruppe lag zwischen 0,5 und 4 Stunden (durchschnittlich 1,2 Std.), wobei eine lineare Korrelation zwischen der Dosierung und der Dauer der Erektion bestand. 6 Patienten variierten die Dosierungen abhängig von ihren sexuellen Bedürfnissen. Bei Patienten, welche Prostaglandin E1 zur Autoinjektion verwenden, wurden bisher weder eine Fibrose noch ein Priapismus beobachtet.

Schlußfolgerungen

Prostaglandin E1 scheint den bisher zur Schwellkörperinjektion verwendeten Substanzen überlegen, da es physiologischerweise im Schwellkörper vorkommt, wo es auch metabolisiert wird [2]. Auch systemische Reaktionen wurden bisher nicht beobachtet. Durch eine praktisch lineare Korrelation zwischen Dosis und Dauer der Erektion kann die Dosierung abhängig vom sexuellen Bedürfnis individuell variiert werden. In der Autoinjektionsgruppe wurden bisher keine Fibrose oder ein Priapismus beobachtet. Der einzige Priapismus der bisher beobachtet wurde, trat bei einem Patienten ein Jahr nach einem apoplektischen Insult nach Injektion von 10 microgramm Prostaglandin E1 auf. Diese Komplikation mußte mit einem Wintershunt behandelt werden.

Literatur

1. Coceani F, Olley PM, Lock JE (1980) Prostaglandins, ductus arteriosus, pulmonary circulation: current concepts and clinical potential. Eur J Clin Pharmacol 18: 75
2. Golub M, Zia P, Matsuno M, Horton R (1975) Metabolism of prostaglandins A1 and E1 in man. J Clin Invest 59: 1404
3. Hashmat AI, Abrahams J, Fani K, Nostrand I (submitted for publication) Papaverine induced priapism, a lethal complication. J Urol
4. Lue TF, Tanagho EA (1987) Physiology of erection and pharmacological management of impotence. J Urol 137: 829
5. Stackl W, Hasun R, Marberger M (1988) Intracavernous injection of prostaglandin E1 in impotent men. J Urol 140: 66

Dr. W. Stackl
Urologische Abteilung
Rudolfstiftung
Juchgasse 25
A-1030 Wien

Der Stellenwert der Prostaglandin E1 (PGE1)-Injektion in der Therapie der erektilen Dysfunktion

A. Stammel, M. Schardt, R.-H. Ringert und H. Behrendt

Einleitung

In der Diagnostik und Therapie der erektilen Dysfunktion (ED) hat sich seit der Mitteilung von Virag im Lancet im Jahre 1982 entweder die Monosubstanz Papaverin oder die Kombination mit dem alpha Blocker Phentolamin durchgesetzt.

Ein wesentlicher Nachteil dieser Medikation liegt in dem priapismogenen Potential und der Entwicklung von Schwellkörperfibrosen [3]. Es wurde sogar über einen tödlichen Fall berichtet. Durch die Mitteilung von Hedlund und Anderson [1] sowie Virag [3] wurde auf ein alternatives Präparat das Prostaglandin E1 (PGE1) aufmerksam gemacht.

In einer prospektiven Studie wurde die Wertigkeit des PGE1 in der Schwellkörpertherapie der erektilen Impotenz untersucht.

Material und Methode

Seit Oktober 1987 wurde das PGE1 in einer Dosis von 10 und 20 Mikrogramm gelöst in 2-4 ml NaCl in der Diagnostik bei 73 Patienten und in der Therapie bei 46 Patienten eingesetzt. PGE1 wurde bei den Patienten eingesetzt, die bei der Schwellkörperpharmakontestung unter Maximaldosierung der Monosubstanz Papaverin keine ausreichende Tumeszenz und Rigidität des Penis zeigten. Das Durchschnittsalter dieser Patienten liegt bei 48 Jahren. Der jüngste Patient war 36 Jahre, der älteste Patient 68 Jahre.

Ergebnisse

Bei 29 Patienten führte auch die Maximaldosierung von Papaverin und Phentolamin zu keiner GV-fähigen Erektion.

Von diesen 29 Patienten konnte bei 8 Patienten unter Schwellkörperinjektion von PGE1 (20 mikrogr.) eine vollständige Erektion erzielt werden (Tabelle 1).

Bei 8 Patienten konnte durch die Schwellkörperinjektion von PGE1 eine vollständige Erektion erzielt werden, die durch die Injektion von Papaverin/Phentolamin nicht zu erreichen war.

Von diesen 52 Patienten wurde bei 46 Patienten eine Schwellkörperautoinjektionstherapie (SKAT) eingeleitet. Bei 5 Patienten dieser Gruppe mußte wegen starker Spannungsschmerzen im Penis die nach Angaben sogar bis in beide Beine ausstrahlten auf die Kombination von Papaverin und Phentolamin gewechselt werden.

Insgesamt wurde dieser Spannungsschmerz kurzzeitig oder dauerhaft bei 19 der 46 Patienten als unangenehme Begleiterscheinung während der Erektionsphase beschrieben. Bei 4 Patienten war eine Dosis-Reduktion auf 10 mikrogramm PGE1 möglich, der GV-fähige Erektionsgrad blieb erhalten, die geklagten Spannungsschmerzen im Penis nach Schwellkörperinjektion waren nicht oder deutlich geringer nachweisbar. Die erzielte Erektionsphase lag zwischen 25-150 min. bei einem Mittelwert von ca. 60 min.

Der durchschnittliche Beobachtungszeitraum der SKAT mit PGE1 liegt bei 5 Monaten bei einem Maximalwert von 11 Monaten. Bei einer durchschnittlichen Injektionshäufigkeit von ca. 35 Einzelinjektionen wurden keinerlei Komplikationen beobachtet.

Schlußfolgerung

Die primären Organe für die Metabolisierung und Inaktivierung von Prostaglandin E1 sind die Lunge, Leber und die Niere. In einem einzigen Blutdurchlauf durch die Lunge werden über 70% des PGE1 metabolisiert. Das nicht auftreten von prolongierten Erektionen nach Schwellkörperinjektion läßt erwarten, daß das Prostaglandin auch in dem cavernösen Gewebe abgebaut wird. PGE1 bietet nach Auswertung dieser Ergebnisse wegen fehlendem priapismogenem Potential und verstärkter erektiler Potenz in der Schwellkörperpharmakontherapie Vorteile, die Anwendung wird jedoch durch die zum Teil erheblich ausgeprägten Spannungsschmerzen eingeschränkt.

Tabelle 1. Ergebnis der Schwellkörperpharmakontestung n = 73

		maximaler Erektionsgrad	
Ursache der ED	n	5 Papaverin Phentolamin	5 PGE1
		n/%	n/%
Arteriell	27	21/78	24/89
Venös	10	6/60	7/70
Arteriell/venös	31	15/48	19/61
Arteriell/venös/ Neurogen	5	2/40	2/40
Gesamt	73	44/60	52/71

Literatur

1. Hedlund H, Andersson KE (1985) Contraction and relaxation induced by some prostanoids in isolated human penile erectile tissue and cavernous artery. J Urol 134: 1245-1248
2. Lue TF, Tanagho EA (1987) Physiology of erection and pharmacological management of impotence. J Urol 137: 829
3. Virag R, Adaikan PG (1987) Effects of prostaglandin E1 on penile erection and erectile failure. J Urol 137: 1010

Dr. A. Stammel
Urologische Universitätsklinik
der Gesamthochschule (GHS) Essen
Hufelandstr. 55
D-4300 Essen

Intrakavernöse Implantation eines Drug-Ports

C. G. Stief, U. Wetterauer, G. Popken und H. Sommerkamp

Innerhalb der letzten Jahre wurde die intrakavernöse Injektion vasoaktiver Substanzen wie Papaverin [2], Phentolamin [1, 3] oder PGE1 zur Standardtherapie in der Behanldung von organisch bedingten Erektionsstörungen. Als kurzfristige Nebenwirkungen aller Substanzen treten bei 1-10% der Patienten prolongierte Erektionen auf, längerfristig werden immer häufiger cavernöse Fibrosen beobachtet. Diese Fibrosen sind theoretisch auf das wiederholte Nadeltrauma und/oder die injizierte Substanz bzw. deren Aufbereitung (pH, Osmolarität) zurückzuführen.

So zeigte sich tierexperimentell, daß die wiederholte intracavernöse Injektion von physiologischer Kochsalzlösung zu einer lokalisierten Fibrose führt. Da hier die Applikation mittels eines Drug Ports eine denkbare Alternative bietet, implantierten wir bei 7 Affen einen Port mit Ventilspitze im corpus cavernosum (Abb. 1). Ein Affe wurde wegen therapierefraktärer Wundheilungsstörungen aus der Studie genommen. Ab dem 14. postoperativen Tag wurde bei 4 Affen diejenige SKAT-Menge appliziert, die eine volle Erektion induzierte, 2 Affen dienten als Kontrollgruppe. Von der SKAT-Gruppe wurden 2 Tiere nach 30, die restlichen nach 100 Injektionen getötet (1 Tier der SKAT-Gruppe verstarb anästhesiebedingt nach 88 Injektionen).

Die Menge SKAT-Lösung, die zum Erzielen einer vollen Erektion nötig war, mußte in der Anfangsphase des Versuchs ständig gesteigert werden. Waren bei der ersten Injektion durchschnittlich 0,3 ml zur Erektionsinduktion vonnöten, so wurden bei der 30. Injektion 1,02 ml zum Erzielen eines gleichen Resultats appliziert. Bei den folgenden 58 bzw. 70 Injektionen blieb die Dosierung konstant (Abb. 2).

In der histologischen Aufarbeitung fand sich bei allen Tieren eine zarte fibröse Schicht um die Implantationsstelle ohne entzündliche Veränderungen bei ansonsten normalen cavernösen Gewebe im proximalen und medialen Teil der Schwellkörper. Distal fanden sich bei allen Tieren, wohl auf Grund der harten Katheterspitze, die hier die Schwellkörper fast völlig ausfüllt, cavernöse Fibrosen.

Unsere Ergebnisse zeigten eine geringe Fremdkörperreaktion um die Implantationsstelle des Drug Ports, welche den Transport des Medikaments in das cavernöse Gewebe jedoch nicht behinderte. Dies legt nahe, daß bei geeigneter, enger Indikationsstellung die Implantation eines Drug Ports zur intracavernö-

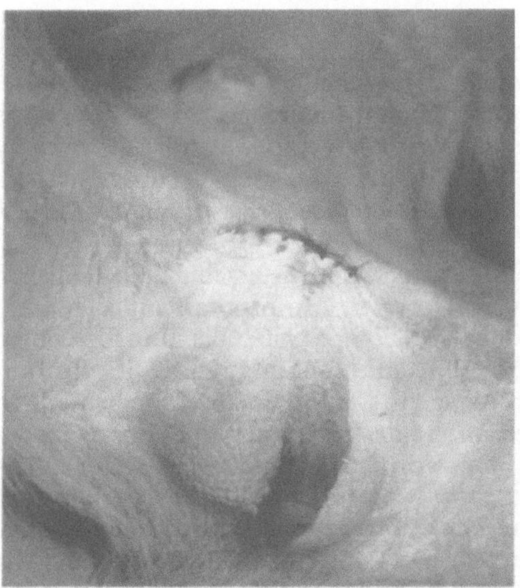

Abb. 1

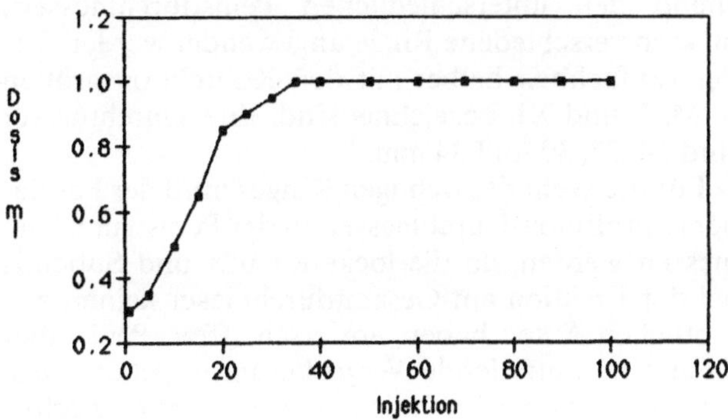

Abb. 2

sen Applikation vasoaktiver Substanzen erwogen werden kann.

Literatur

1. Brindley GS (1983) Cavernosal alpha-blockade: a new technique for investigating and treating erectile dysfunction. Br J Psychiatr 143: 332
2. Virag R (1982) Intracavernous injection of papaverine for erectile failure. Lancet 2: 938
3. Zorgniotti AW, Lefleur RS (1985) Auto-injection of the corpus cavernosum with a vasoactive drug combination for vasculogenic impotence. J Urol 133: 39

Dr. C. G. Stief
Abteilung Urologie
Universitätskliniken
Hugstetterstr. 55
D-7800 Freiburg

Der Erektionsring als neue Therapiemöglichkeit bei erektiler Dysfunktion

H. Seeberg-Elverfeldt

Als nichtinvasive Möglichkeit zur Therapie der erektilen Dysfunktion steht nun der Erektionsring zur Verfügung. Es handelt sich hierbei um einen Ringschlauch aus Silicolatex, der nach außen hin eine relativ formstabile Wand hat, zum Zentrum hin jedoch eine dünne Membran (Abb. 1). Bei einem gleichwandigen Ringschlauch vergrößert sich bei Aufblasen sowohl der äußere als auch der innere Durchmesser. Versuche mit äußerer Armierung ergaben jedoch, daß hiermit eine Verringerung des inneren Durchmessers um 40% erreicht werden kann.

Der Erektionsring wird am erschlafften Penis an der Peniswurzel placiert, wo er straff anliegen soll, und wird dann mit einer Spritze bis zum Erreichen eines Druckgefühls mit Luft aufgefüllt. Die erforderliche Luftmenge ist naturgemäß unterschiedlich hoch. Eine Füllung des Erektionsringes ohne Gegendruck des Penis von der Ringmitte her sollte unterbleiben, da sonst wegen der Materialstauchung an der inneren Circumferenz eine seitliche Hernienbildung auftreten kann, die den Ring unbrauchbar macht. Die zum Verkehr zur Verfügung stehende Penislänge wird nicht um die Ringbreite, sondern praktisch nur um die Materialstärke gemindert. Entsprechend den unterschiedlichen Penisdurchmessern müssen verschiedene Ringe angewendet werden, die der Einfachheit halber mit den Konfektionsgrößen S, M, L und XL bezeichnet sind. Ihre Durchmesser sind 24, 27, 30 und 34 mm.

Für die Wahl des richtigen Ringes muß der Fascia-penis-profunda-Durchmesser an der Peniswurzel gemessen werden, da die lockere Cutis und Subcutis bei der Erektion am Gesamtdurchmeser keinen wesentlichen Anteil haben, am erschlafften Penis aber doch eine auffallende Vergrößerung ergeben, weswegen acht von zehn Patienten, die den für sie erforderlichen Erektionsring wählen sollten, den Ring mit nächsthöherem Durchmesser ergriffen haben. Die Messung erfolgt am besten mit der eigens hierfür angefertigten Meßleiste (Abb. 2). Sind die erforderlichen Voraussetzungen vorhanden und kommt es bei angelegtem und ausreichend gefülltem Erektionsring zur sexuellen Stimulation und Tumeszenzzunahme, wird erst der Abfluß über die Vena dorsalis penis superficialis gemindert. Nun kommt es zu einer Dehnung des Erektionsringes selbst und hierdurch zu einer erheblichen Druckverstärkung, durch die auch der Abfluß über die Vena dorsalis penis profunda und eventueller akzessorischer Venen zumindest erheblich gedrosselt wird. Die Arterien werden jedoch nicht komprimiert [4]. Das heißt, daß bei einem ausreichenden Rest des Erektionsmechanismus [7, 3] eine gute Erfolgschance gegeben ist.

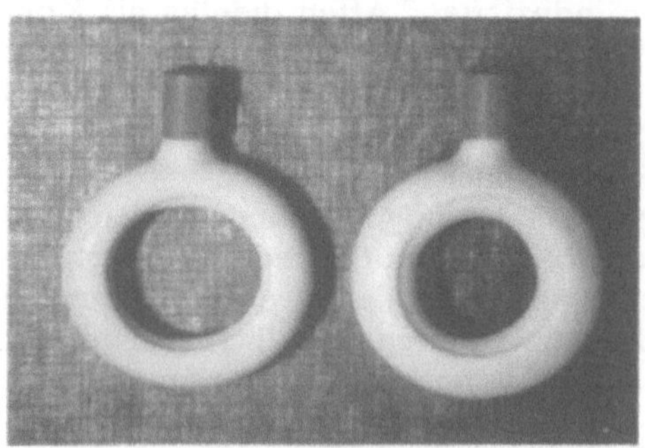

Abb. 1. Erektionsring leer und aufgeblockt

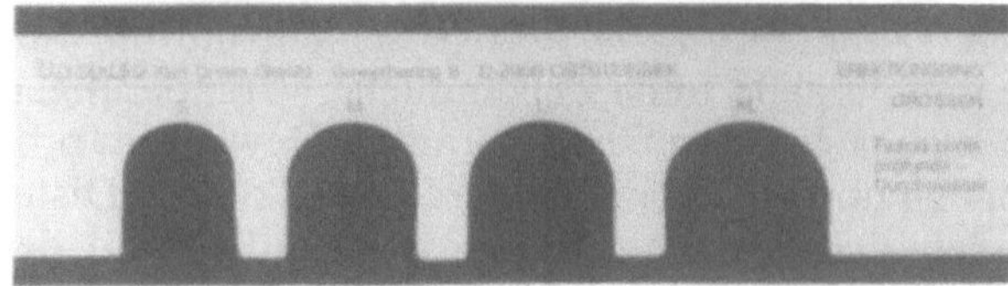

Abb. 2. Meßleiste

Unbedingt erforderlich für einen sinnvollen Einsatz ist, wie sich aus den bisherigen Ausführungen ergibt, eine exakte Voruntersuchung [6, 1, 5, 2]. Durch die vorgetroffene Selektion sind vorhandene Zahlen zur Erstellung einer Statistik nur sehr eingeschränkt verwertbar. Patienten mit hormonell bedingter erektiler Dysfunktion gehörten nicht zu den Probanden. Im eigenen Patientengut konnte bei fünf Patienten mit neurogener erektiler Dysfunktion in keinem Fall ein ausreichender Erfolg erzielt werden. Anfangs wurden auch Patienten mit arterieller Genese teils zu Demonstrationszwecken mit Erektionsringen versorgt, wobei, wie zu erwarten, der Erfolg ausblieb. Die ideale Zielgruppe für den Einsatz des Erektionsringes stellen Patienten mit einem pathologischen venösen Abfluß dar. Über diese Gruppe wird von anderer Seite referiert. Ist sowohl eine arterielle als auch eine venöse Genese vorhanden, bewährt sich die Kombination von Erektionsring und SKAT recht gut. Hiervon befinden sich im eigenen Patientengut drei Fälle. Bei insgesamt 29 Patienten mit psychogener erektiler Dysfunktion wurde der Erektionsring eingesetzt, von denen drei Patienten mittlere Rigidität, elf jedoch eine volle Rigidität erreichten. Hiervon benötigten acht den Erektionsring nur vorübergehend bis zu ca. vier Wochen, sie sind nun wieder beischlafsfähig.

Manche Patienten sind nicht in der Lage, mit dem Erektionsring umzugehen, andere lehnen ihn als unnatürliches Hilfsmittel ab, obwohl sie eine Tablettenverordnung akzeptieren würden. Es kommt auch nicht selten vor, daß der Patient selbst den Erektionsring akzeptiert, die Partnerin ihn jedoch ablehnt.

Zusammenfassend läßt sich sagen, daß der Erektionsring eine Lücke zwischen SKAT und operativem Vorgehen schließt und teils auch als Alternative zu SKAT einsetzbar ist. Ebenso ist er als gut vertretbarer und nicht aufwendiger Versuch vor einer zeit- und kostenintensiven Psychotherapie bei psychogener erektiler Dysfunktion mit relativ guten Erfolgschancen einsetzbar.

Bei inzwischen knapp einhundert Patienten mit erektiler Dysfunktion konnte in der eigenen Praxis im Durchschnitt ein guter Erfolg erzielt werden.

Literatur

1. Jünemann K-P, Weiske W-H (1988) Diagnose der erektilen Dysfunktion mittels Doppler-Sonographie. Urologe B 28: 5-10
2. Jünemann K-P et al (1988) Offene Multizenterstudie zur Differentialdiagnostik der erektilen Dysfunktion mit einer Papaverin-Phentolamin-Kombination (BY 023). Urologe B 27: 2-7
3. Porst H, Bähren W, Altwein JE (1983) Urol Int 38: 5
4. Steffens J (1988) persönliche Mitteilung
5. Wagenknecht LV, Shukfeh F, Ballmajo CJ (1987) Diagnostik und Therapie bei organischer Impotenz. Urologe B 27: 107
6. Wagenknecht L-V (1987) Fortschritte in der Impotenz-Diagnostik und Therapie. Urologe B 27: 248
7. Wagner G (1984) Mechanism of erection. Symposium: Controversity in the diagnosis and treatment of erectile impotence, Leiden

Dr. H. Seeberg-Elverfeldt
Mittelstr. 19
D-4010 Hilden

Erektionsring - Neues Therapieverfahren bei vaskulär-venöser erektiler Dysfunktion

J. Steffens, H. Derouet und P. Sarafidis

Als Alternative zur operativen Behandlung der ätiologisch unklaren vaskulär-venösen erektilen Dysfunktion steht seit 1987 ein Erektionsring zur Verfügung, dessen Grundkonzept bereits 1925 entwickelt wurde. Ziel dieser Mitteilung ist es, das Funktionsprinzip des Erektionsringes darzustellen und erste klinische Erfahrungen mitzuteilen.

Material und Methodik

Der Erektionsring besteht aus einem weichen, elastischen Silikonschlauch, der an der Penisbasis angelegt und mit einem Ventil mittels Spritze gefüllt wird. Bei 20 Patienten mit cavernosographisch gesicherter vaskulär-venöser erektiler Dysfunktion wurde von 1/88-8/88 ein individuell anzupassender Erektionsring (Innendurchmeser 24, 27, 30 und 34 mm) angepaßt. Über ein Ventil erfolgte die Ringfüllung mit 10-20 ml Luft mittels Spritze (Abb. 1).

Ergebnisse

Cavernosographische Untersuchungen zeigten, daß es bei einer Ringfüllung von 10-20 ml Luft zu einer Drosselung, jedoch nicht zu einer vollständigen Unterbrechung des venösen Abstromes kommt. In der Angiodynographie (gepulster Farbdoppler) ließ sich

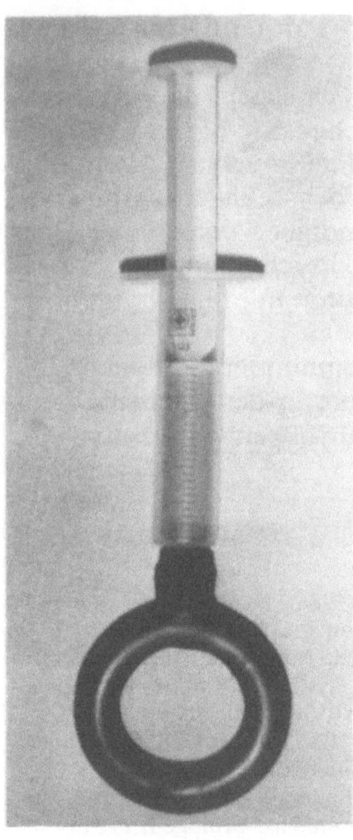

Abb. 1

nach Ringanlage eine dilatierte Dorsalvene mit vermindertem Blutabfluß nachweisen. Duplexsonographisch war keine Beeinträchtigung des arteriellen Einstromes erkennbar. Erst bei einem nicht-therapeutischen Ringfüllungsvolumen von 30 ml kam es zur Kompression der tiefen Penisarterien.

2 von 20 Patienten (10%) mit isolierter Dorsalveneninsuffizienz waren nach Ringanlage und sexueller Stimulation kohabitationsfähig (Tabelle 1). Bei 18 Patienten (90%) mit ektoper, tiefer und komplexer venöser Drainage kam es erst nach Kombination

Tabelle 1. Behandlungsergebnisse der venogenen Impotenz mit Erektionsring und SKAT

	N	Durchschn. Alter [J]	Ringvol [ml Luft]	Papaverindosis [mg]
Dorsalvenen	2	41	10	-
Ektope Venen	1	45	10	40
Vv. profundae penis	6	51	10	40
Komplexe venöse Insuffizienz	11	56	20	50
	20	48,3	12,5	43,3

des Erektionsringes mit der Schwellkörperautoinjektionstherapie (SKAT) zu einer Erektion. Die durchschnittliche Autoinjektionsdosis betrug 43,3 mg Papaverin. Patientenakzeptanz und Partnersatisfaktion waren gut.

Schlußfolgerung

In Anbetracht einer erstmals von Wespes et al. (EAU, London 1988) vorgestellten unbefriedigenden 5-Jahres-Erfolgsrate von 46% ist es zweifelhaft, ob bei unbekannter Ätiologie der venogenen Impotenz die Venenresektion überhaupt eine kausale Behandlungsform darstellen kann. Das vorgestellte Verfahren - Erektionsring in Kombination mit SKAT - hingegen hat seine Effizienz bei allen Formen der venösen Insuffizienz unter Beweis gestellt und kann als alternative Therapie einer bisher schwer angehbaren Form der erektilen Dysfunktion eingesetzt werden.

Dr. J. Steffens
Urologische Universitätsklinik
des Saarlandes
D-6650 Homburg/Saar

Indikation zur Psychotherapie bei erektiler Dysfunktion

W. Hagemann und J. Steffens

Der Urologe untersucht somatisch funktionell, während die Untersuchung der Psychodynamik sowohl individuelle als auch interpersonelle Aspekte berücksichtigen muß, „... da es so etwas wie einen unbeteiligten Partner in einer Partnerschaft, in der sexuelle Funktionsstörungen aufgetreten sind, nicht gibt“ [1]. Diesem diagnostisch unterschiedlichen Vorgehen trägt der vorgestellte Fragebogen für Urologen (Tabelle 1) Rechnung. Es handelt sich bei diesem nicht um einen quantitativen psychologischen Test, sondern um eine Anamnesehilfe zur Verbesserung der Zusammenarbeit zwischen den in ihrem diagnostischen Vorgehen unterschiedlich konzeptionalisierten Fachdisziplinen [2, 3].

Nach kurzer Symptombeschreibung wird im 1. Abschnitt des Fragebogens die partnerschaftliche Beziehung hinterfragt. Inkonstante, instabile und konfliktreiche Beziehungen stören „emotionale Befriedigungen“ [1] wie Sexualität. Ungünstige Wohnverhältnisse - der Partner schläft räumlich getrennt, Kinder schlafen im Elternschlafzimmer, die Eltern des Pat. schlafen nebenan - können hemmend wirken. Wird der Arbeitsplatz als konfliktreich und überfordernd erlebt, kann es zur „Streßimpotenz“

Tabelle 1

Indikationsstellung zur psychiatrisch/psychotherapeutischen Untersuchung von Pat. mit erektiler Dysfunktion
ein Fragebogen für den Urologen

Name:
Alter:

Symptom:		O Ejaculatio praecox O insuff. Gliedsteife O Anorgasmie: primär secundär
partnerschaftl. Beziehung:	**ledig**	O ohne festen Partner O mit festem Partner O häufig wechselnde Partner
	verheiratet	O 1. x O 2. x O x. x
	geschieden	O ohne festen Partner O mit festem Partner O häufig wechselnde Partner
	in Scheidung lebend	O ohne festen Partner O mit festem Partner O häufig wechselnde Partner
	Kinder	
aktuelle soz. Lebens-situation:	**Wohnung**	O alleine O mit Partner O mit Familie O mit Eltern
	Arbeitsplatz	O zufriedenstellend O konfliktreich O überfordernd
Schwellen-situationen:		O Heirat O Vater / Mutter werden O midlife crisis O lebensverändernde Krankheiten O Berentung O Trennung vom Partner
auslösende Situation:		O zeitl. mit der Symptombildung in Verbindung zu bringende erlebte Kränkung, Trauer oder Konflikt O Tod oder schwere Erkrankung eines Angehörigen O Fremdgehen des Partners O Scheidung O Arbeitslosigkeit O sonstiges
potentiell symptomrelevante seel. Erkrankung i. d. Anamnese:		O Alkohol O Medik.-Drogenabusus O Psychose/endogene Depression O Neurose

kommen. Schwellensituationen, wie Heirat, Vater-Werden, Midlife crisis, etc. erfordern viel emotionale Kraft und Aufmerksamkeit, die den Patienten u. U. so belasten, daß er hierdurch sehr stark auf sich gelenkt wird und diese innere Entfernung sich in seiner sexuell gestörten Beziehung ausdrückt. Läßt sich eine auslösende Situation, die in unmittelbarem zeitlichen Zusammenhang mit der Symptombildung steht, ausmachen, kann der zu Grunde liegende unbewußte Konflikt durch Fokussieren vom Psychotherapeuten dem Patienten zugängig gemacht werden. Berichtet der Patient in der Anamnese von vorausgegangenen seelischen Erkrankungen, sollte immer ein Psychotherapeut zur Abklärung einer möglichen psychogenen sexuellen Funktionsstörung hinzugezogen werden.

Fühlt sich der Patient durch das Wissen, daß seine erektile Dysfunktion nicht Symptom einer körperlichen Erkrankung ist, nicht ausreichend entlastet, schöpft er hieraus nicht Selbstvertrauen, mit seinem Symptom alleine fertig zu werden, und liegen ein oder mehrere der o. g., das seelische Gleichgewicht störende Faktoren vor, sollte ein Psychotherapeut mit hinzugezogen werden.

Literatur

1. Arentewicz G, Schmidt G (1981) Sexuell gestörte Beziehungen, Konzept und Technik der Paartherapie. Springer, Berlin Heidelberg New York
2. Hagemann W, Steffens J (1988) Interdisziplinäre Zusammenarbeit zwischen Urologie und Psychotherapie bei erektiler Dysfunktion. Urologe B 28: 18–21
3. Hagemann W, Steffens J (1989) Indikationsstellung zur psychiatrisch/psychotherapeutischen Untersuchung bei erektiler Dysfunktion; eine Anamnesehilfe für den Urologen. Urologe B 29 (im Druck)

Dr. W. Hagemann, Englertstr. 42, D-5180 Eschweiler

Somatische, psychologische und immunologische Auswirkungen der vikariierenden Sterilisation des Mannes

P. Brühl, R. Brandner, H. Schlebusch und St. Meessen

Die Vasektomie ist als chirurgische Kontrazeption ein Beitrag des Mannes zur gemeinsamen Familienplanung. Es handelt sich dabei um einen einfachen Eingriff, dessen letzte Konsequenz die Erkenntnis des Mannes sein muß, daß er, entsprechend unserer vorangehenden Aufklärung, irreversibel zeugungsunfähig ist. Setzt man voraus, daß der Entschluß von beiden Partnern getragen wird, bleibt zunächst die Frage offen, ob unerwünschte psychologische Auswirkungen bzw. Veränderungen in der psychosexuellen Sphäre beider Partner auftreten und ob mit somatisch-medizinischen Vasektomiefolgen zu rechnen ist.

103 Ehemänner wurden mindestens 8 Jahre nach von uns vorgenommener vikariierender Sterilisation nachuntersucht und nach ihrer Befindlichkeit befragt. 98% Probanden standen nach wie vor positiv zu ihrem damaligen Entschluß. Von 67% der Männer wurde eine Verbesserung der sexuellen Beziehungen angegeben. Negative Auswirkungen auf das Gefühl der „Männlichkeit“ gab keiner der Probanden an. Eine verbesserte sexuelle Befriedigung wurde mehr von den Ehefrauen (64,5%) als von den Männern (55,7%) geäußert. Der Umgang der Partner in allgemeiner wie in sexueller Hinsicht war durch größere Harmonisierung gekennzeichnet.

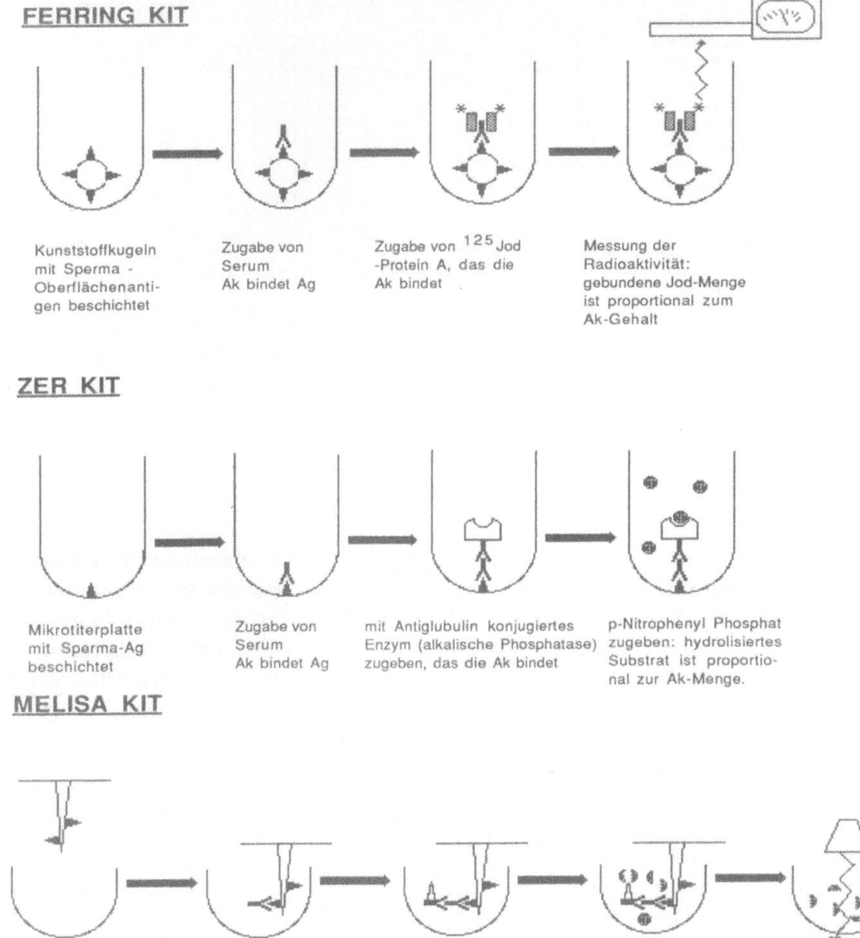

Abb. 1. Angewendete immunologische Verfahren zur Beurteilung von Sperma-Antikörpern nach Vasektomie

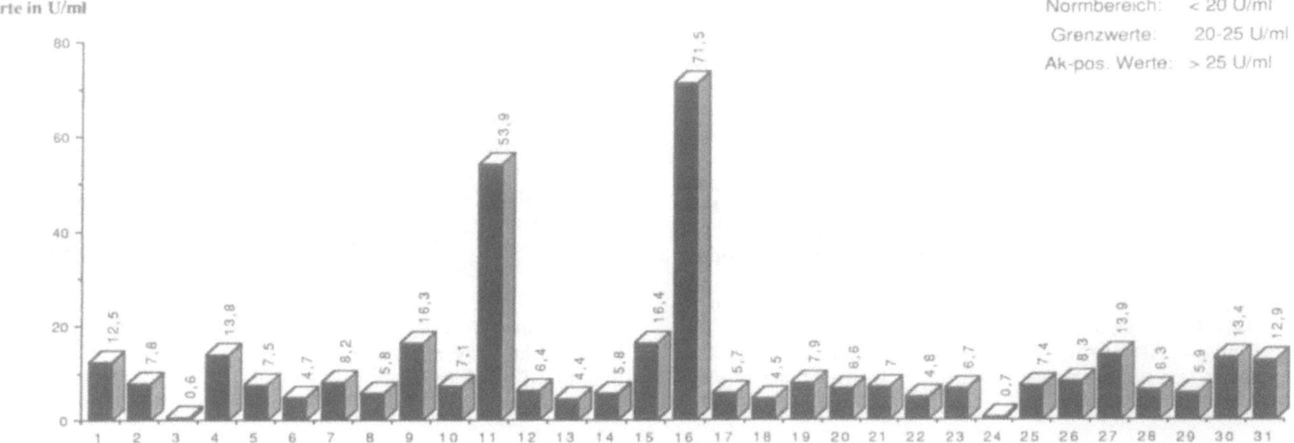

Abb. 2. Ergebnis des MELISA-Spermien-Antikörpertests mindestens 10 Jahre nach vikariierender Sterilisation

Dieses Ergebnis stimmt mit früheren Befunden bei einem entsprechenden Patientengut von Leibundgut und Sommerkamp überein.

Trotzdem stellt die Vasektomie eine relativ unpopuläre Kontrazeptionsmethode dar, wegen der Diskussion um somatisch-medizinische Auswirkungen. Für die vielfach zur Diskussion stehenden „Folgeerkrankungen" wie Thrombophlebitis, Prostatovesiculitis, primär chronische Polyarthritis, Multiple Sklerose gaben die Nachuntersuchungen in keinem Fall irgendwelche Hinweise.

Diskutiert wird, ob in Folge einer Vasektomie hohe Spermaantikörpertiter mit anschließender Formation von Immunkomplexen durch Zirkulation und Ablagerung in verschiedenen Organen ursächlich an der Entstehung von Autoaggressionskrankheiten schuld sind und auch als Ursache für die begrenzten Fertilitätschancen nach Reanastomose der beiden Ductusenden in Frage kommen.

Es existieren 3 klassische Testverfahren, deren Prinzip auf dem Nachweis verschiedener pathophysiologischer Auswirkungen der Sperma-Antikörper beruht: Die Agglutination, die Immobilisation und die Hemmung der Penetration der Spermien durch den Zervikalschleim. Durch diese Tests werden nur freie Spermaantikörper nachgewiesen. Der Serumantikörpertiter spiegelt somit nicht exakt die eigentliche immunologische Antwort wieder, wenn zirkulierende oder abgelagerte Immunkomplexe hohe Antikörperkonzentrationen beinhalten.

Neuere enzymimmunologische Testverfahren bieten den Vorteil, auch gebundene Antikörper nachzuweisen. Sie ersetzen die subjektive Beurteilung durch objektive Auswertung. Der Elisa-Test weist gebundene Spermaantikörper durch Bindung von Enzymkonjugierten Antiimmunglobulinen nach. Dies ermöglicht die Identifikation von Antikörpern der IgA, IgG und der IgM-Klasse.

Wir haben drei, 1987 neu auf den Markt gekommene Immuno-assay-Verfahren zum Nachweis von Spermatozoenantikörpern im Serum von 31 Probanden, die mindestens 10 Jahre zuvor vasektomiert worden waren, eingesetzt.

Bei dem FERRING-KIT (Abb. 1) handelt es sich um einen Spermatozoen-Antikörper-Radioimmuno-Bindung-Assay, der Antikörper gegen Spermatozoen-Oberflächenantigene im Serum des Patienten nachweist.

Bei dem ZER Antisperm antibody KIT (Abb. 1) handelt es sich um ein neu entwickeltes Nachweisverfahren für Antikörper gegen Spermatozoen im Serum, in der Samenflüssigkeit und im Zervixschleim. Der Test arbeitet mit der Elisa-Methode. Sie liefert spezifischere Ergebnisse. Bei den Agglutinationsverfahren werden viele falsch-positive Resultate beschrieben. Bei dem MELISA-Spermien-Antikörper-Test (Abb. 1) handelt es sich um ein neu entwickeltes quantitatives Enzymimmuno-assay-Verfahren zum Nachweis von Spermaantikörpern im Serum. Durch Zugabe von Enzymsubstrat zu einer vorbereiteten Melisa-Pin-Platte und in nachfolgender Reaktion mit H_2SO_4 korreliert der Antikörpergehalt mit der zu messenden optischen Dichte.

Entgegen der bisher allgemein akzeptierten Ansicht, daß bei der Mehrheit der Vasektomierten Spermaantikörper nachzuweisen sind, wurde nur bei 2 unserer Probanden mit einem der drei Testverfahren ein positiver Befund erhoben, wobei nur der Melisa-KIT ausreichend sensitive Ergebnisse lieferte (Abb. 2). Damit läßt sich die weit verbreitete Annahme, daß alle langjährig Vasoresezierten ausnahmslos Spermaantikörper entwickeln, nicht bestätigen. Es konnte keine Abhängigkeit der Antikörperausbildung von der Obstruktionsdauer der Samenleiter oder auch vom Lebensalter der Patienten zum Zeitpunkt der Vasektomie gefunden werden.

Literatur

1. Alexander NJ, Sampson JH, Fulgham DC (1983) Pregnancy-rates in patients treated for antisperm antibodies with prednisone. Int J Fertil 28: 63
2. Beker AM (1986) A 20-year experience with vasovasostomy (editorial). J Urol 136: 524
3. Blaustein D, Ablin RJ, Barthkus JM (1986) Immunological consequences of vasectomy and consideration of some of their implications. Allergol Immunpathol 14 (2): 95
4. Bronson R, Cooper G, Rosenfeld D (1984) Sperm antibodies: their role in infertility. Fertil Steril 42: 171
5. Brühl P (1974) Aufgabengebiete der urologischen Andrologie. Ärztl Praxis 26: 3734
6. Czuppon AB (1984) Neue Testphasen-Immunoassay zur Diagnose von immunologisch induzierter Unfruchtbarkeit. Anal Chem 317: 728
7. Fuchs EF, Alexander NJ (1983) Immunologic considerations before and after vasovasostomy. Fertil Steril 40: 497
8. Harel W, Nelken D (1984) Detection of antisperm antibodies by enzyme - linked immunosorbent assay (ELISA). Correlation with immunosuppressive treatment. Int Symp Immunol of Reproduction, Tel Aviv, 1984
9. Knipper W, Brühl P (1975) Zur freiwilligen Sterilisation des Mannes. Urologe B 15: 9
10. Nieschlag E (1987) Vasektomie - pro und contra. Dtsch Med Wochenschr 112: 1107-1109
11. Selikowitz S, Schnedt A (1985) a late post-vasectomy-syndrome. J Urol 134: 494

Prof. Dr. med. P. Brühl
Urologische Universitätsklinik
Sigmund-Freud-Str. 25
D-5300 Bonn 1

Ein neuer Therapieansatz des hypogonadotropen Hypogonadismus bei Pubertas tarda

R. Sikora, F. Erkens, F.-J. Deutz und M. Sohn

Problemstellung

Die bisherige Behandlungsform des hypogonadotropen Hypogonadismus (H. H.) mit HCG/HMG- bzw. LH-RH-Gaben war sehr umständlich und kostenträchtig. Über erste Erfahrungen in der Behandlung der Pubertas tarda mit Tamoxifen berichteten Vermeulen und Comhaire 1978. Eine breite Anwendung dieses Therapiekonzeptes resultierte bisher jedoch nicht.

Material und Methode

Bei 4 Patienten mit H. H. im Alter von 16-18 Jahren wurde nach kompletter endokrinologischer Abklärung eine Behandlung mit 2 × 10 mg Tamoxifen (Tamofen 10) eingeleitet. Gemeinsame Merkmale aller 4 Patienten waren eine Adipositas permagna, eine Gynäkomastie, ein hypoplastisches äußeres Genitale sowie das Fehlen des Ansatzes einer Pubesbehaarung. Müdigkeit, Leistungsabfall in der Schule sowie allgemeines Desinteresse und Lustlosigkeit, wurden beobachtet. Das Knochenalter entsprach in allen Fällen der Norm. Während einer mehrjährigen Beobachtungsphase zwischen 2 und 4 Jahren stagnierten die primär erniedrigten Gonadotropin- sowie Testosteron-Werte unterhalb der Altersnorm. Sexchromatin-Untersuchung, CT-Sella, Hormonmetabolite und Schilddrüsenparameter ergaben keinen pathologischen Befund. Der LH-RH-Stimulationstest ergab eine hypothalamische Hypophysen-Insuffizienz (Typ I nach Lünenfeld). Die Patienten wurden daraufhin mit Tamoxifen (2 × 10 mg/d) zwischen 9 und 15 Monaten lang behandelt.

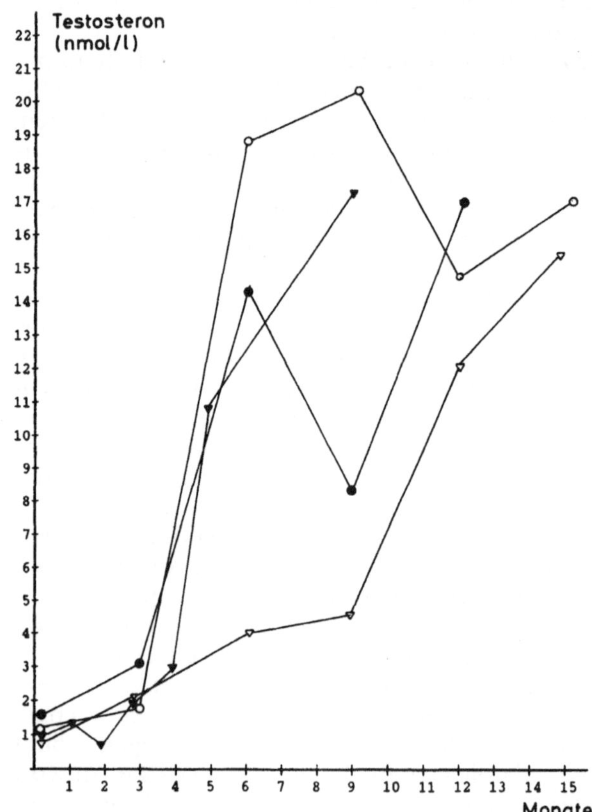

Abb. 1. Testosteronparameter bei 4 Patienten mit H. H. unter der Tamoxifentherapie 2 × 10mg/d

Ergebnisse

Nach spätestens 8 Monaten kam es zur Normalisierung des Körpergewichts sowie Rückbildung der Gynäkomastie. In 9 bis 12 Monaten stieg das Hodenvo-

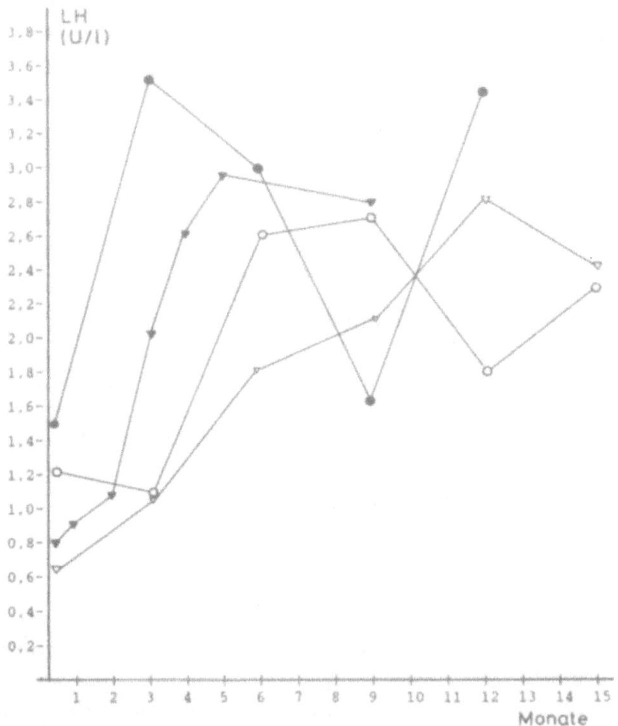

Abb. 2. LH-Parameter bei 4 Patienten mit H. H. unter der Tamoxifentherapie

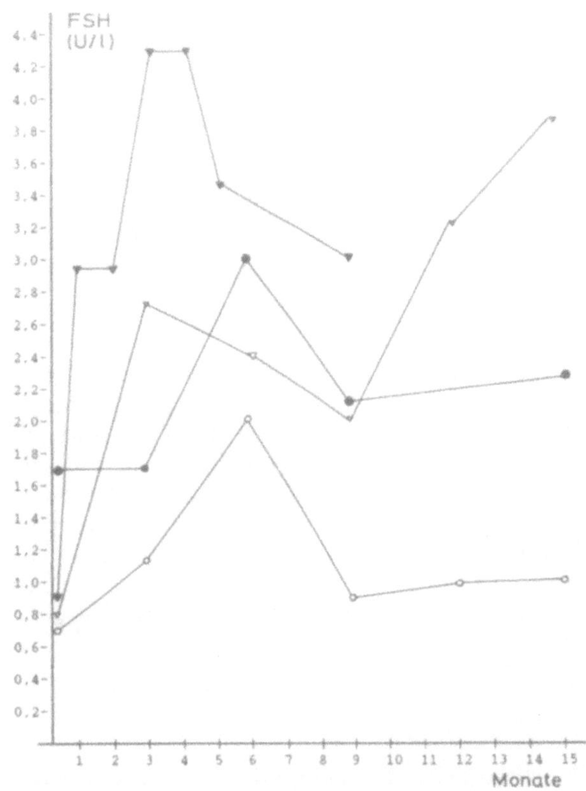

Abb. 3. FSH-Parameter bei 4 Patienten mit H. H. unter der Tamoxifentherapie

lumen von 3-5ml auf 14-18ml an. Eine beginnende Pubesbehaarung konnte schon nach 3-5 monatiger Therapie verzeichnet werden und nach 9 Monaten entsprach sie der Altersnorm. Die anfänglich erniedrigten Hormonwerte stiegen im Beobachtungszeitraum bei allen Patienten bis in den Normbereich (s. Abb. 1-3). Bei allen Patienten war nach einer 3monatigen Therapie kein wesentlicher Testosteronanstieg zu verzeichnen. Erst nach 6 Monaten stieg der Testosteronspiegel bei 2 Patienten um das 5- bis 10-fache an (Abb. 1) und bei weiteren zwei erst nach 9 bis 12 Monaten. Der LH-Spiegel zeigte immer einen höheren Wert als vor der Therapie, überschritt jedoch nie den Wert der bei dem LH-RH-Test ermittelt wurde. Bei drei von vier Patienten lag der FSH-Wert um 50 bis 100% höher als vor Tamoxifengabe. Prolactinwerte blieben unter der Therapie unbeeinflußt. Nebenwirkungen unter der Therapie wurden nicht beobachtet.

Schlußfolgerungen

Aufgrund der vorliegenden Ergebnisse stellt die orale Tamoxifentherapie eine echte Alternative zu den bislang praktizierten Behandlungsverfahren des H. H. dar. Unsere Erfahrungen zeigen jedoch im Gegensatz zu Vermeulen und Comhaire, daß der therapeutische Erfolg endgültig erst nach 9 bis 12 Monaten beurteilt werden kann.

Literatur

1. Lünenfeld B (1980) Die Physiologie der Gonadenfunktion und die Behandlung der sekundären Hodenfunktionsstörung. Neue Aspekte in der Andrologie-Diagnostik und Therapie. Karger, Basel
2. Vermeulen A, Comhaire F (1978) Hormonal effects of an antiestrogen, tamoxifen, in normal and oligospermic men. Steril Fertil 29: 320-327

Dr. R. Sikora, Abteilung Urologie der RWTH Aachen
Pauwelsstraße, D-5100 Aachen

Failure in Human In-vitro-Fertilization with Immature Spermatozoa (Mißerfolg menschlicher In-vitro-Fertilisation (IVF) mit unreifen Spermatozoen)

A. Jardin, V. Izard und G. Benoit

Material

Elf Infertilitätpatienten mit Verschlußazoospermie wurden bei unserer klinischen Forschungsgruppe I. N. S. E. R. M. 85015 der Universität Paris-Süd mit ihren Frauen behandelt (Urologie, I. N. S. E. R. M. U187, Gynécologie-Obstétrique, Histo-Embryo-Cytogénétique). Neun Patienten hatten langstreckige zweiseitige angeborene Mißbildungen der Vasa deferentia und Nebenhoden; zwei andere Patienten hatten rezidivierende postoperative Verschluß-azoospermien.

Methodik

Nach erfolgreicher Entnahme der Eier aus den Eierstöcken der Patientinnen im Clamart-IVF-Zentrum begann die scrotale Untersuchung des Patienten. Nach der Microentnahme des Nebenhodenspermas und der Spermaaufbereitung im Kremlin-Bicêtre-Zentrum wurden die Zellen in Clamart inseminiert.

Ergebnisse der scrotalen Untersuchung

Die zweiseitigen angeborenen makroskopischen Läsionen des Nebenhodens waren nicht in jedem Fall symmetrisch. Während der Microentnahme des Nebenhodenspermas fand sich bei biologischer Prüfung eine Necrozoospermie von 80% (100% in 2 Fällen). Nur wenige bewegliche Zellen wurden im Nebenhoden gefunden (5,9 ± 6,5%, n = 11).

Ergebnisse der Spermaufbereitung

Die In-Vitro-Insemination brauchte eine Spermaufbereitung durch Koffein (4,5 mM) in 8 von 9 Fällen mit oder ohne heterologem Seminalplasma.

In 6 von 8 Fällen wurde die progressive Motilität (24,2 ± 8,3 microm/s) durch die Stimulation verbessert (N = 30,7 ± 7,2 microm/s; NAC System 200 Bilder/s). Der seitliche Zellenkopfbewegungslauf war bei Hochgeschwindigkeitsvideomicrographie (N = 5,2 ± 2,1 microm/s; 200 Bilder/s. NAC System) zu ausladend aus (8,6 ± 2,0 microm).

Ergebnisse der Insemination

53 Eier wurden entnommen. 49 Eier wurden in Clamart inseminiert. Nach der Bereitung lag die Spermakonzentration zwischen schwerer Oligozoospermie und $216{,}10^6$ Spermatozoen/ml. Die Inseminationkonzentration lag zwischen $5{,}10^3$ und $1.5.10^6$ beweglicher Spermatozoen um die Eier in B_2-Menezo Kultur.

39 Eier sahen nach 24 Stunden befruchtfähig [3] aber ohne Befruchtung in Kulturmitte aus. Einige Spermatozoen waren in 8 Fällen in der Kulturmitte lebendig.

Die Qualität der Festigung der Spermatozoen an der Zona Pellucida scheint für die Fertilisation wichtig zu sein. Nur wenige Spermatozoen (1–20) blieben in 6 Fällen auf der Zona Pellucida fixiert.

Schlußfolgerung

Andere Autoren haben über eine erfolgreiche In-Vitro-Fertilisation bei angeborenen Läsionen der Vasa Deferentia berichtet [2]. In unserer aktuellen Erfahrung ist aber die IVF noch keine erfolgreiche Therapie der männlichen Infertilität mit langstreckigen Mißbildungen der Vasa Deferentia und den Nebenhoden.

Literatur

1. David G, Serres C, Jouannet P (1981) Kinematics of human spermatozoa. Gamete Res 4: 83–95
2. Silber S, Ord T, Borrero C, Balmaceda S, Asch R (1987) New treatment for infertility due to congenital absence of vas deferens. Lancet 8563: 850–1
3. Testart J, Belaisch-Allart J, Frydman R (1986) Relationship between embryo transfer results and ovarian response and in vitro fertilization rate: analysis of 186 human pregnancies. Fertil Steril 45: 237–43

A. Jardin
Service d'Urologie
Hôpital de Bicêtre
F-94270 Le Kremlin-Bicêtre

Varia

Erfahrungen mit der Miktionssonographie

G. Schnabl, A. Lenzner und F. J. Marx

Die Miktonssonographie (MS) wurde seit Anfang der 80-iger Jahre vornehmlich zur Klärung neurologischer Fragestellungen eingesetzt [4]. Zur Morphologie und Funktion des Blasenhalses nach operativen Eingriffen stehen mit dieser Untersuchungstechnik nur wenige Daten zur Verfügung [2, 3].

Fragestellung

1. Welche morphologischen und funktionellen Aussagen im Bereich des Blasenhalses und der prostatischen Harnröhre sind mit der MS nach operativen Eingriffen wie TUR-Prostata, Adenomektomie und radikaler Prostatektomie möglich?
2. Gibt es einen Informationsgewinn durch den Eingriff einer Galaktose-Suspension als „Ultraschall-Kontrastmittel"?

Technik der Miktionssonographie

„Miktionssonographie" wurde definiert als die transrektale sonographische Video-Aufzeichnung der Miktion. Hierzu war die Blase entweder primär mit Urin gefüllt oder es erfolgte die Vorfüllung mit NaCl-Lösung über einen transurethralen oder suprapubischen Katheter. Als „Ultraschallkontrastmittel" wurde eine Galaktose-Mikropartikel-Suspension in der Konzentration 200 mg/ml eingesetzt [1]. Die Kontrastanhebung wird hierbei durch Reflektion der Ultraschallwellen an durch die Galaktosepartikel adsorbierten Mikroluftbläschen bewirkt. Die Miktion bzw. der Miktionsversuch erfolgte in halbsitzender Position. Es wurde ein transrektal eingeführter linearer Scanner (Toshiba 5 MHz) eingesetzt.

Krankengut und Methodik

Es wurden 41 MS bei 37 Patienten (Durchschnittsalter 70,9 Jahre) durchgeführt. In jedem Falle wurde die Blase mit NaCl-Lösung, 26mal mit Galaktose-Suspension gefüllt. Zusätzlich wurden Uroflowmetrien, Urethrocystogramme (UCG) und Miktions-Cystourethrogramme (MCU) (nicht in allen Fällen) durchgeführt.

Indikation

Prostataadenom vor TUR	6 MS - 6 Pat.
TUR-Prostata	30 MS - 27 Pat.
Adenomektomie	3 MS - 2 Pat.
rad. Prostatektomie	2 MS - 2 Pat.

Ergebnisse

Hier werden nur die Ergebnisse der 30 MS bei den 27 Pat. mit TUR-Prostata dargestellt. Im Mittel lag die Resektion 10,4 (5–19) Tage zurück, das mittlere Resektionsgewicht betrug 35 (15–69) g. Bei 6 der 30 Untersuchungen blieb es bei einem Miktionsversuch, 24mal war die Miktion möglich:

Darstellung einer glatten („idealen") Loge	9
Unregelmäßig konturierte Loge (urodynamisch irrelevante flottierende Nekrosen)	4
Adenomreste	11
Urodynamisch wahrscheinlich irrelevant (Flow 15 g/sec)	3
Urodynamisch fraglich relevant (Flow 10–15 g/sec)	4
Urodynamisch wahrscheinlich relevant (Flow 10 g/sec)	4

Diskussion und Schlußfolgerungen

Folgende diagnostische Aussagen waren durch die MS möglich:

- Funktionelle Beurteilung von Blasenhals, prostatischer Harnröhre (bzw. Prostataloge) und Kontinenzzone mit der Möglichkeit von Messungen (z. B. Blasenhalsweite) unter relativ physiologischen Bedingungen. Hier ist das MS dem UCG überlegen.

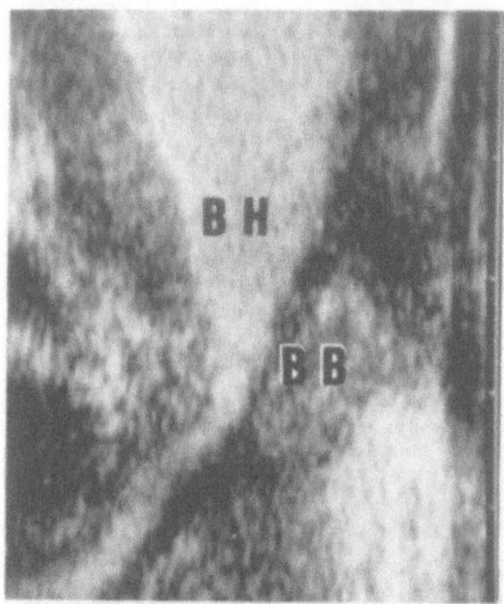

Abb. 1. MS mit Galaktose-Suspension. Z. n. rad. Prostatektomie. *BH* Blasenhals, *BB* Beckenboden

- Exakte Abbildung der Prostataloge mit topographischer Zuordnung von Adenomresten.

Der Einsatz eines Ultraschallkontrastmittels (Galaktose-Suspension) bringt zusätzliche *Vorteile:*

- schnellere anatomische Orientierung durch Kontrastierung der Prostataloge und durch „Beschlag" der Randkonturen (s. Abb. 1).
- Sichtbarmachung von Strömungswirbeln.

Ein *Nachteil* ist die relativ schnelle Entmischung der Suspension (20 sec).

Mögliche klinische Bedeutung der Miktionssonographie. Nach den eigenen Erfahrungen ist eine Beurteilung der funktionellen Wirksamkeit von Adenomresten nach TUR-Prostata möglich. Bei guter Korrelation zur Uroflowmetrie und zum UCG vereint die MS Aussagen dieser beiden Techniken und ermöglicht darüber hinaus die direkte Beobachtung der Miktion ohne Strahlenbelastung.

Literatur

1. Meyer-Schwickerath M, Fritzsch T (1980) Sonokontrastmittel in der Urologie. Experimentelle Versuche zur Darstellung des Nierenhohlsystems, Vortrag 10. Dreiländertreffen, Bonn
2. Schnabl G, Marx FJ, Nelles P (1987) Erste Erfahrungen mit dem Miktionssonogramm. Vortrag 33. Tagung NRW-Ges. für Urologie, Köln
3. Sekine H, Oka K, Takehara Y (1982) Transrectal longitudinal ultrasonotomography of prostate by electronic linear scanning. J Urol 127: 62-65
4. Shapeero LG, Friedland GW, Perkash I (1983) Transrectal sonographic voiding cysto-urethrography: Studies in neuromuscular dysfunction. Am J Roentgenol 141: 83-90

Dr. G. Schnabl
Urologische Klinik
Krankenhaus Holweide
Neufelder Str. 32
D-5000 Köln 80

Erfahrungen mit einem Billig-Uroscanner

E. H. J. Weil

Beitrag nicht eingereicht

Stellenwert der Hydratationssonographie in der Verlaufsprognose der schwangerschaftsbedingten Harnstauung

R. Tschada, A. Hettenbach, G. Mickisch und P. Alken

Komplikationen entstehen bei schwangerschaftsbedingter Harnstauung vor allem durch die Begünstigung aufsteigender Infektionen und vorzeitiger Wehen. Zur Therapie werden derzeit invasive oder nicht invasive Konzepte wie beispielsweise die interne Urinableitung über Pigtailkatheter oder die selektive β_1-Blockade propagiert [2, 3]. Wegen des Fehlens prognostisch verläßlicher Parameter konnte die Indikation zur Behandlung bisher grundsätzlich erst nach dem Auftreten von entsprechenden Komplikationen gestellt werden. Ziel unserer Untersuchungen war deshalb, Veränderungen einer schwangerschaftsbedingten Harnstauung unter Flüssigkeitsbelastung zu objektivieren und zu

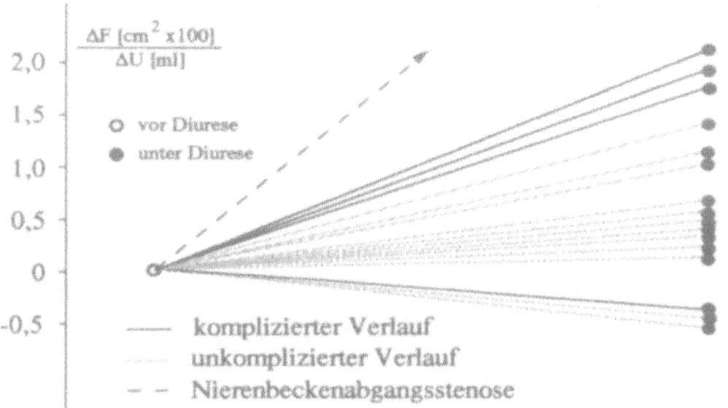

Abb. 1. Änderung der Harnstauung in Abhängigkeit von der Diurese bei 16 Schwangeren und einer Patientin mit Nierenbeckenabgangsstenose

prüfen, inwieweit sich diese Untersuchung zur Abschätzung des Komplikationsrisikos eignet.

Ausgewertet wurden Daten von 16 Patientinnen mit schwangerschaftsbedingter Harnstauung unterschiedlicher Ausprägung (Grad I bis Grad III in Anlehnung an die Emmett-Klassifikation). Bei 3 Schwangeren erfolgte eine orale Flüssigkeitsbelastung mit 0,5 l pro 15 Minuten. In den übrigen Fällen wurde Laevulose- und Ringerlösung (ebenfalls 0,5 l pro 15 Minuten) parenteral infundiert. 10 Patientinnen erhielten nach einer Infusionsmenge von 1 Liter 250 ml einer 20-prozentigen Mannit-Lösung. Eine mindestens zweistündige Flüssigkeitskarenz vor Beginn der Untersuchung war in allen Fällen obligat. Jeweils vor unter und nach der Flüssigkeitsbelastung wurde in 15-minütigem Abstand die maximale Schnittfläche der Nierenhohlsysteme in jeweils identischer Projektion sonographisch aufgezeichnet [1]. Gleichzeitig wurden die von der Patientin alle 15 Minuten spontan gelassenen Harnportionen registriert. Aus der Zunahme der Stauung bei maximaler Diurese und der entsprechenden Urinportion wurde für jede einzelne Patientin ein Quotient errechnet und mit dem weiteren Verlauf der Harnstauung bis zur Niederkunft in Beziehung gesetzt.

Indikation zur Durchführung der Untersuchung waren bei 10 Patientinnen allein oder in Kombination die Symptome rezidivierende Flankenschmerzen und Zustand nach Pyelonephritis gravidarum. Die übrigen 6 Schwangeren boten keine klinische Symptomatik, eine ausgeprägte Stauung war hier als Zufallsbefund aufgefallen. 4 Patientinnen hatten eine beidseitige Stauung.

1000 ml Flüssigkeit wurden bei parenteraler Belastung durchschnittlich innerhalb von 80 Minuten ausgeschieden. Bei oraler Flüssigkeitszufuhr lag die Urinmenge im gleichen Zeitraum nur bei etwa 500 ml. 75 bis 90 Minuten nach Beginn der Untersuchung war die Diurese maximal. Zu diesem Zeitpunkt wurde durchschnittlich ein Flüssigkeitsdurchsatz von 350 ml pro 15 Minuten (23 ml/min) bei parenteraler Belastung und von 190 ml pro 15 Minuten, (13 ml/min) bei oraler Flüssigkeitsapplikation erreicht. Die Diurese bewegt sich somit zumindest bei der parenteralen Belastung in einer anderen Untersuchungstechniken [4] vergleichbaren Größenordnung.

Während bei 10 Schwangeren lediglich eine geringe Steigerung und bei 3 der Patientinnen sogar eine Abnahme der Dilatation der Nierenhohlsysteme unter der Belastung erfolgte, boten 3 Patientinnen bereits in der Anfangsphase der Untersuchung eine deutliche Zunahme der Stauung (Abb. 1). Zwei dieser Schwangeren und eine der übrigen Patientinnen klagten während der Untersuchung über Flankenschmerzen. In der Verlaufskontrolle war bei diesen 4 Patientinnen verglichen mit den übrigen Fällen eine überdurchschnittliche Zunahme der Harnstauung nachweisbar. Gleichzeitig kam es hier zu weiteren Komplikationen wie Pyelonephritis, vorzeitige Wehentätigkeit und Frühgeburt. In den übrigen Fällen war der Verlauf unkompliziert.

Zusammenfassend erfolgt unter Flüssigkeitsbelastung in der Mehrzahl der Fälle eine diureseabhängige Zunahme der schwangerschaftsbedingten Harnstauung. Die Zunahme der Harnstauung in Abhängigkeit vom ausgeschiedenen Harnvolumen korreliert mit dem weiteren Verlauf während der Schwangerschaft. Mit der Einschränkung, daß bisher nur ein kleines Kollektiv untersucht wurde, erscheint dieser Parameter zur Abschätzung des Komplikationsrisikos geeignet. Unter Flüssigkeitsbelastung induzierbare Flankenschmerzen sind ebenfalls als prognostisch ungünstiges Zeichen zu werten.

Literatur

1. Bauer HW (1986) Das Lasixsonogramm zur funktionellen Abklärung der Ureterabgangsenge. Helv Chir Acta 53: 217-219
2. Heinz A, Hallwachs O (1983) Stauungsniere in der Gravidität - Erfahrungen mit der inneren Harnleiterschienung. Therapiewoche 33: 3317
3. Tschada R, Hettenbach A, Wiest W, Potempa J (1986) Die protektive Wirkung von Metoprolol bei der komplizierten Harnstauung in der Schwangerschaft. Verhandlb Dtsch Ges Urol 38: 451-453
4. Whitaker RH (1973) Methods of assessing obstruction in dilated ureters. J Urol 45: 15-22

Dr. med. R. Tschada
Oberarzt der Urologischen Klinik
Klinikum Mannheim
Theodor Kutzer Ufer
D-6800 Mannheim 1

Radionuclide Imaging of Ureteric Peristalsis in the Diagnosis of Ureteric Dilatation

P. J. R. Shah, M. M. Coptcoat, S. Carter, K. Ison, C. A. Lewis and A. Hilson

Beitrag nicht eingereicht

Vergleichende Druckmessung im Nierenbecken und unteren Harnleiter nach Gabe von Antihistaminika

W. Dierkopf und R. Tauber

Zusammenfassung

Bei jeweils 9 Patienten wurde der Nierenbeckendruck über eine perkutane Nierenfistel und der Druck im unteren Harnleiter über einen Fiber-tip-Katheter kontinuierlich abgeleitet und nach Applikation von H_1- und H_2-Rezeptorantagonisten (Dimetindenmaleat 0,1 mg/kg und Cimetidin 5 mg/kg) sowie nach Applikation von Spasmoanalgetika (N-butyl-scopolaminiumbromid 0,3 mg/kg) gemessen.

Während der gemessene Nierenbeckendruck nach der jeweiligen Medikamentengabe unbeeinflußt blieb, kam es nach Applikation von Antihistaminika zu einem signifikanten Abfall des Harnleiterdruckes im Gegensatz zum N-butyl-scopolaminiumbromid.

Material und Methode

9 Patienten im Alter von 23-49 Jahren mit liegender perkutaner Nierenfistel wurden zur Druckmessung herangezogen. Während der Nierenbeckendruck über die Nierenfistel direkt an das Manometer 21 C15 angeschlossen wurde, erfolgte die Druckableitung des unteren Harnleiters über einen Fibertip (7 Charr.).

Nach einer Latenzzeit von 10 min wurde das Druckverhalten nach Applikation der Antihistaminika (Dimetindenmaleat 0,1 mg/kg, Cimetidin 5 mg/kg) bzw. N-butyl-scopolaminiumbromid (0,3 mg/kg) kontinuierlich über 15 min gemessen.

Die Druckänderungen gegenüber dem Ausgangswert wurden anschließend graphisch dargestellt.

Ergebnisse

Über die Meßperiode von 15 min zeigte sich keine signifikante Änderung des Nierenbeckendruckes nach Gabe von Antihistaminika bzw. N-butyl-scopolaminiumbromid. Dagegen kam es nach Gabe von Antihistaminika binnen 15 min zu einer negativen Druckdifferenz von durchschnittlich 13 cm H_2O im unteren Harnleiter, während der Harnleiterdruck durch N-butyl-scopolaminiumbromid nicht signifikant beeinflußt wurde.

Diskussion

Während bisherige Therapiekonzepte zur Behandlung der akuten Steinkolik von einer Hemmung der myogen übertragenen Erregung des Harnleiters mittels Spasmolytika wie auch von einer Hemmung der Schmerzperzeption durch zentral angreifende Analgetika und Sedativa ausgehen, weisen experi-

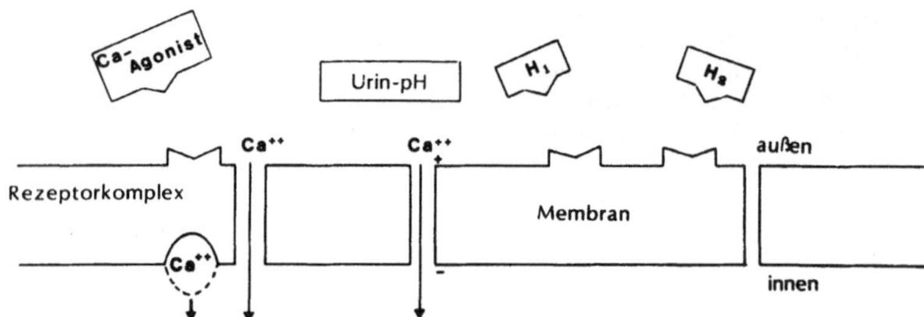

Abb. 1. Pharmakologische Angriffspunkte am glatten Muskel des Harnleiters

mentelle in-vitro-Studien am isolierten humanen Harnleiterstreifenpräparat und Druckmessungen am ligierten Harnleiter des Schäferhundes auf die medikamentöse Beeinflußbarkeit der Harnleiterperistaltik durch Calciumantagonisten und Antihistaminika hin.

Druckmessungen, wie in dieser Studie durchgeführt, lassen zwar keine endgültigen Schlußfolgerungen zu, weisen aber auf eine weiteren Überprüfung der Wirksamkeit von Antihistaminika zur Behandlung der Steinkoliken hin.

Neben prospektiven klinischen Studien bei der Kolikbehandlung von ESWL-Patienten muß das eingeschlagene Therapiekonzept durch Rezeptorstudien am Harnleiter und durch weitere Druckmessungen im Nierenbecken und den Harnleiter überprüft werden.

Literatur

1. Hannappel J et al (1986) Urologe A 25: 246
2. Hertle L et al (1986) Urologe A 25: 252
3. Melchior HJ (1981) Urologische Funktionsdiagnostik. Thieme, Stuttgart
4. Tauber R et al (1985) Exp Urol 72
5. Warren MM et al (1985) J Urol 134: 457

Dr. W. Dierkopf
Urologische Klinik der
Ludwig Maximilians-Universität München
Marchioninistr. 15
D-8000 München 70

Dynamikbewertung morphologischer Veränderungen mittels Feinnadel-Aspirationsbiopsie bei mit Hormonen behandelten Kranken mit Prostatahyperplasie

J. Darewicz, E. Malczyk und Z. Olszówka

Die 1960 von Franzén eingeführte transrektale Feinnadel-Aspirationsbiopsie steigerte die diagnostischen Möglichkeiten von Erkrankungen der Prostata bedeutend. In der Urologischen Klinik der Medizinischen Akademie in Białystok wurde beschlossen diese Methode zu nutzen, um:

1. den Charakter der in der Prostata während der Stilbestrolbehandlung verlaufenden Veränderungen zu bestimmen,
2. zu ermitteln, ob die Feinnadel-Aspirationsbiopsie eine überwachende Rolle in der hormonalen Behandlung einer gutartigen Prostatahyperplasie spielen kann.

Material und Methode

Das klinische Material umfaßte 150 Männer im Alter von 54 bis 85 Jahren, die wegen einer gutartigen Prostatahyperplasie behandelt worden waren. Die Kranken wurden in 3 Gruppen eingeteilt:

Die I. Gruppe bildeten 50 Personen, die mit Stilbestrolum-POLFA, in einer Dosis von 3 mg/24 h, über einen Monat behandelt worden waren. Die 50 Patienten der II. Gruppe erhielten die gleiche Dosis Stilbestrol über 3 Monate. Die III. Gruppe (Kontrollgruppe) war hormonal nicht behandelt worden.

In der I. Gruppe wurde die Biopsie vor und nach der Behandlung durchgeführt. Die Patienten wurden danach operativ behandelt und die gewonnenen histopathologischen Präparate wurden untersucht. In der II. Gruppe wurde die Biopsie vor der Behandlung, sowie nach der 1, 2 und 3 Monate anhaltenden Behandlung durchgeführt. Danach wurden die Patienten operativ behandelt und die histologischen Präparate untersucht.

In der III. Gruppe (Kontrollgruppe) wurde die Biopsie vor Beobachtungsbeginn sowie nach 1, 2 und 3 Monaten durchgeführt. Bei den 15 vor, 10 einen Monat, 10 zwei Monate und 15 drei Monate nach Untersuchungsbeginn Operierten wurden histopathologische Untersuchungen durchgeführt.

Ergebnisse

Vor der Behandlung zeigte das zytologische Bild regelmäßige honigwabenförmig angeordnete Zellen mit großen runden Kernen mit feinkörnigem Kernchromatin. Reichhaltiges und scharf abgegrenztes Zellplasma (Abb. 1). In den histopathologischen Präparaten wird ein hohes Zylinderepithel beobachtet. Die Zellen sind reich an Zellplasma; große, runde, an der Basalmembran angeordnete Kerne (Abb. 2).

Nach einer einmonatigen Stilbestrolbehandlung wurden keine deutlichen Veränderungen des Zellbildes verzeichnet. Es wurden überwiegend regelmäßig angeordnete Zellnester mit reichhaltigem Zellplasma beobachtet. Nur in den Zellkernen konnten feine Unterschiede beobachet werden. Die Kerne waren weiterhin rund und deutlich abgegrenzt, nur das Chromatin war dichter (Abb. 3). In den histopatho-

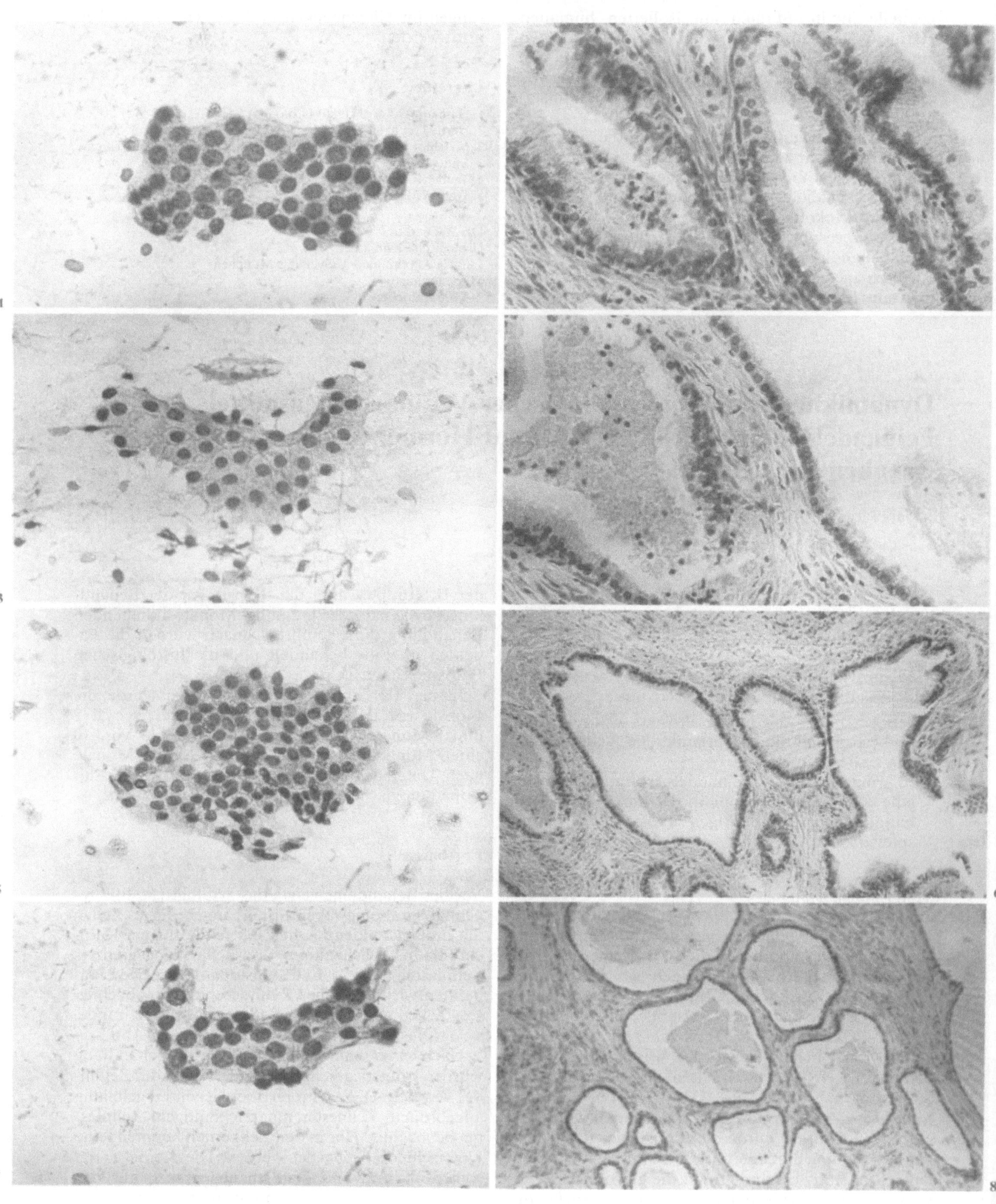

Abb. 1. Regelmäßig, honigwabenförmig angeordnete Zellen mit großen, runden Kernen mit feinkörnigem Kernchromatin. Reichhaltiges Zellplasma mit deutlichen Grenzen

Abb. 2. Hohes zylindrisches Zellepithel. Reichhaltiges Zellplasma. An der Basalmembran angeordnete große, runde Kerne

Abb. 3. Regelmäßig angeordnete Zellnester mit reichhaltigem Zellplasma. Runde Zellkerne, mit deutlichen Umrissen, etwas stärker eingedichtetes Chromatin

Abb. 4. Erweiterte Drüsentuben, etwas kleinere Zellen des auskleidenden Epithels

Abb. 5. Unbedeutende Störungen in der regelmäßigen Anordnung der Zellen. Kleine eingedichtete Kerne, spärliches Zellplasma

Abb. 6. Breite Drüsentuben. Die Höhe des Zellepithels ist deutlich geringer

Abb. 7. Die Zellen sind unregelmäßig angeordnet. Kleine, dicht gelegene, runde Kerne mit deutlichen Umrissen; intensive Anfärbung

Abb. 8. Zystoid erweiterte Drüsentuben. Die Epithelzellen bilden eine Schicht. Das Zellplasma ist fast unsichtbar

logischen Präparaten konnte eine Erweiterung der Drüsentuben beobachtet werden. Die Zellen des auskleidenden Epithels waren etwas kleiner (Abb. 4).

Nach der zweimonatigen Behandlung wurde in den zytologischen Präparaten eine leichte Störung in der regelmäßigen Anordnung der Zellen konstatiert. Die Kerne waren klein und verdichtet, das Zellplasma spärlich (Abb. 5). Die histopathologischen Präparate zeigten typisch erweiterte Drüsenschläuche. Das Zellepithel war deutlich abgeflacht (Abb. 6). Die größten Unterschiede wurden bei den mit Stilbestrol 3 Monate lang behandelten beobachtet: Im zytologischen Bild waren die Zellen unregelmäßig angeordnet, die Kerne waren kleiner, dichter gelegen, rund mit deutlichen Umrissen. Das Kernchromatin war kompakt und ließ sich intensiv anfärben (Abb. 7). Die histopathologischen Präparate zeigten zystisch erweiterte Drüsenschläuche. Die Epithelzellen lagen in einer Schicht. Die abgeflachten Kerne waren an der Basalmembran angeordnet. Das Zellplasma war fast nicht mehr zu sehen (Abb. 8).

In den Präparaten von mit Stilbestrol Nicht-Behandelten (Kontrollgruppe) waren die zytologischen und histopathologischen Bilder identisch mit den Bildern von Kranken vor der Behandlung.

Diskussion

Anhand der erzielten Ergebnisse wurde festgestellt, daß es in der Prostata unter dem Einfluß der Stilbestrolbehandlung zu Veränderungen kommt, die einer Zellatrophie ähneln. Die Dynamik dieser Veränderungen kann mittels der Feinnadel-Aspirationsbiopsie überprüft werden, deren Ergebnisse den histologischen Veränderungen in der Drüse entsprechen. Dies erlaubt in Anlehnung an die anatomischen Veränderungen das Bestimmen des zur Behandlung benötigten Zeitraums. Unsere Erfahrungen bestätigen die hohe Brauchbarkeit dieser Methode auch bei der Behandlung der gutartigen Prostatahyperplasie mit Hilfe anderer Präparate sowie in der Behandlung entzündlicher Zustände und des Prostatakrebses. Die Wahl der Stilbestrolbehandlung stellte ein Modell dar, anhand dessen wir die Brauchbarkeit der Methode bewerten wollten. Solche zusätzlichen Vorteile der Feinnadel-Aspirationsbiosie wie die Einfachheit des Eingriffes, die geringe Invasivität und das Fehlen von Komplikationen ermöglichen eine vielmalige Wiederholung und machen diese Methode gegenüber anderen Methoden konkurrenzfähig.

Schlußfolgerung

1. Die in der gutartigen Prostatahyperplasie nach der Stilbestrolbehandlung beobachteten morphologischen Veränderungen haben atrophischen Charakter und stehen in engem Zusammenhang mit der Behandlungsdauer.
2. Nach einer einmonatigen Behandlung verändert sich das morphologische Bild der Prostata im Grunde genommen nicht.
   a) Nach einer einmonatigen Behandlung verändert sich das morphologische Bild der Prostata im Grunde genommen nicht.
   b) Nach zweimonatiger Behandlung zeichnen sich die Zellgrenzen schwächer ab, das Zellplasma ist spärlich, die Zellkerne sind verdichtet.
   c) Die dreimonatige Behandlung verursacht eine deutliche Verkleinerung der Zellen und der Zellkerne sowie einen Schwund des Zellplasmas.
3. Die Feinnadel-Aspirationsbiopsie kann eine kontrollierende Rolle in der hormonalen Behandlung der gutartigen Prostatahyperplasie spielen und erlaubt die genaue Bestimmung der Zeitdauer der an die anatomischen Veränderungen angelehnten Behandlung.

Doz. Dr. J. Darewicz
Direktor der Urologischen Klinik
der Medizinischen Akademie
Bialystok/Polen

HIV-infizierte Patienten in der Urologie

P. Weizert und R. Tauber

Beitrag nicht eingereicht

Möglichkeiten des autologen Blutersatzes bei urologischen Operationen

P. Faul und G. Partecke

Beitrag nicht eingereicht

Blood Loss Measurement During Transurethral Resection of the Prostata

Ch. Hudd, R. Colbeck, D. White, N. Webster, and D. Mee

Beitrag nicht eingereicht

Autologe Erythrozytentransfusion nach transurethraler Resektion von Prostataadenomen

G. Staehler, U. Jaenicke, W. Sturm, J. Stelzer und M. Wiesel

Einleitung

In der Urologie werden Eigenbluttransfusionen durch präoperative Entnahme oder intraoperative Rückgewinnung kaum eingesetzt. Erste Ansätze wurden bereits 1969 von Wilson et al. gemacht, konnten aber in den klinischen Alltag nicht umgesetzt werden. Das Virusinfektionsrisiko (Hepatitis, Aids) bei der Fremdblutgabe hat uns bewogen, auch bei transurethralen Operationen von Prostataadenomen das Verfahren zu erproben und technisch zu realisieren.

Material und Methode

Zum Cell-Saving wurde das System der Firma Haemonetics verwendet, dem ein Filterreservoir zur Seperation von Prostatagewebespäne vorgeschaltet ist (Abb. 1).

Im Untersuchungszeitraum wurden insgesamt 58 Patienten transurethral reseziert, davon erhielten 28 (Gruppe I) die Anwendung des Cell-Savers. 30 Patienten (Gruppe II) wurden herkömmliche Spender-Ery-Konzentrate verabreicht. Präoperativ gewonnenen Erythrozytenproben von jeweils 3 Pa-

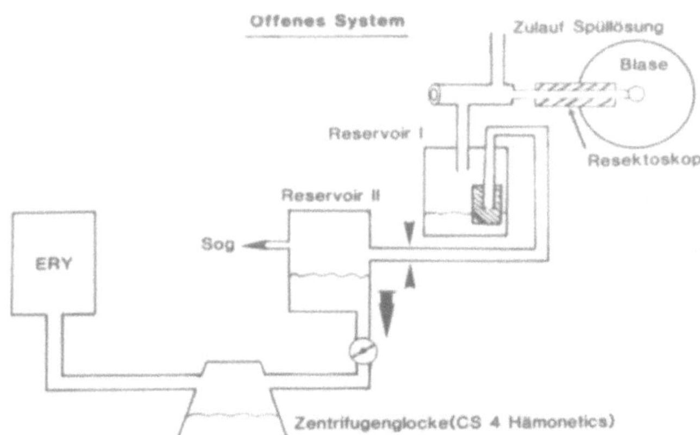

Abb. 1. Das Blut-Spülflüssigkeitsgemisch wird aus der Blase (Dauerspülresektoskop, retropubischer Blasenkatheter, normales Resektoskop) in das Reservoir I gesaugt. Hier werden die Gewebsspäne gefiltert. Das Gemisch gelangt dann in das Reservoir II (31 Kapazität), von wo es kontinuierlich der mit 5600 U/min rotierenden Zentrifugenglocke zugeführt wird, die die Erythrozyten von Serum, Spülflüssigkeit, Zellzerfallsprodukten etc. separiert. Danach werden die Erys mit NaCl-Lösung gewaschen und in den Retransfusionsbeutel gepumpt

tienten aus Gruppe I und II wurden 1, 2, 10 und 60 Minuten in hyposmolarer und isoosmolarer Spüllösung inkubiert, wonach sich zu keinem Meßzeitpunkt Hinweise auf eine Hämolyse ergaben.

Ergebnisse

Das durchschnittliche Resektionsgewicht in Gruppe I betrug ca. 28 g bei einem Blutverlust von 671 ml, wobei 555 ml gewaschene Erythrozyten retransfundiert wurden. In Gruppe II wurden durchschnittlich 20 g bei einem Blutverlust von 688 ml reseziert. Diesen Patienten wurde 500 ml Erythrozytenkonzentrat verabreicht. Sowohl durch Fremdblutgabe als auch durch Autotransfusion konnte das Hämoglobin und der Hämatokrit nahezu wieder auf die Ausgangswerte gebracht werden.

Hinweise auf Gerinnungsstörung oder sonstige Änderung der Laborparameter ergaben sich nicht. 11 von 28 Patienten der Gruppe I wiesen präoperativ eine positive Urinkultur auf und bei 10 Patienten fand sich auch eine positive Blutkultur im gewonnenen Erythrozytenkonzentrat. Die Autotransfusionen wurden durchwegs ausgezeichnet vertragen. In 50% der Fälle traten durchschnittliche Temperaturschübe um 38 Grad C in den ersten beiden postoperativen Tagen auf, in gleicher Weise allerdings auch in Gruppe 2, deren Patienten Fremdblut erhielten.

Schlußfolgerung

1. Die Autotransfusion macht eine Fremdblutübertragung überflüssig.
2. Das Verfahren ist einfach und ohne personelle Mehrbelastung.
3. Keine Schädigung der Erythrozyten durch die hyposmolare Spüllösung.
4. Die bakterielle Kontamination ist sicher problematisch, wobei derzeit von einer Keimreduktion auf ca. 10% auszugehen ist.

Das Verfahren der Autotransfusion bei der transurethralen Resektion von Prostataadenomen kann dem Patienten zur Vermeidung von Fremdblutgaben und dem damit verbundenen Infektionsrisiko angeboten werden.

Dabei sollte immer eine perioperative Antibiotikaprophylaxe erfolgen und Fälle mit präoperativ bestehender Harnwegsinfektion aus forensischen Gründen zur Zeit noch nicht autotransfundiert werden.

Literatur beim Verfasser

Prof. Dr. med. G. Staehler
Ärztl. Direktor der Abt. Urologie und Poliklinik
Klinikum der Univ. Heidelberg
Im Neuenheimer Feld 110
D-6900 Heidelberg

Messung des Atemalkohols zur Bestimmung der Spülflüssigkeitseinschwemmung bei TUR-Prostata

N. Schmeller, F. Rancke und M. Albrecht

Die Beimischung von Äthanol zur Spülflüssigkeit bei TURP und die Überwachung der Spülflüssigkeitseinschwemmung durch Messung des Atemalkohols wurde von Jan Hulten 1986 beschrieben und ist nach einer initialen Erprobungsphase an unserer Klinik inzwischen zur Routinemethode geworden.

Material und Methode

Bei 13 gesunden Testpersonen wurde zunächst die intravenöse Zufuhr von 1%iger bzw. 2%iger Äthylalkohollösung über die Dauer von etwa 30 Minuten durchgeführt, um die untere Nachweisgrenze sowie

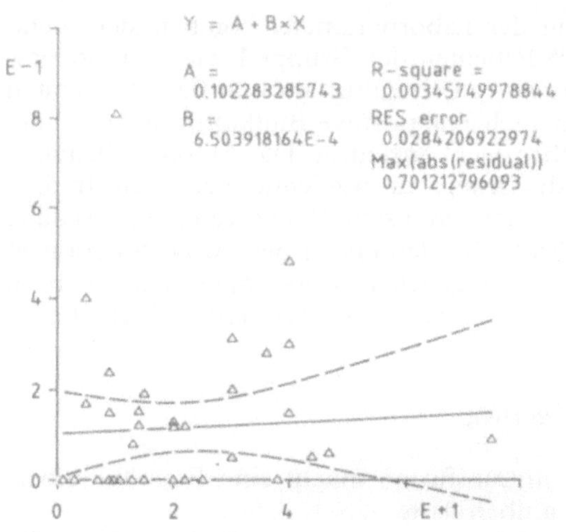

Abb. 1. Korrelation zwischen maximalem Atemalkohol *(Ordinate)* und Resektionsgewicht *(Abszisse)* – keine Signifikanz

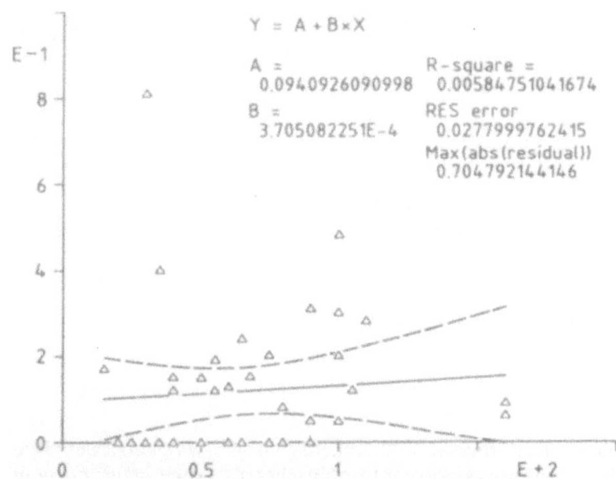

Abb. 2. Korrelation zwischen maximalem Atemalkohol *(Ordinate)* und Resektionszeit *(Abszisse)* – keine Signifikanz

den Bereich des Atemalkohols nach Infusion von 1 l Lösung einschätzen zu können. In der klinischen Anwendung wird über die Erfahrung bei 52 transurethralen Resektionen der Prostata unter Zugabe von Äthylalkohol zur Spülflüssigkeit (2%) berichtet. Zur Messung des Atemalkohols wurde das „Alcotest 7110" (Fa. Dräger) verwendet, das auch im Straßenverkehr Anwendung findet. Als Kontraindikation zur Anwendung der Methode zählt die Anamnese eines früheren Alkoholabusus sowie das Vorliegen pathologischer Leberenzyme. Die Elektroresektion wurde in fast allen Fällen konventionell, d.h. intermittierend durchgeführt. Nur in wenigen Fällen wurde ein Aspirationstrokar eingesetzt. Alle Patienten wurden unter Spinalanästhesie operiert, da eine sichere Atemalkohol-Analyse bei Inhalationsnarkose bisher noch nicht möglich ist. Simultan mit der Messung des Atemalkohols wurden Blutalkohol, Serum Natrium, zentralvenöser Druck, Blutdruck, Herzfrequenz und Hb bestimmt.

Ergebnisse

Nach intravenöser Infusion einer 2%iger Alkohollösung stieg der Atemalkohol bereits nach 100 ml auf 0,05 Promille an und war somit sicher meßbar. Nach Infusion eines Liters lagen die Werte zwischen 0,3 und 0,55 Promille. Bei 10 endoskopischen Blaseneingriffen wurde kein Ansteigen des Blut- oder Atemalkoholspiegels festgestellt, so daß eine Resorption feststellbarer Mengen durch die Schleimhaut ausgeschlossen ist. Bei insgesamt 52 TURP wurde in 29 Fällen (mediane Operationszeit: 50 Minuten) keine Erhöhung des Atemalkohols festgestellt, bei 23 Patienten (mediane Operationszeit: 68 Minuten) stieg der Atemalkohol an, jedoch nur bei 7 Patienten auf Werte von mehr als 0,2 Promille (max. 0,8 Promille). Bei Alkoholwerten von weniger als 0,2 Promille zeigten Natrium und ZVD keinerlei Veränderungen, bei höheren Werten war eine Tendenz zum Absinken des Serum Natrium und Ansteigen des ZVD simultan mit dem max. Atemalkohol feststellbar. Aufgrund einer erheblichen Streuung der Werte konnten signifikante Veränderungen nur bei Natrium statistisch gesichert werden. Die Operationszeit und das resezierte Gewicht korrelieren nicht mit dem max. Atemalkoholspiegel (durchgeführt bei den ersten 42 Patienten, Abb. 1, 2). Einer Erhöhung des Atemalkohols über 0,2 Promille ging dagegen fast immer eine Kapselperforation voraus. Ein klinisches TUR-Syndrom wurde bei den 52 beschriebenen Patienten nicht beobachtet.

Diskussion

Die Markierung der Spülflüssigkeit durch Äthylalkohol und intraoperative Bestimmung des Atemalkohols stellt ein sehr effektives, einfaches und billiges *Frühwarnsystem* zur Erkennung der Spülflüssigkeitseinschwemmung dar. Bereits 100 ml intravenös infundierter Alkohollösung können sicher im Atemalkohol erkannt werden. Werte von 0,4 Promille entsprechen näherungsweise der Einschwemmung von 1 l Spülflüssigkeit. Bei Erreichen dieser Werte, was relativ selten vorkommt, sollte die Operation beschleunigt oder abgebrochen werden, um ein TUR-Syndrom zu vermeiden.

Literatur

1. Hulten JO, Jorfeldt LS, Wictorsson YM (1986) Monitoring fluid absorption during TURP by marking the irrigation solution with ethanol. Scand J Urol Nephrol 20: 245–251

Priv.-Doz. Dr. N. Schmeller
Klinik für Urologie der Medizinischen Universität
Ratzeburger Allee 160
D-2400 Lübeck 1

Traitement Non-Chirurgical des Abces renaux et retroperitoneaux (12 cas)

E. Mazeman, I. Lambert, J. Biserte et J. M. Rigot

Beitrag nicht eingereicht

Perkutane Zystostomie – Eine technische Vergleichsuntersuchung verschiedener Punktionssysteme

H. Feiber, Ch. Bauer und C. Haake

Bei akuten und chronischen Blasenentleerungsstörungen sowie in der perioperativen Phase ist häufig eine instrumentelle Harnableitung erforderlich. Diese kann grundsätzlich auf transurethralem wie auch auf suprapubischem Wege erfolgen. Nicht allein wegen des geringeren Infektionsrisikos hat sich in letzter Zeit die suprapubische Ableitung immer mehr durchgesetzt. Die dazu zur Verfügung stehenden Punktionssysteme wurden in einer experimentellen Studie verglichen.

Untersucht wurden 12 verschiedene Punktionssysteme (Tabelle 1) unter folgenden Gesichtspunkten: 1. Abmessung 2. Durchfluß 3. Dehnung 4. Biegung 5. Einstichkräfte

Abmessung

Zur Größenklassifizierung der Kathetersysteme werden von den Herstellern drei verschiedene Einheiten verwendet: Charrière, French, Gauge. Diese Angaben stimmen oft nur näherungsweise mit den tatsächlichen Abmessungen überein. Oft ist nicht deutlich, ob sich die Größenangaben auf den Drainageschlauch (Innen- oder Außendurchmesser?) oder das Punktionsgerät beziehen (s. Tabelle 2).

Durchflußwerte

Das Hagen-Poiseuillesche-Gesetz zeigt, daß die Drainageleistung eines Katheters im besonderen Maße von seinem Innendurchmesser und, deutlich geringer, von seiner Länge abhängig ist. Ein vergleichender Versuch mit den zwölf verschiedenen Kathetern machte dieses deutlich: Schon geringe Unterschiede der Innendurchmesser führen im Sinne des Hagen-Poiseuilleschen-Gesetzes zu beträchtlichen Änderungen der Leistungsfähigkeit und damit zu erheblichen Unterschieden bei den einzelnen Kathetern. Interessant sind besonders die Vergleiche von Kathetern mit gleichen Charrierewerten (Abb. 1).

Dehnungsverhalten

Der Versuchsaufbau war folgendermaßen strukturiert, daß nach einer Dehnung um eine definierte Länge (ΔL) von einer irreversiblen Längenänderung auf eine Änderung in der Molekülstruktur geschlossen werden konnte. Es zeigte sich, daß die in der Katheterherstellung verwendeten Materialien [Polyethylen (PE), Polyvenyl (PVC), Polyurethan (PUR), Silikon (SI), Teflon (TEF)] aufgrund ihrer Molekülstrukturen unterschiedlich auf Dehnung reagieren. PUR und SI sind am elastischsten und zeigen nach

Tabelle 1

Lfd. Nr.	Name	Nominelle Abmessungen
1	Uristil	CH 9
2	Cystocath	Fr 8
3	Bonanno	G 14
4	Cystofix	Ch 10
5	Vesico Set	Ch 10
6	Simplastic Suprapubic Catheter	Ch 10
7	Cystofix Ballonkatheter	Ch 12
8	Supraflex	Ch 12
9	Simplastic Suprapubic Catheter	Ch 12
10	Cystofix	Ch 15
11	Simplastix Suprapubic Catheter	Ch 16
12	Ingram Trokarkatheter	Ch 16

Tabelle 2. Abmessungen

Lfd. Nr.	Name	Nominelle Abmessungen Ch	mm	Schlauch i. D. mm	a. D. mm	Punktionsteil a. D. mm	Länge mm
1	Uristil	9	3,0	1,2	2,6	3,5	530
2	Cystocath	8	2,7	1,4	2,5	3,4	530
3	Bonanno	G 18 G 14	1,2 2,0	1,4	2,2	2,2	280
4	Cystofix	10	3,3	1,9	2,9	3,6	650
5	Vesico Set	10	3,3	1,8	2,9	3,9	500
6	Simplastic Suprapubic Catheter	10	3,3	1,7	3,4	3,4	200
7	Cystofix Ballonkatheter	15 12	5,0	2,0	3,9	5,6	390
8	Supraflex	12	4,0	2,3	3,9	5,6	470
9	Simplastic Suprapubic Catheter	12	4,0	2,4	4,0	4,0	200
10	Cystofix	15	5,0	3,2	4,7	5,6	650
11	Simplastic Suprapubic Catheter	16	5,3	3,5	5,4	5,4	200
12	Ingram Trokarkatheter	16	5,3	4,0	5,7	5,7	200

Dehnung keine (PUR) oder nur geringe (SI) Längenänderungen. PE und in stärkerem Maße PVC ziehen sich nach Zugbelastung nicht wieder zur Ausgangslänge zusammen. Am deutlichsten wird dieser Effekt bei TEF (Abb. 2).

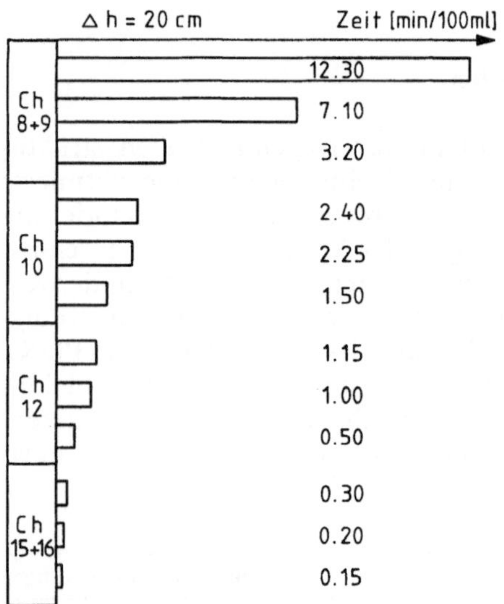

Abb. 1. Durchflußwerte

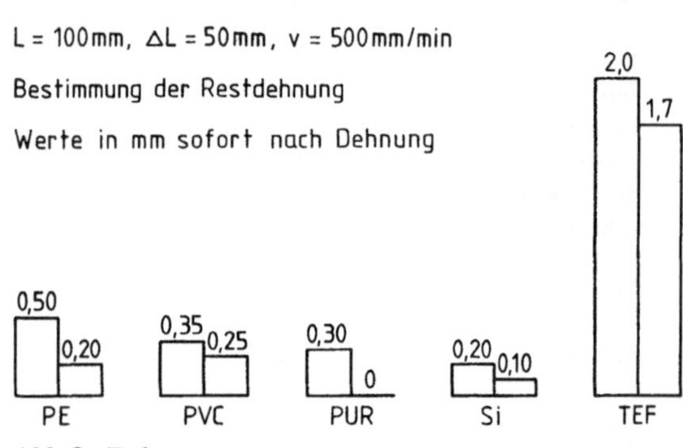

Abb. 2. Dehnungswerte

Biegewerte

Biegt man verschiedene Katheter gleichermaßen in eine von der Ausgangsstellung differierende Position (hier 30°) sind dafür abhängig von Katheterstärke und Material unterschiedlich große Kräfte notwendig. Es zeigt sich, daß PUR und SI relativ weich und biegsam sind. PVC und besonders TEF dagegen, sind starrer und weniger flexibel. Ebenso können nach Messungen von 10 Werten pro Katheter und dem daraus errechneten Variationskoeffizienten Rückschlüsse auf die Homogenität des jeweiligen Materials gezogen werden. Die geringsten Unregelmäßigkeiten finden sich bei Kathetern aus PUR (Abb. 3).

Ein kurzes Wort noch zu den bei der Punktion auftretenden *Einstichkräften*. Bei der Suche nach einem geeigneten Punktionsphantom wurde ein neues

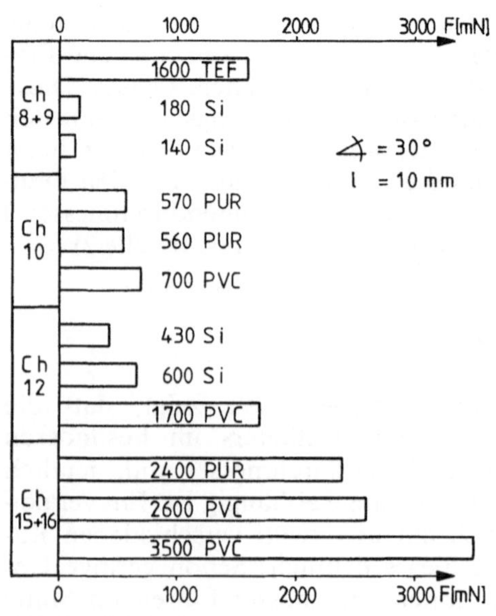

Abb. 3. Biegewerte

Modell entwickelt: 0,15 mm starke PUR-folie auf Gelatine (10%). Die Ergebnisse zeigen deutliche Unterschiede zwischen den einzelnen Punktionsinstrumenten. Grundsätzlich läßt sich sagen, daß die Geräte, bei denen während des Punktionsvorganges außenliegende Katheter oder Hülsen zu Unebenheiten („Schultern") führen, weniger gute Ergebnisse erreichten (höhere Maximalwerte und vor allem größere Schwankungen der auftretenden Kräfte während des Punktionsablaufes).

Zusammenfassung

In Abhängigkeit von den Abmessungen ergeben sich erhebliche Unterschiede bezüglich der Durchflußraten der einzelnen Katheter. Die geringste Änderung der Dehnung fanden wir bei Kathetern aus Polyurethan und Silikon, stärkste Änderungen bei Polyethylen, Polyvenyl- und Teflonkathetern. Bezüglich der Einstichkräfte ergeben sich ebenfalls deutliche Unterschiede zwischen den einzelnen Punktionsinstrumenten. Diese waren weniger gut bei den Punktionssystemen, bei denen während des Punktionsvorganges außenliegende Katheter oder Hülsen zu Unebenheiten („Schultern") führen. Fazit: Den Katheter, der allen Ansprüchen gerecht wird, gibt es noch nicht. Diese Untersuchungen könnten jedoch Anregung für weitere Entwicklungen geben.

Dr. med. H. Feiber
Urologische Universitätsklinik
Baldingerstraße
D-3550 Marburg/Lahn

Lymphatisches Lymphom der Prostata - Fallbericht

K. Szymańska, S. Kruś, M. Czaplicki, T. Krzeski und B. Kuzaka

Zusammenfassung

Ein lymphatisches Lymphom der Prostata wurde bei einem 70-jährigen Patienten nach seiner chirurgischen Entfernung wegen einer gutartigen Prostata-Hyperplasie festgestellt.

Die Geschwülste des lymphatischen Systems, bösartige Lymphome, repräsentieren das neoplastische Wachstum von Lymphocyten und ihrer Subtypen. Die Klassifikationen der Lymphome unterscheiden sich je nach der Erkennung der Lymphocytentätigkeit bei den einzelnen Untersuchern [4, 8, 9, 11, 13].

Lukes und Collins [8, 9] sowie Lennert und seine Mitarbeiter [10] waren die ersten, die die Klassifikation auf der Transformation der Lymphocyten und auf dem Vorhandensein der B und T Zellsysteme begründeten.

Die Kiel-Klassifikation der Lymphome basiert auf dem Entwurf von Lennert [10]. Sie wird auch in den Vereinigten Staaten angewandt. Diese Systematik berücksichtigt den immunologischen Zelltyp und die Bösartigkeit.

Kasuistik

Ein 70-jähriger Mann (S. R., 862/85) wurde wegen einer kompletten Harnverhaltung in die Urologische Klinik der Medizinischen Akademie in Warszawa aufgenommen. Nach den zusätzlichen Untersuchungen wurde die Diagnose Prostata-Hyperplasie gestellt und die Prostatektomie nach Millin am 23. Juli 1985 durchgeführt. Der postoperative Verlauf war unkompliziert. Morphologische Untersuchung (Pathologisches Institut, 9295-7, 1985): Die Drüse wog 110 Gramm, ihre Konsistenz war etwas vermindert, die Durchschnittfläche - graurosa, örtlich verwischt. Lichtmikroskopisch wurde ein lymphatisches Lymphom vom kleinen Bösartigkeitsgrad diagnostiziert. Das Drüsengewebe war von kleinen Lymphocyten durchsetzt bei völliger Verwischung der Organstruktur (Abb. 1, 2).

Die kleinen Lymphocyten hatten einen runden Kern mit dichtem Chromatin und schwach erkennbarem Nukleolus, sowie einen schmalen Zytoplasmasaum. Teils fanden sich auch geschwollene Retikulumzellen (Abb. 3).

Diskussion

Lymphatische Lymphome machen etwa 20% aller Geschwülste dieser Art aus. Nach Richmond und Mitarbeitern [15] werden unsymptomatische Lymphome in den Geschlechtsorganen in ungefähr 50% der Sektions-Fälle gefunden. Sie treten im Alter von 60–70 Jahren am häufigsten auf. Aus histologischer Sicht sind die lokalisierten lymphatischen Lymphome mit der chronisch lymphatischen Leukämie identisch. Das Wachstum betrifft vor allem die B-Lymphocyten, welche in ihrer Differenzierung auf der Stufe gehemmt werden, auf der sie noch keine Glo-

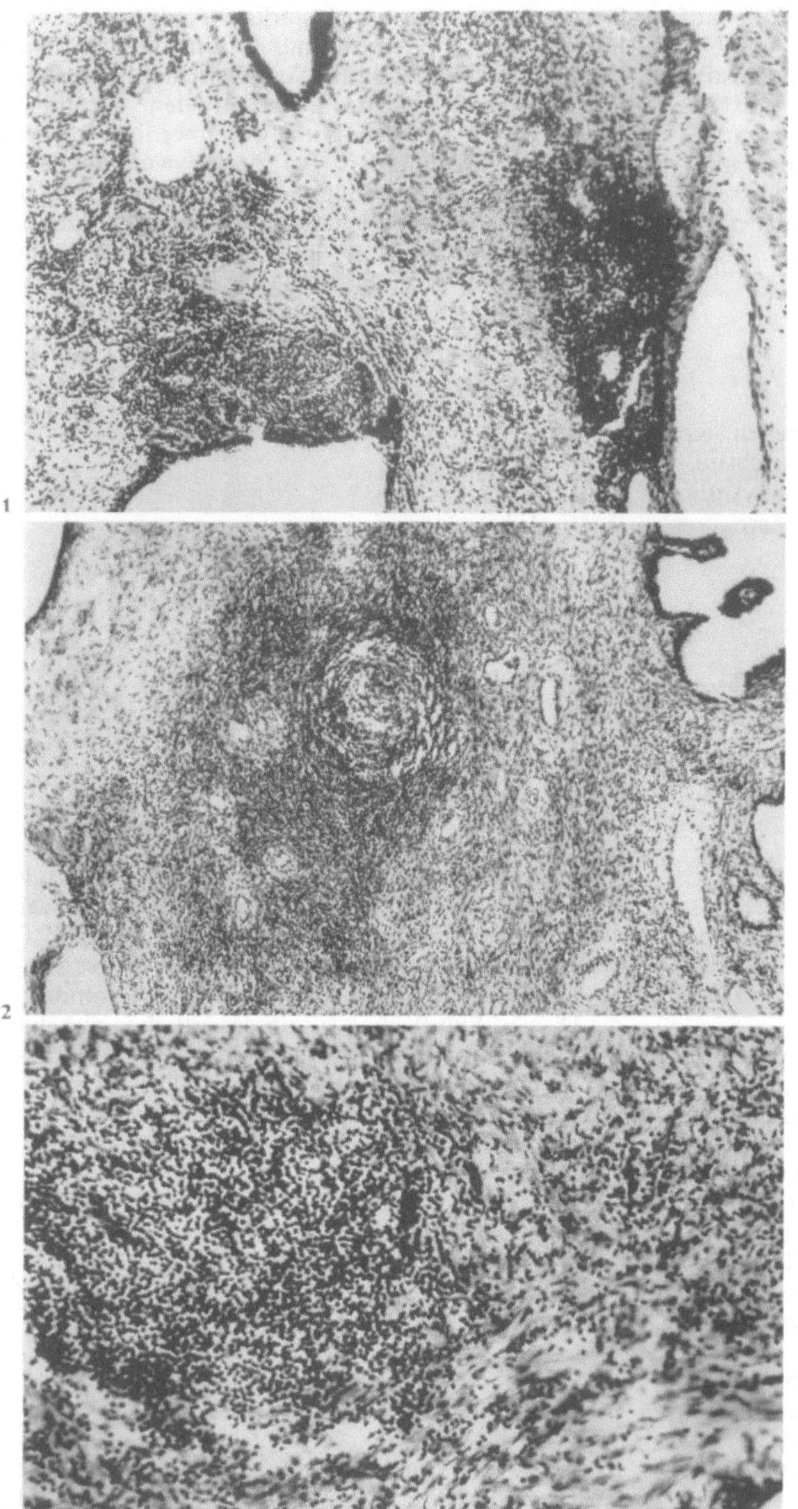

Abb. 1. Prostata. Diffuses Infiltrat aus kleinen Lymphocyten zusammengesetzt. Fbg. Haematoxilin-Eosin, Vergr. 128 ×

Abb. 2. Prostata. Interstitium mit lymphozellulärem Infiltrat. Fbg. Haematoxilin-Eosin, Vergr. 128 ×

Abb. 3. Prostata. Infiltrat von Lymphocyten mit dichtem Chromatin und kaum sichtbarem, schmalem Zytoplasma. Einzelne Retikulumzellen. Fbg. Haematoxilin-Eosin, Vergr. 320 ×

buline erzeugen. Nach den Literaturangaben geht der klinische Verlauf von lymphatischen Lymphomen über viele Jahre hin.

In den Fällen des lokalisierten lymphatischen Lymphoms überleben 80–100% der Patienten 5 Jahre.

Die Kontrolluntersuchung des besprochenen Patienten 3 Jahre nach der chirurgischen Behandlung zeigte keine Blut- und Lymphknotenveränderungen, weswegen die Leukämie ausgeschlossen wurde. Der Fall wird präsentiert wegen der Seltenheit des lymphatischen Prostata-Lymphoms.

Literatur

1. Bujłow WM, Daniłowa OA (1986) Złokaczestwiennaja niehodgkinskaja limfoma priedstatielnoy zelezy. Urol Nefrol 3: 63-65
2. Cos LR, Rashid AH (1984) Primary non-Hodgkin lymphoma of prostate presenting as benign prostatic hyperplasia. Urology 23 (2): 176-179
3. Evans HL, Butler JJ, Youness EL (1978) Malignant lymphoma, small lymphocytic type. Cancer 41: 1440-1445
4. Gerard-Marchant R, Hamlin J, Lennert K, Rilke F, Stansfeld AG, van Unnik JAM (1974) Classification of non-Hodgkin's Lymphomas (Letter to the Editor). Lancet II: 406-408
5. Ioachim LH (1982) Lymph node biopsy. Lippincott, Philadelphia
6. Jackson SM, Montessori GA (1980) Malignant lymphoma of the testis: Review of 17 cases in British Columbia with survival related to pathological subclassification. J Urol 124: 881-883
7. Kaiserling E (1977) Non-Hodgkin-Lymphome. Non-Hodgkin-Lymphomas. Fischer, Suttgart New York
8. Lukes RJ, Collins RD (1974) New approaches to the classification of the lymphomata. Br J Cancer (Suppl 2) 31: 1-28
9. Lukes RJ, Collins RD (1974) Immunologic characterisation of human malignant lymphomas. Cancer 34: 1488-1503
10. Lennert K, Mohr N (1978) Histopathology and diagnosis of non-Hodgkins lymphomas. In: Malignant lymphomas other than Hodgkin disease. Springer, New York
11. Mathé G, Rappaport H, O'Connor GT et al. (1979) Histological and cytological typing of neoplastic diseases of hematopoietic and lymphoid tissues in: WHO Internation Histological Classification of Tumors. No 14, Geneva. World Health Organisation 1979
12. Pangalis GA, Nathwani BM, Rappaport H (1977) Malignant lymphoma well differentiated, lymphocytic. Cancer 39: 999-1010
13. Rappaport H (1966) Tumors of the hematopoietic system. In: Atlas of the tumor pathology, Sect III, Fasc 8. Washington Armed Forces Institute of Pathology
14. Sridhar KN, Woodhouse CRJ (1983) Prostatic infiltration and lymphoma. Eur Urol 9: 153-156
15. Whitmore WF, III, Skarin AT, Rosenthal DS (1982) Urological presentations of non Hodgkins lymphomas. J Urol 128: 953-956

Dr. K. Szymańska
Pathologisches Institut
der Medizinischen Akademie Warszawa
Warszawa/Polen

Morphologische und urodynamische Befunde bei Patienten mit kompletter oberer motorischer Läsion nach Implantation eines Blasenschrittmachers nach Brindley

R. Richter und K. Dreikorn

Beitrag nicht eingereicht

Ergebnisse der Neurostimulation zur Wiederherstellung einer geregelten Blasen-Sphinkter-Funktion

R. A. Schmidt, W. Diederichs, N. F. Kaula und E. A. Tanagho

Verschiedene Pharmaka können zur Dämpfung oder Kontraktionserhöhung des Harnblasenmuskels eingesetzt werden. Die pharmakologische Einflußnahme auf den äußeren Blasensphinkter und den Beckenboden (Levator ani, Mm. perinei) ist jedoch sehr gering. Als eine Alternative bietet sich bei einem selektierten Patientenkreis der Einsatz der Neurostimulation an. Diese Methode wird seit Jahren als sogenannter Blasenschrittmacher bei einigen querschnittsgelähmten Patienten angewendet [2, 3], kann aber auch in einfacherer Form in der Therapie von Beckenbodendysfunktionen verwendet werden.

Die Funktionen von Harnblase und äußerem Harnröhrenschließmuskel sind über mehrere neurogene Reflexbögen eng aneinander gekoppelt [1]. Anatomisch bieten sich verschiedene Möglichkeiten zur Applikation von Stimulationselektroden an: das Rückenmark, die Blasenwand, die Nn. pelvici, die sakralen Nerven innerhalb des Spinalkanales und der N. pudendus. Für den Einsatz der Neurostimulation eignen sich die beiden letztgenannten Möglichkeiten am besten.

Nach umfangreichen Tierexperimenten wird die Neurostimulation seit 1981 an Patienten in der Uro-

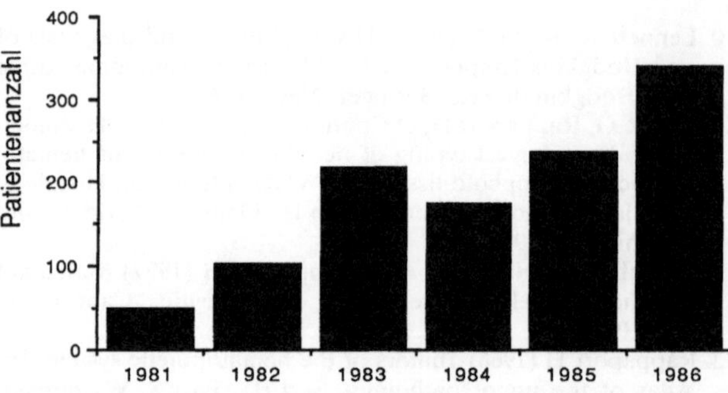

Abb. 1. Teststimulationen 1981-1986

logischen Klinik der University of California eingesetzt. Seitdem wurden bei 1226 Patienten mit einer Dysfunktion des unteren Harntraktes mehr als 1400 Elektrostimulationen durchgeführt. Die Stimulationen erfolgen nach einem Zweistufenplan. Bisher liegen Auswertungen von 1123 Untersuchungen vor (Abb. 1).

In der ersten Stufe wird während einer urodynamischen Untersuchung ausschließlich temporär mit einer, unter Lokalanaesthesie perkutan gelegten, isolierten Nadelelektrode stimuliert. In 85,8% wurden die Sakralwurzeln (S_{2-4}) - von dorsal über die zugehörigen Foramina intervertebralis - erreicht. Der N. Pudendus (14,2%) wurde in seinem Verlauf unterhalb des Ligamentum sacrotuberale stimuliert. Bei Ansprechen der Stimulation (60,2%) wurden die Nadelelektroden durch eine flexible Drahtelektrode für ein bis vier Tage ersetzt. Diese Austestung dient zur Praeselektionierung der Patienten, die für die zweite Stufe, der Implantation einer permanenten Stimulationseinheit, in Frage kommen. Insgesamt erfolgte dieser Eingriff bei 87 Patienten. Die Indikationen waren Urgeinkontinenz (N = 19), Post-Prostatektomie Inkontinenz (N = 18) sowie pelvine Dysfunktionen („pelviner Schmerz", Prostatitis, interstitielle Cystitis; $N_{ges} = 50$). Mit diesem chronischen Elektromodulationsimplantat gelang insgesamt bei 63% der Patienten eine weitgehende und andauernde Wiederherstellung einer geregelten Blasen-Sphinkterfunktion. Patienten mit einer Urgeinkontinenz profitierten in 74%, mit pelvinen Dysfunktionen in 66% und mit einer Post-Prostatektomie Inkontinenz in 44% der Fälle.

Die Neurostimulation am unteren Harntrakt eröffnet der Urologie ein neues Therapiegebiet mit guten Erfolgen bei einem selektionierten Patientengut.

Literatur

1. Bradley WE (1986) Physiology of the urinary bladder. In: Cambell, Urology, 5th edn. Saunders, Philadelphia, pp 129-185
2. Schmidt RA (1986) Advances in genitourinary neurostimulation. Neurosurgery 18: 1041-1044
3. Tanagho EA, Schmidt RA (1982) Bladder pacemaker: scientific basis and clinical future. Urology 20: 614-619

Dr. med. W. Diederichs
Urologische Klinik
Marienhospital
Widumerstr. 8
D-4690 Herne 1

Endoscopic Bladder Neck Suspension (Stamey Type): Experience of 76 Cases in a Specialist Urological Centre

D. J. Jones, P. J. R. Shah and P. H. L. Worth

Aims of Study

The Stamey endoscopic bladder neck suspension for stress incontinence was described in 1973 as a modification of a technique reported by Pereyra in 1959. In 1980, Stamey reviewed 203 patients who had undergone this procedure, many of whom had undergone previous surgery for stress incontinence. He reported a 91% cure rate. Since then other workers have reported cure rates of between 40% to 91%. Some have attempted to establish factors which may adversely influence the outcome of surgery.

In order to assess the success rate of a Stamey type procedure in our centre we have reviewed all cases performed at this hospital over a 2 year period, with particular reference to the results in „complicated cases" and those patients in whom surgery had been performed by urologists in training.

Patients and Methods

A Stamey type procedure was performed in 76 patients. All case notes were available for review. All patients underwent a clinical assessment and the majority had pre-operative video-urodynamic investigations. Surgery was performed in the lithotomy position with Trendelenberg tilt under general anaesthesia. Prophylactic pre-operative antibiotics were used. After endoscopic assessment Stamey needles (single or double pronged) were passed (in the majority of cases) from vaginal incisions supra pubically, using nylon ligatures and buffers. After ligatures had been passed on both sides endoscopy was repeated to check correct placement. A supra pubic catheter was inserted and a vaginal pack left in situ for 24 hours.

Catheters were clamped from 3 days onward and removed after satisfactory voiding with low residual urines had been achieved.

The patients were reviewed in out-patients but the use of routine post-operative video-urodynamics was not employed.

Results

The age range of the 76 patients was 20–75 years (mean 49.4). Of the 71 patients who underwent video-urodynamics stable stress incontinence was demonstrated in 61 (86%), acontractile detrusors with stress incontinence in 5 (7%) and only 4 (5.7%) had true instability. One patient had a stable bladder but no incontinence could be identified. 52 (68%) had undergone previous pelvic surgery. Surgery was performed by urologists in training in 35 (46%) cases although they only performed 7 of the 28 (25%) „complicated cases“.

The overall complication rate was 46% of which 17.1% were encountered per-operatively, were minor and did not influence the outcome of surgery. Post-operative complications were seen in a further 22 patients (28.9%), 15 of which were minor and resolved in the early post-operative period.

Persistent sepsis was seen in 7 patients and required removal of buffers on one or both sides. 4 of these patients subsequently became incontinent again.

The overall cure rate ws 68% with a further 18% showing a marked improvement in symptoms. All of the patients without a history of previous pelvic surgery were either cured or markedly improved. The success rate in patients with previous complication rates were similar in those groups operated upon by Consultant staff or trainees.

Conclusions

This study confirms the Stamey procedure to be a simple, safe and effective treatment for stress incontinence even in patients with a history of multiple previous pelvic operations or when surgery is performed by urologists in training. In particular, it seems to be extremely successful in those patients who present with stress incontinence and no history of previous pelvic surgery.

Dr. D.J. Jones
Institute of Urology
172 Shaftesbury Avenue
London WC2H 8JE
UK

Ergebnisse der Inkontinenzoperationen nach Marshall-Marchetti-Krantz versus Stamey-Pereyra

J. Kaufmann, K. Kröger, K. Kult, M. Steffens und H. Schuster

Einleitung

Die Operationen nach Marshall-Marchetti-Krantz (MMK) und Stamey-Pereyra (SP) zählen heute zu den etablierten Verfahren in der operativen Therapie der Streßinkontinenz. Ausgezeichnete Frühergebnisse sind vielfach dokumentiert. Weniger einheitlich verhalten sich die Aussagen über die Spätresultate beider Verfahren.

Material und Methode

50 bzw. 51 Patienten operiert nach den obengenannten Verfahren wurden gegenübergestellt und die Resultate unmittelbar postoperativ, ein Jahr und zwei Jahre postoperativ miteinander verglichen. Die Gradeinteilung der Streßinkontinenz erfolgte nach Ingelmann-Sundberg. Hiernach fielen in beiden Gruppen ca. 60% der Patienten in die Grad II Gruppierung. Intraoperativ wurde ausschließlich in beiden Verfahren nicht resorbierbares Nahtmaterial verwendet.

Ergebnisse

Unmittelbar postoperativ waren 80,4% in der MMK-Gruppe kontinent, 15,6% gebessert und 4% unverändert inkontinent. In der SP-Gruppe fanden sich 70% Kontinenz, 4% gebesserte und 16% unverändert inkontinente Patienten.

Ein Jahr postoperativ zeigte die MMK-Gruppe 62,7% Kontinenz, 11,7% Besserung und 25,4% inkontinente Patienten. Die SP-Gruppe 54% Kontinenz, 24% Besserung und 22% Inkontinenz. Zwei Jahre postoperativ betrug die Kontinenzquote in der MMK-Gruppe noch 52%, 11,7% Besserung und 33,3% Inkontinenz. Die SP-Gruppe zeigte 50% Kontinenz, 24% Besserung und 26% Inkontinenz.

Diskussion

Eine Aufschlüsselung der dargestellten Op-Resultate zeigt, daß die Abnahme der postoperativen Kontinenzklientel beim MMK zwei Jahre postoperativ direkt in die Gruppe der wieder komplett inkontinenten Patienten gewechselt ist. Beim SP dagegen ist bei niedrigerer unmittelbarer postoperativer Kontinenzrate mit einem deutlich längeren kontinenten oder gebesserten postoperativen Zustand der Patienten zu rechnen. An die hervorragenden Ergebnisse von Stamey (1973) und Huland (1984) konnten wir nicht anknüpfen. Uns erscheinen die Resultate von Christ, Affandi und Gaudenz realistischer, nach denen bei der MMK-Methode mit einer Kontinenz um 70% und beim Verfahren nach SP zwischen 65% und 75% zu rechnen ist. Unserer Meinung nach ist das Verfahren nach Stamey-Pereyra nicht nur wegen seiner operativen Vorteile, sondern auch wegen der im direkten Vergleich überzeugenderen Langzeitresultate zu bevorzugen.

Dr. med. K. Kröger
Urologische Abteilung des
Allgemeinen Krankenhauses Altona
Paul-Ehrlich-Str. 1
D-2000 Hamburg 50

Die Rehabilitation der Harninkontinenz bei älteren Frauen – Resultate einer nicht operativen Behandlung bei 50 Patientinnen

F. Jurascheck, J. Sengler, D. Grosse und E. Jurascheck

Die Behandlung der älteren, inkontinenten Frauen ist nicht einfach. Die Operationsmethoden sind immer mit einem gewissen Risiko verbunden, die Beckenbodengewebe sind nicht bester Qualität und die Verringerung der Motrizität und der intellektuellen Kapazität erschweren eine Gymanstik die sich regelmäßig wiederholen soll. Um einen besseren Einblick in die Möglichkeiten der perinealen Rehabilitation zu gelangen, haben wir eine Serie von 50 älteren Patientinnen von über 60 Jahren aus unserem allgemeinen Krankengut (über 1000 Frauen in 8 Jahren) betrachtet.

Gewöhnlich werden die Patientinnen mittels perinealer Muskeluntersuchung (Levator ani insbesondere), Blasen- und Harnröhrenendoskopie, dynamischer Röntgenaufnahme der Blase (mit oder ohne abdominalem Druck und während des Harnlassens) und urodynamisch abgestuft. Geistesfähigkeit und iatrogene Harnverluste durch Neuropharmaka werden selbstverständlich auch in Betracht gezogen.

Insgesamt 61 Patientinnen wurden angesprochen. 11 davon haben die Behandlung nicht durchgeführt: 2 wohnten zu weit, 3 wurden von einer anderen Krankheit inzwischen befallen und 6 gaben keinen besonderen Grund an.

Die verschiedenen Inkontinenzgründe (s. Tabelle 1) werden so genau wie möglich erläutert und jede Patientin mit einer eigens angepaßten Methode

Tabelle 1. Verschiedene Inkontinenzgründe

1. *Inkontinenz im Bereich der Harnröhre* (Infravesikale Inkontinenz)
   - Blasenschließmuskelschaden (z. B. offener Blasenhals, Insuffizienz des gestreiften Sphinkters).
   - Atrophie der Mucosa und der Elemente der Beckenbodenstütze.
   - Austritt des Schließmuskelapparates außerhalb des intraabdominalen Raumes.
   - Urethrastenosen, Komplianzverlust und Unstabile Urethra.
   - Ektopische Harnleitermündungen.
2. *Inkontinenz im Bereich der Blase* (Vesikale Inkontinenz)
   - Akute oder chronische Cystitis.
   - Lokalisierte Cystitis, Blasenangiomen.
   - Pretumorale Epithelerkrankungen, bestimmte Blasentumoren.
   - Blasensteine.
   - Schrumpfblasen.
   - Unstabiler Detrusor.
   - Sensitiver Drang (ohne Detrusorkontraktion).
3. *Inkontinenz aus neurologischem Grunde* (Supravesikale Inkontinenz)
   - Schaden oder Dysfunktion (insbes. iatrogene) des autonomen Nervensystems.
   - Periphären Nervenschaden und Verletzungen des sakralen Rückenmarkzenters.
   - Dyssynergie durch Rückenmarkverletzung oberhalb des sakralen Zenters.
   - Verletzung der Gehirnzentern oder spezif. Nervenbahnen: Spastizität und Reflexerleichterung.
   - Ungenügende Reife der neurologischen Steuerung der Miktion.

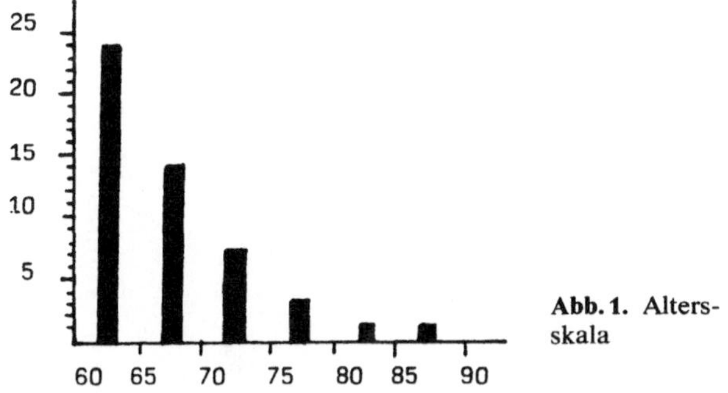

Abb. 1. Altersskala

behandelt. Kommen in Frage: manuelle Perineumsrehabilitation, Biofeedback, angebrachte Elektrostimulation, evtl. Neuropharmaka, gezielte Rehabilitation von neurologischer Pathologie, die nicht sehr selten ist, und Miktionslehre.

Das Altersratio lag durchschnittlich um 67,2 Jahren, mit Extremen von 60 bis 86 Jahren (wir haben inzwischen 90jährige behandelt) (Abb. 1). Die Kranken litten durchschnittlich schon über 5 Jahren an Harnverlust. 10 waren schon aus demselben Grunde voroperiert, 4 hatten frühere Gebärmutteroperationen.

Schwangerschaftsprobleme sind nicht selten: 16 litten an Dystocie, 20 hatten Dammrisse, 5 wurden episiotomiert. Dammriß ist bekanntlich ein starker Inkontinenzrisikofaktor.

Das Examen ergab, in Betracht Symptomatik, - reine Streßinkontinenz: 12 Fälle, gemischte Streß- und Dranginkontinenz: 33 Fälle, Blasenunstabilität: 2 Fälle, Harnröhrenunstabilität: 3 Fälle. Dazu haben wir zusätzlich 33 Blasenvorfälle, 7 Gebärmuttervorfälle, 9 Rektocelen, 8 Blasenschleimhautveränderungen, 1 falscher Blasenhalspolyp, 6 Harninfektionen, 5 hatten Restharn, 3 eine Urethrastriktur, 6 Damminfektion, 17 eine beträchtliche Dammatrophie, und die meisten einen offenen Blasenhals (Trichter von ungefähr einem cm Tiefe). 17 Patientinnen hatten falsche Muskelsynergien (Bauchwand, Adduktoren, Abduktoren, usw.).

Zur Behandlung haben wir durchschnittlich 21 Rehabilitationssitzungen von ungefähr 20 bis 30 Minuten (1 bis 2 mal wöchentlich) vollzogen mit Extremen von 10 bis 40 Sitzungen.

In Summa erhielten wir folgende Resultate:

6 Kranke (12%) blieben ungeändert. Bei 9 war die Rehabilitation ungenügend (18%). 13 (26%) wurden ganz trocken und 22 (44%) hatten noch wenige, seltene Verluste; sie konnten jedoch wieder ein normales soziales Leben führen. Die guten Resultate liegen so um 70%.

Der Testing der Perineumsmuskulatur (Levator Ani) stieg um 1,3 Punkte im Durchschnitt (Examenstufen von 0-5). Bei unserem gesamten Krankengut steigen wir um 1,7 Punkte und die guten Resultate können bis 77-80% steigen. Nach Behandlung blieben noch bei 5 Fällen falsche Muskelsynergien (17 bevor Behandlung).

Diese Resultate scheinen uns annehmbar und beweisen, daß viele Fälle von Inkontinenz auch bei älteren Frauen ohne Chirurgie behandelt werden können. Es bleiben immerhin bei älteren Frauen 30%, denen man nicht durch diese Methode helfen kann. Man muß aber nicht vergessen, daß zum Beispiel viele ältere Leute wegen Hypertonie Alphablocker einnehmen und daß eine Änderung dieser Therapie zur Kontinenz führen kann. Die Inkontinenz ist multifaktoriell und bedarf bei jeder Frau einer angemessenen Behandlung: eine ungenaue klinische Analyse sowie eine nicht gezielte Therapie kann nur ungenügende Resultate bringen.

Literatur

1. Hachen HJ, Juraschek F, Claus-Walker J, Perrigot M (1981) Pharmacologie et rééducation mictionnelle. Dans: (Maury M (éd)) La Paraplégie Flammarion édit, Paris, pp 301-333
2. Jurascheck F (1987) Neurotransmetteurs et bas appareil urinaire. Acta Urol Belg 55: 417-437

Dr. F. Jurascheck
Service d'Urologie
Centre Hospitalier de Mulhouse
F-68051 Mulhouse Cédex

Die Harnröhrenblockade bei peripherer Paraplegie des Mannes

F. Jurascheck, R. Al Salti und R. Fernandez

Ein sehr seltenes Krankheitsbild wird bei schlaffen, männlichen Querschnittsgelähmten durch Beckenbodenatonie erzeugt. Die Verlagerung der Prostata rückwärts und nach unten während einer durch intra-abdominalem Hochdruck ausgelösten Miktion, bedingt eine funktionelle Schließung der Harnröhre. Lösung dieses Problems kann nur durch eine Wiederinstandsetzung der normalen Harnröhrenposition gebracht werden. Zwei Fälle bei isoliertem peripheren Nervenschaden haben wir demnach noch gefunden.

Unser gesamtes Krankengut besteht aus 10 Fällen,

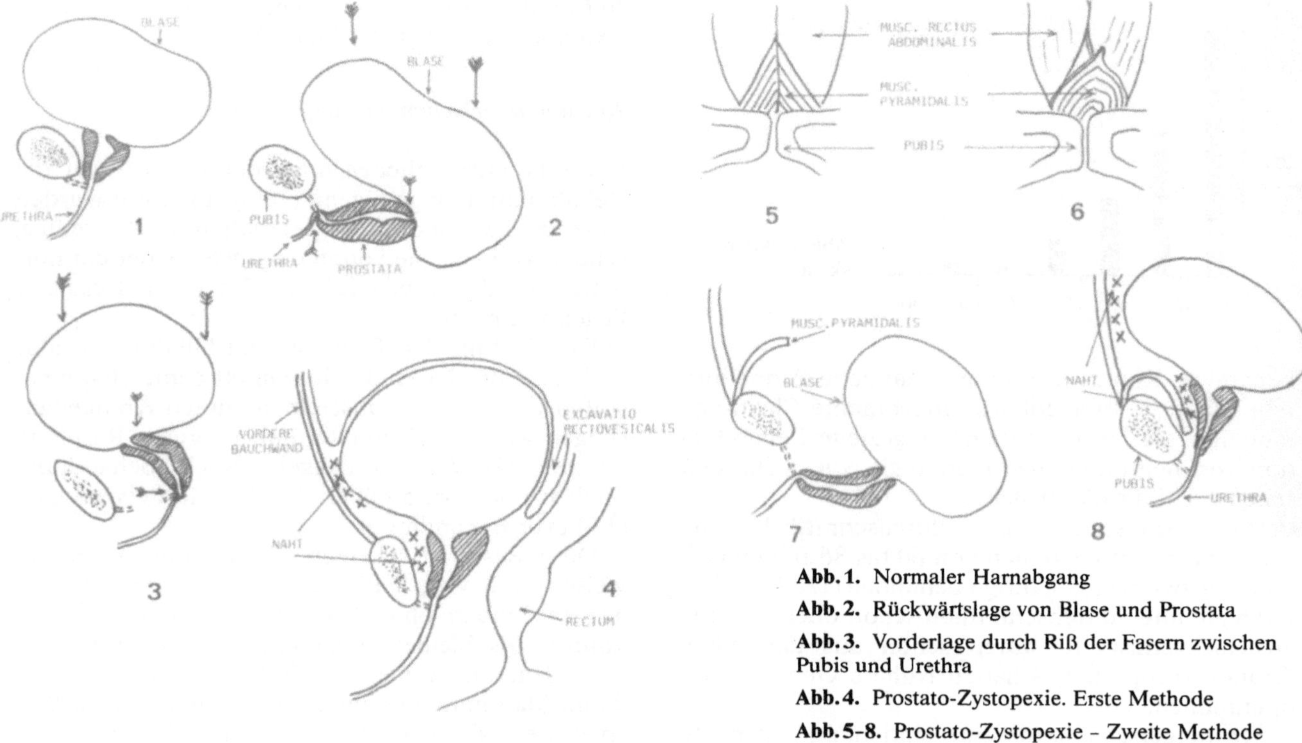

Abb. 1. Normaler Harnabgang

Abb. 2. Rückwärtslage von Blase und Prostata

Abb. 3. Vorderlage durch Riß der Fasern zwischen Pubis und Urethra

Abb. 4. Prostato-Zystopexie. Erste Methode

Abb. 5-8. Prostato-Zystopexie - Zweite Methode

die innerhalb 17 Jahren auf einer urologischen Station, die sich sehr, zusammen mit einen Paraplegikerzentrum, mit Neuro-Urologie beschäftigt. Davon sind 8 Paraplegien, gewöhnlich schlaff, mit Rücken oder Lendenwirbelfraktur von Th 11 bis L 2. In einem Falle trafen wir auch eine gewisse Spastizität. Diese Frakturen haben so, ihrer Position nach, den sakralen Rückenmarkzenter, der Blase und Schließmuskulatur regiert, betroffen. Durchschnittlich urinieren diese Kranken, wegen Blasenatonie, mit intraabdominaler Druckerhöhung. Aber wegen der Beckenbodenmuskelerschlaffung und nach Ruptur der Ligamente, die den Blasenhals mit dem Schambein verbinden, werden Blase und Prostata nach hinten und unten geschoben. Soweit die Fassern, die die mittlere Aponevrose unterhalb Prostata mit dem Pubis verbinden, bestehen bleiben, knickt die Prostata nach hinten (Abb. 1, 2). Es entstehen so zwei Stockungspunkte: das vordere Teil des Blasenhalses schließt unter Druck den Eingang der Harnröhre und am Ausgang der Prostata wird die Harnröhre nach hinten abgeknickt und so verschlossen. In einem Falle haben wir den umgekehrten Processus beobachtet: bei Ruptur der Fassern zwischen Pubis und dem unteren Teil der Prostata wird diese nach vorne gekippt (Abb. 3). In diesem Fall blockiert der hintere Teil des Blasenhalses, und der Knick der Harnröhre unterhalb der Prostata ist entgegengesetzt. Diese Anlage ist nur bei Bildschirmbeobachtung während der Miktion zu sehen, und wir empfehlen aus diesem Grunde eine permiktionelle Videoaufnahme, um diesen Vorgang nachweisen zu können.

Die Therapie ist meistens chirurgischer Art. Man kann evtl. einen Tennisball unter den Anus setzen und so das Perineum nach oben drücken. Es ist auch möglich, das Perineum anzuspannen, indem sich der Patient weit nach vorne biegt. Um langfristige Ergebnisse zu erzielen, haben wir einen operativen Eingriff bevorzugt. Zuerst dachten wir, die Prostata und die Blasenvorderwand nach vorne zu heften. Die 3 ersten Fälle wurden so operiert: die Prostata wurde an das Lig. pubicum superius genäht und die Blasenvorderwand an die mittlere Bauchwand (Abb. 4).

Jedoch eine infizierte Prostata an den Pubis zu heften, mit einem nicht resorbierbaren Material, gibt ein unwiderlegbares Infektionsrisiko. Aus diesem Grunde haben wir dann später den Musculus pyramidalis und die vordere Linea alba präpariert, nach hinten gekippt und die Prostata daran angenäht (Abb. 5-8). Das Infektionsrisiko war so vermindert und das Resultat hat sich als sehr gut, wenn nicht besser, bewährt. In jedem Falle war die Miktion wieder möglich, und die Miktionsdauer stark verringert. Der Restharn in der Blase sank meistens auf Null und in nur einem Falle war er um 50 ml. Die Blaseninfektion verschwand außer in 2 Fällen, wo sich seltene Infektionsepisoden noch entwickelten. In den späteren Jahren haben wir jedoch zusätzlich bei etlichen Fällen eine voraussehbare Harnröhrenpathologie beobachtet. 2 Blasenhalssklerosen, 2 Prostata-Adenome und 2 Harnröhrenstrikturen wurden entweder mit TUR oder mit Harnröhrenerweiterung behandelt. Diese Pathologie war jedoch unabhängig von dem atonen Perineumssyndrom mit Harnröhrenknick. Nach dieser Behandlung war die Miktion wieder gleich der nach der Prostatocystopexie.

Andere Operationswege können auch entwickelt werden; unsere Methode ist jedoch sehr einfach, hat ein dauerndes Resultat, und wir haben es nie nötig gefunden, die hintere Blasenwand und den Blasenboden durch eine Operation auf die Excavatio rectovesicalis zu verbessern.

Literatur

1. Archimbaud JP, Spay F, Buzelin JM et al. (1976) La bascule postérieure de la vessie et de l'urètre de certaines neurovessies périphériques et son traitement par la colocystopexie. J Urol Néphrol 82: 231-239
2. Buzelin JM, Jurascheck F (1981) Les complications urologiques et leur traitement. Dans: Maury M (éd) La Paraplégie Flammarion édit, Paris, pp 334-344
3. Dollfus P, Jurascheck F, Jacob-Chia D et al. (1972) Prostatocystopexy for a paraplegic case with an inactive bladder and perineum. Paraplegia 10: 64-67
4. Jurascheck F, Dollfus P, Jacob-Chia D (1980) Elongation of the active anterior wall of the urogenital pelvic diaphragm, a late unusual complication of paraplegia. Paraplegia 18: 241-244
5. Jurascheck F, Dollfus P, Chapuis A et al. (1987) Surgical treatment of the static perineal modification in Spinal Cord or Cauda Equina Lesions. Paraplegia 25: 475-481

Dr. F. Jurascheck
Service d'Urologie
Centre Hospitalier de Mulhouse
F-68051 Mulhouse Cédex

Individualisierter Verschluß von Blasenscheidenfisteln (VVF)

H. Baur, A. Schmidt und J. E. Altwein

Die Art der operativen Korrektur einer vesiko-vaginalen Fistel richtet sich nach der Ursache, dem Diagnosezeitpunkt und den Erfahrungen des Operateurs. Entsprechend werden nach vaginalem Verschluß Erfolgsquoten zwischen 70 und 95% berichtet [3, 13]. Aufwendiger und wohl auch belastender sind die suprapubischen Verschlußoperationen, die aber bei komplizierten, voroperierten oder aktinischen Fisteln einen zuverlässigeren Fistelverschluß ermöglichen.

Krankengut und Methodik

Bis einschließlich 1986 wurde bei 77 Frauen eine Operation wegen einer vesiko-vaginalen Fistel durchgeführt, bei 6 weiteren Patientinnen mit maligner Fistel wurde lediglich eine palliative Harnableitung durchgeführt. Die abdominalen Operationsverfahren waren die Visierlappenplastik [12], das Vorgehen nach O'Connor [9] und die Peritoneallappeninterposition [5]. Beim vaginalen Operieren wurde ebenfalls ein Visierlappen verwandt, oder aber nach Füth-Mayo vorgegangen. Alle Patientinnen wurden nach mindestens 1 Jahr zurückliegender Operation nachuntersucht.

Ergebnisse

77% der Patientinnen hatten eine sog. Posthysterektomie-Fistel, 15% hatten eine aktinische Läsion und bei 3,6% ging ein geburtshilflicher Eingriff voraus. Bei der Hälfte der Frauen mit einer Fistel nach vaginaler Hysterektomie betrug der Intervall zwischen Entstehung und Korrektur weniger als 10 Wochen, das gleiche galt für Fisteln nach einer abdominalen Uterusextirpation. Demgegenüber war nach Bestrahlung der Zeitraum zwischen Abschluß der Bestrahlung und Korrektur bei der Hälfte der Patientinnen 10 mal so lang. Bei 16 Patientinnen wurde mindest einmal ein erfolgloser Versuch zum Fistelverschluß durchgeführt. Eine Beziehung zwischen Ursache und Fistelgröße ließ sich nur bei den Strahlenfisteln nachweisen.

Insgesamt wurden bei 70 Frauen mit nicht strahlenbedingten Fisteln 76 Eingriffe vorgenommen (Tabelle 1). Bei 3 von 46 Patientinnen, die sich einer transvesikalen Visierlappenplastik unterzogen hatten, kam es zum Rezidiv, bei den beiden anderen suprapubischen Verschlußtechniken hingegen nicht. Besonders auffallend ist, daß der Verschluß nach Füth-Mayo mit einer hohen Rezidivrate behaftet war. Eine antibiotische Nachbehandlung wurde bei 2 von 11 Patientinnen nach Peritoneallappeninterposition und bei 28 von 47 Patientinnen nach transvesikaler Visierlappenplastik oder Übernähung vorgenommen. Art und Dauer der Harnableitung (Cystostomie, Dauerkatheter oder beide Ableitungsverfahren) hatte keinen Einfluß auf ein mögliches Rezidiv. Die postoperative Komplikationsdichte war am höchsten (einschließlich der Rezidive) nach der vaginalen Fisteloperation in der Technik von Füth-Mayo, gefolgt von der transvesikalen Visierlappenplastik (Tabelle 2, 3). Die Behandlung der Rezidive läßt sich nach Fistelgröße unterscheiden. Fisteln bis 3 mm wurden bei 5 Frauen mit einem vaginalen Visierlappen, bei 2 Frauen in der Technik von Füth-Mayo und 1 × mit einen transvesikalen Visierlappen verschlossen. Bei 2 von 3 Fisteln zwischen 3 und 8 mm gelang

Tabelle 1. Therapie gynäkologischer Fisteln (nicht-aktinisch): Übersicht (N = 76 Eingriffe/70 Frauen; KBB München 1972–1986)

Technik	Eingriffe (Anzahl)	Komplikationen		Verschluß b. Entlassung	Rezidive
		postop.	Nachunters.		
Abdominal					
Transvesikale Visierlappenplastik (Schmiedt)	46	12	1+ 8	43	3
Transvesikale Übernähung (O'Conor)	2			2	
Peritoneallappen-Interposition (Hohenfellner)	11	1	2	11	
Vaginal					
Vaginale Visierlappenplastik	10	2	2	9	1
Fueth-Mayo	7	5	2	2	5
Summe	76	20	15	67	9

Tabelle 2. Abdominale Operationen gynäkologischer Fisteln (nicht-aktinisch): Komplikationen (N = 59 Eingriffe/58 Frauen; KBB München 1972–1986)

Technik	postoperativ	N	Nachuntersuchung	N
Transvesikaler Visierlappen (N = 46)	Rezidiv	3	rezidiv. HWI	5
	p.s.-Heilung	3	Streß (-Urge)-Inkontinenz	2
	Reflux	2	Harnstauungsniere	1
	Venenthrombose	1	Exitus (Lymphom)	1
	Harnverhalt + PN	1		
	Harnstauungsniere	1		
	Extravasat	1		
O'Conor (N = 2)				
Peritoneallappen (N = 11)	Reflux	1	rezidiv. HWI	1
			Streß (-Urge)-Inkontinenz	1
Summe = 59		13		11

Tabelle 3. Vaginale Operation gynäkologischer Fisteln (nicht-aktinisch): Komplikationen (17 Eingriffe/12 Frauen; KBB München 1972–1986)

	postoperativ	N	Nachuntersuchung	N
Vaginaler Visierlappen (N = 10)	Rezidiv	1	rezidiv. HWI	1
	Zystofix, neurogene Blase	1	Narbenhernie	1
Fueth-Mayo (N = 7)	Rezidiv	5	rezidiv. HWI	1
			Streßinkontinenz	1
Summe = 17		7		4

der Verschluß mit einem vesikalen Visierlappen; 1 Fistel heilte unter Katheterdrainage spontan. 2 Fisteln zwischen 8 und 18 mm wurden durch Peritoneallappeninterposition erfolgreich behandelt, bei einer weiteren Patientin wurde wegen eines malignen Lymphoms keine weitere Behandlung vorgenommen. Bei einer großen Zweitfistel über 27 mm wurde nach primärer Omentuminterposition ein vaginaler Visierlappen erfolgreich eingesetzt.

Häufigste Spätfolge nach transvesikaler Visierlappenplastik waren rezidivierende Harnwegsinfekte (5 Patientinnen). 2 Frauen litten an einer kombinierten Streß-Urge-Inkontinenz, 1 × trat eine Harnstauungsniere auf. Nach Peritoneallappeninterposition klagte je 1 Patientin über rezidiverende Harnwegsinfekte, bzw. eine gemischte Inkontinenz. Nach vaginaler Visierlappenplastik traten bei 1 Patientin rezidivierende Harnwegsinfektionen auf. Zu einem dritten Rezidiv kam es bei einer Patientin nach vorheriger Füth-Mayo'schen Operation. Rezidivierende Harnwegsinfekte, bzw. eine Streßinkontinenz wurde bei je 1 Patientin nach der gleichen Operationstechnik beobachtet.

Bei 7 von 13 Frauen mit einer aktinischen Fistel wurde ein Verschluß durchgeführt. Durch Peritoneallappen- bzw. Omentuminterposition mit Uretero-Zysto-Neostomie wurde eine Kontinenz bei 2 Frauen erreicht. Eine vaginale Verschlußoperation war hingegen ungeeignet. Bei 1 Patientin wurde intraoperativ Tumorinfiltration in der Fistelumgebung

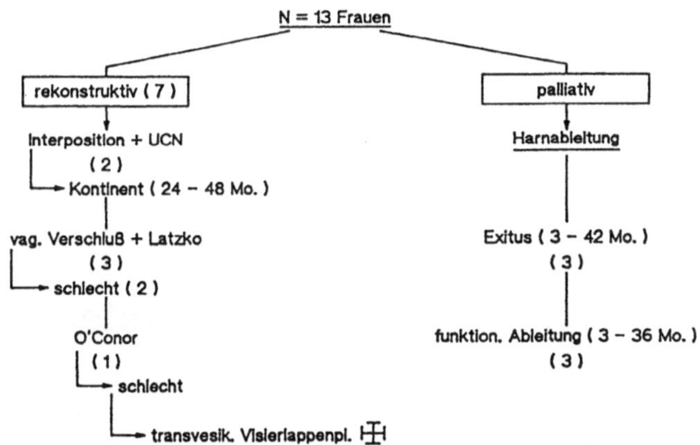

Abb. 1. Therapie gynäkologischer Fisteln (aktinisch): Übersicht (KBB München 1972-1986)

gefunden; ein Fistelverschluß wurde nicht erzielt (Abb. 1).

Diskussion

Die Entscheidung über eine vaginale oder abdominale Operation zum Verschluß einer vesiko-vaginalen Fistel sollte nicht nur eine Frage der persönlichen Referenz sein, sondern Fistelursache, - Größe, - Sitz - und eventuell Beteiligung des Harnleiters berücksichtigen [4, 6, 13, 15]. Entsprechend schwankt die Verschlußrate zwischen 70 und 99%. Allerdings ist die Zusammensetzung des Krankengutes unterschiedlich, sodaß die Erfolgszahlen ein schiefes Bild von der Leistungsfähigkeit der vaginalen Verschlußmöglichkeiten geben. Im eigenen Krankengut traten bei 6 von 17 Frauen Rezidive nach vaginalen Operationen auf. Interessant ist, daß durch Anwendung eines vaginalen Visierlappens die Verschlußrate günstig beeinflußt wurde. Bei der Präselektion des urologischen Krankengutes ist das Vorgehen nach Füth-Mayo offenbar weniger geeignet, wobei die unzureichende Freilegung des Fistelgebietes mitverantwortlich sein dürfte [14].

Die suprapubischen Verschlußtechniken sind bei nahezu jeder Fistel anwendbar und es ist möglich durch ein Interponat in der Regel von Peritoneum, seltener vom Omentum, eine zuverlässige Trennung der kommunizierenden Organe vorzunehmen [3]. Dies zeigt sich darin, daß bei Verzicht auf ein Interponat [2] bei der transvesikalen Visierlappenplastik praktisch 6% Rezidive auftraten. Daraus ist abzuleiten, daß ein Verzicht auf die problemlose Peritoneallappeninterposition möglicherweise nachteilig ist [1, 5, 7].

Die Heilungschancen aktinischer Fisteln werden von der Grunderkrankung beeinflußt. Das vaginale Vergehen mit einer Erfolgsquote von 60% ist zweifelsohne ungeeignet [15]. Omentum, aber auch Peritoneum scheint besser geeignet [5, 7]. Im eigenen Krankengut wurden bei 3 von 7 Frauen mit Peritoneumlappen - bzw. Omentuminterposition gute Ergebnisse erzielt. Der Fistelverschluß wurde aber mit einer Streß-Urge-Inkontinenz erkauft. Es ist zu prüfen, ob hier eine Blasenaugmentation nicht vorteilhaft gewesen wäre.

Literatur

1. Altwein JE (1976) Gynäkologische Fisteln. Therapiewoche 26: 4422-4427
2. Carl P, Praetorius M (1974) Der transvesikale Verschluß von Blasenscheidenfisteln. Geburtshilfe Frauenheilkd 34: 699-705
3. Eisen M (1974) Jurkovic K, Altwein JE, Schreiter F, Hohenfellner R (1974) Die Behandlung der Blasenscheidenfistel durch Peritoneal-Fettlappeninterposition. Geburtshilfe Frauenheilkd 34: 706-710
4. Friedberg V, Altwein JE, Petri E (1983) Vaginaler oder abdominaler Verschluß von Blasenfisteln. In: Petri E (Hrsg) Gynäkologische Urologie. Thieme, Stuttgart, S 73-85
5. Hohenfellner R (1965) Die urologischen Komplikationen des Collum-Carcinoms. Springer, Berlin Heidelberg New York, S 67-70
6. Ingelmann-Sundberg A (1981) Ein Beitrag zum Problem des operativen Verschlusses von Blasenscheidenfisteln. Gynäkologe 14: 183-186
7. Kiricuta I, Aoldstein AMB (1972) The repair of extensive vesicovaginal fistulas with pedicled omentum: A review of 27 cases. J Urol 108: 724-727
8. Moncada J, Volkmer HP (1982) Die operative Behandlung von Blasenscheidenfisteln. Urologe A 21: 354-357
9. O'Conor VJ jr (1980) Review of experience with vesicovaginal fistula repair. J Urol 123: 367-369
10. Papadopoulos I, Schrapka B, Kelâmi A (1985) Anwendung des Humanfibrinklebers beim Verschluß von Blasen-Scheiden-Fisteln. Urol Int 40: 141-144
11. Petri E, Friedberg V (1983) Vaginaler oder abdominaler Verschluß von Blasen-Scheiden-Fisteln? Gynäkologe 16: 231-237
12. Schmiedt E, Carl P (1972) Transvesikaler Verschluß von Blasen-Scheiden-Fisteln mittels Verschiebelappenplastik. Urologe A 11: 309-313
13. Steg A, Chiche R (1983) The Challenging vesicovaginal fistula. Eur Urol 9: 157-163
14. Szemesi I (1966) Die Behandlung erfolglos operierter Blasen-Scheiden-Fisteln. Zentralbl Gynäkol 39: 1332-1339
15. Zimmern PE, Hadley HR, Staskin DR, Raz S (1985) Genitourinary fistulae. Urol Clin North Am 12: 361-367

Dr. H. Baur
Krankenhaus der Barmherzigen Brüder
Urologische Abteilung
Romanstr. 93
D-8000 München 19

Onkologie 1

Treffsicherheit des Urologen und Allgemeinmediziners bei rektaler Doppelpalpation zur Früherkennung des Prostatakarzinoms

E. Varenhorst, K. Pedersen, O. Löfman, K. Berglund und A. Herder

In Schweden ist das Prostatakarzinom die häufigste Krebserkrankung des Mannes. Dieser Krebs macht 23% aller bösartigen Tumoren des Mannes aus. Die jährliche Inzidenzrate ist mit 101 neuen Fällen pro 100000 männliche Einwohner die höchste in Europa [1]. Seit 1986 ist das Prostatakarzinom in Schweden auch die häufigste Todesursache durch Krebs [2]. In der Hoffnung durch rechtzeitige kurative Therapie die Mortalität senken zu können, wurden angesichts dieser Situation in der letzten Zeit Vorsorgeuntersuchungen zur Früherkennung des Prostatakarzinoms vorgeschlagen. Um Organisationsformen zu testen sowie ökonomische und psychosoziale Konsequenzen zu untersuchen, wurde im Herbst 1987 das erste Vorsorgeprogramm Schwedens für Prostatakrebs in der Stadt Norrköping als Pilotstudie durchgeführt.

Material und Methode

Information über die Zielsetzung und Planung des Programms wurde über lokale Zeitungen, Radio und Fernsehen verbreitet. Unter den 9008 Männern im Alter von 50-69 Jahren, die im Zentrum der Stadt wohnhaft sind, wurden nach dem Zufallsprinzip 1484 ausgewählt und durch ein persönliches Schreiben zu einer Vorsorgeuntersuchung auf Prostatakrebs aufgefordert. Als Screeningmethode wurde eine doppelte Rektalpalpation eines Urologen und Allgemeinmediziners unabhängig voneinander nach einheitlicher Instruktion durchgeführt. Verhärtungen der Prostata, die von einem der Untersucher oder von beiden als karzinomverdächtig beurteilt wurden, wurden durch Feinnadelbiopsie untersucht. Psychosoziale und ökonomische Aspekte des Programms wurden mit Hilfe von Frageformularen studiert.

Resultat

1162 (78,4%) der aufgeforderten Männer fanden sich zur Untersuchung ein. In 44 Fällen (3,7%) wurden karzinomverdächtige Verhärtungen der Prostata palpiert. In 20 Fällen waren sich Urologe und Allgemeinmediziner einig, in je 10 Fällen wurde nur von einem der Untersucher der Karzinomverdacht geäußert. In 13 (29,5%) der 44 Fälle wurde der Karzinomverdacht durch die zytologische Untersuchung bestätigt. Ein Karzinomfall wurde nicht doppelpalpiert. Von den restlichen 12 doppelpalpierten Karzinomfällen wurden 8 vom Urologen und Allgemeinmediziner, 3 nur vom Urologen und 1 Fall nur vom Allgemeinmediziner richtig diagnostiziert. 11 der 13 Karzinomfälle wurden kurativ behandelt. Ein Fall erhielt kurative Strahlenbehandlung und 10 Männer wurden radikal prostatektomiert. Ein Mann war wegen Herz- und Gefäßkrankheit inoperabel und ein Mann erhielt wegen vorliegender Metastasierung des Prostatakarzinoms endokrine Therapie.

Diskussion

Der Urologe und/oder Allgemeinmediziner kann im Rahmen eines Screeningprogramms Prostatakarzinome frühzeitig durch rektale Palpation diagnostizieren. In unserer Studie war die Treffsicherheit des Urologen (11 Karzinome) etwas höher als die des Allgemeinmediziners (9 Karzinome). Die Früherkennung des Prostatakarzinoms in der symptomlosen Phase ist zur Zeit die Voraussetzung, um eine rechtzeitige kurative Therapie einsetzen zu können und damit die Mortalität durch Prostatakarzinom senken zu können. Die Anzahl der in unserer Studie diagnostizierten Karzinomfälle ist sehr hoch [3]. Resultate vergleichbarer Programme, in denen Männer aus dem Bevölkerungsregister ausgewählt wurden und in so hohem Maße der Aufforderung zur Vorsorgeuntersuchung folgten, liegen bisher in der Literatur nicht vor.

Literatur

1. Cancer incidence in Sweden 1984 (1988) National Board of Health and Welfare. The Cancer Registry, Stockholm, pp 50-51
2. Causes of Death, 1986 (1988) Official Statistics of Sweden, National Central Bureau of Statistics, Stockholm, pp 22-23
3. Lent V, Meyer M (1978) Zur Treffsicherheit der rektalen Palpation bei der Früherkennung des Prostatakrebses. Dtsch Med Wochenschr 103: 335-336

Dozent Dr. E. Varenhorst, Urologische Abteilung Chir. Klinik Krankenhaus, S-601 82 Norrköping

Aktualisiertes Screening beim Prostatakarzinom

E. Allhoff, R. Bading, W. de Riese und U. Jonas

Die derzeit möglichen diagnostischen Modalitäten zum Nachweis eines Prostatakarzinoms wie die digitale-rektale Untersuchung (DRE), die Bestimmung des Serumwertes des prostataspezifischen Antigens (PSA) sowie die transrektale Ultraschalluntersuchung der Vorsteherdrüse (TRUS) sind als Solitärmaßnahmen erfahrungsgemäß nur bedingt aussagekräftig. Dem Prostatakarzinom (pCa) eigen ist ein uncharakteristisch variabler Phaenotyp hinsichtlich Palpations-, Sonographie- als auch Markerbefund. Dies wiederum wirkt sich bei Zugrundelegung nur eines Untersuchungsverfahrens für die Entdeckung nachteilig aus (Abb. 1). Daher sollte geprüft werden, inwieweit die kombinierte Wertung der für das Vorliegen eines Malignoms indikativen Parameter der genannten Maßnahmen eine Verbesserung des Screenings ermöglicht. In einer prospektiven Studie wurden bei bisher 274 Patienten über 45 Jahre DRE und TRUS von jeweils unabhängigen Untersuchern durchgeführt, letztere erstmals mittels bifokaler multiplanarer Technik (Kretztechnik Combison 320-5, 7,5 Mhz Schallkopf).

Parallel dazu erfolgte die Bestimmung des Serum-PSA-Wertes mittels Immuno-Radiometric-Assay (Hybritech). Die erhaltenen Befunde wurden dem endgültigen histopathologischen Ergebnis gegenübergestellt.

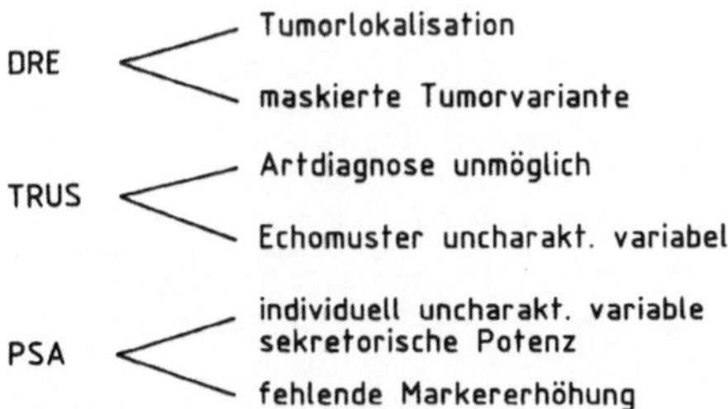

Abb. 1. Für die Entdeckung eines pCa nachteilige Faktoren der Solitärmaßnahmen

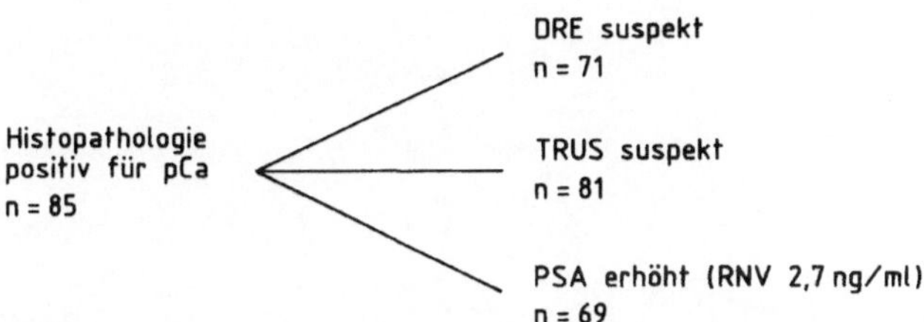

Abb. 2. Klinische, immunchemische und sonographische Befunde in Korrelation zu histologisch nachgewiesenem pCa

Tabelle 1. Solitärmaßnahmen für die Diagnostik des pCa in Kombination

	Übereinstimmung mit histol. Diagnose	
	n	%
TRUS + DRE	79	(93)
DRE + PSA (RNV)	78	(92)
DRE + PSA (COV)	75	(88)
TRUS + PSA (RNV)	82	(96)
TRUS + PSA (COV)	81	(95)
TRUS + DRE + PSA (RNV)	83	(97,6)
TRUS + DRE + PSA (COV)	83	(97,6)

Bei 85 histologisch gesicherten Prostatakarzinomen entsprachen die DRE in 71 (84%), die TRUS in 81 (95,3%) sowie der PSA-Wert bei Zugrundelegung des empfohlenen Normwertes (recommended normal value RNV 2,7 ng/ml) in 69 Fällen (81%) der endgültigen Diagnose (Abb. 2). Der paarweise Einsatz der Modalitäten erbrachte für TRUS + DRE eine Übereinstimmung mit dem histologischen Ergebnis in 79 (93%), für PSA + DRE in 78 bzw. bei Zugrundelegung eines cut-off-values (COV, 10 ng/ml) in 75 (88%) und für TRUS + PSA entsprechend dem gewählten Referenzbereich in 82 (96%) bzw. 81 (95%) Fällen. Nach kombiniertem Einsatz sämtlicher Maßnahmen wurden unter Berücksichtigung des der jeweiligen Modalität eigenen indikativen Potentials 83/85 der Prostatakarzinome als solche identifiziert (Tabelle 1).

Wie bereits aufgrund erster Erfahrungen beobachtet, kann die Sensitivität der Diagnostik beim Prostatakarzinom durch den kombinierten Einsatz von DRE, TRUS und PSA-Serumwert wesentlich erhöht werden, so daß sich ein solcher zukünftig als Routine-Screening empfiehlt [1].

Literatur

1. Allhoff E, Bading R, Hoene E, Jonas U (1988) The bifocal multiplane transrectal transducer: a valuable adjunct to physical and immunochemical findings for early detection of prostate cancer - initial experience. World J Urol 6: 27-30

Prof. Dr. E. Allhoff
Urologische Klinik der
Medizinischen Hochschule Hannover
Konstanty-Gutschow-Str. 8
D-3000 Hannover 61

PSA und PAP, ihre Bedeutung bei Prostataerkrankungen

F. Hering, P. Huber und G. Rutishauser

Für das lokal begrenzte Prostatakarzinom ist die radikale Prostatektomie hinsichtlich Rezidivfreiheit und Überleben allen bisherigen gebräuchlichen Therapieformen überlegen. Dagegen verschlechtert ein Lymphknoten- oder Samenblasenbefall die Prognose ganz erheblich. Aus diesem Grunde suchte man nach sogenannten Markern, die es erlauben ein Karzinom im möglichst frühen Stadium zu erfassen, um bei entsprechender Indikation eine optimale Therapie bieten zu können. Auch die radioimmunologische Bestimmung der sauren Prostataphosphatase (PAP) brachte keine wesentliche Verbesserung in der klinischen Diagnostik, dagegen ließ das Prostataspezifische Antigen (PSA) vielversprechende Hoffnungen aufkommen.

Intensive Voruntersuchungen zeigten, daß 95% der Werte junger gesunder Männer unterhalb eines Wertes von 4,5 liegen. Dagegen wurden bei Männern mit benigner Prostatahyperplasie höhere Werte bestimmt, aber auch hier lagen 95% dieser Werte unter 12.

Basierend auf den dargelegten Untersuchungen gilt folgende Einteilung (Tabelle 1):

Wert kleiner als 6,3: Normbereich

Wert zwischen 6,3 und 12,2: benigne Prostatahyperplasie in den Stadien 1-3, evtl. Carcinoma in situ (T_0) oder T_1-Carcinom der Prostata.

Werte oberhalb von 12,2: dringender Verdacht auf ein Prostatacarcinom.

Auch wir verfolgen einige Patienten mit falsch-positiven Werten - also negativer Histologie nach Operation oder mehrfach negativer Feinnadelbiopsie. Falsch positive Werte können unserer Erfahrung nach erklärt werden durch infektiöse Prozesse, z.B. eine granulomatöse Prostatitis. So beobachteten wir einen Abfall der PSA-Werte nach antibiotischer Therapie. Erhöhte Werte können aber auch nach rektaler Palpation, einem Harnverhalt, Katheterismus und Operationen beobachtet werden. Im allgemeinen normalisieren sich diese Werte im Verlauf von 36 Stunden. Demzufolge müssen bei der Beurteilung pathologischer Werte vorausgegangene Manipulationen der Prostata berücksichtigt werden.

Wir versuchten nun zu klären, ob die vor einer radikalen Prostatektomie bestimmten Werte von PSA und PAP irgendwelche Hinweise auf ein kapselüberschreitendes lokales Wachstum, einen Samenblasen- oder gar Lymphknotenbefall geben.

Ein Vergleich beider Marker PAP und PSA in Abhängigkeit vom pathohistologischen Tumorstadium (Abb. 1) läßt die viel höhere Sensitivität des PSA erkennen, das auch in niedrigen Tumorstadien von wenigen Ausnahmen abgesehen über der Norm liegende Werte zeigt. Für die PAP fanden wir lediglich bei drei Patienten vor radialer Prostatektomie erhöhte Werte.

Betrachtet man die PSA-Daten etwas genauer, so fällt doch ein deutlicher Unterschied zwischen Patienten mit lokalbegrenztem bzw. fortgeschrittenem Tumorstadium auf (Abb. 2). Bei lokal begrenztem Tumor liegen die Medianwerte bei 15. Überschreitet das Tumorwachstum die Prostatakapsel, so steigen diese Werte auf knapp 30.

Noch deutlicher sind die Unterschiede beim Lymphknotenbefall (Abb. 3). Liegen die Medianwerte bei negativen Lymphknoten kaum oberhalb

Tabelle 1

PSA (ng/ml)	Interpretation of results
< 6,3	Normal controls (BPH Stage 1)
> 6,3 - < 12,2	BPH 1-3 PC T0/T1
> 12,2	PC ≥ T2 (?)

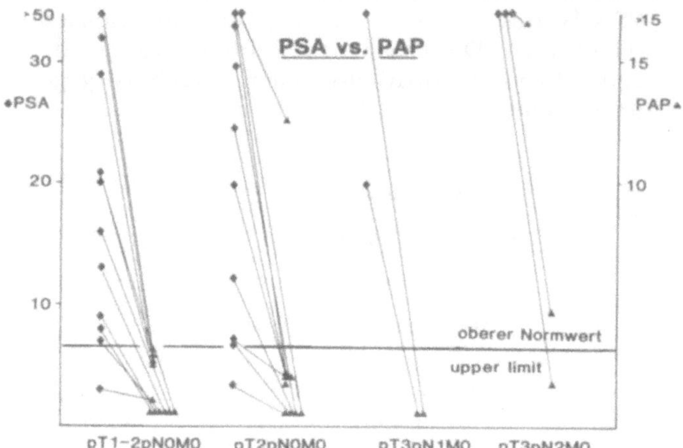

Abb. 1

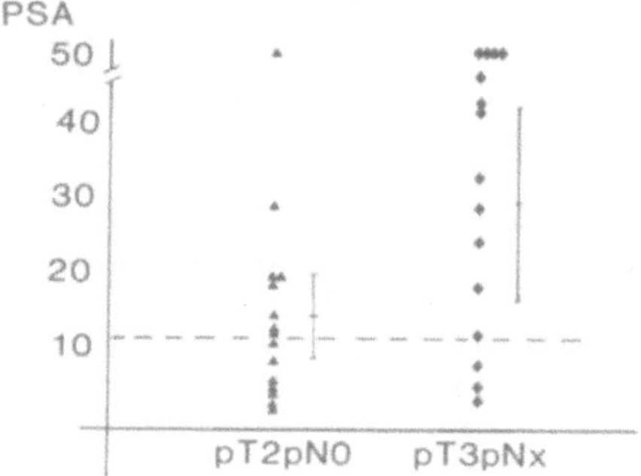

Abb. 2

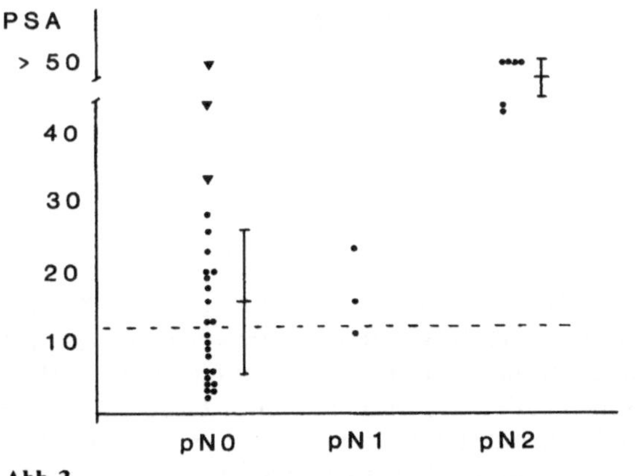

Abb. 3

des Normbereiches, so steigen sie bei beidseitigem Lymphknotenbefall über 45 an.

PSA als alleiniger Screening-Parameter für die Indikationsstellung ist sicher ungenügend, dagegen ist es für die Weiterverfolgung der Tumoraktivität nach radikaler Prostatektomie den bisher verfügbaren Markern insbesondere der PAP überlegen.

Nach radikaler Prostatektomie darf man erwarten, daß die PSA-Werte innerhalb der physiologischen Halbwertszeit von 2 Tagen auf praktisch 0 abfallen. Andererseits weist ein PSA-Anstieg, bevor Rezidivzeichen vorliegen auf ein Lokalrezidiv oder Metastasen hin.

Zusammenfassend kommt dem prostataspezifischen Antigen im Vergleich zur sauren Prostataphosphatase eine 33%-ig höhere Sensitivität zu. Die Spezifität ist lediglich um 3% kleiner als die der sauren Prostataphosphatase. Gleichzeitig ist die Effizienz um 16% höher, insbesondere im Monitoring nach radikaler Prostatektomie. Die vergleichsweise leichte Handhabung des prostataspezifischen Antigens, daß auch bei Zimmertemperatur über 48 Stunden stabil ist, ist ein weiterer Vorteil dieses Tests mit Markercharakter.

PD Dr. F. Hering
Kantonsspital Basel
Poliklinik der Urologischen Klinik
des Departments für Chirurgie
CH-4031 Basel

Verhalten von sogenannten Tumormarkern des Prostatakarzinoms (PSA, Urokinasetyp, Plasminogenaktivator) in Abhängigkeit von der Therapie

H. Pflüger, M. Hütter, G. Christ und B. R. Binder

Beitrag nicht eingereicht

Klinischer Stellenwert der transrektalen Prostatasonographie

H. Bertermann und H. Wand

Beitrag nicht eingereicht

Wertigkeit der Computertomographie in der Diagnostik von Blasen- und Prostatakarzinomen

T. Otto, C. Keitel, M. Serdarevic, S. Bergner und H. Behrendt

Die Computertomographie wird routinemäßig bei Blasen- und Prostatakarzinomen zur Beurteilung der lokalen Tumorausdehnung und eventuellen lymphogenen Aussaat herangezogen. Über die Verläßlichkeit der computertomographischen Aussagen, insbesondere bei Lymphknotenvergrößerungen unter 2 cm, herrschen kontroverse Ansichten [1-5, 7].

Von 1981 bis 1988 wurden 36 Patienten mit einem Blasenkarzinom und 10 Patienten mit einem Prostatakarzinom präoperativ einer computertomographischen Diagnostik unterzogen. Eingangsvoraussetzung zur Operation (pelvines Lymphknotenstaging) bei den Prostatakarzinompatienten war - im Gegensatz zu den Blasenkarzinompatienten -, daß Hinweise auf Lymphknotenmetastasen im CT nicht vorhanden waren. Die computertomographische Beurteilung hinsichtlich einer lymphogenen Metastasierung wurde mit dem histologischen Befund verglichen.

Die Beurteilung der Computertomogramme wurde in Kenntnis der Verdachtsdiagnose Prostata- bzw. Blasenkarzinom, jedoch in Unkenntnis des histologischen Befundes vom selben Radiologen vorgenommen. Die Zeit zwischen CT-Untersuchung und Operation betrug durchschnittlich eine Woche. Die Computertomogramme des Abdomens und Beckens wurden in 8 mm-Schichten angefertigt. Als auffällig wurden Lymphknoten von mehr als 1 cm Größe oder drei bzw. mehr Lymphknoten unter 1 cm bezeichnet.

Bei den Blasenkarzinomen stimmten computertomographischer und histologischer Befund zu 58% überein. In 31% war eine falsch negative Beurteilung im CT vorgenommen worden. In 11% wurde eine falsch positive Aussage getroffen. Die Spezifität betrug 81%, die Sensitivität 21%. Ähnlich verhielten sich die Ergebnisse beim Prostatakarzinom. Hier lag in 50% eine Koinzidenz von CT- und histologischem Befund vor. Der Anteil an falsch negativen CT-Befunden betrug 40%, falsch positive Aussagen erfolgten in 10% der Fälle. Die Spezifität betrug hier 83%, bezüglich der Sensitivität war eine Aussage nicht möglich, da nur solche Patienten mit einem Prostatakarzinom operiert wurden, die nachweislich keinen Lymphknotenbefall im CT aufwiesen.

Sowohl bei den Blasenkarzinomen als auch bei den Prostatakarzinomen ist der Anteil falsch negativer CT-Befunde mit 31% bzw. 40% beachtlich. In 25% der falsch negativ bewerteten Computertomogramme waren die Lymphknoten makroskopisch größer als 1,5 cm. Die Unterscheidung eventuell vorhandener Lymphknoten von den Iliacalgefäßen war in den ausgewerteten Computertomogrammen unter anderem dadurch erschwert, daß Kontrastmittel im Bolusverfahren zur besseren Abgrenzbarkeit der Gefäße nicht verabreicht wurde und die Abgrenzbarkeit zu Nachbarorganen erschwert war [6].

Auch unter Berücksichtigung einer verbesserten Gerätetechnik, der Anwendung von Kontrastmittel im Bolusverfahren sowie einer optimalen Patientenvorbereitung dürfte mithin die computertomographische Untersuchung von Blasen- und Prostatakarzinomen von nur begrenztem Wert sein.

Literatur

1. Altwein JE, Leitenberger A, Ay R (1984) Wert der Computer-Tomographie und Lymphographie zum Nachweis von pelvinen Lymphknotenmetastasen beim Prostatakarzinom. Urol Int 39: 178-183
2. Amendola MA, Glazer GM, Grossmann HB, Aisen AM, Francis IR (1986) Staging of bladder carcinoma: MRI-CT-surgical correlation. AJR 146: 1179-1183
3. Engelmann U, Schild H, Klose K, Schweden F, Jacobi GH (1984) Die Treffsicherheit der Computertomographie beim Harnblasenkarzinom. Eine Untersuchung bei 74 Patienten mit radikaler Zystektomie. Urologe A 23: 161-166
4. Giri PG, Walsh JW, Hazra TA (1984) Computed tomography in the managment of bladder carcinoma. Int J Radiat Oncol Biol Phys 10: 1121-1125
5. Magnusson A, Fritjofsson A, Norlen BJ, Wicklund H (1988) The value of computed tomography and ultrasound in assessment of pelvic lymph node metastases in patients with clinically locally confined carcinoma of the prostate. Scand J Urol Nephrol 22: 7-10
6. Platt JF, Bree RL, Schwab RE (1987) The accuracy of CT in the staging of carcinoma of the prostate. AJR 149: 315-318
7. Salo JO, Kivisaari L, Rannikko S, Lehtonen T (1986) The value of CT in detecting pelvic lymph node metastases in cases of bladder and prostate carcinoma. Scand J Urol Nephrol 20: 261-265

Dr. T. Otto
Urologische Universitätsklinik
Hufelandstr. 55
D-4300 Essen 1

Retensionsmessung: Eine Möglichkeit zur Quantifizierung der Skelettszintigraphie bei der Verlaufsbeobachtung des Prostatakarzinoms

P. G. Fabricius, W. Münzing, P. Fornara und E. Moser

Die Probleme der konventionellen Skelettszintigraphie zur Metastasensuche beim fortgeschrittenen Prostatakarzinom sind bekannt [3]. Sie betreffen vor allem Unsicherheiten bei der alleinigen visuellen Beurteilung von Zunahme oder Abnahme der Speicherung in einem Herd während der Verlaufskontrolle. Eine exakte Quantifizierung ist (mit Einschränkung) kaum möglich [2].

Material und Methodik

20 Patienten mit einem fortgeschrittenen PC: 11 ohne Knochenmetastasen; 5 mit multiplen Metastasen und Progress; 4 mit Abnahme der Metastasen im Skelettszintigramm; innerhalb von 12 Monaten 3 Kontrollen der GKR. Durchschnittsalter 67 Jahre (48–77) (Abb. 1).

1. i.v.-Applikation von ^{99m}Tc-DCD (⌀ 2 MBq)
2. Kontrollmessung nach 10–20 min (≙ 100%)
3. Retentionsmessung nach 24-Std.
4. Konventionelle Skelettszintigraphie mit ^{99m}Tc-DPD (⌀ 500 MBq)

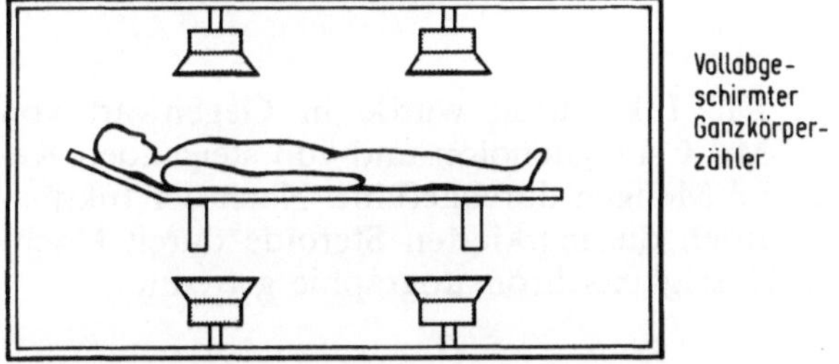

Abb. 1. Methodik der Ganzkörperretentionsmessung bei Patienten mit fortgeschrittenem Prostatakarzinom

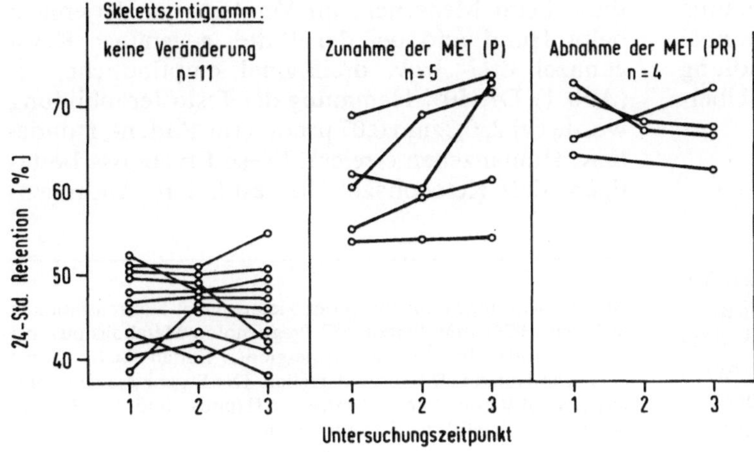

Abb. 2. 24-Stunden-Ganzkörperretention von ^{99m}-Tc-DPD bei Patienten mit fortgeschrittenem Prostatakarzinom (n = 20). Im Zeitraum von 12 Monaten wurden 3 Kontrollmessungen durchgeführt sowie 3 Skelettszintigramme angefertigt

Ergebnisse und Diskussion

Alle Patienten der Gruppe 1 zeigten kaum Veränderungen der Ganzkörperretentionswerte, aber grundsätzlich höhere Retentionen als der Normalwert von 40,7% (Abb. 2). Die 24-Stunden-Retention von ^{99m}Tc-DPD wird von der Nierenfunktion (ab > 1,5 mg%), dem Lebensalter und der Altersosteoporose unter anderem beeinflußt [4]. Obwohl kein Patient einen Kreatininwert über 1,4 mg% hatte, könnte das Lebensalter mit den entsprechenden degenerativen Erscheinungen am Skelett diese relativ hohen Werte klären. Auch die PSA und PAP-Werte der Gruppe 1 (Tabelle 1) bestätigen den stabilen Krankheitsverlauf dieser Patienten, bei denen auch das Skelettszintigramm keine eindeutigen Veränderungen im Knochensystem gezeigt hat. Anders war es bei den Patienten der Gruppe 2 und 3 (Abb. 2). Hier dokumentieren die GKR-Werte eindeutig die Zunahme bzw. Abnahme der Tumoraffektion, was auch durch die PSA-Konzentrationen, weniger durch die PAP-Werte deutlich wurde (Tabelle 1). Im Gegensatz dazu war in Gruppe 2 in 3 von 5 Fällen der Tumorprogress im Skelettszintigramm nur schwer nachzuvollziehen. Die Metastasierung war schon zum Zeitpunkt der ersten Untersuchung sehr ausgeprägt. Aber auch die Abnahme der Aktivität im Knochen war schwer quantifizierbar.

Zusammenfassung

Die 24-Stunden-Retentionsmessung kann die Skelettszintigraphie nicht ersetzen, da sie nicht auf fokale Mehrspeicherung ausgerichtet ist. Der Ganz-

Tabelle 1. PSA- und PAP-Messungen bei Patienten (n=20), die gleichzeitig skelettszintigraphisch untersucht wurden und bei denen der Ganzkörperretentionswert des ^{99m}-Tc-DPD bestimmt wurde. Die Untersuchung fand alle 4 Monate statt

	PSA (ng/ml)			PAP (ng/ml)		
Kontrolluntersuchung Skelettszintigramm	1	2	3	1	2	3
Keine Veränderung n=11	0,34	0,60	0,34	<0,1	<0,1	<0,1
Zunahme der MET n=5	69,6	124,3	150,7	7,9	12,7	12,4
Abnahme der MET n=4	17,3	0,34	0,41	1,6	1,7	1,6

körperretentionswert (GRKW) erleichtert bei diffusen Veränderungen der Skelettspeicherung die visuelle Verlaufsbeurteilung. Aus erhöhten Retentionswerten kann allein keine Metastasierung des Prostatakarzinoms ins Skelettsystem abgelesen werden, da der GKRW von verschiedenen Faktoren beeinflußt wird. Die Verlaufskontrolle des fortgeschrittenen Prostatakarzinoms durch Tumormarker kann mit der 24-Stunden-Retentionsmessung des ^{99m}-Tc-DPD sinnvoll ergänzt werden.

Literatur

1. Buell A, Kleinhans E, Zorn-Bopp E, Reuschel W, Münzing W, Moser EA, Seiderer M (1982) A comparison of bone imaging with Tc-99m-DPD and Tc-99m-MDP: Concise communication. J Nucl Med 23: 214-217
2. Citrin DL, Hougen C, Zweibel W, Schlises S, Pruitt B, Ershler W, Davis TE, Harberg J, Cohen AI (1981) The use of serial bone scans in assessing response of bone metastases to systemic treatment. Cancer 47: 680-685
3. Dann J, Catronovo FP, McKusick KA, Griffin PP, Strauss HW, Prout GR (1987) Total bone uptake in management of metastatic carcinoma of the prostate. J Urol 137: 444-448
4. Zorn-Bopp E, Büll U, Münzing W, Lang P, Moser EA (1983) Ganzkörperretention von 99m-Tc-MDP bei Skeletterkrankungen. Nuklearmedizin 22: 24-30

PD Dr. P. G. Fabricius
Urologische Klinik der Ludwig Maximilians-Universität München
Klinikum Großhadern
Marchioninistr. 15
D-8000 München 70

Vergleich der Wirkungen von Ketoconazol auf die testikuläre Steroidogenese bei Ratte, Hund und Mensch

K. van Camp, R. de Coster, M. C. Coene, C. van Camp und D. Beerens

Einleitung

Ketoconazol ist ein oral wirksames Breitband-Antimykotikum. Bei niedrigen Konzentrationen (nM) hemmt dieser Stoff die Ergosterinsynthese bei Hefen und Pilzen. Bei höheren Konzentrationen (0,1 bis 10 µM) hemmt dieses Imidazolderivat bei Säugetieren mehrere zytochrom-P-450-abhängige Enzyme, vor allem aber solche, die bei der Steroidogenese eine Rolle spielen [3]. Diese Ergebnisse haben zu weiteren Studien angeregt, die auf die Bedeutung hoher Ketoconazol-Dosen (d.h. 400 mg dreimal täglich) bei der First- und Second-line-Behandlung von Patienten mit Prostatakrebs hinwiesen (Übersichten s. [1, 2]).

Material und Methoden

Die Wirkungen von Ketoconazol auf die testikuläre Steroidogenese wurden anhand kurzzeitiger Inkubation von durch Kollagenase dispergierten Testikulärzellen der Ratte, des Hundes sowie von Männern, die im Rahmen der Primärtherapie des Prostatakarzinoms orchidektomiert worden waren, untersucht. Die Inkubation wurde in Gegenwart von 8.10^{-7} M ^{14}C-Pregnenolon und von steigenden Ketoconazol-Mengen durchgeführt. Nach der Inkubation wurden die markierten Steroide durch Hochdruck-Flüssigkeitschromatographie getrennt.

Ergebnisse und Diskussion

Die Ergebnisse zeigen, daß die Testosteron-Biosynthese beim Menschen, im Vergleich zu derjenigen beim Hund und bei der Ratte, gegenüber Ketoconazol drei- bzw. dreißigmal empfindlicher ist (Abb. 1). Die 50% Hemmung der Testosteronbildung wurde bei 2, 0,2 und 0,07 µmol/l für Ratten-, Hunde- bzw. Humanzellen erreicht. Diese Ergebnisse bestätigen, daß Ketoconazol die testikuläre Androgen-

→

Abb. 1. Wirkungen zunehmender Ketoconazol-Konzentrationen auf den HCG-stimulierten ^{14}C-Pregnenolon-Metabolismus bei kurzdauernder Inkubierung dispergierter Ratten (▲)-, Hunde (○)- und Human (●)-Testikulärzellen. Die Ergebnisse sind mittlere ± SEM-Werte von 8 (Ratte), 6 (Hund) und 5 (Mensch) doppelt durchgeführten Experimenten

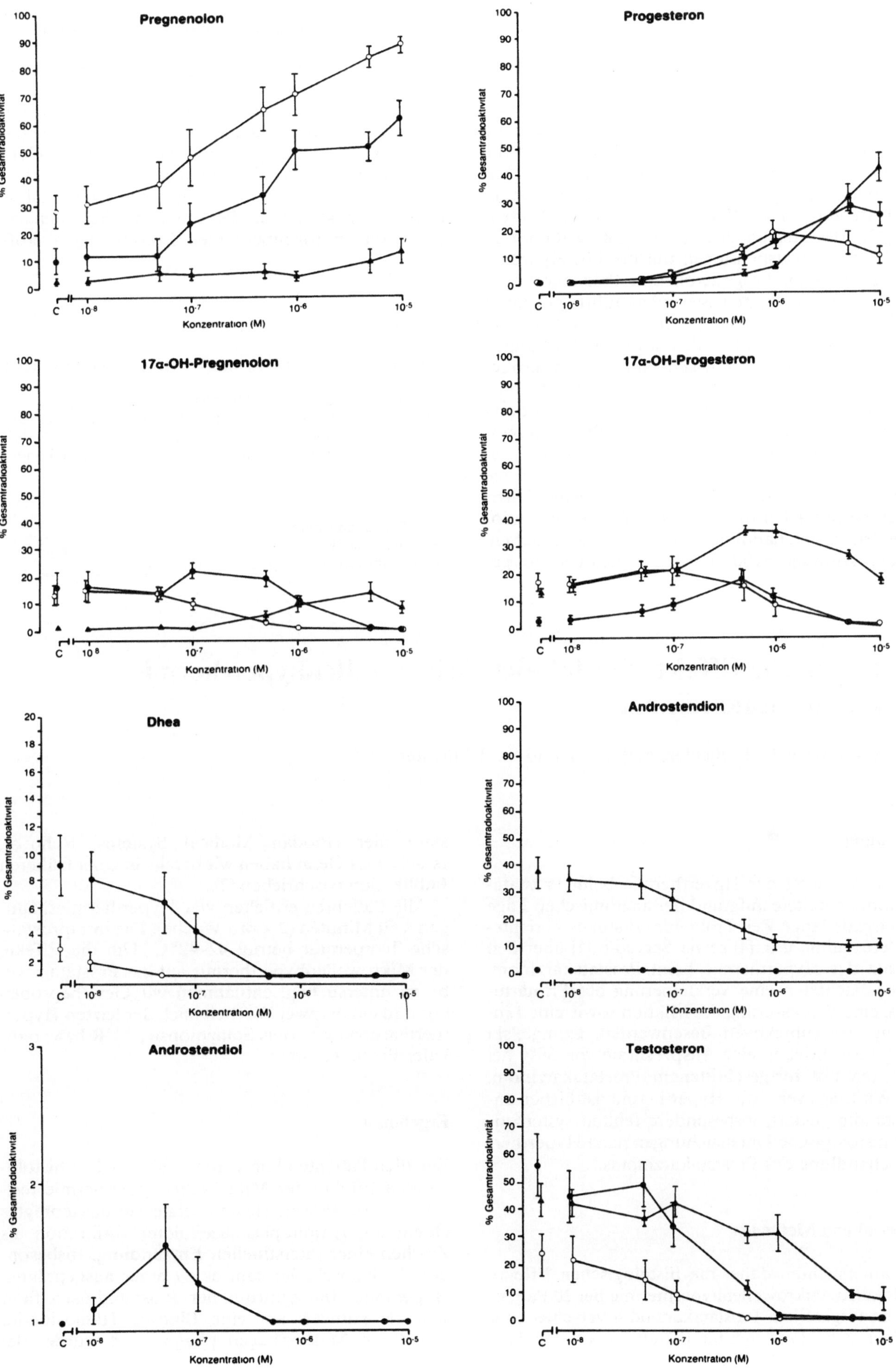

Pregnenolon
Progesteron
17α-OH-Pregnenolon
17α-OH-Progesteron
Dhea
Androstendion
Androstendiol
Testosteron
% Gesamtradioaktivität
Konzentration (M)
C
10^{-8}
10^{-7}
10^{-6}
10^{-5}

Biosynthese durch Hemmung des Enzymes Zytochrom P-$450_{17\alpha}$ blockiert [1, 3].

Dieses einzige Enzym katalysiert zwei aufeinanderfolgende Reaktionen: die 17-Hydroxylierung sowie die 17,20-Lyase-Wirkung. Weiterhin wird die 17,20-Lyase-Aktivität, die die Umwandlung von 17α-Hydroxyprogesteron und 17α-Pregnenolon in Androstendion und DHEA katalysiert, bei Ratten- und Hundesystemen eher beeinflußt, während in den Humanzellsuspensionen nur die 17α-Hydroxylierung, die vom Progesteron und Pregnenolon zu den 17α-hydroxylierten Steroiden führt, gehemmt wird. Homologe Systeme *in vitro* können daher bei der Vorhersage der klinisch relevanten Wirkungen von Testosteron-Biosynthesehemmern von großer Bedeutung sein. Diese Arzneimittel bedeuten eine vielversprechende Alternative bei der Behandlung androgenbedingter Krankheiten, z. B. Prostatakrebs. Wegen des oralen Darreichungsweges sowie der Synthese-Hemmung adrenaler Androgene sind sie theoretisch sehr attraktiv. Bei vorher unbehandelten Patienten sowie bei solchen, die auf eine konventionelle Hormonbehandlung nicht mehr ansprachen, wurden klinische Erfahrungen mit Ketoconazol gesammelt. Für beide Patientengruppen wurden objektive und subjektive Therapieerfolge berichtet [1].

Leider ist die Anwendung von Ketoconazol in hoher Dosierung wegen seiner erheblichen Magen-Darm-Nebenwirkungen und einer schlechten Compliance seitens der Patienten beschränkt. Jedoch werden durch die Entwicklung bestimmter Analoga neue Perspektiven in der medizinischen Behandlung von androgenbedingten Erkrankungen eröffnet.

Literatur

1. Amery W, De Coster R, Caers I (1986) Drug Dev Res 8: 299-308
2. Pont A (1987) J Urol 137: 902-904
3. Vanden Bossche H, De Coster R, Amery W (1987) In: Furr BJA, Wakeling AE (eds) Pharmacology and clinical uses of inhibitors of hormone secretion and action. Bailière Tindall, London, pp 288-307

Prof. Dr. K. van Camp
Lovelingstraat 70
B-2008 Antwerpen

Histologische Effekte der lokalen Mikrowellenhyperthermie beim Prostatakarzinom

W. L. Strohmaier, K.-H. Bichler, A. Böcking und St. H. Flüchter

Einleitung

Die Anwendung der Hpyerthermie beim Prostatakarzinom bereitete aufgrund der anatomischen Lage des Organs lange Zeit Probleme. Erstmals berichteten Jerushalme u. a. [4] sowie Servadio [1] über den Einsatz der Hyperthermie beim Prostatakarzinom. Sie beobachteten eine Verkleinerung des Primärtumors, eine Verbesserung der Miktion sowie eine Linderung der subjektiven Beschwerden. Szmigielski u. a. [3] beschrieben eine Ansprechrate von 50% bei Patienten mit fortgeschrittenem Prostatakarzinom. Die Wirkungsweise der Hyperthermie ist bisher unvollständig geklärt, insbesondere fehlten systematische histologische Untersuchungen nach Hyperthermiebehandlung des Prostatakarzinoms.

Material und Methoden

Wir untersuchten daher die histologischen Effekte der lokalen Mikrowellenhyperthermie bei 20 Patienten mit virginellem Prostatakarzinom verschiedener Stadien. Zur Hyperthermie benutzten wir den Prostathermer (Biodan Medical Systems, Rehovot, Israel). Das Gerät haben wir bereits in einer früheren Publikation beschrieben [2].

Alle Patienten erhielten vier Hyperthermiesitzungen à 60 Minuten (2 × pro Woche). Die intraprostatische Temperatur betrug 42–42° C. Um die Effekte der Mikrowellenhyperthermie auf das Prostatagewebe zu untersuchen, entnahmen wir Gewebeproben vor und ein bis zwei Wochen nach der letzten Hyperthermiesitzung mittels Stanzbiopsie, TUR bzw. radikaler Prostatektomie.

Ergebnisse

Bei allen Patienten konnten wir die gleichen histologischen Effekte der Mikrowellenhyperthermie feststellen. Das Prostatastroma zeigte ein ausgeprägtes Ödem mit lymphoplasmazellulärer Infiltration als Zeichen einer interstitiellen Entzündung. Insbesondere in Kapselnähe kam es zu einer ausgeprägten Hyperämie. Im Zentrum der Prostatadrüsen fand sich als Hinweis auf eine Blutung Hämosiderin, das durch Makrophagen phagozytiert wurde. Bei keinem Patienten jedoch konnten wir definitive Zeichen der Tumorzellnekrose durch Hyperthermie nachweisen.

Diskussion

Unsere Untersuchungen zeigen, daß die Größenreduktion von Prostatakarzinomen wie in früheren Studien [1, 3] beschrieben nicht durch histologisch nachgewiesene Tumorzellzerstörung erklärt werden kann. Dies unterstützt auch die Tatsache, daß die Prostatagröße auch bei der benignen Prostatahyperplasie nach Hyperthermiebehandlung abnimmt [1]. Die Mikrowellenhyperthermie ist somit keine geeignete Monotherapie beim Prostatakarzinom. Aufgrund der ausgeprägten Hyperämie könnte die Hyperthermie im Rahmen integrierter Therapieverfahren (z. B. mit Zytostatika oder Hormonen) eingesetzt werden. Auf diese Weise könnte eine höhere Zytostatika- bzw. Hormonkonzentration im Tumor erzielt werden. Darüberhinaus sind synergistische Effekte zwischen Hyperthermie, Chemo- bzw. Radiotherapie zu bedenken [5]. Klinische Studien zu solchen integrierten Therapieverfahren sind daher notwendig.

Literatur

1. Servadio C, Leib Z, Lev A (1987) Diseases of prostate treated by local microwave hyperthermia. Urology 30: 97-99
2. Strohmaier WL, Bichler KH, Kiefer M, Lev A (1988) Mikrowellenhyperthermie bei chronischer Prostatitis bzw. Prostatopathie - Vorläufige Ergebnisse. Verhandlb Dtsch Ges Urol 39: 527-529
3. Szmigielski S, Zielinski S, Stawarz B, Gil J, Sobczynski J, Sokolska G, Jeljaszewicz J, Pulverer G (1988) Local microwave hyperthermia in treatment of advanced prostatic adenocarcinoma. Urol Res 16: 1-7
4. Yerushalmi A, Servadio C, Leib Z, Fishelovitz Y, Rokowsky E, Stein JA (1982) Local hyperthermia for treatment of carcinoma of the prostate: a preliminary report. The Prostate 3: 623-630
5. Zakris EL, Dewhirst MW, Riviere JE, Hoopes PJ, Page RL, Oleson JR (1987) Pharmacokinetics and toxicity of intraperitoneal cisplatin combined with regional hyperthermia. J Clin Oncol 5: 1613-1620

Dr. W. L. Strohmaier
Urologische Abteilung der Universität
Calwer Str. 7
D-7400 Tübingen

Flow Cytometric Quantitation of the "C-MYC" Oncoprotein in Prostatic Carcinoma

Ch. Charig, M. C. Parkinson, D. Butscher, H. Cox and J. V. Watson

Beitrag nicht eingereicht

Onkologie 2

Wert der Kernspintomographie mit Gadolinium-DTPA beim Staging des Blasenkarzinoms

M. Sohn, J. Neuerburg, K. Bohndorf und W. Lutzeyer

Einleitung

Bei Bestimmung der Infiltrationstiefe eines Blasentumors nach den Empfehlungen der UICC von 1978 durch Endoskopie, bimanuelle Palpation, Ausscheidungsurographie und Biopsie bzw. transurethrale Elektroresektion ohne weitere bildgebende Verfahren muß mit einem Understaging in der T-Kategorie von 10–20% bei superfizialen und 40–50% bei invasiven Tumoren gerechnet werden [5]. Die Einführung der Computertomographie brachte Fortschritte in der Erkennung und Abgrenzung tief infiltrierender Tumoren. Die Treffsicherheit im Staging liegt jedoch lediglich bei 64% [6]. Exophytische Tumoren < 1,5 cm Durchmesser sind nur in etwa der Hälfte aller Fälle zu erkennen, eine Unterscheidung der Stadien Ta–T3a ist nicht möglich. Besondere Probleme bieten Tumoren am Blasendach, am Blasenboden und bei Infiltration in die Prostata. Die Differenzierung nicht-tumoröser Wandverdickungen, wie z. B. Resektionsnarben, Strahlencystitis und Hypertrophie von aktivem Tumorgewebe überfordert die Möglichkeiten der Computertomographie [1, 5, 7]. Gerade letzterer Punkt gewinnt an Bedeutung bei zunehmendem Einsatz der neoadjunvanten Chemotherapie infiltrierender Tumoren. Unter diesen Aspekten sollte nach ermutigenden Berichten anderer Autoren [1, 2, 4] die Wertigkeit der Kernspintomographie prospektiv ohne Selektionskriterien an unserem Patientengut evaluiert werden.

Material und Methode

Von Oktober 87–Juli 88 wurden konsekutiv alle Patienten mit der Verdachtsdiagnose oder gesicherten Diagnose „Blasentumor" vor Durchführung der transurethralen Biopsie und Resektion einer MR-Tomographie unterzogen. Ausgenommen wurden Patienten mit Schrittmachern und anderen Metallimplantaten. Insgesamt wurden 82 Kernspintomogramme an 72 Patienten durchgeführt. Eine präoperative Computertomographie des Beckens war in 57 Fällen möglich. Bei 20 Patienten erfolgte die Sicherung des Stagings und Gradings durch radikale Cystektomie oder partielle Cystektomie, in den übrigen Fällen durch radikale, fraktionierte TUR und bimanuelle Palpation in Narkose. Am 1,5 Tesla-Magnetom wurden T1-, T2- und protonengewichtete Sequenzen zunächst nativ gefahren, bei allen zuletzt untersuchten 59 Fällen wurden nach i.v. Gabe von Gadolinium-DTPA T1-gewichtete axiale und sagittale Sequenzen angeschlossen (Tabelle 1).

Ergebnisse

In 55 von 69 histologisch nachgewiesenen Tumoren wurde das Carcinom in der NMR-Untersuchung richtig erkannt *(Spezifität = 80%)*. Die *Sensitivität* im Nachweis von Raumforderungen lag bei *90%*. Die Diskrepanz zwischen hoher Sensitivität und *Staging-accuracy zwischen 60 und 70%* kann dadurch erklärt werden, daß in 10 Fällen oberflächliche Tumoren mit Durchmessern unter 1 cm vorlagen und in mehr als 30 Fällen ausgedehnte narbige oder entzündliche Raumforderungen vorlagen, die nur partiell Tumorgewebe entsprachen (z. B. Herde von Ca in-situ, nach erfolgreichem Downstaging durch M-VAC) (Tabelle 2).

Tabelle 1. Verwendete Technik und Methodik der NMR-Tomographie mit Gadolinium-DTPA

Magnetom; Siemens, Erlangen Magnetische Induktion: 1,5 Tesla Ganzkörperspule, Gadolinium-DTPA Dosis: 0,1 mmol/kg KG i.v.	
T1-gewichtete Sequenzen	TR 500 msec TE 15 msec
T2-gewichtete Sequenzen	TR 2200 msec TE 22 msec
Protonengewichtete Sequenzen	TR 2200 msec TE 90 msec
Schnittebene	sagittal und axial
Schichtdicke	5 mm
Zeitaufwand	45 min

Tabelle 2. Korrelation zwischen NMR-Staging und histopathologischem Staging am Gesamtpatientengut n = 82

Histopathol. Staging	NMR-Staging To	Ta/is	T1-3a	T3b	T4a	T4b
pTo	8	2	3			
pTa/is	10	6	3			
pT1-3a	4		11	1	2	1
pT3b			1	13	3	3
pt4a					8	
pT4b						3
	22	8	18	14	13	7

Tabelle 3. Korrelation zwischen NMR-Staging mit parenteraler Gadolinium-Applikation und histopathologischem Staging bei 59 Untersuchungen

Histopathol. Staging	NMR-Staging To	Ta/is	T1-3a	T3b	T4a	T4b	
pTo	6	2	2				10
pTa/is	8	6					14
pT1-3a	3		7	1	1	1	13
pT3b			1	9		3	13
pT4a					8		8
pT4b						1	1
	17	8	10	10	9	5	59

Tabelle 4. Staging-Genauigkeit der Nativ-NMR bei 73 Untersuchungen

NMR		
	- Spezifität	71%
	- Sensitivität	76%
	- Staging-accuracy overall	59%
	- Staging-accuracy infiltr. Tumoren	57%

59 Patienten, bei denen sowohl ein Nativ-NMR als auch ein NMR unter parenteraler Gadolinium-Gabe durchgeführt wurde, zeigten ähnliche Ergebnisse (Tabelle 3).

Ohne Verwendung Gadolinium i.v. lagen die ermittelten Werte für Sensitivität und Staging-accuracy deutlich niedriger (Tabelle 4).

Bei 26 Patienten im Rahmen der M-VAC-Therapie konnte in 70% der Fälle das präoperative Staging histologisch als korrekt verifiziert werden. Problematisch erwiesen sich wie erwartet Patienten mit ausgedehnten Narben und entzündlichen Reaktionen, aber effektivem Down-Staging des Tumors.

Diskussion

Die Auswertung der bisherigen Ergebnisse beim Blasentumor zeigt die NMR-Tomographie mit Gadolinium der Computertomographie überlegen, insbesondere bei Tumoren des Blasendaches, des Blasenbodens und bei Infiltration in Prostata und Samenblasen. In diesen Fällen zeigen sich die Vorteile der sagittalen Abbildungsmöglichkeit besonders deutlich. Die Infiltration der tiefen Muskulatur (T3a) kann am besten auf T2-gewichteten Bildern bewertet werden, die perivesicale Ausbreitung und intraluminale Struktur des Tumors zeigt sich besser in T1-gewichteten Sequenzen. Entgegen der Erfahrung anderer Autoren zeigten alle darstellbaren Tumoren ein deutliches Tumor-enhancement nach Gabe von Gadolinium i.v. im Vergleich zu Fett und Muskelgewebe. Kleine Tumoren unter 1 cm Durchmesser entgehen häufig der Diagnosestellung, auch wenn die Gabe von Gadolinium durch ein deutliches Enhancement einzelne, nativ nicht nachweisbare Tumoren sichtbar machen konnte. Die Unterscheidung der Stadien T1-T3a bleibt weiterhin problematisch, gerade wenn durch vorhergehende Therapien Wandunregelmäßigkeiten bestehen. Gerade bei Patienten mit infiltrierenden Tumoren unter neoadjuvanter Chemotherapie bleibt somit die Aussagekraft der bildgebenden Verfahren eingeschränkt, wenn auch Vorteile gegenüber der Computertomographie offensichtlich wurden. Eine Unterscheidung von aktiven Tumorgewebe und Narbenreaktion kann zwar durch das positive Enhancement aller Tumoren nach Gadolinium i.v. ermöglicht werden, Voraussetzung ist jedoch das Fehlen einer entzündlichen Komponente. Dies ist in der Entwicklung von Fibrosen jedoch frühestens nach 6 Monaten zu erwarten [3].

Literatur

1. Amendola MA, Glazer GM, Grossman HB, Aisen AM, Francis IR (1986) Staging of bladder carcinoma. AJR 146: 1179-1183
2. Bayer HK, Blüm R, Hötzinger H (1988) Wert des Gadolinium-DTPA bei der Untersuchung der Harnblase. Röntgenpraxis 41: 57-66
3. Ebner F, Kressel HJ, Mintz MC, Carlson JA, Cohen EK, Schiebler M, Gefter W, Axel L (1988) Tumor recurrance versus fibrosis in the female pelvis: differentiation with MR-imaging at 1,5 T. Radiology 166: 333-340
4. Fisher MR, Hricak H, Tanagho EA (1985) Urinary bladder MR-imaging. Radiology 157: 471-477
5. Greiner KG, Jakob F, Klose KC, Schwartz R (1983) Sicherung der T-Klassifikation von Harnblasentumoren durch transkutane Sonographie, intravesikale Sonographie und Computertomographie. Fortschr Röntgenstr 139 (5): 510-515
6. Hricak H, Williams RD, Spaing DB, Moon KL, Hedgcock MW, Watson RA, Crooks LE (1983) Anatomy and pathology of the male pelvis by magnetic resonance imaging. AJR 141: 1101-1110
7. Salo JO, Kivisaari L, Lehtonen T (1985) CT in determining the depth of infiltration of bladder tumors. Urol Radiol 7: 88-93

Dr. M. Sohn
Abteilung Urologie, Klinikum RWTH Aachen
Pauwelsstraße
D-5100 Aachen

L'Echographie Endovesicale dans le Staging des Tumeurs Vesicales

Th. Hurard et R. van Velthoven

Le staging préopératoire des tumeurs vésicales est souvent difficile et imprécis. Si le diagnostic est fréquemment posé par cystoscopie et la recherche de métastases ganglionnaires ou viscérales par CT tomodensitométrie, lymphographie ou échographie abdominale, l'envahissement local de la tumeur est plus difficile à déterminer avec précision.

C'est pourquoi diverses techniques échographiques ont été proposées 1-5-6-7-8, la plus récente étant l'échographie endovésicale. Nous rapportons ici notre expérience de cette technique et discutons son intérêt dans le staging des tumeurs vésicales.

Materiel et Methode

L'examen est réalisé sous rachianesthésie ou anesthésie générale juste avant la résection endoscopique ou la biopsie de la tumeur. Le patient étant en position gynécologique, on introduit un résectoscope de Ch. 24 et dans celui-ci la sonde à ultrasons. La première que nous avons utilisée était munie de deux capteurs et fonctionnait à 5 MHz et la plus récente de trois capteurs à 45°, 90°, et 135° fonctionne à 6 MHz.

La vessie est progressivement remplie avec du sérum physiologique et la sonde est activée. Des coupes vésicales sont obtenues à des degrés variables de remplissage, sous 2 ou 3 angles différents, selon la sonde utilisée. Ces coupes sont réalisées du fond vésical vers le col vésical afin d'obtenir des images de l'entièreté de la paroi vésicale.

Une tumeur vésicale apparaît à l'examen comme une masse échogène faisant saillie dans la lumière vésicale et fixée à sa paroi. Différents critères permettent de classer les tumeurs vésicales selon le stade.

Stade T0: distension vésicale symétrique, base d'implantation étroite pas d'envahissement

Stade T1: légère invasion, distension symétrique, détrusor intact

Stade T2: base d'implantation large, interruption du détrusor parfois rigidité de la paroi

Stade T3a: interruption quasi totale du détrusor, rigidité de la paroi

Stadt T3b: interruption de toute la paroi, forte asymétrie ou remplissage envahissement extravésical.

Resultats

Cent patients présentant une tumeur vésicale ont été évalués par cette technique et le stade échographique a été comparé au stade histologique de la biopsie, réalisée juste après l'échographie ou de la pièce de cystectomie.

Les rèsultats sont présentés dans le tableau cidessous.

Tableau 1. US vs histology

	T_0	T_1	T_2	T_{3a}	T_{3b}
T_0	20	1			
T_1	5	22	1		
T_2		9	15	1	
T_{3a}			4	12	
T_{3b}					10

On constate que la précision de la technique atteint 79% si l'on considère 5 stades et qu'elle atteint 85%, si l'on regroupe les stades T0 et T1. Dans pratiquement tous les cas, les erreurs sont dues à un overstaging (18/21). Huit des neuf cas de stade histologique T1, et classés par l'échographie au stade T2, ont tous été réalisés avec une sonde à 5 MHz munie de 2 capteurs. Depuis que nous utilisons une sonde à 6 MHz, munie de 3 capteurs et avec une meilleure sensibilité dans l'échelle des gris, l'overstaging se retrouve principalement dans les tumeurs plus infiltrantes. Ce point est très important puisque la limite entre les tumeurs non infiltrantes et infiltrantes se situe entre les stades T1 et T2 et les implications thérapeutiques qui en découlent.

Discussion

L'échographie endovésicale présente un intérêt certain dans la détermination de l'invasion locale d'une tumeur vésicale [2].

L'UIV, la cystographie ou l'examen bimanuel ne permettent un staging correct que dans 50% des cas environ [3].

La tomodensitométrie a une précision variant de 70 à 80%, selon les sèries et la stadification proposée. Sa précision est surtout élevée dans les tumeurs fortement infiltrantes ou dépassant les limites de la vessie et nettement moindre lorsque la tumeur est à un stade inférieur à T3 [9], ce qui rend la distinction entre les tumeurs non infiltrantes et infiltrantes difficile.

La résonance magnétique nucléaire ne semble pas actuellement supérieure à la tomodensitométrie dans le staging des tumeurs vésicales [4]. Nous pensons que l'échographie endovésicale, lorsqu'elle est réalisée avec une sonde 6 MHz, munie de 3 capteurs, est l'examen le plus performant pour établir le degré d'invasion locale (Tx) et distinguer les patients pouvant bénéficier d'une résection endoscopique complète et les patients chez qui un traitement complémentaire sera nécessaire vu l'infiltration et chez qui une biopsie profonde de la tumeur suffit. Cette technique simple et peu agressive permet en outre un monitoring de la résection.

References

1. Harada K, Igari D, Tanahashi Y, Watanabe H, Saitoh M, Mishina T (1977) Staging of bladder tumors by means of transrectal ultrasonography. J Clin Ultrasound 5: 388-392
2. Jaeger N, Radeke HW, Adolphs H-D, Penkert A, Bentermann H, Vohlensieck W (1986) Value of Intravesical sonography in tumor classification of bladder carcinoma. Eur Urol 12: 442-447
3. Lantz EJ, Hattery RR (1984) Diagnostic imaging of urothelial cancer. Urol Clin North Amer 11: 567-583
4. LiPuma JP, Bryan PJ, Butler HE, Resnick MI (1986) Magnetic resonance imaging of the genitourinary tract. Urol Clin North Amer 13: 531-550
5. Nakamura S, Niijima T (1980) Staging of bladder cancer by ultrasonography: A new technique by transurethral intravesical scanning. J Urol 124: 341-344
6. Nakamura S, Niijima T (1981) Transurethral real-time scanner. J Urol 125: 781-783
7. Resnick MI, Kursh ED (1986) Transurethral ultrasonography in bladder cancer. J Urol 135: 253-255
8. Singer D, Itzchak Y, Fischelovitch Y (1981) Ultrasonographic assessment of bladder tumors. II. Clinical staging. J Urol 126: 34-36
9. Vock P, Haertel M, Fuchs WA, Karrer P, Bishop MC, Zingg EJ (1982) Computed tomography in staging of carcinoma of the urinary bladder. Br J Urol 54: 158-163

Dr. Th. Hurard
Service d'Urologie
Hôpital Universitaire Brugmann
Place A. van Gebuchten, 4
B-1020 Bruxelles

Das eosinophile Granulom der Harnblase - Fünfjährige Beobachtung

B. Kuzaka, R. Pykalo, J. Milewski und T. Krzeeki

Das eosinophile Granulom der Harnblase ist eine seltene Erkrankung. Im polnischen Schrifttum wurde eine derartige Lokalisation der Krankheit bislang nicht publiziert.

Die Diagnose ist schwierig und erst nach histologischer Untersuchung eindeutig. Die Krankheit kann ohne wesentliche Beeinträchtigung verlaufen oder aber schwere, das Leben des Kranken bedrohende Blutungen verursachen.

Auch die einzuschlagende Therapie ist nicht eindeutig festgelegt.

Kasuistik

Die Kranke J. B., 37 Jahre alt, wurde im Jahre 1981 wegen rezidivierender Makrohaematurie an die Klinik aufgenommen. Der die Kranke betreuende Urologe hat mehrmals eine transurethrale Resektion des Tumors vorgenommen und war auch einmal gezwungen, eine Sectio alta durchzuführen, um die Blutung zu beherrschen.

In den entnommenen Gewebsproben wurden niemals Krebszellen festgestellt. Nach Annahme der Patientin wurde eine i. v. Urographie durchgeführt, die keine Abweichungen von der Norm aufwies. In der Zystoskopie zeigte sich ein solider, kaum exophytischer Tumor im Bereich des linken Ostiums, mit einem Durchmesser von etwa 3 cm, der mit nekrotischem Material bedeckt war. Zur histologischen Untersuchung wurde aus dem Tumor Gewebe entnommen und die Resektionsstellen anschließend koaguliert.

Die mikroskopische Untersuchung Nr. 327030 (Pathologisches Institut der Medizinischen Akademie in Warszawa) zeigte das Bild eines eosinophilen Granuloms (Abb. 1).

17 Tage nach der Operation trat eine erneute, schwere Haematurie auf, der Blutdruck fiel auf 70/40 mm Hg. Angesichts des lebensbedrohlichen Zustandes der Kranken entschloß man sich zu dem Versuch, die Blutungen durch Embolisierung der Arteriae iliacae internae zu beherrschen. Das Fehlen maligner Veränderungen in der Blase und das jugendliche Alter der Kranken sprachen gegen die Durchführung einer Zystektomie. Die Patientin wurde in das Institut für Radio-Therapie der Medizinischen Akademie in Lublin verlegt (Leiter: Prof. Dr. M. Klamut).

Vor der Embolisierung wurde eine Angiographie beider Hüftarterien vorgenommen, die eine bedeutende Ausbreitung der Darmzweige und ihrer Verzweigungen erbrachte (Abb. 2).

Die beiden Gebärmutterarterien waren besonders stark ausgebildet. In der linken Hälfte des kleinen Beckens fand sich ein rundes, knotiges Gebilde mit einem Durchmesser von ungefähr 5 cm, hauptsächlich durch die Arteria uterina versorgt. Die zentralen Anteile des Tumors waren gefäßlos. An seinem Rand wurde eine ausgeprägte Gefäßversorgung festgestellt. Der Tumor drückte von oben und von der linken Seite auf die Harnblase und verlagerte den

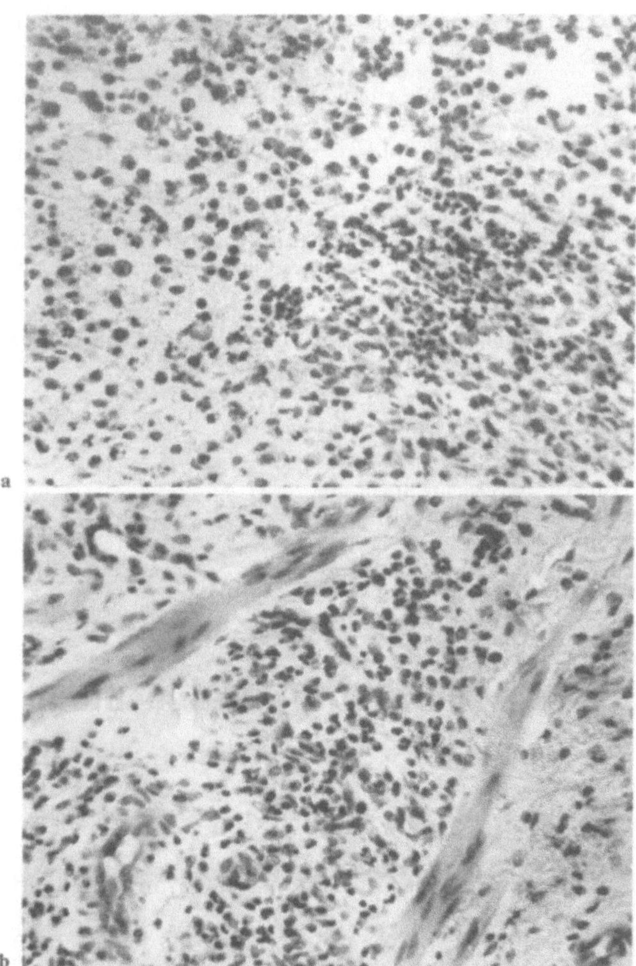

Abb. 1. a Typische Struktur des eosinophilen Granuloms - Die Makrophagen, die Granulozyten (eosinophile) mit nekrotischen Inseln. Fbg Haematoxilin-Eosin, Vergr. 300×. **b** Infiltration der Blasenwand durch das eosinophile Granulom bis in die Zona Muscularis. Fbg Haematoxilin-Eosin, Vergr. 300×

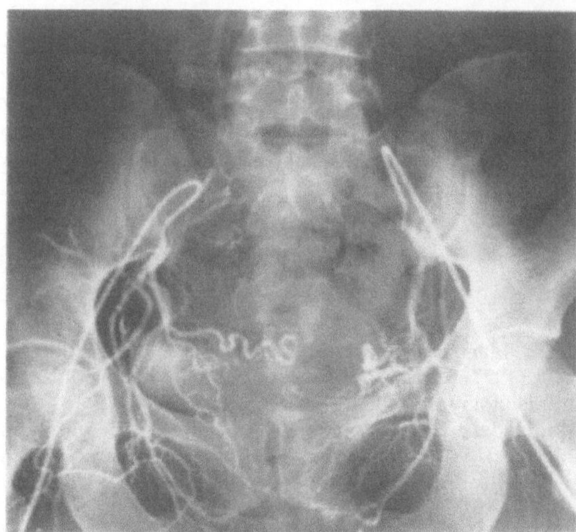

Abb. 2. Arteriographie der Hüftarterien vor der Embolisierung: Bedeutende Ausbreitung der Darmzweige und ihrer Verzweigungen. Die beiden Gebärmutterarterien sind besonders stark ausgebildet. In der linken Hälfte des kleinen Beckens befinden sich ein rundes, knotiges Gebilde mit einem Durchmesser von ungefähr 5 cm, hauptsächlich durch die Arteria uterina versorgt. Die zentrale Anteile des Tumors sind gefäßlos. An seinem Rand kann man eine ausgeprägte Gefäßversorgung feststellen. Der Tumor drückt von oben und von der linken Seite auf die Harnblase und verlagert den linken Harnleiter nach lateral. Es werden A-V Fisteln nachgewiesen

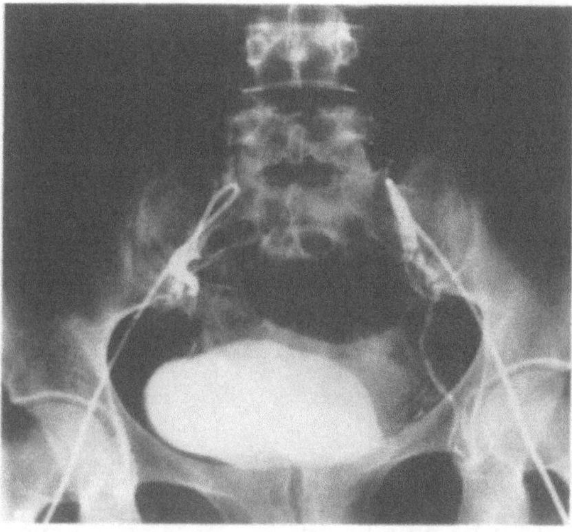

Abb. 3. Die Kontrollangiographie nach vollzogener Embolisierung der beiden Hüftarterien: Es wird der komplette Verschluß der Knotengefäße, sowohl des Darms als auch der Darmzweige der beiden Hüftarterien festgestellt

linken Harnleiter nach lateral. Wegen einer nachgewiesenen A-V Fistel wurde die Embolisierung am 17.4. 81 mit Blutkoageln durchgeführt. In jede Hüftarterie wurden 30 ml Blutkoagel aus Eigenblut mit Thrombin gemischt injiziert. Die Kontrollangiographie nach vollzogener Embolisierung wies den völligen Verschluß der Knotengefäße, sowohl des Darms als auch der Darmzweige der inneren Hüftarterien auf (Abb. 3).

Die Blutung sistierte unverzüglich. Da die Embolisierung jedoch mit resorbierbarem Material durchgeführt wurde, mußte mit einer Rekanalisation gerechnet werden. Darüberhinaus bildete die Anwesenheit einer Raumforderung im kleinen Becken und der Verdacht auf einen Tumor des Ovars, die zuweilen mit dem Tumor der Harnblase koexistieren kann, die Indikation zur Laparotomie.

Die Operation wurde 4 Tage nach der Embolisierung durchgeführt. Es wurde eine Zyste des Eierstockes gefunden (3 × 2 cm), die keilförmig reseziert wurde. Die histologische Untersuchung ergab eine Corpus Luteum Zyste. Anschließend wurden beide Arteriae iliacae internae ligiert. Die Blase wurde auch eröffnet und ein Tumor festgestellt, welcher mit der elektrischen Schlinge im Gesunden entfernt wurde. Der Tumorgrund wurde koaguliert. Der postoperative Verlauf war ohne Komplikationen. Die Patientin wurde in gutem Zustand aus der Klinik entlassen. Das Ergebnis der mikroskopischen Untersuchung: Die Schleimhaut der Harnblase befand sich in einem Zustand intensiven Faserns, stellenweise mit Merkmalen eines eosinophilen Granuloms. Im Bereich der Fasern zahlreiche säureabsorbierende Granulozyten.

Kontrolluntersuchung nach 3 Monaten: Endoskopisch wurden Entzündungsveränderungen im Bereich des Trigonums von mäßiger Intensität festgestellt. Zur mikroskopischen Untersuchung wurden Probeexzisionen entnommen. Hierbei wurden Entzündungsinfiltrate aus den absorbierbaren Zellen festgestellt. Einen Monat später trat eine erneute Makro-Haematurie auf. Zystoskopisch wurde eine kleine, aber stark blutende Veränderung festgestellt, die transurethral mühelos koaguliert wurde.

Seit der 1981 erfolgten Operation bis zum Dezember 1982 traten wiederholt geringfügige Blutungen auf, die keine klinische Behandlung erforderten. Der Allgemeinzustand der Kranken ist gut, die Morphologie einwandfrei. Die im Dezember 1982 durchgeführte i.v. Urographie ergab eine geringe Unregelmäßigkeit der linken Blasenbodenhälfte.

Neue Kontrolluntersuchung im Mai 1987 zeigte einen guten Allgemeinzustand der Patientin, i.v. Urographie, Ultraschall der Nieren, der Blase sowie intravesikales Ultraschall (Abb. 4) und Zystoskopie zeigten keine Zeichen der Krankheit.

Blutchemie, Blutsediment, Harnanalyse und Kultur des Urins zeigten normale Befunde. Keine Blutungen mehr.

Besprechung

Das eosinophile Granulom der Harnblase ist eine Krankheit unbekannter Ätiologie [1, 2, 3, 4, 5, 6] und wird den Erkrankungen des retikuloendothelialen Systems zugerechnet [2, 3, 4, 5, 6]. Es umfaßt oftmals unklare Krankheitszustände mit völlig gelinden, mitunter hypertrophen entzündlichen Geschwulstmerkmalen [5].

Es kann die Ursache von starken Blutungen darstellen. Der erste beschriebene Fall eines eosinophilen Granuloms bezog sich auf den Knochen [5]. Diese Lokalisation der Erkrankung tritt am häufigsten auf [3, 5]. Zu einem späteren Zeitpunkt wurden Granulome des Magens [4], der Appendix [2] und der Lungen beschrieben.

Jaffe und Lichtenstein [5] gaben der Krankheit ihren Namen. Die Diagnose des Granuloms basiert auf der histologischen Untersuchung entnommener Exzisionen [1, 2, 3, 4, 5, 6].

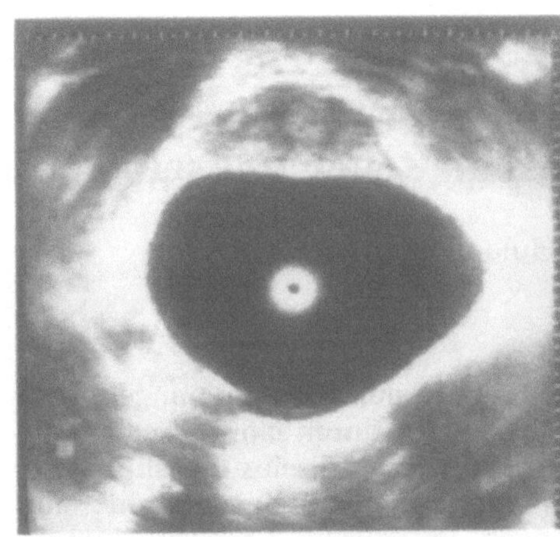

Abb. 4. Intravesikaler Ultraschall im Mai 1987: zeigt keine Zeichen des Tumors in der Blase. Blasenkapazität normal

Wegen der Unkenntnis der Ätiologie ist das Behandlungsverfahren unklar. Bei multiplem Auftreten in der Blase entscheiden sich manche Autoren für eine Zystektomie [6], insbesondere wenn starke Haematurien beobachtet werden.

Im Falle solitärer Veränderungen kann man sich zu einer Teilresektion der Blase entscheiden. Bei unserer Kranken wurde die Embolisierung der inneren Hüftarterien durchgeführt, danach wurden diese ligiert und die Elektroresektion des Tumors mit Elektrokoagulation des Tumorgewebes durch die eröffnete Blase vorgenommen, wodurch ein Stop der Wachstumsdynamik des Tumors erzielt wurde.

Literatur

1. Brown EW (1960) Eosinophilic granuloma of bladder. J Urol 83: 665
2. Hański W (1981) Pasożytnicze ziarniniaki wyrostka robaczkowego. Pathol Pol 32 (1): 25
3. Kaczyńska W (1956) Granuloma eosinophilicum. Pol Tyg Lek 24: 1081
4. Liszka E (1956) Ziarniniak eozynochłonny żołądka. Pol Przegl Chir 28: 6
5. Niechwiedowicz-Obada L, Chorzewski Z (1960) Przypadek wieloogniskowego ziarniniaka eozynochłonnego. Pol Przegl Radiol 24: 101
6. Sidh SM, Smith SP, Stanley BS, Young JD jr (1980) Eosinophilic cystitis: Advanced disease requiring surgical intervention. Urology 15: 23

Dr. B. Kuzaka
Urologische Klinik
der Medizinischen Akademie Warszawa
Warszawa/Polen
Lindleya Str. 4

Interleukin-2 induzierte Immunpotenzierung: Ein neues therapeutisches Modell zur Behandlung des fortgeschrittenen Blasenkrebses

E. Huland, H. Huland und H. Klosterhalfen

Das fortgeschrittene Harnblasenkarzinom gehört zu den Tumoren, bei denen durch chirurgische Maßnahmen, Strahlentherapie und selbst durch hochtoxische Chemotherapiekombinationen nie oder nur in einem geringen Prozentsatz Langzeitheilungen erzielt werden.

Da dieser Tumortyp auf der anderen Seite lokal, d.h. unter Umgehung des Kreislaufs angehbar ist und da Veränderungen an den Tumoren der Blase durch verschiedene Methoden, wie Endoskopie, Probeexzision und Harncytologie beliebig oft untersucht werden können, bietet sich dieses „Tumormodell“ geradezu ideal an, neue Therapieformen, wie die Immuntherapie, anzuwenden und ihre Effizienz zu überprüfen.

Interleukin-2 (Il-2) nimmt unter den neuerdings verfügbaren Lymphokinen eine Sonderstellung ein, insofern als ihm eine Schlüsselfunktion in der Aktivierung und Proliferationsstimulierung der zellulären Abwehr zukommt.

Mit beeindruckenden Ergebnissen ist Il-2 tierexperimentell wie auch beim Patienten erfolgreich - allerdings überwiegend systemisch - zur Tumortherapie eingesetzt worden. Eine effiziente, d.h. ausreichend hochdosierte intravenöse Anwendung von Interleukin-2 bei Tumorpatienten führt aber zu schweren kardiopulmonalen Nebenwirkungen. Wir zeigen am Beispiel des Harnblasenkarzinoms eine neue Form der Interleukin-2 Anwendung, die erstmals nebenwirkungsfrei mehrtägig hohe Konzentrationen am Ort des Tumors und an den tumorinfiltrierenden Lymphozyten erlaubt.

Patienten mit einem T4, N0, M0-Transitionalzellkarzinom der Harnblase erhielten eine hochdosierte kontinuierliche Interleukin-2 Perfusion der Blase (1000 E/ml, 2 ml/min, 24 Std/Tag) über 5 Tage nach einer inkompletten transurethralen Resektion des Tumors. Die Gesamtdosis von 15 Mio. Einheiten wurde nach 4 bis 12 Wochen wiederholt. Bei keinem der Patienten kam es zu Nebenwirkungen.

Eine lokale Aktivierung von Immunzellen im Urin nach Il-2 Therapie ließ sich durch den Nachweis des Il-2 Rezeptors beweisen. Darüber hinaus fand sich insbesondere nach dem 2. Zyklus eine deutliche systemische Immunaktivierung im Blut: Im monozytären Zellkonzentrat waren bis zu 17% der Zellen Il-2 Rezeptor positiv, eine Größenordnung, die bislang nur nach mindestens zweiwöchiger nebenwirkungsreicher intravenöser Applikation erzielt werden konnte.

Mit Hilfe dieses Tumormodells können neue Einblicke in den Mechanismus der Interleukin-2 induzierten Tumorabwehr gewonnen werden.

So wurde z. B. bislang die Il-2 assoziierte Eosinophilie als Nebenwirkung interpretiert. Unsere Daten legen nahe, daß die ausgeprägte lokale Eosinophilie bis zu 65% eosinophiler Granulozyten/Gesamtleukozyten Teil der Antitumorantwort ist.

Die eosinophilen Granulozyten sind an die Tumorzellen fixiert und degranulieren auf die Tumorzellen. Untersuchungen mit Aktivierungsmarkern werden von uns zur Zeit durchgeführt.

Die bisherigen Ergebnisse beweisen, daß eine neue Form der Il-2 Applikation effektiv zur lokalen und systemischen Immunaktivierung führt und ohne Nebenwirkungen akzeptiert wird.

Das hier vorgestellte Modell erlaubt neue Einblikke in den Wirkmechanismus der Il-2 induzierten Tumorabwehr.

Fragen der notwendigen Dosierungen können und müssen in Folgestudien beantwortet werden, um diese neue Form der Il-2 Therapie optimal therapeutisch zu nutzen. Die Beobachtung einer Vollremission bei fünf inoperablen Patienten ermutigt, diesen Weg weiter zu verfolgen.

Dr. E. Huland
Urologie, Klinikum Steglitz
Freie Universität Berlin
Hindenburgdamm 30
D-1000 Berlin 45

Therapie des Carcinoma in situ der Harnblase mit BCG – $4^1/_2$ Jahre Erfahrung

M. Schnyder v. W., D. Ackermann, U. E. Studer und E. J. Zingg

Ziel der prospektiven Arbeit war, die guten Resultate anderer Autoren in der Behandlung des Carcinoma in situ (Cis) der Harnblase mit BCG zu bestätigen.

Krankengut und Methode

55 Patienten mit histologisch und zytologisch gesichertem Carcinoma in situ (14 primäre, 41 sekundäre) wurden in die Studie aufgenommen.

Die BCG-Behandlung erfolgte wie von Morales beschrieben [1] mit 6 intravesikalen BCG-Applikationen à 120 mg BCG und gleichzeitiger Skarifikation mit 5 mg BCG am Oberschenkel in wöchentlichen Abständen. Als Vakzine wurde ein BCG-Lebendimpfstoff vom Stamm Pasteur Paris (Immun-BCG Pasteur F) verwendet. Die Nachkontrollen erfolgten dreimonatlich mittels Zystoskopie und Zytologie.

Resultate

Verträglichkeit

Dysurie und Pollakisurie (67%), Hämaturie (57%) und Fieber über 37,5° waren die häufigsten Nebenwirkungen. Weder mußten je Tuberkulostatika eingesetzt werden, noch zwangen Nebenwirkungen zu einem Therapieabbruch.

Wirksamkeit

Primäre Cis: 14/14 (100%) Patienten wurden innerhalb von 3 Monaten endoskopisch und zytologisch tumorfrei. Bei 2/14 (14%) Patienten sind nach 6, bzw. 18 Monaten Rezidive aufgetreten. Die Beobachtungszeit beträgt durchschnittlich 22 Monate, maximal 54 Monate.

Sekundäre Cis: 29/41 Patienten haben nach einem BCG-Zyklus angesprochen, 4 weitere nach einem zweiten Zyklus. Das ergibt 33/41 (80%) CR nach einem oder zwei BCG-Zyklen. Bei 5/33 (15%) Patienten sind nach 3–12 Monaten Tumorrezidive aufgetreten. Die Beobachtungszeit beträgt durchschnittlich 28 Monate, maximal 55 Monate.

13 Responder hatten zuvor erfolglose Therapien mit Mitomycin-C, Adriamycin-HCl oder Interferon. 13 Versager werden operiert: dreimal fanden sich papilläre Tumoren, fünfmal ein extravesikaler Befall mit Cis (Harnleiter, Urethra), fünfmal invasive Karzinome.

Diskussion

Mit einer Response Rate von 85% (I. und II. Cis) lassen sich unsere Resultate mit denen der Literatur vergleichen. Die Nebenwirkungen sind in Anbetracht dieser Wirksamkeit akzeptabel. Die BCG-Therapie kann auch nach Versagen anderer Instillationsbehandlungen erfolgreich sein. In einigen Fällen kann die Wirkung erst nach einem 2. BCG-Zyklus auftreten. Persistiert dann noch eine positive Zytologie, muß – wie das Beispiel unserer Versager zeigt – das extravesikale Karzinom oder der invasive Tumor gesucht werden. Blasenbiopsien und eine retrograde Abklärung sind dann obligat.

Literatur

1. Morales A, Eidinger D, Bruce AW (1976) Intracavitory bacillus Calmette-Guérin in the treatment of superficial bladder tumors. J Urol 116: 180–183

Dr. M. Schnyder v. W.
Alpenstr. 1
CH-6004 Luzern

Vorläufige Ergebnisse der BCG-Instillationsbehandlung bei mehrfach rezidivierten und mit Adriamycin vorbehandelten oberflächlichen Harnblasentumoren

L. Rohrmoser, A. Peemöller und B. Ulshöfer

Die topische Rezidivprophylaxe bei oberflächlichen Urothelkarzinomen der Harnblase ist mittlerweile in ihrer Wirksamkeit unbestritten. Neben den bekannten Substanzen wie Thiotepa, Epodyl, Mitomycin und Adriamycin wird in den letzten Jahren vor allem dem BCG-Impfstoff eine überragende Wirksamkeit zugeschrieben. Nachdem wir bisher in Marburg mit Adriamycin gearbeitet hatten, stellte sich für uns die Frage, ob es mit BCG gelingt, gerade bei den Patienten, die unter oder nach Adriamycin weitere Rezidive gebildet hatten, eine Verminderung der Rezidivrate zu erreichen.

Wir begannen deshalb 1986 bei solchen Patienten der Stadien T_a und T_1 sowie einem Grading G_1 und G_2 mit bisher durchschnittlich 6,3 Rezidiven und einer Anamnesedauer bis zu 22 Jahren die BCG-Behandlung. Es sind mittlerweile 20 Patienten, die trotz Adriblastin nach 3–39 Monaten (im Mittel 22 Monate) Rezidive entwickelt haben. Alle Patienten erhielten vorher einen Tine-Test sowie einen Multitest zur Überprüfung der zellvermittelten Immunantwort, eine anerge Reaktion war ein Ausschlußkriterium. Das Vorliegen eines Refluxes wurde überprüft, führte im positiven Fall aber nicht zum Ausschluß.

Zur Instillation wurden 80 mg BCG vom Stamm Connaught gelöst in 60 ml physiologischer Kochsalzlösung verwendet, beginnend 4 Wochen nach TUR und nach nochmaliger Kontrollcystoskopie und Zytologie. Beim Instillationsmodus orientierten wir uns an dem Schema von Brosman [1], ebenfalls ohne Hautskarifikation: 6 × wöchentlich, 6 × 2-wöchentlich dann 20 × 4-wöchentlich über insgesamt 2 Jahre. Bei jeder Instillation wurde eine Spülzytologie entnommen, cystoskopische Kontrollen erfolgten alle 3 Monate.

Ergebnisse

Wir haben bei den 20 Patienten jetzt eine mittlere Beobachtungszeit von 13,2 Monaten (4–31 Monate) erreicht. An Nebenwirkungen ergab sich bei allen Patienten zumindest eine passagere Dysurie, in 10 Fällen führte das trotz entsprechender Medikation zum Therapieabbruch nach durchschnittlich 7,6 Instillationen, 2 dieser Patienten hatten zusätzlich Fieber. In einem Fall war eine asymptomatische granulomatöse Prostatitis nachweisbar.

Bei 5 Patienten traten bisher Tumorrezidive auf, wobei wir in einem Fall selbstkritisch sagen müssen, daß wir wahrscheinlich vorher das Tumorstadium unterschätzt haben, da jetzt ein tief infiltrierendes Karzinom mit positiven Lymphknoten vorliegt. Insgesamt ergibt sich eine Rezidivrate von 25% nach 13,2 Monaten.

Als vorläufige Tendenz unserer Untersuchung zeigt sich, daß es mit BCG gelingt, auch bei den Patienten, die Rezidivrate weiter zu senken, die als Adriblastin-Versager mit bisher sehr vielen Rezidiven eine Negativauslese als Träger dieser Tumoren darstellen.

Wegen der großen Anzahl starker dysurischer Beschwerden, die vor allem nach mehr als 6 Instillationen auftraten, werden wir uns aber in Zukunft auf Zyklen mit 6 Behandlungen beschränken.

Literatur

1. Brosman A (1982) Experience with bacillus Calmette-Guerin in patients with superficial bladder carcinoma. J Urol 128: 27–30

Dr. L. Rohrmoser
Urologische Klinik und Poliklinik
der Philipps-Universität
Baldinger Straße
D-3550 Marburg/Lahn

Intravesikale BCG-Therapie bei vesikorenalem Reflux?

A. Böhle, A. Knipper und M. Horn

Die Häufigkeit eines vesiko-renalen Refluxes nach transurethraler Resektion eines Blasenkarzinoms steigt mit der Anzahl der Operationen. Die Inzidenz liegt nach Literaturangaben zwischen 19% und 48% der Patienten [3, 4], in besonderen Risikogruppen sogar bei 78% [2].

Die Rezidivprophylaxe des oberflächlichen Blasenkarzinoms mit Bacillus Calmette-Guérin (BCG) ist eine etablierte Therapie, die Rezidivfreiheitsraten liegen zwischen 50-80% [1, 6].

Zur Klärung des Risikos einer BCG-Behandlung bei Patienten mit vesiko-renalem Reflux wurden bei n = 8 Patienten mit ein- oder beidseitigem Reflux die Nebenwirkungen einer intravesikalen BCG-Therapie protokolliert und im Vergleich zu anderen mit BCG therapierten Patienten und Literaturangaben ausgewertet.

Patienten

Im Zeitraum vom 1.12. 86 bis zum 1.2. 88 wurden an der Urologischen Klinik der Medizinischen Universität zu Lübeck 42 Patienten nach zuvor durchgeführter TUR-B und/oder Laserkoagulation von oberflächlichen Blasenkarzinomen mit intravesikalen BCG-Instillationen behandelt. 8 dieser Patienten hatten einen vesikorenalen Reflux. 3 × lag ein beidseitiger, 3 × ein unilateraler Reflux vor. Bei 2 Patienten bestand während des Behandlungszeitraumes ein artefizieller Reflux über einen eingelegten Doppel-J-Katheter.

Der vesikorenale Reflux wurde in allen Fällen vor Instillationsbeginn mittels Cysturethrogramm bzw. Refluxcystogramm dokumentiert.

Alle Patienten hatten in der Vorgeschichte durchschnittlich 7 transurethrale Voroperationen, sowie mindestens einen dreimonatigen Behandlungsversuch mit Mitomycin C. Es wurden einmal wöchentlich Instillationen von 120 mg BCG (Stamm Pasteur) während 6 Wochen verabreicht. Die erste Kontrolluntersuchung erfolgte 6 Wochen nach der letzten Instillation.

5 Patienten erhielten einen, 3 Patienten aufgrund eines oberflächlichen Rezidivs zwei Therapiezyklen mit BCG. Alle 8 Patienten sind bisher rezidivfrei. Die durchschnittliche Nachbeobachtungszeit liegt bisher bei 9 Monaten (5-14 Monaten).

Ergebnisse

Es wurden insgesamt 11 Zyklen, entsprechend 66 Instillationen bei Patienten mit vesikorenalem Reflux ausgewertet. Alle Patienten hatten die bekannten [5] zystitischen Beschwerden, beginnend etwa 4-6 Stunden nach Instillation, ein Therapieabbruch war jedoch in keinem Fall nötig. Nach 14 von 66 Instillationen traten erhöhte Temperaturen bis 38°C auf.

Bei einem Patienten kam es infolge eines obstruierten Doppel-J-Katheters 8 Stunden nach der Instillation zu einer hochfieberhaften Reaktion, welche durch Schienenwechsel und antibiotische und tuberkulostatische Behandlung beherrscht werden konnte.

Sämtliche untersuchten Laborparameter incl. Leberenzymwerte der Patienten zeigten normale Verläufe. Sonographien der Nieren zeigten keine Abszeßbildungen oder Harnstauungen. Thoraxaufnahmen aller Patienten blieben unauffällig.

Schlußfolgerung

Aus diesen vorläufigen Ergebnissen kann unserer Ansicht nach geschlossen werden, daß eine intravesikale BCG-Therapie auch bei Vorliegen eines vesikorenalen Refluxes ohne erhöhtes Risiko durchgeführt werden kann.

Ein Doppel-J-Katheter sollte nach Möglichkeit vor Therapiebeginn entfernt werden, da die verstärkte Zell- und Eiweißexsudation zur Katheterobstruktion führen kann. Auf eine verstärkte Diurese ist zu achten. Ein Harnwegsinfekt muß vor Therapiebeginn ausbehandelt sein.

Literatur

1. Brosman SA (1982) Experience with bacillus Calmette-Guérin in patients with superficial bladder carcinoma. J Urol 128: 27
2. De Torres Mateos JA, Banus Cassol JM, Palou Redorta J, Morote Robles J (1987) Vesicorenal reflux and upper urinary tract transitional carcinoma after transurethral resection of recurrent superficial bladder carcinoma. J Urol 138: 49
3. Freed SZ (1976) Vesicoureteral reflux following transurethral resection of bladder tumors. J Urol 116: 184
4. Gottfries A, Nilsson S, Sundin S, Viklund LG (1975) Late effects of transurethral resection of bladder tumors at the ureteric orifice. Scand J Urol 9: 32
5. Lamm DL, Stogdill VD, Stogdill BJ, Crispen RG (1986) Complications of BCG immunotherapy in 1278 patients with bladder cancer. J Urol 135: 1352
6. Morales A, Eidinger D, Bruce AW (1976) Intracavitary bacillus Calmette-Guérin in the treatment of superficial bladder tumors. J Urol 116: 180

Dr. A. Böhle
Urologische Klinik der
Medizinischen Universität Lübeck
Ratzeburger Allee 160
D-2400 Lübeck 1

Langzeitbeobachtungen nach topischer Chemorezidivprophylaxe mit Mitomycin C bei der Behandlung oberflächlicher Harnblasentumoren

H. Leyh

Läßt sich durch eine zeitlich begrenzte Instillationsbehandlung mit Mitomycin C (MMC) auch langfristig eine Reduzierung der Rezidivraten erreichen? Bei welchen oberflächlichen Harnblasentumoren ist die Durchführung einer lokalen Tumorrezidivprophylaxe überhaupt gerechtfertigt?

Als Beitrag zur genaueren Klärung dieser Fragen wurden die Erkrankungsverläufe von 85 Patienten, die wegen eines oberflächlichen Harnblasentumorrezidives nach transurethraler Elektroresektion des Tumors für 1 Jahr eine lokale Instillationsbehandlung mit Mitomycin erhielten, für den Zeitraum vor und nach Chemotherapie analysiert. Die gewonnenen Ergebnisse wurden zusätzlich einer historischen Vergleichsgruppe von 350 nur durch TUR behandelten Patienten entsprechender Erkrankungsstadien zur Beurteilung der Rezidiv- und Progressionsraten gegenübergestellt. Die Beobachtungszeiträume betrugen in beiden Patientengruppen zwischen 5 und 8 Jahre.

Die lokale Instillationsbehandlung mit MMC erfolgte bei den 85 genannten Patienten, von denen zu Therapiebeginn 2 Patienten ein CaIS, 9 das Stadium pT_AG_1, 54 das Stadium pT_AG_2, 17 das Stadium pT_1G_2 und 3 das Stadium pT_1G_3 aufwiesen, entsprechend folgendem Schema: 20 mg MMC einmal wöchentlich für die ersten 12 Wochen nach TUR und hierauf einmal monatlich für die folgenden 9 Monate. Urincytologie und cystoskopische Kontrollen wurden während und nach der Behandlung in $^1/_4$-jährlichen Abständen durchgeführt. Bei Auftreten eines nicht progredienten Tumorrezidives wurde die gleiche Behandlung neu begonnen.

Ergebnisse

Bei 47% der mit MMC behandelten Patienten kam es trotz Instillationstherapie während des Beobachtungszeitraumes zu einem Tumorrezidiv, in der Hälfte der Fälle noch während der einjährigen Instillationstherapie, in 83% der Fälle innerhalb der ersten 2 Jahre.

Ein Vergleich mit der Kontrollgruppe weist jedoch eine deutlich geringere Rezidivneigung der mit Mitomycin behandelten Patienten auf. Während in der MMC-Gruppe nach 1 Jahr noch 76% und nach 2 Jahren noch 61% rezidivfrei waren, sind in der historischen Vergleichsgruppe unter den Patienten mit rezidivierenden Harnblasentumoren nach 1 Jahr nur noch 40% und nach 2 Jahren nur noch 25% ohne Tumorrezidiv (Abb. 1).

Durch die intravesikale Chemorezidivprophylaxe mit MMC ließ sich in unserem Krankengut die Rezidivrate von 0,95 Rezidiven/Jahr auf 0,28 senken. Das entspricht einer Reduzierung der Rezidivraten auf 29% des Ausgangswertes vor Einleitung der Instillationsbehandlung (Abb. 2). Wie die Graphik veranschaulicht, sprechen G_1- und pT_A-Tumoren bzw. unilokuläre Tumoren am besten auf die Therapie an.

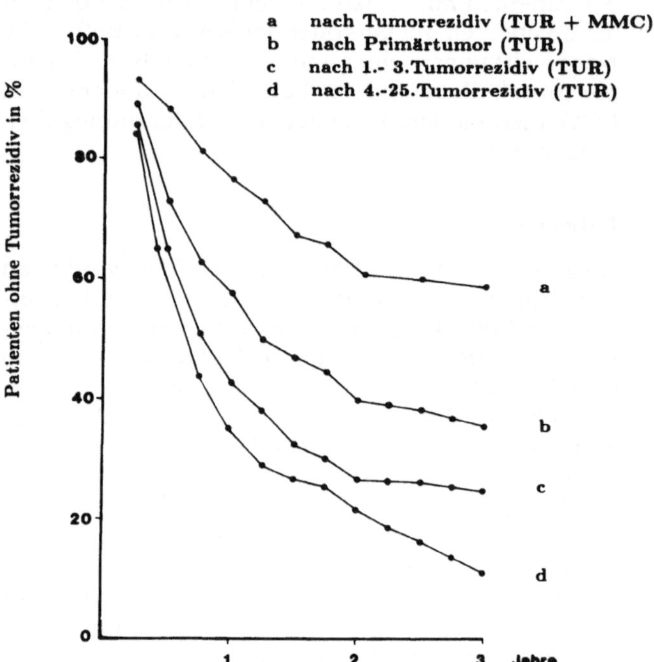

Abb. 1. Rezidivneigung nach Blasentumorresektion mit und ohne Chemorezidivprophylaxe mit Mitomycin

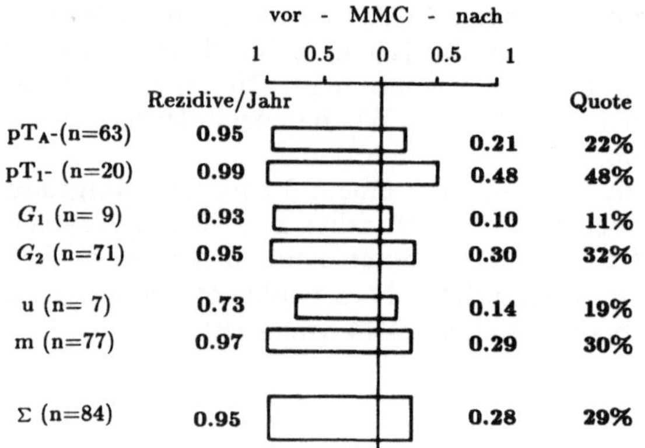

Abb. 2. Rezidivrate vor bzw. nach einer Therapie mit Mitomycin (MMC) über gleiche Beobachtungszeiträume (∅ 69 Monate, n = 84)

Das Tumorstadium blieb, falls es unter MMC-Therapie zu einem Rezidiv kam, in 50% konstant, in 17% ließ sich eine Verbesserung erkennen. Bei 15% aller mit MMC therapierten Patienten zeigte sich jedoch unter bzw. nach Abschluß der Instillationsbehandlung, durchschnittlich nach eineinhalb Jahren eine Progression der Erkrankung, zumeist in Form eines transurethral nicht mehr beherrschbaren Erkrankungsstadiums.

Eine Aufschlüsselung nach T- und G-Kategorie zeigt, daß während des Beobachtungszeitraumes bei je 11% der Patienten eine Tumorprogression der pT_A- und pT_1-Tumoren in ein muskelinfiltratives Stadium bzw. der G_1- und G_2-Tumoren zu G_3-Tumoren vorlag. In der Kontrollgruppe lagen die entsprechenden Werte bei 23% für die Muskelinvasion während des Erkrankungsverlaufes und bei 21% für den Übergang zu einem G_3-Karzinom. In beiden Kollektiven ist das Progressionsrisiko erwartungsgemäß für pT_1- und G_2-Tumoren höher als für pT_A- bzw. G_1-Tumoren.

Schlußfolgerung

Durch die lokale Tumorrezidivprophylaxe mit MMC läßt sich bei der Behandlung oberflächlicher Blasentumoren auch langfristig eine deutliche Reduktion der Rezidivraten und damit gleichzeitig eine entsprechende Verlängerung der rezidivfreien Intervalle erreichen. Der Therapieeffekt ist bei multilokulären, G_2- und insbesondere pT_1-Tumoren weniger ausgeprägt als bei unilokulären, G_1- bzw. pT_A-Tumoren. Da nahezu die Hälfte der Rezidive im 2. Jahr nach Einleitung der Instillationstherapie auftrat, ist wie von manchen Zentren vorgeschlagen eine Verlängerung der Therapiezeit auf 2 Jahre zu erwägen.

Wenn auch die Tumorprogressionsrate unter MMC-Therapie geringer ist als bei den nur durch TUR behandelten Patienten, so darf nicht übersehen werden, daß es in Einzelfällen zu einem rapiden Progreß der Erkrankung kommen kann.

Unter Berücksichtigung der Kosten und der Belastung für die Patienten einschließlich der Nebenwirkungsrate von 15–30% ist die lokale Tumorrezidivprophylaxe trotz der dargestellten Erfolge nicht bei jedem oberflächlichen Blasentumor indiziert. Sie sollte gezielt Tumoren mit eindeutigem Rezidiv- bzw. Progressionsrisiko, wie den rezidivierenden bzw. multilokulären G_2-Tumoren und den G_1- und G_2-Tumoren mit begleitendem CaIS bzw. dem primären CaIS vorbehalten bleiben.

Dr. H. Leyh
Urologische Klinik und Poliklinik der TU München
Klinikum rechts der Isar
Ismaningerstr. 22
D-8000 München 80

Ergebnisse einer Kurzzeit-Rezidivprophylaxe beim oberflächlichen Transitionalzellkarzinom der Harnblase

P. Carl

Die Effizienz einer lokalen Chemo-Rezidivprophylaxe auf die *Rezidivrate* und das *rezidivfreie Intervall* beim oberflächlichen Urothelkarzinom der Harnblase wurde durch zahlreiche klinische Studien bestätigt.

Uneinheitlich beurteilt wird die Patientenselektion, die Wahl des *zytotoxischen Agens* sowie weiterhin das *optimale Therapieschema* bezüglich Häufigkeit, Dauer und Dosierung einer intravesikalen Chemotherapie. Unbestritten erscheint hingegen die Notwendigkeit eines möglichst *frühzeitigen* Therapiebeginns für die Rezidivprophylaxe.

In einer prospektiven kontrollierten Studie wurden von 8/1982 bis 12/1986 49 oberflächliche Urothelkarzinome der Harnblase einer Kurzzeit-Chemorezidivprophylaxe mit Mitomycin C unterzogen und anschließend regelmäßig nachuntersucht. Es handelte sich um 35 Primär- sowie 14 Rezidivtumoren (Tabelle 1).

Die erste Instillation erfolgte unmittelbar vor der transurethralen Resektion des Tumors. Nach einma-

Tabelle 1. Ersttumoren und Rezidive (n = 49) TA-1 G1-3

Kontrollzeit	16–	72 (Ø 42,9) Monate
Alter bei OP	54–	86 (Ø 66,7) Jahre
Geschlecht	♂ 39	♀ 10

Tabelle 2. Ersttumoren und Rezidive (n = 49) TA-1 G1-3

Rezidivrate	$\left[\frac{\text{n Rezidive} \times 100}{\text{Monate (Kontr.zeit)}}\right]$	= 0,641
Mittl. Rezidivintervall	$\left[\frac{\text{Monate}}{\text{n Rez.}}\right]$	= 161,7
Rezidive	13/49	= 26,5%
Rezidivfrei	36/49	= 73,5%

Tabelle 3

Autor	Dosis (mg)	Instill./t	n	Kontrollz. (Mon.)	Rez.Rate × 100	Rez.frei (%)
Bauer (1984)	10	26/ 1 Jahr	20	43		35
	20	26/ 1 Jahr	30	30		63
Egghart (1988)	20	13/10 Mon.	33	20	5,8–7,1	
Flüchter (1982)	20	20/ 2 mon.	105	22		88
Huland (1983)	20	38/ 2 Jahre	48	30	0,46	89,6
		Kontrolle	31	30	3,6	48,4
Rassweiler (1988)	20	38/ 2 Jahre	149	36	2,4	74
Eigene Ergebnisse:	20	21/ 4 Wo.	49	43	0,64	73,5

liger bzw. (bei T1-Tumoren zweimaliger) TUR - und somit einem Intervall von 1 bis 2 Wochen - und Nachweis eines sterilen Urins wurden innerhalb von 4 Wochen 20mal je 20 mg Mitomycin C gelöst in 20 ml NaCl in die Blase instilliert.

In 2 von 51 Fällen machte eine schwere Chemozystitis einen vorzeitigen Abbruch dieser Therapie notwendig. In 2 Fällen lag wegen fieberhaften Temperaturen und 4mal wegen einer allergischen Reaktion - vorwiegend im Palmarbereich der Hände - eine kurze Therapieunterbrechung notwendig.

49 Patienten wurden routinemäßig in vierteljährlichen Abständen zytologisch und endoskopisch für einen Zeitraum von 16 bis 72 Monaten - durchschnittlich also etwa 43 Monate - endoskopisch und zytologisch kontrolliert.

Bei einer Gesamtzahl von 13 Rezidiven während des Kontrollzeitraums errechnet sich nach den Empfehlungen der EORTC eine Rezidivrate von 0,64 für 100 Kontrollmonate. Von Bedeutung ist die im Vergleich zu Literaturangaben *lange Kontrollzeit* bei *sehr kurzer Behandlungszeit* von lediglich 4 Wochen. Dieser Befund ist im sog. mittleren *Rezidivintervall* von 162 Monaten pro Rezidiv dokumentiert (Tabelle 2).

73,5% der Patienten blieben rezidivfrei. Bei Rezidivierung (Dia 5) wurden sowohl höhere als auch niedrigere Malignitätsgrade festgestellt, 3 muskelinvasive Rezidivkarzinome mußten zystektomiert werden. Die Rezidivrate war bei Tumoren der Kategorie T1, G2 mit 36,4% am höchsten.

In Anbetracht des Umfangs der Literatur mit sehr unterschiedlichen MMC-Dosierungen, Behandlungs- und Beobachtungszeiten sowie Instillationsintervallen kann eine Übersicht der Ergebnisse nur lückenhaft erfolgen. Bewußt wurden die schon historischen Arbeiten von Oomaru u. Ogawa [6] mit niedriger Dosierung von nur 10 mg und sehr kurzer Kontrollzeit von lediglich 12 Monaten nicht berücksichtigt und mit einer Ausnahme nur Therapieschemen mit einer Dosierung von 20 mg MMC zitiert. Es wird erkennbar, daß bei mehreren Untersuchern die Kontrollzeit nur wenig länger als der Behandlungszeitraum war. Mit unseren Ergebnissen vergleichbar ist somit nur die Arbeit von Flüchter [3], der bei gleicher Gesamtdosis, allerdings viel kürzerer Kontrollzeit, eine geringere Rezidivrate fand. Beide Untersuchungen zeigen, daß mit einer *Kurzzeit*-Therapie gleichwertige, d.h. vergleichbar niedrigere Rezidivraten zu erzielen sind (Tabelle 3).

MMC kann auf die entarteten Urothelzellen sowohl *spezifisch zytotoxisch* als auch *unspezifisch exfoliativ* wirksam werden. Weder für die zytotoxische Wirksamkeit noch für einen möglichen unspezifischen Spüleffekt ist eine *permanente Wirksamkeit anzunehmen.*

Soweit man also nicht für eine *lebenslängliche* Instillationstherapie plädiert, erscheint eine *Kurzzeit*-Rezidivprophylaxe den bisher überwiegend angewandten *längerfristigen* Therapieschemen gegenüber mindestens gleichwertig.

Zudem ergibt sich eine *bessere* Beurteilbarkeit bei endoskopischen und zytologischen Kontrollen, da sowohl eine Chemozystitis als auch die therapiebedingte Dysplasieneigung und somit ein zytologischer Interpretationsfehler in zunehmendem Abstand von der Therapie entfällt.

Die *Kurzzeit*-Instillationsbehandlung im Anschluß an die Resektion wird von den Patienten ausnahmslos akzeptiert. Eigenmächtiger Behandlungsabbruch durch den Patienten ist somit die absolute Ausnahme.

Im Vergleich zu anderen Schemata werden die *Gesamtkosten* der Therapie gesenkt.

Literatur

1. Bauer HW (1984) Tumordiagnostik und Therapie 5: 1
2. Egghart G, Stegmüller O, Wenderoth V, Hautmann R (1988) Urologe A 27: 147
3. Flochter ST, Harzmann R, Hiobil H, Erdmann W, Bichler KH (1982) Urologe A 21: 24–28
4. Huland H, Otto V (1983) Eur Urol 9: 84
5. Ogawa H (1969) Jpn J Urol 60: 717
6. Oomaru K, Hidaka M, Fujii K (1973) Nishinihon J Urol 35: 510
7. Rassweiler J, Hath U, Bub P, Eisenberger F (1988) Aktuel Urol 19: 139

Prof. Dr. P. Carl
Hauptkrankenhaus
D-8360 Deggendorf

Immunprophylaxe beim oberflächlichen Harnblasenkarzinom mit KLH (Immucothel)

C. Jurincic und K. F. Klippel

Beitrag nicht eingereicht

Langzeiterfahrungen mit der integralen photodynamischen Lasertherapie (PDT) des TIS-Blasenkarzinoms

D. Jocham, M. Beer, R. Baumgartner, G. Staehler und E. Unsöld

Die integrale photodynamische Therapie (PDT) basiert auf dem systemischen Einsatz einer photosensibilisierenden Substanz, die alle Tumoranteile des multifokalen Blasentumors zu markieren und lichtempfindlich zu machen vermag. Die homogene Ausleuchtung der Blase mit speziellem Laserlicht ermöglicht die vollständige photodynamische Zerstörung aller in der Blase vorhandenen oberflächlichen Tumorherde. Die PDT ist insbesondere beim Carcinoma in situ der Blase indiziert. Eigene erste klinische Anwendungen reichen bis Oktober 1984 zurück [1-3].

Gemäß der Abstimmung mit der lokalen Ethikkommission wurden für die integrale PDT ausschließlich Blasentumorkranke akzeptiert, die angesichts eines Versagens aller anderen eingesetzten lokalen Maßnahmen wegen rezidivierender multifokaler Blasentumoren GII und GIII die Zystektomie angeraten bekommen hatten. Zum Zeitpunkt der PDT waren mit Ausnahme von zwei Fällen exophytische Tumoranteile transurethral reseziert und anschließend oberflächliche multifokale Blasentumoren mit Carcinoma in situ Anteilen histologisch gesichert worden. Die aktuelle Bildgebung hatte eine extravesikale Beteiligung oder Metastasierung ausgeschlossen.

Aktuelle Ergebnisse

Die nach wie vor geringe Zahl von mittlerweile 28 Behandlungen seit Oktober 1984 ergibt sich aus dem Umstand, daß im derzeitigen Stadium der klinischen Anwendung nur austherapierte Kranke mit einem Carcinoma in situ der Blase zur Behandlung berücksichtigt werden konnten. Diese Patientengruppe stellt erfahrungsgemäß nicht nur eine sehr

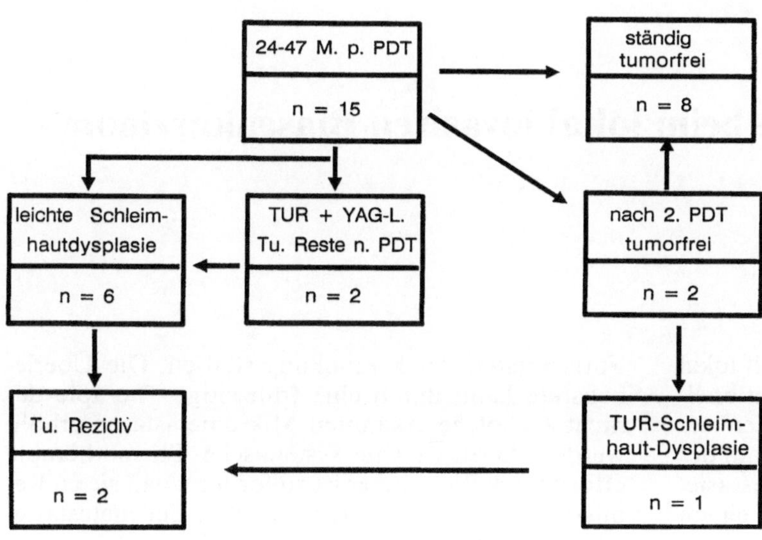

Abb. 1. Langzeitergebnisse nach PDT. In insgesamt 13 von 15 Fällen gelang unter Einsatz der PDT, zum Teil in Verbindung mit Auxiliärverfahren, die Beseitigung des multifokalen Tumors

seltene, sondern auch ausgesprochen negativ selektionierte Konstellation des Blasenkarzinoms dar.

Durch die PDT gelang gemäß der histologischen und parallel zytologischen Erstkontrolle 6 Wochen bis 3 Monate nach Behandlung eine primäre Tumorzerstörung in 23 von 28 Fällen.

Als Nebenwirkung wurde in allen Fällen mit Therapieerfolg eine transitorische ausgeprägte Pollakisurie und Dysurie wechselnder Dauer beobachtet. In allen Fällen mit Bestrahlungsdosen von mehr als 25 Joule/cm^2 wurde eine Absenkung der Blasenkapazität um bis zu 60% beobachtet, die abgesehen von zwei Fällen nach spätestens 6 Monaten wieder 65 bis 210% des Ausgangswertes erreichte. Bei einer Patientin mit einer Ausgangskapazität von 110 ml war die Durchführung einer Zystektomie unvermeidbar. Ein Patient ging für die Langzeit-Kontrolle verloren.

In der Langzeitbeobachtung von 24–47 Monaten (Abb. 1) waren 8 Kranke während des gesamten Beobachtungszeitraumes tumorfrei. Bei zwei Kranken stellte sich erst im Anschluß an eine zunächst technisch fehlerhafte PDT durch eine Zweitbehandlung ein in einem Fall fortdauernder Behandlungserfolg ein. Im zweiten Fall trat 26 Monate nach der zweiten PDT eine umschriebene Dysplasie am linken Ostium auf, die erfolgreich mit TUR und Neodym-YAG-Lasertherapie beseitigt werden konnte. Nach weiteren 6 Monaten fand sich an der rechten Seitenwand ein GII-Ta-Tumorrezidiv, das in gleicher Weise behandelt wurde. In zwei Fällen führte die TUR und Lasertherapie von umschriebenen Tumorresiduen nach einmaliger PDT zunächst zur Tumorbeseitigung. Bei einem dieser Fälle trat 19 Monate später ein multilokulärer TaG1-Tumor auf, der transurethral reseziert werden konnte. Entzündliche Veränderungen in Verbindung auch mit leichten Schleimhautatypien ohne Malignitätscharakter sind bei 6 Kranken seit wenigstens 2,5 Jahren stationär. Die Beseitigung des Tumors gelang somit langfristig in 13 von 15 Fällen.

Erfreulicherweise zeigen 12 von 13 weiteren PDT-Fällen aus neuerer Zeit einen primären Behandlungserfolg, was insbesondere einer weiteren Verbesserung der Bestrahlungsmodalität zuzuschreiben ist.

Zusammenfassung

Auch beim anderweitig austherapierten oberflächlichen Blasenkarzinom ermöglicht die integrale PDT eine vollständige Tumorzerstörung. Die effiziente Therapie kann mit erheblichen transitorischen Nebenwirkungen erkauft sein. Im Vordergrund stehen hierbei Cystitis und z. T. erst langfristig zufriedenstellend regenerierbare Blasenschrumpfung.

Trotz gut reproduzierbarer primär vollständiger Tumorzerstörung sind Tumorrezidive auch durch die einmalige lokale Maßnahme PDT nicht grundsätzlich vermeidbar. Zu vermuten ist eine Begünstigung der Tumorneubildung durch topisch fortwirkende Karzinogenese aus dem Urin.

Die Dosimetrie der PDT erscheint ebenso verbesserungswürdig wie die Tumorselektivität der Photosensibilisatoren. Gute therapeutische Primärerfolge der PDT selbst in der „worst case"-Situation der Patienten rechtfertigen eine weitere Anwendung der PDT, deren endgültiger klinischer Stellenwert jedoch noch nicht bestimmbar ist. Nach derzeitiger Erfahrung ermöglicht die PDT zumindest eine Verbesserung der Erkrankungssituation.

Literatur

1. Jocham D, Staehler G, Chaussy Ch, Loehrs U, Unsöld E (1984) Integrale Photoradiotherapie des Blasenkarzinoms nach tumorselektiver Photosensibilisierung mit Hämatoporphyrin-Derivat (HpD). Aktuel Urol 15: 109 (CE. Alken-Preis 1983)
2. Kelly JF, Snell ME (1976) Hematoporphyrin derivative: A possible aid in the diagnosis and therapy of carcinoma of the bladder. J Urol 115: 150
3. Unsöld E, Jocham D (1988) Grundlagen photodynamischer Laser-Therapie. Chirurg 59: 76–80

Prof. Dr. D. Jocham
Urologische Klinik und Poliklinik
Klinikum Großhadern
Marchioninistr. 15
D-8000 München 70

Neoadjuvante Chemotherapie beim lokal invasiven Blasenkarzinom – Eine kritische Neubewertung

F. M. J. Debruyne

Die 5-Jahres Überlebensrate von Patienten mit lokal fortgeschrittenem Blasenkrebs liegt nach traditioneller Therapie zwischen 55 und 75% [1]. Zur Zeit der Diagnosestellung besteht in einer großen Anzahl der Fälle bereits eine noch nicht manifeste Metastasierung, wodurch die Patienten schließlich an einem Fortschreiten der Erkrankung sterben. Die Überlebensrate kann durch eine frühzeitige Therapie der nicht als solche erkannten Mikrometastasen erhöht werden. Dazu ist eine systemische Chemotherapie erforderlich. Von dieser ist zu fordern, daß sie zu Remissionsraten von mindestens 50% bei metastasie-

Tabelle 1. Arzneimittel und Kombinationen von Arzneimitteln zur neoadjuvante Chemotherapie beim lokalen invasiven Blasenkrebs

Methoden	Remissionsraten CR + PR (%)	Literatur
CDDP	65	Fagg et al. 1984
	57	Raghavan 1988
CPM		
ADM	77	Francini 1987
FU		
VM26		
M-VAC	56	Simon et al. 1986
	40	Bukowski et al. 1987
	100	Sen et al. 1987
	50	Tannock 1988
	73	Scher et al. 1988
MTX	43	Splinter et al. 1987
CDDP	64	Calais da Silva and Denis 1988

Tabelle 2. EORTC 30851: Definitiver Remissionsraten nach Chemotherapie (N = 51)

pCR: 6	pPR: 3	pSD: 22		61%
cCr: 8	cPR: 5	cSD: 2	cPD: 5	39%
27,5%	15,5%	57,0%		100%

renden Krankheitsprozessen führt. Dies konnte nur mit einer Kombination von Methotrexat und Cisplatin (plus anderen zytotoxischen Arzneimitteln) erzielt werden [2, 3, 4, 5, 7, 8]. Die Methode der „neo-adjuvanten" d.h. präoperative Chemotherapie wurde erstmals 1983 angewandt [6]. Während der letzten 5 Jahre konnten zahlreiche Erfahrungen mit dieser Methode gesammelt werden, wobei unterschiedliche Kombinationen von Arzneimitteln zur Anwendung kamen (Tabelle 1).

Die Studie von Scher [4] deutet darauf hin, daß lokale Tumoren durch die neo-adjuvante Chemotherapie auf ein niedrigeres Stadium reduziert werden können. Die EORTC Genito-Urinary Group begann eine Phase 2 Studie mit Cisplatin (70 mg/m^2 am ersten Tag) und Methotrexate (40 mg/m^2 am 8. und 15. Tag, alle 3 Wochen) bei Patienten mit nachgewiesenem T3-T4 N0-X M0 Übergangsepithelkarzinom der Blase. Die Hauptzielsetzung lag in der Erfassung der Remissionsrate, insbesondere der pathologischen CR und der Morbidität [5]. 51 Patienten konnten histologisch beurteilt werden. Die totale Ansprechbarkeit betrug 43%, mit einer vollständigen Remissionsrate von 27,5%. Die histologisch gesicherte CR war 11,7% (Tabelle 2).

Eine vollständige lokale Remission wurde bei ca. 30% der Patienten festgestellt. Dies kann auch als eine Reduktion auf ein niedrigeres Tumorstadium betrachtet werden. Leider korreliert das klinisch komplette Remissionsniveau nicht mit dem histologischen. Deshalb vergrößert die Chemotherapie nicht die Chance zur Erhaltung der Harnblase. Aus klinisch nicht erfaßten mikroskopischen Tumorherden entstehen lokale Rezidive und Fernmetastasen die schließlich zum Tode des Patienten führen. In den meisten Fällen ist jedoch mit der radikalen Zystektomie eine definitive Heilung zu erreichen. Man muß sich ferner vergegenwärtigen, daß bei den meisten Patienten mit invasivem Blasentumor die gesamte Blasenmukosa gefährdet ist, ja sogar nach effektiver Chemotherapie gefährdet bleibt. Auch gilt es bereits als gesichert, daß Patienten mit anderen Tumoren als Übergangsepithelkarzinome der Blase oder mit squamösen Elementen in ihren TCC nicht auf eine Chemotherapie reagieren [4]. Auch die Anzahl der notwendigen Zyklen um einen maximalen Effekt zu erzielen, muß noch ermittelt werden. Remissionen nach zwei Zyklen wurden beobachtet [4, 5]. Ein weiteres Zurückdrängen des Krankheitsprozesses konnte bei reagierenden Patienten nach Hinzufügung weiterer Chemotherapiezyklen erzielt werden. Man kann jedoch annehmen, daß Patienten, die nach zwei Chemotherapiezyklen nicht reagieren, Tumoren haben, die auch resistent gegen weitere Zyklen sind.

Zusammenfassend kann jedoch festgestellt werden, daß eine auf Cisplatin aufgebaute „neo-adjuvante" Chemotherapie ein Zurückdrängen des lokal invasiven Blasenkrebs induzieren kann, und daß ansprechende Patienten durch eine Verbesserung ihrer Überlebenschancen profitieren könnten.

Literatur

1. Batata MA, Whitmore WF jr, Chu FC, Hilaris BS, Unal A, Chung S (1980) Patterns of recurrence in bladder cancer treated by irradiation and/or cystectomy. Int J Radiat Oncol Biol Phys 6: 155-162
2. Fagg SL, Dowson-Edwards F, Hughes MA et al. (1984) Cis-diamminodichloroplatinum (CDDP) as initial treatment of invasive bladder cancer. Br J Urol 56: 296-300
3. Harper WG, Meyers FJ, Freiha FS, Palmer JM, Shortliffe LD, Henninga JF, McWhirten KM, Torti FM (1985) Cisplatin, methotrexate and vinblastin (CMV): an effective chemotherapy regimen for metastatic transitional cell carcinoma of the urinary tract. J Clin Oncol 3: 1463-1470
4. Shipley WV, Coombs LJ, Einstein AB jr, Soloway MS, Wajsman Z, Prout GR jr and the National Bladder Cancer Group A (1984) Cisplatin and full dose irradiation for patients with invasive bladder carcinoma: preliminary report of tolerance and local response. J Urol 132: 899-903
5. Sternberg CN, Yagoda A, Scher HI, Watson RC, Ahmed T, Weiselberg IR, Geller N, Hollander PS, Herr HW, Sogani PC, Morse MJ, Whitmore WF jr (1985) Preliminary results of M-VAC (methotrexate, vinblastin, doxorubicin and cisplatin) for transitional cell carcinoma of the urothelium. J Urol 133: 403-407
6. Sternberg CN, Yagoda A, Scher HI, Watson RC, Herr HW, Morse MJ, Sogani PC, Vaughan ED jr, Bander N, Weiselberg IR, Geller N, Hollander PS, Lipperman R, Fair WR, Whitmore WF jr (1988) M-VAC (methotrexate, vinblastin, doxorubicin and cisplatin) for advanced transitional cell carcinoma of the urothelium. J Urol 139: 461-469
7. Stoter G, Splinter TAW, Child JA, Fossa SD, Denis L, Boven E, van Oosterom AT, de Pauw M, Sylvester R (1987) Combination chemotherapy with cisplatin and methotrexate in advanced transitional cell carcinoma of the bladder. J Urol 137: 663-667
8. Tannock IF (1988) Experience with M-VAC of the Princess Margeret Hospital. Proc Int Workshop in Urol Cancer, Cannes

Prof. Dr. F. M. J. Debruyne
Kliniek voor Urologie, Katholieke Universiteit Nijmegen
Postbus 9101, NL-6500 HB Nijmegen

Neoadjuvanstherapie gegen infiltrierenden Harnblasenkrebs

E. Okajima, Y. Hirao, S. Ozono und H. Momose

Einleitung

In der letzten Zeit besteht zunehmendes Interesse an Gebrauch von neoadjuvanter Chemotherapie zur Behandlung des invasiven Blasenkarzinoms. Wir haben 2 verschiedene Behandlungsformen angewandt: Cis-Platin, Vincristin und Bleomycin od. Pepleomycin (PBV) und Cyclophosphamid, Doxorubicin und Cis-Platin (CAP). Ziele dieser Studie sind: 1. der Vergleich des klinischen Effektes der PVB und CAP Schemata bei neoadjuvantem Gebrauch, 2. eine Bestimmung der langfristigen Überlebensraten.

Material und Methoden

Insgesamt wurden zwischen Jan. 1982 und Mai 1988, 44 Patienten in diese Studie aufgenommen. Ihr Lebensalter betrug durchschnittlich 62,9 Jahre und variierte zwischen 46 und 80 Jahren. Die Einteilung der Tumoren in Stadien wurde entsprechend die TNM Klassifikation durch die Japanische Gesellschaft für Urologie und Pathologie vorgenommen (Tabelle 1). Während der Periode von 1982–1985 wurden alle Patienten mit PVB behandelt. Seit 1986 wurde eine prospektive, randomisierte Studie entsprechend dem Schema in Abb. 1 ausgeführt, die auch CAP Schema enthielt. Die PVB Behandlung bestand aus 20–30 mg/m^2 Cis-Platin für 3 oder 5 aufeinander folgende Tage. Vincristin und Pepleomycin wurden in einer Dosierung von 0,2 mg/kg gegeben. Vincristin für 2 aufeinander folgende Tage, Pepleomycin am 2. Tage. Das CAP Schema zeigte die Abb. 1. Alle außer einem Patienten erhielten lediglich einen neoadjuvanten Behandlungszyklus entsprechend einem dieser beiden Schemata. Die Veränderung der Ausbreitung des primären Tumors wurde im Vergleich der klinischen Untersuchungen vor der neoadjuvanten Behandlung und der Befunde nach operativer

Tabelle 1. Eigenschaften der Patienten

	Retrospektive Studie (PVB)			Randomisierte Studie (CAP)			Gesamt		
	Neoadjuv.	Kontrolle	Gesamt	Neoadjuv.	Kontrolle	Gesamt	Neoadjuv.	Kontrolle	Gesamt
Zahl der Pat.	14 (1)[a]	11	25 (1)[a]	10	9	19	24 (1)[a]	20	44 (1)[a]
Klinisches Stadium									
Tis	0	1	1	3	0	3	3	1	4
T1 (G3)	0	0	0	1	2	3	1	2	3
T2	2	0	2	2	1	3	4	1	5
T3	11 (1)[a]	9	20 (1)[a]	3	6	9	14 (1)[a]	15	29 (1)[a]
T4	1	1	2	1	0	1	2	1	3
Alter (Durchschnitt)	48–80 (64,4)			46–75 (61,1)			46–80 (62,9)		
Geschlecht (M/F)	18/7			19/0			37/7		

[a] Zahl der Patienten, die Neoadjuvant ohne Radiotherapie behandelt wurden.

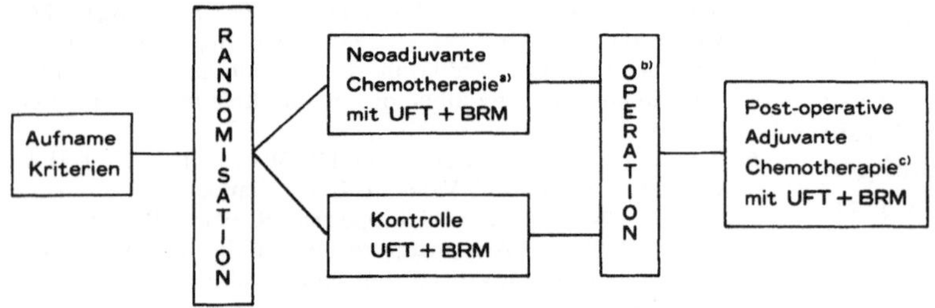

Protokoll der CAP Therapie

		Tag 1	2
Cyclophosphamid	500 mg/m^2	↓	
Doxorubicin	50 mg/m^2	↓	
Cisplatin	30~70 mg/m^2		↓

Abb. 1. Protokoll der kontrollierten, randomisierten Studie des invasiven Blasenkarzinoms, die an der Medizinischen Universität von Nara von 1986 ausgeführt wurde

Tabelle 2. Der Effekt der neoadjuvanten PVB und CAP Behandlung

Protokoll	Zahl Pat.	Klinischen Ansprechen[a]					T-Reduktion		
		CR	PR	NC	PD	nicht schätzbar	(+)	(−)	nicht schätzbar
PVB	14 (1)[b]	2	8 (1)	3	1	0	10 (1)	4	0
CAP	10	1	2	6	0	1	4	2	4

[a] CR; Vollständige Remission, PR; Partielle Remission, NC; Keine Veränderung, PD; Progression
[b] Zahl der Patienten, die Neoadjuvant ohne Radiotherapie behandelt wurden.

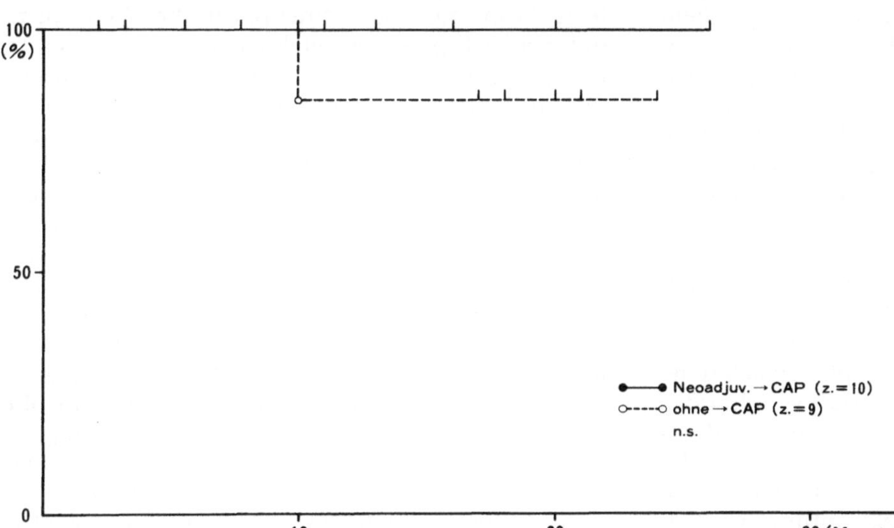

Abb. 2. Vergleich der Überlebensraten in der randomisierten Studie der neoadjuvanten CAP Behandlung

Behandlung festgestellt. Zur Darstellung der Überlebensraten wurden Kurven nach Kaplan und Meier konstruiert.

Ergebnisse

14 von 24 Patienten erhielten PVB, 10 erhielten CAP Behandlung. Von den 20 Kontrollpatienten machten 11 gleichzeitig Teil der retrospektiven, nicht randomisierten PVB Studie aus. Die übrigen 9 Patienten waren Bestandteil der randomisierten CAP Studie. *Klinische Ansprechrate.* Von den 14 Patienten, die mit PVB behandelt wurden, erzielten 10 (71,4%) CR oder PR. Auf der anderen Seite wurden 9 Patienten bei 3 (33,3%) CR oder PR festgestellt. *Reduktion der T-Kathegorie.* Eine geringere Ausdehnung des Primärtumors im Vergleich von prä- und postoperativen Untersuchungen wurde bei 10/14 Patienten (71,4%) gefunden, die mit PVB behandelt wurden. In der CAP Gruppe trat T-Reduktion bei 4/6 Patienten mit meßbaren/beurteilbaren Tumoren auf (66,7%) (Tabelle 2). *Überlebensraten (Abb. 2).* Die 2- und 5-Jahres-Überlebensraten in der neoadjuvant PVB Gruppe betrugen 70,7% und 58,9%. In der CAP Gruppe waren 9 der 10 Patienten nach durchschnittlich 12,6 Monaten (2–26 Monate) am Leben ohne Tumor. die Überlebensraten nach 2 Jahren betrug 100%. Die Unterschiede zwischen beiden Gruppen sind statistisch nicht signifikant. Außerdem konnte bisher kein signifikanter Unterschied zwischen den Überlebensraten der neoadjuvanten Behandlungsgruppen und den Kontrollgruppen.

Toxizität

Beide Protokolle wurden in der Regel gut toleriert und alle beobachteten Nebenwirkungen waren transienter Natur.

Schlußfolgerungen

1) Die vorliegende Studie wurde ausgeführt um den Effekt der neoadjuvanten Chemotherapie mit PVB und CAP beim lokal invasiven Blasenkarzinom festzustellen. 2) Neoadjuvant Behandlung mit PVB und CAP zeigt einen günstigen Effekt und führt zu klinischem Ansprechen der Tumoren und zur Reduktion der T-Kathegorie bei etwa zwei Drittel der Patienten. 3) Vergleiche zwischen den neoadjuvant behandelten Patienten und den Kontrollpatienten zeigten keine signifikanten Unterschiede der Überlebensraten. 4) Gut kontrollierte, randomisierte Studien bei ausreichenden Anzahlen von Patienten sind nötig um die zukünftige Rolle der neoadjuvanten Behandlung des lokalinvasiven Blasenkarzinoms festzulegen.

Prof. Dr. Eigoro Okajima
Urologische Universitätsklinik Nara
Shijo-cho, 840
Kashihara 634 Nara
Japan

Die intravesikale antineoplastische Iontophorese - Ein unblutiges Verfahren zur Therapie und Rezidivprophylaxe des Blasenkarzinoms

K. H. Thiel

Die intravesikale antineoplastische Iontophorese ist das Ergebnis einer 5-jährigen Entwicklungsarbeit. Das Verfahren unterscheidet sich in seiner Konzeption grundlegend von allen bekannten Strategien zur Therapie und Rezidivprophylaxe des Blasencarcinoms. Die Methode besteht in der elektrischen Einschleusung einer antineoplastischen Substanz in die Blasenwand. Das Prinzip ist dem folgenden Schema zu entnehmen (Abb. 1).

Der Patient ist in Steinschnittlage. In der Blase befinden sich eine Spezialsonde und das Medikament Iontoflavin. Eine circuläre Außenelektrode ist im Beckenbereich angebracht. Der antineoplastische Bestandteil des Iontoflavins ist das positiv geladene Akridinderivat Proflavin. Im Stromfluß wandert das Proflavin von der positiven Blasenelektrode in Richtung negativer Außenelektrode und dringt so in Blasenwand und Tumor ein. Die Pfeile markieren die Stromrichtung. Ausgedehnte oder infiltrative Geschwülste werden durch vorangehende intratumorale Injektionen mit dem Wirkstoff angereichert. Jede Behandlungssitzung dauert $^{1}/_{2}$ Stunde und ist schmerzlos. Dabei werden bis zu 50 mg Proflavin in alle Schichten der Blasenwand eingebracht. Diese Menge entspricht der ca. 5000-fachen Dosis, die in der Kultur zum Absterben aller Zellen führt. Proflavin ist ein Chromosomengift. Es wirkt unabhängig davon, ob sich die Zellen im Ruhestadium oder im Zellteilungszyklus befinden.

Der Pharmakon-Transport über die ansonsten nicht überwindbare Membran der Blasenschleimhaut und damit in alle Wandschichten ist jedoch nur eine Seite des Verfahrens. Die andere Besonderheit liegt darin, daß die antineoplastische Wirkung nur unter dem Einfluß des elektrischen Stromes eintritt und gesunde Zellen nicht tangiert. Das zeigt folgendes Experiment: Transplantationstumore an der Ratte vom Typ des Carcino-Sarkoms - sog. Walkertumore - sind 7 Tage nach der Zellverimpfung walnuß- und am 19. Tag beim Exitus der Tiere fast hühnereigroß. Alleinige intratumorale Iontoflavin-Injektionen stoppen weder Tumorwachstum noch Exitus. Werden die Tumore jedoch zusätzlich iontophoretisch behandelt, folgt eine defektfreie Tumorrückbildung innerhalb von 4 Wochen. An anderen Tumormodellen ist dieser Effekt reproduzierbar. In gesundes Gewebe gespritzes Iontoflavin verursacht ohne und mit Iontophorese keine Gewebsschädigung.

Diese Selektivität ist am ehesten über eine unterschiedliche Membran-Permeabilität der Zellkerne und Mitochondrien zu erklären. Offensichtlich kommt es unter der Iontophorese nur in der Tumorzelle zu einer Anlagerung des Proflavins an die DNA als Voraussetzung für den irreparablen Zelluntergang.

Seit ca. 1 Jahr führte die routinemäßige Anwendung dieser Methode mit dem Versuchspräparat Iontoflavin bei 15 Patienten unterschiedlicher Stadien insgesamt zu einem Stillstand der Tumorerkrankung, in bisher 6 Fällen zu kompletten Remissionen. Lokale und systemische Toxizität wurden nicht beobachtet. Der Behandlungszeitraum beträgt 1 Jahr bei monatlichen Sitzungen. In den meisten Fällen dieses Patientenkollektivs ist die Behandlung noch nicht beendet. Die abschließende Beurteilung des Therapieerfolges muß daher einer retrospektiven Studie vorbehalten bleiben.

Zusammenfassend läßt sich sagen: Beabsichtigt ist eine blasenerhaltende Therapie mit dem Anspruch des „nil nocere“ bei allen Tumorstadien und Differenzierungsgraden. Nachgewiesen ist eine selektive und nebenwirkungsfreie kurative oder palliative Tumorrückbildung. Diese impliziert die gleichzeitige Rezidivprophylaxe durch Miterfassung noch latenter Tumorzell-Herde.

Die aufgrund der bereits vorliegenden klinischen Ergebnisse an das Verfahren geknüpften Erwartungen sollen durch die jetzt anlaufende Phase II-Studie bestätigt werden.

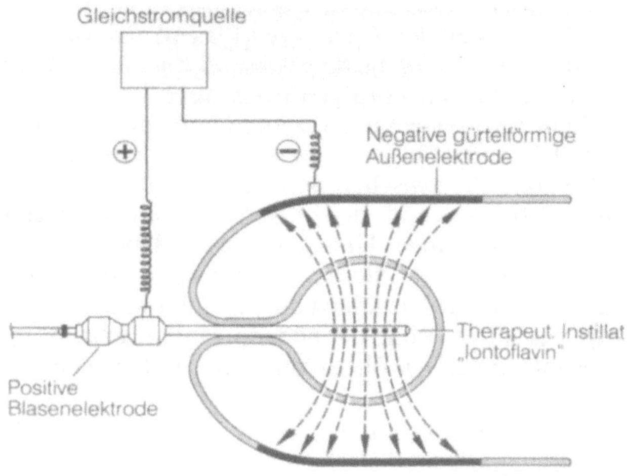

Abb. 1. Schema der intravesikalen antineoplastischen Iontophorese

Dr. K. H. Thiel
Urologische Klinik
Städtische Krankenanstalten
Jägerhausstr. 26
D-7100 Heilbronn

Ergebnisse der Behandlung des fortgeschrittenen Blasenkarzinoms mit integrierter Radiochemotherapie bei Beschränkung der Gesamtherddosis der Blase auf 50,4 GRAY

Ch. Bornhof, K. M. Schrott, J. Dunst und R. Sauer

Die Kombination von Radiotherapie und Cytostase mit Cisplatin erbringt beim infiltrierenden Blasencarcinom komplette Remissionsraten von ca. 80% [1], geht bei Überschreitung einer Gesamtherddosis von 60 Gy jedoch bei 20% der Patienten einher mit operationsbedürftiger Schrumpfblasenbildung. Wir führen daher seit November 1985 die integrierte Radio-Chemotherapie (RChT) mit einer auf 50,4 Gy beschränkten Gesamtherddosis durch.

Patienten und Methodik

50,4 Gy werden mit 10 mEV Beschleuniger-Photonen innerhalb von 6 Wochen in Fraktionen von 1,8 Gy/die appliziert, davon 41,4 Gy auf das kleine Becken über 4-Felder-Technik mit Aufsättigung der Blasenregion durch Rotationsbestrahlung. Cisplatin wird in der 1. und 5. Bestrahlungswoche an 5 aufeinanderfolgenden Bestrahlungstagen (25 mg/m^2 KO/die) als Kurzinfusion mit forcierter Diurese verabreicht. Vor und 4 Wochen nach RChT erfolgt die TUR der Blase mit jeweils möglichst weitgehender Tu-Entfernung und bladder mapping. Responder ohne Rest-Tu (R_0) erhalten keine weitere Behandlung, oberflächliche Rezidiv-Tu werden konservativ therapiert, bei Nicht-Respondern mit invasiven Rest-Tu (R_+) erfolgt die Cystektomie.

Der Indikationsbereich für die RChT umfaßt Urothel-Ca der Blase, Stadium T_1 (Tu-Durchmesser $\geq$ 3 cm an der Basis, rez., multifokal oder R_+), sowie Stadium $T_{2\text{-}4}$, R_0 oder R_+, jeweils $N_{0\text{-}2}$, M_0.

Untersucht wurden 42 Pat. mit einem Durchschnittsalter von 63 (44–77) Jahren und einer mittleren Nachbeobachtungszeit von 16 (8–33) Monaten.

Tabelle 1. Integrierte Radiochemotherapie. Nebenwirkungen

	n	%
Gastrointestinal	14/42	33
Hämatologisch WHO Gr. II	11/42	26
Gr. III	4/42	10
Reversible Niereninsuffizienz	5/42	12

Tabelle 2. Komplette Remissionen (CR) nach integrierter Radiochemotherapie

Stadium	CR/R_0[a]		CR/R_+[b]		CR	
	n	%	n	%	n	%
T_1	1/1	100	4/ 7	57	5/ 8	63
$T_{2/3}$	2/3	67	24/28	86	26/31	84
T_4	0/0	0	2/ 3[c]	67	2/ 3	67
Gesamt	3/4	75	30/38	79	33/42	78

[a] R_0 Komplette Tu-Entfernung bei initialer TUR
[b] R_+ Rest-Tu bei initialer TUR
[c] Tu-Infiltration d. Prostata

Ergebnisse

Die Nebenwirkungen (Tabelle 1) waren ausnahmslos reversibel und führten in keinem Fall zum Abbruch der Behandlung. Bei 33 von 42 Pat. (78%) wurde eine komplette Remission (CR) erreicht (Tabelle 2). Die CR betrug 79%, wenn bei der initialen TUR ein Rest-Tu verblieben war und 75% bei initialer R0-Resektion. Die höchste Remissionsrate (84%) wurde bei den T2/3-Tu erreicht. 7 von 33 Pat. (21%), die nach RChT zunächst tumorfrei gewesen waren, entwickelten später Lokalrezidive in der Blase. Bei 10 Pat. traten Fernmetastasen auf (Leber 8, Lunge 1, Hirn 1), von diesen sind 7 im Beobachtungszeitraum verstorben.

Die normale Blasenfunktion konnte bei 31 von 42 Pat. (74%) erhalten werden. Die Salvage-Cystektomie wurde bei 11 Pat. durchgeführt, von denen 9 Rest-Tumoren und 2 Schrumpfblasen nicht radiogen Ursprungs hatten. Eine operativ behandlungsbedürftige radiogene Schrumpfblase wurde nicht beobachtet.

Zusammenfassung

1. Mit einer auf 50,4 Gy Gesamtherddosis beschränkten, integrierten Radiochemotherapie des invasiven Blasenkarzinoms wird eine komplette Remissionsrate von 78% erreicht.
2. Die Nebenwirkungen sind tolerabel und reversibel. Bisher trat keine operationsbedürftige radiogene Schrumpfblase auf.
3. Für die endgültige Beurteilung der Radiochemotherapie mit beschränkter Bestrahlungsdosis sind Langzeitergebnisse erforderlich.

Literatur

1. Prout GR jr, Kopp J (1984) Resume of selected studies of the National Bladder Cancer Collaborative Group A and new protocols. In: Küss R, Khoury S, Denis LJ, Murphy GP, Karr JP (eds) Bladder cancer. Liss, New York, pp 397–427

Priv.-Doz. Dr. Ch. Bornhof
Urologische Universitätsklinik
Postfach 3560, D-8520 Erlangen

Onkologie 3

pTa Bladder Tumors: Can they Kill?

H. Bittard und H. Wenzel

Material und Methodik

Wir haben 511 nicht infiltrierende Harnblasentumoren analysiert. Es handelt sich hier um Urothelkarzinome, mit pTa Stadium nach der UICC Klassifikation [3], das heißt, daß sie nicht in die „lamina propria" eingebrochen sind (mit einer Ausnahme des Carcinoma in situ).

Bei allen diesen Fällen handelt es sich um Patienten, die zwischen 1968 und 1988 in der Urologischen Klinik des CHU Besançon (France) behandelt wurden. Die Patienten wurden während einer Zeit zwischen 1 und 245 Monaten beobachtet. Die Tumoren wurden nach dem Malignitätsgrad nach der OMS-Skala und unserem Mitotischen Index [1] (Mitosenanzahl in 2 mm^2 von Tumor im mikroskopischen Feld) in folgender Weise eingeteilt: G0-G1 = 374 Tumore; G2-G3 = 137 Tumore; IM < 10 = 343 Tumore, IM > 10 = 168 Tumore. Unter den 511 Tumoren haben sich 61 bei einem Rezidiv zu einem infiltrierenden Karzinom entwikkelt (pT1, oder mehr).

20 Patienten davon verstarben an den Folgen des infiltrierenden Harnblasenkarzinoms. Wir haben die Risikofaktoren gesucht, mit denen wir den Progress voraussehen können. Wir haben hierbei die „Aktuarielle Methode" benützt.

Tabelle 1. Malignisation mit dem Grad und dem Mitotischem Index

	G0-G1	≥G2	IM<10	IM≥10
Im ganzen	374	137	373	168
Später Infiltrierende	24 (6,4%)	37 (27%)	19 (5,5%)	42 (25%)

Tabelle 2. Zeitraum bis zur zweiten Rezidive (322 Tumore mit 2 Rezidiven oder mehr)

	<30 Monate	≥30 Monate
261 pTa geblieben	172 (77%)	37 (23%)
61 später infiltrierende	55 (96%)	2 (4%)

Ergebnisse (Tabelle 1, 2)

Man kann sehen, daß nach 10 Jahren (Aktuarielle Methode), 55% der ⩾G2 Tumoren und 59% der IM⩾10 Tumoren infiltrierten (gegen nur 90% der G0-G1 Tumoren und 92% der IM<10 Tumoren) (Abb. 1, 2).

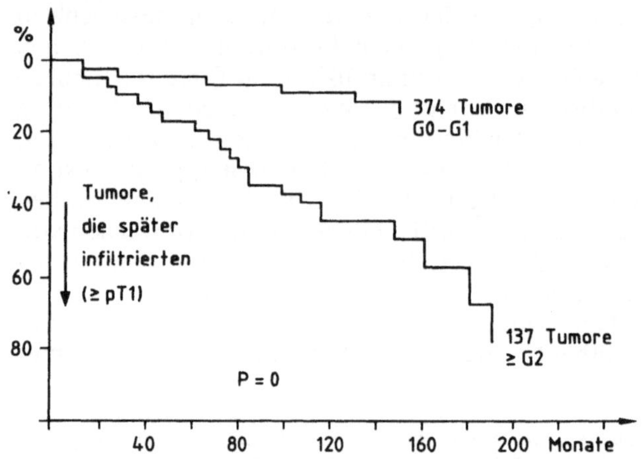

Abb. 1. 511 pTa (T0) Harnblasentumore

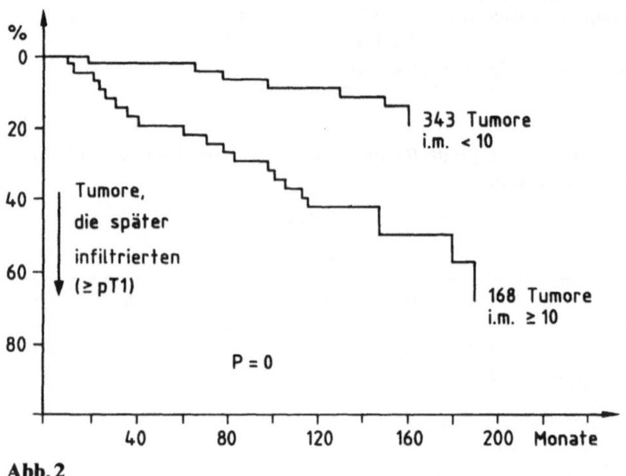

Abb. 2

Zusammenfassung

Wir haben drei Risikofaktoren für das Umschlagen der pTa-Tumoren in die Malignität gefunden, dies sind:

- Grad ≥ G2 (am Anfang oder später)
- Mitotischer Index ≥ 10
- Zeitraum bis zum zweiten Rezidiv < 30 Monate.

Literatur

1. Bittard M (1985) Pronostic des tumeurs primitives de la vessie. J Urol 91: 317-400
2. Mostofi FK, Sobin LH, Torloni H (1974) Classification histologique des tumeurs - Types histologiques des tumeurs de vessie. OMS, Genève
3. UICC (1978) Classification TNM des tumeurs malignes. UICC, Genève

Dr. H. Bittard, Service d'Urologie, CHR Saint Jacques
2, place Saint Jacques, F-25000 Besançon

Transurethrale Resektion (TUR) und neoadjuvante Chemotherapie als Erstbehandlung bei pT2-pT4-NxMo-Blasenkarzinomen

J. Amiel, H. Quintens, A. Thyss, M. Schneider und J. Toubol

Von September 1983 bis September 1986 beobachteten wir 20 Patienten (Pat) im Durchschnittsalter von 65 Jahren mit einem infiltrierenden Blasentumor, bei denen normalerweise eine totale Zystektomie durchgeführt worden wäre. Ein Staging mit i.v. Urogramm, abdominal- und Becken-CT, Allgemeinuntersuchung in Narkose sowie tiefer TUR wurde vorher durchgeführt, dann eine neoadjuvante Chemotherapie angeschlossen: Cis-Platinum und 5-FU. Alle 28 Tage wurde eine Kur durchgeführt. Die Ergebnisse wurden nach der 3. und 6. Kur durch CT, AUG und TUR bestimmt (Tabelle 1-3).

9 Pat. zeigten eine histologisch nachweisbare Voll-

Tabelle 1. Analyse der Resultate

Initial stadium Erneute Bewertung		Bewertung/nach (3 Cyclen)		Erneute Bewertung (6 Cyclen)	
	Ø Erfolg	teilweise	vollst.	teilweise	vollst.
8 T3	1	1	6	1	6
8 T3	1	5	2	5	2
3 T4	2		1		1
Summe					
19	4	6	9	6	9

Tabelle 2. Verlauf der Teilremissionen (c PR) nach dem 6. Chemotherapie-Zyclus (6 Patienten)

Ausgangs-stadium	Behandlung nach 6 Zyclen	März 1988	Verlauf Monate
T	2	totale Zystektomie	lebt22
T3	Radiotherapie	+	24
T3	Radiotherapie	+ (primäres Bronchial-Ca)	26
T3	Radiotherapie	+	6
T3	totale Zystektomie (pT4)	+	24
T3	totale Zystektomie (pT4)	lebt ohne Tumornachweis	26

Tabelle 3. Verlauf der Vollremissionen (cCR) nach dem 6. Chemotherapie-Zyclus (9 Patienten)

Ausgangs-stadium	Rezidiv	Behandlung	März 1988
T2	-	-	lebt
T2	pT4 12 M	totale Zystektomie	+
T2	pT3 25 M	totale Zystektomie	lebt
T2	-	-	lebt
T2	-	-	lebt
T2	pT1 18 M TUR		lebt
T3	Tis 3-9 M 2 TUR		lebt
T3	Tis 3 m TUR		lebt
T4	T4 14 M M. VAC		+

Tabelle 4. Aktuelle Behandlung der Blasen-Tumoren

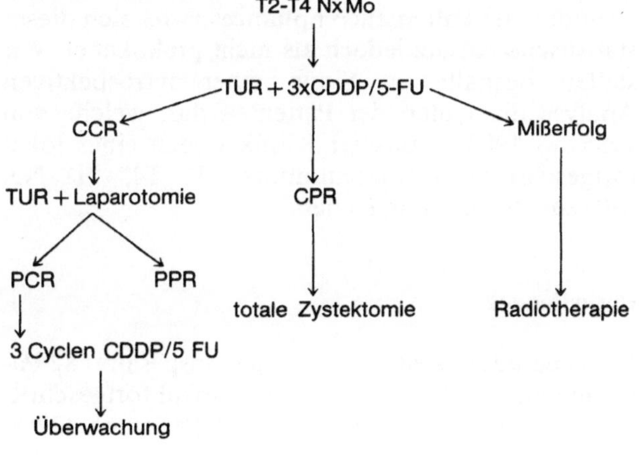

remission (CCR: 6 pT2, 2 pT3, 1 pT4). Die mittlere Beobachtungszeit betrug im Januar 1988 30 Monate (17–52).

Dieses Protokoll war objektiv nachvollziehbar wirksam und gut verträglich, selbst bei älteren Patienten. Probleme betreffend die pCR-Pat stellen dar: (1) die entsprechende Rolle von Chemotherapie und TUR im Endergebnis; (2) sowie die Verhütung von Rezidiven, wie in Tabelle 4 dargestellt:

Zusammenfassung

Die Ergebnisse hinsichtlich der Kombination Radiotherapie-Chirurgie bei der Behandlung der infiltrierenden und fokalen Blasen-Ca (pT2–pT4NxMo) sind enttäuschend: Die Überlebensrate in den besten Serien beträgt nach 5 Jahren ungefähr 50%. Die Begrenzung auf eine lokoregionäre Behandlung kann teilweise damit erklärt werden, daß zur Zeit der chirurgischen Intervention manche Pat. bereits Metastasen haben, die letztlich den Tod herbeiführen. Das infiltrierende Blasen-Ca (pT2–pT4) erscheint schnell als generalisiertes Carcinom. Die Initialbehandlung muß also gleichzeitig eine lokale Tumorkontrolle und systemische Behandlung einschließen.

J. Amiel

(Neo-)adjuvante MVEC-Chemotherapie und radikale Zystektomie mit kontinentem Ileum-Pouch – Ein gesichertes Therapiekonzept beim Harnblasenkarzinom?

P. Bub, J. Rassweiler, U. Rüther, K. Bäuerle, P. Jipp und F. Eisenberger

Während sich die MVEC-Chemotherapie im Falle eines lokal fortgeschrittenen Harnblasenkarzinoms bei Patienten, welche aus Altersgründen, internistischen Risikofaktoren oder wegen mangelnder Compliance nicht für eine Zystektomie in Frage kommen, als Standardtherapie an unserer Klinik seit 1985 etabliert hat, ist die MVEC-Chemotherapie mit (neo)-adjuvanter Indikation von ihrem Indikationsspektrum her immer noch umstritten.

Es war ursprünglich von uns geplant, in einer prospektiv-randomisierten Studie den Therapieverlauf von Patienten, welche nach (neo-)adjuvanter Chemotherapie eine Zystektomie erhielten mit dem von Patienten zu vergleichen, welche wegen intraoperativ festgestellter Lymphknotenmetastasen oder postoperativem Rezidiv eine Chemotherapie nach Zystektomie erhalten sollten. Insbesondere aus Gründen der Patientencompliance erwies sich dieser statistische Ansatz jedoch als nicht praktikabel. Wir stellen deshalb im Sinne einer retrospektiven Analyse die Daten der Patienten dar, welche von 1985 bis 1988 in unserer Klinik wegen eines lokal fortgeschrittenen Blasentumors (T2–T4, N1–N3, M0) zur Behandlung kamen.

Patientengut

Im genannten Zeitraum wurden insgesamt 82 Patienten mit der Erstdiagnose eines lokal fortgeschrittenen Blasentumors behandelt. 18 Patienten (22%) wurden lediglich unter palliativer Zielsetzung transurethral reseziert, 41 Patienten (50%) erhielten zusätzlich zur transurethralen Resektion eine MVEC-Polychemotherapie, 10 Patienten (12%) wurden nach induktiver MVEC-Polychemotherapie zystektomiert, 13 Patienten (16%) erhielten eine Polychemotherapie nach Durchführung der Zystektomie. Von den 23 zystektomierten Patienten erhielten 8 einen Ileumpouch, in allen anderen Fällen wurde eine Harnableitung mittels Ileumconduit durchgeführt. Bei den chemotherapierten Patienten wurden durchschnittlich 3,5 Zyklen appliziert.

Ergebnisse

Erwartungsgemäß schnitt die Gruppe der lediglich transurethral resezierten Patienten hinsichtlich Lebensqualität und Survival am schlechtesten ab. In allen 18 Fällen kam es im Beobachtungszeitraum zum Rezidiv, welches teilweise multiple Resektionen erforderlich machte. Nach einer durchschnittlichen Nachbeobachtungszeit von 22 Monaten lebten lediglich noch 6 (33%) Patienten. Bei den übrigen 3 Gruppen lag die Rate der response bei 65%, die complete response bei 45%, wobei die Responseunterschiede statistisch nicht signifikant waren. Nach einer mittleren Beobachtungszeit von ebenfalls 22 Monaten waren 13 (32%) Patienten der Gruppe 2, 3 (30%) Patienten der Gruppe 3 und 3 (23%) Patienten der Gruppe 4 am Tumor verstorben. Es zeigte sich, daß eine initiale Response - und dies gilt auch für die complete response - zumindest bei der hier vorliegenden geringen Fallzahl verglichen mit Patienten ohne Response keine statistisch signifikanten Unterschiede aufwiesen.

Schlußfolgerungen

Beim lokal fortgeschrittenen Blasentumor ist eine transurethrale Resektion lediglich als Palliativmaßnahme zu betrachten. Die als Monotherapie geplante Zystektomie erwies sich ebenfalls als ineffektiv, da 10 von 13 Patienten ein lokales Rezidiv oder Fernmetastasen im Beobachtungszeitraum bekamen. Die nach der Resektion durchgeführte Polychemotherapie erbrachte eine deutliche Reduktion der tumorbezogenen Symptomatik (Hämaturie, Schmerz) und erwies sich unter Zugrundelegung der noch geringen Fallzahlen sowie des limitierten Beobachtungszeitraumes einer Kombinationstherapie mit zusätzlicher Zystektomie als gleichwertig. Trotz den nunmehr zur Verfügung stehenden verbesserten Formen der Harnableitung halten wir aus den genannten Gründen einen kritiklosen Einsatz der Zystektomie beim lokal fortgeschrittenen Blasentumor für problematisch. Zur definitiven Festlegung der Indikationsbereiche der einzelnen Therapieformen (Chemotherapie, Zystektomie, Kombinationstherapie) sind unbedingt prospektive randomisierte Studien erforderlich.

Dr. med. P. Bub
Urologische Klinik
Katharinenhospital
Kriegsbergstr. 60
D-7000 Stuttgart 1

VMC (Vinblastin, Methotrexat, Cisplatinum) als präoperative Chemotherapie bei T_3–T_4 Blasenkarzinomen

M. Maffezzini, F. Francesca, L. Broglia, E. Villa und P. Rigatti

Die Prognose der infiltrierenden und lokal fortgeschrittenen Blasenkarzinome ist schlecht. Die 5 Jahre-Überlebensrate nach der Chirurgie beträgt 18–45%. Eine volldose Radiotherapie (RT) erreicht eine 5 Jahre-Überlebensrate von 20%. Die Kombination von präoperativer RT und Zystektomie erreicht eine bessere lokale Kontrolle der Krankheit aber bis heute ist keine Wirkung auf Fernmetastasen und damit auf das Überleben beschrieben worden [1, 3, 6]. Wenn systematische Chemotherapie als zusätzliche Therapie (nach Chirurgie, RT, oder beiden) angewandt wird, wird eine Verbesserung des krankheitsfreien Intervalls beobachtet, aber das Überleben wird nicht signifikant beeinflußt. Bei Diagnosestellung nicht erkennbarer Mikrofoci des Tumors werden als wichtigste Ursache des Mißerfolgs angesehen. Gute Ergebnisse wurden in der letzten Zeit bei den fortgeschrittenen Blasenkarzinomen beobachtet, wenn eine neue Kombination von bekannten Zytostatika verwandt wird [2, 5]. Deshalb sieht es logisch aus, diese Kombination bei lokal fortgeschrittenen Blasentumoren als präoperative Therapie vorzuschlagen, mit dem Ziel, die Mikrometastasen des Tumors abzutöten.

Material und Methodik

In den letzten zwei Jahren wurden 17 aufeinanderfolgende Patienten mit Übergangsepithelkarzinom ausgewählt, um in ein Protokoll von präoperativer systematischer VMC Dreifachtherapie aufgenommen zu werden. Die Patienten bekamen zwei Zyklen von VMC nach der folgenden Dosierung: VBL 4 mg/M^2 und MTX 30 mg/M^2 am 1. und 8. Tag, CDDP 100 mg/M^2 am 2. Tag: der zweite Zyklus 21 Tage später (oder 28 Tage später wenn die Leukozyten weniger als 4000/ml waren). Die Patienten wurden mit CT und Zystoskopie nach dem zweiten Zyklus wieder kontrolliert und einen dritten Zyklus bekamen die Leute, bei denen die Chemotherapie erfolgreich gewesen war (Verkleinerung der Tumormasse um wenigstens 50%). Die Patienten wurden durchuntersucht, wenn sie zwei komplette Zyklen bekommen hatten. Nebenwirkungen und Toxizität betrafen meistens Magen und Darm oder Knochenmark. Leukopenie wurde bei 8 Patienten beobachtet: sie war mäßig oder gering bei vier, lebensgefährlich bei zwei Patienten. Einer von diesen starb an einer wahrscheinlichen Lungenembolie, während er eine schwere Leukopenie hatte (Leukozyten: 800/ml).

Ergebnisse und Schlußfolgerungen

Eine Verkleinerung der Tumorgröße wurde bei allen 15 beobachteten Patienten festgestellt. Bei 4 war sie kaum weniger als 50%, bei den anderen 11 (73,4%) mehr als 50%. Im anatomischen Präparat wurde eine Verbesserung des Stadiums (downstaging) des Tumors bei 8 Patienten (53,3%) gesehen, während keine Änderung bei den anderen 7 (46,7%) sichtbar war.

Das sind vorläufige Ergebnisse, und wir können nur die lokalen Wirkungen der Chemotherapie besprechen. Einige Punkte sind noch zu kontrollieren:

- Genauigkeit der Stadieneinteilung;
- die Beziehung zwischen einer Umwandlung des Tumorstadiums (und Größe) und dem Überleben;
- Toxizität der Zytostatika;
- die Zahl für diese Behandlung auszuwählenden Blasenkarzinompatienten unter den totalen Blasenkarzinompatienten.

Literatur

1. Long RT (1972) Carcinoma of the Bladder: comparison with radical, simple and partial cystectomy and intravesical Formalin. Cancer 29: 98-104
2. Palmer JM et al. (1985) Indications for salvage cystectomy in the presence of metastatic bladder cancer. 80th AUA Meeting, April 85, Atlanta GA, USA
3. Rigatti P, Maffezzini M (1987) Attuali orientamenti di clinica e di terapia del carcinoma della vescica. Salvatore Bannò Preis, Minerva Medica, Turin
4. Skinner DG et al. (1984) Current status of adjuvant chemotherapy after radical cystectomy for deeply invasive bladder cancer. Urology 24: 46-51
5. Sternberg CN et al. (1985) Methotrexate, Vinblastine, Adriamycin and Cis-platin for metastatic transitional cell carcinoma of the Urothelium. 80th AUA Meeting, April 1985, Atlanta GA, USA
6. Wallace DM et al. (1976) Managing of deeply infiltrating (T_3) bladder carcinoma: a controlled trial of radical radiotherapy versus pre-operative radiotherapy and radical cystectomy. Br J Urol 48: 587-593

Dr. F. Francesca
Divisione di Urologia
Istituto Scientifico H S. Raffaele
Via Olgettina 60
I-20132 Milano

Doxorubicin und Epirubicin - Eine vergleichende Untersuchung an Blasenkarzinomzellinien

G. Jakse, A. Lehmer, J. Feichtinger und F. Hofstädter

Beitrag nicht eingereicht

Evaluation des Therapieerfolges der Chemotherapie des Harnblasenkarzinoms durch Einsatz monoklonaler Antikörper in vitro und in vivo

W. Boeckmann, W. Kramer, R. P. Baum, G. Hör, P. Hanke und D. Jonas

Obwohl die Chemotherapie des metastasierten Harnblasenkarzinoms uns einen gewissen therapeutischen Fortschritt gebracht hat, sollte dieses komplikationsträchtige Behandlungsverfahren nicht unkritisch angewendet werden.

Insbesondere nach Ausschluß von Fernmetastasen sind bessere diagnostische Hilfsmittel erforderlich, um die Fälle mit lokoregionären Lymphknotenmetastasen aufzuzeigen und zwischen radikaler Zystektomie und induktiver Chemotherapie entscheiden zu können. Neben der engmaschigen klinischen Untersuchung einschließlich Cystoskopie und Kontrollbiopsie und der Durchführung der bildgebenden Untersuchungsverfahren haben wir in den letzten zwei Jahren monoklonale Antikörper in der Diagnostik und Verlaufsbeobachtung des Harnblasenkarzinoms eingesetzt.

Bislang haben wir 21 Patienten (Stadien T2, T3, N1-3, M0-M1 oder mit einem Lokalrezidiv nach Zystektomie) mit der modifizierten (Epirubicin an Stelle von Doxorubicin) Polychemotherapie nach dem sog. MVEC-Schema behandelt, durchschnittlich 3,5 Zyklen pro Patient. Bei einer mittleren Beobachtungsdauer von 11 Monaten verstarben 5/21 Pat.; ein Patient wurde aus der Nachbeobachtung verloren. 5 Patienten wurden nach einer induktiven Chemotherapie (2 Zyklen MVEC) zystektomiert, in drei Fällen war die Harnblase histologisch tumorfrei, zweimal war ein Residualtumor nur in der Harnblase nachweisbar.

Wir ergänzten das übliche Staging durch immunhistologische Untersuchungen der Tumorresektate und Zystektomiepräparate mit monoklonalen Antikörpern, die gegen carcinoembryonales Antigen (anti-CEA) oder gegen gerade proliferierende Zellen gerichtet sind (Ki 67). Begleitend wurde die Serum-Konzentration des CEA bestimmt.

Als klinisch bedeutsam entdeckten wir die Technik der Immunszintigraphie, deren Validität beim colorectalen Karzinom bereits erwiesen ist. Wir injizierten Patienten mit einem infiltrierendem Blasentumor einen radioaktiv mit Indium-111 markierten anti-CEA-Antikörper (1 mg Fab2-Fragment mit ca. 150 mBq Indium-111 markiert) und führten anschließend in bestimmten zeitlichen Intervallen eine Ganzkörperuntersuchung mittels multipler Regionalszintigramme und einer Emissions-Computer-Tomographie durch. Nach Aufnahme in den Blutpool wird der Antikörperkomplex vom reticuloendothelialen System (RES) phagozytiert und ist dnan vor allem im Knochenmark längere Zeit nachweisbar.

Die rasche fokale Fixation und die anhaltende Absorption der markierten Antikörper infogle der spezifischen immunologischen Reaktion lassen den Tumor und seine Metastasen sichtbar werden. Nach Untersuchungen an über 30 Patienten konnten sicher 90% der muskelinvasiven Harnblasenkarzinome einschließlich ihrer Metastasen lokalisiert werden. Nur in wenigen Fällen war die Serum Konzentration des CEA erhöht, während immunhistologisch CEA stets am Resektat nachgewiesen werden konnte.

Nach unserem Eindruck ist die Methode wesentlich sensitiver beim Aufspüren von lokoregionären Lymphknotenmetastasen als die Röntgen-Computer-Tomographie. In einem Fall konnte sogar eine einzige 5 mm große histologische verifizierte Metastase links iliakal präoperativ dargestellt werden. In 3 Fällen konnte durch die Verlaufsuntersuchung vor und nach Chemotherapie die komplette, am Zystektomie-Präparat verifizierte Remission korrekt vorhergesagt werden.

Während die vergleichende immunhistologische Untersuchung des wiederholt gewonnenen Resektionsmaterials (z. B. mit Ki 67) erst auf lange Sicht eine prognostische Beurteilung erlaubt, halten wir die Immunszintigraphie mit monoklonalen anti-CEA-Maus-Antikörpern für eine klinisch anwendbare Methode von unmittelbarer therapeutischer Relevanz.

Sie scheint den Nachweis sog. Mikrometastasen liefern zu können und ist so für uns zur Entscheidungshilfe zwischen radikaler Zystektomie und induktiver Chemotherapie mit anschließender radikaler Zystektomie geworden. Gegenwärtig führen wir zusätzlich zu den üblichen Staging-Untersuchungen die Immunszintigraphie regelmäßig durch. Sehen wir eine extravesikale Antikörperfixation im Lymphabflußgebiet der Harnblase, beginnen wir eine induktive Chemotherapie mit zwei Zyklen des MVEC-Zyklus, deren Effekt wir wiederum u. a. immunszintigraphisch überprüfen. Zeigt sich bei der Zweituntersuchung keine oder nur eine deutliche reduzierte extravesikale Antikörperfixation, so schließen wir die Lymphadenektomie mit radikaler Zystektomie an.

Dr. W. Boeckmann
Zentrum der Chirurgie, Abteilung Urologie
Klinikum der Johann Wolfgang Goethe-Universität
Theodor-Stern-Kai 7
D-6000 Frankfurt 70

Quantitative Immunzytologie als Marker zur Indikation und Verlaufskontrolle der Rezidivprophylaxe oberflächlicher Harnblasenkarzinome

A. W. Schneider, E. Huland und H. Huland

Problemstellung

Die hohe Rezidivrate oberflächlicher Harnblasenkarzinome von 50% bis 80% nach deren kompletter chirurgischer Entfernung [8] zwingen zur Durchführung einer sogenannten Rezidivprophylaxe mit Cytostatika oder BCG. Dabei gibt es bisher keine sicheren prognostischen Parameter für die Entscheidung, welcher Patient einer solchen Prophylaxe zugeführt werden soll. Untersuchungen zur Treffsicherheit der Cytologie [1, 2, 6, 7] und der Flußzytophotometrie [3, 5] bei Urotheltumoren haben mehrfach gezeigt, daß insbesondere beim hochdifferenzierten oberflächlichen Harnblasenkarzinom diese Methoden zur Diagnostik und Beurteilung des Rezidivrisikos nicht zuverlässig sind (Tabelle 1). Viele Zentren haben daher eine subtile Analyse des entnommenen Primärtumores in Bezug auf Größe,

Tabelle 1. Treffsicherheit der Urinzytologie und der Flußzytophotometrie beim oberflächlichen Urothelkarzinom der Harnblase

Zytologie (richtig positiv)			
Autor	Tumorgrad		
	G 1 (%)	G 2 (%)	G 3/G 4 (%)
Esposti et al. (1981) [1]	2,8	52,6	86,8
Rife et al. (1979) [6]	22,4	61,9	84,1/83,3
Sarnacki et al. (1971) [7]	40,0	54,0	77,0
Huland et al. (1982) [2]	34,9	94,7	70,3
Flußzytophotometrie (richtig positiv)			
Autor	Tumorgrad		
	G 1	G 2	G 3/G 4
Oljans et al. (1986) [5]	29,0	61,0	79,0/100,0
Huland et al. (1988) [3]	27,7	48,6	57,1

Tabelle 2. Patienten- und Tumorcharakteristika

Anzahl der Patienten	41
Weiblich	9
Männlich	32
Alter (Jahre)	64,7 (28-81)
Mittl. Beobachtungszeitraum (Monate)	19 (6 bis 45)

	Histologisches Staging			Histologisches Grading		
Patientenzahl	pTa	pT1	pTis	G 1	G 2	G 3
41	15	23	3	16	20	5

Tabelle 3. Quantitative Immunzytologie als Verlaufskontrolle: Ergebnisse bei 41 Patienten

Immunzytologisch negativ	*15 (36,6%)*
Davon bisher Tumorrezidive	1 (6,7%)
Immunzytologisch positiv	*26 (63,4%)*
Davon bisher Tumorrezidive	10 (38,5%
Patienten mit Rezidivprophylaxe	*11*
Davon erneut Immunzytologisch negativ	3

Tabelle 4. Tumorcharakteristika bei der quantitativen Immunzytologie: Vergleich der Immunzytologisch-negativen und -positiven Patienten

	Histologisches Staging			Histologisches Grading		
Patientenzahl	pT a	pT 1	pTis	G 1	G 2	G 3
Immunzytologisch negativ: 15	7	8	0	7	8	0
Immunzytologisch positiv: 26	8	15	3	9	12	5

multifokales Auftreten oder die beobachtete Anzahl der Rezidive als Entscheidungshilfe herangezogen.

In der hier vorgestellten Studie wurden diese Kriterien des entnommenen Tumors außer Acht gelassen und statt dessen als Marker die quantitative Immunzytologie mit dem im eigenen Labor entwickelten monoklonalen Antikörper 486p zur Verlaufskontrolle eingesetzt. Wie in früheren Arbeiten bereits gezeigt werden konnte [3, 4], bot sich dieser Marker an, da er in der Lage ist, auch Grad 1 Tumore sicher zu identifizieren und noch vor dem Auftreten cystoskopisch erkennbarer Rezidive positiv wird.

Material und Methoden

In einer prospektiven Studie wurden seit 1984 bei 41 Patienten mit oberflächlichen Harnblasenkarzinomen nach kompletter Tumorresektion alle 4 bis 8 Wochen Harn- oder Blasenspülproben zytologisch und immunzytologisch überprüft. Das durchschnittliche Alter der 9 Frauen und 32 Männer betrug 64,7 Jahre. Bei einer Mindestverlaufsbeobachtung von 6 Monaten war die mittlere Beobachtungszeit 19 Monate. Die Tumorcharakteristika zeigte mit 15 pTa- und 23 pT1-Tumoren sowie 3 Carcinomata in situ die typische Verteilung (Tabelle 2).

Bei allen Patienten wurde primär auf eine Rezidivprophylaxe verzichtet. Zur quantitativen Immunzytologie wurde die Harnprobe mit Hilfe des monoklonalen Antikörpers 486p analysiert. Reagierten dabei mehr als 30% der Transitionalzellen mit dem Marker, wurde die Harnprobe als immunzytologisch positiv gewertet. Waren zwei aufeinander folgende Urinanalysen positiv, wurde nach erneuter Cystoskopie und Ausschluß eines erkennbaren Rezidives die Prophylaxe eingeleitet.

Ergebnisse

Insgesamt wurden bisher mehr als 700 Urinproben analysiert. Nach der kompletten chirurgischen Entfernung des Blasentumors blieben 15 der 41 Patienten (36,6%) immunzytologisch negativ (Tabelle 3). Nur bei einem einzigen dieser marker-negativen Patienten rezidivierte der Tumor.

Von den verbliebenen 26 marker-positiven Patienten (63,4%) entwickelten bislang 10 ein Tumorrezidiv. Die zwischen 2 und 5 Monaten vorher positiv gewordene Immunzytologie kündigte dabei bereits vor dem Auftreten makroskopisch erkennbare Veränderungen ein Blasentumorrezidiv an. 11 der 16 Patienten, die im Follow up positiv waren und bisher noch kein Tumorrezidiv entwickelten, erhielten bzw. erhalten eine intravesicale Rezidivprophylaxe mit Mitomycin (8 Pat.), Adriamycin (1 Pat.) oder BCG (2 Pat.). Unter dieser Therapie wurden bereits 3 Patienten wieder marker-negativ, so daß die Prophylaxe beendet werden konnte. 5 Patienten lehnten die Durchführung einer Prophylaxe ab und werden nur kontrolliert.

Diskussion

Mit der Verwendung des monoklonalen Antikörpers 486p als Marker nach chirurgischer Entfernung oberflächlicher Harnblasenkarzinome für die Beur-

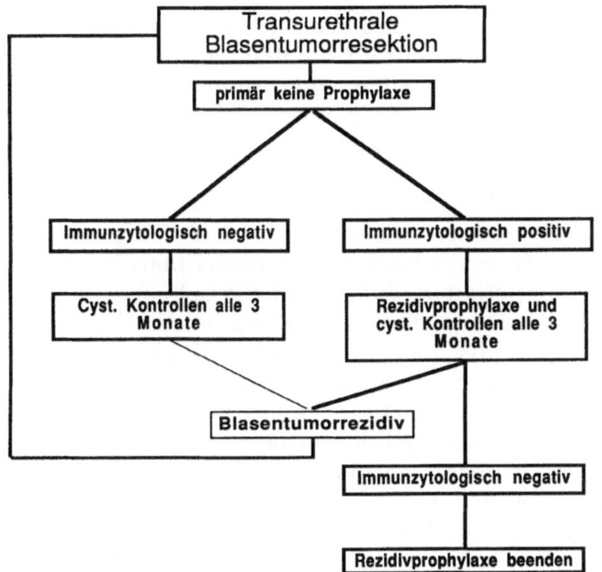

Abb. 1. Quantitative Immunzytologie als Marker für die Indikation und Verlaufskontrolle der Rezidivprophylaxe

teilung des Rezidivrisikos konnten wir 15 von 41 Patienten (36,6%) eine Rezidivprophylaxe ersparen. Nur in einem Fall (6,7%) kam es zu einem Tumorrezidiv. In der immunhistologischen Aufarbeitung mit dem monoklonalen Antikörper war dieses Tumorpräparat nicht anfärbbar und somit markernegativ.

Die Ergebnisse dieser Pilotstudie zeigen, daß mit Hilfe der quantitativen Immunzytologie diejenigen Patienten identifiziert werden können, die vermutlich kein Tumorrezidiv entwickeln. Dabei zeigt die Analyse der Daten für die immuncytologisch negativen Patienten, daß sowohl pTa/G1 als auch pT1/G2 Tumore ohne Rezidivneigung erkannt werden (Tabelle 4).

Daraus ergibt sich die Perspektive, nicht wie bislang häufig üblich alle Patienten nach der Resektion des oberflächlichen Harnblasenkarzinoms einer Rezidivprophylaxe zuzuführen, sondern die Indikation hierfür auf der Basis der immunzytologischen Ergebnisse zu stellen (Abb. 1). Damit läßt sich, wie wir meinen, ein Overtreatment bei immerhin knapp 40% der Patienten vermeiden.

In einer Folgestudie wollen wir darüber hinaus versuchen zu klären, ob man mit Hilfe der Immunzytologie auch etwas über die optimale Dauer einer Rezidivprophylaxe aussagen kann. Damit ergäbe sich zum ersten Mal die Möglichkeit einer individualspezifischen Rezidivprophylaxe beim oberflächlichen Blasentumor.

Literatur

1. Esposti PL (1981) Urinary cytology for diagnosis, grading and monitoring response to treatment. In: Oliver, RT, Henry WF, Bloom HJG (eds) Bladder cancer, principles of combination therapy. Butterworth, London
2. Huland H, Krüger A (1982) Kritische Wertung der Urincytologie als Screeningmethode am Beispiel von 1535 konsekutiven Befunden. Therapiewoche 32: 490-492
3. Huland E, Huland H, Arndt R, Baisch H, Klöppel G (1988) Urindiagnostik oberflächlicher Harnblasentumoren durch Zytologie, Immunzytologie und Flowzytometrie: Ergebnisse einer prospektiven vergleichenden Studie an 104 Patienten. Aktuel Urol 19: 13-17
4. Huland H, Arndt R, Huland E, Loening Th, Steffens M (1987) Monoclonal antibody 486p 3/12: A valuable bladder carcinoma marker for immunocytology. J Urol 137: 654-659
5. Oljans PJ, Tanke HJ (1986) Flow cytometric analysis of DNA content in bladder cancer: prognostic value of the DNA-index with respect to early tumour recurrence in G2 tumours. World J Urol 4: 205-210
6. Rife CC, Farrow GM, Utz DC (1979) Urine cytology of transitional cell neoplasms. Urol Clin North Am 6: 599-612
7. Sarnacki CT, McCormack LJ, Kiser WS, Hazard JB, Mc Laughlin TC, Belovich DM (1971) Urinary cytology and the clinical diagnosis of urinary tract malignancy: A clinicopathologic study of 1400 patients. J Urol 106: 761-764
8. Torti FM, Lum BL (1984) The biology and treatment of superficial bladder cancer. J Clin Oncol 2 (5): 505-531

Dr. A. W. Schneider
Urologische Universitätsklinik
Martinistr. 52
D-2000 Hamburg 20

Urinzytologie mit dem monoklonalen Antikörper Due ABC 3

S. Nakamura, B. J. Schmitz-Dräger, Th. Vögeli und R. Ackermann

Der Wert der konventionellen Urinzytologie in der Diagnostik von Urotheltumoren ist begrenzt [3]. Sensitivität und Spezifität dieser Methode wurden in einer Reihe von Studien untersucht. Der zytologische Nachweis von Tumorzellen gelingt bei Patienten mit hoch differenzierten Tumoren in weniger als 25% der Fälle. Dies ist darauf zurückzuführen, daß bei Tumoren des Malignitätsgrades G 1 nach WHO-Kriterien definitionsgemäß keine zelluläre Anaplasie vorliegt. Bei mäßig und gering differenzierten Tumoren liegt die Sensitivität zwischen 33 und 93%.

In den vergangenen Jahren wurden monoklonale Antikörper (mAk) gegen Harnblasentumoren produziert, um durch den Nachweis einer veränderten

Tabelle 1. Sensitivität und Spezifität der Immunzytologie mit dem monoklonalen Antikörper Due ABC 3

	Spezifität/Sensitivität (%) bei verschiedenem Cut-off Wert	
	15%	20%
Patienten mit Blasentumor	28/31 (90)	27/31 (87)
Kontrollgruppe 1	6/32 (81)	3/32 (91)
Kontrollgruppe 2[a]	3/26 (89)	1/28 (96)

[a] Entspricht Kontrollgruppe 1 jedoch ohne Patienten nach vorangegangener Manipulation am oberen Harntrakt (ESWL, Perkutane Nephrostomie o. a.).

Antigenexpression die nicht-invasive Diagnostik der Urotheltumoren zu verbessern [1, 2]. Ziel der vorliegenden Untersuchung war die Prüfung des klinischen Wertes dieses neuen Verfahrens im Vergleich zur konventionellen Zytologie.

Der mAk Due ABC 3 wurde durch Zellfusion von Milzzellen einer, mit der permanenten Blasentumorzellinie SW 1710 immunisierten, Balb/c Maus mit der Myelomzellinie X63-Ag8.653 gewonnen [2]. Für die Immunzytologie wurde frischer Urin von 31 Patienten mit Harnblasentumoren und von weiteren 32 Patienten mit anderen urologischen Erkrankungen gewählt. Es wurden Zytozentrifugenpräparate hergestellt und mit 2,5% Formaldehyd und 4,5% Aceton fixiert. Nach Blockieren der unspezifischen Bindung wurden die Präparate mit antikörperhaltigem Zellkulturüberstand für 30 Minuten inkubiert. Anschließend erfolgten Inkubationen mit Peroxidase-markiertem Kaninchen anti-Maus Antiserum und mit Peroxidase-markiertem Ziege anti-Kaninchen Antiserum. Eine Antikörperbindung wurde durch Zugabe von Diaminobenzidin nachgewiesen. Die Präparate wurden lichtmikroskopisch ausgewertet. Es wurden jeweils wenigstens 50 Urothelzellen ausgezählt und der Anteil Antigen-positiver Zellen (%) bestimmt. Von jedem Präparat wurden parallel zytologische Präparate angefertigt und getrennt untersucht.

Es wurden bislang 31 Präparate von Patienten mit histologisch verifizierten Blasentumoren und 32 von Patienten mit anderen urologischen Erkrankungen untersucht. Es wurde versucht, zwischen Tumorpatienten und Kontrollpatienten entsprechend dem Anteil positiver Zellen zu diskriminieren (Tabelle 1). Die Sensitivität der Methode war bei Cut-off Werten von 15% und 20% nicht wesentlich verschieden. Es fand sich keine Abhängigkeit vom Malignitätsgrad. Die Spezifität war bei Annahme eines Grenzwertes von 20% besser. Ein erhöhter Anteil Antigen-positiver Zellen wurde bei Patienten nach Eingriffen an den Nieren (perkutane Eingriffe, ESWL) beobachtet.

Untersuchungen von Huland und Mitarbeitern haben gezeigt, daß die Immunzytologie ein sensitives Verfahren in der Diagnostik von Harnblasentumoren darstellt [1]. Während immunzytologische Untersuchungen jedoch bislang an Blasenspülflüssigkeit erfolgten, wurde in der vorliegenden Studie ausschließlich Urin verwendet. Der Vorteil dieses Vorgehens, die Nicht-Invasivität, erlaubt eine beliebige Wiederholung der Untersuchung. Sensitive, nicht-invasive Verfahren könnten künftig eine wertvolle Ergänzung der Cystoskopie darstellen. In prospektiven Langzeituntersuchungen an Patienten mit Blasentumoren muß nun der klinische Wert der Immunzytologie geprüft werden.

Literatur

1. Huland E, Huland H, Arndt R, Baisch H, Klöppel G (1988) Urindiagnostik oberflächlicher Harnblasentumoren durch Zytologie, Immunzytologie und Flowzytometrie: Ergebnisse einer prospektiven vergleichenden Studie an 104 Patienten. Aktuel Urol 19: 13-17
2. Schmitz-Dräger BJ, Rohde D, Peschkes C, Ebert T, Ackermann R (1988) Monoklonale Antikörper gegen Harnblasenkarzinome - ein Beitrag zur Verbesserung der Diagnostik? Aktuel Urol 19: 117-123
3. Zein T, Wajsman Z, Englander LS, Gamarra M, Lopez C, Huben RP, Pontes JE (1984) Evaluation of bladder washings and urine cytology in the diagnosis of bladder cancer and its correlation with selected biopsies of the bladder mucosa. J Urol 1932: 670-671

Dr. S. Nakamura
Urologische Klinik der Universität
Moorenstr. 5
D-4000 Düsseldorf

Die Therapie des virginellen Prostatakarzinoms mit „kompletter Androgenblockade"

G. Kleinhans und A. Holzknecht

Einleitung

Das Konzept der kompletten Androgenblockade - Ausschaltung der testikulären Androgene und zusätzliche Blockade der adrenalen Androgene durch medikamentöse Gabe eines Antiandrogens - wurde von der Arbeitsgruppe um Labrie seit 1982 zur Therapie des Prostata-Karzinoms propagiert [5], nachdem erste Erfahrungen von Bracci 1973 [1] mitgeteilt wurden. Die von Labrie selbst vorgestellten

Tabelle 1

	Stad. D 2	Stad. C
Patienten	75	17
Alter (Jahre)	53-91; x̄76,1	51-89; x̄74,8
Follow up (Mon.)	3-42; x̄20,0	3-42; x̄22,6

Tabelle 2. Grading und T-Stadium

Stad. D 2				Stad. C	
	(%)		(%)		(%)
G 1	17,3	T1	8,0	G 1	23,5
G 2	45,4	T 2	21,3	G 2	53,0
G 3	37,3	T 3	41,3	G 3	23,5
		T 4	29,3		

Tabelle 3. Ansprechraten Stad. C (NPCP-Kriterien)

Monate	3	6	12	18	24	30	36
Anzahl Pat.	17	15	12	10	10	8	5
Komplette Remission	2	2	1	0	0	0	0
Partielle Remission	10	7	6	3	3	2	1
Stabilisierung	5	5	4	4	3	2	0
Progreß n	0	1	1	3	4	4	4
%	0	6,6	8,3	30,0	40,0	50,0	80,0

Tabelle 4. Ansprechraten Stad. D 2 (NPCP-Kriterien)

Monate	3	6	12	18	24	30	36
Anzahl Pat.	75	68	56	46	32	20	14
Komplette Remission	2	5	4	1	0	0	0
Partielle Remission	45	33	27	16	10	7	3
Stabilisierung	24	19	11	7	3	0	0
Progreß n	4	11	14	24	19	13	11
%	5,3	16,1	25,0	50,0	59,4	65,0	78,6

exzellenten Ergebnisse konnten bisher von den meisten Arbeitsgruppen nicht bestätigt werden [2, 3, 4]. Ziel dieser Untersuchung war es, am eigenen Patientengut die Effektivität dieses Therapieregimes bei virginellen Prostata-Karzinomen zu überprüfen.

Material und Methodik

Von 3/85 bis 6/88 wurden 136 Patienten mit virginellem Prostata-Karzinom im Sinne der kompletten Androgenblockade behandelt. 94 Patienten der Stadien C und D 2 mit Mindestbeobachtungszeit von 3 Monaten konnten ausgewertet werden (s. Tabelle 1).

Therapie: Orchiektomie plus Fugerel bei 86 Patienten, bei 6 Patienten LH-RH-Analoga plus Fugerel. Die Gabe von Fugerel erfolgte per os dreimal 250 mg pro Tag, Beginn: 1 Tag präoperativ.

Das Grading und das T-Stadium ist in Tabelle 2 aufgelistet und zeigt für das Stadium D 2 ein Überwiegen des mittleren bis schlechten Differenzierungsgrades und ein Überwiegen des Stadiums T 3, für das Stadium C ein deutliches Überwiegen des

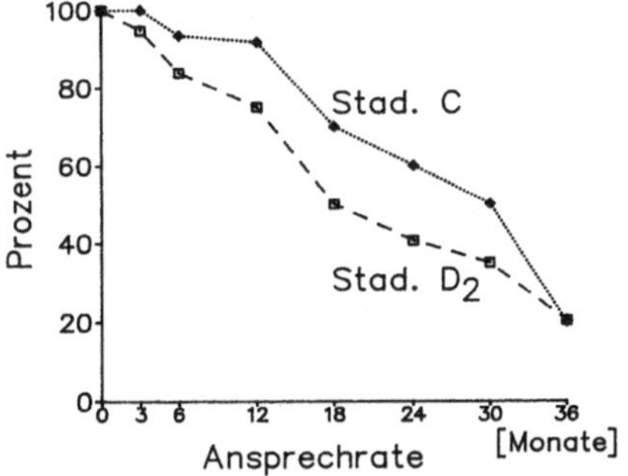

Abb. 1. Prozentuale Ansprechrate (CR+PR+SD) für die Stadien C und D 2

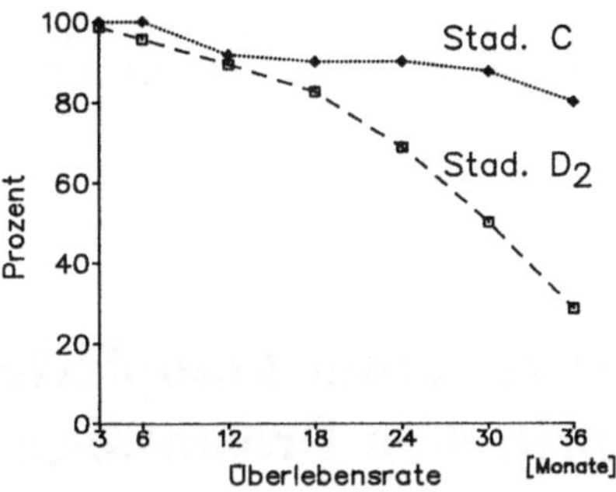

Abb. 2. Prozentuale Sterberate (Tod am Tumor) für die Stadien C und D 2

mittleren Differenzierungsgrades. Die Auswertung erfolgte nach den Kriterien des NPCP [6].

Ergebnisse

Als Nebenwirkungen der Therapie sind zu nennen: Hot flushes in 63,8%, Übelkeit und Erbrechen in 14,3%, Diarrhoe in 7,4%, Erhöhung der Leberwerte in 3,2%, kardiovaskuläre Komplikationen in 1%, Ödeme in 2,1%.

Zu Beginn der Therapie zeigen sich hohe Ansprechraten (95% D 2 bzw. 100% C, s. Tabelle 3, 4). Lediglich 5% der Patienten im Stadium D 2 zeigen als bestes Ergebnis eine komplette Remission. Im Initialstadium zeigen 60% der Patienten eine partielle Remission. Die Rate des positiven Ansprechens (CR plus PR plus SD) verringert sich von 75,0% nach einem Jahr auf 40,6% nach 2 Jahren und fällt auf 21,4% nach 3 Jahren (Abb. 1). Trotz der primären hohen Ansprechrate waren nach 1 Jahr 10,7%, nach 2 Jahren 31,2% und nach 3 Jahren 70% aller Patienten im Stadium D 2 am Tumor verstorben (Abb. 2).

Die Zeit bis zum Auftreten eines Progresses betrug für D 2-Patienten im Mittel 505,8 Tage, für Patienten im Stadium C (bei kleiner Fallzahl) lediglich 305,0 Tage.

Schlußfolgerung

Die Ergebnisse rechtfertigen den Einsatz von Fugerel als Antiandrogen zur Blockade der adrenalen Androgene, als Zusatztherapie zur Orchiektomie, da die Nebenwirkungen gering sind und die Auswertung hinsichtlich Ansprechrate, Zeitintervall bis zum Progress und Überlebensrate gute Ergebnisse ergibt. Nur mehrarmige randomisierte Studien mit großer Fallzahl und Langzeitergebnissen können letztlich zeigen, ob das Konzept der kompletten Androgenblockade anderen Therapieregimen gegenüber deutliche Vorteile bringt.

Literatur

1. Bracci U, Di Silverio F (1973) Il nostro attuale orientamento nella terapie del carcinoma della prostata. Proc XLVI Congr Soc Ital Urol 2: 207-210
2. Breul J, Bergner S, Ringert RH (1988) Erfahrungen mit der „kompletten Androgenblockade“ bei Patienten mit fortgeschrittenem Prostatakarzinom. Verhandlb Dtsch Ges Urol 39: 215-216
3. Carl P (1987) Kombination von Orchiektomie und Flutamid bei der Behandlung des fortgeschrittenen Prostatakarzinoms. Verhandlb Dtsch Ges Urol 38: 114-115
4. Crawford ED, McLeard D, Darr A et al. (1988) A comparison of leuprolide with futamide and leuprolide in untreated stage D 2 prostata cancer. Gyn Endocrin (Suppl 1) 2: 63
5. Labrie F, Dupont A, Bélanger A et al. (1982) New hormonal therapy in prostatic carcinoma: Combined treatment with an LHRH agonist and an antiandrogen. J Clin Invest Med 5: 267-275
6. Slack NH, Murphy GD (1984) NPCP participants: criteria for evaluating patient responses to treatment modalities for prostatic cancer. Urol Clin North Am 11: 337-342

Prof. Dr. G. Kleinhans
Urologische Klinik und Poliklinik
der Westfälischen Wilhelms-Universität Münster
Albert-Schweitzer-Str. 33
D-4400 Münster

Therapieversager unter kompletter Panandrogendeprivation des fortgeschrittenen Prostatakarzinoms

W. Schultze-Seemann, Th. Hanisch und G. Rodeck

Nach ersten Berichten über eine komplette Androgenblockade beim fortgeschrittenen Prostatakarzinom durch Labrie haben wir 1983 ebenfalls begonnen, fortgeschrittene Prostataneoplasmen der Stadien C-D_2 entsprechend zu therapieren.

Zum jetzigen Zeitpunkt ging es darum, den initialen Response zu evaluieren, insbesondere aber die Therapieversager auf ihre gemeinsamen Charakteristika zu untersuchen. Als initiale Therapieversager galten Patienten, die zu keinem Zeitpunkt einen Response auf die kontrasexuelle Therapie zeigten, oder nach vorübergehender Stabilisierung einen Progress innerhalb der ersten 12 Monate aufwiesen, bei der Evaluierung wurden die EORTC-Kriterien herangezogen.

In der Urologischen Universitätsklinik Marburg wurden zwischen 2/83-9/87 55 Patienten mit fortgeschrittenem Prostatakarzinom in einer prospektiven Studie einer kompletten Androgendeprivation unterzogen. Das mediane Alter der Patienten betrug bei Therapiebeginn 73,5 Jahre (48,9-85,7 Jahre). Die Stadienverteilung bei Therapiebeginn war wie folgt:

T_2	8	N_x	28	M_x	2	G_x	2
T_3	44	N_0	21	M_0	32	G_1	14
		N_1	3	M_1	21	G_2	18
T_4	3	$N_{2\text{-}3}$	3			G_3	21

Auffallend ist, daß 30/55 Patienten mit einem symptomatischen Karzinom zur Therapie gelangten (Aufstau der oberen Harnwege, Harnverhalt, Knochenschmerzen).

Angestrebt wurde eine einheitliche Therapie in Form der subcapsulären Orchiektomie nach Riba kombiniert mit dem reinen Antiandrogen Flutamid (3 × 250 mg/die). Dabei ist ersichtlich, daß in wenigen Fällen die Androgensuppression durch GnRH-Analoga auf Wunsch der Patienten vorgenommen wurde, in Einzelfällen erfolgte die antiandrogene Therapie mit Cyproteronacetat.

	Orchiektomie	GnRH-An.
Flutamid	47	5
CPA	3	0

In 7 Fällen erfolgte die Umstellung der Therapie wegen Therapieresistenter Diarrhoen und Hitzewallungen von Flutamid auf CPA. Bei einem Patienten mit unklaren Polyneuropathie mußte die Behandlung mit Flutamid abgesetzt werden. Weiterhin fielen 2 Fälle von Mastodynie/Gynäkomastie auf. Das mediane Follow-up beträgt zur Zeit 19 Monate (1-43). In Remission (CR/PR) sind noch 39/55 Patienten (mediane Remissionsdauer 21 Monate/ 12-43 Monate).

14/55 Patienten sind im Progreß, 8 davon sind tumorbedingt verstorben. Zwei Patienten sind tumorunabhängig vom Prostatakarzinom verstorben.

CR/PR	39/55	(Median 21 Mo./12-43)
PD	14/55	(Median 12 Mo./ 1-36)
† (PCA)	8/55	
† (Ø PCA)	2/55	

Der Response nach 1 Jahr beträgt im Gesamtkollektiv 86,5%. Zur Klärung der Frage, ob bereits prätherapeutisch eine Aussage zum Response gemacht werden kann, wurden die 7 Patienten, die bereits in den ersten 12 Monaten ein progredientes Tumorleiden zeigten, auf gemeinsame Charakteristika untersucht. Bei der Betrachtung der 7 Patienten zeigen sich folgende Gemeinsamkeiten; zum Zeitpunkt der Diagnosestellung sind praktisch alle Patienten weniger als 70 Jahre alt, der Primärtumor ist lokal fortgeschritten, weiterhin fällt eine disseminierte Knochenmetastasierung auf, weniger als 5 ossäre Filiae waren prognostisch weniger bedeutsam, ebenso viscerale Filiae oder Lymphknotenmetastasen. Meist lag bereits ein symptomatisches Karzinom seitens der ossären Filiae vor.

Entsprechend der ausgeprägten Tumorbeladung waren die PSA, die Gesamtsaure Phosphatase, die PAP, LDH und AP um den Faktor 2-10 erhöht, dagegen hatte der prätherapeutische Testosteronspiegel keinen Einfluß auf den Response.

Betrachtet man das Gesamtkollektiv im Hinblick auf mögliche Patienten mit gleichen Charakteristika, so finden sich 2 Patienten mit einem vergleichbaren Tumorstadium, beide sind nach 17 und 20 Monaten ebenfalls im Progress.

Zusammenfassend läßt sich damit mit folgenden Kriterien ein Kollektiv von Prostatakarzinompatienten beschreiben, welches von jeder Form der alleinigen primären kontrasexuellen Therapie nicht profitiert, und bei gegebenen Voraussetzungen einer anderen Therapie (Chemohormontherapie) zugeführt werden sollte.

1. <70 Jahre alt
2. Tumorstadium D_2 (>5 ossäre Filiae/Lymphknoten- und viscerale Filiae weniger bedeutsam), Grading $G_{2\text{-}3}$
3. Labor: PSA > 75 µg/l
   SP, PAP, LDH, AP 2-10fach erhöht
   Testosteron ohne Bedeutung
4. Symptomatischer Tumor (WHO Performance Score 3+4, Analgetikabedarf!)

Dr. W. Schultze-Seemann
Urologische Universitäts-Klinik
Baldinger Straße
D-3550 Marburg/Lahn

Erfahrungen mit der zytostatischen Behandlung des fortgeschrittenen, hormonrefraktären Prostatakarzinoms

J. Graff, J. Pastor, D. Demetriou, L. Hertle und Th. Senge

Seit Januar 1979 wurden an unserer Klinik 87 Patienten mit einem metastasierten Prostatakarzinom chemotherapeutisch behandelt. Die Nachsorgedaten konnten von 68 Patienten bis zum 01.04. 1988 vollständig erhoben werden. Das Durchschnittsalter bei Diagnosestellung betrug 66 Jahre (41-85). Die Diagnose war in allen Fällen histologisch verifiziert. Alle Patienten wurden im Rahmen der Tumornachsorge spätestens alle 3 Monate bis zu ihrem Tode nachuntersucht. Die mittlere Beobachtungsdauer betrug 15,8 Monate (3,8-44,5 Monate).

Die Chemotherapie umfaßte die Kombination von Cyclophosphamid (4 mg/kg KG) und 5-Fluorouracil (8 mg/kg KG) für je 5 Tage insgesamt 3 ×; die Erhaltungstherapie bestand in der monatlichen Gabe von 1 g Cyclophosphamid/m^2 KO. Aufgrund der initialen Therapieform können 2 Patientenkollektive unterschieden werden:

Gruppe I:
(n = 50) initiale androgenoprive Therapie (Orchiektomie, 50 mg Cyproteronacetat/die); bei Tumorprogression zusätzliche Chemotherapie,

Gruppe II:
(n = 18) initiale chemohormonale Therapie; bei Tumorprogression erneute Chemotherapie.

Bei insgesamt 8 Patienten erfolgte unter Chemotherapie ein cross-over zu cis-Platin und 5-Fluorouracil, 2 × wurde auch Epidoxorubicin gegeben.

Ergebnisse

Beide Gruppen waren bezüglich T-Stadium und Ausmaß der Metastasierung vergleichbar; in der Gruppe II überwogen jedoch G3-Karzinome (66,6% vs. 26%). Die Zeit bis zur objektiven Tumorprogression betrug in der Gruppe I 13 Monate, in der Gruppe II 16 Monate ($p > 0,1$, X^2-Test). Die objektiven Ansprechraten nach Therapieeinleitung sowie Therapieumstellung wegen Tumorprogression, analysiert nach den Kriterien des NPCP, sind in Tabelle 1 zusammengefaßt. Die partielle Remissionsrate nach initialer chemohormonaler Therapie ist statistisch signifikant höher verglichen mit dem

Tabelle 1. Objektive Ansprechraten nach Therapieeinleitung und Therapieumstellung

	Nach Therapieeinleitung			Nach Therapieumstellung		
	Gesamt (n=68) (%)	Gruppe I (n=50) (%)	Gruppe II (n=18) (%)	Gesamt (n=68) (%)	Gruppe I (n=50) (%)	Gruppe II (n=18) (%)
Teilremission (PR)	35,3	28[a]	55,6[a]	36,8	40[b]	27,8[b]
Stabil (SD)	36,8	40	27,8	32,4	28	44,4
Progression (PD)	27,9	32	16,6	30,8	32	27,8
Mediane Dauer der Teilremission (Mon.)	15 (2-50)	13 (3-44)	16 (2-50)	13 (4-37)	14 (4-37)	11 (4-22)

[a] $p = 0{,}05$
[b] $p > 0{,}1$

alleinigen Androgenentzug, während die Remissionsdauer mit 13 bzw. 16 Monaten vergleichbar war. Eine komplette Remission wurde nie beobachtet. Nach Therapieumstellung ist die erreichbare objektive Teilremission in der Gruppe II mit 27,8% für 11 Monate geringer als in Gruppe I mit 40% für median 14 Monate.

Durch einen cross-over zu cis-Platin/5-FU bzw. zu Epidoxorubicin konnte bei 8 Patienten eine nochmalige Stabilisierung der Erkrankung für median 4,6 Monate erreicht werden. Die mediane Gesamtüberlebensdauer nach Therapiebeginn in den Gruppen I und II betrug 26 bzw. 27 Monaten sowie nach Therapieumstellung 12 bzw. 9 Monate.

Der subjektive Therapieerfolg der Chemotherapie, gemessen am Karnofsky-Index sowie an der Reduktion ossärer Schmerzen, war jedoch beeindrukkend. 75% der symptomatischen Patienten wurden für durchschnittlich 8 Monate schmerzfrei und von Analgetika unabhängig. Die Nebenwirkungen dieser Chemotherapie waren minimal (Leukopenien 26%, Thrombopenien 13%, Übelkeit und Erbrechen 8,8%). Ein therapiebedingter Todesfall trat nicht auf.

Schlußfolgerung

Die Chemotherapie des fortgeschrittenen Prostatakarzinoms ist palliativ. Eine Verlängerung der Überlebensdauer ist nicht nachweisbar. Der hervorragende analgetische Effekt und die geringen Nebenwirkungen bieten den betroffenen Patienten eine verbesserte Lebensqualität. Die initiale Kombination von Hormonentzug und Cytostase scheint therapeutische Vorteile zu bieten.

Dr. J. Graff
Urologische Klinik
Ruhr-Universität Bochum
Klinikum Marienhospital
Widumer Str. 8
D-4690 Herne 1

Eine Phase-3-Studie bei fortgeschrittenem Prostatakarzinom: Zoladex (Gruppe 1) versus Zoladex plus Flutamid (Gruppe 2)

A. Leitenberger, W. Schneider und J. E. Altwein

Einleitung

In einer Vielzahl von Experimenten wurde gezeigt, daß Androgene die Synthese der DNA in den normalen und malignen entarteten Zellen der Prostata stimulieren.

Da Hormone mit androgener Wirkung über diesen Mechanismus auch die Zellproliferation stimulieren, war die Androgen-Deprivation ein möglicher Weg zur Behandlung des Prostata-Karzinoms, der seit nahezu 50 Jahren praktiziert wird [1].

Eine der Altlasten der Hormontherapie besteht darin, daß heute noch nicht zweifelsfrei in reproduzierbaren Daten bewiesen zu sein scheint, daß die Kastration ohne zusätzliche endokrine Manipulation quoad vitam einer kombinierten Hormontherapie unterlegen ist [2, 3].

In jüngster Zeit propagiert vor allem Labrie [2] die deutliche Überlegenheit der kompletten Androgen-Blockade über die alleinige testikuläre Androgen-Deprivation. In einer Multicenter-Studie wurden diese von Labrie propagierten Vorteile der kompletten Androgen-Blockade untersucht.

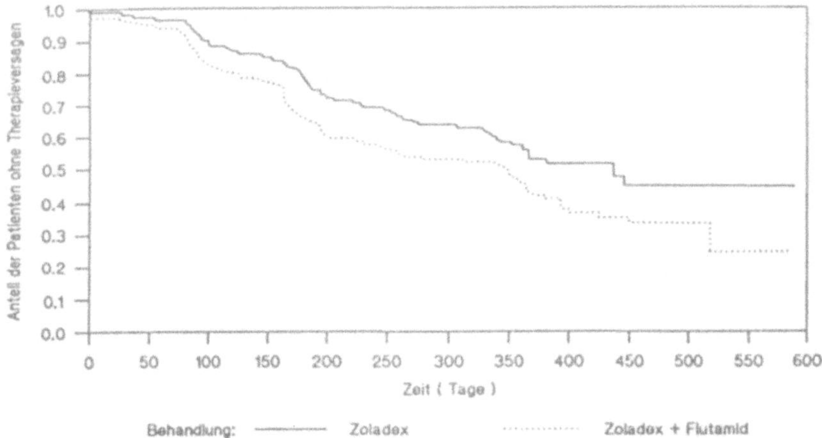

Abb. 1. Zeit bis zum Therapieversagen

Material und Methoden

Von Januar 1986 bis Dezember 1987 wurde 568 Patienten mit virginellem fortgeschrittenem Prostata-Karzinom randomisiert und entweder mit Zoladex 3,6 mg subkutan alle 28 Tage (Gruppe 1 285 Patienten) oder mit Zoladex plus Fugerel 3 × 250 mg pro Tag (Gruppe 2 283 Patienten) behandelt.

Die Patienten wurden einen Monat nach Studienbeginn und anschließend in 3-monatigen Abständen nachuntersucht. Die Beurteilung des Ansprechens erfolgte nach NPCP-Kriterien.

Ergebnisse

Die mittlere Beobachtungsdauer betrug in Gruppe 1 34 Wochen und in Gruppe 2 28 Wochen. Die Rate der „best response" (komplette oder partielle Response) betrug in Gruppe 1 64% (167 von 261 Patienten) in Gruppe 2 56% (148 von 265 Patienten, p = 0,07).

Der Median bis zum Therapieversagen betrug in Gruppe 1 437 Tage und in Gruppe 2 351 Tage (p = 0,04, Abb. 1). Dieser Unterschied ist jedoch auf die große Anzahl der Therapieabbrüche in Gruppe 2 (32 Patienten) im Vergleich zu 2 Patienten in Gruppe 1 zurückzuführen.

Schlußfolgerung

Eine signifikante Überlegenheit der kompletten Androgen-Blockade gegenüber der alleinigen testikulären konnte mit dieser Multicenter-Studie nicht bestätigt werden. Die Kombination scheint die Nebenwirkungsrate zu erhöhen. Eine eindeutige Aussage wird jedoch erst nach einer längeren Beobachtungszeit möglich sein.

Literatur

1. Huggins Ch et al. (1941) Studies on prostatic cancer I. Cancer Res 1: 293-296
2. Labrie et al. (1983) New approach with treatment of prostate cancer. Complete instead of partial withdrawal of androgens. Prostate 4: 479-594
3. Schroeder et al. (1987) Metastatic cancer of the prostate managed with buserelin versus buserelin plus cyproterone acetate. J Urol 137: 912-917

Dr. med. A. Leitenberger
Urologische Abteilung
Krankenhaus der Barmherzigen Brüder
Romanstr. 93
D-8000 München 19

Orchiektomie vs Flutamid vs Orchiektomie plus Flutamid in der Behandlung des metastasierten Prostatakarzinoms

J. W. Grups, B. Schmitz-Dräger, M. Wirth, F. J. Marx, R. Ackermann und H. Frohmüller

Beitrag nicht eingereicht

Orchiektomie verbunden mit einer Anandron-(RU 23.908) oder Plazebotherapie beim Prostatakarzinom Stadium D: Vorläufige Resultate einer französischen randomisierten Vergleichs-Doppelblindstudie

J. Amiel, M. Namere und J. Toubol

Beitrag nicht eingereicht

Aminosäuren-induzierte Nephroprotektion bei der Cisplatin-Therapie des metastasierten Prostatakarzinoms

Ch. Skrezek, H. Bertermann und H. Wand

Einleitung

Die Autophagie ist eine physiologische Zellfunktion in den Lysosomen von Nierenzellen, die durch nephrotoxische Noxen wie Cisplatin eine pathologische Steigerung erfährt [4]. Nach der Freisetzung in den Zytoplasmaraum schädigen lysosomale Verdauungsenzyme die Membranen von Mitochondrien und vermindern die oxydative Phosphorylierung [5]. Studien an Leberzellen haben gezeigt, daß spezifische Aminosäuren die Autophagie konzentrationsabhängig um bis zu 70% hemmen [3]. Aus Untersuchungen von Foulkes 1985 ist bekannt, daß proximale Tubuluszellen aus dem Primärharn resorbierte Aminosäuren intrazellulär hochgradig akkumulieren [1]. Der proximale Tubulus ist der Ort der Nephrotoxizität des freien Cisplatins, außerdem ist dort die lysosomale Enzymaktivität der N-Acetyl-β-D-Glucosaminidase (NAG) in der Niere selektiv lokalisiert (Abb. 1). Um den Einfluß von Cisplatin auf die lysosomale Autophagie zu untersuchen und die Möglichkeit ihrer Hemmung durch Aminosäuren zu testen, haben wir NAG im Urin als Funktionsparameter der proximalen Tubuluszelle

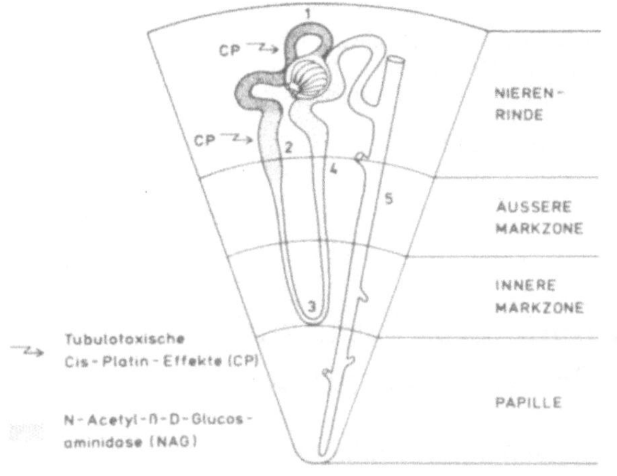

Abb. 1. Schematisiertes Nephron. Die Lokalisation lysosomaler NAG (MG = 155000) im Nephron ist mittels Punktierung halbquantitativ markiert. Der Ort der Cisplatin-Nephrotoxizität ist durch *Pfeile* gekennzeichnet; *1* Proximaler Tubulus, pars contorta; *2* proximaler Tubulus, pars recta; *3* Henlesche Schleife; *4* distaler Tubulus, dicker, aufsteigender Teil der Henleschen Schleife; *5* Sammelrohr. (Nach Le Hir 1979; Heidemann 1987)

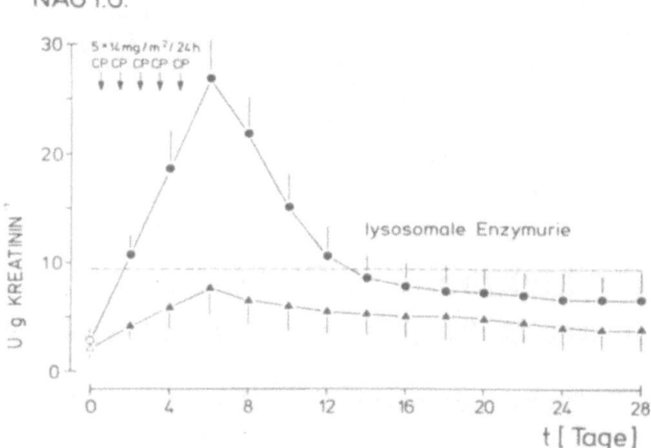

Abb. 2. NAG-Aktivität im Urin *(Ordinate)* bei Patienten unter Polychemotherapie eines metastasierten Prostatakarzinoms mit Platinex und Epirubicin während und nach der Cisplatin-Applikation *(Abszisse)*. ● Konventionelle Infusionstherapie. ▲ Variierte, mit Aminosäuren angereicherte Infusionstherapie. n = 12, $\bar{x} \pm SEM$

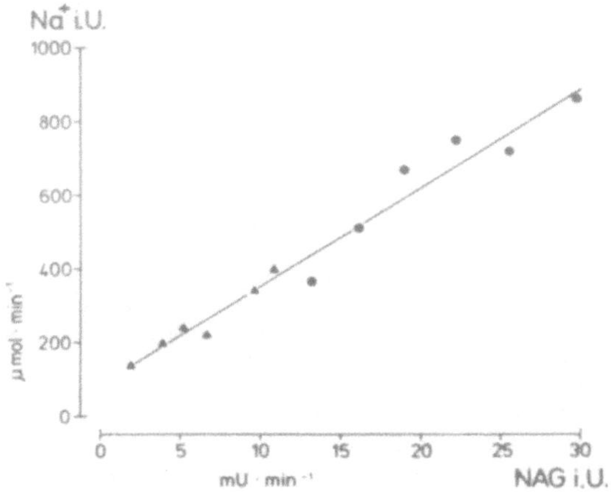

Abb. 3. Korrelation zwischen der Na^+-Ausscheidungsrate im Urin *(Ordinate)* und der NAG-Leckrate im Urin *(Abszisse)* bei Patienten unter Polychemotherapie mit Cisplatin und Epirubicin nach der Cisplatin-Applikation. ● Konventionelle Infusionstherapie. ▲ Variierte, mit Aminosäuren angereicherte Infusionstherapie. n = 12, $\bar{x} \pm$ SEM

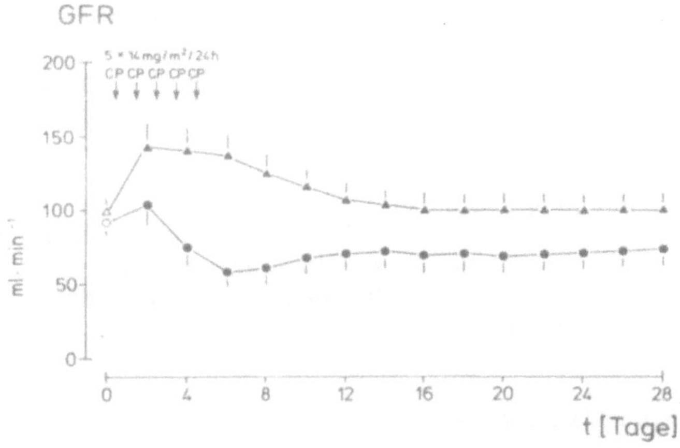

Abb. 4. Glomeruläre Filtrationsrate *(Ordinate)* bei Patienten unter Polychemotherapie eines metastasierten Prostatakarzinoms während und nach der Cisplatin-Applikation *(Abszisse)*. ● Konventionelle Infusionstherapie. ▲ Variierte, mit Aminosäuren angereicherte Infusionstherapie. n = 12, $\bar{x} \pm$ SEM

gemessen. Da zytostatische Cisplatin-Effekte primär im Zellkern lokalisiert sind, erscheint die Hemmung peripher gelegener Lysosomen durch Aminosäuren unbedenklich für den zytostatischen Therapieerfolg.

Material und Methoden

Die Untersuchungen wurden an 12 Patienten (Alter: 51–76 Jahre) mit metastasiertem Prostatakarzinom durchgeführt, die randomisiert in 2 Gruppen geteilt wurden. Eine Gruppe erhielt eine konventionelle Infusionstherapie mit Kohlenhydrat-Elektrolyt-Lösungen, die andere Gruppe erhielt eine durch eine 10%ige Aminosäurenlösung variierte Infusionstherapie während einer Polychemotherapie mit Cisplatin (14 mg/m^2 KOF/Tag) und Epirubicin (25 mg/m^2 KOF/Tag).

Die Aktivitätsbestimmung der N-Acetyl-β-D-Glucosamidase (NAG) erfolgte nach der von Maruhn (1976) beschriebenen Methode [2] unter Abgleich gegen eine NAG-Standardaktivität (Boehringer, Mannheim, FRG). Die Na^+-Konzentration wurde mittels Flammenphotometrie bestimmt (Eppendorf, Hamburg, FRG). Die glomeruläre Filtrationsrate ermittelten wir mit der endogenen Kreatinin-Clearance.

Ergebnisse

Abbildung 2 illustriert den Verlauf der NAG-Ausscheidung im Urin nach Cisplatin-Applikation mit entweder einer konventionellen oder einer durch Aminosäuren variierten Infusionstherapie.

Abbildung 3 beschreibt die hohe Korrelation zwischen der tubulären Na^+-Ausscheidungsrate und

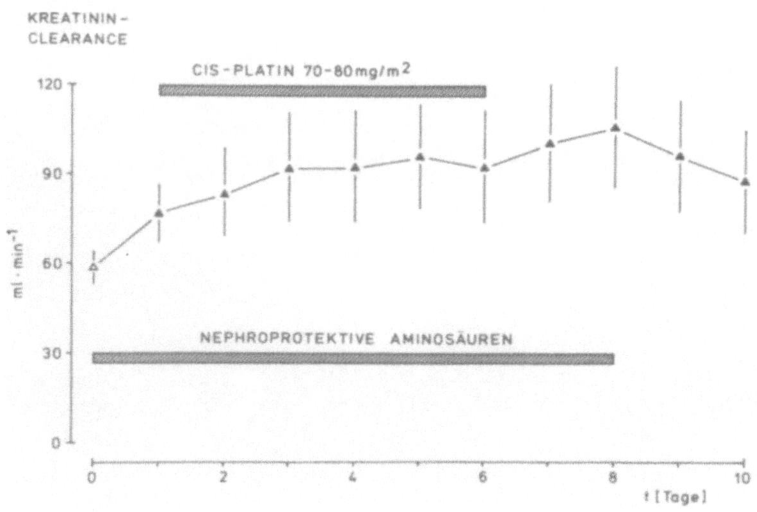

Abb. 5. Steigerung der vor Cisplatin-Applikation (△) um > 50% verminderten Kreatinin-Clearance *(Ordinate)* im Zeitverlauf *(Abszisse)* der zytostatischen Therapie bei begleitender Infusion von nephroprotektiven Aminosäuren (▲). n = 10, $\bar{x} \pm$ SEM

der lysosomalen Enzymleckrate im Urin nach Cisplatin-Applikation.

Abbildung 4 stellt die Förderung der glomerulären Filtrationsrate nach Cisplatin-Applikation unter einer durch Aminosäuren variierten Infusionstherapie dar.

Abbildung 5 zeigt die Steigerung der endogenen Kreatinin-Clearance bei Patienten mit hochgradig verminderter glomerulärer Filtrationsrate unter zytostatischer Therapie durch Infusionen nephroprotektiver Aminosäuren.

Schlußfolgerungen

Wir schließen aus unseren Ergebnissen, daß nephrotoxische Effekte des Cisplatins die Autophagie der proximalen Tubuluszelle und den Verlust von Tubulusenzymen (NAG) in den Urin steigern sowie die tubuläre Na^+-Reabsorption und die glomeruläre Filtrationsrate vermindern.

Weiter schlußfolgern wir, daß spezielle Aminosäuren unter Cisplatin-Therapie eine Nephroprotektion induzieren, indem sie die Autophagie der proximalen Tubuluszelle und den Verlust von Tubulusenzymen (NAG) in den Urin vermindern, die tubuläre Na^+-Reabsorption fördern und die glomeruläre Filtrationsrate steigern.

Literatur

1. Foulkes EC (1985) Tubular reabsorption delay of amino acids in the rabbit kidney. Am J Physiol 249: F 878–888
2. Maruhn D (1976) Rapid colorimetric assay of β-galactosidase and N-acetyl-β-glucosaminidase in human urine. Clinica Chim Acta 73: 453–461
3. Seglen PO, Gordon PB, Poli A (1980) Amino acid inhibition of the autophagic/lysosomal pathway of protein degradation in isolated rat hepatocytes. Biochim Biophys Acta 630: 103–108
4. Skrezek Ch, Bertermann H (1988) Lysosomale Enzymurie im Verlauf der Cisplatin-induzierten Nephrotoxizität. In: Schmoll HJ, Weißbach L (Hrsg) Diagnostik und Therapie von Hodentumoren. Springer, Berlin Heidelberg New York Tokyo, S 522–526
5. Skrezek Ch, Gronow G (1986) Improvement of renal mitochondrial control index by physiological substrates in the posthypoxic kidney. Pflügers Arch 406: R 59

Dr. Ch. E. Skrezek
Abt. Urologie der Universität Kiel
Klinik und Poliklinik
Arnold-Heller-Str. 7
D-2300 Kiel 1

Onkologie 4

Vergleich von Duplexsonographie und CT zur Beurteilung des Tumoreinbruchs in Vena renalis und Vena cava inferior bei Nierentumoren

G. E. Voges, P. Mildenberger, H. v. Wallenberg-Pachaly und S. C. Müller

Die präoperative Kenntnis der Tumorinvasion von Nierentumoren in Vena renalis und Vena cava inferior ist für die Operationsstrategie von entscheidender Bedeutung.

Mit der Duplexsonographie als Kombination von B-mode Sonographie und gepulstem Doppler ist es möglich, bei gleichzeitiger sonographischer Kontrolle Veränderungen von Durchmesser, Pulsation und Blutflußgeschwindigkeit in Gefäßen objektiv zu messen.

In einer prospektiven Studie an 60 konsekutiven Patienten mit 62 Nierentumoren wurde der Wert der Duplexsonographie zur Beurteilung von Vena renalis und Vena cava inferior überprüft und mit CT, Cavographie (wenn in der CT ein Venenbefall vermutet wurde) und intraoperativen und histologischen Befunden verglichen. Untersuchungszeitraum war 9/87 bis 3/88.

Ergebnisse

Die Ergebnisse der Studie sind in den Tabellen 1 und 2 zusammengefaßt. Durch die Duplexsonographie wurde in allen Fällen ein Tumorthrombus im Hauptstamm der Nierenvene (n = 4) und in der Vena cava (n = 3) richtig diagnostiziert. Nur in einem Fall sahen wir in der Duplexsonographie ein falsch positives Ergebnis. Falsch negative Befunde fanden wir nicht.

Tabelle 1. Korrekte Diagnose des venösen Tumoreinbruchs

Tumoreinbruch	CT	Cavographie	Duplex-sonographie
Vena cava, n = 3	3	2	3
Vena renalis, n = 4	2[a]	2[a]	4

[a] 2 Patienten mit Kontrastmittelallergie, nur native CT

Tabelle 2. Falsch positive Untersuchungsergebnisse

	CT	Cavographie	Duplex-sonographie
Vena cava	3	1	0
Vena renalis	4	1	1

Problematisch war die Untersuchung bei sehr adipösen Patienten oder bei ausgeprägtem Meteorismus. Entsprechende Patientenvorbereitung und Wiederholung der Untersuchung kann erforderlich sein.

Diskussion

Zwischen 5–10% aller Patienten mit Nierentumoren haben bei Diagnosestellung Tumorzapfen unterschiedlichen Ausmaßes in der Vena cava inferior [2]. Bei ansonsten fehlender Metastasierung ist die Prognose nach kompletter Resektion des Tumors und des Thrombus nicht schlechter als bei Patienten ohne Cavabefall [3, 4].

Angiographie (selektiv und in DSA-Technik), Cavographie, Computertomographie, Sonographie und neuerdings Kernspintomographie wurden als Untersuchungsmethoden zur präoperativen Diagnose eines Tumorbefalls des venösen Systems eingesetzt. Alle Methoden haben bestimmte Limitationen [1], die meisten sind zudem invasiv und kostenintensiv.

Die Duplexsonographie hat die Möglichkeiten des konventionellen Schalls beträchtlich erweitert und ist insbesondere in der Herz- und Gefäßchirurgie zu einem Routineverfahren geworden. Auch in der Urologie hat dieses Verfahren in der Impotenzabklärung Anwendung gefunden. Wie unsere Untersuchungsergebnisse zeigen, ist auch die Beurteilung der Vena renalis und Vena cava mit diesem Verfahren adäquat möglich und kann als nichtinvasive präoperative Untersuchung empfohlen werden. Diese Untersuchung hat in unserer Abteilung die Cavographie inzwischen nahezu ersetzt und scheint auch der

CT in der Beurteilung der Nierenvene und unteren Hohlvene überlegen.

Literatur

1. Karstaedt N, Wolfman NT, Bechthold RE (1988) Evaluation of tumor thrombus extension into inferior vena cava from renal neoplasms. In: McCullough DL (ed) Difficult diagnosis in urology. Churchill Livingstone, New York, pp 117-132
2. Skinner DG, Lieskovsky G, Pritchett TR (1988) Management of renal cell carcinoma involving the vena cava. In: Skinner DG, Lieskovsky G (eds) Genitourinary cancer. Saunders, Philadelphia, pp 694-703
3. Skinner DG, Pfister RF, Colvin R (1972) Extension of renal cell carcinoma into the vena cava: the rationale for aggressive surgical management. J Urol 107: 711-716
4. Staehler G, Liedl B, Kreuzer E, Sturm W, Schmiedt E (1987) Nierenkarzinom mit Cavazapfen: Einteilung, Operationsstrategie und Behandlungsergebnisse. Urologe A 26: 46-50

Dr. G. E. Voges
Urologische Klinik und Poliklinik
der Johannes Gutenberg-Universität
Langenbeckstr. 1
D-6500 Mainz

Recepteurs Hormoneux Steroidiens et Cancer du Rein – Correlations Anatomocliniques

P. Rischmann, Ph. Courriere, J. P. Sarramon et N. Bouhacina

Beitrag nicht eingereicht

Diagnostic Pre-operatoire des Adenocarcinomes papillaires du Rein (5 cas)

J. Biserte, L. Lemaitre, E. Mazeman et B. Gosselin

Beitrag nicht eingereicht

Bestimmung der Proliferationsrate in vivo beim Nierenzellkarzinom

G. Lenis, W. de Riese, E. Allhoff, R. Bading und U. Jonas

Einleitung

Grading und Staging haben sich bisher als zuverlässigste Parameter zur prognostischen Beurteilung des Nierenzellkarzinoms (NZK) erwiesen [5, 8]. Dabei ist jedoch zu berücksichtigen, daß beide statisch-morphologische Parameter sind und daher nur indirekt das biologische Wachstumspotential des einzelnen Tumors erfassen. Mittels des immunhistochemischen Nachweises des proliferationsspezifischen Antigens (ki-67) ist es erstmals auf einfache Weise möglich, direkt die Prolferationsrate im soliden Tumorgewebe zu bestimmen [2, 3].

Material und Methode

Insgesamt wurde das Tumorgewebe von 65 verschiedenen Patienten mit NZK analysiert. Unmittelbar nach der Tumornephrektomie wurde aus dem neoplastischen Gewebe ein repräsentativer Block von etwa 1 cm Kantenlänge entnommen. In Abhängigkeit von der Tumorgröße wurde je ein Gewebsblock

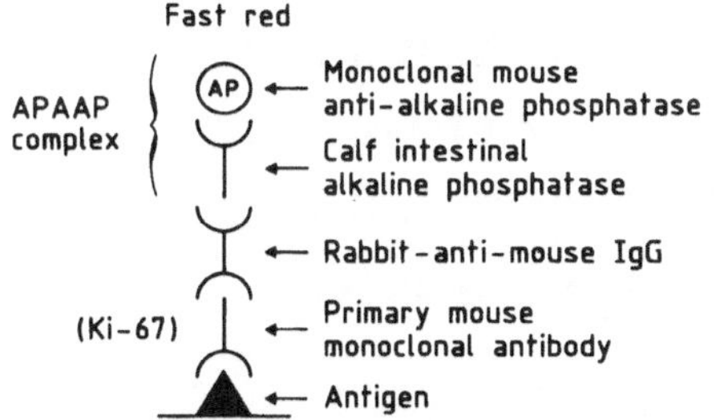

Abb. 1. Schematische Darstellung der immunhistochemischen Färbemethode Ki-67 unter Verwendung des sog. APAAP-Komplexes

zentral im Tumorareal sowie aus der Peripherie am Übergang zum gesunden Gewebe entfernt. Das Material wurde in flüssigem Stickstoff tiefgefroren und mittels Kryostat-Dünnschnitt-Technik [2, 4] als 5 μ-Gewebsschnitte auf Objektträger gebracht. Anschließend erfolgte die immunhistochemische Aufarbeitung zum Nachweis des proliferations-spezifischen Antigens (Ki-67) [4]. Abbildung 1 erläutert graphisch die gewählte Antikörper-Verknüpfung: Bei Vorhandensein des Proliferationsantigens entsteht durch ‚Fast Red' ein Farbumschlag nach Rot, gegengefärbt wird mit Hämalaun (Blau). Die Proliferationsrate (PR) wurde nach der von Gerdes et al. beschriebenen Methode bestimmt [3]: Bei mittlerer Vergrößerung wurden an 4 verschiedenen Stellen des Präparates 200 Zellen ausgezählt, um daraus den Durchschnittswert zu ermitteln.

Ergebnisse und Diskussion

Während für Normalnierengewebe die Prolfierationsrate unter 1% lag und entsprechende Proben (Präparate) von hochdifferenziertem Tumorgewebe nur eine unwesentlich höhere PR von 3% aufwiesen, zeigten dagegen Präparate von entdifferenzierten Tumoren eine PR um 15%. Auffällig war, daß die Proliferationsrate (PR) in der Tumorperipherie stets höher lag als im zentralen Anteil. Tabelle 1 zeigt die PR-Ergebnisse, aufgeschlüsselt nach Staging und Grading. Statistisch besteht keine signifikante Korrelation zwischen der Proliferationsrate (PR) und dem Tumorstadium (pT). Dagegen korreliert PR mit dem Differenzierungsgrad (G) ($\chi^2 = 7{,}8$) mit einer Irrtumswahrscheinlichkeit $< 0{,}1$. Interessant ist ferner die Feststellung, daß fortgeschrittene Tumorstadien mit Lymphknotenbeteiligung (es waren insgesamt 3 Patienten) sehr hohe PR aufwiesen: 9%, 10% und 11%.

Diese Daten bestätigen - je nach Differenzierungsgrad bisher erwartetes - unterschiedliches biologisches Wachstumspotential. Das histologische Staging und Grading sind morphologische Kriterien und somit statische Parameter zum Zeitpunkt der Diagnose; die Proliferationsrate spiegelt dagegen den dynamischen Prozeß im Rahmen des individuell variablen biologischen Potentials wieder. Die Tumorausdehnung kann mit der Proliferationsrate nicht vorausgesagt werden, da sie aus der Proliferationsrate und der Zeitdauer des Tumorwachstums resultiert, wobei letzteres immer unbestimmbar bleibt. In dieser Untersuchungsserie fanden sich bei identischem Tumorstadium und Grading (pT_2, G_2) mit gleichem Tumordurchmesser (5 cm) um den Faktor 5 unterschiedliche Proliferationsraten (3% bzw. 15%). Bei histologischer Identität bestätigt dies beim NZK eine ‚funktionelle Pleomorphie' [1, 6], welche die Abschätzung der individuellen Prognose erschwert. Die nachgewiesene höhere Proliferationsrate spricht für eine gesteigerte biologische Aktivität, welche in einer schnelleren Volumenzunahme und sehr wahrscheinlich ungünstigeren Prognose Ausdruck findet. Die dargelegte Methodik zur Bestimmung der Proliferationsrate empfiehlt sich aufgrund von Praktikabilität und Objektivierbarkeit als Routineverfahren zur Erfassung der Tumorzell-Kinetik; inwieweit dies mit dem tatsächlichen klinischen Verlauf dieser Malignomart korreliert, ist Ziel einer derzeit laufenden prospektiven Studie.

Tabelle 1. Proliferationsrate in Bezug auf G- und pT-Stadium (n = 65)

Anzahl der Patienten	33	13	19
Proliferationsrate (%)	0-5	6-9	>10
pT 1-2	20	6	9
pt 3-4	13	7	10
G 1	12 (80%)	2	1
G 2	18	7	11
G 3	5	2	7 (50%)

Literatur

1. Allhoff PE, Proppe KH, Chapman CM, Lin CW, Prout GR (1983) Evaluation of prostate specific acid phosphatase and prostate specific antigen in identification of prostatic cancer. J Urol 129: 315-318
2. Cordell JL, Falini B, Erber WN, Ghosh AK, Abdulaziz Z, Mac Donald S (1984) Immunoenzymatic labeling of monoclonal antibodies using immune complexes of alkaline phosphatase and monoclonal anti-alkaline phosphatase (APAAP complexes). J Histochem Cytochem 32: 219-229
3. Gerdes J, Schwab U, Lemke H, Stein H (1983) Production of a monoclonal antibody reactive with a human nuclear antigen associated with cell proliferation. Int J Cancer 31: 13-20
4. Gerdes J, Dallenbach F, Lennert K (1984) Growth fractions in malignant non-Hodgkin's lymphomas (NHL) as determined in situ with the monoclonal antibody Ki-67. Hematol Oncol 2: 365-371
5. Hermanek P, Sigel A, Chlepas S (1976) Histological grading of renal cell carcinoma. Eur Urol 2: 189-191
6. Heyderman E (1983) Tumour markers. In: Polak JM, Van Noorden S (eds) Immunocytochemestry, practical applications in pathology and biology. Wright PSG, London Boston, pp 274-294
7. de Kernion JB (1986) Renal tumors. In: Walsh PC, Gittes RF (eds) Campbell's urology, vol 2. Saunders, Philadelphia London, pp 1319-1342
8. Petersen RO (1986) Urologic Pathology. In: Petersen RO (ed) Lippincott, New York Philadelphia London, pp 87-106

Dr. W. de Riese
Urologische Klinik der Medizinischen Hochschule
Konstanty-Gutschow-Str. 8
D-3000 Hannover 61

In-vitro-Kurzzeit-Assay zur Sensibilitätsprüfung von humanen Nierenzellkarzinomen (Primärkulturen) gegenüber Zytostatika und Alpha-2-Interferonen mittels DNA-Einzelzellzytophotometrie, Zellabtötungsrate und Erfassung von Wachstumspotentialen

W. de Riese, E. Allhoff, H. Tanke, P. Anton, G. Lenis und U. Jonas

Einleitung und Methode

Metastasierende Nierenzellkarzinome (NZK) sind einer systemischen Therapie wenig zugänglich [4]. Es handelt sich um eine sehr pleomorphe Malignomart [6]. Um das biologische Verhalten dieses Tumors, insbesondere gegenüber Zytostatika und Alpha-2-Interferonen, besser verstehen zu können, wurden 32 verschiedene NZK in-vitro kultiviert und unter Therapie analysiert hinsichtlich:

1. Zellabtötungsrate (ZAR)
2. Proliferationsrate (PR) mittels des Ki-67-Assays [1, 3]
3. DNA-Einzelzell-Zytophotometrie mit dem MIAC-Verfahren [7].

Nach üblicher Tumornephrektomie wurde solides Tumorgewebe steril entnommen und in-vitro präpariert, wie kürzlich ausführlich beschrieben [5, 8]. Nach Zellvermehrung (5–7 Tage Inkubation) wurden die Zellen auf 24-Lochmultischalen passagiert, in jeder Vertiefung befand sich ein Plastikplättchen von 1,3 cm ∅ [8].

In der expotentiellen Wachstumsphase der Tumorzellen erfolgte eine Behandlung mit Mitomycin, Vinblastin und Alpha-2-Interferon. Die Umrechnung der Therapeutikakonzentration von In-vivo-Bedingungen im Patienten auf In-vitro-Bedingungen erfolgte in Anlehnung an den Clonogenic-Assay nach Salmon u. Hamburger [9] und ist in Tabelle 1 aufgeführt. Mitomycin und Vinblastin wurden in einfacher, 2-facher, 5-facher und 10-facher Konzentration ausgetestet, Alpha-2-Interferon zusätzlich in einer High-Dosis von 20-facher Konzentration. Für die unbehandelte Kontrollgruppe als auch für jeden Ansatz mit Therapeutikum und Dosis erfolgte zweifach: ein Plättchen für die DNA-Feulgen-Einzelzellphotometrie, das zweite Plättchen für die immunhistochemische Markierung des proliferationsspezifischen Antigens Ki-67 zur Bestimmung der Proliferationsrate [1, 2, 3]. Zusätzlich wurden die Zellen auf dem Objektträger ausgezählt zur Erfassung der Zellabtötungsrate (ZAR) gegenüber der unbehandelten Kontrollgruppe [8]. Parallel dazu wurden die Tumorzellen für den ‚Soft-Agar-Clonogenic-Assay' nach Salmon u. Hamburger [9] präpariert, um als Referenzmethode die Zellabtötungsraten unter Therapie vergleichen zu können. In Anlehnung an den Clonogenic-Assay und aufgrund eigener Erfahrung besteht eine Therapie-Sensitivität der in-vitro wachsenden Tumorzellen bei einer ZAR über 50% sowie einer Reduktion der PR ebenfalls über 50%, verglichen mit der unbehandelten Kontrollgruppe.

Ergebnisse und Diskussion

In Tabellen 2 und 3 sind die durchschnittlichen Zellabtötungsraten (ZAR) und die durchschnittliche Reduktion der Proliferationsraten (PR) aller 32 ausgetesteten Nierenzellkarzinome aufgelistet. Bei einfacher Konzentration des jeweiligen Therapeutikums fand sich gemäß den genannten Kriterien in keinem Fall eine ausreichende Sensitivität der Tumorzellen. Es gibt Fallbeispiele, wo bei einfacher

Tabelle 1. Umrechnung der Therapeutika-Dosis von in-vivo auf in-vitro

Therapeutikum	In-Vivo	In-vitro (einfache Konzentration)
Mitomycin C	35 mg/1,75 m^2 K.O.	0,5 µg/ml
Vinblastin	10,5 mg/1,75 m^2 K.O.	0,15 µg/ml
Alpha-2-Interferon	5 Mill. U./1,75 m^2 K.O.	30 U./ml

Tabelle 2. Durchschnittliche Zellabtötungsraten (in %) aller 32 in-vitro behandelter Nierenzellkarzinome

	Mitomycin C	Vinblastin	Alpha-2-Interferon (INF)
Einfache Konzentration	22	30	6
10-fache bzw. 20-fache (INF) Konzentration	54	46	36

Tabelle 3. Durchschnittliche Reduktion der Proliferationsraten (in %) aller 32 in-vitro behandelter Nierenzellkarzinome

	Mitomycin C	Vinblastin	Alpha-2-Interferon (INF)
Einfache Konzentration	21	23	20
10-fache bzw. 20-fache (INF) Konzentration	29	45	28

Alpha-2-Interferon-Dosis die Proliferationsrate um 60% reduziert wurde, allerdings die Zellabtötungsrate lediglich 10% betrug. Unter In-vivo-Bedingungen des dazu korrespondierenden Patienten wäre also höchstens ein verlangsamtes Tumorwachstum unter dieser Therapieform zu erwarten, ohne daß es zu einer wesentlichen Tumormassenreduktion kommt. Es fanden sich andere Tumorbeispiele, wo unter Behandlung mit Vinblastin (einfache Dosis) die ZAR 20% und die PR 60% betrugen (in der unbehandelten Kontrollgruppe PR = 80%). Unter 10-facher Vinblastin-Konzentration betrug die ZAR 60%, allerdings lag die PR der verbliebenen Zellen bei 80%. Die DNA-Feulgen-Einzelzellphotometrie zeigte bei diesem Beispiel ein Verbleiben mit hohem DNA-Gehalt (> 5 C). Dabei ist zu berücksichtigen, daß die Malignität der Tumorzellen mit der DNA-Zunahme bzw. mit der DNA-Aneuploidie korreliert [10]. Überträgt man dieses In-vitro-Resultat zurück auf In-vivo-Bedingungen, so erklärt dies zwar ein mehr oder weniger gutes partielles Ansprechen des Tumors auf Vinblastin. Die verbliebenen Vinblastin-resistenten Tumorzellen allerdings sind ungehemmt in der Proliferation und zeigen Kriterien einer hohen Malignität, um sehr wahrscheinlich im dazu korrespondierenden Patienten eine Tumorprogression bewirken zu können.

Zusammenfassend läßt sich folgendes feststellen:

1. In den In-vitro-Frühkulturen besteht ein individuell unterschiedliches therapeutisches Ansprechen der Tumorzellen, jeweils in Abhängigkeit von Therapeutikum und Dosis.
2. Die untersuchten Therapeutika (Mitomycin Vinblastin, Alpha-2-Interferon) bewirken beim NZK in-vitro keine ausreichenden Therapieeffekte.
3. Mit diesem in-vitro-Tumorzellmodell ist in Einzelfällen ein partielles therapeutisches Ansprechen des Tumors in-vivo mit anschließender Tumorprogression aufgrund therapie-resistenter Zell-Kloni erklärbar.

Literatur

1. Cordell JL, Falini B, Erber WN, Ghosh AK, Abdulaziz Z, MacDonald S (1984) Immunoenzymatic labeling of monoclonal antibodies using immune complexes of alkaline phosphatase and monoclonal anti-alkaline phosphatase (APAAP complexes). J Histochem Cytochem 32: 219-229
2. Gerdes J, Schwab U, Lemke H, Stein H (1983) Production of a mouse monoclonal antibody reactive with a human antigen associated with cell proliferation. Int J Cancer 31: 13-20
3. Gerdes J, Dallenbach F, Lennert K (1984) Growth fractions in malignant non-Hodgkin's lymphomas (NHL) as determined in situ with the monoclonal antibody Ki-67. Hematol Oncol 2: 365-371
4. de Kernion JB (1986) Renal tumors. In: Walsh PC, Gittes RF (eds) Campbell's urology, vol 2, Saunders Philadelphia, London, pp 1329-1342
5. Kovacs G, Szücs S, de Riese W, Baumgärtel H (1987) Specific chromosome aberration in human renal cell carcinoma. Int J Cancer 40: 171-178
6. Petersen RO (1986) Renal cell carcinoma. In: Petersen RO (eds) Urologic pathology. Lippincott, New York Philadelphia, pp 87-106
7. Ploem JS, van Driel-Kulker AMJ, Goyarts-Veldstra L, Ploem-Zaaijer JJ, Verwoerd NP (1986) Image analysis combined with quantitative cytochemistry. Histochemistry 84: 549-555
8. de Riese W, Szücs S, Hoene E, Lenis G, Kovacs G (1987) Short term in vitro sensitivity testing of human renal cell carcinoma. Invest Urol 2: 81-86
9. Salmon SE, Hamburger AW (1978) Quantitation of differential sensitivity of human tumor stemm cells to anti-cancer agents. N Engl J Med 298: 1321-1327
10. Stöckle M, Tanke HJ, Mesker WE, Ploem JS, Jonas U, Hohenfellner R (1987) Automated DNA-image cytometry a prognostic tool in infiltrating bladder carcinoma. World J Urol 5: 127-132

Dr. W. de Riese
Urologische Klinik der Medizinischen Hochschule Hannover
Konstanty-Gutschow-Str. 8
D-3000 Hannover 61

Epidermal Growth Factor Receptor (EGFR) beim hypernephroiden Nierenzellkarzinom

S. Peter

Beitrag nicht eingereicht

Der Wert von monoklonalen Antikörpern in der Beurteilung der Prognose von Patienten mit Nierenzellkarzinomen

B. J. Schmitz-Dräger, D. Rohde und R. Ackermann

Die Behandlung eines Tumors setzt genaue Kenntnisse über die Biologie und damit den Verlauf der Erkrankung voraus. Für das Nierenzellkarzinom sind bislang nur wenige Parameter bekannt, die eine Aussage über den Krankheitsverlauf gestatten. Neben der Bestimmung des Tumorstadiums ist die Angabe des Malignitätsgrades von Bedeutung. Der monoklonale Antikörper (mAk) Due ABC 3 erkennt ein Antigen, das auf Harnblasentumoren, nicht jedoch auf normalem Urothel exprimiert ist [3]. Im Rahmen der Spezifitätsanalyse wurden Kreuzreaktionen u.a. mit Epithelzellen des proximalen Tubulus und einigen Nierentumoren beobachtet. Ziel der vorliegenden Untersuchung war die Prüfung der Frage, ob die Expression des ABC 3 Antigens einen geeigneten Parameter für die Beurteilung der Prognose bei Patienten mit Nierenzellkarzinom darstellt.

Bei 60 Patienten, die zwischen 1979 und 1983 wegen eines Nierenzellkarzinoms nephrektomiert wurden, konnte retrospektiv eine Stadieneinteilung nach der TNM-Nomenklatur [1] erfolgen. Es wurden 21 Patienten dem Stadium 2, 17 Patienten dem Stadium 3 und 22 Patienten dem Stadium 4 zugeordnet. Der Nachbeobachtungszeitraum betrug zwischen 5 und 8 Jahren. Der Malignitätsgrad wurde nach den von Hermanek et al. [2] vorgeschlagenen Kriterien bestimmt. Für die Untersuchungen zum Krankheitsverlauf wurden 49 Patienten ausgewählt, die zum Zeitpunkt der Untersuchung am Leben oder an den Folgen der Tumorerkrankung verstorben waren.

Der mAk Due ABC 3 wurde durch Fusion von Milzzellen einer mit der permanenten Harnblasentumor-Zellinie SW 1710 immunisierten BALB/c Maus mit X63-Ag8.653 Myelomazellen erhalten. Die immunhistochemische Untersuchung erfolgte an deparaffinierten und mit 0,5% Triton X 100 vorbehandelten Schnitten von Nierenzellkarzinomen. Nach Inkubation mit dem mAk Due ABC 3 erfolgte der Antikörpernachweis über 2 Brückenantikörper (Kaninchen anti-Maus und Schwein anti-Kaninchen, Serva, Heidelberg, FRG) und PAP-Komplex. Der Anteil an ABC 3 Antigen-positiven Zellen im Tumor (%) wurde von 2 Untersuchern unabhängig voneinander bestimmt.

Tabelle 1. Korrelation zwischen Prognose und dem Anteil ABC 3 Antigen-positiver Zellen beim Nierenzellkarzinom

ABC 3 Antigen-positive Zellen (%)	Verstorben am Tumorleiden innerhalb des Beobachtungszeitraumes	Überleben
61-100	6	17
31- 60	4	2
0- 30	13	7

Während alle Malignitätsgrade in den Tumorstadien 2 bis 4 gleichermaßen vorkommen, besteht zwischen der Expression des ABC 3 Antigens und dem Tumorstadium eine negative Korrelation. Keine Korrelation konnte zwischen dem Malignitätsgrad des Primärtumors und dem Krankheitsverlauf beobachtet werden. Hingegen fand sich eine gute Übereinstimmung zwischen der Prognose der Erkrankung einerseits und dem klinischen Tumorstadium sowie dem Vorkommen des ABC 3 Antigens andererseits (Tabelle 1). Es ließ sich auch ein Zusammenhang zwischen dem Auftreten eines Tumorrezidivs und dem Anteil ABC 3-positiver Zellen nachweisen. Nur 12% der Patienten im Tumorstadium 2 und 3 mit einem hohen Anteil an ABC 3-positiven Zellen entwickelten nach Nephrektomie ein Tumorrezidiv. Hingegen traten Fernmetastasen bei der Hälfte der Patienten mit einem geringen Anteil ABC 3-positiver Zellen auf.

Der monoklonale Antikörper Due ABC 3 erkennt ein Antigen, das u.a. auf den Epithelien des proximalen Tubulus vorhanden ist. Die vorliegende Untersuchung zeigte, daß das Vorkommen des entsprechenden Antigens auf den Zellen eines Nierenzellkarzinoms auf einen höher differenzierten Tumor hinweist. Der Verlust des Antigens stellt ein ungünstiges prognostisches Zeichen dar. Mit Hilfe des mAk Due ABC 3 können reproduzierbare Aussagen über den Verlauf der Erkrankung allein unter Berücksichtigung des Primärtumors erfolgen.

Literatur

1. Hermanek P (1986) Neue TNM/pTNM-Klassifikation und Stadieneinteilung urologischer Tumoren ab 1987. Urologe (B) 26: 193-197
2. Hermanek P, Sigel A, Chlepas S (1976) Histological grading of renal cell carcinoma. Eur Urol 2: 189-292
3. Schmitz-Dräger BJ, Rohde D, Peschkes C, Ebert T, Ackermann R (1988) Monoklonale Antikörper gegen Harnblasenkarzinome - ein Beitrag zur Verbesserung der Diagnostik? Aktuel Urol 19: 117-123

Dr. B. J. Schmitz-Dräger
Urologische Klinik der Universität
Moorenstr. 5
D-4000 Düsseldorf

Verapamil induzierte Durchbrechung der „multidrug-resistance" des Nierenzellkarzinoms im in-vitro Kurzzeittest

G. Mickisch, M. Volm, R. Tschada, J. Potempa und P. Alken

30–40% der Patienten mit Nierenzellkarzinom weisen bei Diagnosestellung bereits Metastasen auf; ein nahezu ebenso hoher Prozentsatz entwickelt diese im Verlauf der Nachsorge. Das Problem einer adjuvanten Therapie stellt sich damit häufig. Zur schlechten Prognose fortgeschrittener Hypernephrome trägt die primäre (intrinsische) Chemoresistenz (bis 80% der Fälle) maßgeblich bei [4].

Drei Fragen scheinen von besonderer Bedeutung zu sein: 1. Was ist der Mechanismus primärer Resistenz? 2. Wie kann die Chemoresistenz durchbrochen werden? und 3. Spielt multidrug-resistance (mdr) eine Rolle beim Nierenzellkarzinom.

Zur Beantwortung haben wir zunächst bei 41 operativ entfernten Nierenzellkarzinomen die Resistenzlage in vitro ermittelt. Der verwendete Volm-Test, dessen klinische Relevanz an anderen Tumoren (Bronchial-, Ovarial-, Mamma-Karzinom) gesichert ist, beruht auf der zytostatikaabhängigen Einbauhemmung von tritiummarkierten Nukleinsäurevorläufern [2]. Bei 21 Nierenzellkarzinomen untersuchten wir den zytotoxizitätsverstärkenden Effekt von Verapamil, das sich bei anderen Neoplasien in vitro als wirksam erwiesen hatte [3]. Bei 22 Hypernephromen überprüften wir die Überexpression von p-170-Glykoprotein, dem wichtigsten Genprodukt des mdr-Phänotypes, der sich durch Kreuzresistenz zwischen Substanzen ohne funktionelle oder strukturelle Ähnlichkeiten auszeichnet. Dabei wurde der Nachweis immunhistochemisch unter Verwendung monoklonaler Antikörper gegen p-170-Glykoprotein in der Biotin-Avidin-Methode durchgeführt. In den

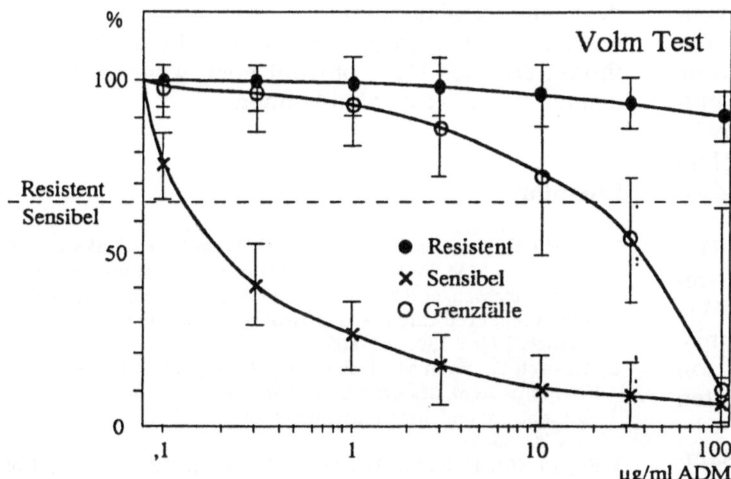

Abb. 1. Chemoresistenz des Nierenzellkarzinoms [Resistenz (n = 21) Sensitivität (n = 10), Grenzfälle (n = 9), Mittelwert in jedem Punkt ± SD]

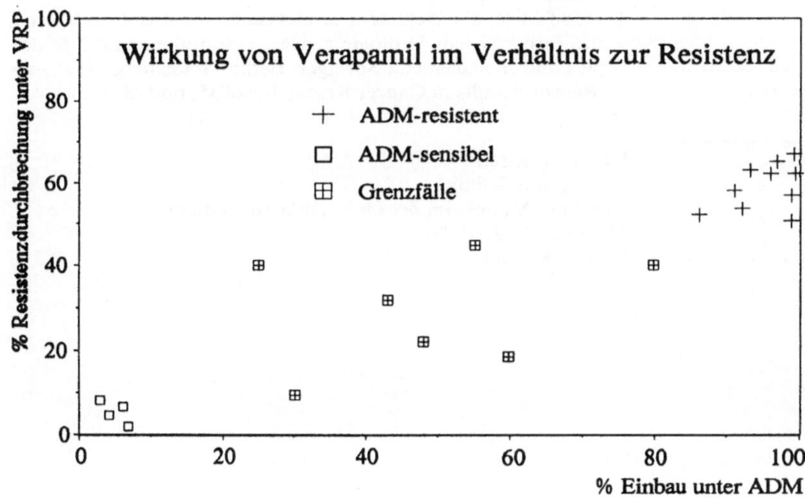

Abb. 2. Chemoresistenz des Nierenzellkarzinoms [Resistente Tumoren (n = 10), sensible Tumoren (n = 4), Grenzfälle (n = 7)]

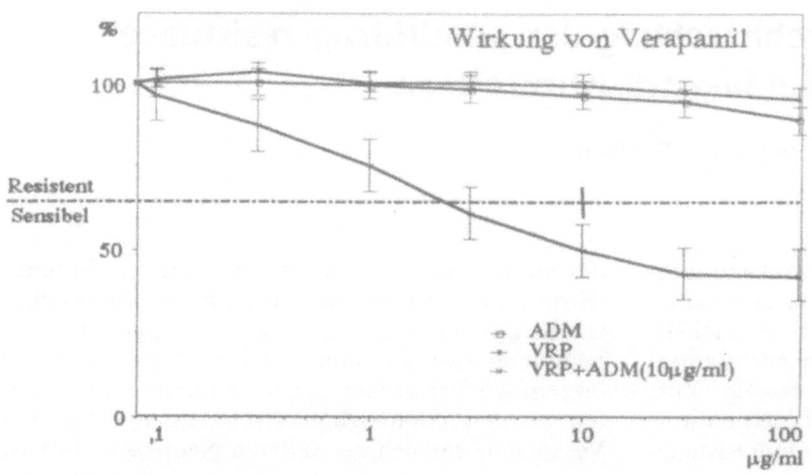

Abb. 3. Chemoresistenz des Nierenzellkarzinoms (n = 10, Mittelwert in jedem Punkt ± SD)

drei Gruppen ergaben sich folgende Resultate: 40 von 41 Volm-Testen waren auswertbar. 21 Tumoren wiesen Chemoresistenz, 10 Sensitivität auf. 9 Hypernephrome mußten als grenzwertig (teilweise resistent) eingestuft werden, wobei von Bronchialkarzinomen bekannt ist, daß diese Testergebnisse ebenfalls klinische Resistenz anzeigten (Abb. 1). Alle mit Verapamil behandelten Nierenzellkarzinome waren auswertbar (21/21), davon reagierten 10 resistent, 4 sensibel und 7 grenzwertig. Die Wirksamkeit von Verapamil war an der Chemosensitivitätstestung ausgerichtet (Abb. 2). Nur bei Resistenz (Abb. 3) entfaltete dieser Kalziumantagonist seine Menbranwirkung, bei sensiblen Tumoren konnte kein Effekt nachgewiesen werden. Grenzfälle nahmen Zwischenpositionen ein.

21 von 22 immunhistochemisch untersuchten Hypernephromen waren auswertbar - es wurden 17 resistente und 4 sensible Tumoren aufgearbeitet. Wie erwartet, zeigte in unseren vorläufigen Ergebnissen keiner der sensiblen Fälle Überexpression von p-170-Glykoprotein, dagegen 11 von 17 resistenten Nierenzellkarzinomen (Tabelle 1).

Aufgrund unserer Versuche dürfen wir zusammenfassen: Der Volm-Test ist geeignet, primäre Resistenz bei Nierenzellkarzinomen in vitro zu beurteilen. Die klinische Relevanz wird in einer prospektiv randomisierten Studie überprüft. Verapamil durchbricht Resistenz in vitro. Hieraus könnten sich bei Einsatz moderner Substanzen mit ähnlichem Membraneffekt aber geringerer Kardiotoxizität neue therapeutische Optionen ergeben.

mdr spielt eine Rolle bei der primären Resistenz des Nierenzellkarzinoms - wie auch von einer anderen Arbeitsgruppe mit unterschiedlicher Methodik ermittelt [1] -, obwohl noch weitere Mechanismen vermutet werden können.

Tabelle 1. mdr beim Nierenzellkarzinom

Immunhistochemischer Nachweis von p-170-Glykoprotein			
	n	+	-
Sensibel (Volm-Test)	4	0	4
Resistent (Volm-Test)	17	11	6

Literatur

1. Kakehi Y, Kanamaru H, Yoshida O, Ohkubo H, Nakanishi S, Gottesman MM, Pastan I (1988) Measurement of multidrug-resistance messenger RNA in urogenital cancers; elevated expression in renal cell carcinoma is associated with intrinsic drug resistance. J Urol 139: 862-865
2. Mickisch G, Volm M, Tschada R, Potempa J, Alken P (1989) Chemoresistenz des primären Nierenzellkarzinoms im in-vitro Kurzzeittest und ihre Durchbrechung mit Verapamil. Aktuel Urol 20: 85-89
3. Rogan AM, Hamilton TC, Young RC et al. (1984) Reversal of adriamycin resistance by verapamil in human ovarian cancer. Science 224: 994-996
4. Torti FM (1983) Treatment of metastatic renal cell carcinoma. In: Torti FM (ed) Urologic cancer: Chemotherapeutic principles and management. Springer, Berlin Heidelberg New York (Recent Results in Cancer Research, vol 85, pp 123-143)

Dr. G. Mickisch
Urologische Klinik
Klinikum Mannheim der Universität Heidelberg
Theodor-Kutzer-Ufer
D-6800 Mannheim

Organerhaltende operative Therapie bei Nierentumoren

J. B. Milewski, T. Krzeski, J. Gołębiewski und B. Kuzaka

Organerhaltende Operationen von Nierentumoren werden dann durchgeführt, wenn es sich um doppelseitige Karzinome, Karzinome in der einzigen Niere oder Insuffizienz der zweiten, tumorfreien Niere handelt [1, 2, 3, 4].

Unter 431 Patienten mit Nierenkarzinom, die von 1975-1987 in der Urologischen Klinik der Medizinischen Akademie Warschau einer operativen Therapie unterzogen wurden, hatten wir es in 12 Fällen mit einer Tumorenukleation oder Teilresektion zu tun, was 2,7% der wegen Nierenkarzinom operierten Kranken stellt. Unter ihnen waren 5 Männer und 7 Frauen zwischen 52-72 Jahre. Indikationen zur organerhaltenden operativen Therapie zeigt Tabelle 1.

Bei 5 Patienten war es Insuffizienz der zweiten Niere, bei 3 war viele Monate zuvor eine Tumornephrektomie durchgeführt worden. Bei einer Patientin wurde eine Agenesie festgestellt. Zwei Patienten litten an doppelseitigem Nierenkarzinom. Ein Patient hatte ein Urothelkarzinom der beiden unteren Nierenkelche. In einem Fall wurde es in der Zystenwand festgestellt. Der Zugang zur Niere erfolgte bei allen Patienten durch Lumbalschnitt.

Tabelle 1. Indikationen zur organerhaltenden operativen Therapie

	Anzahl
Insuffizienz der zweiten Niere	5
Karzinom der Solitärniere	1
Karzinom der Solitärniere nach Nephrektomie wegen Karzinoms	3
Beidseitiges Nierenkarzinom	1
Beidseitiges Urothel-Karzinom	1
Nierenkarzinom in der Zystenwand vor der Operation nicht festgestellt	1

In zwei Fällen wurde eine Unterkühlung der Niere durchgeführt, und die Nierenarterie wurde notfalls, aber nicht länger als 12 Minuten, abgeklemmt. Die Kranken mit doppelseitigem Nierentumor wurden in zwei Etappen operiert. Nach der Tumorenukleation wurde das Tumorbett mit dem Elektrokoagulator verschärft. Vor der Naht wurde die Operationswunde mit destilliertem Wasser gespült. Es ließen sich zwei Operationskomplikationen beobachten. Bei einer Kranken wurde die Wand der Nierenvene, und bei einer anderen die Ureterwand beschädigt. In beiden Fällen wurden lediglich die beschädigten Wände durch Naht verschlossen. Diese Komplikationen hatten keinen Einfluß auf den späteren Gesundheitszustand der Kranken.

Der längste Beobachtungszeitraum betraf eine Patientin mit einem Tumor einer Einzelniere (T_2 N_0 M_0 G II), bei der eine partielle Nephrektomie durchgeführt wurde. Dieser Kranken war vor 21 Jahren eine Niere wegen Hypernephroms entfernt worden. Sie ist 72 Monate nach der Operation an Tumorprogression verstorben. Die kürzeste Beobachtungszeit beträgt 16 Monate. Die mittlere Beobachtungszeit liegt bei etwa 28 Monaten. Zwei Patientinnen sind an Tumorprogression verstorben: eine 72 Monate, die andere 20 Monate nach dem Eingriff. Bei einem Kranken mit Urothelkarzinom (T_1 N_0 M_0 G I) wurde 18 Monate nach der Resektion der Pole in beiden unteren Nierenkelchen ein doppelseitiges Tumorrezidiv in den Kelchen (G II) festgestellt. Dieser Patient war in der Vergangenheit mehrmals einer Elektroresektion eines Urothelkarzinoms der Harnblase unterzogen worden. Heute ist die Harnblase tumorfrei. Der Kranke weist einen doppelseitigen vesikorenalen Reflux auf, der die Tumorzellen in die Kelche hat übertragen mögen. Derzeit wird er mit versikalen BCG-Instillationen behandelt. 9 Kranke

Tabelle 2. Ergebnisse der Therapie bei Nierenkarzinomen in Korrelation zu Grading und Staging

Grad	Stadium	Anzahl	Mittlere Überlebenszeit (Monate)	Tumorrezidiven	Verstorben	Rezidivfrei
G I	$T_1N_0M_0$	5[a, b]	30	1[a, b]	-	4
	$T_2N_0M_0$	2	22	-	-	2
G II	$T_1N_0M_0$	1	16	-	-	1
	$T_2N_0M_0$	2	60,5	-	72 Monate	1
	$T_3N_0M_0$	1	20	-	20 Monate	-
G III	$T_3N_0M_0$	1	18	-	-	1
Insgesamt:		12	28	1	2	9

[a] Urothelkarzinom
[b] Beidseitiges Nierenkarzinom

sind tumorfrei. Am längsten von dieser Gruppe - 54 Monate - wird ein Patient mit Einzelniere nach keilförmiger Exzision des peripher gelegenen Tumors ($T_1 N_0 M_0$ G I) beobachtet. Die Ergebnisse sind in Tabelle 2 dargestellt.

Wie andere Autoren sind wir der Auffassung, daß diese Methode für kleine, peripher gelegene Tumoren am besten geeignet ist. Der Tumor ist immer in den Grenzen des gesunden Gewebes zu entfernen, eine Teilresektion der Niere ist besser als eine Tumorenukleation [2]. Nach Ansicht der Autoren, die sich mit diesem Problem befassen, erreichen 70% der Operierten eine 5-Jahres-Überlebenszeit [1, 2, 3, 4].

Literatur

1. Jacobs SC, Berg SI, Lawson RK (1980) Synchronous bilateral renal cell carcinoma: total surgical excision. Cancer 46: 2341-2345
2. Malek RS, Utz DC, Culp OS (1976) Hypernephroma in the solitary kidney: experience with 20 cases and review of the literature. J Urol 116: 553-556
3. Rosenthal CL, Kraft R, Zingg EJ (1984) Organ-preserving surgery in renal cell carcinoma: Tumor enucleation versus Kidney resection. Eur Urol 10: 222-228
4. Staehler G, Ernst G (1985) Organerhaltende operative Therapie bei Nierentumoren. Urologe (A) 24: 330-333

Dr. J. B. Milewski
Klinika Urologiczna Akademii Medycznej w Warszawie
ul. Lindleya 4
Warszaw/Polen

Behandlung des metastasierenden Nierenzellkarzinoms mit immunologisch optimierten Dosen von Interferon Gamma

W. K. Aulitzky, G. Gastl, W. E. Aulitzky, J. Frick, Ch. Huber und F. Flener

Beitrag nicht eingereicht

Verteilungsmuster des Carcinoma in situ testis im tumortragenden Hoden

K.-P. Dieckmann, W. Düe, I. Wigand[1] und V. Loy

Das sog. Carcinoma in situ (CIS) des Hodens ist nach den Vorstellungen von Skakkebaek [3] ein obligates Frühstadium in der Entwicklung maligner Keimzelltumoren des Hodens. Es geht dem infiltrierend wachsenden Tumor oft viele Jahre voraus. Die Schwierigkeit, das CIS im HE-Schnitt zuverlässig von degenerativ veränderten Spermatogonien zu trennen, führte in der Vergangenheit zu unterschiedlichen Einschätzungen seiner biologischen Bedeutung. Inzwischen hat sich aber gezeigt, daß das CIS immunhistologisch durch den Nachweis der alkalischen Plazentaphosphatase (PLAP), die im Hoden sonst nicht vorhanden ist, sicher identifiziert werden kann [2].

Bei 3-5% der Patienten mit einem malignen Hodentumor tritt kontralateral ein Zweittumor auf; die Inzidenz des Zweittumors ist 100mal größer als statistisch zu erwarten ist. Auf Grund dieser Erfahrung schlug Skakkebaek [4] vor, bei der Entfernung eines Keimzelltumors grundsätzlich auch eine Biopsie des kontralateralen, nicht tumortragenden Hodens, durchzuführen. Nach seinen Überlegungen reicht hierzu eine ungezielte Biopsie aus, da das CIS diffus verteilt sein soll [1]. Folgt man dieser Argumentation, muß man annehmen, daß das CIS als Frühstadium im tumorfreien Anteil des tumortragenden Hodens beim manifesten Hodentumor ebenfalls diffus auftritt. Wir prüften deshalb immunhistologisch das Verteilungsmuster des CIS in der Umgebung von 118 malignen Hodentumoren (81 Seminome, 37 Nicht-Seminome). Das CIS wurde mit einem monoklonalen Antikörper gegen die alkalische Plazentaphosphatase (PLAP, Dako) und der APAAP-Methode [5] überwiegend nach Formalin-, teilweise auch nach Stieve-Fixierung, am Paraffinschnitt dargestellt. Die Fläche der Tubuli mit CIS, ohne CIS, des infiltrierend wachsenden Tumors und

[1] Die Ergebnisse sind Auszüge aus der Dissertation von Frau cand. med. I. Wigand.

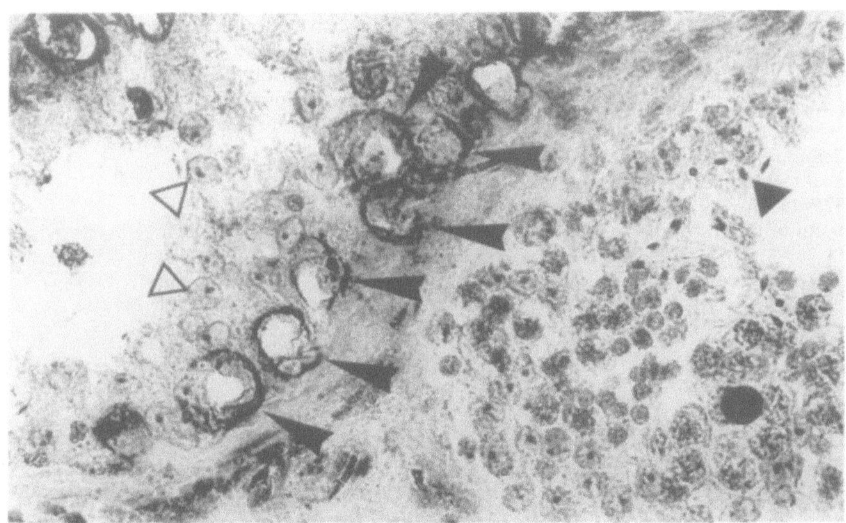

Abb. 1. Tubulus ausgekleidet von CIS-Zellen (Zytoplasma in der Abb. schwarz, im Originalschnitt rot, die hellen Zentren entsprechen herausgelöstem Glykogen). Sie unterminieren Sertolizellen (◁ ◁). Daneben ein Tubulus mit weitgehend erhaltener Spermatogenese (◄ Spermien, ● Spermatozyten). PLAP, APAAP, Orig. × 120

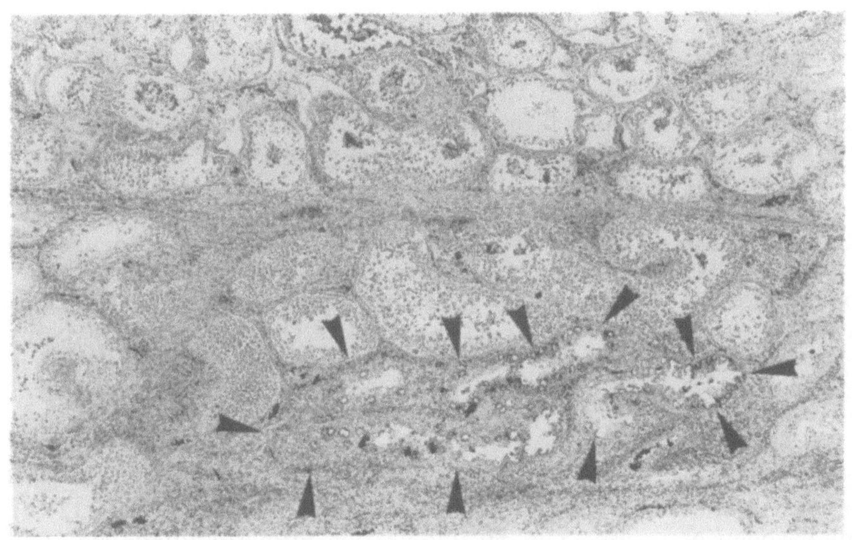

Abb. 2. Fokale Ausbreitung des CIS in 1 Lobulus (▼▼), übrige Tubuli frei. PLAP, APAAP, Orig. × 12

des Schnittes wurde morphometrisch bestimmt. Eine fokale Verteilung wurde angenommen, wenn es möglich war, durch den tumorfreien Hodenanteil eine Linie zu ziehen, die diese Fläche so teilte, daß mindestens $^1/_3$ der Tubuli frei von CIS war. Es wurde dabei unterstellt, daß die an den vorhandenen, sehr unterschiedlichen Schnitten, gefundenen Ergebnisse repräsentativ für den gesamten Hoden sind. Dies erschien insofern sinnvoll, als die Präparate in der Routinediagnostik vorwiegend gewonnen wurden, um den Tumor oder die unmittelbare Tumorumgebung darzustellen, d.h. der zu erwartende Fehler mußte sich zugunsten einer diffusen Verteilung entsprechend der Annahme von Skakkebaek auswirken.

Von den 118 Hodentumoren waren 92% PLAP-positiv, bei 67% der Tumoren konnte mit dem PLAP-Antikörper das CIS nachgewiesen werden. 73% der Fälle mit einem CIS entsprachen der Definition einer fokalen Verteilung. Die Ausbreitung des CIS (Fläche CIS/Fläche ohne CIS) schwankte zwischen 1 und 100%. Bei 58% der Fälle mit CIS betrug die Fläche des CIS weniger als 51% der Fläche der Tubuli ohne CIS. Die vom CIS befallenen Tubuli waren überwiegend gruppiert angeordnet. Dementsprechend muß man annehmen, daß das CIS sich bevorzugt im vorgegebenen anatomischen Bereich eines Hodenläppchens ausbreitet und weitere Läppchen erst sekundär befällt, wobei das Rete testis als Brücke dient.

Überträgt man die an der Fläche gewonnenen Ergebnisse auf das Hodenvolumen, ergibt sich, daß in 73% der Fälle ein zusammenhängender Volumenanteil von mindestens einem Drittel des Hodenvolumens frei von CIS ist oder umgekehrt, daß nur in 27% der Fälle der tumortragende Hoden diffus vom CIS befallen ist. Selbst wenn man diese Ergebnisse uneingeschränkt auf den kontralateralen Hoden überträgt, bedeutet dies, daß eine ungezielte Biopsie nur in 27% der Fälle das eventuell vorhandene CIS unter allen Umständen trifft.

Literatur

1. Berthelsen JG, Skakkebaek NE (1981) Distribution of carcinoma in situ in testes from infertile men. Int J Androl Suppl 4: 172-183
2. Koide O, Iwai S, Baba K, Iri H (1987) Identification of testicular atypical germ cells by an immunohistological technique for placental alkaline phosphatase. Cancer 60: 1325-1330
3. Skakkebaek NE (1972) Possible carcinoma-in-situ of the testis. Lancet ii: 516-517
4. Skakkebaek NE (1978) Carcinoma in situ of the testis: frequency and relationship to invasive germ cell tumours in infertile men. Histopathology 2: 157-170
5. Stein H, Gatter K, Asbahr H, Mason DY (1985) Use of freeze-dried paraffin-embedded sections for immunohistological staining with monoclonal antibodies. Lab Invest 52: 676-683

Priv.-Doz. Dr. V. Loy
Institut für Pathologie
Klinikum Steglitz FU Berlin
Hindenburgdamm 30
D-1000 Berlin 45

Kontralaterales Carcinoma-in-situ testis bei Hodentumor-Patienten

K. Kleinschmidt, A. F. Holstein und L. Weißbach

Einleitung

Hodentumor-Patienten gelten als Risikogruppe für einen kontralateralen Zweittumor. Zur Früherkennung ist die skrotale Sonographie mit einer Rate falsch-positiver Diagnosen bis zu 50% belastet [11]. Das Carcinoma-in-situ (CIS) testis wird als Vorstadium des Keimzelltumors angesehen [5, 6, 8, 9, 12]. Eine übliche Hoden-Biopsie führt zur Diagnose [1].

Die Praevalenz des CIS testis geht aus der Literaturzusammenstellung in Tabelle 1 hervor [1, 4, 7, 10, 12]. Außer bei Hodentumor-Patienten wird es bei Maldescensus testis und infertilen Männern nachgewiesen. Die beiden Angaben über das kontralaterale CIS bei Keimzelltumoren stammen aus einem dänischen Krankengut mit einer bekanntlich erhöhten Inzidenz des Hodentumors. Innerhalb von 5 Jahren entwickelt sich bei 50% der Patienten mit nachgewiesenem Carcinoma-in-situ ein manifestes Carcinom [12]. Umgekehrt ist nach 566 negativen Hodenbiopsien - bei einer Verlaufsbeobachtung von fast 4 Jahren - bisher kein Hodentumor aufgetreten [13].

Patienten und Methode

Seit I/1986 überprüfen wir in der Urologischen Abteilung des Krankenhauses Am Urban, Berlin, die Praevalenz des kontralateralen CIS testis bei Patienten mit Keimzelltumoren. Bei der Ablatio testis bzw. retroperitonealen Lymphadenektomie (RLA) wird eine kontralaterale Hodenbiopsie entnommen. Sie wird in einer Immersion aus 5,5%igem Glutaraldehyd und Phosphatpuffer fixiert. Die histologische Untersuchung erfolgt mit der Semidünnschnitt-Technik [6]. Bei Vorliegen eines CIS sieht man intratubuläre Tumorzellen. Diese können die Lamina propria durchbrechen und in das Interstitium gelangen, was als frühes invasives Wachstum anzusehen ist.

Ergebnisse

46 von 100 angestrebten konsekutiven Biopsien führten bisher 2 mal zur Diagnose eines CIS testis. Die histologische Untersuchung des Hodengewebes dieser Patienten zeigte große Tumorzellen mit großem Zellkern, prominentem Nukleolus und Glykogen im Zytoplasma (Abb. 1a). Die Hodenkanälchen enthielten nur noch Sertolizellen und Tumorzellen. Die Lamina propria der Hodenkanälchen war auf ca. 15 μm verdickt. Der Verlauf von 40 biopsierten Patienten mit einer Nachbeobachtungszeit von mehr als 3 Monaten konnte verfolgt werden. Das Durchschnittsalter betrug 30,8 Jahre (Range 17-46 Jahre). 8 Patienten hatten anamnestisch einen Maldescensus testis und/oder wiesen klinisch eine kontralaterale Hodenatrophie (Volumen ≦ 12 ml) auf. Die Histologie der Primärtumoren geht aus Tabelle 2 hervor. 12mal wurde eine modifizierte retroperitoneale Lymphadenektomie durchgeführt. Ein Drittel der Patienten (n = 13) wurde polychemotherapiert (PEB ≧ 2 Kurse), 10mal in Kombination

Tabelle 1. Prävalenz des Carcinoma-in-situ testis (Literaturzusammenstellung)

Maldeszensus testis	2-3%
Infertilität	0,4-1,1%
Kontralaterales CIS bei Hodentumor	5,7%
Kontralaterales CIS bei Hodentumor und Maldeszensus testis	23%

Tabelle 2. Histologie des Primärtumors

Embryonales Ca.	n = 10
Teratom	n = 7
Seminom	n = 11
Markerpos. Seminom	n = 5
Mischtumor	n = 7
	n = 40

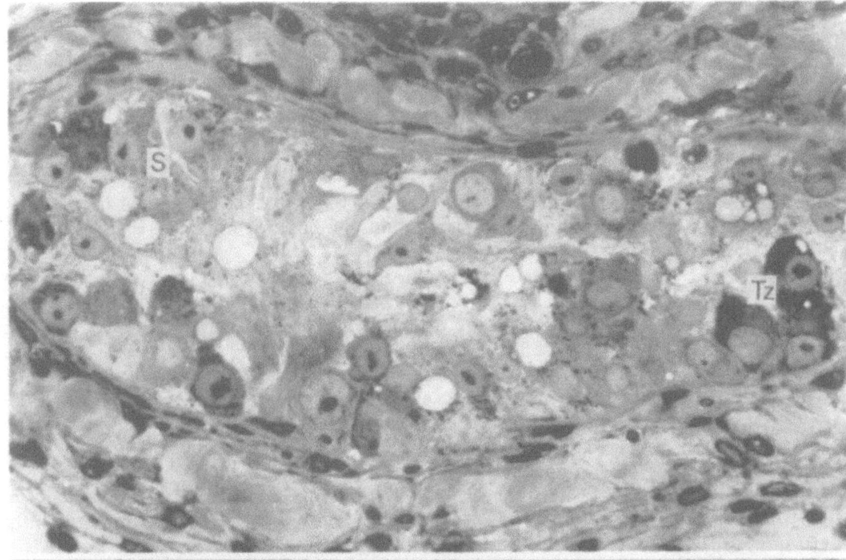

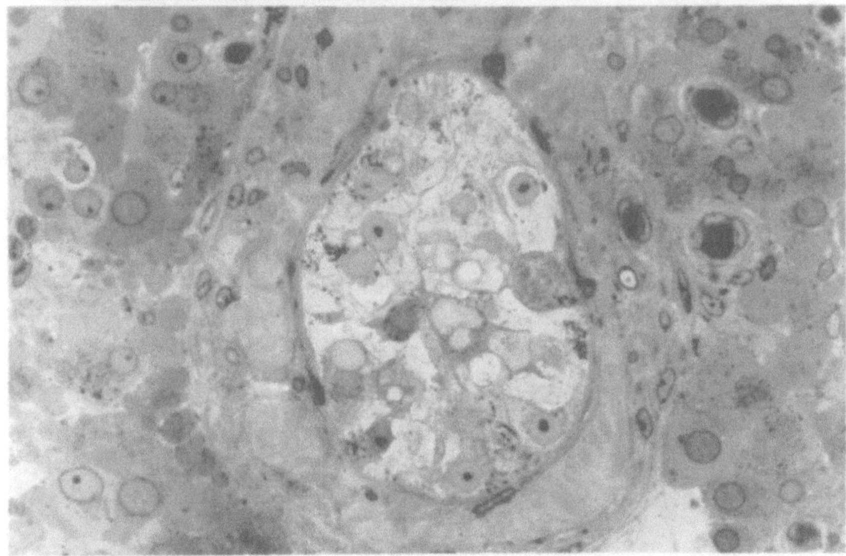

Abb. 1. a Carcinoma-in-situ testis: Hodenkanälchen aus dem Hoden eines 36-jährigen Mannes mit großen Tumorzellen *(Tz)* und Sertolizellen *(S)*. Keimzellen sind nicht mehr vorhanden. Die Lamina propria ist sehr stark verdickt. Semidünnschnitt, Toluidinblau/Pyronin, X 430, **b** Hodenbiopsie 6 Monate nach Bestrahlung: Das Hodenkanälchen enthält nur noch Sertolizellen, Tumorzellen sind nicht mehr zu finden. Im Interstitium gibt es eine relative Leydigzellhyperplasie. Semidünnschnitt, Toluidinblau/Pyronin, X 430

mit einer Lymphadenektomie. 15 Patienten wurden bestrahlt (30-35 Gy).

Alle nachuntersuchten Patienten mit negativer Histologie (n = 39) entwickelten bis heute kein Zweitcarcinom. Die mittlere Beobachtungszeit beträgt 15,3 Monate (Range: 3-33 Monate).

Die Therapie des ersten von uns entdeckten kontralateralen CIS testis bestand in der lokalen fraktionierten Bestrahlung des Resthodens mit 20 Gy. Das zweite Carcinoma-in-situ wird z. Zt. in gleicher Form behandelt. Eine Kontrollbiopsie nach 6 Monaten konnte im ersten Fall keine Tumor-Zellen mehr nachweisen (Abb. 1 b). Die Leydigzellen waren morphologisch unauffällig. Das Hormonprofil von Plasma-Testosteron, LH und FSH zeigte nach Strahlentherapie normale Werte für Testosteron bei erhöhten Gonadotropinen, was wir als Ausdruck einer morphologisch nicht faßbaren Leydigzellschädigung ansehen (Tabelle 3).

Tabelle 3. Hormonprofil von Plasma-Testosteron, LH, FSH nach Strahlentherapie des kontralateralen CIS testis

Zeit nach Radiatio	PT (3,6-9,9 ng/ml)	LH (2-10 mU/ml)	FSH (2-10 mU/ml)
6 Monate	3,8	17,0	79,1
9 Monate	3,6	14,9	75,2

Diskussion

Doppelseitigkeit gonadaler Tumoren tritt bei etwa 3% der Patienten auf. Die dänische Praevalenz eines kontralateralen CIS testis wird mit 5,7% angegeben [13]. Wir erwarten bei der laufenden Studie eine Häufigkeit von 4-5%. Der Unterschied zur Praevalenz des manifesten Zweitcarcinoms kann durch die systemische Chemotherapie des Primärtumors erklärt werden. Bei einem Teil der so behandelten Patienten wird gleichzeitig das kontralaterale CIS testis vernichtet.

Liegt zusätzlich zum Hodentumor ein Maldescensus oder eine kontralaterale Hodenatrophie vor, erscheint bei einer Häufigkeit des kontralateralen CIS-testis von 23% bereits zum heutigen Zeitpunkt eine Hodenbiopsie gerechtfertigt. Methodisch ist zu beachten, daß die Formalin-Fixierung des Präparates zum Nachweis eines CIS ungeeignet ist [4].

Nach den bisher vorliegenden Erfahrungen an 8 Patienten ist die Bestrahlung der Keimdrüse mit CIS als lokale Maßnahme die geeignete Therapie, wenn der gegenseitige Hoden bereits entfernt werden mußte [13]. Die exogene Hormonsubstitution wird vermieden. Weitere Verlaufsbeobachtungen sind notwendig. Durch die kontralaterale Hodenbiopsie bei Patienten mit Keimzelltumoren wird ein CIS als Frühcarcinom mit großer Sicherheit nachgewiesen oder ausgeschlossen [1, 13]. Langjährige sonographische Nachsorgeuntersuchungen des Resthodens mit hoher Rate falsch-positiver Diagnosen entfallen. Die Früherkennung des Zweitcarcinoms wird die Prognose der betroffenen Patienten weiter verbessern.

Literatur

1. Berthelsen JG, Skakkebaek NE (1981) Value of testicular biopsy in diagnosing carcinoma-in-situ testis. Scand J Urol Nephrol 15: 165
2. Berthelsen JG, Skakkebaek NE, von der Maase H, Sorensen BL, Morgensen P (1982) Screening for carcinoma in situ of the contralateral testis in patients with germinal testicular cancer. Br Med J 285: 1683-1686
3. Dieckmann KP, Boeckmann W, Brosig W, Jonas D, Bauer HW (1986) Bilateral testicular germ cell tumors. Cancer 57: 1254-1258
4. Giwercman A, Berthelsen JG, Müller J, von der Maase H, Skakkebaek NE (1987) Screening for carcinoma-in-situ of the tests. Int J Androl 10: 173-180
5. Holstein AF, Körner F (1974) Light and electron microscopical analysis of cell types in human seminoma. Virchow Arch A 363: 97-112
6. Holstein AF, Schütte B, Becker H, Hartmann M (1987) Morphology of normal and malignant germ cells. Int J Androl 10: 1-18
7. Pryor JP, Cameron KM, Chilton CP, Ford TF, Perkinson MD, Sinokrot J, Westwood CA (1983) Carcinoma in situ in testicular biopsies from men presenting with infertility. Br J Urol 55: 780-784
8. Schulze C, Holstein AF (1977) On the histology of human seminoma: Development of the Solid tumor from intratubular seminoma cells. Cancer 39: 1090-1100
9. Skakkebaek NE (1972) Possible carcinoma-in-situ of the testis. Lancet 1: 516-517
10. Skakkebaek NE (1978) Carcinoma in situ of the testis: Frequency and relationship to invasive germ cell tumors in infertile men. Histopathology 2: 157-170
11. Tackett RE, Ling D, Catalona WJ, Melson GL (1986) High resolution sonography in diagnosing testicular neoplasms: clinical significance of false positive scans. J Urol 135: 494-496
12. Von der Maase H, Roerth M, Walbom-Jorgensen S, Sorensen BL, Christophersen IS, Hold T, Jacobsen GK, Berthelsen JG, Skakkebaek NE (1986) Carcinoma in situ of the contralateral testis in patients with testicular germ cell cancer. A study of 27 Cases in 500 patients. Br Med J 293: 1398-1401
13. Von der Maase H, Giwercman A, Muller J, Skakkebaek NE (1987) Management of carcinoma in situ of the testis. Int J Androl 10: 209-220

Dr. K. Kleinschmidt
Urologische Universitätsklinik Ulm
Prittwitzstr. 43
D-7900 Ulm

Zulässige Begrenzung der Salvage-Lymphadenektomie (LA) bei Residuen nach Chemotherapie eines fortgeschrittenen Keimzelltumors

N. Jaeger, L. Weißbach und W. Vahlensieck

Einleitung

Der Trend zur Reduktion invasiver Therapiemaßnahmen beim malignen Keimzelltumor gilt nicht nur für Initialstadien, sondern auch für Fälle mit fortgeschrittener Metastasierung. Besteht in den Stadien IIC und III dieser Erkrankung absolut kein Zweifel an der Indikation zur induktiven Chemotherapie, so ist die Diskussion über den Stellenwert und das Ausmaß der sog. Salvage-Operation noch nicht abgeschlossen [5]. Nach vorliegenden Publikationen [1, 2, 4] kann der Forderung nach diesem Eingriff nicht mehr in jedem Fall entsprochen werden: Ausnehmen dürfen wir alle Patienten mit einer Vollremission und sogar ausgewählte Patienten mit einer Teilremission (bei primär reinem Seminom und bei mindestens 90%-iger Volumenreduktion im Falle eines teratomfreien Primärtumors). Unumgänglich ist die Operation jedoch bei unzureichender Metastasen-Regression (<90%) und teratomhaltigem Primär-Tumor - vorausgesetzt die Tumormarker haben sich normalisiert [4]. Zur Frage des Operationsumfangs ist zu erörtern, ob der Eingriff auf die Entfernung lediglich makroskopisch sichtbarer Tumoren beschränkt werden kann (Debulking), oder ob der Eingriff routinemäßig zur bilateralen LA erweitert werden muß. Wir sind in einer retrospektiven Untersuchung unseres Krankenguts dieser Frage nachgegangen.

Tabelle 1. Intraoperative Läsionen bei Salvage-LA (n = 143)

	Radikale LA (n = 92)	Debulking (n = 51)
V. cava[a]/iliaca	10	3
Aorta abdominalis/a. iliaca	6	2
A./V. renalis	12	3
Duodenum	1	2
Ureter	5	2
Prostatische Harnröhre	-	1
Leber	-	1
Colon	1	-
	35 (38%)	14 (27%)

[a] in 3 Fällen Resektion der v. cava

Tabelle 2. Schwere postoperative Komplikationen nach Salvage-LA (n = 143)

	Radikale LA (n = 92)	Debulking (n = 51)
Aortenruptur	1	-
Interstitielles Lungenödem	2	1
Thrombose der a. renalis	1	-
„Platzbauch"	3	1
Retroperitonealer Abszeß	3	-
Beckenvenenthrombose	1	-
Embolie der a. pulmonalis	2	-
Cerebraler Insult	1	-
Intestinal-Fistel	-	2
Ileus	1	1
Exitus	3	1
	18 (20%)	6 (12%)

Tabelle 3. Status nach Salvage-LA beim fortgeschrittenen metastasierten Keimzelltumor (n = 143)

	Radikale LA (n = 92)	Debulking (n = 51)
Lebend ohne Tumor	66 (72%)	37 (73%)
Lebend mit Tumorzeichen	2	5
Gestorben an Tumorfolgen	21 (23%)	8 (16%)
Gestorben an Therapiefolgen	3	1

Patientengut und Ergebnisse

Von I/78 bis III/88 haben wir bei 143 Patienten mit retroperitonealen Residuen nach Chemotherapie eine Salvage-LA vorgenommen. In 92 Fällen operierten wir radikal (nach den Gesetzen der bilateralen LA) und in 51 Fällen entfernten wir nur den Resttumor (Debulking). Die Rate der gravierenden intraoperativen Läsionen belief sich auf 38% bzw. 27% (Tabelle 1). Schwerwiegende postoperative Komplikationen beobachteten wir bei 20% bzw. 12% der Patienten (Tabelle 2).

Aus der Gruppe der radikal Operierten leben 66 Patienten (72%) nach 25-122 ($\bar{x} = 42$) Monaten ohne Tumorzeichen; 19 Patienten dieser Gruppe (21%) verstarben am Tumorprogreß (Tabelle 3). Von den Patienten bei denen wir lediglich den Residualtumor entfernten (Debulking) leben nach 5-78 ($\bar{x} = 30$) Monaten 37 Patienten (73%) ohne Tumorzeichen; 8 Patienten dieser Gruppe (16%) verstarben am Tumorprogreß.

Diskussion

Eindeutige Stellungnahmen zur Frage der Begrenzung einer Salvage-LA finden wir in der Literatur selten. 1980 fordert Donohue noch die radikale Dissektion des gesamten Retroperitoneums [2]. Dieses Ausmaß übertrifft die 1983 von ihm propagierte Notwendigkeit, „das gesamte makroskopisch identifizierbare Restgewebe zu entfernen" [3]. 1987 empfiehlt er schließlich die „wait and see"-Strategie in Fällen eines teratomfreien Primärtumors nach mindestens 90%-iger Volumenreduktion der Metastasen [4]. - Im Bezug auf Indikation und Ausmaß der Salvage-Operation eines Keimzelltumors ist die Entwicklung zur Beschränkung des Eingriffs eindeutig [5]. Die vergleichbaren Überlebensraten unserer Patienten rechtfertigen eine „begrenzte" Dissektion retroperitonealer Residuen nach Chemotherapie, ohne die Gesetze der radikalen Tumorchirurgie zu mißachten. Durch eine entsprechende Standardisierung des Eingriffs läßt sich möglicherweise das Risiko für den Patienten senken.

Literatur

1. Carter GE, Lieskowsky G, Skinner DG, Daniels JR (1987) Reassessment of the role of adjunctive surgical therapy in the treatment of advanced germ cell tumors. J Urol 138: 1397-1401
2. Donohue JP, Einhorn LH, Williams StD (1980) Cytoreductive surgery for metastatic testis cancer: considerations of timing and extent. J Urol 123: 876-880
3. Donohue JP, Roth LM, Zachary JM, Rowland RG, Einhorn LH, Williams SG (1983) Zytoreduktive Chirurgie beim metastasierenden Hodencarcinom: Histologie retroperitonealer Residualmetastasen nach Chemotherapie. Aktuel Urol 14: 86-89
4. Donohue JP, Rowland RG, Kopecky K, Steidle CP, Geier G, Ney KG, Einhorn L, Williams S, Loehrer P (1987) Correlation of computerized tomographic changes and histological findings in 80 patients having radical retroperitoneal lymph node dissection after chemotherapy for testis cancer. J Urol 137: 1176-1179
5. Jaeger N, Weißbach L, Hartlapp JH (1988) Indikation, Zeitpunkt und Ergebnisse der sekundären chirurgischen Entfernung von Residualtumoren beim Nichtseminom und Seminom. In: Schmoll v HJ, Weißbach L (Hrsg) Therapie von Hodentumoren. Springer, Berlin Heidelberg New York

Prof. Dr. N. Jaeger
Urologische Universitätsklinik
Sigmund-Freud-Str. 25
D-5300 Bonn 1

Was gibt's Neues in der Urologie?

P. Alken

Stoßwelle/Urolithiasis

Der Schritt der Wirbeltiere vom Wasser auf das trockene Land vor etwa 310 Mill. Jahren markierte einen bedeutenden Punkt in der erdgeschichtlichen Evolution. Der Umlagerung des Steinpatienten aus der „teuersten Badewanne der Welt" auf die trockene Ankopplung hatte weniger eindrucksvolle Effekte, obwohl nur noch zwei von heute elf auf dem Markt angebotenen Lithotriptoren das Prinzip der Ankopplung mit Wasser benutzen. Auch sie gehören zur sogenannten 2. Generation, die mit wenig Wasser und vor allem wenig oder keiner Anästhesie auskommen will. Das wird in der Regel mit höheren Schußzahlen und Wiederholungsbehandlungen erkauft. Für die Besitzer von Badewannen, die nicht mehr angeboten werden, aber deren hohe Effektivität hinsichtlich der Desintegration unbestritten ist, gibt es eine gute Neuigkeit: Der „High pass-Filter". Ein spezieller laserbehandelter Schaumstoffüberzug auf der Elektrode ermöglicht eine schmerzfreie Lithotripsie mit gewohnter Effektivität bei unveränderten Schußzahlen [5]. Der ohnehin undeutliche Unterschied zwischen der 1. und 2. Generation von Stoßwellenlithotriptoren wird damit wieder geringer. Gibt es sonst etwas Neues im Stoßwellengeschäft? Um den distalen Harnleiterstein stritten sich immer noch die Ureteroskopiker und die Maschinisten. In einer Serie von 118 mit URS (n = 65) oder ESWL (n = 53) behandelten distalen Uretersteinen vergleichbarer Größe waren die Erfolgsraten mit 96,9% und 94,3% ebenso vergleichbar wie die Wiederholungsbehandlungen in 6 bzw. 8%. Behandlungszeiten von 79 min. (URS) und 25 min. (ESWL), Hospitalisierungszeiten von 2,6 Tagen (URS) und 1,2 Tagen (ESWL) und operationsbedürftige Komplikationen von 3% nur in der URS-Gruppe sprechen eine eindeutige Sprache für die Stoßwelle [3].

Keine Neuigkeiten gibt es zu den Nebenwirkungen der Stoßwelle auf den Herzrhythmus, von denen einmal gesagt wurde, daß sie zur Reanimation eingesetzt werden sollten. Nachdem aber zunehmend erkennbar wurde, daß die Stoßwelle auch unerwünschte, wenn auch vorübergehende Effekte auf das Nierengewebe hatte, konzentrierte sich das Interesse auf die Anwendung der Stoßwelle zur Zerstörung von Tumoren und Tumorzellsuspensionen. Dabei waren die in vitro Effekte zum Teil sehr eindrucksvoll.

Eine einfache Erklärung für diese Effekte konnte die Arbeitsgruppe um Hülser [2] aufzeigen. Zellsuspensionen oder -spheroide, die im flüssigen Medium einer Stoßwellenbehandlung ausgesetzt werden, werden gegen die Wandung des Probengefäßes geschleudert, so daß eine rein mechanische Schädigung nicht auszuschließen ist. Wurden diese Zellsuspensionen in Gelatine immobilisiert, waren keine Effekte nachweisbar. Damit liegt die Annahme nahe, daß vieles, was bisher über den Effekt von Stoßwellen auf Tumorzellen beschrieben wurde, kein spezifischer Stoßwelleneffekt, sondern lediglich ein mechanischer Sekundäreffekt ist. Ein für zukünftige Forschung nicht unwichtiger Hinweis.

Zurück zur Praxis. Was gibt es Neues in der Harnsteinprophylaxe? Die Metabolisten waren mit der Stoßwelle aus verschiedenen Gründen immer etwas unglücklich, unter anderem auch, weil häufig nicht mal mehr der Harnstein zur Analyse zur Verfügung stand, weil die Patienten die Fragmente nicht mehr aufsammelten. Eine ganze Seite war dem J. Urol. unter der Rubrik „Der Urologe bei der Arbeit" der Hinweis wert, daß ein Aquariumnetz, vom Preis, der Handhabung, der Wiederverwendbarkeit und der leichten Säuberung her gesehen das ideale Sieb zum Auffangen von Fragmenten nach ESWL ist [4].

Bei wenig Differenzen über den Wert einer medikamentösen Prophylaxe müssen wir Urologen den Patienten meistens zwei Fragen beantworten: Was soll ich trinken und wieviel? Hierzu zwei neue Antworten:

Unter den Metabolisten unbestritten ist, daß der Oxalsäuregehalt im Harn entscheidend ungünstige Einflüsse auf die Bildung von Oxalatsteinen hat und daß selbst eine milde, nur wenig über der Norm liegende Oxalurie das Steinbildungsrisiko erhöht. Akkermann und Mitarbeiter [1] konnten nun zeigen, daß das Trinken eines calciumreichen Mineralwassers im Vergleich zu einem calciumarmen Mineralwasser das Steinbildungsrisiko gemessen an den Konzentrationen von Calcium, Oxalsäure und Phosphat und den Kristallisationstendenzen im Urin senkt und damit deutliche Vorteile für das calciumreiche Wasser erkennen ließ. Konsequenz? Harnsteinprophylaxe mit calciumreichen Mineralwasser? Aber wieviel soll man trinken?

Ljunghall et al. [6] haben 112 Harnsteinpatienten über 8 Jahre hinsichtlich der Rezidivsteinbildung verfolgt. Bei durchschnittlich 23% Rezidiven pro Jahr waren nach 8 Jahren nur noch knapp 20% ohne Rezidiv. Das Erstaunliche an der Studie war, daß das Urinvolumen nicht mit der Rezidivfrequenz korrelierte. Statistisch allerdings nicht signifikant hatten Patienten mit durchschnittlich 800 ml Urinausscheidung pro Tag sogar weniger Rezidive als jene mit mehr als 2 Liter [5]. Sicherlich nicht zulässig ist die Zusammenfassung beider Arbeiten in der Empfehlung zur Rezidivprophylaxe wenig, aber calciumreiches Mineralwasser zu trinken. Erkenntlich wird aber, daß der Abstand zwischen Metabolisten und Maschinisten nicht kleiner geworden ist.

Nierenzellkarzinom

Zwei Entwicklungen bewegen immer noch die Gemüter: Die Sicherheit der Tumorenukleation beim kleinen Nierenzellkarzinom und die Therapiemöglichkeiten beim fortgeschrittenen metastasierten Tumor.

Zwei 1988 erschienene Arbeiten weisen auf die Probleme der sogenannten Enukleation hin. In 26 tumortragenden Nephrektomiepräparaten, die aufgrund der Computertomographie für eine Enukleation geeignet erschienen, wurde die Enukleation nach Nephrektomie am entnommenen Organ durchgeführt [1]: Erfolgreich, d.h. im Gesunden in 15 Fällen und nicht im Gesunden in 11 Fällen, wobei diese Mißerfolge auf positiven Exzisionen aus dem Tumorbett in 7, Infiltration der Kapsel oder von Gefäßen in 6 und multifokalem Wachstum in 3 Fällen basierten. Eine die Arbeit illustrierende Abbildung zeigt aber exakt den operativen Fehler: Eine Enukleation, die sich an der Tumorkapsel orientiert. Der Begriff Enukleation sollte verschwinden und die Operation so durchgeführt werden, daß der Tumor mit einem kegelförmigen Segment umgebenden Parenchym aus der Niere entfernt wird. Dann stellen sich die Fragen Kapselinvasion oder positive Biopsie aus dem Tumorbett nicht mehr.

Nachdenklich stimmt dagegen eine Arbeit, die 66 tumortragende Nieren nach Nephrektomie durch Serienschnitte auf inzidentell, synchron, maligne oder benigne Tumoren hin untersuchte. Insgesamt enthielten 20 der 66 Nieren (30%) derartige Veränderungen, wobei es sich in 13 Fällen um Karzinome mit einem Durchmesser von durchschnittlich 4 mm handelte [4]. Diese Zahlen, die die Autoren veranlaßten, die organerhaltende Nierenchirurgie nur bei zwingender Indikation zu empfehlen, geben zu denken, stehen aber gegen die guten Ergebnisse, wie sie von verschiedenen Autoren zuletzt auch aus Mainz berichtet wurden, mit keinem Rezidiv, aber einer Nachbeobachtungszeit von allerdings nur 29 Monaten [6].

Die stetig zunehmende Zahl von Zufallsbefunden immer kleinerer Nierenzellkarzinome zwingt aber weiter zur Auseinandersetzung mit der organerhaltenden Operationstechnik, hier ist diagnostisches und therapeutisches Neuland noch zu beschreiten.

Was das zweite Problem, die Therapie des metastasierten Hypernephroms angeht, so haben eine Vielzahl sogenannter immunmodulierender Therapieverfahren Aufsehen erregt. Stellvertretend für den Nachweis der Effektivität dieser Therapie seien hier die Zahlen aus einer 1988 von der Industrie zur Verfügung gestellten Broschüre genannt [2]. Bei 199 Patienten mit metastasierten Nierenzellkarzinomen, die in 6 verschiedenen Studien mit Interferon behandelt wurden, lag die komplette Remission bei 3%, die partielle bei 19%. Das muß gegen die 20%ige Ansprechrate gegenüber Vinblastin gesehen werden, die schon 1977 publiziert worden ist [3]. Neu ist, daß ein anderes und sicherlich zukunftsweisendes Therapiekonzept zur Verfügung steht, aber die einfache Frage: krank oder geheilt? ist noch nicht beantwortet. Oder wie in einer Untersuchung über 632 mit Interferon behandelter Fälle anders ausgedrückt: „Die Aussichten für die meisten Patienten mit metastasierten Nierenzellkarzinomen sind immer noch hoffnungslos" [5].

Übergangsepithelkarzinom

Bei der Therapie des Blasenkarzinoms gibt es wenig Neues. Die zytostatische Behandlung nach dem M-VAC- oder CISCA-Schema wird inzwischen von Vielen in kleinen Serien mit noch kurzen Nachbeobachtungszeiträumen durchgeführt. Um so wichtiger ist es deshalb, die Primärliteratur zu diesen Therapiekonzepten weiter zu verfolgen. Das Studium von zwei Publikationen aus der Arbeitsgruppe um Herr [1, 4] ist jedem, der diese Therapie durchführt, zu empfehlen. Bei 92 mit M-VAC behandelten Patienten (M+ oder N+) betrug die durchschnittliche Überlebenszeit 12 Monate. Von 31 Patienten mit kompletter Remission (37%) sind 14 verstorben. Bei einem Drittel der sekundär operierten Patienten mit kompletter Remission fand sich noch vitales Tumorgewebe. Alle Patienten mit einer partiellen oder minimalen Remission und mit Progreß sind nach maximal 26 Monaten verstorben. Bei der neoadjuvanten M-VAC-Therapie vor Zystektomie, bei Patienten mit T2 bis T4 Blasentumoren, konnte ein durch Operation bestätigtes Downstaging zu P_0 in nur 31% erreicht werden. Die Autoren machen außerdem auf das Problem des klinischen Stagings aufmerksam, das mit einem Understaging von nahezu 30% erhebliche Unsicherheit bei der Beurteilung des Therapieerfolges in sich birgt. Skinner kommentiert die Arbeiten unter anderem so: Eine zytostatische Therapie mit dem Ziel die Blase zu erhalten ist bisher nicht möglich, eine Verlängerung der Überlebenszeit bisher nicht bewiesen. Beim fortgeschrittenen Harnblasenkarzinom wird eine adjuvante Chemotherapie vermutlich fester Bestandteil der Therapie werden, deren Basis aber immer noch die Zystektomie ist.

Zu den nicht unbeträchtlichen Nebenwirkungen der Chemotherapie gehört die Nephrotoxizität, die gleichzeitig der Hauptfaktor ist, der einige Patienten primär von der Chemotherapie ausschließt. Wenn der Einsatz einer speziellen intravenös applizierten Aminosäurelösung den nephrotoxischen Effekt von Zytostatika aufheben kann [2, 3], wäre hier ein wesentliche Fortschritt erreicht.

Prostatadenom, Prostatakarzinom

Nachdem erfolgreich Gefäße „gedottert" werden und die Ballondilatation von Harnröhrenstrikturen noch nicht in Vergessenheit geraten ist, lag es nahe, auch die Prostata „wegzudrücken". Was aufgrund der Hochglanzbroschüren, mit denen die dazugehörige Ausrüstung angepriesen wird, vor allem von Radiologen für eine Neuigkeit gehalten werden könnte, hat sich schon nach der Erstbeschreibung im Jahre 1956 [3] nicht durchgesetzt. Auch jetzt waren nur weniger als 40% der Patienten nach der Behandlung gebessert [6].

Für die klassische Behandlungstechnik des Prostataadenoms gibt es eine Neuigkeit aus China: Die computergesteuerte Resektion. Die unterschiedliche Leitfähigkeit von Adenomgewebe und Kapsel nutzend, gibt der Computer Alarm, wenn die Kapsel mit der Schlinge berührt wird und schaltet den Strom nach 0,4 sec. ab. Höhere Resektionsgewichte in kürzerer Resektionszeit und nur 3 Kapselperforationen in der computergestützt resezierten Patientengruppe waren das gute Ergebnis dieser neuen Technik [1]. Ein weiterer Fortschritt bei der konventionellen TUR-P kommt ebenfalls aus Asien. Durch die erstmals angewandte Kombination von Mikrowellenbehandlung der Prostata zusammen mit der TUR-P in einer Sitzung konnten ebenfalls der Blutverlust und die Resektionszeit signifikant gesenkt werden bei signifikantem Anstieg des pro Minute resezierten Gewebes [4]. Inwieweit sich diese Technik oder die von Autoren auch vorgestellte Behandlung von Blasentumoren mit Mikrowellenhyperthermie [5] durchsetzen wird, bleibt abzuwarten.

Viele Arbeiten über Ultraschalluntersuchungen und den Wert des PSA zur Früherfassung des Prostatakarzinoms lassen noch keine einheitlichen Schlüsse zu. Immerhin läßt sich durch die Ultraschalluntersuchung die Nachweisquote von Prostatakarzinomen, gegenüber 1 bis 1,5% bei der alleinigen digitalen rektalen Untersuchung, verdoppeln. Eine interessante Information liefert dazu eine Arbeit, die 225 Patienten, die seit Jahren mit benignem Tastbefund der Prostata bekannt waren, erstmals mit Ultraschall und PSA untersuchte: Es konnten in 12% der Fälle bisher unbekannte Karzinome entdeckt werden. Alle drei Verfahren, die rektale Untersuchung, der Ultraschall und die PSA-Bestimmung werden für die Früherkennung als notwendig erachtet [2].

Kontinente Harnableitung, Darmersatzblase

Da der Kongreß genügend Informationen zu diesem aktuellen Thema bietet und auch heute noch auf die Langzeitergebnisse der verschiedenen Techniken gewartet werden muß, soll nur eine Arbeit erwähnt werden, weil sie zwischen allen Diskussionen über Vor- und Nachteile der nicht mehr übersehbaren Versionen kontinenter Ableitungs- und Darmblasenersatzverfahren zeigt, daß Nachdenken Vorteile gegenüber hektischer Betriebsamkeit hat. Was viele Operateure nicht wußten, hat Hinman wie in einem Zaubertrick gezeigt: Ein 20 cm langes Ileumsegment hat ein Volumen von 175 ml, longitudinal eröffnet und zum Pouch gefaltet beträgt die Kapazität 350 ml, nach der einfachen Formel $V = r^2 \times h$, oder anders ausgedrückt, von Camay mit 166 ml zu Kock mit 665 ml oder vom Ileozökum mit 354 ml zum Mainz-Pouch mit über 800 ml [1].

Kinderurologie

Neu entdeckt wurde die schon 1947 beschriebene Verwendung freier Blasenmukosalappen bei der operativen Behandlung der Hypospadie [2] schon Anfang der 80er Jahre. Neu ist heute, daß der anfängliche auf kleine Behandlungszahlen und kurze Nachbeobachtungszeiträume gestützte Enthusiasmus mit zunehmender Zeit nachgelassen hat. Eine 61%ige Komplikationsrate reiht auch diese Technik in die Vielzahl von Hypospadieoperationen ein, die sich hinsichtlich der Komplikationsrate nicht wesentlich unterscheiden. Von Bedeutung bleibt diese Methode aber sicher für den Hypospadiekrüppel, bei dem keine Haut guter Qualität für die Urethralrekonstruktion vorhanden ist [1].

Impotenz

Nachdem der impotente Mann schon mit der Penisprothese von der Couch des Psychiaters in den urologischen OP geholt wurde, kommt er durch die Skat-Therapie zunehmend in das urologisch-andrologische Labor. Unumstritten ist inzwischen, daß die Impotenz in bis zu 80% vaskulärer Genese ist. Relativ übersichtlich ist dabei der arterielle Teil: Schlechte arterielle Durchblutung, die sich unter Therapie meßbar verbessern läßt, was zur Erektion führt. Aber bei bis zu 40% der Patienten wird ein venöses Leck diagnostiziert. Das eigentlich nicht verstanden wird, warum das so ist, macht die sehr mechanistisch anmutende operative Therapie der mehr oder weniger ausgedehnten Venenligatur deutlich, mit der einfach Löcher gestopft werden. Auch der Mißerfolg unterstreicht das: Nach durchschnittlich 15 Monaten sind nur 39% der Operationen erfolgreich [2]. Diese Mißerfolge machen verständlich, warum dann kurzerhand die Schwellkörper proximal unterbunden werden mit 9 Erfolgen bei 13 Patienten und einem Follow-up von 7,6 Monaten [1]. Die Richtung stimmt, aber das Verständnis des Problems nicht. Der venöse Abstrom aus den Schwellkörpern wird durch die Schwellkörper kontrolliert. Die Relaxation der glatten Schwellkörpermuskulatur erlaubt eine Füllung des Schwellkörpers bis zu Drucken, die zu einem Verschluß der durch die Tunica albuginea ziehenden, drainierenden Venen führen. Gibt es eine insuffiziente Schwellkörpermuskulatur, die diese Aufgaben nicht mehr erfüllt?

In elektronenmikroskopischen Studien des Schwellkörpergewebes impotenter Männer konnte gezeigt werden, daß das glattmuskuläre Schwellkörpergewebe zunehmend durch Bindegewebe ersetzt wird, das zu einer Relaxation nicht mehr fähig ist [3]. D.h., das Loch, das gestopft werden muß, liegt nicht in den Venen, sondern im Schwellkörper selbst. Mit diesen Befunden ist ein entscheidender Schritt von der Prothetik - und die Venenligatur scheint nichts anderes als eine innere aufblasbare Prothese zu sein - zur Pathophysiologie getan.

Nicht vergessen werden sollte bei den Kontroversen um die Ursachen und Therapie der Impotenz, daß den Urologen eine einmalige Chance gegeben worden ist, endgültig auch zum Männerarzt zu werden. Während Herr Schirren öffentlich den schlechten andrologischen Ausbildungsstand der Dermatologen und die Unkenntnisse der Urologen beklagt, sollten wir die Gunst der Stunde nutzen und neben der Impotenztherapie die Andrologie im klassischen Sinne pflegen. Die Tatsache, daß in diesem Kongreß wiederum ein Andrologisches Seminar abgehalten wird, zeigt, daß die Zeichen gesetzt sind.

Transurethrale Berufspolitik

Von 7744 zum Problem TUR-P befragten Urologen haben 2500 geantwortet. 38% ihrer Operationen sind Prostataresektionen, die betroffenen Patienten erfordern 24% der täglichen urologischen Arbeit. Die Operation dauert durchschnittlich 57 min. Bei 80% wird der Katheter nach 3 Tagen entfernt und 80% der Patienten werden nach 5 Tagen entlassen. 4% der Patienten hatten postoperative Blutungen und 6,5% einen postoperativen Harnverhalt. Mehrheitlich wurde das Erlernen und Durchführen der TUR-P von den befragten Urologen, die alle eine chirurgische Ausbildung hatten, als anspruchsvoller angesehen als das Erlernen und Durchführen einer Cholezystektomie. Diese von der Gesellschaft für Urologie initiierte Umfrage führte dazu, daß die vom Gesundheitsministerium geplante Absenkung der Honorare für eine transurethrale Prostataresektion um 35% und damit unter das Maß einer Cholezystektomie nicht nur aufgehoben wurde, sondern daß die TUR-P jetzt höher bewertet wird als vorher.

Leider stammt diese gute Neuigkeit aus den USA [1]!

Literatur

Stoßwelle/Urolithiasis

1. Ackermann D, Baumann JM, Futterlieb A, Zingg EJ (1988) Influence of calcium content in mineral water on chemistry and crystallization conditions in urine of calcium stone formers. Eur Urol 14: 305-308
2. Brümmer F, Brenner J, Bräuner Th, Hülser DF (1988) Effect of shock waves on suspended and immobilized L 1210 cells. J Ultrasound Med Biol (in press)
3. El-Faqih SR, Husain I, Ekman PE et al. (1988) Primary choice of intervention for distal ureteric stone: Ureteroscopy or ESWL? Br J Urol 62: 13-18
4. Fagelman M (1988) The ideal urinary strainer. J Urol 140: 104
5. Lazica M, Thüroff J, Häusler E (1988) ESWL treatment with high-pass filter. VI. World Congress on Endourology and ESWL, Paris 1988
6. Ljunghall S, Fellström B, Johansson G (1988) Prevention of renal stones by a high fluid intake? Eur Urol 14: 381-385

Nierenzellkarzinom

1. Blackley SK, Ladaga L, Woolfitt A, Schellhammer PF (1988) Ex situ study of the effectiveness of enucleation in patients with renal cell carcinoma. J Urol 140: 6-10
2. Broschüre der Industrie
3. Hrushesky WJ, Murphy GP (1977) Current status of the therapy of advanced renal carcinoma. J Surg Oncol 9: 277-288
4. Mukamel E, Konichezky M, Engelstein D, Servadio C (1988) Incidental small renal tumors accompanying clinically overt renal cell carcinoma. J Urol 140: 22-24
5. Muss HB (1987) Interferon therapy for renal cell carcinoma. Semin Oncol 14: 36-42
6. Schärfe T, Thüroff JW, Alken P et al. (1988) Konservative Chirurgie des Nierenzellkarzinoms. Technik und Verlauf von 84 Patienten. Aktuel Urol 19: 67-71

Übergangsepithelkarzinom

1. Scher HI, Yagoda A, Herr HW et al. (1988) Neoadjuvant M-VAC effect on the primary bladder lesion. J Urol 139: 470-474
2. Skrezek Ch, Bertermann H (1988) Die Rolle von Harnenzymen bei der Überwachung der Cisplatin-induzierten Nephrotoxizität. Symposium für Experimentelle Urologie Aachen, Abstrakt 78
3. Skrezek Ch, Bertermann H, Wand H (1988) Aminosäure-induzierte Nephroprotektion bei der Cisplatin-Therapie des metastasierten Prostatakarzinoms. XL. Kongreß der DGU, Abstrakt 289
4. Sternberg CN, Yagoda A, Scher HI et al. (1988) M-VAC for advanced transitional cell carcinoma of the urothelium. J Urol 139: 461-469

Prostatadenom, Prostatakarzinom

1. Chang LS, Young ST (1988) Transurethral prostatectomy with computermonitored resectoscope. Br J Urol 62: 54-58
2. Cooner WH, Mosley BR, Rutherford CL et al. (1988) Clinical application of transrectal ultrasonography and prostate specific antigen in the search for prostate cancer. J Urol 139: 758-761
3. Deisting W (1956) Transurethral dilatation of the prostate; a new method in the treatment of prostatic hypertrophy. Urol Int 2: 158-171
4. Harada T, Tsuchida S, Nishizawa O et al. (1987) Microwave surgical treatment of the prostate: clinical application of microwave surgery as a tool for improved prostatic electroresection. Urol Int 42: 127-131
5. Harada T, Nishizawa O, Miyagata S et al. (1988) Microwave coagulation therapy for urinary bladder tumors. Urol Int 43: 179-184

6. Klein LA (1988) Balloon dilatation for prostatic obstruction: long term follow-up. J Urol 139: 273 a

Kontinente Harnableitung, Darmersatzblase

1. Hinman F (1988) Selection of intestinal segments for bladder substitution: physical and physiological characteristics. J Urol 139: 519-523

Kinderurologie

1. Duffy PG, Ransley PG, Malone PS, Van Oyen P (1988) Combined free autologous bladder mucosa/skin tube for urethral reconstruction: an update. Br J Urol 61: 505-506
2. Memmelaar J (1947) Use of bladder mucosa in a one-stage repair of hypospadias. J Urol 58: 68-72

Impotenz

1. Bar-Moshe O, Vandendris M (1988) Treatment of impotence due to perineal venous leakage by ligation of crura penis. J Urol 139: 1217-1219
2. Lewis RW (1988) Venous surgery for impotence. Urol Clin North Am 15 (1): 115-121
3. Persson-Jünemann Ch, Lue TF (1988) Ultrastrukturelle Veränderungen bei erektiler Dysfunktion: Klinische Korrelation und Implikation. Symposium Experimentelle Urologie, Aachen 1988

Transurethrale Berufspolitik

1. Holtgrewe HL (1988) Transurethral prostatectomy: recent economic events and their impact on the urologist and his patients. J Urol 139: 55 a

Prof. Dr. P. Alken
Direktor der Urologischen Klinik
im Klinikum Mannheim
der Universität Heidelberg
Theodor-Kutzer-Ufer
D-6800 Mannheim

Der urologische Genius: Irrungen und Wirrungen

P. Rathert

Als Archivar Ihrer Gesellschaft danke ich dem Präsidenten für die Ehre, Ihnen zum Abschluß des Kongresses einen kritischen Blick auf die Entwicklung der Urologie geben zu können. Die historische Seite dieses Vortrages wird durch die Vortragsnummer 333 betont, ein Datum, das auch dem weniger historisch Interessierten durch die Schlacht Alexanders des Großen in Erinnerung geblieben ist. Vielleicht hat der Präsident auch geahnt, daß ich einige Gedanken seiner Eröffnungsrede sowie der Podiumsdiskussionen und Übersichtsreferate hier wiederholen würde.

Der urologische Genius hat es nicht leicht gehabt

Hippokrates (um 400 vor Christus) verbietet seinen Schülern im „Eid des Hippokrates" den Steinschnitt zur Behandlung des Blasensteines! Zum anderen beschränkt sich die Behandlung der Nierenkrankheiten auf die seltene Inzision von Abszessen. Weiterhin verbietet sich über Jahrhunderte jedwede Nierenchirurgie mit Celsus-Postulat: „servari non potest cui renes vulnerati sunt" - d.h. man kann den nicht retten, dessen Nieren verletzt sind.

Die Harnbeschau oder Uroskopie ist daher über lange Zeit die beherrschende urologische Tätigkeit. 1736 prägt Juncker für die Kunst „das Wasser zu besehen" den Begriff *Urologie* und gibt unserer Fachdisziplin damit ihren Namen. - Noch heute ist das Uringlas - die Matula - in den Emblemen der Deutschen Gesellschaft für Urologie, des Berufsverbandes und der Amerikanischen Gesellschaft für Urologie enthalten. Die Matula war lange Zeit das Attribut des Arztes schlechthin - nicht nur des Urologen. Die Diskussion um die Quacksalberei mit Hilfe der Harnbeschau hat jedoch tiefgreifende Wirkung gezeigt. Sie verwirrte die Ärzte derart, daß wir heute die makroskopische und mikroskopische Harndiagnostik eher unterbewerten. Seit Ende des 15. Jahrhunderts war der andere Schwerpunkt urologischer Tätigkeit die Behandlung vor allem venerisch bedingter Harnröhrenstrikturen. Den beherrschenden Ruf des „Harnröhrenbougierers" konnte der Urologe nur langsam ablegen. Er verlangte von ihm aber Sensibilität und brachte erste Erfahrungen mit technischen Ausrüstungen. Der Kongreß hat gezeigt, wie differenziert und subtil die heutigen Therapiemodalitäten an der Harnröhre sind.

Die eigentliche Entwicklung urologischer Tätigkeit - wie wir sie heute verstehen - beginnt jedoch erst im technischen Zeitalter und führt zu zahlreichen Verflechtungen mit den Ingenieurwissenschaften. Der technische Fortschritt führt aber auch zu zahlreichen Irrungen und Wirrungen, die von mir nur in wenigen Aspekten angedeutet werden können. Hüten muß man sich dabei oft vor einem ironischen Schmunzeln: denn wir dürfen die alten Ärzte nicht an den Möglichkeiten, Erkenntnissen und Maßstäben unserer Epoche messen. Die gesellschaftlichen und auch moralischen Vorstellungen ihrer Zeit führten zu anderen Therapieansätzen.

Die Griechen z. B. führten bei den Phallophorien zu Ehren des Dionysos Phallussymbole mit. 1876 wird dagegen ein Ring angepriesen mit einer Dornenkrone - nicht als Dehnungsteststreifen nächtlicher Tumeneszenz - sondern zur Vermeidung nächtlicher Erektionen und Masturbation. Sozusagen ein Keuschheitsgürtel für den Mann.

Doch stutzig wird man, wenn noch 1977 eine Vakuumerektionshilfe von Jefforey-Fell aus dem Jahre 1908 als Kuriosum vorgestellt wird. Ist doch im Jahre 1988 das 1974 vorgestellte - auf dem gleichen Prinzip beruhende - Erec-Aid-System, die am weitesten verbreitete externe Erektionshilfe. Verirrung? Verwirrung?

Der Urologe hat mit SKAT, SKIT und Sphinkter- sowie Penisprothesen die Sorgen und Probleme vieler Männer akzeptiert. Doch führt dies zu einer neuen Art von Libertinage? Kostenforderungen in extremer Höhe für starre Prothesenimplantationen nutzen die Nöte der Patienten aus. Sind Urologen da auf einem Irrweg? Können überhöhte Forderungen - bei unklaren Erstattungsansprüchen durch Kassen - nicht doch dazu führen, daß das Geld zum Sündenfall der Medizin wird? - Scham bewirkte - nach der letzten Ausgabe des Deutschen Ärzteblattes - bei den Italienern jedoch auch die Nachricht über den immensen Bedarf bei den italienischen Soldaten nach hydropneumatischen Penisprothesen. Das Standvermögen ganzer Armeen wird durch die Urologie nun in ganz anderem Licht gesehen.

Ein unverzichtbarer Grundstein der modernen Urologie liegt in der cystoskopischen oder besser endoskopischen Diagnostik und Therapie, basierend auf dem 1877 von Maximilian Nitze vorgestellten Cystoskop. Aber der Enthusiasmus für die Endoskopie verleitete viele zu einer Vernachlässigung der chirurgischen Aspekte der Urologie. Die Chirurgie der Nieren erhielt 1869 mit der 1. geplanten Nephrektomie durch Gustav Simon ihren entscheidenden Impuls und sollte uns stets an das Skalpell als unverzichtbares urologisches Handwerkszeug erinnern. Auch darauf wurde im Verlaufe des Kongresses wiederholt hingewiesen.

Die epochale Tat der ersten Nephrektomie von Gustav Simon fand rasch ein weltweites Echo mit zum Teil fatalen Folgen: im Vertrauen auf die Kompensationsmöglichkeiten der Restniere wurden auch beidseitige Nierenerkrankungen häufig durch einseitige Nephrektomie behandelt. Die Paarigkeit des Organs wurde vielen Nieren zum Schicksal. Erst langsam besann man sich auf die organerhaltende Nierenchirurgie, wie derzeit erneut beim Nierenzellkarzinom und auch Gustav Simons Patientin würde heute anders und organerhaltend behandelt.

Die exakte Planung und Durchführung der Operation durch Gustav Simon verdeutlicht jedoch die Notwendigkeit der subtilen und ausreichenden operativen Ausbildung des in der Klinik tätigen Urologen. Neben der Qualität der Ausführung - die bei einseitiger endoskopischer Ausrichtung leidet und bei Konzentration auf die extrakorporale Schockwellenbehandlung (ESWL) problematisch wird - ist jedoch auch die Indikationsstellung für den Patienten von grundlegender Bedeutung und stetem Wandel unterworfen. Ist z. B. die Circumcision stets medizinisch gerechtfertigt? Oder - um einfache Beispiele zu nennen - womit sind die großen Unterschiede in der Häufigkeit der Nephropexie an verschiedenen Kliniken zu erklären.

In einer Zeit - die spektakulären großen operativen Eingriffen zunehmend skeptisch gegenübersteht - und bei einem Trend hin zur „minimal invasiven Chirurgie", leistet die Urologie einen wichtigen klinischen Beitrag zur Diskussion um die Harnab- und Umleitung z. B. beim Blasenkarzinom. Nach ersten experimentellen Ansätzen 1887 finden nahezu 100 Jahre später kontinente Ersatzblasen zunehmende Verbreitung und bedeuten eine Verbesserung der Lebensqualität für viele Patienten. Die eigene Qualifikation und die angemessene Indikation sollten hier jedoch immer wieder von den Operateuren sehr kritisch bedacht werden.

Nicht nur die Laienpresse muß nach dem notwendigen Umfang uro-onkologischer Maßnahmen fragen. Die Spiegel-Serie über die Krebserkrankung drückt Skepsis, Unbehagen und auch Hoffnung weiter Bevölkerungskreise aus. Der letzte Kongreß der Deutschen Krebsgesellschaft in Frankfurt 1988 warnte ebenfalls vor der sogenannten „Überbehandlung in der Onkologie", ebenso wie ein lesenswerter Leitartikel in einer der letzten Ausgaben der Deutschen Medizinischen Wochenschrift. Sind unsere aggressiven Chemotherapieschemata z. B. beim Hoden- und Blasentumor so umfangreich einsetzbar - d. h. außerhalb von Studienprotokollen? Hackethal hat seit Jahren alle irritiert und verwirrt. Seine Erwähnung hier soll kein Tribut an ihn sein, sondern: er soll die für ihn und so viele Patienten verhängnisvolle und fatale Hybris demonstrieren, die uns in unserem Tun bedroht, wenn wir von Wissenschaftlichkeit und ärztlichem Verantwortungsbewußtsein abweichen.

Seine Kritik an der urologischen Onkologie geht weitgehend ins Leere. Gerade auf dem Gebiet der Onkologie hat der urologische Genius Meilensteine gesetzt: 1775 von der ersten Beschreibung eines Umweltkarzinoms durch Percival Pott bis hin zur Polychemotherapie des Hodentumors und jetzt der Blasenersatzchirurgie. Als Glanzpunkt 1966 der Nobelpreis an Charles Huggins für seine Studien zur Hormonabhängigkeit des Prostatakarzinoms (1940). Viele Erkenntnisse sind zur Biologie insbesondere des metastasierten Prostatakarzinoms hinzugekommen. Sie verwirren uns mit dem alten, gewohnten Informationsstand, doch sie sollten breiteren Eingang in den Kliniken und Praxen finden.

Mit der Entwicklung der ESWL ist der Urologe inzwischen vom mittelalterlichen Harnbeschauer zum Werbeträger der modernen Medizin geworden. Der teilweise genutzte und verteidigte technische Monopolcharakter setzt aber gegenüber der normalen ärztlichen Tätigkeit Akzente in der Urologie, die viele verwirren.

Die Werbewirksamkeit auch so vieler anderer urologischer Aktivitäten und der vermeintliche Konkurrenzdruck sollten aber nicht dazu führen, zu Fernsehspots und Neonreklame überzugehen. Die Grenzen zwischen wissenschaftlicher und objektiver Information sowie plakativer Werbung sind fließend. Ein Beispiel, z. B. aus der Ophthalmologie mit Reklametafeln an der Tankstelle, mag und soll uns erschrecken und auch bremsen.

Kommen wir zurück auf Fontane und „Lerne denken mit dem Herzen", dann ist - wie in einer amerikanischen Fernsehserie - der Urologe: „Der gute Doktor" - „who talk's with his patient", d. h. der Arzt, der mit seinem Patienten spricht. Ich bin sicher: Auch Hippokrates würde sich dann und jetzt zur Urologie bekennen.

Prof. Dr. med. P. Rathert
Archivar der Deutschen Gesellschaft für Urologie e. V.
Roonstr. 30
D-5160 Düren

Wissenschaftliches Filmprogramm

Doppler-Sonographie in der Urologie
M. Meyer-Schwickerath, G. Zöller, A. Stammel, H. Behrendt, R.-H. Ringert

Transrectal Ultrasound for the Urologist
C. R. Charig

Methodik der videourodynamischen Untersuchung beim Kind
H. Madersbacher und A. Ebner

Das kontinente Ileostoma (Kock-Pouch)
F. Schreiter

Die Ileum-Neoblase (DGU Filmpreis 1987)
R. Hautmann, K. Miller, G. Egghart und D. Frohneberg

Der Mainz-Pouch zur Blasenaugmentation und kontinenten Harnableitung (Filmpreis DGU 1984)
J. M. Thüroff, P. Alken, U. Engelmann, H. Riedmiller, G. H. Jakobi und R. Hohenfellner

The modified rectal bladder for urinary diversion
M. A. Ghonein, N. G. Kock, G. Lycke and M. R. Mahran

Remplacement vesical Greffe Ileo-caecal detubulisé après Cysto-prostatectomie totale
M. le Guillou, J. M. Ferriere, T. Piechaud et R. Gaston

Bladder replacement with detubularized small bowel: Preliminary report
A. le Duc, G. Cariou, P. Teillac and H. le Doze

Die Transureterale Ureterocutaneostomie (TUUC) zur definitiven supravesikalen Harnableitung
G. Rodeck

Perkutane Suspensionsplastik
H. U. Eickenberg

Perkutane Endoskopische Nierencystenresektion
W. W. Meyer und D. Jonas

Die flexible Urethrozystoskopie
P. Pfab, W. Kropp und R. Hartung

Niederdruck-TUR-P Prävention von Blutung, Infektion und Wassersyndrom
H. J. Reuter und W. Epple

Endoskopie im Kindesalter
J. G. Moormann und W. Fischbach

Urethroplastik mit Mesh-Graft
F. Orestano, F. Ocello und G. Viola

Harnröhrenchirurgie
M. J. Jaad-Zade

Ein sicheres und zuverlässiges Rekonstruktionsverfahren bei Hypospadien
F. Ikoma und T. Terakawa

Überbrückung längerer Harnröhrendefekte durch autologes Venentransplantat
W. Hübner und I. Furka

Radikale Cystektomie nach Walsh: Anatomiegerechte Präparationstechnik zur Erhaltung der Sexualfunktion und der Innervation der hinteren Harnröhre
L. Hertle, H. Schulze, J. Graff, J. Pastor und Th. Senge

Nierenprotektion
W. Knipper, M. Blech und M. Kallerhoff

Erektionsstörungen Diagnostik
H. Neubauer und W. Knipper

Impotenz: Objektive und funktionelle Diagnostik mit gepulstem Doppler und simultaner B-Bild-Sonographie
S. C. Müller, G. Voges und H. v. Wallenberg-Pachaly

Pharmakodynamische Doppler-Sonographie der Penisarterien Teil I
K. P. Jünemann und W.-H. Weiske

Pharmakocavernosographie mit artifizieller Erektion Teil II
W.-H. Weiske und K. P. Jünemann

Rationelle Diagnostik und Therapie der Erektilen Impotenz
W. Hübner, P. Schramek und P. Porpaczy

Laser-assistierte Vasovasostomie
R. A. Bürger, S. C. Müller und R. Hohenfellner

Mikrochirurgische Vaso-Epididymostomie
H. Garibyan

Penile Revaskularisation in mikrochirurgischer Technik
U. Engelmann, P. Schramek und Th. Senge

Mikrochirurgische Penisrevaskularisation unter Verwendung eines Stanzinstrumentes
R. Tscholl und J. Finger

Intrakorporale Laser-induzierte Stoßwellenlithotripsie von Harnleitersteinen
R. Hofmann, R. Hartung, H. Schmidt-Kloiber, E. Reichel und H. Schöffmann

Der besondere Urologische Film
Percutaneous litholapaxy: The way we got experience
A. Tanko, A. Hamvas and M. Szücs

Die flexible Uretero-Renoskopie: Diagnostische und therapeutische Möglichkeiten
P.J.M.Kil, G.O.N.Oosterhof, A.J.M.Hendrikx und F.M.J.Debruyne

BCG zur Rezidivprophylaxe des unteren und oberen Harntrakts
A.Böhle, J.Schüller und A.Hofstetter

Die Deckung großer Defekte in der Leiste durch myokutane Lappenplastik
R.H.Ringert, W.Klaes, M.Meyer-Schwickerath und G.Zöller

Operative Versorgung der Doppelniere mit ektoper Ureterozele
H.Riedmiller und H.v. Wallenberg-Pachaly

Hufeisennieren: Operative Strategie
G.E.Voges, S.C.Müller, H.Riedmiller und R.Hohenfellner

Hodentransplantation
H.Garibyan

Die einzeitige Korrektur schwerer Urethrastrikturen mittels gestielter Vorhautinnenblattlappen
H.D.M. de Vries, J.K.Oosten und F.M.J.Debruyne

Preisverleihungen

Der Maximilian-Nietze-Preis wurde nicht vergeben.

Der Preis für das beste Poster wurde gleichberechtigt aufgeteilt und verliehen an:

H.E.Mellin, Th.Vögeli, R.Ackermann, Düsseldorf
„Perioperative Komplikationen und Spätfolgen nach Ureteroskopie und Ureterolitholapaxie“
und

D.Rohrmann, F.Hofstädter, J.Hannappel, D.Albrecht, W.Lutzeyer, Aachen, Karlsruhe
„Elektronenmikroskopie des reanastomosierten Ureters - ist eine Restitutio ad integrum möglich?

Der Filmpreis wurde ebenfalls aufgeteilt und gleichberechtigt vergeben an:

W.W.Meyer, D.Jonas, Frankfurt
„Perkutane endoskopische Nierencystenresektion“
und

S.C.Müller, G.Voges, H.v. Wallenberg-Pachaly, Mainz
„Impotenz: objektive und funktionelle Diagnostik mit gepulstem Doppler und simultaner B-Bild-Sonografie“

Die Filmkommission hat zudem einen einmaligen Sonderpreis für die Präsentation eines besonderen Films verliehen an:

A.Tanko, A.Hamvas, M.Szücs, Budapest
„Percutaneous litholapaxy: the way we got experience“

Den Bard-Preis erhielten:

M.Sohn und Mitarbeiter, Aachen für ihr Poster
„Differenziertes mikrochirurgisches Vorgehen bei arteriell bedingter erektiler Impotenz“

Generalversammlung

Protokoll der ordentlichen Mitgliederversammlung
der Deutschen Gesellschaft für Urologie
am Donnerstag, den 29. September 1988 in Saarbrücken, Kongreßhalle, Großer Saal
Beginn: 18.00 Uhr
Ende: 19.15 Uhr

Versammlungsleitung: Präsident Prof. Dr. M. Ziegler, Direktor der Urologischen Universitätsklinik und Poliklinik der Universität des Saarlandes, D-6650 Homburg/Saar

Protokollführer: 1. Schriftführer Prof. Dr. J. Kaufmann, Ärztlicher Direktor des Allgemeinen Krankenhauses Altona und Chefarzt der Urologischen Abteilung, Paul-Ehrlich-Str. 1, D-2000 Hamburg 50

Der Präsident, Herr Prof. Dr. Ziegler, begrüßt die anwesenden Mitglieder der Deutschen Gesellschaft für Urologie e. V. und eröffnet die Versammlung mit der Feststellung der Beschlußfähigkeit.

1. Bericht des Präsidenten

1.1 Allgemeines

Es folgt der Bericht des Präsidenten über das abgelaufene Geschäftsjahr 1987/88. Die Wiedereingliederung der Seminarveranstaltungen des Berufsverbandes in den wissenschaftlichen Kongreß der Deutschen Gesellschaft für Urologie e. V. wird als Erfolg der Bemühungen beider Präsidenten um die Einheit der Deutschen Urologie gewertet.

Der Präsident berichtet weiter über den Beschluß des Vorstandes, zukünftige Kongresse in den Kongreßzentren Hamburg-Berlin-München durchzuführen und legt die Gründe für diese Entscheidungen dar.

Es folgt die Information über die Absicht des Vorstandes, den Präsidenten zukünftiger Kongresse eine Programmkommission zur Seite zu stellen. Aufgabe der Programmkommission soll es sein, aus der Fülle der jährlich zunehmenden Vortragsanmeldungen eine möglichst objektive Auswahl zu treffen und diese auf ein überschaubares Maß zu beschränken.

1.2 Mitgliederbewegung

Die Deutsche Gesellschaft für Urologie e. V. zählt mit Stichtag vom 29. September 1988 1175 Mitglieder. Im zurückliegenden Geschäftsjahr sind 10 Mitglieder verstorben. 3 Mitglieder haben Antrag auf Austritt gestellt, dem entsprochen worden ist. 77 Anträgen auf Mitgliedschaft ist satzungsgemäß vom Ausschuß der DGU stattgegeben worden. 43 der 77 Neuanmeldungen sind von Ärzten in der Weiterbildung gestellt worden.

2. Bericht des Schatzmeister

Die satzungsgemäß in zweijährigem Rhythmus erforderliche Kassenprüfung ist durch die HERMES-Steuerberatungsgesellschaft Hamburg über den Zeitraum vom 01.09. 1986 bis 31.08. 1988 durchgeführt worden. Die HERMES-Steuerberatungsgesellschaft hat darüber einen Bericht abgegeben. Dieser Bericht ist von den Mitgliedern der Deutschen Gesellschaft für Urologie, Prof. Knipper, Hamburg und Prof. Nagel, Berlin, geprüft und gegengezeichnet worden.

Abschließend teilt der Schatzmeister, Herr Dr. Brachmann, Hamburg, den Mitgliedern mit, daß er aus Altersgründen den Posten des Schatzmeisters nach zwölfjähriger Tätigkeit aufgibt und bedankt sich bei den Mitgliedern und dem Vorstand für die gute jahrelange Zusammenarbeit. Dieser Dank wird vom Präsidenten im Namen der Mitglieder und des Vorstandes erwidert. Dem Schatzmeister wird durch die Mitgliederversammlung Entlastung von seinem Amt erteilt.

3. Fort- und Weiterbildungskommission

Der Vorsitzende der Fort- und Weiterbildungskommission, Herr Prof. Hartung, München, berichtet über die Aktivitäten der Arbeitskreise. Im letzten Jahr haben 39 Seminarveranstaltungen stattgefunden: davon waren

3 andrologische,
15 über bildgebende Systeme,
2 über Endourologie,
4 kinderurologische,
3 onkologische,
2 über Prostatazytologie
1 über Blasenzytologie,
2 über urologische Funktionsdiagnostik,
2 operativ technische,
3 mikrobiologische,
2 über EDV in der Urologie.

Großen Anklang findet nach wie vor die Veranstaltung und Vermittlung des Stoffes in kleinen Gruppen. Dieser Rahmen soll deshalb auch im kommenden Jahr beibehalten werden. Ein vergleichbares Angebot ist in Vorbereitung.

Es folgt die Information über den Wechsel in den Leitungen einzelner Arbeitskreise. Der Vorsitz des Arbeitskreises Onkologie wird zukünftig von Prof. Huland, Berlin, wahrgenommen. Der Arbeitskreis Funktionsdiagnostik wird von Prof. Jonas, Hannover, übernommen. Die Leitung des Arbeitskreises operative Techniken geht über an Herrn Prof. Hohenfellner, Mainz.

Der neuetablierte Arbeitskreis „Psychosomatik in der Urologie" wird von Herrn Dr. Günthert, München, geleitet werden.

Die Nachfolge im Amt des Vorsitzenden aller Arbeitskreise wird Herr Prof. Ziegler, Homburg, antreten.

Im Rahmen der Seminartagungen der Arbeitskreise konnten seit deren Etablierung 1985 in Mainz in über 200 Tagungen ca. 10000 Ärzte erreicht werden. Obwohl das Fort- und Weiterbildungsangebot der Deutschen Urologen als eines der anerkannt besten in Deutschland gilt, steht die Anerkennung der Leistungsnachweise durch die Bundesärztekammer noch aus.

Der Präsident dankt Herrn Prof. Hartung für die jahrelange Koordination der Arbeitskreise und die damit verbundene Leistung.

4. Bericht des Archivars

Der Archivar der DGU, Prof. Rathert, Düren, berichtet über seine Aktivitäten um die Sicherstellung des Archivmaterials in Berlin, dessen nicht zufriedenstellende Unterbringung und die vom Vorstand beschlossene Verlagerung in Räumlichkeiten der Krankenanstalt Düren.

5. Entlastung des Vorstandes

Die Mitgliederversammlung erteilt dem Vorstand insgesamt Entlastung. Der Präsident bedankt sich im Namen des Vorstandes bei den Mitgliedern.

6. Wahlen

6.1 Wahl des Generalsekretärs

Der Präsident schlägt der Mitgliederversammlung vor, den bisherigen 2. Schriftführer der DGU, Herrn Prof. Ackermann, Düsseldorf, zum Generalsekretär der Gesellschaft zu wählen und begründet diesen Vorschlag, der vom Vorstand und vom Ausschuß der DGU unterstützt wird. Prof. Rothauge, Gießen, schlägt als Gegenkandidaten Herrn Prof. Klosterhalfen, Hamburg, vor. Es folgt eine sachliche Diskussion über die zukünftigen Aufgaben des Generalsekretariats und über die zur Wahl stehenden Kandidaten, an der sich die Herren Dr. Rabe, Prof. Naber, Prof. Schmiedt und Dr. Schalkhäuser beteiligen. Die beiden Kandidaten geben je eine kurze Stellungnahme über die aus ihrer Sicht anstehenden Aufgaben des Generalsekretärs und die vordringlich zu lösenden Probleme ab.

Bei der nachfolgenden Wahl durch Stimmzettel werden 207 Stimmen abgegeben. 2 davon sind ungültig.

142 Mitglieder sprechen sich für Prof. Ackermann als Generalsekretär der Deutschen Gesellschaft für Urologie aus. 63 Mitglieder haben für Prof. Klosterhalfen gestimmt.

Herr Prof. Ackermann, Düsseldorf, dankt den Mitgliedern für das Vertrauen und nimmt die Wahl an.

6.2 Wahl des Präsidenten für das Geschäftsjahr 1989/90

Der Präsident unterbreitet den Mitgliedern den Vorschlag des Vorstandes und des Ausschusses, Herrn Prof. Kaufmann, Hamburg, zum Präsidenten für das Geschäftsjahr 1989/90 zu wählen. An der folgenden Stimmzettelwahl beteiligen sich 178 Mitglieder. 153 Stimmen mit ja, 19 enthalten sich der Stimme, 3 Mitglieder stimmen mit nein, je 1 Stimme erhalten Prof. Sigel, Erlangen/Nürnberg, Prof. Melchior, Kassel, Prof. Vahlensieck, Bonn. Damit ist Prof. Kaufmann, Hamburg, zum Präsidenten der DGU für das Jahr 1989/90 gewählt. K. nimmt kurz Stellung, bedankt sich für das Vertrauen und nimmt die Wahl an.

6.3 Wahl des 1. Schriftführers

Für die Wahl des 1. Schriftführers wird seitens des Vorstandes Herr Prof. Dr. Hartung, München, vorgeschlagen. Die Wahl erfolgt durch Akklamation. Herr Prof. Hartung wird mit 3 Stimmenthaltungen und einer Gegenstimme zum 1. Schriftführer gewählt. Prof. Hartung nimmt die Wahl dankend an.

6.4 Wahl des 2. Schriftführers

Zum 2. Schriftführer der DGU wird seitens des Vorstandes Prof. Dr. Ludwig, Hoechst, vorgeschlagen. Die Wahl erfolgt durch Akklamation. Herr Prof. Ludwig wird mit 3 Enthaltungen und einer Gegenstimme zum 2. Schriftführer gewählt und nimmt die Wahl an.

6.5 Wahl des Schatzmeisters

Zur Wahl des Schatzmeisters wird seitens des Vorstandes der DGU Herr Priv. Doz. Dr. Hubmann, Hamburg, vorgeschlagen. Die Wahl erfolgt durch

Akklamation. Herr Priv. Doz. Dr. Hubmann wird mit einer Stimmenthaltung zum Schatzmeister der Deutschen Gesellschaft für Urologie gewählt. Herr Dr. Hubmann nimmt die Wahl an.

7. Kongreßbandkosten

Der amtierende 2. Schriftführer der Gesellschaft, Herr Prof. Ackermann, Düsseldorf, berichtet über die weiter steigenden Kosten für die Drucklegung des Kongreßbandes, die sich durch den größeren Umfang ergeben. In der anschließenden Diskussion plädiert Prof. Hohenfellner, Mainz, für die Aufgabe des Kongreßbandes, weil er jährlich $^{1}/_{4}$ des Gesamtvermögens der Gesellschaft aufbraucht. An der Diskussion beteiligen sich die Professoren Hautmann, Ulm und Jonas, Hannover. Ein Beschluß wird nicht gefaßt.

8. Preisverleihungen

8.1 Maximilian-Nitze-Preis der DGU

Eine Preisverleihung erfolgt in diesem Jahr nicht.

8.2 Für wissenschaftliche Ausstellung (Bard-Preis)

Der Bard-Preis geht an:
M. Sohn, R. Sikora, F.-J. Deutz, K. Bohndorf, W. Lutzeyer, Aachen, für das Poster „Differenziertes mikrochirurgisches Vorgehen bei arteriell bedingter erektiler Impotenz".

Die Preise für die wissenschaftliche Ausstellung werden zu gleichen Teilen verliehen an:

1. H. E. Mellin, Th. Vögeli, R. Ackermann, Düsseldorf, für das Poster „Perioperative Komplikationen und Spätfolgen nach Ureteroskopie und Ureterolitholapaxie".
2. D. Rohrmann, F. Hofstädter, J. Hannappel, D. Albrecht, W. Lutzeyer, Aachen, Karlsruhe für das Poster „Elektronenmikroskopie des reanastomisierten Ureters - Ist eine Restitutio ad Integrum möglich?"

8.3 Für wissenschaftliches Filmprogramm

Die Preise für das wissenschaftliche Filmprogramm werden zu gleichen Teilen verliehen an:

1. W. W. Meyer, D. Jonas, Frankfurt, für den Film F 12 „Perkutane endoskopische Nierenzystenresektion".
2. S. C. Müller, G. Voges, H. v. Wallenberg-Pachaly, Mainz, für den Film F 29 „Impotenz: objektive und funktionelle Diagnostik mit gepulstem Doppler und simultaner B-Bild-Sonographie".
3. A. Tanko, A. Hamvas, M. Szücs, Budapest für den Film F 37, der besondere Urologische Film, „Percutaneous litholapaxy: The way got experience".

9. Verschiedenes

Keine Wortmeldungen.

Genehmigt:
Prof. Dr. M. Ziegler
Präsident der Deutschen Ges. für Urologie
im Kongreßjahr 87/88

Prof. Dr. J. Kaufmann
1. Schriftführer

Autorenregister